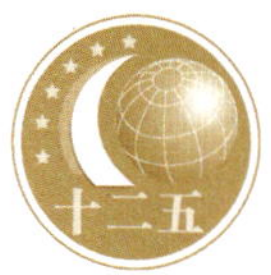

卫生部“十二五”规划教材

全国高等医药教材建设研究会“十二五”规划教材

全国高职高专教材　供五年一贯制护理学专业用

外科护理学

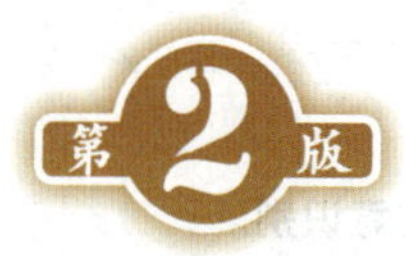

主　编　**党世民**

副主编　**刘庆国**　**严鹏霄**

编　者（以姓氏笔画为序）

马可玲（江汉大学卫生技术学院）
王玉升（黑龙江省护理高等专科学校）
王燕秋（昆明医学院）
卢森泉（云南省西双版纳职业技术学院）
庄一平（江苏省南通体臣卫生学校）
刘庆国（厦门医学高等专科学校）
孙运粉（山东医学高等专科学校）
严鹏霄（无锡卫生高等职业技术学校）
杨　环（新疆昌吉州卫生学校）
李新潮（陕西省宝鸡职业技术学院）
李　平（江西护理职业技术学院）
李晓波（中国医科大学第一附属医院）
佟玉荣（首都医科大学燕京医学院）
陈玉喜（福建省漳州卫生职业学院）
林　颖（黑龙江省医院）
高　睿（西安交通大学医学院）
党世民（西安交通大学附设卫生学校）
唐　全（重庆医药高等专科学校）
温树田（吉林大学通化医药学院）
薛俊茹（西安交通大学医学院第一附属医院）（兼秘书）

人民卫生出版社

图书在版编目（CIP）数据

外科护理学 / 党世民主编 .—2 版 .—北京：人民卫生出版社，2011.8

ISBN 978-7-117-14653-1

Ⅰ. ①外… Ⅱ. ①党… Ⅲ. ①外科学：护理学 - 高等学校 - 教材 Ⅳ. ①R473.6

中国版本图书馆 CIP 数据核字（2011）第 147044 号

外 科 护 理 学

第 2 版

主　　编：党世民
出版发行：人民卫生出版社（中继线 010-59780011）
地　　址：北京市朝阳区潘家园南里 19 号
邮　　编：100021
E - mail：pmph @ pmph.com
购书热线：010-59787592　010-59787584　010-65264830
印　　刷：天津安泰印刷有限公司
经　　销：新华书店
开　　本：787 × 1092　1/16　　印张：31　　插页：4
字　　数：774 千字
版　　次：2004 年 8 月第 1 版　2022 年 12 月第 2 版第 28 次印刷
标准书号：ISBN 978-7-117-14653-1
定价（含光盘）：58.00 元
打击盗版举报电话：010-59787491　E-mail：WQ @ pmph.com
质量问题联系电话：010-59787234　E-mail：zhiliang @ pmph.com
数字融合服务电话：4001118166　E-mail：zengzhi @ pmph.com

第二轮全国高职高专五年一贯制护理学专业卫生部规划教材

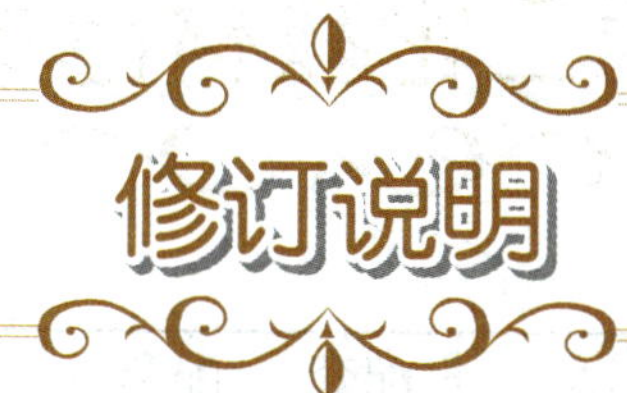

修订说明

第一轮全国高职高专五年一贯制护理学专业卫生部规划教材是由全国护理学教材评审委员会和卫生部教材办公室2004年规划并组织编写的，在我国高职高专五年一贯制护理学专业教育的起步阶段起到了非常积极的作用，很好地促进了该层次护理学专业教育和教材建设的发展和规范化。

全国高等医药教材建设研究会、全国卫生职业教育护理学专业教材评审委员会在对我国高职高专护理学专业教育现状（专业种类、课程设置、教学要求）和第一轮教材使用意见调查的基础上，按照《教育部关于加强高职高专教育人才培养工作的意见》等相关文件的精神，组织了第二轮教材的修订工作。

本轮修订的基本原则为：①体现“三基五性”的教材编写基本原则：基本理论和基本知识以“必须、够用”为度，可适当扩展，强调基本技能的培养。在保证教材思想性和科学性的基础上，特别强调教材的适用性与先进性。同时，教材融传授知识、培养能力、提高素质为一体，重视培养学生的创新能力、获取信息的能力、终身学习的能力，突出教材的启发性。②符合和满足高职高专教育的培养目标和技能要求：本套教材以高职高专护理学专业培养目标为导向，以护士执业技能的培养为根本，力求达到学生通过学习本套教材具有基础理论知识适度、技术应用能力强、知识面较宽、综合素质良好等特点。③注意与本科教育和中等职业教育的区别。④注意体现护理学专业的特色：本套教材的编写体现对“人”的整体护理观，使用护理程序的工作方法，并加强对学生人文素质的培养。⑤注意修订与新编的区别：本轮修订是在上版教材的基础上进行的修改、完善，力求做到去粗存精，更新知识，保证教材的生命力和教学活动的良好延续。⑥注意全套教材的整体优化：本套教材注重不同教材内容的联系与衔接，避免遗漏和不必要的重复。⑦注意在达到整体要求的基础上凸显课程个性：全套教材有明确的整体要求。如每本教材均有实践指导、教学大纲、中英文名词对照索引、参考文献；每章设置学习目标、思考题、知识链接等内容，以帮助读者更好地使用本套教材。在此基础上，强调凸显各教材的特色，如技能型课程突出技能培训，人文课程增加知识拓展，专业课程增加案例导入或分析等。⑧注意包容性：本套教材供全国不同地区、不同层次的学校使用，因此教材的内容选择力求兼顾全国多数使用者的需求。

全套教材共29种，配套教材15种，配套光盘12种，于2011年9月前由人民卫生出版社出版，供全国高职高专五年一贯制护理学专业师生使用，也可供其他学制使用。

第二轮教材目录

序号	教材名称	配套教材	配套光盘	主编	指导评委
1	人体结构学	√	√	杨壮来　牟兆新	赵汉英
2	病理学与病理生理学	√	√	陈命家	姜渭强
3	生物化学			赵汉芬	黄　刚
4	生理学			潘丽萍	陈命家
5	病原生物与免疫学	√		许正敏	金中杰
6	护理药理学	√	√	徐　红	姚　宏
7	护理学导论	√	√	王瑞敏	杨　红
8	基础护理技术	√	√	李晓松	刘登蕉
9	健康评估	√		薛宏伟	李晓松
10	护理伦理学			曹志平	秦敬民
11	护理心理学		√	蒋继国	李乐之
12	护理管理与科研基础	√		殷　翠	姜丽萍
13	营养与膳食			林　杰	路喜存
14	人际沟通			王　斌	李　莘
15	护理礼仪		√	刘桂瑛	程瑞峰
16	内科护理学	√	√	马秀芬　张　展	云　琳
17	外科护理学	√	√	党世民	熊云新
18	妇产科护理学	√	√	程瑞峰	夏海鸥
19	儿科护理学	√		黄力毅　张玉兰	梅国建
20	社区护理学			周亚林	高三度
21	中医护理学	√		陈文松	杨　军
22	老年护理学	√		罗悦性	尚少梅
23	康复护理学			潘　敏	尚少梅
24	精神科护理学		√	周意丹	李乐之
25	眼耳鼻咽喉口腔科护理学			李　敏	姜丽萍
26	急危重症护理学	√		谭　进	党世民
27	社会学基础			关振华	路喜存
28	护理美学基础		√	朱　红	高贤波
29	卫生法律法规			李建光	王　瑾

第一届全国卫生职业教育护理学专业教材

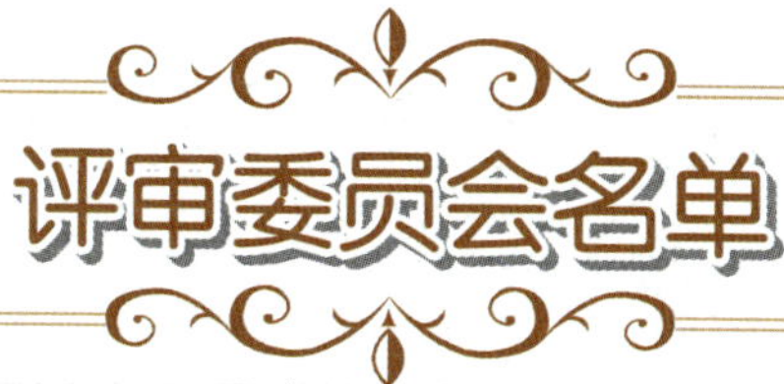

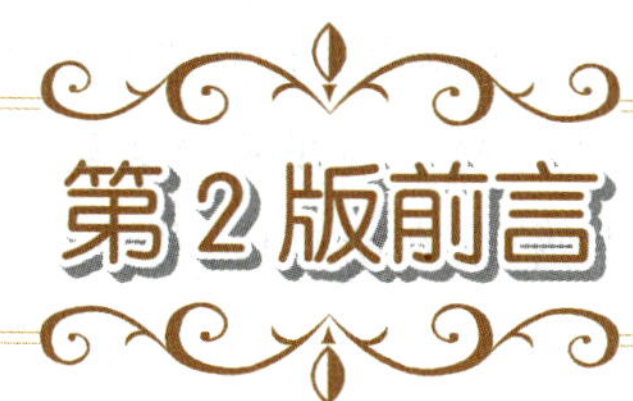

第2版前言

这本《外科护理学》教材的第1版，自2004年7月出版以来，得到了全国中、高等医药院校广大师生的好评和支持，并获得全国高等医药院校优秀教材奖。为了适应全国护理专业教育教学改革和发展的需要，为了适应临床护理专业的知识更新和技术进展，在全国高等医药教材建设研究会和卫生部教材办公室的领导下，我们于2010年10月开始了本教材第2版的修订工作。

本教材第2版的修订，贯彻了《教育部关于加强高职高专教育人才培养工作的意见》等相关文件的精神，并遵照了全国高等医药教材建设研究会和卫生部教材办公室提出的8条修订原则。①体现“三基”“五性”的教材编写基本原则；②符合和满足高职高专教育的培养目标和技能要求；③注意本科、高职高专、中职教育的层次区别；④体现护理学专业的特色；⑤注意修订与新编的区别；⑥适应全套教材的整体优化；⑦达到整体要求的基础上凸显课程个性；⑧体现学术思想的包容，并兼顾全国各地护理教学的实际与医疗卫生服务的需求。

本教材第2版保持了第1版的优点，如合理的章节结构，鲜明的学科特点，内容处理好教好学，实践实训环节进行了强化，并注重于临床能力的培养，包括病情观察能力、急救处理能力和整体护理能力培养等。第2版教材的修订中，还有以下几点情况需要说明：①首次增加了“微创外科护理”一章，删除了“肾上腺外科护理”。其他如休克、心肺脑复苏、多器官功能障碍综合征、重症监护等继续归入《急重危症护理学》课程。②协调了与内护、基护及医学基础课程的交叉和重复，如继续删除各章节解剖、生理概述知识，删减病理学基础知识，器械物品消毒灭菌操作方法归基护课程。③适应国家护士执业资格考试的要求，如增加了“化脓性关节炎、腰椎管狭窄症”等选学内容；各章节末选编了病案讨论题，以提高学生应对$A_{2\sim4}$型考题的基本能力。④继续为促进护理学专业学科理论体系建设而努力。临床护理专业学科理论体系之特色在于“护理评估”和“护理诊断”。护理评估目前仍宜用健康史、身体状况、实验室及其他检查、治疗与效果、心理-社会状况5方面评估纲目。护理诊断基本上选用北美护理诊断协会制订的有关术语，本教材还选用了正在美国试用的且比较好用的几条护理诊断术语，如“有呼吸(或循环)功能异常的危险”、“有传播感染的危险”等。“不舒适”是一条既适合临床又适合教学的护理诊断，目前也在试用期。根据我国外科临床护理实际和教学实际，本教材还使用了一条护理诊断/问题：“有引流管引流异常的危险”，这条诊断很好地概括了外科各亚学科有关引流管的护理问题。

本教材修订过程中，得到了云南省西双版纳职业技术学院和新疆昌吉州卫生学校的大力支持，也得到了各位编者所在单位的有力支持，黑龙江省医院程化坤教授、徐善勇教授曾为本教材的稿件提出了宝贵修改意见，在此向以上单位和专家表示衷心的感谢！

修订后的这本第2版《外科护理学》，主要适用于全国五年一贯制护理专业的教学，也可用于其他学制护理专业的教学。并可作为临床护理人员的参考用书。

本书的全体编者，都是来自临床及教学一线的专家和教师，他们为修订付出了辛苦的劳动。由于时间仓促，资料有限，书中错、漏在所难免，恭请全国各校广大师生和临床护理工作者，发现问题，不吝赐教。

党世民

2011.5.15

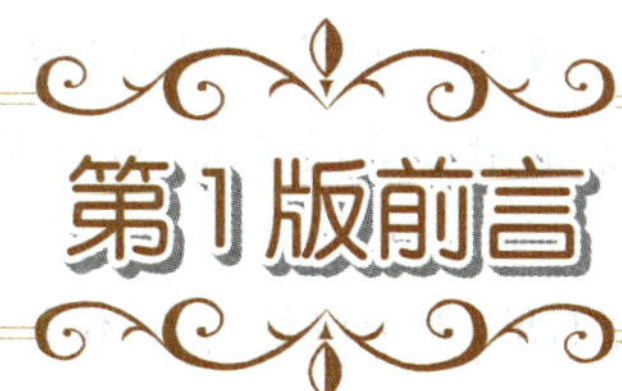

第1版前言

为了适应我国高等职业技术教育的迅速发展，在卫生部教材办的领导下，我们编写了这本《外科护理学》教材。此教材主要适用于高等职业技术教育五年一贯制护理专业的教学，也可供其他学制护理专业教学使用。

组织这本教材的编写，其指导思想是：①准确贯彻教育部《关于制订五年制高等职业教育教学计划的原则意见》和卫生部教材办提出的《护理学专业5年一贯制卫生部规划教材编写原则和基本要求》；②突出护理专业特征和专业需要，加强外科护理学的理论体系的建设；③注重运用护理程序进行整体护理的能力的培养；④适当兼顾初中毕业生或高中毕业生等不同起点的要求；⑤充分体现“三基”、“五性”、“三特定”的原则。三基：基本理论、基本知识、基本技能；五性：思想性、科学性、先进性、启发性、适用性；三特定：特定的对象是五年一贯制高职护理专业学生，特定的要求是培养适应临床护理服务第一线需要的高等护理应用型专业人才，特定的限制是高职护理教材。

有位护理专家说过，“为了让护理能符合专业的标准，让社会大众更能肯定其科学性与专业性，多年来我们致力于研究，期盼能发展理论创新模式。但假设我们研究的结果不能落实于临床实务上，那么，即使我们投入再多的人力、金钱与时间，对于护理专业的贡献却是有限的……”。为了切合临床护理“实务”，实事求是，本书在内容处理上，拟定了以下原则：①研究护理评估，护理评估的编写方法要适合我国临床实际和教学实际，特别是应好教好学。②努力统一和规范常见病的护理诊断。③淡化护理目标，因为临床实际病人的病情是复杂多变的。④重视护理措施，护理措施是解决护理问题的关键内容。总之，我们在编写过程中，汲取了我国近年来《外科护理学》专业课教改的经验和成果，尤其总结、继承了《外科护理学》教材建设方面的成熟经验。

在卫生部教材办的重视和领导下，2003年8月在河北省承德市召开了本套教材主编会议，对教学大纲和教材编写方案进行了认真的讨论和研究。以后在吉林省通化市、湖南省长沙市分别召开了《外科护理学》编写会议和审定稿会，对教学大纲、编写方案和教材稿件反复进行了讨论和完善。同时听取了部分省、市有关学校专家、教师的意见。其目的是努力编写出适合我国高等职业教育特点的护理学专业教材。

休克、多器官功能障碍综合征、复苏、重症监护等内容归属《急重危症护理学》课程，艾滋病归属《内科护理学》课程。本书按规定采用了国家要求的规范化医学名词、药物名称、检验项目和计量单位。

在教材编写过程中，吉林大学通化医药学院程树田校长、长沙市卫生学校黄厚坤校长、西安交通大学职继学院王德全副院长以及天堰医教科技开发有限公司，都给予我们很多的关怀和支持。西安交通大学第一医院杨志尚教授、中国医科大学第一临床学院韩立波教授、南京医科大学第一附属医院陈亦江教授、三峡大学护理学院谭宏铭教授、郑州铁路职业技术学院医学院刘书祥高级讲师等专家也给予了很多关心，或提出了修改意见。在此向以上专家和单位致以衷心的感谢！

由于编写时间仓促，编写经验不足，书中可能存在不少缺点或错误，诚恳希望全国广大师生和临床护理工作者多提宝贵意见，以便再版时修订。

党世民

2004年5月

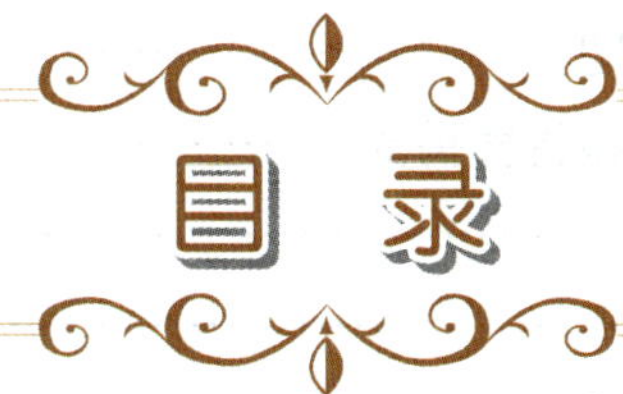

目录

第一篇 外科护理学总论

第二篇 外科护理学各论

第三篇 皮肤与性病护理学

第一篇

外科护理学总论

外科护理学总论

1~13章为外科护理学总论，介绍外科护理学的共性知识或一般规律，是以后学好系统外科护理的必备基础。手术是外科疾病的主要治疗方法，外科护理内容以病人围术期护理为主要内容。外科无菌技术、麻醉病人护理、围术期护理、伤口护理是与外科疾病和手术直接相关的护理知识和技术；体液代谢护理、营养支持护理、疼痛病人护理等是与外科疾病和手术密切关联的外科基本问题；感染、损伤和肿瘤是外科最常见的3大类疾病，且有显著的共性规律，其基本理论知识和技术是有关疾病诊疗护理的重要基础。微创外科、外科移植是外科及外科护理发展突出的两大领域，在此亦作了概括性的介绍。

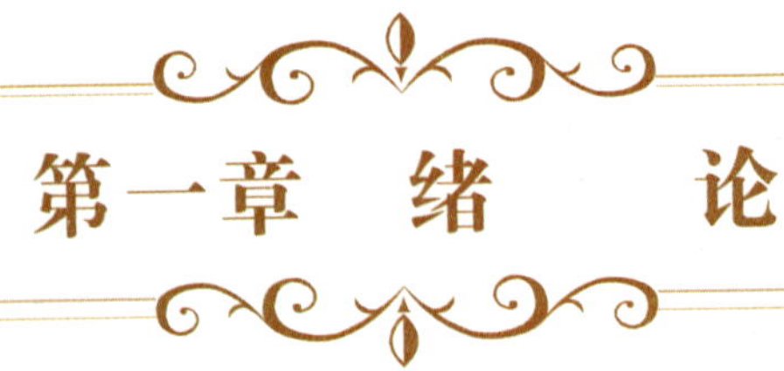

第一章 绪 论

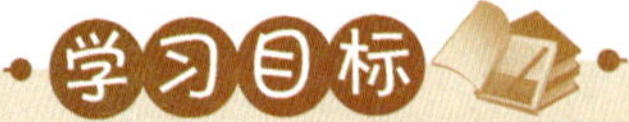

①熟悉外科护理学的内容和地位。②掌握外科护理学的学科性质与理论指导。③在教学和工作过程中,体现出外科护士素质基本要求。

一、外科护理学的内容与地位

(一) 外科护理学的内容

外科疾病大致分为损伤、感染、肿瘤、畸形和功能障碍五大类,这些疾病往往以手术或手法处理为主要的治疗手段。外科护理学(surgical nursing)与外科学(surgery)是紧密联系、密切配合的,因此,有关外科范围内这五大类疾病的护理理论知识和护理技术,就是外科护理学的内容。而各种疾病的围术期(perioperative period)护理,即手术前、手术中、手术后的护理,亦成为外科护理中最主要的内容。

外科护理学与外科学的发展是相辅相成的。外科学的发展对护理工作不断提出新的要求,并促使外科护理学的发展;而在护理学理论与技术方面的研究、实践和提高,也有助于外科学临床实践的进展。我国在救治大面积烧伤、断肢(指)再植等方面的水平,处于国际领先地位;心血管外科、显微外科、微创外科、器官移植等领域也发展很快,这都是外科学与外科护理学相互促进、相互发展的成就。现代外科治疗的发展趋势是一般疾病争取微创治疗及非手术治疗,终末性疾病考虑器官移植,畸形和损伤追求完美的整形与修复。外科学的发展趋势和结果必将影响外科护理学的基本内容。

(二) 外科护理学的地位

目前在我国,绝大多数护士仍然工作在各级各类医院里,外科护士的基本工作职责或目的同样是"保存生命,减轻病痛,促进康复"。

人们说"三分治疗,七分护理",在外科病人的治疗和康复过程中,护理工作的确起着极为重要的作用。据 2009 年有关统计数据,我国大约有 218 万护士,其中半数左右属于外科性质学科(手术科室)的护士,她们日日夜夜工作在保卫生命的岗位上,她们为保护人民健康作出了巨大的贡献;现代外科学的发展,冲破了心和脑的禁区,手术越来越复杂和精细,外科治疗的范围越来越广泛,对护理工作的要求也越来越高;在现代化技术装备的重病监护病房中要求护士掌握心电图、人工呼吸机、心脏起搏器、血气分析以及生命活动的各种监测设备;

护理工作在手术前后稍有疏忽，往往造成手术失败，使病人康复延迟，增加并发症，甚至造成死亡；在临床危重病人抢救方面，护理工作的成功经验，或者因护理失误造成的沉痛教训，即正、反两方面经验也都十分深刻，各种事件历历在目。显而易见，护理在整个外科临床工作中占有十分重要的地位，为人类健康事业发挥着高尚而重大的作用。

二、外科护理学的性质与理论指导

（一）外科护理学的学科性质

世界卫生组织(World Health Organization，WHO)曾给健康做过定义："健康(health)不只是没有疾病或虚弱，而是身体的、心理的完好状态和良好的社会适应能力。"

有人给护理(nursing)的最新定义是：护理"是诊断与处理人类对存在的或潜在的健康问题的反应"。以上概念反映出现代护理活动的4个特点：①了解现象——人类对存在的或潜在的健康问题的反应情况；②应用理论——进一步对有关健康问题的反应现象做科学解释；③采取行动——帮助个人、家庭或社会群体恢复健康、维持健康或促进健康；④评价效果——对护理治疗后的效果进行评价、反馈和提高。

现代流行的整体护理(total nursing；holistic nursing care)，就是指以现代护理观和系统论为指导，按照护理程序的方法，为服务对象(人)解决健康问题或有关现存的、潜在的健康问题的反应，为服务对象解决恢复健康、维持健康或促进健康的实际需要。

根据以上概念或理论，现代外科护理学的性质可概括为：外科护理学是研究在外科领域对人进行整体护理的一门临床护理学科。本学科的理念(philosophy)是"以人的健康为中心的全面护理"，本学科的宗旨是"为人类健康服务"。

（二）外科护理学学科发展的理论指导

外科护理学的学科研究和发展，在宏观上必须遵循科学发展的基本理论及原理，要以辩证唯物主义的理论和观点为最基本的指导思想。在微观上必须遵循"生物-心理-社会医学模式"的思想和现代护理理论，要具体贯彻、体现以下重要理论、方法和原则：

1. 整体护理理论 整体护理可概括为"以人的健康为中心的全面护理"。外科护理学的研究和发展应体现整体护理理论的实践内涵：①对人的生理、心理和社会方面的需要进行全面照顾；②包括人在疾病时的护理和健康时的护理，也就是要帮助病人减轻痛苦和恢复健康，指导健康人保持健康和促进健康；③包括医院内病人护理和家庭护理、社区护理，或者说不只是做好个体人的护理，还有群体人的护理、环境护理；④对人生命过程的各个阶段的健康问题给予关怀和照顾，即对胎儿、新生儿、婴儿、儿童、青少年、中年、老年乃至临终关怀等不同生命活动阶段的护理。

2. 护理程序 护理程序(nursing process)是有计划地、系统地开展整体护理工作的程序。其实质是临床护理的一种先进的、科学的思维方法和工作方法，它反映了完整的科学的临床护理工作过程。外科临床护理工作应采用科学的护理程序：①评估病人的健康状况；②提出护理诊断(或护理问题)；③制定护理计划；④实施护理计划；⑤评价护理结果。

3. 三级预防的原则 外科范围的许多疾病都是能够有效预防的。外科护理学的理论及实践研究，应始终贯彻三级预防的原则。①一级预防：疾病未发生前，针对致病因素采取措施以预防疾病的发生。如预防破伤风的免疫注射，消除环境中化学的、生物的、物理的危险因素以防意外损伤、中毒或感染，保持良好睡眠与休息，保持合理营养，纠正不良生活习惯等。②二级预防：疾病发生后，早期采取诊查行动以达到早发现早治疗，预防疾病进展所造成的更大危害。如乳房自查、定期体检或防癌普查，对有消化道慢性不适症状或排便习惯、排便性质改变者及时采取消化道有关检查等。③三级预防：在疾病治疗护理过程中，采取及时有效的处理、照顾和康复措施，预防各种并发症。如皮肤护理预防压疮，功能锻炼预防肌萎缩及关节僵硬。在临床工作中，应根据病情，满足病人的护理需要或对病人生活方式的改变采取必要的护理干预。

三、外科护士的素质要求

外科的大部分病人需要手术治疗，手术前、手术中和手术后必须完成大量的护理工作。外科病人中急、危、重症病人多，病情复杂多变。如果采取手术治疗，麻醉与手术创伤也会给病人的生命造成一定危险。因此，在外科工作的护士，不但工作任务大，工作负荷重，而且抢救性工作频繁。

为适应外科护理工作特点，常对外科护士的综合素质提出了更高的要求。

1. 思想政治和职业道德素质 要理解"生命至上"，要做到"珍爱生命"，要能为护理对象解决恢复健康、保持健康、增进健康的护理要求，必须具有良好的思想素质和职业品质。思想素质要求我们确立辩证唯物论的思想基础；树立正确的世界观、人生观和价值观；有全心全意为祖国、为人民服务的观念和行为意识。职业品质要求我们爱岗敬业，吃苦耐劳，遵守工作制度，执行操作规范，养成认真负责的工作态度和作风；尤其在市场经济社会中，能严于律己，有强的职业精神、服务思想、质量意识，有自觉的职业道德行为习惯。

2. 职业知识和职业技能素质 外科护士必须具备护理职业岗位所需的知识结构，要扎实掌握从事护理工作的职业知识。职业知识除必要的文化基础知识、护理专业基础知识外，就是护理专业知识，如外科常见病的防治知识、外科护理知识以及外科急、危、重症救护知识等。要刻苦学习外科护理学，培养严谨、求实、踏实的学风。作为高等护理职业技术人才，更重要的是要有比较强的临床护理职业技能，即具有运用职业知识进行技术操作的能力和完成临床护理各项工作的能力。在外科护理学学习过程中，应积极参加实验、实习、毕业实习以及有关的社会服务活动，通过各种实践教学环节提高自己的整体护理工作能力、病情观察能力、临床护理技术操作能力和急、危、重症的抢救能力。

3. 心理素质 外科护士必须养成良好的心理素质。因为外科病人有复杂的心理活动，他们除了肉体上痛苦之外，精神负担很重，往往担心受伤后发生残疾，怕手术中遇到意外，加上难以忍受的痛苦，病人和家属的心情一般都很焦急、易躁易怒，有时不能克制自己的情绪。因此，外科护士应该有乐观和开朗的性格，能体谅病人的心情，富有同情心，善于向病人和家属作解释，掌握人际沟通技巧，会作心理护理工作；在急、危、重症的抢救中，不慌乱，有条理，动作准确果断，以自己镇静、安祥和关切的态度使病人产生安全感，减轻其思想负担，增强其战胜疾病、恢复健康的信心；服务平等和公正，尊重病人的人格，不论其文化、职业和地位如何，做到一视同仁。

护士的仪表也是护士职业素质的一项重要内容。要求护士仪表文雅大方，举止端庄稳重，服装整洁美观，待人彬彬有礼。外科护士须加强自身修养，在病人心目中树立起白衣天使的崇高形象。

4. 身体素质 要有健全的体魄。外科护理工作有突击性特点，当发生工伤、交通事故、地震或前线作战时，短时间内可有大批伤病员到来，需要立即诊疗护理，工作负担骤然加重，如果体质不好，就不能坚持工作。

随着我们伟大祖国的政治、经济、文化等社会建设的全面发展，人民的生活水平和质量在不断提高，对医疗护理服务的要求必然也越来越高。愿正在努力学习护理专业的青年一代都能成长为素质优良的白衣“天使”，为病人造福，为保护人民的健康而服务，为祖国的建设和昌盛作出贡献。

“为了中华之崛起！”

新的学年开始了，老师向同学们提出一个严肃的问题：读书为了什么？许多同学回答着“为了家父来读书”、“为明礼而读书”、“为光耀门庭而读书”……。老师随后问了周恩来（图 1-1-1），周恩来庄重地回答：“为了中华之崛起！”他志向远大，后来成为新中国一代伟人——人民的好总理。

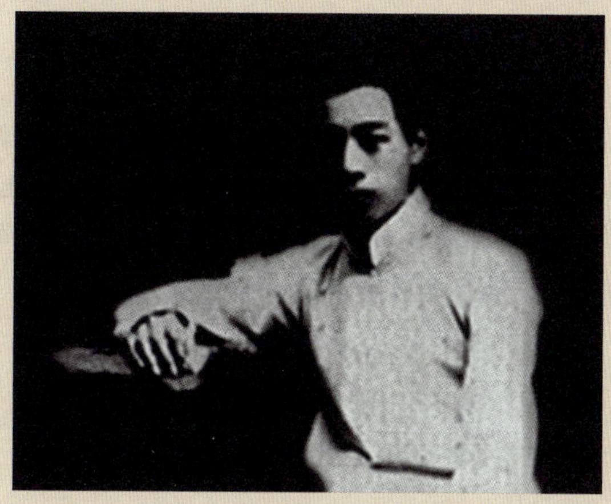

图 1-1-1　1914 年的周恩来

（党世民）

思考题

某家省级三甲医院派考评小组近日来校，欲选聘 8 名外科护士。如果你想前去应试，你打算如何应评或应聘？

第二章 外科无菌技术

①掌握无菌技术有关概念，确立无菌观念。②掌握手术野污染的可能途径及各条途径的控制原则。③学会手术区消毒铺巾的配合；熟练掌握外科洗手消毒、穿无菌手术衣戴无菌手套、手术室清洁与消毒等方法，包括手术过程的各项无菌规则。④在操作中表现出认真的学习态度和严格的无菌观念。

第一节 无菌技术与无菌观念

外科的无菌技术(aseptic technique)就是在外科医疗护理工作过程中，针对微生物的传播媒介所采取的一系列无菌措施，其内容包括灭菌、消毒措施和无菌操作规则及管理制度。

凡能杀灭或清除传播媒介上一切微生物的措施，称为灭菌(sterilization)。灭菌法能杀灭细菌芽胞，作用彻底、可靠，如压力蒸汽灭菌法以及戊二醛、过氧乙酸、环氧乙烷等广谱、高效化学灭菌剂灭菌法。只能杀灭或清除传播媒介上病原微生物的措施，称为消毒(disinfection)。消毒法一般不能杀灭细菌芽胞，但可使微生物的种类和数量减少到了无害化的程度，如过去常用的乙醇、氯己定、苯扎溴铵等化学消毒剂消毒法。在实际工作中，是采取灭菌方法，还是采取消毒方法，应根据处理对象(微生物传播的媒介物)的材料性质特点、临床要求标准而决定。此外，还须制定严格的操作规程和管理制度，这是防止已经消毒或灭菌的物品、手术人员手臂及病人的手术区不再被污染的重要保障。

所有外科工作人员不但要掌握好各项无菌技术，更重要的是树立无菌观念。在进行手术和各项诊疗操作过程中，应始终牢记凡与伤口或体内组织器官接触的物品必须是无菌的；无菌物品若与非无菌物品接触，则变为有菌的，必须重新灭菌或消毒后才能使用。要严格按此法则规范个人意识和动作，否则任何一个细节上的疏忽，均可能污染伤口而导致感染，甚至危及病人生命。凡参与手术过程和其他诊疗操作的人员，都要忠诚地、负责地为病人提供尽可能完全的无菌条件或环境，防止发生医源性感染或医院内感染。进一步郑重说明：每位医疗护理工作者，务必严谨、自觉、自律，任何忽视、忽略、淡化无菌操作原则的行为都是不允许的。

第二节　手术野污染的预防

手术野内细菌的传播媒介，即手术野受污染的途径，通常有 5 个方面：①手术器械物品；②手术人员的手臂；③病人手术区皮肤；④感染病灶或中空性器官的内容物；⑤手术室空气。为了防止手术野污染或切口感染，必须对这 5 个方面采取有效控制措施。

一、手术器械、物品的无菌处理

（一）一次性手术材料的处理

一次性手术用品属工厂大规模生产的产品，经过了效果可靠的^{60}Co电离辐射灭菌处理。①使用前应注意核对封装袋上的灭菌有效期。②在不加重病人经济负担情况下，争取使用一次性手术用品。对特殊污染或特殊感染者如气性坏疽、破伤风、朊毒体感染病人，以及肝炎、艾滋病、梅毒病人，应选用一次性治疗器械、器具和物品。③一次性材料如纱布、手套、注射器等，在使用后需按医用垃圾进行无害化处理，不许再用。特殊污染的用品，使用后应进行双层密闭封装，然后焚烧处理。

（二）可重复使用的手术器械和物品的处理

1. 回收方法与处理原则　①一般病人使用过的器械和物品，直接放置到手术室专设的封闭窗口中，然后传送到医院消毒供应中心（central sterile supply department，CSSD）集中回收处理。处理原则是先行去污清洗，再行灭菌处理。②特殊污染的器械和物品，应双层封闭包装，并注明特殊感染的名称，由 CSSD 做单独处理。原则是根据物品材料性质选用戊二醛、过氧乙酸、含氯消毒溶液等先行浸泡消毒，再行常规清洗，最后灭菌处理。③突发原因不明的传染病病原体污染物的处理，须依据国家当时发布的规定和要求进行处置。

2. 常用消毒灭菌方法　可重复使用的手术器械和物品的无菌处理方法，首选预真空压力蒸汽灭菌器、快速压力蒸汽灭菌器等热力灭菌法，或者选用环氧乙烷、戊二醛、过氧乙酸等高效力化学灭菌法。具体操作方法、注意事项、消毒或灭菌前后的管理要求，详见《基础护理技术》教材，这里只对手术室涉及的有关方法和用途作以下简介。

（1）去污清洁法（机械除菌法）：将要消毒、灭菌的物品事先彻底清洗干净，即通过物理或化学洗涤方法使物品（特别是管腔、表面不光滑的物品）上所附无机物、有机物和微生物尽可能降低到最低程度。常用的去污清洁方法有：①自来水清洁法；②洗洁剂或加酶洗洁剂洗涤法；③自动清洗器或超声波清洗机洗涤法。去污清洁步骤包括将待洗器械和物品分类；用清水或洗洁剂溶液浸泡；用手工法或清洗机作机械清洗；流水漂洗；最后干燥（烘干）处理。

（2）热力消毒灭菌法：耐高温耐高湿的器械、器材和物品，首选热力消毒灭菌法，其中压力蒸汽灭菌法高压、高温、高湿度，效果最理想。常用的设备与特点如下：

1）预真空压力蒸汽灭菌器：是目前多数医院常用的设备。利用机械泵抽真空的方法，使灭菌器内形成负压，蒸汽得以迅速穿透到物品包装内部而进行灭菌。向灭菌器柜室内输入饱和蒸汽，使柜室内蒸汽压力达 205.8kPa（$2.1kg/cm^2$），温度达 132℃，维持时间 4 分钟即完成灭菌要求。从关闭柜门开始工作，至灭菌、干燥等全过程约需 25 分钟。作用迅速，效果可靠，对橡胶手套、锐利器械等灭菌物品的损害轻微。

2）快速压力蒸汽灭菌器：是手术室常用灭菌设备。灭菌器柜室内温度达 132℃，一般维持时间3～4分钟。灭菌程序完毕，自动停机。其灭菌过程没有干燥阶段，全过程仅需6～15分钟。尤其适用于手术中应急器械和物品的灭菌处理，也适用于锐利器械的灭菌处理。

3）下排气式压力蒸汽灭菌器：是过去常用的灭菌方法，有些基层医院仍在使用。柜室内饱和蒸汽压力至102.9kPa（1.05kg/cm^2），温度同时达121℃，一般维持时间20～30分钟可达灭菌效果。

4）煮沸消毒灭菌器：物品淹没于水中，加热煮沸至100℃，维持时间15～20分钟，可杀灭细菌达消毒目的；如持续60分钟以上，可杀灭细菌芽胞达灭菌目的。此方法已不多用，现被快速压力蒸汽灭菌法所取代。

（3）化学消毒灭菌法：不耐热而耐湿的器械和物品，可选用化学消毒灭菌剂溶液进行浸泡法消毒或灭菌；不耐热也不耐湿的器械和物品以及贵重、精密设备，常选用化学消毒灭菌剂气体进行熏蒸法消毒或灭菌。临床上常用的化学消毒灭菌剂如下：

1）环氧乙烷气体熏蒸灭菌：环氧乙烷是广谱、强力灭菌剂，其穿透力很强，又不会损害灭菌的物品，是目前最主要的冷灭菌法之一。适用于熏蒸电子仪器、光学仪器、皮毛、化纤、绵织物、纸织物、塑料类、木制品、陶瓷、金属等。按环氧乙烷灭菌器容积大小计算投药量，即0.8～1g/L，温度55～60℃，相对湿度60%～80%，作用时间6小时可达灭菌。注意事项：①遇明火易燃易爆，有毒，应严格按规范要求做好管理；②按操作规程在密闭的环氧乙烷灭菌器内进行，其程序包括预热、预湿、抽真空、投药、维持灭菌时间、环氧乙烷排放及无害化处理、解析以消除物品上环氧乙烷残留。近年来此方法渐被过氧化氢等离子体灭菌法所取代。

2）戊二醛溶液浸泡灭菌：戊二醛是广谱、强力灭菌剂。对金属腐蚀性小，有机物对其灭菌作用的影响也较小。常用于浸泡不耐热物品和仪器如内镜、锐利器械、橡胶及塑料设备等。用2%的溶液，浸泡30分钟可消毒，浸泡10小时可灭菌。注意事项：①对手术刀片等碳钢制品有腐蚀性，含0.5%亚硝酸钠的戊二醛溶液有防锈作用。②对皮肤、黏膜有刺激性，接触戊二醛时应戴橡胶手套；使用所消毒的器械时，应先用无菌水冲洗。

3）过氧乙酸溶液浸泡灭菌：过氧乙酸是低毒、广谱、强力灭菌剂。对金属、纺织物有腐蚀性，有机物对其灭菌作用的影响也较大。适用于橡胶手套等非金属耐腐蚀物品的消毒与灭菌。0.1%过氧乙酸溶液用于一般污染品的消毒，0.5%者用于肝炎病毒、结核分枝杆菌污染物的消毒，1%者用于细菌芽胞污染物的灭菌。浸泡时间30分钟。注意事项：①过氧乙酸不稳定，应在临用前配制，配制前测定原药液有效含量。②消毒被血液、脓液污染的物品，适当延长消毒时间。③使用浓溶液时，谨防溅到人体皮肤或黏膜。

4）乙醇溶液浸泡消毒：乙醇是无毒、中效消毒剂。对皮肤黏膜有刺激性，对金属无腐蚀性，有机物对其消毒作用的影响较大。适用于浸泡锐利器械、橡皮片、肠线等。常用浓度70%（W/W），浸泡时间30分钟可达消毒要求。乙醇易挥发，不稳定，应定期校正浓度。

应用化学消毒灭菌法时必须严格掌握药物性质、有效浓度及消毒时间，否则会影响效果。不论何种药物，用于浸泡消毒时应注意：①物品必须洗净、擦干后浸泡；②物品与药物应充分接触，如手术器械的关节应松开，导管中应灌注药液，物品应全部淹没在消毒液中；③经浸泡消毒过的器械，使用前必须用无菌等渗盐水冲洗；④对金属有腐蚀作用的药物，不可作为器械浸泡消毒液；⑤消毒液按其使用期限，定期更换。

在实际工作中，根据物品材料的性质、消毒灭菌的标准要求，选择合适消毒灭菌方法（表2-2-1）。

表 2-2-1　手术器械物品的消毒灭菌方法选择

手术器械和物品	常用消毒灭菌方法
手术器械包	预真空压力蒸汽灭菌、快速压力蒸汽灭菌、下排气式压力蒸汽灭菌、不耐热手术包用环氧乙烷熏蒸灭菌
手术缝线(丝线)	环氧乙烷熏蒸灭菌、快速压力蒸汽灭菌
锐利器械	快速压力蒸汽灭菌、戊二醛浸泡灭菌、环氧乙烷熏蒸灭菌
不耐热物品	环氧乙烷熏蒸灭菌、戊二醛浸泡灭菌
手术用敷料	预真空压力蒸汽灭菌、下排气式压力蒸汽灭菌
凡士林油纱布、粉剂类	干热灭菌法(烤箱)

二、手术人员的无菌处理

(一) 手臂消毒前的准备

手术人员进手术室要换穿手术室专用的清洁鞋和洗手衣、裤,戴好手术室准备的清洁帽子和口罩。衣袖应卷至上臂中段,下摆扎收于裤腰之内。裤腿远端平踝。帽子要盖住全部头发,口罩要盖住口和鼻孔。将指甲修平,并除去甲缘下积垢。手臂皮肤破损或有化脓性感染病灶者不应参与手术。

(二) 手臂的清洗和消毒

称作"外科手消毒",原则是先洗手后消毒。①洗手:取洗手液,采用 7 步洗手法进行手臂清洁处理。其过程依次为"手掌对手掌搓擦→指尖在掌中摩擦→拇指在掌中转动搓擦→十指交错手掌对手掌搓擦→十指交错手掌对手背搓擦→双手互握互搓指背→手腕至上臂下 1/3 搓擦"。②消毒:取手消毒剂,按 7 步洗手法程序,搓揉双手、手腕、前臂至上臂下 1/3。注意各种手消毒剂的用药量和用药方法,应参照其药品说明书。

外科洗手消毒法的具体操作步骤和注意事项,详见配套教材《外科护理学实践指导及习题集》。

(三) 穿无菌手术衣和戴无菌手套

目前无菌手术衣多是遮背式手术衣。无菌手术衣和无菌手套的穿戴方法详见配套教材《外科护理学实践指导及习题集》。

所有连台手术,即连续进行下一台手术时,均应按上述规范重新进行外科洗手、消毒、穿无菌手术衣和戴无菌手套。

三、病人手术区的无菌处理

(一) 手术区皮肤的清洁与剃毛

即手术区皮肤准备,也称"备皮"(详见第七章)。

应注意近来多主张病人最好能在手术前 1 天下午洗浴;在手术当日进行手术区皮肤手术前剃毛,最好采用除毛粘布即粘贴法去除毛发;如果是纤细的毳毛,也可不剃,临床观察并未增加切口感染率。

(二) 手术区皮肤的消毒法

目前普遍的皮肤消毒剂是碘附溶液(有效碘浓度一般是 0.5%～1%),不刺激皮肤不损伤黏膜，有效浓度内极少发生皮肤过敏。可直接消毒皮肤、黏膜和伤口。手术区皮肤消毒方法和注意事项详见配套教材《外科护理学实践指导及习题集》。

（三）手术区皮肤的铺巾法

皮肤消毒后，在手术切口周围应常规铺盖无菌手术巾（单）。小手术仅铺一块孔巾即可。大手术的手术野须铺无菌巾单4～6层，术野外的其他部位至少要铺盖2层。如上腹部手术的铺巾方法：①中单（为双层布单）1块先铺盖于下腹部；②用第2块中单与第1块中单部分相叠并铺盖器械台；③第3块中单铺盖于胸部，同时遮盖麻醉架或头架；④第4块为双折的手术巾铺盖于操作者对侧的腹部皮肤；⑤第5块手术巾铺盖在操作者同侧的腹部皮肤；⑥以暴露的中间皮肤切口部位为中心，粘贴皮肤保护薄膜，同时以此薄膜的粘贴作用而固定周围无菌巾单；⑦最后铺盖大剖腹单（双层布料）。护士继续铺盖手术器械台。具体的铺单方法与配合、铺单注意事项详见配套教材《外科护理学实践指导及习题集》。

（四）手术切口缘的保护

皮肤切开后，递给大纱布垫或无菌巾覆盖切口边缘，不必行缝线固定，用牵开器拉开切口时刀口保护巾即被固定。也可使用效果较好的切口保护膜。特别注意对污染手术、恶性肿瘤手术，务必做好切口保护。注意在手术结束时缝合皮肤前，用消毒液再消毒皮肤1次。

四、污染手术的隔离技术

进行消化道、泌尿生殖道等中空性器官的污染手术时，在切开该器官前应用大的干纱布保护周围组织；切开后随时吸除外流的内容物；切开处用碘附消毒液棉签及时涂擦消毒。被肠内容物、脓液等污染的器械和其他物品应放在污染盘内，实行隔离，不得再用其于无菌区。全部污染步骤完毕之后，手术人员应用无菌水冲洗手套或更换手套，以尽量减少污染传播。

五、手术室的清洁与消毒

（一）日常清洁消毒工作

1. 每天手术结束后的工作

（1）先打开门窗通风，清除手术间内污物和杂物。

（2）手术间内物体表面和地面须行湿拭清扫。选用二溴海因等含溴消毒液（有效溴浓度500mg/L）、三氯异氰尿酸等含氯消毒液（有效氯500mg/L）或0.2%～0.5%过氧乙酸溶液进行喷洒、擦洗或拖地，作用30～60分钟可达消毒要求。

（3）然后关闭门窗，选用以下方法进行空气消毒处理：①使用循环风紫外线空气消毒器，能有效滤除空气中的尘埃，并将进入消毒器的空气中的微生物杀死。开机30分钟可达到消毒目的。此设备能进行连续消毒，即每过15分钟开机1次，持续时间15分钟，如此反复工作至预定时间。可在室内有人活动的情况下使用。②静电吸附式空气消毒器，能过滤、吸附空气中的尘埃和微生物，一般消毒30分钟可达消毒标准要求。亦可在室内有人的环境中使用。

2. 每周大清洁和消毒工作 每周定期大扫除1次。随后可采用过氧乙酸熏蒸法进行空间消毒，即按手术间空间大小，以1g/m^{3}计算过氧乙酸用量；加水稀释成0.5%～1%的浓度，加热使其蒸发；15～25℃室温下，相对湿度60%～80%，密闭门窗，持续时间2小时。最后作室内空气和物体表面细菌培养，应符合国家标准要求。

医院诊疗环境消毒效果监测标准

<table>
<tr><th rowspan="2">环境类别及区域</th><th colspan="2">空气消毒监测标准</th><th colspan="2">物体表面监测标准</th></tr>
<tr><th>细菌总数</th><th>致病菌</th><th>细菌总数</th><th>致病菌</th></tr>
<tr><td>Ⅰ类环境：层流洁净手术室、层流洁净病房</td><td>≤10CFU/m³</td><td rowspan="3">未检出金黄色葡萄球菌、溶血性链球菌</td><td rowspan="2">≤5CFU/cm²</td><td rowspan="4">未检出致病菌；母婴同室、早产儿室、新生儿室、婴儿室及儿科病房物体表面不得检出沙门菌</td></tr>
<tr><td>Ⅱ类环境：普通手术室、产房、婴儿室、早产儿室、普通保护性隔离室、供应室洁净区、烧伤病房、重症监护病房</td><td>≤200CFU/m³</td></tr>
<tr><td>Ⅲ类环境：注射室、换药室、治疗室、急诊室、化验室、供应室清洁区、妇产科检查室、儿科病房、各类普通病房和房间</td><td>≤500CFU/m³</td><td>≤10CFU/cm²</td></tr>
<tr><td>Ⅳ类环境：传染病科及病房等</td><td>—</td><td>—</td><td>≤15CFU/cm²</td></tr>
</table>

注：菌落形成单位(colony forming unit，CFU)

（二）严重感染手术后的消毒方法

1. 破伤风、气性坏疽等污染的手术室 ①立即作手术室空气熏蒸消毒，按 3g/m³ 计算过氧乙酸用量，稀释后加热蒸发，密闭房间持续消毒 2 小时。②随后开窗通风，彻底打扫；用含有效氯或有效溴 2000～3000mg/L 的消毒液擦洗室内各种物体表面，并喷洒地面、墙壁，喷洒量 100～200ml/m²，药物作用 30～60 分钟。③最后使用紫外线空气消毒器消毒。室内物体表面和空气监测（细菌培养），应符合消毒灭菌标准要求。必要时可再次过氧乙酸熏蒸。注意手术所用器械和其他一次性巾单、手套与手术服等物品，按规定程序进行处置。

2. 肝炎病毒、结核分枝杆菌等污染的手术室 可选用含有效氯或有效溴 2000mg/L 的消毒液，或选用 0.5%过氧乙酸溶液湿拭室内物体表面，地面可以用 100～200ml/m² 的药量进行喷洒，持续作用时间 30～60 分钟。

层流洁净手术室的消毒方法

采用高效能水平层流式或垂直层流式气流过滤器，过滤空气中尘埃与微生物，使进入室内的空气达到几乎无尘无菌状态，能较好保持手术室超洁净无菌环境。手术前 30 分钟开启层流通风净化系统，手术中持续净化运行，手术结束后关闭工作系统。每天做好清洁处理，每周湿拭清洁回风装置及过滤器，每月应对洁净手术间作空气熏蒸消毒。

第三节 手术过程中的无菌规则

在手术过程中，所有参加手术的人员，必须严格执行一定的操作规则，以始终保持手术操作的无菌环境。

1. 手术开始前，应尽量妥当安置手术所用的一切物品和设备，减少在手术过程中的移动。

2. 手术开始后，不要打开窗户，不要使用电扇。使用室内空调机时，风口也不能直吹向手术台。

3. 手术人员穿无菌手术衣、戴无菌手套之后，其肩部以上、腰以下和背部，以及手术台、器械台平面以下的布单均视为污染区，手及无菌物品与这些区域不能触碰。

手术台上使用的手术器械和物品，不能在手术人员的背后传递。

4. 铺好布单的手术台及器械台属无菌区，其上面放置的手术物品都是无菌的。如果无菌物品已被肠内容物、脓液等污染或可疑污染，应另放于弯盘内并及时撤离无菌区。坠落至手术台、器械台边缘以下的器械，不得捡回再用。

5. 在手术中，手套破损或接触到有菌处，应立即更换无菌手套。前臂或肘部触碰到有菌处，应加穿无菌袖套，或更换无菌手术衣。无菌布单被水或血液浸透时，应重新加盖无菌布单。

6. 在手术中，同侧手术人员如需调换位置时，其中一人先退后一步，与另一人背对背地转身换位；若与对侧手术人员调换位置，应面向手术台绕到对侧；在经过未穿无菌手术衣人员的面前时，应相互让开，以免碰撞污染。

7. 手术中尽量少说话；咳嗽、打喷嚏时，应将头转离手术台。为防手术人员滴汗，可在其前额部加一无菌汗带。手术人员请他人擦汗时，头应转向一侧。

8. 巡回护士从无菌容器或无菌包中取无菌物品时，要用无菌持物钳夹取，同时注意其身体应与无菌物、无菌区保持一定距离，并避免前臂跨越无菌区；倾倒无菌溶液时只许瓶口进入无菌区边缘的上空；无菌容器打开后，及时盖好，减少暴露。无菌包中无菌物品一次未取完时，及时包好，并限 4 小时内使用，否则要重新灭菌处理；如果要取出小无菌包内的全部物品时，也可用左手持无菌包，用右手打开外包布，并抓住外包布的四角以裹住左手，稳妥地将包内物品直接递向手术台；凡取出的无菌物品，虽未被使用，也不能再放回无菌容器（包）中。

9. 手术室严格限制参观人数。凡参观手术的人员，不得靠手术者太近，也不可站得过高，尽量避免在室内走动。

10. 特别注意，对特殊感染病人手术时，包括破伤风、气性坏疽、铜绿假单胞菌感染病人，以及肝炎病毒、艾滋病病毒感染病人和梅毒病人等，应选用一次性敷料和手术衣，用后焚毁；手术人员要做好个人防护，必要时使用防渗漏手术衣和护目镜，戴双层手套，严防手术人员的手刺伤。

（薛俊茹）

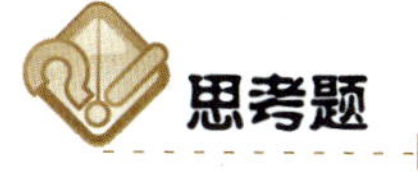

思考题

1. 某医院近来无菌手术感染率增加。经检查，手术人员在手术时均能按无菌操作进行。请分析还有哪些可能原因会导致感染率增加？

2. 病人男性。地震中左小腿开放性损伤后发生气性坏疽。急诊进手术室做截肢手术。如果你是手术室配合护士，将做哪些工作以确保手术后手术室消毒灭菌效果？

第三章　外科体液代谢失调病人的护理

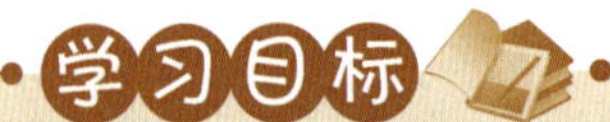

在神经-内分泌系统的调节作用下，正常人体始终维持体液状态的相对平衡，这种内环境的平衡保证了人体新陈代谢等生命活动的正常进行。但是，损伤、感染、中空性器官梗阻等外科疾病以及麻醉、手术等特殊治疗方法常会干扰这种平衡，使体液的容量、分布、成分或浓度发生紊乱，严重时将危及生命。因此，体液平衡失调的问题是外科的基本问题，在临床外科治疗与护理工作中，必须掌握好防治体液平衡失调的基本理论基本方法。在此说明，本章内容仅限于成年人代谢失调的讨论，小儿的有关问题见《儿科护理学》。

第一节　水和钠代谢失调病人的护理

学习目标

①熟悉脱水与缺钠病人的护理评估和护理诊断/问题；掌握其护理措施和健康指导。②熟悉水中毒病人的护理评估、护理诊断/问题以及护理措施。③熟悉（解释）本节中有关名词概念。④通过实践教学学会对输液病人的护理。在输液护理中表现出认真、细心的工作作风。

一般男性成人体液总量约占体重之60%（女性55%，婴儿70%），其中细胞内液约为体重之40%（女性35%），细胞外液约为体重的20%。细胞外液中组织间液是体重的15%，血浆是体重的5%。以上体液分布比例相对恒定，即它们之间不断地进行交流，保持着动态平衡。

体液是溶液，其溶质有无机盐、葡萄糖和蛋白质等。钠是细胞外液的主要阳离子，血清钠浓度为136～145（平均142）mmol/L，由它决定的晶体渗透压维持着细胞外液容量，即钠浓度的增减可直接影响细胞外液量的变化；钠能维持神经-肌肉的兴奋性，神经-肌肉兴奋性$\propto\frac{[Na^+]+[K^+]}{[Ca^{2+}]+[Mg^{2+}]+[H^+]}$。但应注意蛋白质不能自由通过毛细血管壁，由血浆蛋白形成的胶体渗透压虽小，却对维持血浆量有重要意义。

水和钠在体液平衡过程中总是密切关联的。脱水既指机体缺水，同时也伴有缺钠。临床上以缺水缺钠最常见。

一、脱水与缺钠病人的护理

脱水势必缺钠。但有的以失水为重，有的以缺钠为重，或两者损失比例相当，故临床上缺水与缺钠可分为以下 3 种类型（图 3-1-1）：①高渗性脱水（hypertonic dehydration）：病人体液丧失以失水为主，钠盐损失较少。病理特点是缺水比例多于缺钠，细胞外液高渗，细胞内水分向外移出而造成细胞内脱水重于细胞外。②低渗性脱水（hypotonic dehydration）：病人体液丢失以失盐为主，即病理特点是失钠比例多于失水，细胞外液低渗，水向细胞内转移，引起细胞水肿或使细胞内液量变化不大，而使细胞外液脱水最重。③等渗性脱水（isotonic dehydration）：在临床上最为常见。病理特点是水和钠丢失比例大致相当，细胞外液渗透压无明显变化；早期主要丢失细胞外液，血容量减少，时间较久会使细胞内液相应缺失。

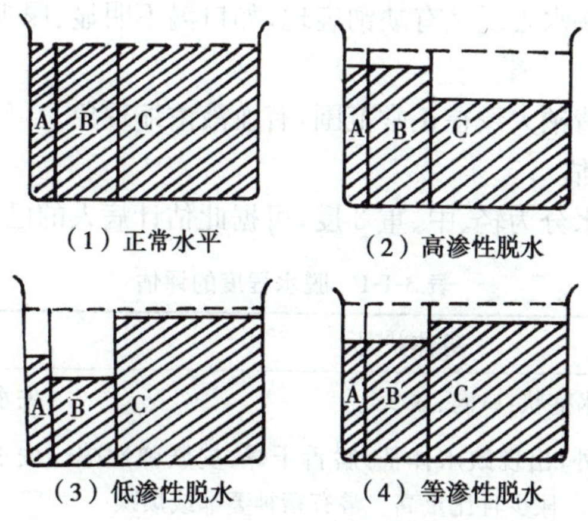

图 3-1-1　三种类型脱水的体液容量变化示意图

A 示血浆容量　B 示组织间液容量　C 示细胞内液容量

【护理评估】

（一）脱水性质（类型）的评估

1. 高渗性脱水

（1）健康史：①水摄入不足的病史如长期禁食、上消化道梗阻、昏迷而未补充液体，或在高温环境劳动而饮水不足者或遭水源断绝者；②水分排出过多的病史如高热、呼吸增快、气管切开者或大量应用渗透性利尿药等。

（2）身体状况：以口渴为特点，此症状最早也最突出，主要因细胞外液高渗状态，刺激下丘脑口渴中枢而致；随后出现组织脱水征象，如皮肤弹性减退、黏膜干燥及眼窝内陷等体征；因体液渗透压升高，抗利尿激素分泌增加，造成尿量减少；脱水严重时细胞代谢活动紊乱，出现神经系统功能障碍，如高热、狂躁、抽搐、神志不清或昏迷。

（3）实验室检查：血清钠高于 145mmol/L，见血液红细胞计数、血红蛋白量、血细胞比容均增高等血液浓缩现象；尿比重增高。

2. 低渗性脱水

（1）健康史：常有反复呕吐、腹泻的病史，也见于肠瘘或大面积烧伤。多因机体丧失大量含钠体液，只补水（饮水或输液）而未补钠，致使细胞外液稀释，继发了低渗性脱水。

（2）身体状况：因细胞外液脱水最重，血容量显著减少，临床表现以较早出现周围循环衰竭为其特点，如站立性昏倒、血压下降甚至休克等；因体液渗透压低，病人无口渴，而缺钠所致乏力、头晕、神情淡漠、恶心呕吐等较明显。早期因细胞外液渗透压降低，抗利尿激素分泌减少，故尿量不减或略有增多；随后由于血容量下降，醛固酮和抗利尿激素均增多，故尿量减少。

(3)实验室检查：血清钠小于135mmol/L(属缺钠性低钠血症)；血液浓缩显著，血液红细胞计数、血红蛋白量、血细胞比容均明显升高，血尿素氮升高；尿比重低，尿钠、氯含量下降(低渗尿)。

3. 等渗性脱水

(1)健康史：多有急性体液丧失的病史，如急性腹膜炎、大面积烧伤早期的体液大量渗出，急性肠梗阻、肠瘘造成的消化液大量丢失。

(2)身体状况：既有缺水表现又有缺钠表现，如口渴不明显、尿少，常有乏力、厌食、恶心、头昏、血压下降等。

(3)实验室检查：血清钠大致在正常范围，有血液浓缩现象。

(二) 脱水程度的评估

根据身体状况将脱水分为轻、中、重3度，可据此估计病人的已经失水量(表3-1-1)。

表3-1-1 脱水程度的评估

脱水程度	身体状况	已经失水量
轻度脱水	一般只有缺水症状：口渴、尿少	失水是体重的2%～4%
中度脱水	除烦渴症状外，出现缺水体征：唇舌干燥、皮肤弹性减退、眼窝内陷。尿少且比重高。常有精神萎靡或烦躁	失水是体重的4%～6%
重度脱水	除缺水症状和体征外，出现中枢神经功能障碍(如高热、狂躁、幻觉、谵妄、抽搐、神志不清甚至昏迷)，或出现循环功能障碍(如血压下降甚至休克)	失水是体重的6%以上

(三) 缺钠程度的评估

根据身体状况及血清钠浓度将缺钠分为3度(表3-1-2)，并以此估计病人体内缺少氯化钠的量，这对缺钠(低渗性脱水)病人的补液有指导性意义。

表3-1-2 缺钠程度的评估

缺钠程度	身体状况	血清钠值(mmol/L)	缺NaCl(g/kg体重)
轻度缺钠	疲乏、头晕、手足麻木，直立性晕倒，尿量正常或增多、尿比重低、尿Na^+及Cl^-含量下降(低渗尿)	130～135	0.5
中度缺钠	除以上症状外，皮肤弹性减退、眼窝凹陷，食欲不振、恶心呕吐，尿量减少但比重仍低，表情淡漠，血压不稳定或下降、脉压小	120～130	0.5～0.75
重度缺钠	以上表现加重，少尿，并有休克，或出现抽搐、昏迷等	<120	0.75～1.25

【护理诊断/问题】

1. 体液不足 与体液丢失过多或水、钠摄入不足有关。

2. 潜在并发症　失液性休克。

【护理目标】

体液维持平衡;并发症发生的危险性减小。

【护理措施】

(一) 控制病因

配合医疗积极处理原发疾病,这是防治体液平衡失调的根本措施。

(二) 实施液体疗法

对已发生脱水和缺钠的病人,必须给予及时、正确的液体补充。一般要注意 4 方面问题:补多少(补液总量)?补什么(液体种类)?怎么补(输液方法)?补得如何(疗效观察)?

1. 补液总量　一般包括下列 3 部分液体量。

(1)生理需要量:即正常日需量。一般成人生理需要水分 2000～2500ml/d(表 3-1-3)。

表 3-1-3　一般成人 24 小时水分出入量估计

每日摄入水量(ml)		每日排出水量(ml)		
饮水	1000～1500	尿		1000～1500
食物水	700	粪		150
内生水(代谢水)	300	无形失水	呼吸蒸发	350
			皮肤蒸发	500
总入量	2000～2500	总出量		2000～2500

(2)已经丧失量:或称累积失衡量。即从发病到就诊时已经累积损失的体液量。临床上对高渗性脱水、等渗性脱水病人,可按脱水程度估计累积失水量(详见表 3-1-1),如 60kg 体重的中度脱水病人,失水量约是 60kg×5%=3kg(3000ml)。对低渗性脱水病人,按缺盐程度估计累积失盐量(详见表 3-1-2),再将其转算为等渗盐水量,如 60kg 体重的中度缺钠病人,失盐量约是 0.6g×60=36g(相当 0.9%氯化钠等渗盐水 4000ml)。

已经丧失量的估计只是临床上粗略的估计,所以第 1 日一般只补给估算量的 1/2,如上述两个举例分别只补 1500ml 和 2000ml。其余量在第 2 日将酌情补给。

(3)继续损失量:或称额外损失量。是治疗过程中又继续丢失的体液量,如在液体疗法方案执行以后,病人又发生高热、出汗、呕吐、胃肠减压等体液丢失情况。这部分损失量的补充原则是"丢多少补多少",故对呕吐、腹泻、体液引流、消化道瘘等病人要严格记录其具体排出量;体温升高可增加皮肤蒸发,体温每升高 1℃,每日每千克体重要增加水分补充 3～5ml;如明显出汗,失水更多,大汗湿透一身衬衣裤时约需水 1000ml;气管切开病人的呼吸中失水是正常人的 2～3 倍,故对成人气管切开者每日要增加水分补充 500～700ml。在临床上,当天的继续损失量一般安排在次日补给。

纠正体液代谢紊乱的关键在于第 1 天处理,即第 1 天补液量=生理需要量+1/2 已经丧失量;第 2 天补液量=生理需要量+1/2 已经丧失量(酌情调整)+前 1 天继续损失量;第 3 天可能只需补给生理需要量+前 1 天继续损失量。但是,不可机械从事,应据病情变化边输液、边观察、边调整。

对于重度脱水与缺钠已发生休克的病人,要首先扩充血容量。其扩容液体量很可能较多地超过以上估算量,具体处理较复杂,可执行休克抢救的有关原则和方法。

2. 液体种类 原则上是“缺什么，补什么”。但要“宁少勿多”，充分发挥机体的调节代偿作用而达到正常平衡，避免矫枉过正所导致的更复杂体液平衡紊乱。

(1)生理需要量的液体按机体对盐、糖的日需量配制：一般成人日需氯化钠 5～6g(据 WHO 建议)，氯化钾 2～3g，葡萄糖至少补给 100～150g 以上，故可补给 5%葡萄糖生理盐水 500ml(含糖 5%，含氯化钠 0.9%)，5%～10%葡萄糖溶液 1500～2000ml，酌情补给 10%氯化钾溶液 20～30ml。

(2)已经丧失量液体根据脱水性质(类型)配制：①高渗性脱水以 5%葡萄糖溶液为主，待脱水情况基本改善后，再补适量等渗盐水。葡萄糖溶液量与等渗盐水量比例可粗略按 2∶1估计。②等渗性脱水一般补给等渗盐水和葡萄糖溶液各半量(1∶1)即可。③低渗性脱水以等渗盐水为主。中、重度缺钠者可给适量高渗盐水，如 5%氯化钠溶液 200～300ml。④血容量不足或已发生休克者，应以平衡盐溶液为主进行扩容，同时要补给适量胶体溶液。就一般情况下，每输入晶体溶液 3000ml，也需同时输给胶体溶液 500ml(晶∶胶=6∶1)，以利于维持血浆胶体渗透压，恢复和稳定血容量。⑤有酸中毒者适当补 5%碳酸氢钠等碱性液体；缺钾、缺钙、缺镁者可参考本章有关内容分别补给 10%氯化钾、10%葡萄糖酸钙或氯化钙、10%～25%硫酸镁适量。

常用液体如表 3-1-4。晶体溶液有 5%～10%葡萄糖溶液、0.9%氯化钠溶液(生理盐水)、林格溶液等。葡萄糖溶液滴入静脉后，糖迅速入细胞内氧化，故临床上可不计其渗透压，只当水分补充。生理盐水的渗透压虽然等同于血浆，但 Cl^- 含量远高于血浆，大量输入静脉后可能致细胞外液高氯，根据电中和基本规律，细胞外液 Cl^- 浓度增高，势必使另一阴离子 HCO_3^- 浓度减小，即有可能发生高氯性酸中毒。平衡盐溶液(碳酸氢钠等渗盐水或乳酸钠林格溶液)的成分接近血浆，更符合生理，是可供大量使用的等渗性盐水，其中所含碱性物质又有利于纠正轻度酸中毒。但对休克或肝功不良者不宜使用乳酸钠林格溶液，因易致体内乳酸蓄积。

表 3-1-4 常用液体的成分与用途

溶液名称		渗透压	电解质(mmol/L)							糖(g/L)	用途
			Na^+	K^+	Ca^{2+}	Mg^{2+}	HCO_3^-	乳酸根	Cl^-		
晶体溶液	5%葡萄糖	等渗								50	补充水分及热量
	10%葡萄糖	高渗								100	
	0.9%氯化钠(生理盐水)	等渗	154						154		补充水分及钠盐
	5%葡萄糖等渗盐水	高渗	154						154	50	补充水分、热量及钠盐，作为等渗盐水使用
	林格溶液	等渗	145	4	3				155		补充水分及多种电解质
	10%氯化钾	高渗		1340					1340		补充钾盐，防治低钾血症

续表

溶液名称		渗透压	电解质(mmol/L)							糖(g/L)	用途
			Na^+	K^+	Ca^{2+}	Mg^{2+}	HCO_3^-	乳酸根	Cl^-		
晶体溶液	10%氯化钙	高渗			900				1800		补充钙盐,防治低钙血症
	11.2%乳酸钠	高渗	1000					1000			碱性溶液,用于纠正代谢性酸中毒
	1.9%乳酸钠	等渗	167					167			
	5% $NaHCO_3$	高渗	600				600				
	1.5% $NaHCO_3$	等渗	178				178				
	3%氯化钠	高渗	510						510		高渗盐水,用于纠正严重的低渗性脱水
	5%氯化钠	高渗	850						850		
	乳酸钠林格溶液	等渗	130	4	1.8			27.9	109.6		称平衡盐溶液,用于扩充血容量(扩容)
	碳酸氢钠等渗盐水	等渗	153				50		103		
	25%硫酸镁	高渗				2000					纠正镁缺乏
血浆		等渗	142	5	2.5	1	24	5	103		

胶体溶液包括全血、血浆、人体清蛋白以及中分子或低分子右旋糖酐等。

(3)继续损失量液体据实际丢失成分配制:如发热、气管切开病人主要补充5%葡萄糖溶液。消化液丢失一般可补林格溶液或平衡盐溶液,但丢失量大或时间持久者,最好按表3-1-5配制。

表 3-1-5 大量消化液丢失后的补液配制

丢失内容	补液配制比例(ml/dl)			
	5%葡萄糖溶液(ml/dl)	生理盐水(ml/dl)	1.5% $NaHCO_3$ 溶液(ml/dl)	10% KCl 溶液(ml/dl)
胃液	40	60	—	0.6~1.5
小肠液	20	60	20	0.3~1.5
胆瘘	—	67	33	0.4~1.5
胰瘘	—	50	50	0.4~1.5

3. 输液方法 液体补充以口服最好最安全。若需静脉输液时，可参考以下几点原则：

(1)先盐后糖：一般应先输入无机盐等渗溶液，然后再给葡萄糖溶液。因为糖进入体内迅速被细胞利用，对维持体液渗透压已意义不大，先盐则利于稳定细胞外液渗透压和恢复细胞外液容量。对酸中毒病人使用碱性溶液，亦应提早补给。但是，高渗性脱水病人要先输入5%葡萄糖溶液，以求迅速降低细胞外液高渗状态。

(2)先晶后胶：一般是先输入一定量的晶体溶液进行扩容，并可改善血液浓缩，有利于微循环，常首选平衡盐液。然后输入适量胶体溶液以维持血浆胶体渗透压，稳定血容量。但是，大失血所致的低血容量性休克，在抢救时应尽量早地补给胶体溶液，如全血、血浆、右旋糖酐等。

(3)先快后慢：明显脱水的病人，初期输液要快，即相当于补充已经丧失量，以迅速改善缺水缺钠状态。对休克病人可能还需两路液体输入，必要时加压输液或作静脉切开插管输液。待病人一般情况好转后，就应减慢滴注速度，以免加重心肺负担。临床上的生理需要量及继续丢失量都宜慢滴维持。

但是，对心、肺等重要脏器功能障碍者、静脉滴注高渗盐水，或经静脉特殊用药(钾盐、心得安、血管活性药物等)，都要控制滴注速度，不可过快。成人静脉滴注10%葡萄糖溶液不应超过250ml/h，大约是60滴/分钟，因为机体利用葡萄糖的速率大致是每千克体重每小时0.5g，超过此值就会形成渗透性利尿。

(4)液种交替：液体量多时，对盐类、碱类、酸类、糖类、胶体类各种液体要交替输入，有利于机体发挥代偿调节作用。如果在较长时间内单纯输注一种液体，可能造成医源性的体液平衡失调。但是，高渗性脱水初期宜持续补充葡萄糖溶液，低渗性脱水初期宜持续补充盐水，这是临床治疗的特殊需要。

(5)尿畅补钾：缺水缺钠也常伴缺钾，缺水及酸中毒纠正后钾随尿排出增多，亦会使血清钾下降，故应及时补钾。注意尿量必须正常时(40ml以上/小时)才可补钾，否则有急性肾衰竭的高钾血症危险。

但是，严重创伤、大手术后因组织细胞破坏，大量K^+自细胞内释出，虽然尿量正常，在2～3日内也不需补钾。

4. 疗效观察 补液过程中，必须严密观察治疗效果，注意不良反应。随时调整护理方案，积极处理异常情况。

(1)记录液体出入量：应准确记录各次饮食液量及静脉补入量，记录排尿排便液量及呕吐、引流液体量。及时结算24小时出入量数据，供调整输液方案时参考。

(2)保持输液通畅：注意输液管道内滴注是否顺利，按要求控制滴注速度。观察穿刺部位有无液体漏注与肿胀。(详见《基础护理技术》静脉输液的护理)

(3)观察治疗反应：①精神状态，如乏力、萎靡、烦躁、嗜睡等症状的好转情况；②脱水征象，如口渴、皮肤弹性、眼窝内陷等表现的恢复程度；③生命体征，如血压、脉搏、呼吸的改善情况；④辅助检查，如尿量、尿比重的检查，血液常规检查，血清电解质测定，肝肾功，心电图，中心静脉压监测等是否接近正常或恢复正常。

快速或大量输液时，要特别留心于心肺监测，如病人心率增快、颈静脉怒张、呼吸短促、咳血性泡沫痰、两肺有湿啰音等，很可能有心力衰竭与肺水肿危险，应立即减慢或停止输液。

输液开始或中途突然寒战、高热、恶心等，可能系输液反应，应减慢输液速度或停止输液，并遵医嘱肌内注射苯巴比妥钠0.1g或异丙嗪25mg或静脉注射(入壶)地塞米松5mg。

必要时可送检现用液体及输液器具。

（三）脱水的预防

对于禁饮食或不能进饮食的且没有发生明显水、电解质及酸碱平衡紊乱的病人，以上生理需要量和继续损失量是必须供给的（除急性肾衰竭等特殊情况外），这是维持病人体液平衡即预防体液平衡紊乱的基本措施。生理需要量液体一般在8～12小时内匀速滴入。

（四）健康指导

1. 在社区教育人们有病要及时就医，对体液平衡失调的病因，如急性胃肠炎、外科感染、损伤等，应早就诊早治疗。

2. 高热病人要及时合理补液。高温环境中劳动者或进行高强度体育活动者，出汗较多，要及时补充水分，以含盐饮料为好。矿井下、野外、航海工作者，主动接受水源断绝环境下的生存知识教育。

3. 凡能经口服途径补液者，尽量不作静脉输液。病情无需静脉输液时，也不要滥用静脉输液。

二、水中毒病人的护理

水中毒（water intoxication）指人为的或病理的原因使体内水分过多，细胞外液稀释而形成稀释性低钠血症，同时细胞外液向细胞内渗入而引起细胞内水肿（图3-1-2）。

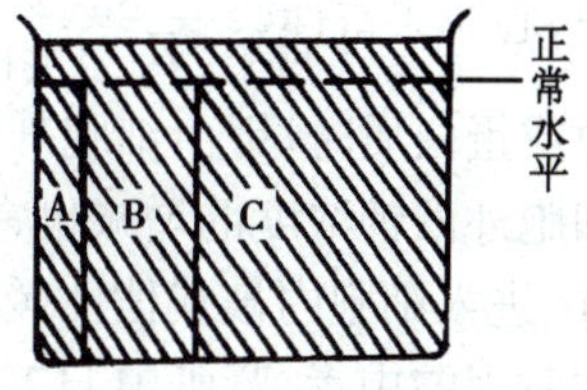

图3-1-2　水中毒体液容量示意图

【护理评估】

（一）健康史

①常见于急性感染、严重创伤、大手术后等病人。因这些病人处于应激状态，抗利尿激素分泌增多，此时过多输入不含电解质的溶液，易致水中毒；②肾病变或已有肾功能不全的病人，如果未限制水分的摄入量，易致水中毒；③重度缺钠病人，连续多量摄入了不含电解质的液体，易致水中毒。

（二）身体状况

临床表现以脑细胞水肿症状最为突出，如头痛、乏力、嗜睡、意识不清、躁动、抽搐、昏迷等；体重增加；早期可见眼结膜水肿，较重时则见皮肤虚胖感、有皮肤压陷性水肿或肺水肿发生。

（三）实验室及其他检查

血清钠低于正常，可至120mmol/L以下；血常规见血液稀释现象。

【护理诊断/问题】

1. 体液过多　与水分摄入过多、体内水分潴留有关。

2. 潜在并发症　脑水肿、肺水肿。

【护理目标】

体液平衡维持正常；并发症发生的危险性减小。

【护理措施】

1. 严密观察病情变化，注意脑水肿、肺水肿症状体征的发生与发展。
2. 严格控制水的摄入量，每日限制摄水量在700～1000ml以下。
3. 对重症水中毒遵医嘱静脉慢滴3%～5%氯化钠溶液（一般用量为5ml/kg体重），纠正细胞外液低渗，缓解细胞内水肿。同时使用呋塞米(速尿)等利尿剂，以减少扩张的血容量。

4. 对肾衰竭病人必要时采取透析疗法以排除体内积水，做好透析疗法的护理。

第二节 钾代谢失调病人的护理

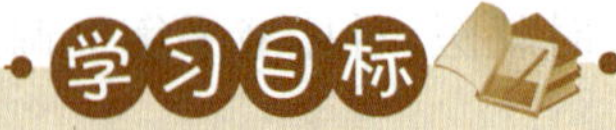

①熟悉低钾血症病人的护理评估和护理诊断/问题；掌握其护理措施。②熟悉高钾血症病人的护理评估、护理诊断/问题以及护理措施。③熟悉(解释)本节有关名词概念。④在静脉补钾护理中表现出严谨、负责的工作态度。

人体钾的98%分布在细胞内，维持着细胞内液渗透压。细胞外液中钾量较少，血清钾值仅3.5～5.5mmol/L，但生理作用重要。钾能增加神经肌肉兴奋性，却对心肌有抑制作用，心肌兴奋性$\propto\frac{[Na^+]+[Ca^{2+}]}{[K^+]+[Mg^{2+}]+[H^+]}$。钾参与细胞的许多代谢活动，如细胞合成糖原或蛋白质时，钾由细胞外进入细胞内；而糖原或蛋白质分解时，钾自细胞内逸出细胞外。细胞外液钾浓度的增减也常与酸碱平衡变化互为因果，如酸中毒时细胞外$[H^+]$增高，大量H^+进入细胞内被代偿性缓冲，但为维持细胞内离子电性平衡，细胞内K^+与之交换而外逸；同时因酸中毒，肾脏中H^+-Na^+交换加强而K^+-Na^+交换减弱，肾排K^+减少，故酸中毒常伴高钾血症。

钾来源于饮食，大部分经肾排出。肾对钾的调节能力较弱，如禁食或血钾很低时，每天仍有一定量的钾盐由尿排出，所以临床上低钾血症常见。

一、低钾血症病人的护理

血清钾<3.5mmol/L时提示为低钾血症(hypokalemia)。

【护理评估】

(一) 健康史

①钾摄入不足的病史：常见于因疾病或手术而禁饮食或不能进饮食病人；②钾丢失过多的病史：多见于呕吐、腹泻、持续胃肠减压，或长期应用糖皮质激素、利尿剂等病人；③钾转入细胞的情况：如大量注射葡萄糖或氨基酸，或进行高营养支持时，细胞内糖原和蛋白质合成加速，钾随之转进细胞内，易发生低钾血症；④碱中毒影响：细胞内H^+移出要起缓冲作用，细胞外K^+移入与之交换，同时因碱中毒肾小管泌H^+减少而使K^+-Na^+交换活跃，尿排钾较多，故有低钾血症可能。

(二) 身体状况

主要表现在4个方面：①神经-肌肉兴奋性降低表现。如四肢软弱无力，严重者软瘫、抬头及翻身困难甚至呼吸困难、吞咽困难(呛咳)。查体见腱反射减弱或消失。②消化道表现。因胃肠平滑肌兴奋性降低，可有腹胀、便秘、恶心呕吐以及肠鸣音减弱或消失。③中枢神经抑制表现。因脑细胞代谢功能障碍，早期可有烦躁，严重时神志淡漠、嗜睡或意识不清。④循环系统表现。心悸及心动过速、心律不齐、血压下降，严重时心室纤颤。

（三）实验室及其他检查

①血清钾在 3.5mmol/L 以下。②心电图可表现 T 波低平或倒置，ST 段下降，QT 间期延长或有 U 波等。

【护理诊断/问题】

1. 疲乏　与缺钾所致软弱无力、眩晕、嗜睡等有关。

2. 有受伤的危险　与缺钾出现软弱无力、眩晕、意识恍惚有关。

3. 潜在并发症　心律失常或心室纤颤，呼吸困难或窒息。

【护理目标】

血清钾值恢复正常，病人疲乏感消失；无意外损伤等并发症发生。

【护理措施】

1. 控制病因　如止吐止泻，防止钾的继续丢失。在病情允许时，尽早恢复病人饮食。

2. 预防并发症　加强陪护，避免意外损伤。严密观察呼吸、脉搏、血压、尿量，及时作血清钾测定和心电图检查，尤其应注意循环功能衰竭或心室纤颤的发生。

3. 及时补钾　以口服钾盐最安全，常选用 10%氯化钾溶液，每次口服 10ml，每日 3 次。不能口服者可经静脉滴注，为防止高钾血症的危险，静脉补钾务必注意以下 4 点要求。

（1）尿量正常：每小时尿量在 40ml 以上，方许补钾。

（2）浓度不高：静脉滴注的液体中，钾盐浓度一般不可超过 0.3%，如 5%葡萄糖溶液 1000ml 中最多只能加入 10%氯化钾溶液 30ml。

（3）滴速勿快：成人静脉滴注速度不要超过 60 滴/分钟。

（4）总量限制：一般禁饮食病人而无其他额外失钾者，每天可补生理需要量氯化钾 2～3g；对一般性缺钾病人（临床症状较轻，血钾常在 3～3.5mmol/L），每日补氯化钾总量 4～5g；严重缺钾者（血钾多在 3mmol/L 以下），每日补氯化钾总量不宜超过 6～8g，但严重腹泻、急性肾衰多尿期等特殊情况例外。

二、高钾血症病人的护理

血清钾＞5.5mmol/L 时即为高钾血症（hyperkalemia）。

【护理评估】

（一）健康史

①钾补入过多的病史：如静脉补钾过浓、过快或过量；②钾排出障碍的病史：如急性肾衰竭等；③钾体内转移的情况：严重组织损伤、输入大量久存的库血或重症溶血等有大量组织细胞破坏，钾释放于细胞外液；④酸中毒可引起高钾血症。

（二）身体状况

①手足麻木，肢体极度疲乏、软弱无力，腱反射消失，严重者软瘫及呼吸困难（低钾时细胞膜超极化抑制，高钾时细胞膜去极化抑制，故二者都可表现出神经-肌肉抑制症状）；②多有神志淡漠或恍惚；③血钾过高的刺激作用使微循环血管收缩，皮肤苍白、发冷、血压变化（早期可升高、晚期下降）；④心搏徐缓和心律失常，甚至发生舒张期心搏骤停。

（三）实验室及其他检查

①血清钾高于 5.5mmol/L。②心电图可见 T 波高而尖，QRS 波群增宽，PR 间期缩短或延长，P 波缩小或消失，QT 间期延长。

【护理诊断/问题】

1. 疲乏 与高钾血症所致软弱无力、神志淡漠等有关。

2. 潜在并发症 心律失常或心搏骤停，呼吸困难或窒息。

【护理目标】

血清钾浓度恢复正常；病人避免了并发症的发生。

【护理措施】

1. 纠正高钾血症 遵医嘱做好以下处理：

(1)禁钾：停用一切含钾药物，如青霉素钾盐。禁食含钾量多的食物如水果、橘汁、牛奶、豆制品等。

(2)抗钾：发生心律失常时，用10%葡萄糖酸钙或5%氯化钙10～20ml加等量5%葡萄糖溶液稀释后缓慢静脉注射，Ca^{2+}可以对抗K^+的抑制心肌作用。

(3)转钾：将钾转入细胞内。①促糖原合成：10%葡萄糖溶液500ml或25%葡萄糖溶液200ml＋胰岛素12.5U静脉滴注(4g糖加1U胰岛素)。②促蛋白质合成：应给高糖、高植物油、高维生素饮食，尚可肌注丙酸睾酮或苯丙酸诺龙。③碱化细胞外液：11.2%乳酸钠溶液60～80ml稀释成等渗液或5%碳酸氢钠溶液100～200ml静脉滴注，使钾转入细胞内，并可增加肾小管排钾。

(4)排钾：①应用降钾树脂聚磺苯乙烯口服或灌肠，可从消化道携出大量钾离子。②最有效的方法是透析疗法(腹膜透析或血液透析)，做好相关护理工作。

2. 预防高钾血症 ①控制原发疾病，如改善肾功能。②保证外科病人有足够热量供给，避免体内蛋白质、糖原的大量分解而释放钾离子。③严重创伤者，给彻底清创，控制感染。④大量输血时，不用久存的库血。⑤静脉补钾务必遵守“尿量不少、浓度不高、滴速不快、总量不大”的原则。

第三节 钙与镁代谢失调病人的护理

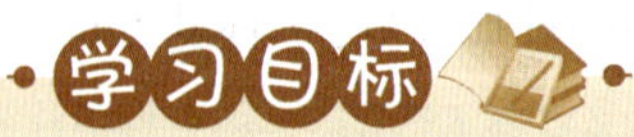

了解低钙血症、镁缺乏症病人的护理评估要点和护理措施要点。

机体内钙的99%在骨骼及牙齿内，细胞外液钙仅是总钙量的0.1%。血清钙浓度是2.25～2.75mmol/L，其中约半数为蛋白结合钙，另有5%是与有机酸结合的钙，45%为离子化钙(游离Ca^{2+})。这部分游离Ca^{2+}对神经-肌肉兴奋性的稳定性起着维持作用，Ca^{2+}还可稳定毛细血管、细胞膜的通透性，并参与肌肉收缩、细胞分泌、凝血过程等。血pH降低可使离子化钙增多，血pH升高可使离子化钙减少。临床上较易见低钙血症(hypocalcemia)。

镁在神经活动的控制、神经-肌肉兴奋性的传递、肌肉收缩、心脏激动性和血管张力等方面有重要生理作用。血清镁浓度0.7～1.10mmol/L。镁缺乏和钙缺乏都会引起抽搐等相似的症状体征；但Mg^{2+}和Ca^{2+}化学性质近似，两者与神经的生化系统结合有竞争机制，故镁中毒时可用钙剂急救，镁缺乏若误以钙剂治疗则抽搐往往加重。本节仅扼要介绍镁缺乏症(magnesium deficiency)。

一、低钙血症病人的护理

低钙血症常发生于胰或小肠瘘、大面积烧伤、大量输血、肾衰竭、急性坏死性胰腺炎以及疾病或手术所致的甲状旁腺功能受损病人。身体状况评估可见神经-肌肉兴奋性增强表现，如手足抽搐、麻木或疼痛，腱反射亢进，耳前叩击试验（Chvostek sign）和束臂试验（Trousseau sign）阳性。血清钙低于 2mmol/L。护理工作主要是遵医嘱给 10％葡萄糖酸钙或 5％氯化钙 10～20ml 加等量葡萄糖溶液稀释后缓慢静脉注射，必要时可重复给药；加强生活护理；防止跌倒等意外损伤。

二、镁缺乏病人的护理

镁缺乏可见于长期消化液丢失者（如肠瘘、慢性腹泻），或大部小肠切除手术后，或长期禁食而未补镁的病人。临床上常与缺钾、缺钙并存，且表现酷似缺钙。如纠正缺钾、缺钙后，抽搐等症状不缓解，即应考虑镁缺乏。血清镁可低于 0.70mmol/L 或可正常，但镁负荷试验（静脉输注硫酸镁 0.25mmol/kg 体重）见尿镁排出量显著减少。处理上遵医嘱使用 10％或 25％硫酸镁溶液，一般给硫酸镁溶液肌内注射，每次 1g，每天 3 次，连用 1 周左右。对抽搐病人也可取硫酸镁 2g 加入 5％葡萄糖溶液 500ml 中缓慢静脉滴注，每天 1～2 次。对有缺镁可能的长期输液的病人，最好采取预防措施，每天给硫酸镁 1g，肌内注射或静脉滴注。用药中密切观察有无血压下降、呼吸抑制等镁中毒反应，中毒时可缓慢静脉注射 10％葡萄糖酸钙 10～20ml（Ca^{2+} 能对抗 Mg^{2+} 毒性作用）。

第四节　酸碱平衡失调病人的护理

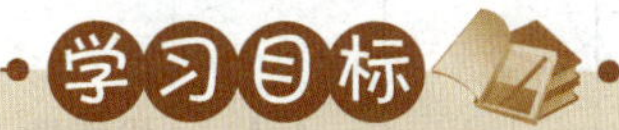

①熟悉代谢性酸中毒和碱中毒病人的护理评估、护理诊断/问题；掌握其护理措施。②熟悉呼吸性酸中毒和碱中毒病人的护理评估要点、主要护理诊断/问题以及护理措施要点。③熟悉（解释）本节有关名词概念。

人体血 pH 值经常保持在 7.35～7.45 之间，这种相对稳定状态有赖于机体一系列调节机制。①缓冲系统：最重要的是血液中的缓冲对 $NaHCO_3/H_2CO_3$。当体内多酸时，HCO_3^- 与强酸中和（$H^+ + HCO_3^- \rightarrow H_2CO_3 \rightarrow CO_2\uparrow + H_2O$），结果使体液酸度缓冲，同时消耗了 HCO_3^- 而增加了 H_2CO_3；当体内多碱时，H_2CO_3 与强碱中和（$OH^- + H_2CO_3 \rightarrow HCO_3^- + H_2O$），结果使体液碱度缓冲，同时消耗 H_2CO_3 而增加 HCO_3^-。缓冲系统的调节作用是迅速的，但必然是短暂的有限的，HCO_3^- 及 H_2CO_3 的相应增减还得依靠肺、肾的调节。②肺的调节：主要通过排出 CO_2 来调节血中 H_2CO_3 的浓度。当血 $PaCO_2$ 升高（H_2CO_3 增多）时，呼吸加深加快，CO_2 排出增多，使血[H_2CO_3]下降；相反，当血 $PaCO_2$ 降低时，肺的代偿会使血[H_2CO_3]升高。呼吸的调节量是很大的，但只对挥发性酸（碳酸、酮体）起作用。③肾的调节：肾的作用是排酸（H^+）并回收 $NaHCO_3$。体内多酸时，此作用加强；体内多碱时，此作用减弱。因此，非挥发性酸和过多的碱都可经肾排泄，但肾的调节速度是缓慢的。

上述 3 种主要机制相互配合，为酸碱平衡发挥着调节与代偿作用。

在病理情况下，机体外来的或内生的酸或碱质过量，超过了上述调节代偿能力，即会导致酸碱平衡紊乱。当血 pH 低于 7.35 时为酸中毒，血 pH 高于 7.45 时为碱中毒。凡因代谢因素使体内酸质或碱质过多过少，造成血[HCO_3^-]原发性降低或增高，称为代谢性酸中毒(metabolic acidosis)或代谢性碱中毒(metabolic alkalosis)；凡因呼吸功能的改变造成血[H_2CO_3]原发性增高或降低，称为呼吸性酸中毒(respiratory acidosis)或呼吸性碱中毒(respiratory alkalosis)。不同类型的酸碱平衡失调常表现出特征性的血生化指标改变，如表 3-4-1。

表 3-4-1 酸碱平衡失调的检验指标变化

<table>
<tr><th colspan="2" rowspan="2">项目</th><th rowspan="2">正常值</th><th colspan="2">代谢性</th><th colspan="2">呼吸性</th><th rowspan="2">临床意义</th></tr>
<tr><th>酸中毒</th><th>碱中毒</th><th>酸中毒</th><th>碱中毒</th></tr>
<tr><td colspan="2">血 pH</td><td>7.35～7.45</td><td>↓</td><td>↑</td><td>↓</td><td>↑</td><td>直接反映血液酸碱度</td></tr>
<tr><td colspan="2">二氧化碳结合力(CO_2CP)</td><td>23～31mmol/L
平均 27mmol/L</td><td>↓↓</td><td>↑↑</td><td>代偿性↑</td><td>代偿性↓</td><td>反映血浆 HCO_3^- 中的 CO_2 量，可间接了解血液中 HCO_3^- 增减情况</td></tr>
<tr><td>呼吸因素</td><td>二氧化碳分压($PaCO_2$)</td><td>35～45mmHg
平均 40mmHg</td><td>代偿性↓</td><td>代偿性↑</td><td>↑↑</td><td>↓↓</td><td>代表在物理状态下溶解于血浆中的 CO_2，是反映呼吸性酸碱中毒的重要指标</td></tr>
<tr><td rowspan="3">代谢因素</td><td>碱剩余(BE)</td><td>±3mmol/L</td><td>↓↓</td><td>↑↑</td><td>代偿性↑</td><td>代偿性↓</td><td>标准状态下血液滴定至 pH 7.40 时所需的酸或碱的量，是反映代谢性酸碱中毒的指标</td></tr>
<tr><td>[HCO_3^-]
标准碳酸氢(SB)</td><td>22～27mmol/L
平均 24mmol/L</td><td>↓↓</td><td>↑↑</td><td>代偿性↑</td><td>代偿性↓</td><td>在标准状态下测得的 HCO_3^- 量，为代谢性酸碱中毒指标</td></tr>
<tr><td>缓冲碱(BB)</td><td>45～55mmol/L
平均 50mmol/L</td><td>↓↓</td><td>↑↑</td><td>代偿性↑</td><td>代偿性↓</td><td>血 HCO_3^-、HPO_4^{2-}、蛋白质和血红蛋白等缓冲碱的总和，为代谢性指标</td></tr>
</table>

一、代谢性酸中毒病人的护理

【护理评估】

(一)健康史

①体内酸性物质积聚过多的病史：如高热、脱水、饥饿、休克病人等，机体产酸甚多；急性

肾衰竭病人体内酸性代谢产物排出障碍。②体内碱性物质丢失过多的病史：如腹泻、肠梗阻、肠瘘等病人，会使含 $NaHCO_3$ 的碱性消化液大量丧失。

（二）身体状况

①呼吸代偿的表现：酸中毒时肺代偿调节加强，为的是加速排出 CO_2，以降低 H_2CO_3 浓度。故常表现呼吸加深加快即酸中毒大呼吸（Kussmaul breathing）。有时呼吸有烂苹果气味，乃因发热、进食不足、糖尿病等使体内酮体生成过多。②影响心血管功能的表现：酸中毒时[H^+]增高，且酸中毒常伴血[K^+]增高，二者都可抑制心肌收缩力。所以，虽因伴脱水而心率增快，但多见心律失常、心音低弱、血压下降。[H^+]增高，刺激毛细血管扩张，病人面部潮红，口唇樱红色，但休克病人的酸中毒，因缺氧而发绀。③影响中枢神经功能的表现：酸中毒抑制脑细胞代谢活动，病人可有头痛、头昏、嗜睡等表现。

（三）实验室及其他检查

血 pH 低于 7.35，血[HCO_3^-]值下降，其他如 CO_2CP、BE 值亦低于正常。因呼吸的代偿，$PaCO_2$ 略下降。细胞内外 K^+ 与 H^+ 的转移及肾 H^+-Na^+ 交换的加强，血[K^+]可升高。尿呈强酸性。

【护理诊断/问题】

1. 心输出量减少　与[H^+]增高而抑制心肌收缩力有关。

2. 意识障碍　与酸中毒抑制脑代谢活动有关。

3. 潜在并发症　高钾血症。

【护理目标】

酸碱平衡失调状况改善，意识清楚，循环功能恢复正常。

【护理措施】

1. 观察病情　注意水、电解质、酸碱失衡的动态变化，注意心血管功能及脑功能的改变。遵医嘱及时做血气分析。

2. 消除或控制代谢性酸中毒的危险因素　如纠正高热、腹泻、脱水、休克，积极改善肾功能；保证足够热量供应，减少脂肪分解而生成过多酮体。

3. 及时补液　代谢性酸中毒常有脱水表现。轻度代谢性酸中毒（血浆[HCO_3^-]在 16mmol/L 以上），遵医嘱补液纠正脱水后，酸中毒多可好转。

4. 使用碱性溶液　对病情较重者，如症状明显或血浆[HCO_3^-]低于 13mmol/L，须遵医嘱及时补给碱性溶液。常用的是 5%碳酸氢钠溶液，输进体液中可离解出 HCO_3^-，能直接中和体内积聚的酸。静脉滴注 5%碳酸氢钠时注意以下几点：

(1)用药量按公式估算：5%碳酸氢钠实际补充量(ml)＝[24－病人 HCO_3^- 值(mmol/L)]×体重(kg)×1/3。计算的实际补充量在 200ml 左右即一次输入；若用量较大，首次先输入 200～250ml，余量 2～4 小时后据病情恢复情况和血气分析结果再酌情补给。

(2)5%碳酸氢钠不必稀释，可供静脉滴注。但滴速应缓慢，首次用量一般宜在 2～4 小时内滴完。

(3)碱性溶液宜单独滴入，其中不加入其他药物。

(4)补给 5%碳酸氢钠时，应从病人补液总量中扣除等量等渗盐水，以免补钠过多。

(5)酸中毒时血离子化钙(Ca^{2+})增多，血 K^+ 亦趋增多，故常掩盖低钙血症或低钾血症。在补充碳酸氢钠后应注意观察缺钙或缺钾症状发生，并及时纠正。

二、代谢性碱中毒病人的护理

【护理评估】

（一）健康史

①胃酸丢失过多的病史：如幽门梗阻、急性胃扩张、持续胃肠减压等，使胃酸（HCl）大量丢失，体内 HCO_3^- 增多，造成代谢性碱中毒；同时因 Cl^- 丢失，由于电中和基本规律，势必使细胞外液另一阴离子 HCO_3^- 增高，而形成低氯性碱中毒；胃液中含 K^+ 是血浆的数倍，胃液丢失使细胞外液缺 K^+，此时，细胞内外 K^+ 与 H^+ 的互换转移以及肾的 H^+-Na^+ 交换加强，可导致低（缺）钾性碱中毒。②碱性物质补入过多：常因补碱过量，使酸中毒转变成更难处理的碱中毒。

（二）身体状况

①碱中毒抑制呼吸中枢，病人呼吸浅而慢。②可伴低钾血症表现，发生心律失常等。③碱中毒使血离子化钙（Ca^{2+}）减少，可表现手足抽搐，腱反射亢进。④脑细胞代谢活动障碍，可有头昏、嗜睡、谵妄或昏迷。

（三）实验室及其他检查

血 pH 和[HCO_3^-]增高，CO_2CP 及 BE 值亦增大。因呼吸抑制而代偿性 $PaCO_2$ 稍上升。血[K^+]可下降。尿呈碱性；但缺钾性碱中毒时因肾 H^+-Na^+ 交换占优势，可出现反常性酸性尿。

【护理诊断/问题】

1. 意识障碍 与代谢性碱中毒有关。

2. 潜在并发症 低钾血症、低氯血症等。

【护理目标】

水、电解质及酸碱失衡恢复正常。

【护理措施】

1. 观察神经及精神方面的异常表现，监测血气分析及血清电解质浓度改变。

2. 配合医疗方案，积极控制致病危险因素。

3. 遵医嘱及时采取纠碱措施。对病情较轻的病人，一般补 0.9%氯化钠溶液和适量氯化钾后，病情多可改善。因为生理盐水中 Cl^- 含量较多，有利于纠正低氯性碱中毒；补钾后有利于纠正缺钾性碱中毒，注意尿量超过 40ml/h 方可补钾。

病情严重时（HCO_3^- 45～50mmol/L，pH＞7.65），为迅速中和细胞外液中过多的 HCO_3^-，可应用 0.1～0.2mol/L 的盐酸溶液缓慢静脉滴注。具体方法是：将 1mol/L 盐酸 150ml 溶入生理盐水或 5%葡萄糖溶液 1000ml 中（盐酸浓度为 0.15mol/L），经中心静脉导管缓慢滴入（25～50ml/h）。应每 4～6 小时重复测定血 Na^+、K^+、Cl^- 和 HCO_3^- 值，根据病情转化情况随时调整治疗护理方案。

4. 有手足抽搐者，遵医嘱给 10%葡萄糖酸钙 20ml，适当稀释后静脉缓慢注入。

三、呼吸性酸中毒病人的护理

病人有呼吸功能受影响的病史，如呼吸道梗阻、胸部外伤、手术后肺不张及肺炎等。因呼吸功能障碍，CO_2 积蓄体内，使血[H_2CO_3]升高。身体情况主要表现有呼吸困难、胸闷、发绀，乏力、头痛，甚至谵妄或昏迷。实验室检查见血 pH 降低，血 $PaCO_2$ 增高，因肾代偿作用血[HCO_3^-]可有所增高。

主要护理诊断是：①低效性呼吸型态，与呼吸道梗阻等因素有关。②意识障碍，与缺氧及酸中毒有关。护理措施主要是：①控制致病因素。②改善肺通气、换气功能，如吸氧、促进咳痰，必要时气管切开，使用呼吸机辅助呼吸等。③酸中毒较重者考虑适当使用氨基丁三醇（THAM）以中和碳酸。

四、呼吸性碱中毒病人的护理

病人多有高热、癔症、颅脑损伤、使用呼吸机不当等病史。因肺通气过度（呼吸过快过深）使血 $PaCO_2$ 明显降低，引起低碳酸血症。身体情况见呼吸深快或呼吸不规则，肌肉震颤或手足麻木、抽搐，可发生头昏、晕厥、表清淡漠或意识障碍。实验室检查血 pH 值升高，血 $PaCO_2$ 下降，[HCO_3^-]代偿性略降低。

主要护理诊断是：①低效性呼吸型态，与高热、颅脑疾病等有关。②意识障碍，与碱中毒有关。护理措施是控制致病因素，必要时用纸筒罩住口鼻以增加 CO_2 的吸入量，或让病人吸入含 5% CO_2 的氧气。手足抽搐者可给葡萄糖酸钙静脉注射。

混合性酸碱平衡失调

在临床上，常有两种或两种以上类型的酸、碱中毒复合存在，形成了混合性酸、碱中毒。如休克病人因缺氧，体内乳酸积聚，多为代谢性酸中毒；当合并休克肺时又会发生呼吸性酸中毒。代谢性酸中毒病人如肺通气过度，又会合并呼吸性碱中毒。肺部感染有呼吸性酸中毒的病人，如输液中给碱性药物过量，即可能合并代谢性碱中毒。幽门梗阻病人易形成代谢性碱中毒，但长期饥饿、供给营养不足，体内脂肪分解生成多量酮体，又会并发代谢性酸中毒。

混合性酸、碱中毒使病情变得相当复杂，有关酸碱检验指标可能相互抵消而呈现正常值。往往需要做血气分析或其他特殊项目检查，并结合病史、表现等评估资料，才能得出准确的判断。

（党世民）

思考题

1. 病人男性，25 岁，体重 60kg。阑尾切除手术后第 2 日，一般情况良好，尿量正常。因肠功能尚未恢复，今日仍需禁饮食。请你提出该病人有关体液失衡的主要护理诊断/问题，并拟定具体护理措施（同时说明补液的量及补液种类）。

2. 病人女性，34 岁，体重 50kg。腹痛、腹胀、呕吐 1 天，以急性粘连性肠梗阻转入院。入院时口渴不明显，软弱无力，皮肤弹性差，眼窝内陷，脉速，血压下降，尿少且呈酸性。测血清钠 136mmol/L，血浆[HCO_3^-] 13.3mmol/L。请对该病人水、电解质及酸碱失衡情况作出初步评估；提出主要护理诊断/问题；如需输液，应首先补充何种液体？

第四章　外科营养支持病人的护理

学习目标

①熟悉一般外科病人的代谢特点及营养需要。②熟悉外科营养支持病人的护理评估和常见的护理诊断/问题；掌握其营养支持的护理措施。③在学习和护理工作过程中养成严肃、认真、负责的工作态度和作风。

在外科约有50%的病人存在营养不良，而营养不良又加重了原发疾病，使病死率上升。为了促进病人的康复，外科护士应该主动配合临床治疗工作，了解病人在疾病状态下的代谢特点，对病人的营养状况作出及时评估，制定相应的护理计划，做好营养支持病人的护理。

"外科营养"的发展

Dudrick和Wilmore在1967年给狗的腔静脉输注高热量和氮源，这项实验证实能维持狗的生长发育。后来在小儿外科进行了成功的临床尝试。从此营养支持的基础理论、临床技术与营养制剂等方面的研究迅速发展，并在临床各科获得了满意的应用成果。因为外科医生首先在临床应用了营养支持，故称为"外科营养"。

第一节　外科病人的代谢特点和营养需要

一、外科病人的代谢特点

（一）禁食或饥饿状态下的代谢变化

1. 内分泌与代谢的变化　禁食或饥饿状态下，血糖水平可能降低10%～15%。为了维持糖代谢活动的稳定，体内胰岛素分泌减少，胰高血糖素、生长激素、儿茶酚胺、糖皮质激素分泌增多。①内分泌的这种变化，促进了糖原的分解。但肌糖原只能被肌肉组织自身利用，肝糖原在禁食24小时内即可能耗竭。②受以上激素变化的影响，肌肉蛋白质分解加速，所产生的氨基酸进入糖异生过程，为中枢神经细胞、红细胞、肾髓质及视网膜等需糖组织的生理活动提供了能量。蛋白质的消耗在饥饿初期比较严重，以后因脂肪水解的供能比例升高，蛋白质消耗逐渐减少，约2周后消耗量降至最低水平。③内分泌活动的变化，同时使脂肪水解的供能作用逐渐成为饥饿时重要的适应性改变。心肌、肝、肾皮质、骨骼肌等组织可以直接利用游离脂肪酸和酮体；游离脂肪酸不能通过血-脑屏障，但脂肪酸可在肝内转化为酮体，成为包括脑组织在内的大多数组织的主要能源。

2. 机体结构和功能的变化　禁食或饥饿时间的延长，可造成机体水分和钠、钾、镁等电解质缺乏；脂肪、蛋白质不断动员与分解，可使体内酶、激素、介质和其他重要蛋白质合成不足，从而造成各系统组织、器官的重量减轻、功能下降。

（二）严重创伤或感染时的代谢变化

严重创伤或感染时机体处于应激状态，交感神经系统兴奋性增强，促分解代谢的激素如儿茶酚胺、糖皮质激素、生长激素，胰高血糖素等分泌增多，胰岛素的分泌减少或正常。在物质代谢方面可造成以下影响：①糖原分解和糖异生活跃，形成高血糖。与饥饿时发生的代谢紊乱情况有所不同，糖的产生成倍增加，但不被胰岛素抑制，出现胰岛素抵抗现象，即无论血浆胰岛素水平如何，原先对胰岛素敏感的组织变为不敏感，使细胞膜对葡萄糖的通透性降低，组织对葡萄糖的利用减少，进一步促成高血糖反应。②蛋白质分解加速，自肌肉组织中释放出氨基酸。其中支链氨基酸在肝外器官里被氧化而供能，血中支链氨基酸减少，其他某些氨基酸在血中可增多，血清氨基酸谱紊乱。尿氮排出量增加，机体出现负氮平衡。长时间持续负氮平衡，会造成机体蛋白质缺乏，免疫和抵抗力下降，是出现多器官功能障碍的主要原因之一。与饥饿时不同的是，蛋白质的分解呈进行性。这种分解代谢的持续难以被一般外源性营养所纠正，因此也称为自身相食现象。③脂肪动员、分解增强，这仍然是体内主要的供能方式。但与饥饿时的营养障碍有所不同，周围组织利用脂肪的能力受损，即脂肪分解产物不能得到充分利用，血中游离脂肪酸和甘油都升高，使蛋白质的分解在持续进行。④严重创伤或感染可致水、电解质与酸碱平衡紊乱。应激反应使抗利尿激素和醛固酮分泌增多，有水钠潴留的倾向。

二、外科病人的营养需要

人体所需营养素有碳水化合物、脂肪、蛋白质、维生素、矿物质（即无机盐，包括宏量元素和微量元素）、水六大类，它们是人体组织结构和功能活动的物质基础。其中糖、脂肪、蛋白质也是生命活动的重要供能物质。

临床上对病人进行营养支持时，主要供能物质是糖和脂肪，二者提供的能量称为非蛋白质热量。补给的蛋白质（氨基酸）不是为能源之用，是为了供给机体氮源，以保证体内蛋白质及其他生物活性物质的合成。需要说明两点：①必须提供充分的热量才能保证体内蛋白质的合成。否则，蛋白质会被作为能源而消耗，机体代谢可能持续呈负氮平衡。因此供给病人的非蛋白质热量与蛋白质含氮量（热氮比）应保持比例适当。②机体组织利用葡萄糖的能力是有限的，以千克体重估计在5mg/(kg·min)左右。在应激状态下，组织细胞利用葡萄糖的能力还会下降，如过快过多补糖可能致高血糖及糖尿、肝功损害及脂肪肝、高渗性非酮症昏迷等多种并发症。所以营养支持不宜用单一的葡萄糖作为能源，应适当减少糖的供给，提高脂肪的供能用量。

（一）能量需要量

1. 公式估算法　先依据病人的性别、年龄、身高和体重推算出基础能量消耗（basal energy expenditure，BEE）。BEE是指机体在安静、平卧、禁食的状态下维持最基本生命活动所需要的能量。常用以下Harris-Benedict公式估算：

男性BEE(kJ)＝[66.47＋13.75×体重(kg)＋5.0033×身高(cm)－6.755×年龄

(岁)]×4.184

女性 BEE(kJ)=[655.1+9.563×体重(kg)+1.85×身高(cm)-4.676×年龄(岁)]×4.184

然后,根据病人的病情,确定其能量消耗校正系数(表 4-1-1)。公式估算的 BEE 值乘以校正系数,即是病人疾病状态下的能量需要量。

表 4-1-1 外科病人能量消耗校正系数

病情因素	校正系数	病情因素	校正系数
体温升高*(38℃)	1.12	大面积烧伤	1.50~2.50
严重感染	1.10~1.30	急性呼吸窘迫综合征	1.20
大手术后近期	1.10~1.30	恶性肿瘤	1.10~1.45
长骨骨折/多发创伤	1.10~1.30	轻度饥饿	0.85~1.00

* 体温升高时(>37℃),每升高 1℃,校正系数增加 0.12(相当 BEE 增加量 12%)

2. 移动式测热仪(代谢仪) 能直接测定病人的实际能量消耗情况,已在临床上推广应用。

(二) 营养素需要量

1. 蛋白质 我国的健康成人,蛋白质的基础需要量是 1.0~1.5g/(kg·d),6.25g 蛋白质约含 1g 氮,热氮比宜是 522~627kJ:1g。一般外科病人,体内分解代谢增强,营养支持时蛋白质供给量可增加至 2~3g/(kg·d),热氮比根据病情予以调整。

2. 脂肪 一般认为每日摄入 50g 脂肪即能满足机体要求。然而应激状态下,脂肪成为主要的供能物质,因此进行营养支持时宜将 40%左右(30%~50%)的热量由脂肪供给。如使用脂肪乳剂,我国成人按每日每千克体重计算,用量为 1~2g/(kg·d),高代谢状态下还可适当增加用量。

3. 碳水化合物 糖没有规定的需要量,因为氨基酸和甘油在体内都能转变成糖。在禁食或其他病理情况下,如果每日至少自外源补给葡萄糖 100~150g,就可明显降低体内蛋白质的分解,或可减小酮症发生的危险。但是,在营养支持时,为了争取稳定体内代谢的平衡,减轻肝、肾等重要器官的负担,糖的供能应占病人被供总能量的大部分,一般不宜低于被供全部能量的 55%。

4. 其他营养成分 根据病情恰当补充钾、钠、氯、钙、镁和磷等电解质。由铁、锌、铜、锰、碘、硒、钼、铬等组成的微量元素复方注射液,每支含有正常人每天的需要量。维生素复方注射液,每支制剂中亦包含人体每日需要量的各种维生素成分。

第二节 外科营养支持病人的护理

【护理评估】

(一) 健康史

1. 胃肠功能障碍性疾病的病史 如短肠综合征、急性坏死性胰腺炎、肠梗阻等。

2. 高代谢性疾病的病史 如大面积烧伤、大手术前后、多发性损伤、严重感染等。

3. 慢性消耗性疾病的病史 如消化道瘘、恶性肿瘤、肝肾衰竭。

(二) 身体状况

1. 消瘦 体重比标准体重低 15%,提示营养不良。实测体重是标准体重的 80%~

90%为轻度营养不良；60%～80%为中度营养不良；60%以下为重度营养不良。体重变化虽可反映营养状态，但应排除缺水或水肿等影响因素。

如何推算标准体重？

身高＞165cm 者：标准体重(kg)＝(身高－100)×0.9

身高＜165cm 者：男性标准体重(kg)＝(身高－105)×0.9

女性标准体重(kg)＝(身高－100)×0.9

2. 贫血表现　皮肤黏膜苍白、胃肠功能紊乱、疲乏无力、严重时可发生心力衰竭。

3. 水肿表现　初期仅有眼睑等部位水肿，中期全身软组织明显水肿，严重时胸、腹腔出现积液。

4. 其他测量　肱三头肌皮皱厚度测量，是人体脂肪或能量储备的指标。取上臂背侧肩峰与鹰嘴间距之中点，用卡钳夹住皮皱 3 秒钟后读数并重复 3 次取平均值。测定值若较正常值减少 24%，则存在营养不良。

上臂肌周径测量，可反映肌容积变化。上臂肌周径(cm)＝上臂周径(cm)－3.14×三头肌皮皱厚度(cm)。营养不良者此测量值会明显缩小。

(三) 实验室检查

1. 血浆蛋白测定　是营养评定的重要指标。包括血清清蛋白(半衰期 20 天)、转铁蛋白(半衰期 8 天)及前清蛋白(半衰期 2 天)。病人营养不良时，这些检验值都不同程度下降。而后两者更能反映短期内营养不良情况。近年来将前清蛋白作为判断病人营养状态的重要指标。

2. 免疫状态的测试　目前临床有 2 种测试方法。如病人营养不良，则免疫皮肤试验可见皮肤反应低下；周围血淋巴细胞计数$<1.5\times10^9/L$。

3. 氮平衡测试　如病人营养不良，则 24 小时氮的排出量大于氮的摄入量，呈持续负氮平衡状态。

外科病人营养不良的类型

外科病人常见的蛋白质-能量营养不良(protein-energy malnutrition，PEM)，分为 3 种类型：①消瘦型营养不良(marasmus)，常为能量缺乏，人体测量指标值下降为主。②低蛋白血症型营养不良(kwashiorkor)，常为蛋白质缺乏，主要表现为血清蛋白水平降低及全身水肿，故又称水肿型。③混合型营养不良(marasmic kwashiorkor)，系慢性能量缺乏及慢性或急性蛋白质丢失所致，临床兼有上述两种类型的特征。

(四) 营养治疗与效果

1. 营养支持的途径　①肠外营养(parenteral nutrition，PN)：是经静脉滴注等胃肠外途径供给病人营养素的临床支持方法。如果病人所需的合理配制的各种营养素完全由肠外途径供给，就称为全肠外营养(total parenteral nutrition，TPN)。②肠内营养(enteral nutrition，EN)：是用口服或管饲经胃肠道途径供给病人营养素的临床营养支持方法。如果病人所需的合理配制的全部营养素完全由胃肠道途径供给，就称为全肠内营养(total enteral nutrition，TEN)。肠内营养有利于维护消化系统生理功能，更有利于预防肠黏膜萎缩，保护其屏障功能，避免肠内细菌易位，一般无严重并发症。

2. 营养支持方式(途径)的选择原则 ①消化道功能基本正常者,如无禁忌,应以经口摄食为主。必要时可经肠外(静脉途径)补充部分热量、水分和电解质。②对不能摄食和拒绝摄食的病人且胃肠功能尚好者,可经管饲代替口服。常根据管饲预期时间的长短、病情需要等选择鼻胃管、鼻肠管、胃造口或空肠造口等不同管饲方式。③凡不能或不宜口服、管饲者及消化与吸收功能障碍的病人,可采用肠外营养。一般估计全胃肠外营养支持不超过2周时,可采用周围静脉途径,如长期的全胃肠外营养支持可选用中心静脉途径。

3. 营养支持的适应证 ①无法从胃肠道正常摄食者,如高位肠瘘、食管瘘、短肠综合征、癌肿放疗化疗期间严重胃肠道反应等。②高代谢状态者,如大面积烧伤、复杂性多发性创伤、严重感染、处于消耗状态的营养不良病人手术前后等。③胃肠道需要休息或吸收不良者,如溃疡性结肠炎、克罗恩病(Crohn's disease)、长期腹泻等。④其他特殊病例,如急性坏死性胰腺炎、急性肾衰、肝功障碍等。营养支持已广泛应用于临床各科病人的治疗,取得了满意的效果。尤其是在外科危重症的治疗中,挽救了很多病人的生命。

4. 肠内营养的制剂和治疗并发症 肠内营养制剂所含的各种营养素齐全,能基本上满足病人的生理需要。①多聚体膳:一般是易消化的自然食物或大分子聚合物制剂。适用于肠道功能基本正常者。②要素膳食:是以蛋白质水解产物(短肽、氨基酸)为主的制剂,临床应用的产品有Elental(爱伦多)、Pepti-2000 Variant(百普素)等。适用于胃肠道消化功能障碍者。

使用肠内营养制剂有可能发生并发症。①胃肠道反应:肠内营养因其渗透压过高以及营养制剂均有特殊气味,输注速度过快、浓度过高、温度过低等均可引起恶心呕吐、腹痛、腹胀、腹泻。②误吸:因病人年老体弱、昏迷、鼻-胃管移位及胃内容物潴留所致。③代谢性并发症:补水不足或肾功不全可能发生高钠、高氯及氮质血症;老年病人或胰腺疾病病人可能发生高血糖症,偶尔有高渗性非酮症昏迷;长期应用要素饮食而突然停用时,易发生低血糖。

5. 肠外营养的制剂和治疗并发症 肠外营养制剂包括:①10%、25%、50%葡萄糖溶液。②脂肪乳剂:10%脂肪乳剂溶液含热量4.18kJ/ml。③复方氨基酸溶液:其中平衡型氨基酸溶液是符合人体营养需要的合理制剂,适用于多数营养不良病人。特殊型氨基酸溶液可适应不同疾病治疗的需要,如适用于肝病的含较多量支链氨基酸,用于肾病的主要是含必需氨基酸。④其他营养素制剂有复方维生素制剂、复方微量元素制剂及氯化钠、氯化钾、硫酸镁、葡萄糖酸钙等各种无机盐溶液。

将以上肠外营养制剂混合而配制成"全营养混合液(total nutrient admixture,TNA)",然后输入静脉才是最合理的方法。TNA又称"全合一(All in One)"营养液。因为混合后输注有利于体内代谢的平衡,高渗性糖溶液稀释后可减轻对血管的刺激,也避免或减轻了单独输入糖或脂肪乳剂时的其他不良反应或并发症。

肠外营养易引起一些并发症。①损伤性并发症:与中心静脉(经锁骨下静脉)穿刺置管操作及留置不当有关。可出现气胸、血胸、液胸和空气栓塞。②感染性并发症:置管时操作污染、导管长期留置、营养液污染、病人本身存在感染灶等,都易引起导管性脓毒症。病人出现寒战、高热,重者可发生感染性休克。③代谢性并发症:补充不足可致血清电解质紊乱、微量元素缺乏、必需脂肪酸缺乏;营养液输注速度、浓度不当,或突然停输等因素,可致糖代谢紊乱,易发生低血糖或高血糖,甚至导致高渗性非酮症昏迷。

【护理诊断/问题】

1. 营养失调:低于机体需要量 与营养物质摄入不足或体内营养过度消耗等因素

有关。

2. 潜在并发症　肠内营养常见腹痛腹泻等胃肠反应，反流误吸，水电解质紊乱，血糖紊乱等。

3. 潜在并发症　肠外营养常见的损伤性并发症：气胸、血胸、液胸、空气栓塞；感染性并发症：导管脓毒症；代谢性并发症：血清电解质紊乱，糖代谢紊乱，高渗性非酮症昏迷，肝功损害等。

【护理目标】

病人营养状况改善，机体抗病力或手术耐受力增强；病人治疗期间，不发生并发症或发生后能得到及时处理。

【护理措施】

(一) 肠内营养支持(管饲要素饮食)**病人的护理**

1. 要素饮食每日在无菌环境下配制，放于4℃以下的环境中暂存，并于24小时内用完。

2. 营养液一般由小剂量、低浓度、低速度开始输入胃肠道，使病人在3～4天内逐渐适应。保持营养液温度适宜(38～40℃)；浓度由12%渐增至25%，滴速由40ml/h渐增至120ml/h，用量由800ml/d可递增至2500～3000ml/d；出现胃肠道症状如恶心、呕吐、腹痛、腹胀、腹泻等应减慢滴注速度、降低浓度，或停止滴注12～24小时，一般可缓解不良反应。同时注意有高钠、高氯、氮质血症、高血糖及高渗性非酮症昏迷等并发症发生的可能，要密切观察。

3. 采用鼻胃管管饲者，喂食时应将病人上半身抬高15°～30°；喂食前回抽胃液，确定导管在胃内方可注入食物；行气管切开的病人，注食前宜将气管导管的气囊充气2～5ml；喂食1小时内尽量少搬动病人，以免流质食物反流引起误吸。

4. 保持口腔、鼻腔或胃肠造口处清洁。盛营养液的容器及滴注管应每日更换。每天管饲营养前后应冲洗导管，保持畅通。

5. 准确记录出入量；观察尿量、尿比重变化及生命体征；定期测体重；定期作血糖、尿糖、血尿素氮、血浆蛋白、血清电解质等实验室检查，及时评估病人全身情况的改变。

(二) 肠外营养支持(经中心静脉置管)**病人的护理**

1. 营养液每日在无菌环境下配制，储存于4℃冰箱内备用。如存放超过24小时，不宜使用。每日可取残余营养液3ml作细菌学检查。

2. 做好静脉导管的护理。①TPN导管处严禁输入其他液体、药物及输血，也不可在此处采血标本或测中心静脉压，以免导管堵塞或污染。每日以0.01%肝素盐水20ml冲洗，以保持管道通畅。②每隔12～24小时在无菌操作下更换与静脉导管相接的输液管及输液瓶1次；输液装置各连接部分应紧接牢固，用碘附消毒后包裹无菌纱布；输液瓶进气孔应有空气过滤装置以过滤空气。③每日无菌操作下更换1次插管部位的敷料，敷料四周以医用胶带密封。注意观察局部皮肤有无红肿、渗液等感染征象。④保持24小时持续点滴，注意防止液体中断、走空或接管脱落，否则可能造成空气栓塞。

3. 经常巡视滴速，并按医嘱调整速度。一般首日滴速60ml/h，次日80ml/h，第3日100ml/h，可据年龄及耐受情况调节其快慢。开始宜用较低浓度的营养液(15%～20%葡萄糖)，在2～3天内逐渐递加浓度，以便机体适应。也可在开始时每10g葡萄糖加胰岛素1U，后改为15g葡萄糖加胰岛素1U，在1周内逐渐减少胰岛素用量，直至最后不用胰岛素。

4. 做好肠外营养的监测。①记录每日液体出入量、摄入热量及各种营养成分含量；

②每6 小时测 1 次 T. P. R. BP，注意有无脱水、水肿、发热、黄疸等全身情况；③起初每天测定血清电解质、血糖及血气分析，3 天后视稳定情况每周测 1～2 次；④每 1～2 周检测 1 次肝、肾功；⑤每 1～2 周查 1 次营养指标变化，包括体重、血淋巴细胞计数、血浆蛋白等。有条件时测氮平衡情况。

5. 密切注视各种并发症的发生。病人身体情况如有异常反应，及时与医生联系，配合处理。①静脉穿刺插管后，重点注意呼吸、循环、中枢神经系统表现，因有气胸、血胸、水胸、局部血肿、空气栓塞等危险。②留置导管行营养支持期间，注意细菌性或真菌性脓毒症发生，一切护理操作必须严格无菌。一旦发生，立即拔管。③代谢性并发症如高血糖、低血糖、电解质紊乱等较常见，重点是控制滴注速度和浓度；初期遵医嘱正确加用胰岛素；TPN 过程中，避免突然减慢滴速或突然停止滴注，如需停用 TPN 时，应在 2～3 天内逐渐减量。

（佟玉荣）

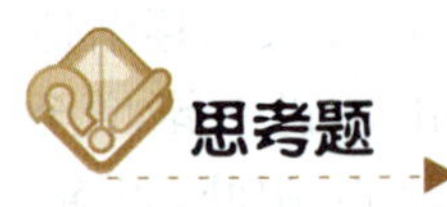

思考题

病人男性，43 岁，农民。消化性溃疡致瘢痕性幽门梗阻数月。近 2 日来上腹部饱胀，呕吐较重，不能饮食。消瘦，全身情况较差。住院后已决定，手术前拟行 1 周的营养支持治疗。你认为选择哪种营养支持方式（途径）较合适？请写出其主要护理诊断/问题及护理措施。

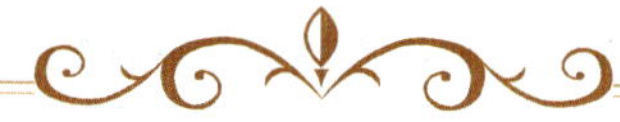

第五章　麻醉病人的护理

麻醉(Anesthesia)是应用药物或其他方法消除病人手术过程中的疼痛,保障病人安全,为手术创造良好条件的技术。理想的麻醉要求安全、无痛、精神安定和适当的肌肉松弛。麻醉的种类很多,按照麻醉的作用可分为局部麻醉和全身麻醉两大类。椎管内麻醉属于局部麻醉范畴,但习惯上自成一类。

麻醉对手术是必不可少的。但是麻醉药物却对机体的生理功能有不同程度的干扰,有时还会发生意外,甚至危及生命。护理人员承担了麻醉前准备、麻醉期间配合和麻醉后的护理工作,因此,护理人员应熟悉临床麻醉的基础知识,掌握麻醉病人的护理。

第一节　麻醉前护理

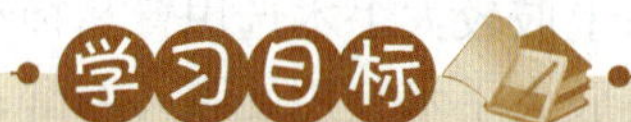

①了解麻醉的概念和分类。②熟悉麻醉前一般的护理评估内容和护理诊断/问题。③掌握麻醉前一般的护理措施。④通过实践教学,学会麻醉前病人的一般护理;护理中具有细心、认真、负责的工作态度。

为了提高病人麻醉的安全性,增强病人对麻醉和手术的耐受能力,减少麻醉期间和麻醉后的并发症,必须认真做好麻醉前护理工作。

【护理评估】

(一) 健康史

询问病人既往麻醉和手术史、药物过敏史,了解用药史,特别是近期是否使用强心剂、抗高血压药、降血糖药、催眠药镇痛药和激素类药物及其剂量。是否有吸烟和饮酒的嗜好等。

(二) 身体状况

①重点评估生命体征,心、肺、肝、肾和脑等重要脏器功能状况。②水、电解质和酸碱平衡情况。③牙齿有无缺损、松动和义齿。④麻醉穿刺部位有无皮肤感染。⑤脊柱有无畸形,活动度是否良好。

(三) 实验室及其他检查

①实验室检查:血、尿、粪便常规检查,出凝血时间测定,血气分析、电解质测定,肝、肾功能检查等。②心电图检查和胸部 X 线检查。③特殊情况选择针对性的检查项目。

根据以上评估项目对病人耐受麻醉与手术的能力作出正确估计。临床多采用国际通用的美国麻醉医师协会(ASA)制定的病情分级法(表 5-1-1)。

表 5-1-1 ASA 分级标准和对麻醉耐受情况的评估

分级	标准	麻醉耐受情况	麻醉死亡率(%)
Ⅰ	发育、营养良好，心、肺、肝、肾和中枢神经系统功能正常	能耐受麻醉和手术	0.06～0.08
Ⅱ	心、肺、肝、肾等器官有轻度病变，但代偿健全	对一般的麻醉和手术能耐受	0.27～0.40
Ⅲ	心、肺、肝、肾等器官病变严重，功能减退，体力活动受限，但尚能应付日常工作	麻醉和手术均危险，充分准备后，能耐受	1.82～4.30
Ⅳ	心、肺、肝、肾等器官病变严重，功能代偿不全，经常威胁着生命安全	实施麻醉和手术很危险，难以耐受	7.80～23.0
Ⅴ	无论手术与否，生命难以维持 24 小时的濒死病人	麻醉和手术异常危险不宜行择期手术	9.40～50.7

* 如系急症手术，则在评定级别后加"急"或"E"，以资区别。

(四) 了解麻醉方法的选择原则

护士应了解麻醉方法选择的一般原则，以便做好麻醉前配合，并对病人进行有关健康指导。根据病人身体情况、病情程度、手术部位与范围等选择麻醉方法。一般原则是浅表小手术常用局部浸润及区域阻滞麻醉；上肢较大手术选用臂丛神经阻滞；颈部手术多用颈丛神经阻滞或局麻加强化；胸壁、腹部、下肢大手术宜用硬膜外麻醉；脐以下手术也可用腰麻；会阴、肛门手术可选用骶麻或鞍麻；颅内手术用全麻；胸内手术多用气管内麻或复合麻醉；心脏直视手术采用人工低温和体外循环复合麻醉；儿童手术常用全麻或基础麻醉加局麻。

(五) 心理-社会状况

了解病人精神、情绪状态、人格类型等，注意病人对麻醉和手术的情绪反应及其焦虑、恐惧的程度。

【护理诊断/问题】

1. 焦虑或恐惧 与担心麻醉和手术有关。

2. 有呼吸、循环功能异常的危险 与心、肺疾病或麻醉药物不良反应有关。

3. 知识缺乏 缺乏有关麻醉及配合麻醉的知识。

【护理目标】

麻醉的耐受力提高；对麻醉的恐惧、焦虑减轻；病人了解有关麻醉及麻醉配合知识。

【护理措施】

(一) 心理护理

护理人员应针对病人实际心理状态进行适当的解释、说服和安慰，消除病人对麻醉的顾虑或恐惧。服务态度应和蔼可亲，以取得病人的信任。简单介绍麻醉实施方案及配合方法，并将麻醉、手术中需要注意的问题和可能遇到的不适作适当交代，以取得合作。

(二) 增强病人对麻醉和手术的耐受力

麻醉前应尽力改善病人的全身状况，纠正营养不良、贫血、水与电解质紊乱和酸碱平衡失调。积极治疗潜在的内科疾病。合并心脏病者，应改善心功能；合并高血压者，应将血压控制在 180/100mmHg 比较安全；合并呼吸系统疾病者，手术前应检查肺功能，停止吸烟至少 2 周，并做呼吸功能训练，痰液黏稠不易咳出时应做雾化吸入，应用抗生素控制肺部感染；合并糖尿病者，择期手术应将空腹血糖控制在 8.3mmol/L 以下，尿糖低于（＋＋），尿酮阴性；急症手术伴酮症酸中毒时应静滴胰岛素，纠正酸中毒后手术。总之要使重要器官功能处于较好的生理状态，为麻醉创造条件。急症手术应抓紧时间重点准备，使身体状况尽量符合麻醉要求。

（三）饮食护理

择期手术前需常规保持胃的排空，以避免手术中及手术后胃内容物的反流、呕吐而导致误吸，甚至窒息或吸入性肺炎。因此，择期手术的成人，在麻醉前应禁食 6～12 小时，禁饮水 4 小时；小儿麻醉前应禁食（奶）4～8 小时，禁饮水 2 小时。

急症手术的饱胃病人，麻醉前可以考虑行清醒气管内插管或全身麻醉快速诱导的插管方法，以减少或避免呕吐误吸甚至窒息。

（四）麻醉物品准备

麻醉前应常规准备好麻醉器械、药品，以保证麻醉顺利进行。器械准备包括吸引器、面罩、喉镜、气管导管、供氧设备、麻醉机、监测仪器等；药品包括麻醉药及各种急救药等。所有的麻醉器械和急救设备必须处于完好备用状态，即使是小手术或简单的麻醉操作，也应慎重对待。

（五）麻醉前用药

麻醉前用药的目的是镇静以稳定病人情绪，缓和忧虑和恐惧心理；抑制唾液和气道分泌物，保持呼吸道通畅；减少麻醉药的副作用，消除一些不利的神经反射；提高痛阈，缓解手术前疼痛和增强麻醉镇痛效果；使麻醉过程平稳，病人合作。常用的药物有以下几种。

1. 抗胆碱药　抑制呼吸道黏液和口腔唾液分泌，解除平滑肌痉挛，有利于呼吸道通畅。还能抑制迷走神经兴奋，避免手术中心动过缓或心搏骤停。是全麻和椎管内麻醉前不可缺少的药物。常用阿托品 0.5mg 于麻醉前 30 分钟肌内注射。由于阿托品能抑制汗腺分泌，提高基础代谢率并影响心血管系统的活动，故甲状腺功能亢进、高热、心动过速等病人不宜使用，必要时可用东莨菪碱 0.3mg 肌内注射。

2. 催眠药　主要是巴比妥类药，有镇静、催眠和抗惊厥作用，并能防治局麻药毒性反应。故为各种麻醉前常用药物。一般成人用苯巴比妥钠（鲁米那钠）0.1～0.2g 于麻醉前 30 分钟肌内注射。必要时在手术前晚即口服苯巴比妥 30～90mg。

3. 安定、镇静药　有镇静、催眠、抗焦虑、抗惊厥及中枢性肌肉松弛作用，还有一定的防治局麻药毒性反应的作用。成人常用地西泮（安定）5～10mg，麻醉前 30 分钟肌内注射。异丙嗪除镇静作用外还具有抗吐、抗心律失常和抗组胺作用，成人用 12.5～25mg 肌内注射。亦可手术前晚口服地西泮 5mg。

4. 镇痛药　能与全麻药起协同作用，增强麻醉效果，从而减少麻药用量；于剧痛病人麻醉前应用可使其安静合作；椎管内麻醉前使用能减轻腹部手术中的内脏牵拉反应；于局麻前使用，可强化麻醉效果。成人常用吗啡 10mg 皮下注射或哌替啶 25～50mg 肌内注射。吗啡因有抑制呼吸中枢的副作用，故小儿、老年人应慎用，孕妇、新生儿及呼吸功能障碍者禁用。

第二节 局部麻醉病人的护理

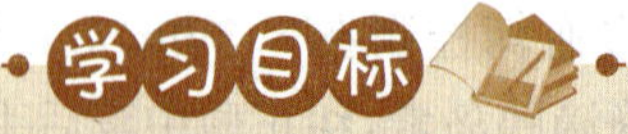

①了解局部麻醉的概念、方法与常用局麻药。②熟悉局部麻醉的护理评估和主要护理诊断/问题;掌握护理措施。

局部麻醉(Local anesthesia)简称局麻,是用局部麻醉药暂时阻断某些周围神经的冲动传导,使受这些神经支配的相应的区域产生麻醉作用。根据局麻药阻滞的部位不同,分为表面麻醉、局部浸润麻醉、区域阻滞、神经阻滞和椎管内麻醉(由于椎管内麻醉的特殊性,另作第三节讨论)。

一、常用局麻药和局麻方法

局部麻醉对重要脏器功能干扰较小,麻醉管理和设备要求较简便。适用于较表浅、局限的中小型手术,但儿童、不合作等病人不宜单独使用局麻完成手术,必须辅助以基础麻醉。

(一) 常用局麻药

国内常用的局麻药有普鲁卡因、丁卡因、利多卡因和布比卡因,前二者属于酯类,后二者属于酰胺类。使用中要注意这四种局麻药的麻醉效能、使用浓度及最大剂量(表 5-2-1)。

表 5-2-1 常用局麻药比较

药名	麻醉效能				常用浓度(%)			一次限量(mg)
	毒性*	强度*	显效时间(min)	作用时间(min)	表面麻醉	局部浸润	神经阻滞	
普鲁卡因	1	1	1～3	45～60	无作用	0.5	1～2	1000
丁卡因	12	12	5～10	120～180	1～2 0.5～1(眼)	不用	0.1～0.3	40(表面麻醉) 80(神经阻滞)
利多卡因	4	4	1～3	60～120	2～4	0.25～0.5	1～2	100(表面麻醉) 400(局部浸润、神经阻滞)
布比卡因	10	16	5～10	180～360	无作用	少用	0.25～0.5	150

* 毒性和作用强度以普鲁卡因为 1

(二) 常用局麻方法

1. 表面麻醉(surface anesthesia) 将穿透力强的局麻药施用(滴敷、喷雾等)于黏膜表面,使其透过黏膜而阻滞黏膜下的神经末梢,使黏膜产生麻醉现象,称为表面麻醉。常用于眼、鼻、咽喉、气管、尿道等处的浅表手术或内镜检查。常用药物有丁卡因或利多卡因。

2. 局部浸润麻醉(local infiltration anesthesia) 沿手术切口线分层注射局麻药,阻滞组织中的神经末梢,称局部浸润麻醉,是应用最广的局麻方法。基本操作方法是一针无痛技术:先在手术切口线一端进针,针尖的斜面向下刺入皮内,注药后形成第一个皮丘,然后在前一个皮丘的边缘再进针就不会感觉疼痛了，如此连续进针和注药在切口线上形成皮丘带；随后逐层浸润，即由浅入深地一层一层进针注药，每次注药前都要回抽无血方可注药，以免误注入血管内。常用药物为0.5%普鲁卡因或0.25%～0.5%利多卡因，如无禁忌局麻药中加少量肾上腺素，可以降低其吸收速度和延长麻醉时间并减少出血。

3. 区域阻滞麻醉（regional block anesthesia）　围绕手术区，在其四周及基底部注射局麻药，阻滞手术区的神经末梢，称区域阻滞。主要应用于乳房良性肿瘤切除术和腹股沟疝修补术等。常用药物和注药方法同局部浸润麻醉。

4. 神经阻滞麻醉（nerve block anesthesia）　亦称传导麻醉，是在神经干、丛、节的周围注射局麻药，阻滞其冲动传导，使受其支配的区域产生麻醉作用。较少的药量可产生较广泛的麻醉区。常用的有：颈丛神经阻滞用于颈部手术；臂丛神经阻滞用于上肢手术；肋间神经阻滞可用于胸壁及腹壁手术；指（趾）根神经阻滞用于指（趾）末节手术。常用药物是1%利多卡因，除外指（趾）根神经阻滞、阴茎阻滞不可加入肾上腺素，以防血管收缩引起末端缺血坏死，其他部位均应加入肾上腺素。

二、局部麻醉病人的护理

【护理评估】

麻醉期间和麻醉后重点评估有无局麻药的毒性反应和过敏反应。

1. 事先要询问病人有否局麻手术史，是否发生过麻药过敏和麻药中毒反应等情况。

2. 了解心、肝、肾功能情况，估计病人对局麻药物的耐受力，是否可用肾上腺素。

3. 麻醉药毒性反应的原因和表现　局麻药吸收入血后，单位时间内血中局麻药浓度超过机体耐受剂量就可发生毒性反应，严重者可致死。常见原因：①用量过大；②药液误注入血管；③局部组织血运丰富，吸收过快；④病人体质差，对局麻药耐受力低或有严重肝功能受损，局麻药代谢功能障碍，血药浓度升高。

毒性反应按个体反应不同可分为兴奋型和抑制型2种类型。①兴奋型：较多见，主要见于普鲁卡因中毒。病人中枢神经和交感神经兴奋，表现为精神紧张，出冷汗、呼吸急促，心率增快。严重者有谵妄、狂躁、肌肉震颤、血压升高，甚至意识丧失、惊厥、发绀、心律失常。倘惊厥不止，可发生窒息而心跳停止。②抑制型：较少见，但后果严重，主要见于丁卡因中毒。表现为嗜睡，呼吸浅慢，脉搏徐缓，血压下降。严重者昏迷，心律失常，发绀，甚至休克和呼吸心跳停止。

4. 局麻药物的过敏反应

两类局麻药中，以酯类发生过敏反应的多，酰胺类极罕见。在使用很少量局麻药后，如发生过敏反应，即出现荨麻疹、喉头水肿、支气管痉挛、低血压以及血管神经性水肿等，严重者可发生过敏性休克而死亡。

【护理诊断/问题】

1. 心输出量减少　与局麻药中毒或过敏有关。

2. 低效性呼吸型态　与局麻药中毒或过敏有关。

【护理目标】

通过手术前评估和进行药物过敏试验，病人发生过敏反应、毒性反应的危险性减小。

【护理措施】

（一）麻醉前护理

1. 饮食　一般小手术可不必禁饮食。估计手术范围较大者，须按常规禁食和禁饮。

2. 手术前用药 常规应用苯巴比妥钠，因其有镇静和预防局麻药中毒的作用。较大局麻手术可加用哌替啶作强化麻醉。但门诊手术病人，不宜用哌替啶，以免引起头晕或回家途中发生意外。

3. 局麻药皮肤过敏试验 普鲁卡因、丁卡因使用前需作皮肤过敏试验，皮试阳性或有过敏史者，宜改用利多卡因或其他麻醉方法。

（二）局麻药毒性反应的护理

1. 急救处理 立即停止用药；确保呼吸道通畅并吸氧；一般兴奋型病人，可用地西泮0.1mg/kg肌内或静脉注射，稍事休息，即可好转；抽搐和惊厥者静脉注射硫喷妥钠1～2mg/kg，气管内插管，人工呼吸；抑制型病人以面罩给氧，机械人工呼吸，静脉输液加适当血管收缩剂（如麻黄碱、间羟胺）以维持循环功能；如发生呼吸心跳停止，立即进行心肺复苏。

2. 局麻药毒性反应的预防 护士配合医师做好预防工作是十分重要的。具体措施是：①麻醉前应用巴比妥类、地西泮、抗组胺类药物，可预防或减轻毒性反应；②限量用药，一次用量普鲁卡因不超过1g，利多卡因不超过0.4g，丁卡因不超过0.1g；③注药前均须回抽，以防注入血管；④在每100ml局麻药中加入0.1%肾上腺素0.3ml，可减慢局麻药的吸收，减少毒性反应的发生，并能延长麻醉时间。指（趾）和阴茎神经阻滞、高血压、心脏病、老年病人忌用肾上腺素。

（三）过敏反应的护理

预防过敏反应的关键是麻醉前询问药物过敏史和进行药物过敏试验。一旦发生过敏反应立即抗过敏处理，对严重病人的抢救应立即静脉注射肾上腺素0.2～0.5mg，然后给予糖皮质激素和抗组胺药物。

（四）麻醉后护理

局麻手术对机体影响小，除手术中出现过毒性反应或过敏反应外，一般不需特殊护理。必要时适当静脉输液。

门诊手术病人如手术中用药较多，应嘱咐病人在手术室外休息，无异常反应方可离去。

第三节 椎管内麻醉病人的护理

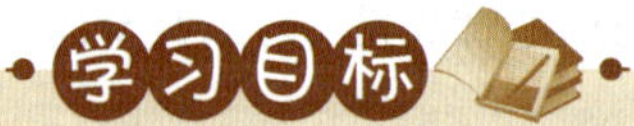

①了解椎管内麻醉的概念、分类与方法。②熟悉麻醉中的护理工作。③熟悉麻醉后的护理评估内容和护理诊断/问题，掌握护理措施。④通过实践教学，学会对椎管内麻醉病人的护理。

一、椎管内麻醉方法

椎管内麻醉（intraspinal anesthesia）是将麻醉药选择性注入椎管内的某一腔隙，使部分脊神经的传导功能发生可逆性阻滞的麻醉方法，也称椎管内阻滞（intrathecal block）。分为蛛网膜下隙阻滞和硬脊膜外隙阻滞（图5-3-1）。这类麻醉，病人神志清醒，镇痛效果准确，肌肉松弛良好，但可引起一系列生理紊乱，并且不能完全消除内脏牵拉反应。

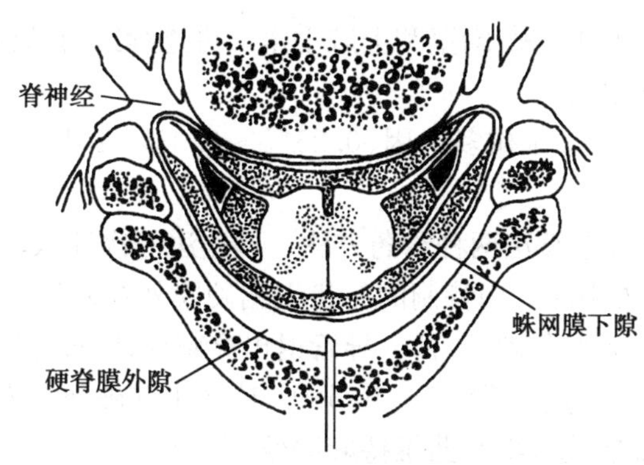

图 5-3-1　椎管横断面图

（一）蛛网膜下隙阻滞

蛛网膜下隙阻滞麻醉（subarachnoid space block anesthesia）简称腰麻，是将局麻药注入蛛网膜下隙，阻滞部分脊神经传导的麻醉方法。麻醉后极短的时间内，病人感觉消失，其顺序为脚趾、足部、大腿，最后为腹部麻痹。而感觉恢复的顺序刚好相反。

1. 适应证　适用于手术时间在 2～3 小时以内的下腹部、盆腔、肛门会阴部和下肢手术。目前，腰麻已不多用，渐被硬脊膜外麻醉所取代。

2. 禁忌证　中枢神经系统疾病，如脑脊膜炎、颅内压增高等；严重休克、贫血、脱水；穿刺部位或邻近部位皮肤感染；脊柱畸形、外伤；急性心力衰竭或冠心病发作。

3. 常用药物　普鲁卡因白色结晶 150mg 或丁卡因白色结晶 10mg，使用时用 5％葡萄糖溶液或脑脊液溶化，其比重较脑脊液高，称为重比重液；用蒸馏水溶化时，比重低于脑脊液，称为轻比重液。临床多用重比重液，有利于控制麻醉平面的高度。

4. 方法　一般选择第三和第四腰椎（L3～L4）或第四和第五腰椎（L4～L5）间隙作蛛网膜下隙穿刺（图 5-3-2），见脑脊液流出后注入药物，调节病人体位以达到调节麻醉平面。影响麻醉平面的因素很多，以药物剂量最为重要，此外与药物的比重和容积有密切关系。

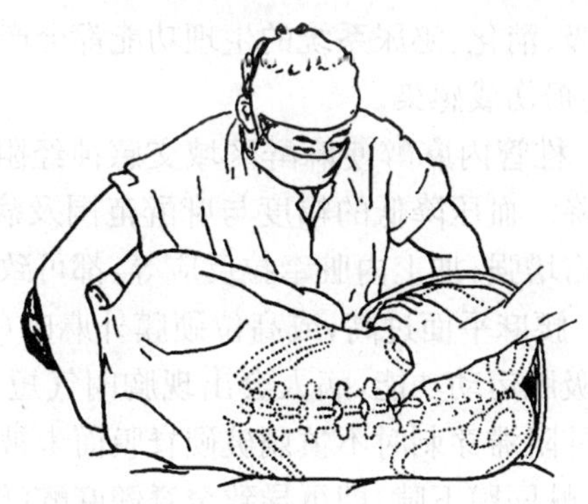

图 5-3-2　腰麻体位与穿刺点

（二）硬脊膜外隙阻滞

硬脊膜外隙阻滞麻醉（epidural space block anesthesia）简称硬膜外阻滞，是将局麻药注入硬膜外隙，作用于脊神经根，使一部分脊神经的传导受到阻滞的麻醉方法。

1. 适应证　适用范围比腰麻广，最常用于横膈以下的各种腹部、腰部和下肢手术，尤其适用于上腹部手术。也可用于颈、胸壁和上肢手术。可连续给药，故不受手术时间限制。

2. 禁忌证 与腰麻相似。

3. 常用药物 1.5%～2%利多卡因、0.25%～0.33%丁卡因和0.5%～0.75%布比卡因。

4. 方法 有单次法和连续法两种给药方法。单次法一次注入药量大，可控性小。现在临床主要用连续性硬膜外阻滞。用特制的勺状尖端硬膜外穿刺针，在预定麻醉范围中心的椎间隙穿刺，证实针头在硬膜外隙后，插入导管退出穿刺针，留置导管在硬膜外隙，外用胶布固定(图 5-3-3)。先给试探药量，观察 5～10 分钟，确认未穿破硬脊膜，排除误入蛛网膜下隙后追加剂量，按需要第 2 次或多次给药维持麻醉效果。

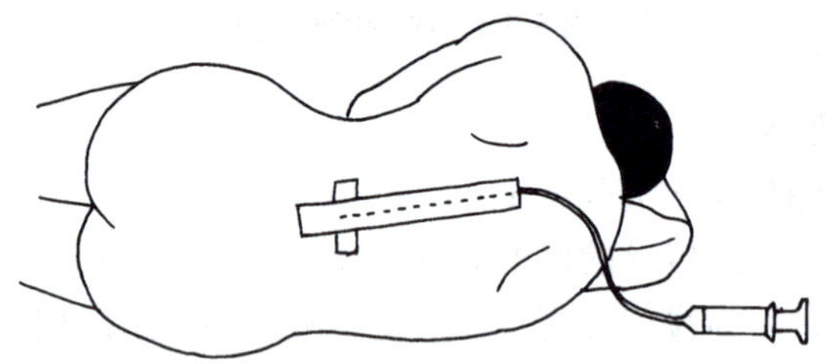

图 5-3-3 硬外麻导管胶布固定

二、椎管内麻醉病人的护理

(一) 麻醉中的护理

主要由麻醉医师负责，巡回护士做好以下配合工作：①事先准备好经灭菌处理过的腰麻或硬膜外麻醉器械包；②协助麻醉师摆好病人麻醉体位；③协助麻醉师做好病情观察及麻醉意外的抢救工作；④执行医嘱，如输液、用药等。

(二) 麻醉后护理

【护理评估】

椎管内麻醉对循环、呼吸、消化、泌尿系统的生理功能都会产生不同程度的影响，对个别病人还可能造成神经系统的损伤或感染。

1. 对循环功能的抑制 椎管内麻醉使麻醉区域交感神经阻滞，周围血管扩张，回心血量减少，病人表现有血压下降。血压降低的幅度与麻醉范围及病人身体状况密切相关。交感神经被阻滞，迷走神经兴奋增强，加上内脏牵拉反应等，都可致心率减慢或心动过缓。

2. 对呼吸功能的抑制 腰麻平面过高，或高位硬膜外麻时(达 T2 以上)局麻药浓度过高或用量过大，均可抑制呼吸肌运动功能，病人会出现胸闷气短、咳嗽及说话无力、发绀等。如果腰麻范围失控，或硬膜外阻滞穿刺时不慎刺破硬脊膜而未被发现，并将硬膜外阻滞所用的麻醉药全部或大部分注入蛛网膜下隙，即可导致全脊髓麻醉(total spinal anesthesia)。表现为注射后几分钟内病人出现进行性呼吸困难，继而呼吸停止，血压下降，意识消失，甚至呼吸心搏骤停。

3. 对消化系统功能的影响 椎管内麻醉时因迷走神经兴奋性增强，手术中牵拉腹腔脏器，使迷走神经反射活跃，某些麻醉药或辅助用药(如哌替啶)的副作用等，以上因素均易诱发恶心呕吐。低血压或呼吸抑制，因使呕吐中枢受缺血缺氧刺激，也可能发生恶心呕吐。

4. 对泌尿系统功能的影响 尿潴留为腰麻后较常见的并发症。原因是骶神经阻滞后使排尿反射抑制，下腹部或会阴、肛门手术后伤口疼痛致尿道括约肌痉挛，还有病人卧床而不习惯床上排尿。

5. 疼痛不适　腰麻后头痛，其原因是多次穿刺或穿刺针太粗使穿刺孔较大，脑脊液不断从穿刺孔漏入硬膜外隙，致颅内压下降，颅内血管扩张而引起血管性头痛。蛛网膜下隙出血、某些麻醉药品或消毒时的碘酊随针带入脑脊液等，也可刺激脑膜而引起头痛。椎管内麻醉后因穿刺损伤了有关韧带等软组织，在一定时间内常有腰背痛。

6. 肢体感觉或运动障碍　穿刺操作的经验不足或操作粗暴，可能损伤脊神经根，使相应的支配区域感觉障碍，肌力减弱；马尾神经损伤可能使会阴区及下肢远端感觉和运动障碍，尿潴留或排尿排便失禁；穿刺致血管损伤，形成硬脊膜外血肿，压迫脊髓而导致截瘫；腰麻后合并粘连性蛛网膜炎时，也可引起肢体感觉障碍或瘫痪。

7. 椎管内感染　腰麻或硬膜外阻滞时，无菌操作不严、穿刺器械污染、手术后穿刺点感染或有全身性化脓性感染的病人，都有可能发生硬脊膜外脓肿或化脓性脑脊膜炎。病人出现穿刺部位剧烈疼痛、寒战、高热、血白细胞计数增多，并有头痛、呕吐、颈项强直等脑膜刺激症状。大的脓肿压迫脊髓可致截瘫。

【护理诊断/问题】

1. 心输出量减少　与麻醉作用尚未消失、手术中失血失液等因素有关。

2. 低效性呼吸型态　与腰麻平面过高或硬膜外麻时麻药误入蛛网膜下隙所致的全脊髓麻醉等因素有关。

3. 排尿异常：尿潴留　与骶神经阻滞有关。

4. 疼痛（头痛）　与腰麻后脑脊液流失致颅内压降低等因素有关。

5. 有意外损伤的危险　与椎管内麻醉并发症——肢体感觉或运动障碍有关。

6. 有椎管内感染的危险　与麻醉穿刺时无菌操作不严格等因素有关。

【护理目标】

呼吸循环功能维持正常；尿潴留及时解除；病人无头痛发生或头痛明显减轻；下床活动时，无意外损伤发生；感染等并发症及时发现并处理。

【护理措施】

1. 观察病情　椎管内麻醉手术后，应将病人安置于平卧位，继续输液，并连接和妥善固定好各种引流导管。向有关人员了解手术中情况。立即测血压、脉搏、呼吸，随后每15～30分钟测量1次，做好记录，待病情稳定后可适当延长监测间隔时间。同时还应注意病人的尿量、各种引流量、体温及肢体的感觉和运动情况；注意有无恶心呕吐、尿潴留、头痛及穿刺处疼痛等。若发现异常，应及时向医师汇报，并作相应处理。

2. 维持循环功能　椎管内麻醉，可使麻醉范围内交感神经阻滞，阻滞区血管扩张，回心血量减少，心排血量减少，血压下降。麻醉范围越大，血压影响越大。如病人原有血容量不足或心功能不全等情况，则血压下降更甚，并可出现心动过缓。手术后一般保持平卧位6小时左右，需继续输液以保持循环系统的稳定；若病人于手术前或手术中已出现过心律失常，则麻醉后宜继续应用心电图持续监测，防止病情恶化；为保障输液安全，必要时需测定中心静脉压，若血压下降、脉搏增快、中心静脉压低，应大量快速输液扩充血容量；若血压下降、心搏徐缓，则应在加速输液的同时静脉注射麻黄碱15～30mg或阿托品0.3～0.5mg；尿量是循环监测的最简便方法，麻醉后应保持每小时尿量在30ml以上。

3. 维持呼吸功能　有呼吸减弱或呼吸困难者，应继续吸氧或气管插管、人工呼吸等。

若麻醉中辅助药物应用过多或用量过大，手术后尚未苏醒者，应将病人置于平卧位，头偏向一侧，并及时清除呼吸道分泌物，以保持其通畅。对曾发生全脊髓麻醉者，继续实施人工呼吸等抢救措施，密切检测各项呼吸指标变化。

4. 防治腰麻后头痛 腰麻后头痛多在手术后1～2天内开始，第3天最剧烈，可持续10～14天。14天后往往不治自愈。头痛部位不定，但枕部最多，顶部和额部次之。头痛的特点是坐起时加剧，平卧后减轻。但也有不受体位变化的影响而持续头痛的。麻醉时选用细针穿刺，避免穿刺时出血，穿刺前皮肤上所涂碘酊用70%乙醇脱碘，使用质量可靠的局麻药，手术后常规去枕平卧6～8小时等措施，可预防此种头痛的发生。

出现头痛症状嘱病人平卧休息，使用镇痛药或针刺太阳、印堂或合谷等穴位。严重性头痛者，可向硬膜外隙注入0.9%氯化钠溶液或中分子右旋糖酐15～30ml。

5. 对症处理 恶心呕吐应及时清理呕吐物，保持病人身体及环境的清洁卫生；注意查明原因，对症处理。有尿潴留者，应先行针刺三阴交、足三里、中极、关元等穴位，或用下腹部热敷、诱导等方法；不习惯卧床排尿者，可酌情改变体位或下床排尿；仍不能自行排尿时，应予无菌导尿。穿刺部位有感染者，应遵医嘱采用抗生素治疗；如发生硬膜外脓肿应采用大量抗生素治疗，并在出现截瘫前及早手术切开椎板排脓，按要求做好手术准备工作。硬膜外血肿压迫脊髓导致截瘫的病人，有下肢感觉、运动障碍，应及时报告，争取早期手术清除血肿，手术尽量在血肿形成后8小时内进行，如超过24小时则较难恢复。肢体麻痹或有运动障碍者，加强护理，以防下床时跌倒损伤。

第四节 全身麻醉病人的护理

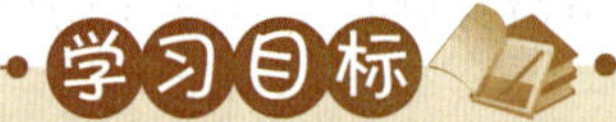

①了解全身麻醉的概念、分类与方法。②熟悉全身麻醉中的护理。③熟悉全身麻醉苏醒期的护理评估和护理诊断/问题，掌握其护理措施。④通过实践教学，学会对全身麻醉病人的护理；“生命所系，责任重大”，护理中表现出高度的责任心和同情心。

一、全身麻醉概述

麻醉药经呼吸道吸入或经静脉、肌内注射，对中枢神经产生暂时性抑制，使病人呈现意识和痛觉消失，反射活动减弱，肌肉松弛等状态，这种麻醉方法称全身麻醉(general anesthesia)。

(一) 全身麻醉方法及药物

1. 吸入麻醉(inhalation anesthesia) 是将具有挥发性的麻醉药经呼吸道吸入所产生的全身麻醉。

(1)开放滴药吸入麻醉：将麻醉药液直接滴在金属丝麻醉罩的纱布上，病人呼吸时吸入药液的挥发气体而进入麻醉状态。此法简单易行，以往主要用于乙醚吸入，偶尔用于氟烷吸入，目前使用较少。

(2)密闭式气管内吸入麻醉：将气管导管通过口腔或鼻腔插入气管内(图5-4-1)，连接麻醉机引入药液产生麻醉作用(图5-4-2)。此法可保持呼吸道通畅，进行控制呼吸或辅助呼吸，适用于各种大手术，尤其是胸部手术。是目前全身麻醉常用的方法。

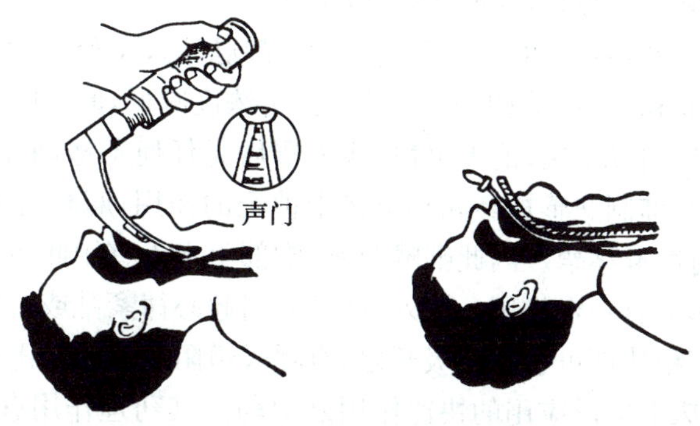

图 5-4-1　插入气管导管

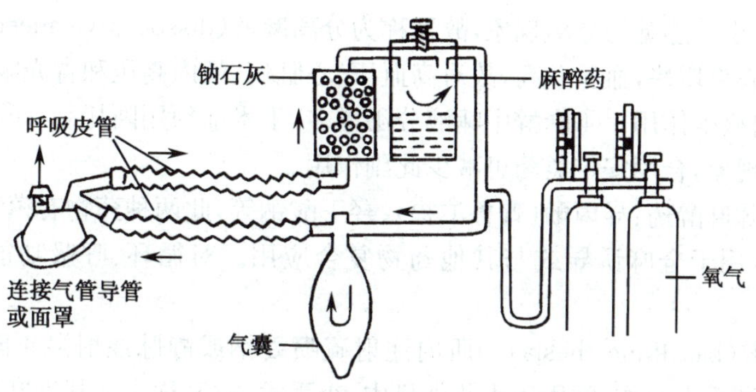

图 5-4-2　密闭式装置麻醉机示意图

（3）吸入麻醉药物：了解常用吸入麻醉药物的作用特点（表 5-4-1）。

表 5-4-1　吸入麻醉常用药物的作用特点

药名	理化性质	作用特点
异氟烷（异氟醚）	为恩氟烷的异构体，物理性质稳定	诱导和苏醒迅速，对肝肾毒性低，对心血管功能影响小，有肌松作用，手术后很少副作用。缺点：能抑制呼吸，可引起高热，价格昂贵
恩氟烷（安氟醚）	为新的含卤素不燃烧的吸入麻醉药，化学性能稳定	诱导和苏醒迅速，麻醉效能好，麻醉期间血压和心律稳定，但过深时可引起呼吸抑制和血压下降，有明显的肌肉松弛作用
七氟烷（七氟醚）	无色透明液体，有特殊的芳香味，无刺激性，可溶于乙醇和乙醚，不溶于水，在空气中无可燃性	适用于小儿的麻醉诱导；麻醉过程中循环稳定；麻醉后苏醒迅速，手术后恶心和呕吐发生率低。但对呼吸有抑制作用
氧化亚氮（笑气）	N_2O 为不燃烧、不爆炸的气体麻醉剂	麻醉作用弱，必须与其他麻醉药合用。毒性小，对循环系统抑制作用小，不刺激呼吸，对肝肾无影响

2. 静脉麻醉(intravenous anesthesia)　是经静脉注入麻醉药，作用于中枢神经系统，而

产生全身麻醉的方法。此法具有诱导迅速、操作方便等优点。可用于吸入麻醉前的诱导或单独用于小型手术。常用的静脉麻醉药物有以下几种。

(1)硫喷妥钠:是一种超短效的巴比妥类药物。静脉注入1分钟,即可引起大脑抑制,但很快就转到肝肾等脏器和脂肪组织中去,大脑中药物浓度减低,麻醉随即变浅。因此需小量反复注射。由于药物作用发生快,消失也快,病人醒后无任何不适,麻醉效果佳。但有下列副作用,应予注意:①有抑制交感神经和兴奋迷走神经的作用,麻醉时如刺激咽、喉、气管及支气管,均可引起反射性喉痉挛。因此咽喉及颈、胸部手术不宜用此药麻醉。麻醉前用足量的阿托品,对预防喉痉挛有一定作用。此外,此药有引起心律紊乱或血压下降的可能。②能抑制呼吸中枢,如注药稍快即可引起呼吸暂停,有呼吸道阻塞或呼吸困难者禁用。

(2)氯胺酮:是临床上广泛应用的快速作用麻醉药。其药理作用有以下几个特点:①对大脑联络径路和丘脑-新皮质系统有选择性抑制作用。用药后病人意识抑制较浅,甚至仍保持"清醒"状态,能维持一部分保护性反射,如下颌不松弛,可保持呼吸通畅。但具有深度镇痛作用。因其意识与感觉的分离现象,故又称为分离麻醉(dissociative anesthesia)。②能兴奋交感神经,使心率增快,血压升高,故对高血压、心脏病、颅内高压和青光眼等病人不利,应忌用。③无肌肉松弛作用。④麻醉中唾液分泌增多,手术前须用阿托品。⑤苏醒期短,醒后可有复视、幻觉现象,合用安定类药可减少此副作用。

(3)其他静脉麻醉药:异丙酚(普鲁泊福)、羟丁酸钠等,此两种药物有镇静、催眠作用,但镇痛作用弱。常用于全麻诱导或与其他药物复合应用。对循环、呼吸功能有不同程度的影响。

3. 基础麻醉(basal anesthesia) 肌内注射硫喷妥钠或静脉注射羟丁酸钠等使病人进入睡眠状态,以利手术操作,常用于小儿外科中、小手术,故又称小儿基础麻醉。因使用剂量小,止痛不全,维持时间短,故常须配合局麻。基础麻醉实际上相当于很浅的全身麻醉,因此,仍应按全身麻醉常规护理。

4. 复合麻醉(combine anesthesia) 是指两种或两种以上的全麻药或方法复合应用以达到最佳麻醉效果。

(1)全静脉复合麻醉:是完全采用静脉麻醉药及静脉全麻辅助药物而满足手术要求的全身麻醉方法,临床上较常用。常用药物主要包括以下几类:①静脉麻醉药,常用的有硫喷妥钠、氯胺酮、羟丁酸钠等。②安定镇静药,主要用于麻醉诱导和麻醉维持期间镇静催眠,可减少静脉麻醉药用量。常用药物有地西泮、氟哌利多等。③镇痛药,由于静脉麻醉药除氯胺酮外大多镇痛作用较差,因此,麻醉性镇痛药是静脉复合麻醉的重要成分之一。常用药物有芬太尼、吗啡等。④肌松药,使用肌松药不但可以弥补静脉全麻药无明显肌肉松弛的弱点,也有利于减少静脉全麻药用量,避免以深麻醉去追求肌肉松弛,常用药物有右旋筒箭毒碱、琥珀胆碱等。静脉复合麻醉常用方法有:普鲁卡因静脉复合麻醉、氯胺酮静脉复合麻醉,芬太尼静脉复合麻醉等。

(2)静-吸复合麻醉:一般在静脉麻醉的基础上,在麻醉减浅时间断吸入挥发性麻醉药(如恩氟烷、异氟烷等)。优点是麻醉相对稳定,避免由于全静脉麻醉的给药不及时而发生的麻醉突然变浅局面,同时可减少吸入麻醉药的用量,有利于麻醉后快速苏醒。

(二)全身麻醉深度的评估

1. 吸入麻醉分期 根据病人神志、痛觉、运动、反射活动、肌肉松弛、血压和呼吸的抑制情况,吸入麻醉由浅入深可分4期。第Ⅰ期(镇痛期):从开始麻醉直至病人意识完全消失。

大脑皮质开始抑制，痛觉逐渐减退，呼吸、脉搏增快，其他反射仍存在。一般不在此期施行手术。第Ⅱ期（兴奋期）：从病人意识消失，经过一兴奋过程，直至兴奋现象缓解，并出现深而有节律的呼吸为止。呈现呼吸不规则，肢体挣扎，血压波动，然后逐渐稳定。此期禁忌任何手术。护理人员应视情况约束病人。第Ⅲ期（手术麻醉期）：此期又可由浅入深分为4级。第1级：呼吸自深大到平稳规则，血压与脉搏平稳接近麻醉前。眼睑反射消失，肌肉未松弛。可施行一般手术。第2级：眼球固定中央，瞳孔大小正常，角膜反射和咽喉反射消失，呼吸与循环状态稳定，肌肉松弛。可施行腹腔手术。第3级：瞳孔逐渐散大，呼吸渐变浅，以腹式呼吸为主，血压下降，肌肉松弛。可进行刺激强度大的手术或操作。第4级：瞳孔散大，对光反射消失，呼吸严重受抑制且出现抽泣样呼吸，血压下降，脉搏弱。如果进入此级应加强有效人工呼吸，并立即减浅麻醉深度。第Ⅳ期（延髓麻醉期）：呼吸停止，血压测不到，脉搏消失，瞳孔极度散大。应紧急抢救，挽救病人生命。

2. 通用临床麻醉深度判断标准　由于复合麻醉技术在临床的应用，给全身麻醉深度的判断带来困难。目前，通常将麻醉深度分为浅麻醉期、手术麻醉期和深麻醉期（表5-4-2），以作为全身麻醉深浅程度的参考。

表5-4-2　通用临床麻醉深度判断标准

麻醉分期	循环	呼吸	眼征	其他
浅麻醉期	血压↑ 心率↑	不规则 呛咳 气道阻力↑ 喉痉挛	睫毛反射（－） 眼球运动（＋） 眼睑反射（＋） 流泪	吞咽反射（＋） 出汗 分泌物↑ 刺激时体动
手术麻醉期	血压稍低但稳定，手术刺激无改变	规律 气道阻力↓	眼睑反射（－） 眼球固定中央	刺激时无体动 分泌物消失
深麻醉期	血压↓	膈肌呼吸 呼吸↑	对光反射（－） 瞳孔散大	

二、全身麻醉病人的护理

（一）麻醉中护理

手术室巡回护士应协助麻醉医师做好病情观察，并在输液、输血、导尿、胃肠减压、临时用药、麻醉意外的抢救等方面做好密切配合。

（二）全麻苏醒期护理

【护理评估】

全麻停止后，药物对机体的影响仍将持续一定时间，全麻后至苏醒前易发生呼吸系统、循环系统和中枢神经系统的并发症。如不及时发现或处理不当可造成严重后果甚至危及病人生命。病人在苏醒室或被送回病房ICU室后要仔细观察病情，认真收集临床主、客观资料，准确估计有关并发症发生的可能性和危险性。争取早期发现，给予及时的处理。

1. 呼吸系统并发症

（1）呼吸道梗阻

1）呕吐与误吸：麻醉前未禁饮食、胃扩张、肠梗阻、上消化道出血等病人易发生呕吐及误吸，某些全麻药物对胃肠或对呕吐中枢的刺激也会引起呕吐。呕吐物吸入气管，可造成窒息而立即致死。即使吸入物不多，亦可引起吸入性肺炎。

2）舌后坠：麻醉后病人下颌肌肉松弛，舌根后坠，使上呼吸道不全梗阻而产生鼾声。

3）呼吸道分泌的增多：麻醉药物的刺激、手术前未用抗胆碱药或用量较小，手术前呼吸道感染等原因，均可使分泌物增多并积存于咽喉部、气管或支气管内。病人呼吸困难、发绀、喉及胸部有干、湿啰音。

4）喉痉挛：刺激性麻醉药，或麻醉变浅，或有异物触及喉头均可诱发喉痉挛。喉痉挛时病人吸气困难、发绀、喉部发出高调鸡鸣音。

（2）呼吸抑制：麻醉过浅过深都会使呼吸节律及深度变化，可能导致肺通气量不足。尤其麻醉过深，可致呼吸衰弱甚至呼吸停止。

（3）肺不张和肺炎：麻醉过程中麻醉药和气管插管的刺激使呼吸道分泌物增多，痰液阻塞支气管是引起肺不张的主要原因，如麻醉前有呼吸道感染、吸烟史等都容易引起肺炎。

2. 循环系统并发症

（1）血压下降：常见原因是麻醉过深、麻醉前血容量不足、手术中失血失液、内脏牵拉反应或直接刺激迷走神经引起的反射性低血压及心率减慢，以上原因都可导致血压下降。

（2）心律失常：手术刺激、低血容量、缺氧及二氧化碳蓄积，可引起心动过速；内脏牵拉反应、体温过低等可使心动过缓。另外麻醉过浅过深、高钾或低钾血症、高碳酸血症或原有心脏疾病病人，在手术中或手术后更易发生心律失常，甚至心搏骤停。

3. 神经系统并发症

（1）高热与惊厥：常见于小儿，由于婴幼儿的体温调节中枢尚未发育健全，全麻药不良作用引起中枢性体温失调故而出现高热，甚至发生惊厥。也可能与脑组织细胞代谢紊乱，病人体质情况差等原因有关。如抢救延误，可致呼吸和循环功能衰竭而死亡。

（2）苏醒延迟或不醒：全麻后苏醒时间长短与麻醉药种类、麻醉深浅程度、有无呼吸和循环系统并发症等因素有密切关系。如见病人眼球活动，睫毛反射恢复，瞳孔稍大，呼吸加快，甚至有呻吟、躁动，是即将苏醒的表现。若病人手术后长时间昏睡不醒、瞳孔散大是麻醉过深或继发性脑损伤所致。

尚应注意，全麻苏醒前，病人常烦躁不安，出现幻觉，易发生意外损伤。

【护理诊断/问题】

1. 有窒息的危险 与舌后坠、黏痰堵塞、误吸等呼吸道阻塞因素有关。

2. 低效性呼吸型态 与呼吸道阻塞或麻醉过浅过深等因素有关。

3. 心排出量减少 与全麻药不良作用、失血失液或原有心血管疾病等因素有关。

4. 体温过高或体温过低 与手术中内脏暴露过久、大量输液输血、中枢性体温调节失常等因素有关。

5. 有围术期受伤的危险 与全麻苏醒期躁动不安及幻觉有关。

【护理目标】

病人呼吸道通畅、呼吸和循环功能维持正常；病人体温在正常范围；围术期无意外损伤发生。

【护理措施】

1. 严密观察病情变化 全麻苏醒前，病人应有专人护理，在接收病人时，立即测血压、脉搏、呼吸1次，然后根据不同情况，每15～30分钟测血压、脉搏、呼吸1次，直至病人完全清醒，循环和呼吸稳定。全麻手术后未苏醒前须留住麻醉恢复室或ICU室，按危重病人进行呼吸、循环功能监护。

2. 维持呼吸功能 主要是预防和及时解除呼吸道梗阻，防治呼吸抑制，其具体措施是：

(1)防治误吸：麻醉前至少应禁食4～6小时。若病人饱食后而又必须立即在全麻下施行手术时，应于麻醉前放置粗大胃管抽吸和清洗以排空胃内容物，或采用清醒气管插管。在全麻苏醒前，若病人出现呕吐先兆(频繁吞咽)，应立即将其头偏向一侧、摇低床头，使呕吐物容易排出，并用干纱布或吸引器清除口鼻腔内食物残渣。必要时立即气管插管，反复吸引清除吸入气管内的异物，直至呼吸音正常。

(2)防治舌后坠：当出现鼾声时，用手托起下颌，使下颌切牙咬合于上颌切牙之前，鼾音即消失，呼吸道梗阻随之解除(图5-4-3)。必要时插入口咽或鼻咽通气管。

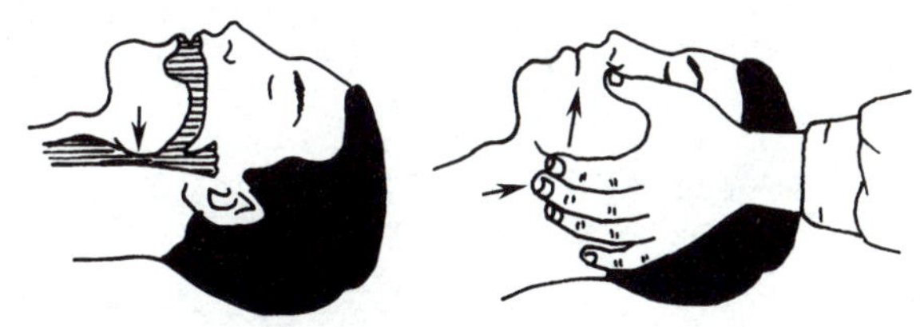

图 5-4-3 舌后坠及纠正手法

(3)呼吸道分泌物过多的处理：用吸引器吸去咽喉及口腔内分泌物。遵医嘱注射阿托品以减少口腔和呼吸道腺体分泌。

(4)喉痉挛的处理：立即设法解除诱因，加压给氧，如不能缓解，可用一针头经环甲膜刺入气管输氧。如痉挛仍不能解除，需静脉注射肌肉松弛剂后作气管插管，以麻醉机控制呼吸。

(5)呼吸抑制的处理：立即加压给氧，必要时气管插管人工呼吸。

3. 维持循环功能 对全麻病人应进行血压、脉搏、心率、心律及心电图、中心静脉压等循环功能和血流动力学监测，发现异常(如血压下降、心律失常等)及时告诉医生，并遵医嘱作相应处理。如调整输血输液速度，使用升压药或抗心律失常药物等。

4. 维持体温正常 多数全麻大手术后病人体温过低，应注意保暖。如无休克，宜给予50℃以下的热水袋，用布包好，以防烫伤。少数病人，尤其小儿，全麻后可有高热甚至惊厥，应给予吸氧，物理降温，抽搐不止时给硫喷妥钠肌内注射。

5. 防止意外损伤 全麻苏醒前，应安排专人守护。对小儿及躁动不安者需加床栏，必要时予以适当约束，防止其不自觉地拔除静脉输液管和各种引流导管，防止撕抓伤口敷料或坠床造成意外损伤。

6. 麻醉恢复室的护理 麻醉恢复室靠近手术室，环境应安静、整齐、清洁，室温维持在20～22℃。室内监护和抢救设备完整，如吸氧设备、气管插管设备、气管切开包、呼吸机、除颤仪、起搏器、心肺监护仪、各种抢救药品和外科换药设备等。护理人员应将所有设备准备齐全，确保其使用性能良好。

麻醉恢复室病人达到以下标准方可转回病房：①神志清醒，有定向力，能正确回答问题；②呼吸平稳，能深呼吸和咳嗽，动脉血氧饱和度＞95％；③血压及脉搏平稳30分钟以上，心电图无严重心律失常和ST-T波改变。

(王玉升)

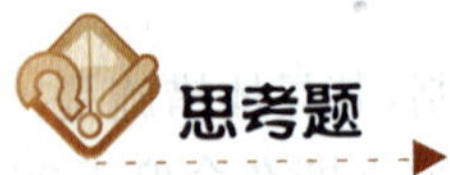

思考题

1. 病人男性，30 岁，闭合性腹部损伤。查体：血压 68/50mmHg，脉搏 124 次/分，呼吸 24 次/分，意识不清，腹腔穿刺抽出不凝固血液。须立即行“剖腹探查术”，应选用何种麻醉较安全？麻醉前应做好哪些护理工作（措施）？

2. 病人男性，37 岁。因急性单纯性阑尾炎行阑尾切除术。采用局部浸润麻醉，麻醉过程中病人出现多言多语、心悸、恶心欲吐、躁动、脉搏增快、呼吸急促，考虑病人最可能发生了什么情况？应采取何处理措施？

第六章　疼痛病人的护理

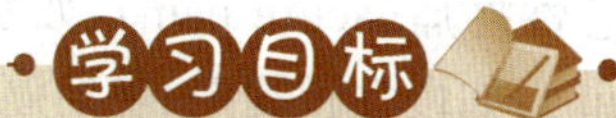

①了解疼痛的概念。②熟悉疼痛病人的护理评估和常见的护理诊断/问题。③掌握疼痛病人的护理措施。

疼痛(pain)与实际的或潜在的组织损伤相关联，是一种不愉快的不舒适的感觉和情绪上的体验。因此疼痛是人对伤害性刺激的一种主观感受，是人的理性因素、情感因素和生理因素相互作用的结果。疼痛常使人难以忍受，它所产生的一系列病理生理变化对病人不利，如手术后疼痛可能影响病人恢复，而许多长期受慢性疼痛困扰的病人不能正常生活和工作。疼痛是常用的一个护理诊断，也是病人最为关切并急于要求解决的一种症状。护士应了解各种疼痛产生的原因，识别其不同表现，采用相应的措施，才能有效地消除或缓解病人的痛苦；同时在采取护理措施时，必须注意不能影响疾病的诊断和治疗。

【护理评估】

(一)健康史

1. 在病史询问时，注意以下疾病或原因常引起疼痛

(1)损伤：机械性(如针刺、刀割、锤击、磕撞、重物挤压)、物理性(冷冻、烧烫、电灼)、化学性(如强酸、强碱)和生物性(如狗、蛇、虫叮咬)损伤，都可以使局部受损而引起疼痛。局部损伤后，产生的损伤性炎症反应以及缺血、瘀血、坏死及感染等，又都能促使组织释放化学致痛物质，使疼痛加剧或时间延长。

(2)感染：可因细菌分解产物、毒素及炎症区充血、肿胀、温度增高等刺激，或使组织释放致痛物质而导致疼痛。

(3)缺血：组织局部缺血缺氧，进行无氧代谢，酸性代谢产物积聚，会导致大量化学致痛物质的释放，因而产生疼痛。炎症反应、组织坏死，又可进一步加重疼痛。

(4)梗阻：包括肠腔、胆道、尿路等中空性器官的堵塞，使堵塞近端的腔道过度扩张或急剧收缩，引起疼痛及牵涉痛。

(5)癌肿：早期一般无疼痛，晚期肿块增大，所在器官的包膜张力增加或压迫周围组织和器官以及引起中空性器官梗阻时可产生疼痛；侵犯神经干可出现放射性疼痛。

(6)心理因素：疼痛常因周围环境、机体状态甚至主观愿望等心理活动的变化而改变，如紧张、焦虑、恐惧、愤怒、悲痛都可以使血管或肌肉收缩而产生疼痛，如过度紧张、焦虑引起胃痛;睡眠不足、用脑过度引起头痛等。

2. 在了解病史时,常发现不同疾病、不同病人,疼痛的发生、性质和程度等存在着明显的差别。在临床上,疼痛可以简单地按程度、病程和部位分为不同的类型。

(1)按疼痛的程度可分为:①轻微疼痛:程度很轻或仅有隐痛;②中度疼痛:较剧烈,如切割痛或烧灼痛;③剧烈疼痛:难以忍受,如绞痛。

(2)按疼痛的部位深浅可分为:①浅表痛:位于体表皮肤或黏膜,以角膜和牙髓最敏感。性质多为锐痛,比较局限,定位明确。主要由 A_δ 有髓神经纤维传导;②深部痛:内脏、关节、肌腱、韧带、骨膜等部位的疼痛。性质一般为钝痛,不局限,病人常只能大概地说明疼痛部位。主要由C类无髓神经纤维传导。内脏痛是深部痛的一种,往往会在远离脏器的体表皮肤出现牵涉痛。

(3)按疼痛的病程可分为:①急性疼痛(acute pain):如发生于创伤、手术、急性炎症、脏器穿孔等;②慢性疼痛(chronic pain):如慢性腰腿痛、晚期癌症痛等。

(4)按疼痛发生的解剖部位可分为:头痛,颌面痛,颈项痛,肩、上肢痛,胸痛,腹痛,腰背痛,盆腔痛,下肢痛,肛门、会阴痛等。

(二)身体状况

评估的目的在于掌握疼痛病人的情况,以便进行有针对性的护理。首先要相信病人对疼痛的主诉,即使暂时还未查明原因,也不要轻易怀疑、否定,因为疼痛是病人的主观体验。但对疼痛的评估,又不可仅仅依靠病人的主诉,还要通过观察病人的非言语行为等有关资料,包括生理征象、行为反应及情绪反应等进行综合分析。

1. 主诉 护士应与病人反复交谈,了解病人主诉中的如下情况:①疼痛反复发作情况及首次就诊时间;②本次疼痛开始的时间、持续多久及发作规律(如缓解或加剧);③疼痛的部位是否固定、明确,有无牵涉痛;④疼痛的性质,如针刺样、烧灼样、刀割样或持续性、阵发性等;⑤疼痛的程度,病人自己可用轻微、中等度、剧烈疼痛表示,或用0到10这11个点来描述疼痛强度(0表示无痛,疼痛较重时增加点数,10表示最剧烈疼痛);⑥病人对疼痛的忍受性,如忍受的最大程度和最长时间;⑦疼痛的伴随症状,如恶心、呕吐、腹泻、发热等;⑧疼痛对日常生活的影响,如睡眠、食欲、注意力、躯体运动等;⑨疼痛的控制方法,是指病人自己的体会,认为哪些行为及措施可以减轻或加重疼痛;⑩病人对疼痛后果的忧虑,如影响经济收入、担心疾病预后、破坏个人形象等。最后必须指出,护士的理解和同情是启发病人话题、使病人乐于叙述全部真情的关键。

2. 生理反应 疼痛时由于自主神经系统的反射活动,常引起脉率加速、呼吸增快、血压上升、面色苍白、大汗淋漓和肌肉紧张等,剧烈疼痛还可以导致恶心、呕吐及晕厥,并造成极度疲劳。

3. 行为反应 疼痛时可出现的反应有强迫体位、保护疼痛部位、皱眉、呻吟、握拳、咬牙、肌肉抽搐等。

(三)疼痛的测定方法

疼痛是一种主观感觉,目前生理学的研究还不能客观地判定疼痛的轻重程度,临床医学常用的病人主观测定方法有两种。

1. 口诉言辞评分法(vetbal rating scales,VRS) 让病人描述自身感受的疼痛程度,一般将疼痛分为4级:①无痛;②轻微疼痛;③中度疼痛;④剧烈疼痛。每级1分,如为“中度疼痛”,其评分为3分。此法简单,病人容易理解,便于操作,但不够精确。

2. 视觉模拟评分法（visual analogue scales，VAS） 在纸上画一条直线，长度为10cm，两端分别标有“0”和“10”的字样。“0”端代表无痛，“10”端代表最剧烈的疼痛。让病人根据自己所感受的疼痛程度，在直线上标出相应位置，然后用尺量出起点至标记点的距离长度（以cm表示），即为评分值。其值越高，表示疼痛程度越重。此法比较敏感和可靠，是最常用的疼痛定量方法。

（四）心理-社会状况

急性疼痛往往产生精神兴奋、焦虑、烦躁，甚至哭闹不安；长期慢性疼痛可使人精神抑郁、表情淡漠，导致沮丧及消沉；剧烈的或不可忍受的疼痛可引起恐惧；缠绵不休的疼痛可以使病人变得烦躁、易怒、粗暴和敌意，使人认为病人不易相处。

【护理诊断/问题】

1. 疼痛 与各种致痛因素有关。

2. 焦虑或恐惧 与疼痛有关。

3. 低效性呼吸型态 与疾病或手术引起的疼痛有关。

4. 睡眠型态紊乱 与疼痛有关。

5. 躯体活动障碍 与疼痛或不适有关。

6. 知识缺乏 与缺乏缓解疼痛的知识有关。

【护理目标】

了解疼痛发作的原因和规律，并能使疼痛减轻和缓解；能够正确的咳嗽和排痰，不发生肺不张和肺感染；对疼痛的焦虑和恐惧减轻，睡眠质量提高。

【护理措施】

（一）一般疼痛的护理措施

1. 设法去除或减少使疼痛加重的因素

（1）理解、同情病人对疼痛的反应：①告诉病人你已接受他对疼痛的反应，如护士可专心倾听病人讲述疼痛的情况，并告诉他：你相信他确有疼痛；②对病人疼痛的性质和程度进行评估；并评估家属如何对待病人的疼痛，其处理方法是否有不妥或错误。

（2）给病人讲解有关疼痛的知识：将已知的疼痛的原因给病人说明；将疼痛可能持续的时间告诉病人，让他心中有数。

（3）解除病人对疼痛的恐惧心理：心理疗法中的支持疗法就是护士采用解释、安慰、鼓励和保证等手段，帮助病人消除焦虑、忧郁和恐惧等不良心理因素，从而调动病人主观能动性，增强机体抗病痛的能力，并树立信心，为配合治疗创造良好条件。除支持疗法外，还有催眠和暗示、放松疗法、认知疗法以及生物反馈法等。

（4）为病人提供舒适休息的条件：减轻疲劳因素对疼痛的影响。

（5）改善病人生活单调状态：向病人的家属说明生活单调会加强对疼痛的注意，以及在进行止痛疗法时采用分散注意力的作用。

2. 协助病人使用恰当的、无创伤性的解除疼痛措施

（1）松弛法：①指导放松骨骼肌张力的技术，以减轻疼痛的程度。②利用枕头和毛毯支撑疼痛部位，以减轻肌肉张力。③用擦背、按摩或温水浴来促进松弛。④教授病人放慢呼吸频率或深呼吸——握紧拳头——打呵欠。

（2）皮肤刺激法：①与病人讨论热疗的使用方法、治疗效果和适应证，如电热褥、热水袋、温水浴、湿热敷、阳光浴等；②讨论冷治疗的使用方法、治疗效果和适应证。如用拧干的冷毛巾外敷，将肢体浸入冷水，用冰袋、冰按摩等。说明用薄荷油按摩或擦背的治疗作用。

(3)物理疗法：简称理疗，在疼痛治疗中应用很广。它的方法种类很多，常用的有电疗、光疗、磁疗和石蜡疗法等。电疗法中常用的有短波、超短波和微波等高频电疗，以及直流电离子导入、感应电、电兴奋和间动电疗法等。光疗法常用红外线疗法，有近红外线和远红外线两种。理疗的作用主要是消炎、消肿、镇痛、解痉，能改善局部血液循环，提高组织新陈代谢，软化瘢痕和兴奋神经肌肉等。

3. 帮助病人使用镇痛剂以达到满意的效果

(1)注意选择合适的用药途径，如口服、肌内注射、静脉注射等。

(2)给药前监测生命体征，特别是呼吸次数。

(3)应了解药物的作用以及与其他药物共同使用时可能发生的不良反应。

(4)预防性给药的问题。①和医生配合，不要开“p. r. n”给药，而应开24小时长期医嘱，遵医嘱给予药物止痛；②指导病人在疼痛加剧前就服用止痛剂，不要等到不能忍受时再服用；③给药0.5小时后应对给药效果进行评估；④在可能引起疼痛的活动或操作前给药以减轻疼痛。

4. 在疼痛解除后，应帮助病人总结经验，并对其能忍受疼痛给予鼓励。

(二)特殊疼痛的护理措施

1. 手术后疼痛的护理措施 手术后疼痛是人体受到手术伤害性刺激后的一种反应，能引起机体病理生理改变而影响手术后体质恢复，并促发或加重呼吸、泌尿、消化以及心血管系统的各种并发症，直接影响手术预后，应加以重视。

(1)镇痛药物：手术后镇痛最常用的药物是阿片类药，如吗啡、哌替啶和芬太尼等。

(2)镇痛方法：镇痛方法有肌内注射镇痛剂、硬脊膜外镇痛和病人自控镇痛(patient controlled analgesia，PCA)。硬脊膜外镇痛是通过留置于硬脊膜外隙的导管给药，常用药物是吗啡。将吗啡注入硬脊膜外后，通过硬脊膜进入蛛网膜下隙，作用于脊髓后角的阿片受体。成人常用剂量为2～3mg，用0.9%氯化钠盐水稀释至10ml注入。起效较慢，约在注药后30分钟；持续时间为6～24小时，一般为12小时。当病人再度出现疼痛时，可以重复给药。常见的不良反应有恶心、呕吐、皮肤瘙痒、尿潴留和呼吸抑制。

病人自控镇痛(PCA)需要专门设备即PCA仪，PCA仪由3部分构成：①注药泵；②自动控制装置，一般用微电脑控制；③输入管道和防止反流的单向活瓣等。

PCA可经静脉途径给药，即病人自控静脉镇痛(PCIA)；也可通过硬脊膜外隙途径给药，即病人自控硬膜外镇痛(PCEA)。应用PCA时先确定并调整两个基本数据：①单次剂量(bolus dose)，即按压1次按钮注药泵所输出的药量；②锁定时间(lock out time)，在此期间内，无论按多少次按钮均无药液输出，目的在于防止用药过量。应先向病人讲明PCA的目的和按钮的正确用法，使病人能按照自己意愿注药镇痛，以获得最佳止痛效果。PCA开始启动时，常先给一负荷剂量作为基础。采用PCEA或PCIA时，为了能使血药浓度始终处于亚镇痛水平，常用持续少量注药的方式给予维持剂量，以提高镇痛质量。PCA的药液配方可以多种多样。PCIA主要以麻醉性镇痛药为主，常用药为吗啡或哌替啶。而PCEA常以局麻药和麻醉性镇痛药复合应用，常用药为低浓度布比卡因(0.1%～0.25%)加小量芬太尼或吗啡。由于PCA的良好镇痛效果，有利于病人手术后恢复，是目前较受欢迎的手术后镇痛方法。

2. 癌症病人疼痛的护理 约70%晚期癌症病人有剧烈疼痛，一些病人可能绝望并产生轻生念头，这对病人本人、对其家庭和社会都会带来很大影响。对绝大多数癌症疼痛都要有效控制，提高病人临终前的生活质量。

(1)世界卫生组织(WHO)推荐的3阶梯疗法：即遵循以下用药原则。①按药效的强弱依阶梯方式顺序使用。即第1阶段病人疼痛较轻，可用非阿片类镇痛药，代表药物是阿司匹林。第2阶段当非阿片类镇痛药不再能控制疼痛时，应加用弱阿片类药物，代表药物是可待因。第3阶段剧痛病人用强阿片类药，代表药物是吗啡。应采用口服缓释或控释剂型。在癌痛治疗中，加用一些辅助药以减少主药的用量和副作用。这些辅助药有：弱安定药，如地西泮和艾司唑仑等；强安定药，如氯丙嗪和氟哌啶醇等；抗忧郁药，如阿米替林。②一般以口服药为主。③按时服药。④用药剂量个体化。多数病人能满意止痛。

(2)椎管内用药：有硬脊膜外隙注入吗啡止痛，蛛网膜下隙内注入神经破坏性药物苯酚或无水乙醇，破坏脊髓后根神经，使之产生脱髓鞘作用而达到止痛目的。

(王玉升)

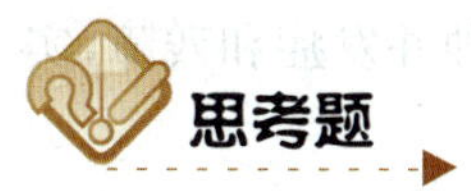

思考题

病人女性，35岁。乳癌根治手术后第一日，手术后采用PCA镇痛，你如何向病人讲解PCA的使用方法和注意事项？

第七章　围术期护理

围术期(perioperative period)指从确定手术治疗时起，至与这次手术有关的治疗基本结束为止的一段时间，包括手术前、手术中及手术后3个阶段。围术期护理的目的是在手术前全面评估病人的身心状况，采取措施使病人具备耐受手术的良好身心条件；手术中确保病人安全和手术的顺利实施；手术后帮助病人尽快地恢复生理功能，防止各种并发症和残障，实现早日全面的康复。

第一节　手术前护理

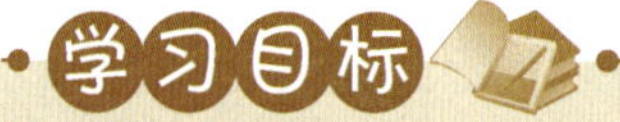

①了解围术期和围术期护理有关概念、围术期护理的目的。②熟悉一般外科手术病人手术前的护理评估内容和可能存在的护理问题，能够提出护理诊断。③掌握一般手术病人手术前的护理措施。④通过实践教学，学会对手术前病人的一般护理，熟练掌握手术前备皮的操作方法。

从确定手术治疗时起，至进入手术室时为止，这一时期的护理，称作手术前护理(preoperative care)。手术前护理的重点在于评估和改善病人的生理和心理问题，给予有关手术的健康教育，指导适应手术后变化的功能锻炼，帮助病人以最佳状态进入手术。

【护理评估】

在护理工作过程中，通过交谈、观察等方法，收集病人的情绪反应、家庭及社会因素的资料；通过健康史调查、体格检查及辅助检查，全面了解病人身体方面的主、客观资料；对病人作出准确评估。

(一) 健康史

1. 现病史　本次发病的诱因、主诉、主要症状与体征。

2. 既往史　既往有无高血压、心脏病、糖尿病、肝肾疾病；了解病人用药情况、有否药物过敏史；是否有过手术史及手术的大致情况。

3. 个人史　吸烟与饮酒习惯、家族遗传及传染病史；女病人的月经、婚育史。

(二) 身体状况

1. 年龄　婴幼儿及老年人对手术的耐受力比正常成年人差。手术后各脏器功能变化显著，手术风险较大。

2. 营养状况 测量身高、体重、血浆清蛋白等，全面评定病人的营养状况。营养不良的病人手术耐受力下降，围术期易发生休克、感染、伤口愈合不良等。

3. 体液平衡状况 有无体液失衡的原因，如摄入不足、发热、呕吐、腹泻、多尿、肠梗阻等。

4. 了解感染病情 注意有无咳嗽、咽痛、体温升高等上呼吸道感染症状；观察皮肤，特别是手术区域的皮肤有无损伤和感染。

5. 重要器官功能状况 ①心血管功能：注意血压、脉搏、心率、心律、四肢末梢循环情况，如有无水肿、皮肤颜色和温度改变等；有无高血压、冠心病、贫血等增加手术危险的因素。手术前常规做心电图检查，必要时行动态心电图监测。②呼吸系统功能：手术前加强病人呼吸系统症状的观察，了解有无吸烟嗜好，有无哮喘、咳嗽、咳痰、胸痛，观察痰液性质、颜色，必要时需作肺功能检查。③泌尿系统功能：有无尿频、尿急、排尿困难等症状；观察尿量和尿液颜色、性状，了解有无尿路感染；有无前列腺增生、肾功能不全等病情存在，注意肾功检验情况的变化。④肝功能：评估病人有无黄疸、腹水、肝掌、蜘蛛痣、呕血、黑便等，对既往有肝炎、肝硬化或长期饮酒者，更应了解肝功能情况，并注意有无乙型肝炎病史。⑤神经系统功能：难以控制的癫痫和严重帕金森病，会增加手术的危险性，应询问病人有无头晕、目眩、耳鸣、步态不稳和抽搐等情况。⑥血液系统情况：有无出血倾向，如牙龈、口腔黏膜有无出血，皮肤有无出血点和瘀斑等。⑦内分泌系统情况：有无糖尿病史，了解糖尿病人血糖尿糖的监测结果；甲状腺功能亢进病人应了解血压、体温、脉率和基础代谢率的变化。

6. 疾病的性质和程度 严重感染、严重损伤、恶性肿瘤晚期等疾病，全身情况明显不佳，抵抗力低下，手术危险增大。

根据以上评估，常把病人的手术耐受力分为 2 类。①耐受良好：全身情况较好，外科疾病对全身影响较小，重要脏器无明显器质性病变或其功能处于代偿阶段。此类病人手术前只需进行一般准备，便可接受手术。②耐受不良：全身情况欠佳，外科疾病已对全身造成明显影响，或重要器官存在器质性病变，其功能濒临或已有失代偿的表现。对此类病人需要进行积极和细致的手术前准备后方可施行手术。

（三）手术的类别情况

根据手术的时限性常分手术为 3 类：①择期手术（selective operation）：手术前准备的时间可随病情需要而定，施行手术的迟早，不影响手术效果，故宜做好充分的手术前准备，使病人处于最佳状态，如未嵌顿的腹股沟疝手术。②限期手术（confined operation）：手术前准备时间不宜太长，应在尽可能短的时间内做好手术前准备，如恶性肿瘤根治术、已服用碘剂准备的甲亢病人的甲状腺大部切除术等。③急症手术（emergency operation）：需要手术的急症疾病或危及生命的疾病，应在最短的时间内进行必要的准备后即迅速实施手术，如脾破裂、肝破裂等。

（四）心理-社会状况

1. 评估心理状态 手术前病人一般都有不同程度的心理及情绪状态的改变，轻者如感情脆弱、情绪波动、自尊心和依赖性增强；重者多表现明显的焦虑，甚或悲伤、恐惧。其原因是：①担忧手术效果、被误诊或误治，害怕麻醉、疼痛及手术后并发症发生；②医院的陌生环境；③存在经济、工作、学习和生活等方面的压力。这些不良心理反应随手术期限的临近而日益加重，从而影响病人的心身整体状态。

2. 评估社会支持系统　了解家属、单位对疾病和手术的看法，对病人的支持、关心程度，家庭经济状况、医疗费用承受能力。

（五）注意了解病人是否得到有关疾病知识和手术的健康指导。

【护理诊断/问题】

1. 焦虑或恐惧　与下列因素有关：①对手术效果的担忧；②缺乏对疾病和手术的了解；③医院环境及医护人员的形象效应；④对医疗费用的担心。

2. 睡眠型态紊乱　与疾病影响、睡眠环境的改变、噪声影响有关。

3. 疼痛　与所患疾病有关。

4. 体液不足　与外科疾病造成的摄入不足、失血、失液有关。

5. 营养失调：低于机体需要量　与原发疾病如感染、损伤、肿瘤等造成营养物质摄入不足或消耗过多有关。

6. 知识缺乏　缺乏有关疾病和手术治疗配合的知识。

【护理目标】

病人获得有关疾病和手术配合的知识；恐惧心理消除；营养失调得到改善；体液不足得到纠正；手术前睡眠充足；疼痛减轻或缓解。

【护理措施】

（一）心理护理

1. 向病人及家属介绍负责医师及护士、病房环境、同病室病友及有关规章制度，帮助病人尽快适应环境，产生信赖及安全感。

2. 注意观察病人的情绪反应，鼓励病人诉说自己的心理感受，分析原因，指导病人学会减轻或消除焦虑、恐惧心理的调节方法，如听音乐、看电视、外出散步、与医护人员或同病室病友谈心等。

3. 根据病人的年龄、文化程度、职业、性格等特点，结合病情用通俗易懂的语言讲解疾病的相关知识，解释手术的必要性，耐心介绍围术期相关知识，使病人对将经历的一系列过程有所了解，能够主动配合护理措施的实施，提高其参与护理活动的自觉性。

4. 护士对工作要认真、负责，注意关心、体贴病人，加强与病人及家属沟通，避免不良刺激，稳定病人的情绪。

（二）提高手术耐受力

1. 饮食护理　根据疾病情况，指导病人膳食，保证营养需要。凡禁饮食或进食困难者，注意合理的管饲饮食或静脉补充。

2. 保证睡眠和休息　保持安静舒适的病房环境，消除引起不良睡眠的原因，在病情允许的情况下，尽量减少病人白天睡眠的时间，适当增加白天活动量，如病人情绪不稳定、失眠，可遵医嘱应用镇静剂。

3. 纠正营养不良及代谢失调　①纠正水、电解质及酸碱紊乱；②积极纠正休克；③贫血者适量输血；④低蛋白血症者，给予高蛋白、高热量、高维生素饮食，必要时考虑肠外营养。

4. 保证重要脏器功能　对患有心、肺、肝、肾疾病甚至合并有脏器功能不全者，要密切观察病情，积极配合医师采取相应的处理措施。对合并糖尿病、结核病等慢性消耗性疾病者应高度重视，谨慎处置。

5. 疼痛病人的护理　为减轻病人对疼痛的敏感性，可协助其取半卧位，以放松腹部肌肉；指导病人适当使用放松技巧，如缓慢有节奏的呼吸或深呼吸，或采取分散注意力的方法，如数数、听音乐等。急腹症者，必要时禁食、胃肠减压，遵医嘱使用镇痛剂，但诊断未明确前禁用镇痛剂，以免掩盖病情。

（三）手术前常规准备

1. 呼吸道准备 吸烟病人要求手术前禁烟2周；根据病人的不同手术部位，指导病人学会深呼吸和有效排痰的方法，如胸部手术的病人，训练腹式呼吸；腹部手术者，训练胸式呼吸。深呼吸训练：先从鼻慢慢深吸气，使腹部隆起，呼气时腹肌收缩，由口慢慢呼出。有效排痰法训练：病人先轻咳数次，使痰液松动，再深吸气后用力咳出。对有肺部感染的病人，遵医嘱使用抗生素，必要时指导体位引流排痰，一般情况下，需待控制感染后再行手术；对痰液黏稠者遵医嘱应用抗生素及糜蛋白酶、地塞米松等药物进行雾化吸入。呼吸道准备是为了控制手术前呼吸道炎症和预防手术后肺部感染等并发症。

2. 胃肠道准备 ①饮食管理：胃肠道手术病人根据手术部位的不同，酌情在手术前1～3日进流质饮食，非胃肠道手术病人，饮食不必限制。但都应在手术前6～12小时开始禁食，手术前4小时禁饮，以保证胃的排空，防止在麻醉或手术过程中因呕吐误吸而导致窒息或吸入性肺炎。②置胃管或洗胃：胃肠道手术病人手术前常规放置胃管，幽门梗阻病人手术前3日每晚以0.9%氯化钠溶液洗胃，以减轻胃黏膜充血水肿。③灌肠：手术前晚一般应作肥皂水灌肠，以防止手术中因麻醉使肛门括约肌松弛而排便污染，腹部手术还可防止手术后发生腹胀。如果施行结肠或直肠手术，应于手术前晚及手术日晨行清洁灌肠。④导泻：结肠或直肠手术的病人手术前1～2日可服缓泻剂，如番泻叶、酚酞或液状石蜡等，可进一步保证肠道的清洁。

3. 排便练习 绝大多数病人不习惯卧床大小便，手术后容易发生尿潴留和便秘，因此手术前必须进行床上排便练习。

4. 手术区皮肤准备 充分清洁手术野皮肤，必要时剃除毛发，便于手术操作，防止手术后切口感染。腹部手术时尤其要注意脐部的清洁。手术前1日协助病人沐浴、洗头、修剪指甲，更换清洁衣服。

(1)皮肤准备的范围：①颅脑手术：剃去整个头、颈部的毛发，保留眉毛。②颈部手术：自唇下至乳头连线，两侧到斜方肌前缘。③乳房手术：自锁骨上窝至脐平，前至健侧锁骨中线，后过腋后线，包括患侧上臂、肩及腋窝。④胸部手术：自锁骨上窝及肩上、下至脐平，前过对侧锁骨中线，后过对侧肩胛下角，包括患侧上臂、肩及腋窝。⑤腹部手术：自乳头连线至耻骨联合，两侧到腋后线，剃净阴毛，清洁脐孔。下腹部及腹股沟区手术还应包括大腿上1/3的皮肤和会阴部。⑥肾区手术：自乳头连线至耻骨联合，前后均过正中线，剃净阴毛，清洁脐孔。⑦会阴及肛周手术：外阴部和会阴、臀部、腹股沟部、耻骨联合和大腿上1/3的皮肤，剃除阴毛。⑧颜面及口腔手术：颜面尽量保留眉毛，口腔手术入院后保持口腔卫生，入手术室前用复方硼酸溶液漱口。⑨四肢手术：原则是以切口为中心，上、下各超过20cm。一般要超过远、近端关节或为整个肢体，修剪指(趾)甲。

(2)皮肤准备的方法：①向病人解释备皮目的、范围。②关闭门窗，屏风或床帘遮挡病人。③暴露备皮部位，使用一次性中单保护床褥。④软毛刷蘸肥皂水涂局部，护士双手戴一次性薄膜手套，一手绷紧皮肤，另一手持剃毛刀分区剃尽毛发。⑤仔细检查毛发是否剃净及有无刮破皮肤。⑥洗净局部皮肤及肥皂液，用清洁纸巾擦干；脐部应以棉签蘸取清洁剂清除污垢，然后用70%乙醇消毒。⑦备皮完毕，整理用物，妥善安排病人。

皮肤准备一般主张在手术当日进行；小手术备皮范围不可少于手术切口周围15～

20cm;绷紧皮肤切勿剃破皮肤;操作时动作轻柔,防止损伤表皮,增加感染的机会,剃毛时不能逆行剃除毛发以免损伤毛囊;备皮区域的皮肤若有炎症或不慎被剃破应经治愈后再考虑手术;注意保暖,防止病人受凉;小儿备皮,一般不剃毛,只作清洁处理。

(3)特殊部位的备皮要求:①颅脑手术:手术前3日剃除头发、每日洗头1次(急症手术例外)。手术前2小时剃净头发,用肥皂水洗头,戴清洁帽子。②颜面部手术:尽量保留眉毛,不予剃除。③骨科无菌手术:手术前3日开始准备皮肤。手术前2～3日每日用肥皂水洗净,70%乙醇消毒,无菌巾包扎。手术前1日剃净毛发,清洁皮肤,70%乙醇消毒后用无菌巾包扎。手术日晨重新消毒包扎。④阴囊、阴茎部手术:病人入院后局部每日用温水浸泡,肥皂水洗净,手术前1日剃毛。

5. 其他准备 根据手术和麻醉用药方案做药物过敏试验;大手术常有较多失血,手术前测定血型并作血型交叉试验,配备手术中用血。

6. 手术日晨护理 ①测量体温、脉搏、呼吸、血压,如有血压、体温变化或女病人月经来潮等情况,及时告知手术医师,以确定是否延期手术。②检查手术野皮肤准备是否符合要求,遵医嘱进行手术日晨灌肠或置胃管。③遵医嘱于手术前半小时给予手术前用药,多为麻醉前用药,手术污染重或手术后感染可能较大者,手术前常预防性使用抗生素。④妥善保存病人的义齿,发夹、眼镜、手表和首饰等。⑤进手术室前嘱病人排空膀胱,下腹部手术、盆腔内手术及手术在4小时以上者均应安置导尿管,妥善固定。⑥将手术需要的病历,X线、CT、MRI等摄片,手术中特殊用药等,随病人一起带入手术室。⑦务必按床号、姓名、性别、年龄等将病人向手术室工作人员交代清楚。随后按麻醉与手术要求,准备好手术后床单位及监护、抢救等设备。

(四) 急症手术病人手术前护理

指病情危急需在最短时间内迅速进行的手术,如脾破裂、中空性器官穿孔、绞窄性肠梗阻等。护士应尽快做好必要的准备和救护工作。

1. 首先抢救危及生命的情况。如心搏骤停、窒息、气胸等。对休克病人,应立即建立静脉通道,以便迅速补充血容量;开放性伤口病人,及时准备用物协助医师止血、包扎。

2. 密切观察病情变化。如神志、生命体征、瞳孔、肤色及肢端温度等,并做好记录,发现问题及时与医师联系,以便及时处理。

3. 迅速做好配血、备皮、药物过敏试验、手术前用药等工作。并及时作好血、尿常规和出、凝血时间的检查,心电图检查,注意危重病人不宜作复杂的特殊检查。通知病人禁饮食,给予静脉输液,但一般应禁止灌肠,禁用泻药,未明确诊断前禁用止痛剂(即四禁)。

4. 注意稳定病人的情绪,向病人家属简要介绍病情及治疗方案。

(五) 特殊病人手术前准备

1. 高血压病人 高血压病人的危险性主要在于手术中、手术后有心力衰竭、脑出血、心肌梗死和肾功能不全的危险。因此手术前适当控制血压在180/100mmHg以下时,手术危险降低。对此类病人宜做好血压监测和用药效果的观察。

2. 心脏病病人 麻醉作用、手术刺激、失血与缺氧等因素,都易致心脏病病人心律失常、心力衰竭甚至心搏骤停。手术前多需内科、麻醉科、外科参与会诊,拟定有效治疗方案。急性心肌梗死病人发病后6个月以上且无心绞痛发作者,才考虑在良好的监护条件下施行手术。心力衰竭病人,最好在心力衰竭控制3～4周后,再考虑施行手术。

3. 肝疾病病人 肝硬化、阻塞性黄疸等肝脏疾病病人常存在贫血、低蛋白血症和凝血功能障碍，同时在手术中、手术后有发生急性肝衰竭的可能。手术前应监测病人的肝功能检验指标；注意给予高糖、高蛋白质、高维生素饮食；少量多次输给新鲜血液或人血清蛋白制剂；选用对肝功能无损害的抗生素；避免使用损害肝功能的药物。大多数肝脏疾病病人经过保肝治疗后，能明显改善肝功能，提高手术耐受力。

4. 肾疾病病人　肾功能损害程度愈重，手术耐受力也愈差。麻醉、手术创伤亦会加重肾脏的负担，导致急性肾衰竭的发生。肾脏病人手术前应最大限度地改善肾功能，注意维持水、电解质及酸碱平衡，禁用肾毒性药物，监测肾功能检验指标，如血尿素氮、肌酐等。

5. 糖尿病病人　手术前应监测血糖，遵医嘱控制血糖水平，一般以控制在正常或轻度升高状态（5.6～11.2mmol/L）较适宜，此时尿糖（＋）～（＋＋）；纠正水、电解质及酸碱平衡失调；改善营养状况；手术前使用抗生素预防感染。手术宜安排在当日晨尽早进行，以缩短手术前禁食时间，避免发生酮症酸中毒。

（六）健康指导

1. 告诉病人及家属，保证稳定的情绪、充足的睡眠及合理的饮食可提高手术耐受力，并督促执行。介绍手术前准备的意义，如饮食、戒烟、备皮、备血、灌肠等。讲解手术后可能留置的引流管、氧气管、导尿管、胃肠减压管的目的，常见的手术后不适及并发症的预防。简单介绍手术室环境、手术过程及手术中配合有关知识。

2. 指导病人做适应手术后变化的锻炼，减少手术后并发症的发生：如床上排便排尿的适应性训练，学习深呼吸、有效咳嗽、翻身、肢体活动的方法；对胸腹部手术病人，要指导其学会腹式呼吸、胸式呼吸及在咳嗽时如何保护伤口；手术体位的适应性训练，如甲状腺手术者，手术前要练习头颈部过伸位。

第二节　手术室护理

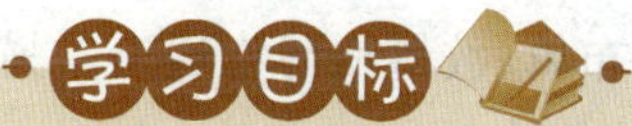

①熟悉手术室环境、设备及布局原则，手术室管理的目的及规则。②掌握手术护士、巡回护士、供应护士的工作内容。③学会多功能手术床和无影灯的操作；手术器械物品的整理、打包与消毒；器械台的铺置与管理，手术基本技术的配合操作。④能识别常用手术器械及物品，熟练掌握其用途和传递方法；熟练掌握各种布单和手术衣的折叠方法；熟练掌握常用手术体位的安置方法。⑤工作中养成严格的无菌观念、良好的操作技巧和认真负责的工作态度。

手术室是外科病人进行手术治疗的重要场所，外科手术范围和技术的迅速发展，对手术室的建设和管理提出了越来越高的要求。手术室护理就是要保证手术过程的顺利进行，保证病人手术期间的安全。

一、手术室设施与设备

（一）建筑要求

1. 手术室的位置　手术室应设在医院内便于接送手术病人的区域；宜临近手术科室、

病理科、输血科、消毒供应中心等部门,周围环境安静、清洁、避免污染和噪声;手术间应尽量避免阳光直接照射,以朝北为宜,也可采用有色玻璃遮挡,以利于人工照明;手术室的朝向应避开风口,以减少室内尘埃密度和空气污染。手术室建筑设计通常是集中布置,构成一个相对独立、隔离的医疗区,其中包括手术工作区和附属供应区或服务区。

2. 手术间的面积与数量 手术间的面积根据综合手术室或专科手术室而定,一般大手术室面积 50～60m^2,中手术室面积 30～40m^2,小手术室面积 20～30m^2。手术间的数量根据手术科室的病床数和手术量进行设定,一般比率为 1∶25～1∶30。

3. 手术室内部设计要求 手术间应采用自动门而不用弹簧门,走廊宽度不少于 2.5m,便于平车运送。地面和墙壁应坚硬、光滑和无缝。地面可设地漏,墙壁最好用耐湿、防火、不易着色、易于清洁等性能的材料制成。装备完善的电源、水源、防火设施及通风过滤除菌装置;有冷暖调节装置,室温宜保持在 22～25℃,相对湿度为 50%～60%。手术间内光线要均匀、不耀眼,近乎自然光线。

(二) 布局原则

手术室布局应当遵循医院感染管理原则,做到布局合理、分区明确、标示清楚,符合功能,流程合理和洁污区域分开的基本原则。

1. 手术室内部划分为 3 区 即非限制区、半限制区、限制区。①非限制区设在最外侧,包括办公室、会议室、标本室、污物室、资料室、电视教学室、值班室、更衣室、医护人员休息室、手术病人家属等候室等;②半限制区在中间,包括器械室、敷料室、洗涤室、消毒灭菌室、手术间外走廊、麻醉恢复室、石膏室等;③限制区在内侧,包括手术间、洗手间、手术间内走廊、无菌物品间、储药室、麻醉预备室等。为保持环境洁净,3 区必须严格区分或隔离。

2. 洁污通道分开 手术人员、病人、手术用品(敷料、器械等)进出洁净手术室必须受到严格控制,并采取适宜的隔离程序,即做到洁污分流,最大限度地避免交叉感染。一般须采用双走道方案:①无菌(洁净)通道,是医护人员、手术前病人、洁净物品供应通道;②非洁净处置通道,是手术后的污染器械、布单、敷料和污物通道。另外还有抢救病人专用的绿色通道,可以使危重病人得到最快速的救治。

3. 主要房间配置 包括手术间和附属工作间。按手术有菌或无菌的程度,手术间分 3 类:一为无菌手术间,供心血管、甲状腺、疝修补、骨关节等无菌手术使用,设在限制区的最里侧;二为相对无菌手术间,供可能污染的手术使用,如胃肠手术;三为污染手术间,供感染手术使用,如阑尾穿孔的手术,设在限制区的最外侧。另可设置急诊清创手术室或严重感染手术室,安排在靠近外走廊处。

附属工作间包括器械清洗间、敷料准备间、灭菌间、器械间、刷手间、麻醉准备间、麻醉恢复室等,应分别安置在合理的位置上。

(三) 手术间基本设备及使用

手术间基本配备:手术台、大小器械桌、升降台、麻醉桌、吊顶式无影灯、立地聚光灯、药品及敷料柜、读片灯、吸引器与供氧装置、麻醉机、输液架、垫脚蹬、污物桶、挂钟等。各种扶托固定病人的物品,如头架、肩挡、臂架、固定带等,以保持病人不同的手术体位。中心供氧、中心吸引、中心空气调节及高效的层流式空气净化装置等是现代化手术室的必备条件,此外应有心电监护、移动式 C 臂 X 光机。还可安装闭路电视和电视录像设备、供教学和参观用的隔离参观台。为保证不因意外停电影响手术,还应有双电源或备用的供电装置。

（四）常用器械和物品

1. 常用器械类 ①刀刃类；②钳、镊类；③牵拉用器械；④缝合用器械；⑤探针与吸引器头；⑥内镜类如膀胱镜、腹腔镜、胸腔镜、关节镜等；⑦其他专科特殊器械如胃肠切除吻合器械、骨科器械、脑科器械、显微外科器械等。

2. 布类物品 手术室布类物品包括手术衣和各种手术单及手术包的包布，通常选择质地柔软、细密、厚实的棉布。也有一次性制品，由无纺布制成。

3. 手术敷料 包括纱布类和棉花类。须用脱脂棉花制作，以增加吸水性，用于手术中压迫止血、拭血及包扎等。

4. 引流物 常用的引流物有管状引流、纱布条引流、“烟卷”引流、橡皮片引流等。

5. 缝合线 在手术中用于结扎血管、缝合组织及脏器。

以上常用基本器械、布单与物品的名称、分类、用途、用法和传递技术等详见配套教材《实践指导及习题集》的实践教学。

二、手术室管理

手术室的工作任务一般由手术室、麻醉科、手术治疗科室以及各辅助科室密切配合来完成。每台手术一般由手术者、助手、麻醉医师、巡回护士和手术护士参加。手术室的工作人员集中且流动量较大，工作繁重而又复杂。所以必须加强手术室管理，建立健全各项规章制度，达到以下目的：①保证手术室无菌环境；②保证手术顺利进行，杜绝差错事故发生；③保证重危病人及意外事故的抢救。

（一）手术室一般规则

①手术室内保持肃静，不得大声喧哗和随便走动，严禁吸烟。②除参加手术人员及手术室工作人员外，其他人员一律不准随便进入手术室。患有上呼吸道感染，急慢性皮肤感染性疾病者，不可进入手术室，更不能参加手术。③凡进入手术室的人员，必须按规定更换专用清洁衣裤、口罩、帽子、鞋等。内衣不可外露。外出时更换外出衣和鞋。④手术室工作人员应坚守工作岗位，不得会客、办私事等。随时准备接受急危重症病人及意外事故的抢救工作。⑤严格执行无菌技术操作，所有工作人员都有相互监督职责。

（二）手术室参观制度

①参观人员应安排在隔离参观台，或者在教学参观室观看闭路电视，尽量避免直接进入手术间参观。②参观者必须经手术室护士长、主管医师或有关科室同意后统一安排。③进入手术室要按规定更换参观衣、口罩、帽子、鞋等，按指定时间、地点进入。遵守手术室的管理制度和基本无菌技术规则，不得任意走动或出入。④凡进入手术间的参观者，应立于手术人员身后，不可距手术人员过近，避免污染。

（三）接送病人制度

①接送病人一律用手术室专用平车。外科手术科室平车接送至手术室非限制区，由手术室专用平车将病人接送出入手术室，并注意安全。②接送病人要严格查对科别、姓名、性别、年龄、病室号、病床号、住院号、诊断、手术名称及部位、麻醉方法等，无误后送病人于指定手术间的手术台上。③病人进入手术室后必须戴清洁帽、换鞋等，巡回护士要核查或做好病人、病历、X线片、物品等交接手续。④手术结束后，待生命体征平稳、病情允许时将病人送回到病房，并与病房护士交接手术后注意事项，输液、输血情况，病历及随带物品等。

（四）手术间清洁消毒制度

①每日手术前，务必保持手术间内器具清洁无尘。手术后将手术台、器械台、托盘、无影灯、输液架、脚凳、吸引器、门窗各处的污迹等清洗干净，拖净地板，并作室内通风消毒。拖把、敷料桶应固定使用。②手术室的工作区域，应当每24小时清洁消毒一次。连台手术之间、当天手术全部完毕后，应当对手术间及时进行清洁消毒处理。③每月定期做空气细菌培养。如不合格，必须重新处理。④特殊感染手术后的手术间应当严格按照医院感染管理要求进行清洁消毒处理。

三、手术护士工作

手术护士（scrub nurse）又称洗手护士或器械护士，主要工作是监督无菌技术操作规程，管理器械台，主动而默契地配合手术操作。

（一）手术前准备

1. 了解手术名称、要求及器械准备 手术前1天了解病人施行手术的名称、部位和手术步骤，以及手术者对该手术的特殊要求；估计手术中可能发生的问题及应对措施，如何与手术者密切配合等；协助手术者做好器械准备。

2. 手术前无菌准备 手术开始前30分钟进行外科手清洁与消毒、穿手术衣、戴好手套；整理无菌器械台，按使用先后顺序由近而远将手术器械分类摆放，安装手术刀，不同型号缝针穿好缝线备用；手术开始前与巡回护士共同清点器械、敷料、缝针等，便于手术结束时核对；协助手术者向病人手术区铺无菌巾。

3. 做好器械台的铺置与管理 ①选择器械桌：手术器械桌要求结构简单、坚固、轻便且易于清洁消毒；有脚轮可推动；桌面四周有高5cm许的栏边，能防止手术器械滑落。根据手术性质及范围，选用不同规格的器械桌，使用时铺上4～6层无菌巾，即可在其上面摆置各种无菌物品及器械。②铺无菌桌的步骤：巡回护士把手术包放于器械桌上，用手打开包布的外层，只接触包布的外面，由里向外展开，保持手臂不穿过无菌区；用持物钳打开第2层包布。手术护士行外科洗手后，可用手打开第3层包布，此时铺在桌面上的无菌布单共厚6层，无菌单应垂下桌面不少于30cm；手术护士穿好无菌手术衣及戴无菌手套后，将器械按使用先后顺序及类别整齐排列在无菌桌上。③无菌器械台的管理：铺好备用的无菌桌超过4小时后不能再用；凡垂落桌缘平面以下物品应视为已污染，必须重新更换；手术中污染的器械、用物不能放回原处，如手术中接触胃肠道等已污染的器械应放于弯盘内，勿与其他器械接触；如有水或血渗湿布单者，应及时加盖无菌巾以保持无菌效果；手术开始后，该无菌桌仅对此手术病人是无菌的，桌上器械物品不许用于其他病人；手术护士应及时清理无菌桌上器械及用物，以保持无菌桌清洁、整齐、有序，并及时供应手术人员所需的器械及物品。④器械托盘的准备：器械托盘为高低可调之长方形托盘，盘面为48cm×33cm。横置于病人适当部位之上，如为胸部手术，则托盘横过骨盆部位；颈部手术，则置于头部以上。在手术准备时摆好托盘位置，手术区铺单时用双层手术单包盖妥当，其上再铺手术巾，为手术时放置刀、剪、钳等常用器械和物品之用。

（二）手术中配合

1. 严格执行并监督手术无菌规则（详见第2章外科无菌技术）。

2. 器械的传递与管理 ①手术中传递器械要方法正确，动作敏捷。传递时均以器械柄端轻击手术者伸出的手掌；注意手术刀的刀锋朝上；弯钳、弯剪之类应弯曲部向上；弯针应以持针器夹住中后 1/3 交界处;传递针线时,应事先将线头拉出 6～9cm,防止线脱出;台上缝线用无菌巾保护好。②保持手术野、器械托盘及器械桌的干燥整洁和无菌物品的无菌状态。器械用毕后及时取回擦净,做到"快递快收";随时整理器械及用物,排放整齐;随时清理缝线残段,防止带入创腔;吸引器头每次用后需用生理盐水吸洗,以免血液凝固堵塞管腔;暂时不用的器械可放在器械台一角;用于不洁部位如肠道的器械要隔离放置,以防污染扩散;尽量减少器械在空气中的暴露时间,手术后 4 小时应用无菌单遮盖台上备用器械。

3. 配合抢救 密切注意手术进展,若病人出现大出血、心搏骤停等意外时,应沉着冷静,及时与巡回护士联系,积极配合医师抢救。

4. 清点用物 胸、腹腔及深部手术在关闭切口前,与巡回护士再次清点器械、敷料、缝针等是否如数,以防异物遗留在体内。

5. 留取标本 手术切下的组织标本应妥善保存,及时安排送检。

(三)手术后整理

核对手术器械、纱布、纱垫等物品数字后在记录单上签名;检查标本、培养管登记情况;整理器械无误后送至专用隔离窗口,转交中心供应室做清洗、消毒和灭菌处理。

四、巡回护士工作

巡回护士(circulating nurse)是手术间的负责护士。主要工作是在指定的手术间内配合手术做台下巡回护理工作。

(一)手术前准备

1. 手术前物品准备 手术前 1 日准备和检查手术所需要的各种药品和物品是否齐全;检查手术间内电源、吸引装置和供氧系统等固定设备是否安全有效,电凝器、电钻等特殊仪器设备的性能调试正常;备好器械桌;手术当日调节好适宜的室温及光线,创造最佳的手术环境及条件。

2. 核查病人情况 给病人戴上清洁帽;按手术通知单核对病人姓名、性别、年龄、住院号、病床号、诊断、手术名称、手术部位、手术前用药、手术同意书和麻醉方式等;点收随病人带至手术室的病历、X 光片和药品等;检查病人手术前皮肤准备及个人卫生情况;饰物、义齿及贵重物品等是否取下;验证病人血型与交叉试验结果,做好输血准备;为病人开通静脉输液。

3. 做有关手术前指导 ①向病人作自我介绍,适当给病人安慰;②介绍手术间环境;③介绍手术简要过程,手术中可能会出现什么样的感觉,怎样配合;④介绍有关麻醉知识及麻醉配合。

4. 安置体位 按麻醉要求安置病人麻醉体位,并注意看护,必要时使用约束带;麻醉后与手术者及麻醉师共同核对手术部位,按照手术要求摆放手术体位,正确予以固定。安置手术体位时应考虑以下要求:①病人安全舒适,骨隆突处要衬海绵垫或其他软垫,以免压疮;②手术野暴露充分;③不影响呼吸和循环功能,在胸、腹下面放置软垫时,垫与垫之间要留一定空间;④避免神经、血管受压,上肢外展不得超过 90°,以免损伤臂丛神经;下肢要注意保护腓总神经;⑤便于麻醉和病情监测。常见几种手术体位的用途、安置方法和注意问题等详见配套教材《实践指导及习题集》的实践教学。

5. 协助其他手术准备 帮助手术人员穿好手术衣,安排各类人员就位;暴露病人手术区，协助手术者行病人手术区消毒；接好电刀电凝及吸引器设备连线等；协助手术护士共同清点器械、敷料、缝针等，并作记录签名。

（二）手术中配合

1. 保持手术间整洁安静。监督各类人员遵守无菌规则和管理要求。

2. 密切观察手术进展情况，随时调整灯光。根据手术需要及时补充不足的器械与物品。

3. 正确执行输血、输液、用药等口头医嘱并及时登记，保证输血、输液通畅。用过的各种药物安瓿、储血袋，应保留在指定位置，待手术后处理。

4. 协助麻醉师做好病情观察。充分估计手术中可能发生的情况，做好应急准备，及时配合抢救。

5. 手术结束关闭体腔或伤口前，与手术护士再次清点、核对器械和敷料物品，详细登记在单并签名。

（三）手术后整理

1. 手术结束后，协助手术人员包扎病人伤口，擦净伤口周围的血迹；妥善固定引流管道；注意病人的保暖；清点病人随身带来的物品。

2. 与麻醉医师一起将病人送至麻醉苏醒室或送回病房，并向有关值班护士详细交班。

3. 整理手术间，物归原处，做好终末处理和空气消毒等工作。

五、供应护士工作

1. 器械组护士工作 负责手术室普通和特殊器械的管理与准备工作，保证日常手术的器械供应无误。定期检查各类器械的性能是否良好；做好各科器械的保养与分类保存，尤其对精密、贵重设备做到专人管理；负责平时择期手术、急诊手术、节假日等各类手术备用器械包的打包和灭菌工作，保证消毒灭菌效果或无菌有效期合格。

2. 布单及敷料组护士工作 每天上午检查一次敷料柜，补足缺少的各种敷料。负责一切敷料的制作、打包和补充，按要求保证供应，包括各型号手套的补充，手术床单位被服的管理等。

第三节 手术后护理

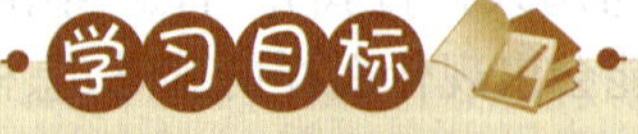

①熟悉一般外科手术病人手术后的护理评估内容和可能存在的护理问题，能够提出护理诊断。②掌握一般手术病人手术后的护理措施。③通过实践教学，学会对手术后病人的一般护理，熟练掌握手术后引流管的护理操作方法。

手术完毕病人返回病房至基本康复出院（与手术有关的治疗基本结束）这一时期的护理，称作手术后护理（postoperative care）。手术后护理的重点在于密切观察病情，尽可能地减轻病人的痛苦和不适，纠正由于手术创伤所造成的生理紊乱，预防手术后并发症的发生，促进病人尽快全面康复。

【护理评估】

（一）手术情况

了解手术类型、麻醉方式，以及手术中出血、补液、输血量、尿量、用药情况；引流管安置的部位、名称及作用；判断手术损伤大小以及对机体功能的影响，尤其注意内出血、各部位的感染、呼吸与循环系统并发症发生的可能性和危险性。

（二）身体状况

1. 麻醉恢复情况　评估神志、呼吸、循环、肢体运动及感觉等方面的变化，综合判断麻醉是否苏醒及苏醒程度。

2. 呼吸　观察呼吸频率、深浅度和节律性；注意呼吸道是否通畅，舌后坠堵住呼吸道时常有鼾声，喉痉挛时可有吸气困难伴喘鸣音，支气管痉挛时表现为喘息、呼气困难及呼气时相延长。

3. 循环　监测血压的变化，脉搏的频率、强弱及节律性；评估皮肤颜色及温度，观察病人肢端血液循环情况。

4. 体温　一般手术后24小时内，每4小时测体温一次，以后根据病情可延长测量间隔时间。由于机体对手术创伤的反应，手术后病人体温可升高，一般38℃左右，1～2天后逐渐恢复正常。

5. 疼痛　评估病人疼痛的部位、性质、程度、持续时间，观察病人的面部表情，注意疼痛对活动、睡眠及饮食的影响情况。

6. 排便情况　评估病人有无尿潴留，观察尿量、性质、颜色和气味有无异常。评估肠蠕动恢复情况，询问病人有无肛门排气，观察病人有无恶心、呕吐、腹胀、便秘等症状。

7. 切口情况　评估切口有无渗血、渗液、感染及愈合不良等情况。

8. 引流管与引流物　引流是否通畅，引流物量、颜色、性质等。

（三）心理状态

病人手术后的心理变化突出表现在：①对手术效果的预期较高，手术后病人，一旦从麻醉中醒来，首先关心的是手术的效果。②某些破坏性手术或器官功能再造手术后，如乳房切除术、截肢术、人工肛门术等手术后常产生形体缺陷的心理；③对手术后正常的机体反应认识不足，或受手术后并发症的影响，常有较重的焦虑、抑郁等心理反应。

（四）病人及家属是否掌握手术后有关的康复知识。

【护理诊断/问题】

1. 清理呼吸道无效　与痰液黏稠、切口疼痛不能有效咳嗽有关。

2. 疼痛　与所患疾病、手术创伤、手术后并发症等因素有关。

3. 体液不足　与手术中出血、手术后禁食、呕吐、引流等因素有关。

4. 营养失调：低于机体需要量　与禁食、基础代谢率升高有关。

5. 活动无耐力　与手术创伤、切口疼痛、体质虚弱有关。

6. 潜在并发症：手术后内出血、切口感染或裂开、肺不张与肺部感染、尿路感染、下肢深静脉血栓形成等。

其他常见护理诊断可能有焦虑、自我形象紊乱、知识缺乏、体温过高（过低）、排尿异常、躯体活动障碍等。

【护理目标】

病人能有效清理呼吸道，保持呼吸道通畅；重要脏器功能维持正常；切口疼痛等影响病人舒适感的因素及时得到缓解;手术后病人的水、电解质和营养维持在平衡状态;手术后活动量逐渐增加,未发生感染,切口愈合良好;能复述手术后饮食、活动、切口护理、导管护理的注意要点和相关知识。

【护理措施】

(一) 手术后常规护理措施

1. 安置适当的体位 先根据手术后麻醉方式安置体位:①全麻未清醒病人取去枕平卧位且头偏向一侧,或取侧卧位,便于口腔分泌物或呕吐物流出以防误吸导致病人窒息或吸入性肺炎。②蛛网膜下隙麻醉病人应去枕平卧6~8小时,以防止腰麻后头痛。③硬膜外麻醉病人应平卧4~6小时,因手术后常有血压波动。

待麻醉反应消失后,可根据手术部位及治疗要求调整体位:①颈、胸部手术病人取高半坐卧位,便于呼吸及有效引流。②腹部手术病人取低半坐卧位或头高斜坡卧位,有利于改善呼吸和循环;有利于减轻腹壁切口张力,促进切口愈合;更重要的是有利于腹腔渗血渗液流聚于盆腔,防止发生膈下感染。③颅脑手术病人将头端床体抬高15°~30°,呈头高脚低斜坡卧位,有利于静脉回流,减轻脑水肿。④脊柱手术病人可取俯卧位或仰卧位,四肢手术病人将根据治疗要求而定。

病情观察的重要性

病人男性,26岁。因急性阑尾炎急诊行阑尾切除术。手术后3小时即凌晨2时护士查看病情,见其切口敷料被少许渗血浸红。30分钟后再次观察病人见脉搏124次/分钟、血压90/76mmHg……急呼医生看病人。随后急行入腹探查,发现腹腔有较多积血,阑尾动脉处活动性出血……

2. 严密观察生命体征 对施行较大手术、全麻病人及危重病人,应每15~30分钟监测1次体温、呼吸、脉搏、血压以及瞳孔、神志等,待病情稳定后可改为每2~4小时监测1次或遵医嘱执行。有条件时应住入监护病室,随时监测生理指标变化,直至病人病情稳定。一般非全麻中、小手术遵医嘱可每2~4小时观察1次,并做好记录。

3. 保持引流管有效的引流 其护理要点是:①妥善固定,防止移位和脱落;②保持引流通畅,引流管切勿扭曲、压迫、阻塞,如有阻塞应以适量无菌等渗盐水缓慢冲洗;③观察并记录引流液的量、性状和颜色,如有异常及时与医师联系处理;④每天更换引流接管及引流瓶1次,应注意无菌操作;⑤掌握各类引流管的拔管指征、时间及方法。另外尚需注意引流期间的体位安置和拔管后的处理与观察等。

4. 维持营养和体液代谢的平衡 病人开始饮食的时间应根据手术部位、麻醉种类和肠蠕动恢复情况决定。禁食期间,须静脉补充水、电解质及营养。大手术后,如禁食时间较长可经深静脉给予营养支持。

非腹部手术根据手术大小、麻醉方法和病人的反应来决定开始进食的时间。体表或肢体的局部手术,全身反应较轻或无明显反应,手术后即可进食;手术范围较大,全身反应较明显者,需待数小时后麻醉反应消失,方可进食。全身麻醉者,应待麻醉清醒,无恶心、呕吐反应,方可进食;全麻大手术后亦可在手术次日进食。

腹部手术尤其是胃肠手术后,一般需禁食2~3日,待肠蠕动恢复、肛门排气后可开始进少量流质,逐步增加到全量流质饮食;一般在手术后第5~6日可进半流质,7~9日可以恢复普通饮食。开始进食早期,应避免牛奶、豆类、薯类和糖类等胀气食物。食道手术后为预防吻合口瘘,禁食时间要求较长。

5. 促进切口愈合　要保证切口愈合良好,必须加强病人营养支持,维持切口良好的血液循环,保证手术区敷料的清洁干燥。手术后应注意观察伤口有无渗血、渗液、敷料脱落以及伤口有无感染等情况。若敷料脱落和污染,应及时更换。若伤口疼痛明显,有红肿、渗液多,应及时通知医师,采取理疗、抗感染、换药等早期处理。

6. 指导早期活动　对手术后病人,原则上都应鼓励早期床上活动,或争取在早期下床活动:①增加肺通气量,使呼吸道分泌物易于咳出,减少肺部并发症的发生;②改善全身血液循环,促进切口的愈合,还能预防下肢静脉瘀血,减少深静脉内血栓形成的危险;③有助于肠道蠕动和膀胱收缩功能的恢复,减少腹胀和尿潴留的发生。

早期下床活动,应根据病人的耐受程度,逐步增加活动量。在病人已清醒、麻醉作用消失后,即手术当日就应鼓励在床上活动,如深呼吸,四肢主动活动及间歇翻身等。手术后第1～2日开始,就可试行离床活动。先坐在床沿上,做深呼吸和咳嗽,再在床旁站立,并稍作走动,然后逐步增加活动范围、次数和时间。凡是休克、心力衰竭、严重感染、出血等重症病人和极度虚弱的病人,以及施行某种有特殊固定、有制动要求的手术病人,均不应过早离床活动。

(二) 心理护理

针对病人的不良心理状态,提供个体化的心理支持,给予心理疏导和安慰,以增强战胜疾病的信心。要求医护人员经常访视病人,给予手术后健康指导等。

(三) 手术后常见不适的护理

1. 发热的护理　发热是手术后最常见的症状。手术后机体对创伤的反应,病人体温常升高至38℃左右,2～3日可恢复正常,主要是因为机体对组织损伤后分解产物、渗血渗液的吸收所致,故称"吸收热"或"外科热"。可不作处理,但应密切观察。如果体温超过了39℃,一般应采取物理降温,如乙醇擦浴、冰袋置于头部,也可采用药物降温,常用水杨酸类或酚噻嗪类药物,前者通过出汗来降温,后者直接作用于丘脑下部,造成血管舒张散热而降温。在小儿高热时不宜应用水杨酸类药物,以免出汗过多引起脱水反应。手术后3～6日的发热,要考虑感染的可能,常见的有切口和肺部的感染、静脉内留置的输液管导致的静脉炎、留置导尿管并发的尿路感染等。对于感染所引起的高热,应采取相应的措施,如引流切口,应用抗生素等。

2. 切口疼痛的护理　切口疼痛于麻醉作用消失后出现,24小时内最强烈,一般2～3日后逐渐减轻。切口持续疼痛,或在减轻后再度加重,可能是切口血肿、炎症或脓肿的形成所引起,应仔细检查。咳嗽、翻身会加剧切口疼痛,病人往往取比较合适的制动体位不愿移动。

小切口手术后的切口疼痛可口服解热镇痛药,如双氯芬酸钠等,可取得较好的效果。大手术后24小时内的切口疼痛,常需肌内注射阿片类镇痛药,如盐酸哌替啶,必要时隔4～6小时重复,但不可多次使用,以防成瘾。同时还可根据手术情况选用病人自控镇痛(PCA)等方法。对由切口血肿、炎症或脓肿形成所引起的切口疼痛则应积极处理原发病灶。

3. 恶心、呕吐的护理　常见原因为麻醉反应和手术引起的胃肠功能紊乱,其他原因可能为电解质紊乱、颅内压增高、糖尿病酸中毒、尿毒症等。腹部手术后反复呕吐并有腹痛,应考虑有肠梗阻可能。

麻醉反应导致的恶心、呕吐,在麻醉剂药物作用消失后自行停止,可不作特殊处理。对其他原因所致的呕吐,应查明原因,并进行相应治疗。对症处理可用镇静止吐药,如甲氧氯普胺(灭吐灵)、氯丙嗪等,疗效较好。亦可针刺内关、足三里穴位。同时对频繁呕吐者应稳定其情绪,注意观察呕吐物的颜色、性质、数量,保证病人口腔清洁和床单位整洁,教会病人在呕吐时注意保护切口和避免误吸。

4. 腹胀的护理 腹胀常由于手术后胃肠蠕动功能受抑制,肠腔积气过多所致。多见于腹部手术后,系手术操作刺激胃肠道所引起。一般手术后2～3天随胃肠道蠕动恢复、肛门排气后可以自行缓解。如手术后数日仍未排气,腹胀伴有肠鸣音消失,可考虑为腹膜炎或其他原因(低钾血症等)所致的肠麻痹。如腹胀伴有阵发性绞痛,肠鸣音亢进,可考虑是早期肠粘连或其他原因(如腹内疝等)所引起的机械性肠梗阻。严重的腹胀可使膈肌抬高、下腔静脉受压,影响呼吸和循环功能。此外,由于局部张力增高,影响胃肠吻合口和腹壁切口的愈合,并加剧疼痛。一般在肛门排气后,腹胀自行消退,可不作特殊处理。如腹胀严重时可给病人放置胃管作胃肠减压,或放置肛管排气。针刺足三里、气海、天枢等,也有一定的疗效。非胃肠道手术还可用新斯的明肌内注射或穴位注射。在无禁忌的情况下,应鼓励病人早期活动,促使胃肠功能的恢复。对机械性肠梗阻、腹膜炎、低血钾、肠瘘等所致腹胀情况,需对因处理。

5. 尿潴留的护理 尿潴留多发生在腹部和肛门会阴手术后,尤其是老年病人。常见原因为全身麻醉或椎管内麻醉后排尿反射受抑制,切口疼痛引起膀胱括约肌痉挛,以及病人不习惯床上排尿,老年人前列腺增生使尿道梗阻等。而直肠癌根治术则由于膀胱后倾和骶前神经受损导致尿潴留。对手术后6～8小时尚未排尿的病人,或者虽有排尿,但尿量少、次数多的病人,均应考虑有尿潴留的可能。

对尿潴留的病人,如病情许可,可以通过改变体位或协助病人坐起、站立排尿。在下腹部按摩、热敷,给病人听流水声诱导排尿,用止痛剂镇痛,针刺关元、中极、足三里,或者注射刺激膀胱壁层肌收缩药物氨甲酰胆碱,均可促进病人自行排尿。以上措施无效后,则应在严格无菌操作下进行导尿。如果残余尿量多于500ml者,应留置导尿管1～2天,在病情允许的情况下,鼓励病人多饮水或静脉输液,维持充足的尿量,保持排尿通畅,留置导尿期间做好导管护理及膀胱功能训练。如考虑到前列腺增生或手术中可能损伤骶丛神经则应在手术前即留置导尿管。

6. 呃逆的护理 呃逆为不规则的膈肌痉挛性收缩,同时使气流冲出声门而产生的一种特殊声音。通常手术后8～12小时内发生,多由于膈神经受刺激所引起,一般多为暂时性。持续呃逆应首先考虑胃潴留、胃扩张,其次是有无膈下感染。手术早期发生者,可采用压迫眶上缘,短时间吸入二氧化碳,针刺足三里等穴位,给予镇静安眠或解痉药物等措施进行治疗。对于胃潴留或胃扩张病人应置胃管进行胃肠减压。如检查未能发现明显原因,而一般措施无效时,也可肌注哌甲酯,必要时颈部封闭膈神经解除病人痛苦。

(四)手术后并发症预防和护理

手术后并发症可归为2类,一类是各种手术后都有可能发生的普通并发症,如手术后出血、切口感染、切口裂开、肺部感染、尿路感染等;另一类是在某种特定手术后发生的特殊并发症,如甲状腺大部切除手术后的甲状旁腺功能减退等。

1. 出血 发生原因有:①手术中止血不彻底,手术后结扎线脱落;②手术中痉挛而无出血表现的小动脉断端于手术后舒张;③渗血未能完全控制;④凝血功能障碍。手术后出血可发生在手术切口、中空性器官及体腔内。常于手术后24～48小时发生。切口出血可见敷料被血液湿透,甚至有血液持续流出。手术后体腔内出血,位置隐蔽,不易早期发现。有引流管者，可见血性引流液流出，但对体腔内未放置引流管者，则为内出血表现，可作体腔穿刺检查等协助诊断。严重内出血可发生低血容量性休克，表现为烦躁不安、脉搏细速、面色苍白、四肢湿冷、血压下降、尿量减少等。

手术后应密切观察伤口敷料有无渗血、渗液，观察各引流管引流液的性状、量和色。若少量出血时，一般经更换切口敷料、加压包扎或全身使用止血剂即可止血；若出血量大，活动性出血，需再次手术止血。体腔内出血病人一旦确诊，多需在补充血容量的同时，行手术止血。

2. 切口感染　发生原因有：①手术无菌操作不严格；②手术中止血不彻底，缝合技术不正确，使局部有血肿、死腔、异物残留；③全身营养状况差，特别是合并糖尿病、肥胖等因素。切口感染常发生于手术后 3～5 日，若切口疼痛加剧，或减轻后又加重，并伴有体温升高，脉率加速，血白细胞计数增高，即可提示切口感染。体格检查时，发现切口局部有红、肿、热、痛的典型表现。后期脓肿形成时可出现波动感，或切口局部穿刺有脓。凡有分泌物者，均应取标本做细菌学培养，同时作药物敏感试验以选择有效的抗生素。切口在炎症早期，应采取使用有效的抗生素和局部理疗，使其不发展为脓肿。脓肿形成后应拆开缝线引流、换药或二期缝合治疗。预防：①严格遵守无菌原则；②加强病人营养，增加病人抗感染的能力；③严格止血，避免切口渗血和血肿；④细致操作，避免不必要的损伤。

3. 肺不张与肺部感染　发生原因：主要是呼吸活动受限，肺通气不足，或因不能有效地咳出呼吸道分泌物，使其阻塞支气管，造成肺不张和感染。多见于胸腹部大手术后，特别是老年人、有吸烟嗜好以及患有急、慢性呼吸道疾病的病人。

指导病人进行有效的咳嗽、咳痰，并促进肺膨胀。根据痰液细菌培养，选择有效抗生素治疗。痰液过多或一般排痰无效时，可用支气管镜吸痰，必要时行气管切开。预防：①有效的手术前呼吸道准备及健康指导；②减少肺泡和支气管内的分泌物。手术前至少停止吸烟 2 周，有上呼吸道感染的病人尽可能在感染消退后手术；③注意体位引流，防止呕吐物吸入；④手术后帮助病人翻身、拍背，指导病人深呼吸，有效咳嗽、咳痰，咳嗽时双手按住切口两侧，以保护切口，减轻疼痛；⑤无力咳嗽或不敢咳嗽的病人可通过气管内吸痰刺激咳嗽；痰液黏稠者，可经雾化吸入或口服氯化铵，使痰液变稀，易于咳出；⑥手术后胸带勿绑扎过紧，以免限制呼吸；⑦鼓励早期活动；⑧不用或少用能够抑制呼吸的镇静药或止痛药。

4. 尿路感染　发生原因有：①尿潴留是引起手术后尿路感染的主要原因；②长时间留置导尿管或多次导尿；③残余尿增多。尿路感染多发生于膀胱，以后向上蔓延形成肾盂肾炎。急性膀胱炎主要表现为尿频、尿急、尿痛，有时排尿困难，一般无全身症状，尿检查有较多的红细胞、脓细胞。急性肾盂肾炎多见于女性病人，主要表现为畏寒、发热、尿频、尿急、尿痛、肾区疼痛，尿常规检查有红细胞、脓细胞。诊断最好做中段尿镜检和培养，镜检可以发现大量白细胞和细菌，培养可以明确菌种，大多数是革兰染色阴性的肠源性细菌。如培养为阳性，应作药物敏感试验，以便选择有效的抗生素。

防止和尽早处理尿潴留是预防尿路感染最有效措施。对尿路感染的具体处理包括：①应用有效抗生素治疗，可根据药物敏感试验选择用药；②对留置导尿病人操作时注意无菌操作，鼓励病人多饮水，保持每日尿量在 1500ml 以上，可起到冲洗尿道的作用；③使用颠茄类解痉药物解除膀胱痉挛，使用碳酸氢钠碱化尿液减轻酸性尿对膀胱的刺激，以改善症状；④观察排尿情况，发现问题，及时处理。

5. 切口裂开　发生原因有：①营养不良，组织愈合能力差；②切口缝合技术有缺陷，如组织对合不全，缝线打结不紧等；③手术后腹内压增高，如剧烈咳嗽，严重腹胀、尿潴留等。

多见于腹部和肢体邻近关节部位的手术切口。常发生于手术后1周左右。病人在一次腹部突然用力后，自觉切口疼痛、突然松开或听到腹壁崩裂声。如为全层裂开，切口处有大量淡红色液体流出，严重时有网膜或肠管脱出。部分裂开时，皮肤缝线完整，但皮肤以下深层组织全部裂开。

腹部切口全层裂开时，应让病人平卧屈膝以降低腹压，安慰病人解除紧张情绪，用无菌换药碗扣上，再以腹带包扎，送手术室处理。切忌当时将脱出的脏器回纳入腹腔，容易造成感染。部分裂开或裂口较小，可暂不手术，待病情好转后择期修补。预防：①手术前和手术后加强病人营养，改善病人体质；②采用正确的缝合方法，缝合张力大的切口时加用减张缝线；③应在良好麻醉、腹肌松弛条件下缝合切口，避免强行缝合造成组织撕裂；④选用腹带保护切口，必要时延长手术后拆线时间；手术后留置胃管行胃肠减压以降低腹压。⑤及时处理咳嗽、排尿困难、便秘等引起腹内压增高的因素。

6. 深静脉血栓形成或血栓性静脉炎 常发生于手术后长期卧床、活动减少的老年人或肥胖者。手术后鼓励病人早期下床活动，多做下肢的屈伸运动，促进静脉回流；如病人出现腓肠肌疼痛和紧束，继之出现下肢凹陷性水肿，沿静脉走行有触痛，表现为浅静脉发红、变硬等症状，应立即停止患肢静脉输液，患肢抬高、制动，严禁局部按摩，以防血栓脱落。局部50%硫酸镁湿敷，遵医嘱用药治疗等。

(五) 健康指导

重点做好出院康复指导。①外科疾病康复指导：指导病人学会自我护理、自我保健，避免与发病有关的诱发因素，防止疾病复发，巩固治疗效果。②心理保健知识指导：指导病人学会自我调节、自我控制的方法，提高病人心理适应能力和社会生活能力。③饮食卫生知识指导：帮助病人建立良好的饮食习惯，教育病人遵守有关要求或医护方案。④合理用药知识指导：按照出院医嘱，教给病人合理用药知识，包括按时、按量用药的重要性，正确服用方法，药物的副作用，特殊用药的注意事项等。⑤手术后功能恢复及活动指导：康复期间，指导病人在身体条件允许下，循序渐进开展有关功能训练，最大限度地恢复生活和工作能力，增强病人的自信心。⑥复诊的要求和时间等。

(孙运粉)

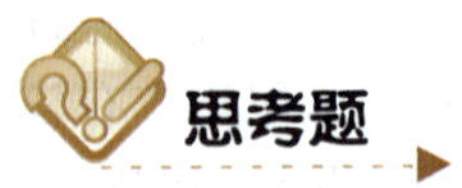

思考题

病人女性，52岁。因胃癌收住院准备择期行胃癌根治手术。目前胃痛明显，食欲差。自诉对手术担忧，失眠。体质消瘦。心肺等其他检查尚未发现明显异常。①请提出该病人住院后主要的护理诊断/问题，并拟订相应的护理措施。②该病人今日上午9点在硬脊膜外隙麻醉下行胃癌根治术，你如果是手术护士应如何进行工作？如果是巡回护士应怎样展开工作？③病人手术基本顺利，中午12点安返病房。你如果是普外科病房护士，将从哪些方面评估病人身体状况？试举3条最常见护理诊断/问题，并提出相应的护理措施。

第八章 外科感染病人的护理

外科感染(surgical infection)是指需要外科治疗的感染,包括创伤、烧伤、手术、器械检查、静脉置管等并发的感染。外科感染的特点:①常为多种细菌尤其是需氧菌与厌氧菌引起的混合感染;②多有突出的局部表现,可引起化脓及组织坏死;③常需手术或换药处理。

外科感染按病菌种类不同可分为非特异性感染(nonspecific infection)、特异性感染(specific infection)2 大类。非特异性感染又称化脓性感染,由常见的化脓性致病菌引起,如疖、痈、急性蜂窝织炎、急性阑尾炎等。此类感染的特点为:①同一种致病菌可引起几种不同的化脓性感染,几种致病菌也可引起同一种感染性疾病。②在病理变化、临床表现及防治方法上都有共同之处。特异性感染由特殊病原菌引起,如破伤风、气性坏疽等。其特点是:一种致病菌只能引起一种特定的感染性疾病,其发病过程、临床表现和防治方法各有其特点。

外科感染按病程长短可分为急性感染、亚急性感染与慢性感染。一般认为病程在 3 周以内为急性感染;超过 2 个月为慢性感染;介于两者之间为亚急性感染。

据感染发生时病原菌的来源以及入侵途径,感染可分为:外源性感染、内源性感染;原发性感染、继发性感染。感染也可根据发生条件归类,如条件性(机会性)感染、二重感染(菌群交替症)及医院内感染(nosocomial infection)等。

外科感染的实质是病原菌入侵而引起的炎症反应。病变的演变取决于病原菌的毒力、机体的抵抗力以及治疗措施是否得当,可能出现下列 3 种结局:①炎症局限:当机体抵抗力较强、治疗及时和有效时,炎症可被吸收、局限或形成局部脓肿。②转为慢性:当机体抵抗力与病菌毒力处于相持状态时,感染灶可被局限,但炎症持续存在而转为慢性。一旦机体抵抗力下降,感染会重新急性发作。③炎症扩散:当病菌数量多、毒力强或机体抵抗力较弱时,感染向周围迅速扩散或经淋巴、血液途径扩散,引起脓毒症,严重者可危及生命。

第一节 化脓性感染病人的护理

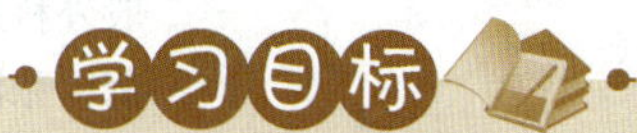

①了解外科感染的概念、特点、分类和病理演变。②熟悉化脓性感染病人护理评估和护理诊断/问题;掌握其护理措施和健康指导。③熟悉浅部软组织常见化脓性感染和全身性外科感染的有关概念、护理评估要点及护理措施要点。④学会对化脓性感染病人的护理,工作中表现出对感染病人的爱护和尊重。

化脓性感染（suppurative infection）由常见的化脓性致病菌引起，是最常见的外科感染。

一、化脓性感染病人护理概述

【护理评估】

（一）健康史

开放性创伤、烧伤、手术、穿刺等以及癣疾、溃疡穿孔均可使皮肤、黏膜或脏器组织屏障功能受损；损伤、血管病变等所致局部组织的缺血或瘀血，使机体局部缺失抗菌和修复能力；管腔性器官阻塞所致内容物瘀积，有利于细菌在其内生长繁殖；休克、糖尿病、某些血液病、营养不良、长期使用糖皮质激素或癌症病人化疗、放疗，以及肝、肾、肺、心等重要器官功能不全，都会造成机体抵抗力低下。总之，在人体局部或全身抗感染能力有缺陷的情况下，皮肤、口腔、鼻咽腔、肠道内寄居的多种微生物或者外界的大量致病菌侵入人体组织并繁殖，可造成感染。

（二）身体状况

急性感染有红、肿、热、痛和功能障碍的典型炎症表现。浅表软组织的感染，所在局部一般有疼痛和触压痛，皮肤肿胀、色红、温度增高，还可发现肿块或硬结。慢性感染也有局部肿胀或硬结肿块，但疼痛大多不明显，皮肤红、热程度较轻。浅部感染形成脓肿时可触及波动感。感染的伤口或创面，可见炎性渗出液、组织坏死及肉芽组织增生等。根据脓液及其局部炎性反应特点，有助于判断感染的主要致病菌（表 8-1-1）。

表 8-1-1 化脓性感染常见致病菌及临床特点

致病菌	寄居部位	临床特点
金黄色葡萄球菌	常存在于人的鼻、咽部黏膜和皮肤及其附属的腺体	可引起疖、痈、脓肿、骨髓炎和伤口感染，感染发生时易局限，脓液稠厚，呈黄色，不臭。也可引起全身化脓性感染
化脓性链球菌或称 A 群链球菌（多为乙型溶血性链球菌）	大多寄生在口、鼻、咽部	可引起急性蜂窝织炎、淋巴管炎等软组织感染，感染容易扩散，也可引起全身化脓性感染。感染时脓液稀薄、量大、呈淡红色
大肠埃希菌（大肠杆菌）	寄居在肠道内	此菌常与其他厌氧菌混合感染，故脓液稠厚，常为灰白色，有恶臭或粪臭
铜绿假单胞菌（绿脓杆菌）	常存在于肠腔内	常引起大面积烧伤的创面感染，可引起脓毒症。脓液呈淡绿色，有特殊的甜腥臭味。此菌对大多数抗菌药物不敏感
无芽胞厌氧菌（主要是脆弱类杆菌）	常存在于口腔与肠腔内	多与其他需氧菌一起形成混合感染，是一般外科感染，尤其是腹腔感染的重要致病菌。脓液恶臭，有产气性

全身表现轻重不一。感染轻者可无全身症状，较重者常因全身中毒反应引起畏寒发热、头痛乏力和全身不适，以及食欲减退、脉搏增快等症状；病程较长时，因代谢紊乱而出现消瘦、贫血和水肿；严重感染扩散，可发生脓毒症，出现感染性休克以及多器官功能障碍综合征。

（三）实验室及其他检查

血常规检查可见白细胞总数增高，中性粒细胞比例增多，或有明显的核左移，可出现中毒颗粒。严重感染时，如果血白细胞计数减少或发现幼稚白细胞，常表示病情危重。病程较长的重度感染病人可出现红细胞和血红蛋白减少。B型超声、X线、CT、MRI等影像学检查，常能了解人体深部感染病变的部位、范围及程度。取脓液、血液、尿液、痰液或穿刺液作涂片染色镜检、细菌培养以及药物敏感试验，有助于明确致病菌种类及指导用药。

（四）治疗与效果

化脓性感染的治疗原则是抑制或消灭致病菌，消除感染毒性物质；增强人体抗感染能力，促使组织修复。早期、轻度感染采取局部外敷药物、热敷或物理疗法，可促使炎症消散；若局部化脓或脓肿形成，则应手术切开引流；严重感染或已发展为全身性感染时，应积极处理感染病灶，应用有效抗菌药物并给予全身支持治疗和对症处理。

（五）心理-社会状况

轻症病人心理反应可能不明显，病程较长或病情严重的病人，要忍受病痛对躯体的折磨，正常工作和生活被扰乱，对治疗效果的担心等，都会造成较强的精神压力，产生忧虑、压抑、恐惧等心理反应。同时注意了解病人对感染的预防、治疗和预后等知识的知晓程度、心理承受能力以及家庭对病人的支持等。

【护理诊断/问题】

1. 焦虑 与感染后的痛苦及对预后的担忧有关。

2. 体温过高 与感染引起的炎症反应有关。

3. 疼痛 与炎症刺激有关。

4. 营养失调:低于机体需要量 与营养摄入不足及分解代谢增强有关。

5. 潜在并发症 水、电解质和酸碱平衡失调，脓毒症，感染性休克等。

【护理目标】

病人情绪稳定，焦虑或恐惧感消失，并积极配合治疗和护理；体温恢复正常；疼痛缓解；营养和体液失衡状况恢复正常；各种并发症的可能性、危险性减小。

【护理措施】

1. 心理护理 与病人交流，解释疾病以及治疗、护理上的有关知识。减轻或消除病人的焦虑和恐惧，增强治愈疾病的信心。

2. 局部疗法的护理

(1)患部抬高与制动:协助和指导病人将患部抬高并制动，以促进静脉和淋巴回流、减轻肿胀和疼痛。

(2)物理疗法:炎症早期应用局部热敷、超短波或红外线辐射等物理疗法，可改善血液循环、促进炎症消退和减轻疼痛。

(3)药物外敷:浅部感染早期可局部涂搽碘酊或外敷鱼石脂软膏等，以促进炎症消退或局限。组织肿胀明显者用50%硫酸镁溶液湿热敷。感染伤口创面则需及时换药处理。

(4)脓肿切开引流的护理:脓肿形成应及时切开引流；保持伤口引流通畅；做好伤口换药处理(详见第十章)。

3. 全身治疗的护理

(1)合理应用抗菌药物:轻症感染可口服或肌内注射抗生素，重症感染必须经静脉注射。用药前应了解病人有无药物过敏史，按要求做抗生素过敏试验。感染较重者抗菌药物应有计划地分次静脉给药。多种抗菌药物联合应用时应注意配伍禁忌。一般在症状消失、体温恢复正常后停药，严重感染者在体温正常后继续用药1～2周。要注意观察抗菌药物的疗效和不良反应，一旦发现用药无效或有二重感染等异常情况，应及时报告医生并协助处理。

(2)加强支持治疗与护理：嘱病人充分休息，提供高热量、高蛋白、易消化的饮食，补充维生素，鼓励病人多饮水。病情较重者，遵医嘱静脉补液，输注血浆、人体清蛋白、丙种球蛋白或新鲜全血等。必要时行肠内或肠外营养支持，并做好相应护理(详见第四章)。

4. 做好对症护理 如全身中毒症状严重者，遵医嘱给予糖皮质激素。高热者去除过分厚重的衣被，应给予冰袋冷敷、乙醇擦浴等物理降温，必要时遵医嘱使用退热药物降温。退热后如出汗过多，应及时更换衣服，并防止感冒。疼痛剧烈、烦躁不安者，遵医嘱给予止痛、镇静等药物。

5. 观察病情变化 严重感染者，应密切观察生命体征、意识、尿量和病变局部情况的变化，观察血常规检查结果等。一旦发现异常，应及时通知医生，尤其注意要及早发现和处理脓毒症、感染性休克等并发症。

6. 采集和留置标本 对手术或换药时采集的脓液或分泌物标本，应及时送检做细菌培养和药物敏感试验。注意做血液细菌培养时，应选择在病人寒战、发热时采血，要避免在静脉注射抗菌药物时采血，以提高细菌培养的阳性率。做厌氧菌培养时，应立即将标本注入特别培养器皿中送检。

7. 做好生活等基础护理 配合各种治疗，做好口腔、皮肤护理及一般生活护理。保持病室通风良好，空气清新，病服、床单及被套需经常更换，以避免医院内感染。

8. 健康指导

①教育病人及社区人群，加强个人卫生和环境卫生，做好皮肤的清洁和保健，减少感染机会。②做好劳动保护，预防组织创伤发生。若有损伤和感染，应及时治疗。③经常锻炼身体，增强体质，提高机体抵抗力。④医护人员在进行各种操作过程中，应严格执行无菌操作规程，以减少医源性感染。加强医院病区管理，控制医院内感染。

二、浅表软组织常见化脓性感染病人的护理

(一) 疖

疖(furuncle)是单个毛囊及其所属皮脂腺的急性化脓性感染，炎症常波及附近皮下组织。致病菌以金黄色葡萄球菌为主。疖常发生于毛囊和皮脂腺丰富的头、颈、面、背、腋、腹股沟、会阴等部位。多个疖同时或反复发生在身体不同部位，称为疖病。常见于营养不良的小儿或糖尿病病人。

皮肤不洁，皮肤局部的急、慢性损伤，全身抵抗力减低等，均易发生疖。初起时局部出现红、肿、痛的小结节，结节逐渐增大呈锥形隆起，数日后结节中央组织坏死、软化，并出现黄白色的小脓栓。脓栓破溃后，脓液流出，炎症逐渐消退而痊愈，一般无全身症状。面部"危险三角区"内的疖受到挤压时，感染可沿眼静脉和内眦静脉向颅内扩散，引起严重并发症即化脓性海绵状静脉窦炎，表现为眼部及周围组织红肿、疼痛，并有头痛、寒战、高热，甚至昏迷而危及生命。疖早期以局部外敷、理疗等治疗为主，如已形成脓肿，须及时切开引流、换药处理。

疖是常见病，注意以下护理：①早期主要是配合局部治疗。炎症结节可用热敷或物理疗法，也可外涂碘酊、碘附或鱼石脂软膏。形成脓头时，可在其顶部涂碘酊并去除脓头。如已形成脓肿，须及时切开引流。感染严重者，需用足量的抗生素控制感染，注意观察并发症。

②严禁挤压疖，尤其不可挤压面部“危险三角区”的疖，以免引起颅内海绵状静脉窦炎。③加强健康教育，注意个人皮肤的清洁卫生。

（二）痈

痈(carbuncle)是多个相邻的毛囊及其所属皮脂腺或汗腺的急性化脓性感染，或由多个疖融合而成。常见致病菌为金黄色葡萄球菌。常发生于颈、项、背等皮肤韧厚的部位。痈多见于糖尿病等抵抗力较差的成人。

初起时局部可见一片暗红色的肿胀区，质地坚韧，边界不清，以后中央有多个脓栓形成，破溃后病灶呈蜂窝状。痈常有寒战、高热等全身症状，严重者可发展为脓毒症或感染性休克。唇痈亦可引起颅内化脓性海绵状静脉窦炎，危险性更大。早期治疗措施与疖相同；已出现多个脓点、表面紫褐色或已破溃时，在麻醉下作“＋”或“＋＋”形切口切开引流(图 8-1-1)；全身使用足量、有效抗生素治疗。

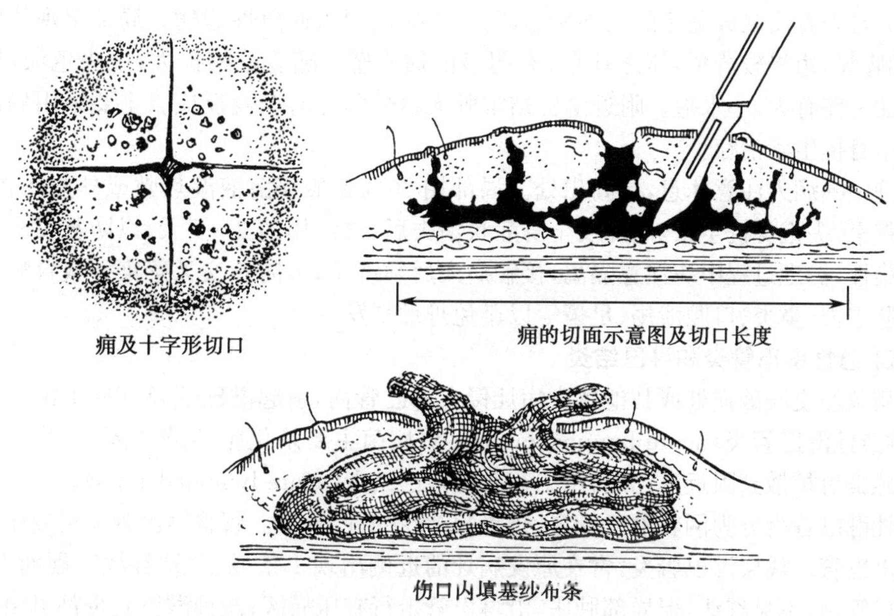

图 8-1-1　痈的示意图及切开引流

护理在早期与疖相同。化脓后配合医生作切开引流，加强换药护理。遵医嘱及时全身使用足量、有效抗生素，加强支持治疗并做好病情观察及对症护理。面部“危险三角区”的痈严禁挤捏，以防感染扩散引起颅内化脓性海绵状静脉窦炎。有糖尿病者做好相应治疗与护理。教育病人注意个人卫生。

（三）急性蜂窝织炎

急性蜂窝织炎(acute cellulitis)是皮下、筋膜下、肌间隙或深部疏松结缔组织的一种急性弥漫性化脓性感染。致病菌主要是化脓性链球菌，其次是金黄色葡萄球菌、大肠埃希菌和无芽胞厌氧菌等。由于受侵组织质地较疏松，化脓性链球菌又可释放溶血素、链激酶、透明质酸酶等，使病变不易局限，迅速扩散易导致全身性感染。

表浅的急性蜂窝织炎，局部明显的红、肿、热、痛，中央区呈暗红色，边缘稍淡，与周围正常皮肤无明显分界，压痛明显；深部急性蜂窝织炎局部皮肤红肿虽不明显，但有水肿和深压痛，全身症状明显；口底、颌下与颈部的急性蜂窝织炎，易致喉头水肿、气管受压，引起呼吸困难甚至窒息；产气性皮下蜂窝织炎局部可触及捻发音，皮下组织和筋膜出现坏死，且伴有进行性皮肤坏死，脓液恶臭，全身状态较快恶化。急性蜂窝织炎治疗原则是早期采用药物外敷等局部治疗和全身应用抗生素；化脓时应及时切开引流。

早期即应做好局部治疗和全身治疗的护理。对口底、颌下及颈部病变者应特别注意观察病人有无呼吸改变，必要时及早通知医生做切开减压，以防喉头水肿，气管受压而窒息。产气性皮下蜂窝织炎切开引流后，用3%过氧化氢溶液冲洗和湿敷。及早发现和处理脓毒症、感染性休克等并发症。

（四）丹毒

丹毒（erysipelas）是皮肤网状淋巴管及皮肤的急性炎症。致病菌属乙型溶血性链球菌。病变好发于下肢和面部。其特点是蔓延很快，一般不引起组织坏死和化脓，治愈后容易复发。

病人常先有皮肤或黏膜的某种病损，随后因病菌侵入而急性起病。局部出现片状鲜红色斑，稍隆起，边界较清楚，压之褪色，有明显的灼痛感。随着范围扩大，中央色淡，周围色深。表面可伴有大、小水疱。附近淋巴结常肿大、疼痛，伴有全身反应。主要采用局部药物外敷和全身抗生素治疗。

护理中嘱病人注意休息，抬高患处。局部用50%硫酸镁溶液湿热敷或外敷药物，全身应用青霉素、头孢类抗生素，局部及全身症状消失后，继续用药3～5天，以防复发。此病有接触传染性，护理过程中应注意隔离，接触病人后须洗手，以防止交叉感染。教育病人积极治疗皮肤破损、鼻炎、口腔溃疡、足癣等以避免丹毒复发。

（五）急性淋巴管炎和淋巴结炎

致病菌经皮肤破损处或其他感染病灶侵入淋巴管内，引起淋巴管及其周围组织的急性炎症，称急性淋巴管炎（acute lymphangitis）。致病菌主要是化脓性链球菌、金黄色葡萄球菌。如感染再扩散到附近淋巴结，可引起急性淋巴结炎（acute lymphadenitis）。

急性淋巴管炎分为网状淋巴管炎（丹毒）与管状淋巴管炎。管状淋巴管炎可发生在浅部或深部淋巴管。浅层淋巴管炎，常在原发病灶的近侧出现1条或多条“红线”，硬而有压痛；深层淋巴管炎，不见红线，但局部肿胀，沿淋巴管走行有压痛区；两种淋巴管炎都可引起全身症状。感染扩散至淋巴结即形成急性淋巴结炎，轻者局部淋巴结肿大，略有压痛；重者局部有红、肿、热、痛，甚至形成脓肿并伴有全身症状。早期采用局部及全身性治疗，急性淋巴结炎形成脓肿则应切开引流。

做好局部和全身性治疗的护理，并有效控制原发病灶。急性淋巴结炎形成脓肿则应及早切开引流及时换药。嘱病人休息、抬高患肢。

（六）脓肿

急性感染后，组织或器官内病变组织坏死、液化，形成脓液聚积，同时有完整脓腔壁形成者称为脓肿（abscess）。致病菌多以金黄色葡萄球菌为主。

浅表脓肿有红、肿、热、痛，与正常组织界限清楚，有压痛、波动感。深部脓肿局部红肿多不明显，一般不见波动感，但有局部疼痛和深压痛，在压痛最明显处用粗针穿刺抽出脓液，即可确诊。小而浅的脓肿，多无明显全身症状；大而深的脓肿，常有明显的全身中毒症状。脓肿形成后，应及时切开引流，加强换药护理。

由医生或换药室护士及时行脓肿切开引流，切开引流后应定时换药。遵医嘱给予抗菌药物，做好局部治疗和全身治疗有关护理。

（七）甲沟炎

甲沟炎(paronychia)是甲沟及其周围组织的化脓性感染。多因局部微小刺伤、挫伤、肉刺(逆剥)或剪指甲过深所致。致病菌常以金黄色葡萄球菌为主。

开始为一侧甲沟局部红、肿、痛，可迅速化脓；脓液可蔓延至甲根处及另一侧甲沟，形成半环性脓肿。严重者向甲下蔓延形成甲下脓肿。初期给局部治疗；已有脓液时，作切开引流；形成甲下脓肿者，行拔甲术。

护理在初期即注意局部热敷、理疗，外敷消炎药物，遵医嘱给予抗生素。切开引流或拔甲手术后做好换药护理。

（八）脓性指头炎

脓性指头炎(felon)是手指末节掌面的皮下组织化脓性感染。多由刺伤引起。致病菌多为金黄色葡萄球菌。

炎症早期患指有针刺样疼痛，因手指末节掌面皮下软组织分隔为密闭的腔隙，脓性渗液使腔内压增高而疼痛剧烈。当指动脉受压时转为搏动性跳痛，患指下垂时加重，夜间尤甚，多伴有全身症状。如不及时治疗，常可因血管受压，发生末节指骨缺血坏死和骨髓炎。早期理疗或热敷，全身应用抗生素。短期内无好转即及早切开减压并引流。

早期抬高患肢、遵医嘱给予理疗或热敷，酌情应用抗生素。如上述治疗后无明显好转，一旦出现跳痛即应及早在患指末节侧面切开减压、引流，不可待波动感出现后才手术。疼痛严重者，给予止痛药。观察有无指骨坏死或骨髓炎等并发症。

（九）急性化脓性腱鞘炎和化脓性滑囊炎

急性化脓性腱鞘炎是手指掌面屈肌腱鞘的急性化脓性感染，多因深部刺伤后引起感染，或邻近组织感染蔓延所致。致病菌多为金黄色葡萄球菌。病情进展迅速，24 小时后即出现明显的局部与全身症状。①患指均匀肿胀呈半屈状；②被动伸患指剧痛；③沿整个腱鞘均有明显压痛，因腱鞘坚韧，故不出现波动。

由于拇指与小指腱鞘分别与掌腕部桡、尺侧滑液囊相通，因此，该两处化脓性腱鞘炎可迅速发展为桡、尺侧化脓性滑囊炎，再向上蔓延引起前臂肌间隙感染。炎症亦可蔓延到手掌深部间隙(图 8-1-2)。尺侧滑囊炎表现为：①小指和无名指呈半屈曲状；②小鱼际和小指腱鞘区肿胀压痛。桡侧滑囊炎表现为：①拇指肿胀微屈、不能外展及伸直；②拇指腱鞘区和大鱼际处压痛。

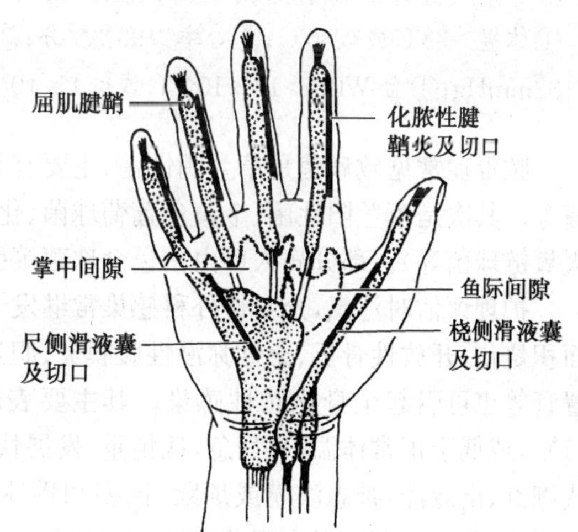

图 8-1-2　手屈肌腱鞘、滑囊、手掌间隙的解剖示意图及手术切口

早期治疗同脓性指头炎；如病情未见好转，及早切开减压。

护理要点是抬高患肢并制动。遵医嘱给予热敷、理疗、抗生素治疗。切开引流后定时换药。切开引流 1 周后，指导病人进行手指功能锻炼，以防发生肌腱粘连。

（十）手掌深部间隙感染

掌中间隙与鱼际间隙的感染称为手掌深部间隙感染。掌中间隙和鱼际间隙均在屈肌腱的深面，两个间隙的感染常由指屈肌腱鞘炎蔓延或直接刺伤所致。致病菌多为金黄色葡萄球菌。

掌中间隙感染的表现：①掌心凹陷消失，局部隆起，手背肿胀明显；②中指、无名指、小指呈半屈状，被动伸指时剧痛；③伴有高热等全身症状。

鱼际间隙感染的表现：①大鱼际和拇指指蹼明显肿胀和压痛；②拇指外展略屈，示指半屈，拇指不能对掌，掌心凹陷存在；③伴有全身症状。

治疗原则同急性化脓性腱鞘炎。

护理中嘱病人抬高患肢并制动，注意休息。遵医嘱给予止痛，全身应用抗生素。应早期切开引流，做好引流手术后护理。急性炎症控制后及时指导患手功能活动。

三、全身性外科感染病人的护理

外科感染合并有全身性炎症反应的表现，如体温、呼吸、循环改变时，称为脓毒症(sepsis)。如果细菌侵入血液循环，血培养阳性，称为菌血症(bacteremia)。全身性感染即包括脓毒症和菌血症。

全身性感染是由于病原菌以及内毒素、外毒素和它们介导的多种炎症介质引起的炎症反应失控，常导致全身性炎症反应综合征(systemic inflammatory response syndrome, SIRS)及脏器功能损害，严重者可发生感染性休克、多器官功能障碍综合征(multiple organ dysfunction syndrome, MODS)。

全身炎症反应综合征(SIRS)

1991年美国胸科医师学会和急救医学会(ACCP/SCCM)在芝加哥召开的联合会议上提出了全身炎症反应综合征(SIRS)的概念。其实质是各种严重侵袭造成体内炎症介质大量释放而引起的全身反应。具有下列临床表现中两项或以上者即可诊断：①体温>38℃或<36℃；②心率>90次/分；③呼吸频率>20次/分或过度通气，$PaCO_2$<32mmHg；④血WBC>12×10^9/L或<4×10^9/L或未成熟粒细胞>10%。

脓毒症常见致病菌是革兰阴性菌，主要有大肠埃希菌、铜绿假单胞菌、拟杆菌、克雷伯杆菌等。其次是革兰阳性菌(金黄色葡萄球菌、化脓性链球菌、肠球菌等)和厌氧菌(脆弱杆菌、厌氧链球菌等)。部分病人可由白色念珠菌等引起真菌脓毒症。

护理评估时注意，全身性外科感染常继发于严重创伤后的感染和各种化脓性感染，如大面积烧伤、开放性骨折、急性弥漫性腹膜炎、胆道或尿路感染等。此外，各种导管检查、静脉置管等也可引起全身化脓性感染。其主要表现特点有：①骤起寒战，继而高热可达40～41℃，或低于正常体温；起病急，病情重，发展快。②头痛、头晕、恶心、呕吐、腹胀，面色苍白或潮红、出冷汗，神志淡漠或烦躁、谵妄和昏迷。③心率加快，脉搏细速，呼吸急促或困难。④肝脾可肿大，严重者出现黄疸或皮下瘀斑等。⑤血白细胞计数常达(20～30)×10^9/L以上，或幼稚型增多、核左移，出现毒性颗粒。危重病人血白细胞计数可降低。⑥可有不同程度的水、电解质及酸碱代谢失衡和肝、肾受损征象。⑦可能出现感染性休克及多器官功能障碍综合征(MODS)。

脓毒症在临床上可分为3大类型，因其致病菌的不同而具有各自的临床特征：①革兰阳性菌脓毒症，可有或无寒战、呈稽留热或弛张热。病人面色潮红，四肢温暖，休克发生时间晚，多有谵妄和昏迷，可出现转移性脓肿，易并发心肌炎。②革兰阴性菌脓毒症，可呈间歇热，严重时体温不升或低于正常。病人四肢厥冷、发绀、少尿或无尿，休克发生早，持续时间长。③真菌性脓毒症，病人突起寒战、高热，病情迅速恶化，周围血象可呈白血病样反应。

护理中注意以下工作：①配合医疗尽早控制原发性感染灶，及时做好手术前后的处理。②遵医嘱应用大量有效抗生素控制感染。③加强支持疗法。如维持水、电解质及酸碱平衡；对病情严重病人应少量多次输新鲜血浆，必要时给予血浆清蛋白，增强病人抵抗力。④给予对症处理。如高热者物理或药物降温；疼痛者，遵医嘱给予镇静止痛药物。⑤密切观察病情。注意有无并发症的发生；按规范要求采集分泌物、血液进行细菌培养及药物敏感试验，以指导抗菌药物的使用。还应观察有无因长期大量使用抗菌药物而引起的二重感染。

第二节 厌氧芽胞梭菌感染病人的护理

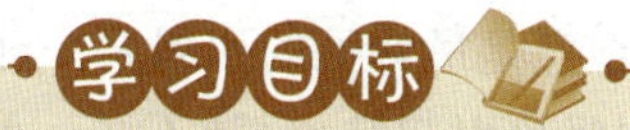

①了解破伤风的概念、病因和病理特点；熟悉破伤风的护理评估和护理诊断/问题；掌握其护理措施和健康指导。②了解气性坏疽的概念、病因病理、护理评估及护理措施等。③学会对破伤风病人的护理，工作中严防交互感染的发生，同时表现出救死扶伤的人道主义精神。

一、破伤风病人的护理

破伤风(tetanus)，是破伤风梭菌侵入人体伤口后，生长繁殖、产生毒素而引起的一种急性特异性感染。主要特征是全身横纹肌的紧张性收缩和阵发性痉挛。破伤风梭菌是一种革兰染色阳性、有芽胞厌氧梭菌，广泛存在于灰尘、土壤及粪便中。其菌体易被消灭，但芽胞的抵抗力很强，须煮沸 30 分钟或高压蒸汽 10 分钟方可杀灭。

破伤风梭菌不能侵入正常皮肤和黏膜，即使经伤口侵入也未必都发病。破伤风的发病需具备 3 个条件：①破伤风梭菌直接侵入开放性伤口；②伤口内具有缺氧的环境，如伤口深而窄、局部缺血、坏死组织多、填塞过紧、引流不畅或混有其他需氧化脓菌感染；③病人抵抗力低下。

破伤风梭菌在伤口生长繁殖、产生外毒素而致病。外毒素主要是痉挛毒素和溶血毒素 2 种。痉挛毒素是引起症状和体征的主要毒素，经血液和淋巴循环到达并作用于脊髓前角灰质或脑干的运动神经核，使运动神经元兴奋性增强，引起全身横纹肌的紧张性收缩和阵发性痉挛；还能影响交感神经，出现大汗、血压不稳和心率增快等。溶血毒素可引起局部组织坏死和心肌损害。

【护理评估】

(一) 健康史

了解病人有无开放性损伤史。如火器伤、开放性骨折、深部软组织开放伤、烧伤、动物咬伤、锈钉刺伤等。伤后是否按常规进行过伤口处理和预防注射。有无产后感染、不洁人工流产或新生儿脐带消毒不严等情况。破伤风的潜伏期通常为7～8日，最短的少于24小时，最长可达数月或数年。90%的病人在伤后2周内发病。一般情况下，潜伏期越短，预后越差。

（二）身体状况

前驱症状有乏力、头晕、头痛、咀嚼肌紧张和酸胀、烦躁不安等，一般持续1～2日。随之出现发作期肌肉持续收缩的典型表现，最初是咀嚼肌，以后扩展到面肌、颈项肌、背腹肌、四肢肌群。病人早期常表现咀嚼不便，张口困难；严重时牙关紧闭，面部肌群收缩呈"苦笑面容"，颈项肌收缩表现颈项强直，背、腹部肌肉同时收缩时因背肌力量较强而引起"角弓反张"，四肢肌痉挛时可呈半握拳、弯肘、伸膝姿态。膈肌及肋间肌痉挛时可出现呼吸困难，甚至窒息。

在肌肉持续性收缩的基础上，任何轻微的刺激，如声、光、触摸、震动、饮水等均可诱发强烈的阵发性痉挛。痉挛发作时常伴有口吐白沫、流涎、大汗淋漓、呼吸急促、口唇发绀，一般无高热发生。发作可持续数秒或数分钟不等，间歇期长短不一。发作时病人表情非常痛苦，但神志始终清楚。

并发症主要发生在呼吸道。窒息是最常见的死因之一，因喉痉挛、持续的膈肌与肋间肌痉挛所致。呼吸道分泌物淤积、误吸可引起肺炎、肺不张。此外，强烈的肌肉痉挛还可能发生坠床、舌咬伤、肌肉撕裂、骨折脱位等意外损伤。缺氧、水电解质酸碱平衡紊乱等可导致心动过速，甚至心力衰竭或心搏骤停。

病程一般为3～4周，从第2周开始，症状可能逐渐减轻。

（三）实验室及其他检查

在伤口渗出物中，涂片检查可发现有破伤风梭菌。破伤风发作期，病人因水分摄入不足、大汗及肌肉抽搐而发生水、电解质平衡紊乱，二氧化碳结合力降低等。若合并肺部感染，可见血白细胞计数增多，中性粒细胞比例增高。

（四）治疗与效果

破伤风是一种极为严重的疾病，死亡率高，应采取积极的综合治疗措施。

1. 清除毒素来源 有伤口者应在控制痉挛的情况下，对伤口彻底清创，并用3%过氧化氢等冲洗、湿敷，以抑制破伤风梭菌生长和繁殖。注意伤口已愈合者不必再清创。

2. 中和游离毒素 使用破伤风抗毒素（tetanus antitoxin，TAT）和人体破伤风免疫球蛋白，中和血液中的游离毒素，可缩短病程、缓解病情。由于破伤风毒素一旦与神经组织结合，则抗毒血清已无中和作用，故应尽早使用。TAT剂量为2万～5万U加入5%葡萄糖溶液500～1000ml内静脉缓慢滴注，无需再连续应用。

3. 控制和解除痉挛 是综合治疗的中心环节。若能有效控制痉挛发作，多数病人可获痊愈。病情较轻者可使用一般镇静剂，如地西泮、苯巴比妥钠、10%水合氯醛口服或灌肠；病情较重者则使用冬眠合剂Ⅰ号（氯丙嗪、异丙嗪、哌替啶）；对抽搐频繁且用上述药物不能控制者，在气管切开及控制呼吸的条件下，使用硫喷妥钠和肌松弛剂。

4. 应用抗生素 使用青霉素120万U，每6～8小时1次，肌内注射或静脉滴注，既可抑制破伤风梭菌，又能控制其他需氧菌感染；同时合用甲硝唑，每日2.5g分次口服或静脉滴注，持续5～7日。

5. 防治并发症 加强护理工作，及时发现和处理各种并发症。

（五）心理-社会状况

病情较重时病人非常痛苦，可能有呼吸困难或窒息，加之需要隔离治疗，病人常有孤独、无助、悲伤、恐惧等心理反应。注意了解病人和家属对疾病治疗和预后的认识程度，了解家庭对病人的支持情况等。

【护理诊断/问题】

1. 恐惧　与抽搐发作、病情危重、对疾病预后担忧有关。

2. 疼痛　与肌肉的强直性收缩或痉挛有关。

3. 营养失调：低于机体需要量　与能量消耗增加、咀嚼与吞咽障碍导致营养摄入减少有关。

4. 有窒息的危险　与喉肌、呼吸肌持续痉挛有关。

5. 有传播感染的危险　与消毒隔离失误有关。

6. 潜在并发症　水、电解质和酸碱平衡紊乱，肺部感染，心力衰竭、舌咬伤及骨折等。

【护理目标】

病人恐惧减轻；疼痛缓解；恢复营养平衡；窒息、损伤等并发症得以有效预防，或发生时能被及时发现及时处理。

【护理措施】

1. 一般护理

（1）病房要求：安置病人住单人隔离病房；保持室内安静，光线暗淡，温湿度适宜。

（2）减少刺激：护理病人时应低声说话、动作轻巧，避免声音、光线、温度、气流等对病人的刺激。应谢绝探视病人。治疗及护理操作应尽量安排在使用镇静剂30分钟后集中进行。尽量不要搬动病人，以减少抽搐发作。

（3）严格消毒隔离：按接触隔离要求护理病人，医护人员进入病房须穿隔离衣、戴帽子、口罩、手套；身体有伤口时，不能进入病室工作；治疗或换药用器械及敷料均须专用。器械使用后要按规范程序密封包装，送医院消毒供应中心作"消毒-清洁-灭菌"处理。伤口更换的敷料应焚毁。室内空气、地面、用品应进行消毒处理，严防交互感染。

（4）维持体液和营养平衡：破伤风病人典型发作期热量消耗和水分丢失较多，遵医嘱给予补液，纠正水、电解质及酸碱平衡紊乱，并记录24小时出入量。给予病人高热量、高蛋白、高维生素易消化的食物。少食多餐，喂食时避免呛咳、误咽。不能进食者，在控制痉挛后给鼻饲，必要时可经胃肠外（PN）补充营养。

2. 保持呼吸道通畅　对抽搐频繁且药物不易控制，无法咳痰或有窒息危险的病人，应尽早协助医生行气管切开，并做好气管切开手术后护理。痉挛发作控制后的一段时间内，协助病人翻身、叩背，以利排痰，必要时给予雾化吸入和吸痰。

3. 严密观察病情变化和用药反应　观察病人痉挛发作次数、持续时间和有无伴随症状，并做好记录，发现异常及时报告医生，并协助处理。遵医嘱及时使用镇静、解痉药物，用药过程中应严密观察呼吸、脉搏、血压和神志的变化。使用TAT和青霉素应注意过敏反应情况，用药前常规做皮肤过敏试验，必要时可行TAT脱敏注射。

4. 心理护理　护理过程中应观察病人的心理反应，及时做好有关解释，给予心理疏导。多给心理关怀和支持，增强病人战胜疾病的信心。

5. 并发症的预防　加强安全措施，防止意外损伤发生。必要时加用床栏防止病人坠地；使用牙垫，避免舌咬伤。遵医嘱使用抗生素，防止肺部感染。加强心脏监护，防治心力衰竭等并发症。

6. 健康指导

(1)加强宣传教育:注意劳动保护,避免创伤;受伤后要及时、正确地处理伤口;向社区民众普及科学接生知识等,这些都是重要的预防措施。

(2)及时免疫注射:①教育社区人群积极接受全程破伤风主动免疫注射,即注射破伤风类毒素,小儿中常实施"百、白、破三联疫苗"注射,这是健康人群中预防破伤风的有效措施。②对已受伤的病人,预防破伤风最有效的措施是伤口清创和尽早进行被动免疫注射,即破伤风抗毒素(TAT)1500～3000U 皮下注射。注射前必须做过敏试验,皮肤试验过敏者采取脱敏注射法(具体方法见《基础护理技术》教材)。

二、气性坏疽病人的护理

气性坏疽(gas gangrene)是由一类梭状芽胞杆菌侵入伤口后引起的严重的急性特异性感染。此类梭状芽胞杆菌主要是产气荚膜梭菌,其他还有水肿杆菌、腐败杆菌、溶组织杆菌等。气性坏疽发展迅速,如不及时处理,病人常丧失肢体,甚至危及生命。

气性坏疽的病原菌只有进入乏氧环境的伤口内,才能生长繁殖,并产生多种外毒素和酶,引起组织中糖类和蛋白质的分解,产生恶性水肿和恶臭气体硫化氢。受伤肢体组织严重水肿、气肿及广泛坏死。大量坏死组织和外毒素吸收后,可引起脓毒症、感染性休克以及多器官功能衰竭。

【护理评估】

(一)健康史

病人有开放性损伤史。潜伏期为伤后 1～4 日,常在伤后 3 日发病,最短可在 6～8 小时后发病。梭状芽胞杆菌广泛存在于泥土沙尘和人畜粪便中,进入伤口的机会很多。在伤口缺氧环境下及机体抵抗力降低时容易发生。对损伤深在且污染较重的伤口、伤后大量失血、体质衰弱、伤处有大片组织坏死、深部肌肉损伤、开放性骨折伴有血管损伤等情况,应注意发生气性坏疽。

(二)身体状况

早期病人有患肢沉重感和胀痛感,随后伤口出现"胀裂样"剧痛,止痛剂不能缓解;伤口恶臭,见夹有气泡的浆液性或血性液体流出;伤口周围肿胀,皮肤苍白,紧张发亮,随病情发展很快变为暗红色、紫黑色,或出现大理石样斑纹或产生含有暗红色液体的水疱;可触及皮下捻发音;伤口内肌肉失去弹性与收缩力,切割时不出血,肌纤维坏死呈砖红色、紫黑色;全身表现有高热、脉速、呼吸急促、出冷汗、进行性贫血等中毒症状,甚至发展成中毒性休克。

(三)实验室及其他检查

伤口内渗出物涂片染色可发现粗大革兰染色阳性杆菌;X 线照片检查常显示患处肌群间有气体;由于毒素破坏大量红细胞,血红蛋白迅速下降或进行性贫血。

(四)治疗与效果

早期诊断、及时有效的治疗,对病人预后十分重要。①应尽早彻底清创,包括清除失活、缺血的组织和异物,对深而不规则的伤口充分敞开引流。筋膜下张力增加者,应早期进行筋膜切开减张。②大剂量应用青霉素,杀灭梭状芽胞杆菌同时还可控制其他化脓菌感染。同时使用甲硝唑。③应用高压氧治疗可提高组织间的含氧量,不利于梭状芽胞杆菌生长繁殖。高压氧治疗同时,依伤口情况可重复清创,不少患肢功能得以保留而免于截肢。如感染发展迅速，经处理未能控制者，截肢可能是挽救生命的有效措施。④输液、输血，营养支持，积极改善病人全身情况。

（五）心理-社会状况

气性坏疽病人受到创伤刺激，且病情严重，甚至可能需要截肢，病人心理打击很大，有很重的悲伤感、恐惧感。截肢后病人常出现剧烈的幻肢痛。

【护理诊断/问题】

1. 焦虑或恐惧　与病情严重和可能截肢有关。

2. 疼痛　与创伤及伤口感染有关。

3. 有传播感染的危险　与消毒隔离措施不严格有关。

4. 潜在并发症　脓毒症，感染性休克。

【护理目标】

病人疼痛减轻或缓解；焦虑、恐惧感减轻或消除；心理状态平静，能正确面对疾病；住院治疗过程中并发症得以有效控制。

【护理措施】

1. 严格隔离和消毒　具体方法和要求同破伤风病人的护理。

2. 密切观察病情　设专人护理，密切观察生命体征，对重症病人警惕中毒性休克的发生。注意伤口周围组织的肿胀及疼痛情况、皮肤色泽变化及伤口分泌物的性质。

3. 疼痛的护理　对疼痛难以缓解的病人，应给予镇痛剂；清创或截肢手术后，应协助病人变换体位，以减轻疼痛。如截肢病人出现的幻肢疼痛，应给予耐心、细致解释和安慰。

4. 伤口护理　清创、切开及截肢后的伤口应敞开，应用3%过氧化氢溶液或1∶5000高锰酸钾溶液冲洗，并用氧化剂湿敷伤口，及时更换敷料。

5. 高压氧疗法的护理　高压氧一般可用2.5～3个绝对大气压，在3日内进行7次治疗。每次2小时，间隔6～8小时，第1日作3次，第2、3日各作2次。注意观察每次氧疗后伤口的变化情况。

6. 合理应用抗生素　遵医嘱于手术前、手术中及手术后静脉滴注抗生素。首选大剂量青霉素（1000万U/d），同时静脉注射头孢氧哌唑、甲硝唑等药。

7. 支持治疗及对症护理　遵医嘱输液、输血，纠正水、电解质与酸碱代谢失衡；给予营养支持；高热者给予降温等对症护理。

8. 心理护理　同情、关心病人。对需截肢的病人，应向其耐心解释手术的必要性和重要性，向病人介绍一些顺利适应截肢后生活的病例，使其逐渐减轻恐惧心理，接受并配合手术治疗。手术后鼓励病人正视现实，正确对待病残，树立生活信心。

9. 健康指导　教育社区民众加强劳动保护，避免受伤；伤后及时彻底清创是气性坏疽最可靠的预防措施；介绍有关假肢知识，指导病人制定出院后功能锻炼计划，使其尽快适应新的生活。

（李　平）

思考题

1. 病人女性。面部左侧上唇处疖肿4天。挤压后出现头痛、寒战、高热，颜面部左侧红肿明显、眼结膜充血水肿，意识不清。请问：①根据病情考虑病人发生了什么情况？②面部化脓性感染的病人如何做好健康指导？

2. 病人男性，43 岁。足底被钉子刺伤 10 天，张口困难，全身肌肉抽搐且有阵发性痉挛。体检：T 37.2℃，P 90 次/分，R 18 次/分，BP 110/70mmHg。神志清楚，苦笑面容，张口困难，颈项强直，时有全身痉挛发作而呈角弓反张、屈肘伸膝姿态。①该病人目前的疾病诊断是什么？②请提出病人的护理诊断/问题及护理措施。③根据该病人的发病过程，对社区人群应作何健康指导？

第九章　损伤病人的护理

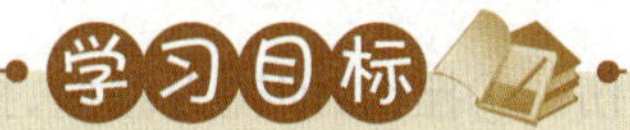

损伤(injury)是指外界各种致伤因子作用于人体，造成组织结构破坏和生理功能障碍的统称。损伤按致病因素通常分为 4 类：①机械性损伤(创伤)，如锐器切割、钝器打击、重物挤压、跌、撞、火器等所致的损伤；②物理性损伤，如高温、冷冻、电流、激光、放射线等引起的损伤；③化学性损伤，如强酸、强碱、毒气等造成的损伤；④生物性损伤，如毒蛇、犬、猫、昆虫的咬、抓、蜇伤等。

第一节　创伤病人的护理

学习目标

①了解损伤的病因和分类；创伤的病理变化与伤口修复过程；闭合性和开放性损伤的概念及意义。②熟悉创伤病人的护理评估和护理诊断/问题；掌握其护理措施。③熟练掌握绷带包扎与使用止血带的操作技术。在护理创伤病人时，具有救死扶伤的人道主义精神。

创伤(trauma)是指由机械性致伤因素所致的损伤，是临床上最常见的损伤类型，为暴力作用造成组织结构的破坏和功能障碍。多由交通或工伤事故、斗殴、自然灾害和战伤所致。其发病率、致残率均较高。

1. 病理变化　①局部反应：即受伤组织发生的创伤性炎症反应，局部充血、渗出、水肿。渗出过程中，嗜中性粒细胞经过趋化、吞噬作用，可清除组织内的细菌；单核细胞转变为巨噬细胞后可吞噬组织中的坏死组织碎片和异物颗粒；纤维蛋白原转变为纤维蛋白，充填组织损伤裂隙并作为细胞增生、组织修复的网架。所以，损伤后炎症反应有利于创伤的修复，是细胞增生和组织修复过程的基础。②全身性反应：即严重创伤时机体发生的应激反应，交感神经-肾上腺髓质系统兴奋性增强，促肾上腺皮质激素、抗利尿激素、生长激素、儿茶酚胺等释放增多，引起全身糖、脂肪和蛋白质的代谢改变。

2. 组织修复　创伤修复过程是由伤后增生的细胞和细胞间质充填、连接或代替缺损组织的过程。其修复过程大致分 3 个阶段。①伤口充填与炎性反应：伤后立即开始，持续 3～5 天。先由血凝块充填组织创腔，纤维蛋白参与其中，使伤口粘连闭合；微血管通透性增强，炎性细胞游出，以及局部多种酶类物质的作用，使局部血块、坏死组织及异物分解、吸收、被吞噬而清除。②细胞增生与肉芽形成：随着创伤性炎症反应过程和血块的清除，同时有成纤维细胞、内皮细胞、毛细血管在局部大量增生，共同构成肉芽组织充填伤口。③瘢痕形成与瘢痕改造：伤口内成纤维细胞不断产生胶原纤维，胶原纤维越来越多，而成纤维细胞和毛细血管逐渐减少，最终使肉芽组织转变成坚韧的瘢痕组织。上皮细胞从创缘向内增生，并覆盖创面。上皮细胞的微纤维束和肌成纤维细胞使创缘向心收缩，伤口达到愈合。肉芽增生、瘢痕形成共需 1～2 周。随着病人机体状态好转及运动逐步恢复正常，在运动应力和多种酶的作用下，过多的瘢痕组织被分解、吸收，余下的则软化，新生组织重新调整排列，以适应组织功能上的需要。这种瘢痕改造过程约需 1 年以上较长时间。

创伤愈合有 2 种类型。①一期愈合：组织修复以同类细胞为主，如上皮细胞修复皮肤和黏膜，创腔修复处仅含少量纤维组织，创缘对合良好，伤口愈合快，功能良好。②二期愈合：组织修复以纤维组织为主，见于创面较大，组织缺损多，创缘分离远的伤口，需由较多的肉芽组织填充创腔，愈合时间长，瘢痕明显，功能欠佳。

【护理评估】

（一）健康史

应了解受伤史。锐器、钝器、切线动力、子弹、弹片、爆炸，或高压、高气浪等暴力可致人体创伤。致伤的原因不同，造成的损伤类型和程度也不同，如一般钝性暴力，所致损伤处的皮肤或黏膜完整性仍保持良好，即形成闭合性创伤，注意闭合性创伤常有深部器官损伤。如果受伤部位皮肤或黏膜完整性遭到破坏，深部组织经伤口与外界相通，此为开放性创伤，特点是伤口有污染，易继发感染。

以下暴力因素常致闭合性创伤。①挫伤：即钝力碰撞、挫压、挤捏等可引起皮下软组织损伤，其受力面积较大，受损组织常发生水肿、出血、结缔组织或肌纤维断裂，头、胸、腹部挫伤可能合并深部器官损伤。②扭伤：外力作用使关节超过正常的活动范围，造成关节囊、韧带、肌腱等组织撕裂破坏。③挤压伤：肢体或躯干肌肉丰富部位较长时间受钝力挤压，严重时肌肉组织广泛缺血、坏死、变性，随之坏死组织的分解产物（肌红蛋白、K^+、乳酸等）吸收，有可能发生挤压综合征（crush syndrome），出现高钾血症和急性肾衰竭。④爆震伤（冲击伤）：爆炸产生的强烈冲击波可对胸腹部等脏器造成损伤，伤者体表无明显损伤，但胸、腹腔内脏器或鼓膜可发生出血、破裂或水肿等。

以下暴力因素可致开放性创伤。①擦伤：粗糙物擦过皮肤，可致皮肤表层组织破损，创面有擦痕、小出血点及少量浆液渗出。②刺伤：尖锐器物刺入组织的损伤，伤口深而细小，可导致深部组织和器官损伤，易发生感染。③切割伤：由锐利器械切割组织而造成损伤，伤口整齐，多呈直线状，深浅不一，周围组织损伤较少，可伤及深部组织。④裂伤：钝器打击所致皮肤和皮下组织断裂，创缘多不整齐，周围组织破坏较重。⑤撕脱伤：暴力的卷拉或撕扯造成皮肤、皮下组织、肌肉、肌腱等组织的剥脱，损伤严重、出血多、易感染。⑥火器伤；是弹片或枪弹造成的创伤，可能发生贯通伤（有入口和出口者），也可能导致盲管伤（只有入口而无出口者），损伤周围范围大，坏死组织多，易感染，病情复杂。

（二）身体状况

1. 疼痛 其程度与创伤部位、性质、范围、炎症反应强弱有关。疼痛一般在伤后 2～3 日缓解，如持续存在，甚至加重，表示可能并发感染。

2. 体征 创伤导致组织出血、渗出，局部出现瘀斑、肿胀或血肿，组织疏松和血管丰富的部位，肿胀尤为明显。组织结构破坏直接导致功能障碍，如四肢骨折或关节脱位可使肢体无法活动；局部疼痛时，因机体保护性制动致使运动受限；局部炎症也可引起功能障碍。

因致伤原因与暴力性质、大小不同，开放性创伤可见不同程度的伤口，其大小、形状、深浅不一，伤口有外出血或血凝块，有的可能有异物存留。

3. 全身反应　创伤轻者无明显全身表现，创伤重者可发生全身反应。伤后受伤区域血液、渗出液及坏死组织毒性产物吸收后作用于体温中枢可引起发热，一般在38℃左右。如发生脑损伤或继发感染，病人将出现高热。创伤后，由于疼痛、失血、失液、精神紧张等原因，病人可表现出焦虑不安，神志改变，脉搏细速，呼吸加快，口渴，尿少，恶心、食欲不振以及机体代谢活动的紊乱，如糖、脂肪、蛋白质分解加速，体重减轻，贫血。

4. 并发症　创伤后可出现多种并发症。①常见并发症是感染。开放性创口沾染细菌，闭合性创伤如致消化道、呼吸道受累或破裂，都可引起感染。同时，由于创伤后机体免疫力减弱，或者肠道黏膜缺血使屏障功能减退所致肠道细菌移位，也是创伤并发感染的重要原因。伤后还可能发生破伤风、气性坏疽等特异性感染。②休克：严重创伤、失血、并发严重感染等，引起有效循环血量锐减、微循环障碍而发生休克。休克后可发生急性肾衰竭、急性呼吸窘迫综合征等多系统器官衰竭。

（三）实验室及其他检查

血常规和血细胞比容检验可了解失血及血液浓缩情况，了解有无感染形成。尿常规可提示泌尿系统损伤。血电解质和血气分析可了解水电解质、酸碱平衡失调状况及有无呼吸功能障碍。其他血生化检查有助于了解肝肾功能状况。各种穿刺技术有较可靠的诊断价值，如胸腹腔穿刺可用以判断内脏受损破裂情况，导尿管检查可帮助诊断尿道、膀胱损伤。X线摄影检查可证实骨折、气胸、肺实变、气腹等。超声检查可诊断胸、腹腔内的积血及肝脾包膜内破裂。CT检查可辅助诊断颅脑损伤和某些腹部实质性器官、腹膜后损伤；MRI有助于诊断颅脑、脊柱、脊髓等损伤。

（四）治疗与效果

1. 一般浅部软组织闭合性创伤，如无深部重要组织、器官损伤，多不需特殊处理，可自行修复，不留瘢痕和后遗症。

2. 一般浅部软组织开放性创伤，有污染伤口，应尽早施行清创术。清创术又称扩创术，是用手术处理污染伤口的一种治疗方法。即在无菌操作下，彻底地清理污染伤口，使之变为较清洁伤口，以减少感染机会，常能达到一期愈合的良好效果。

清创术应争取在伤后6～8小时内施行，在此时间内，细菌仅存在于创口表面，尚未形成伤口感染，此时是清创术最佳时机。但对污染较轻伤口，位于头面部的伤口，早期已应用了有效抗生素等情况，清创缝合的时限可延长至伤后12小时，甚至更长时间。对关节附近以及有神经、大血管、内脏等重要组织或器官暴露的伤口，如无明显感染现象，尽管时间较长，原则上也应清创并将伤口缝合。

清创术一般按4个步骤进行。①清创前准备：根据损伤部位和程度选择适当的麻醉方法。用无菌纱布覆盖创口，剃除创口周围的毛发，清除油污等。②清洗：用消毒软毛刷蘸软皂液自内向外刷洗创口周围皮肤，然后用无菌盐水进行冲洗，如此2～3遍；除去创口上纱布，分别用无菌盐水、3%过氧化氢溶液等冲洗创口，以无菌纱布拭干创口及周围皮肤，术者更换无菌手套后常规消毒，铺无菌巾。③清创：详细检查伤口，由浅而深去除创口内血凝块及异物，切除无生机组织及脱离骨膜的碎骨片，修剪创缘皮肤1～2mm，使创缘整齐；手术中注意严格止血。④修复组织：清创后、再次冲洗创口及消毒皮肤，重铺无菌巾，更换手术器械及手套，最后修复损伤的肌腱、神经、重要血管等深部组织及缝合伤口；根据损伤部位和伤情决定缝合方式，对清创彻底的新鲜伤口，可按组织层次及时将伤口缝合，称为一期缝合；对伤口污染重，清创不彻底，感染危险大者，也可观察1～2日后考虑延期缝合。

3. 开放性伤治疗不及时或不彻底，极易形成感染伤口。则应积极控制感染，加强换药，促其愈合。

4. 其他治疗包括输液输血、支持疗法、抗感染等。创伤后机体因失血、失液，进食受限，分解代谢增强，容易发生水电解质和酸碱平衡失调及负氮平衡，影响创伤组织的修复和免疫功能的恢复，因此，应注意维持体液平衡，加强支持疗法。开放性创伤，应积极防治特异性和非特异性感染。严重创伤后，应早期进行抗休克、抗感染治疗，保护重要器官功能，积极防治多系统器官衰竭。

5. 深部组织或器官损伤须及时进行专科处理，延误诊治时间，常可危及生命。

（五）心理状态

意外性伤害发生时，病人缺乏心理准备，某些严重创伤可能急剧地改变病人的生理、心理及社会状况，使病人出现复杂的心理反应。如果病人意识清楚，发现自己面临的情况，可能出现焦虑不安，暴躁易怒，甚至失去理智；有些病人也可能表现出异常的镇静与冷淡，面无表情，对亲人与同事的关心、对检查与治疗都毫无反应，处于“情绪休克期”；肢体的伤残、面容的受损、个人前途及社交活动受影响，家属对疾病的态度、经济来源困难等，也常使病人情绪抑郁，意志低沉，表现自责、抱怨或悔恨。

【护理诊断/问题】

1. 焦虑或恐惧 与创伤刺激或伤口的视觉刺激、忧虑伤残等因素有关。

2. 疼痛 与局部组织损伤、肿胀等原因有关。

3. 皮肤完整性受损 与创伤所致皮肤等组织损害有关。

4. 体液不足 与出血、体液丢失或液体补充不足有关。

5. 潜在的并发症 休克、挤压综合征、感染等。

其他常见护理诊断：低效性呼吸型态或窒息，有周围神经血管功能障碍的危险，有失用综合征的危险，营养失调等。

【护理目标】

病人能正确面对创伤事件，焦虑、恐慌、自责、悔恨、内疚等情感减轻或消除，情绪稳定；病人疼痛缓解或消失；伤口未发生感染，组织逐渐修复；体液恢复平衡；发生并发症的危险性减小，组织器官功能恢复正常。

【护理措施】

（一）急救

急救处理是否及时、恰当，与病人预后密切相关。应配合医师做好各项抢救工作。在紧急情况下，护士要判断准确、反应敏捷，必要时应独立、果断地采取有效急救措施。

1. 抢救生命 优先处理危及生命的紧急情况，如心跳呼吸骤停、窒息、活动性大出血、张力性或开放性气胸、休克、腹腔内脏脱出等。

2. 重点检查 经紧急处理后，应迅速进行全面、简略而有重点的检查，注意有无其他创伤情况，并作出相应处理。

3. 维持呼吸道通畅 创伤病人的鼻咽腔和气管可被血块、呕吐物或泥土等堵塞，及昏迷后舌后坠，都可造成窒息，应迅速采取有效方法，恢复呼吸道的通畅。

(1)指抠口咽法:用一手拇、示指拉出病人舌头,另一只手示指由口腔一侧伸入口腔和咽部,迅速清除血块、泥土等堵塞物。

(2)击背法:嘱病人上半身前倾或半俯卧,一手扶托其胸骨前,用另一手掌猛击其背部两肩胛骨之间,促使上呼吸道的堵塞物咯出。

(3)垂俯压腹法:病人俯卧,从背侧用双上肢围抱住病人上腹部,将病人抱起后使腹部突然受压,促进上呼吸道堵塞物吐出。

(4)托颌牵舌法:用手将下颌骨向前托起,同时将舌牵出使呼吸道通畅。

4. 迅速有效止血　遇有出血病人,可采用紧急止血法。

(1)指压法:将中等或较大的动脉压在骨的浅面,仅用于短时间止血,如将肱动脉压在肱骨干上。

(2)压迫包扎法:用无菌纱布压迫包扎伤口,常用于一般伤口出血。

(3)填塞法:先用无菌纱布铺盖伤口,继以纱布条、绷带等充填其中,再在外层加压包扎,用于腋窝等部位的止血。

(4)止血带法:能有效控制四肢出血。但使用此法止血可能引起肢端坏死等并发症,应严格执行有关技术操作要求(详见配套教材《实践指导及习题集》)。

5. 严密包扎伤口　伤后,可用绷带或三角巾包扎伤口,也可将衣裤、巾单等裁开作包扎用。目的是保护伤口,帮助止血,减少污染。应熟练掌握绷带包扎技术(详见配套教材《实践指导及习题集》)。

6. 妥善固定骨折　为减轻疼痛,避免搬运时引起再损伤,便于转送病人,应对骨关节损伤或较重软组织损伤病人进行简易固定。可用夹板、绷带等作固定材料,也可就地取用木板、竹竿、树枝等。在无材料可取时,上肢可固定于胸部,下肢固定于健侧下肢。

7. 安全转运病人　运送途中应有医护人员护送,运送途中继续采取抢救措施;注意保持适当体位;尽量避免颠簸,防止再损伤,用飞机转运休克病人时应注意头后位或横卧;保证有效输液,给予止痛,预防休克;密切观察病情变化,如生命体征、意识等,并认真做好记录。

(二) 一般浅部软组织闭合性创伤的护理

1. 观察病情　对伤情较重者应注意观察局部症状、体征的发展;密切观察生命体征的变化,注意有无深部组织器官损伤;对挤压伤病人须观察尿量、尿色、尿比重,注意是否发生急性肾衰竭。伤情较重者应卧床休息。

2. 局部制动　抬高患肢15°～30°,以利血液回流,减轻肿胀和疼痛。在受伤关节处可用夹板、绷带等包扎固定,局部制动可减轻疼痛,避免加重出血和(或)加重损伤。

3. 配合局部治疗　小范围软组织创伤后早期给予局部冷敷,以减少渗血和肿胀。48～72小时以后改用热敷和理疗,促进吸收和炎症消退。对血肿较大者,应在无菌操作下穿刺抽吸,并加压包扎。受伤肢体外敷中西药物,以消肿、止痛、促进血液循环,预防感染。

4. 促进功能恢复　病情稳定后,配合应用理疗、按摩和功能锻炼,促进伤肢功能尽快恢复。

(三) 一般浅部软组织开放性创伤的护理

1. 按手术要求做好必要的手术前准备工作　如备皮、皮肤药物过敏试验、配血、输液、局部X线摄片检查等。有活动性出血者,应在抗休克同时积极准备手术止血。

2. 手术后护理

(1)密切观察病情:注意观察生命体征的变化,警惕活动性出血等情况的发生。观察伤口情况，如出现红、肿、热、痛等感染征象时，应配合治疗进行早期处理；如伤口已化脓，应及时拆除缝线，敞开伤口换药。注意伤肢末梢循环情况，如发现肢端苍白或发绀，皮温降低，动脉搏动减弱等病情时，应报告医生及时处理。

(2)加强支持疗法：按医嘱给予输液、输血，防治水、电解质紊乱，纠正贫血。对严重损伤病人及营养不良病人，提供高热量、高蛋白、高维生素、易消化饮食。必要时经静脉补充营养，加强支持疗法，纠正负氮平衡，同时补充维生素和微量元素，促进创伤的愈合。

(3)预防感染：遵医嘱常规使用抗生素及甲硝唑预防感染。受伤后或清创后及时应用破伤风抗毒素，预防破伤风。

(4)伤口护理：抬高创伤肢体，并适当固定制动，可改善局部血液循环，促进伤口愈合。保持敷料清洁干燥。如伤口内放置橡皮片引流条，应于手术后24～48小时拔除，并及时换药。

(5)心理护理：安慰病人，稳定情绪，增强恢复健康的信心。尤其是对容貌受损或有致残可能的病人，医护人员与家属等都应与其多加沟通，多给心理疏导，正视丰富多彩的生活。

(6)功能锻炼：病情稳定后，鼓励并协助病人进行早期活动，指导病人进行肢体功能锻炼，促进功能恢复和预防并发症。

(四) 深部组织或器官损伤的护理

按颅脑损伤、胸部损伤、腹部损伤和骨关节损伤等有关章节内容的要求，做好护理工作。

(五) 健康指导

1. 教育病人及社区人群注意交通安全及劳动保护。

2. 要善于调节良好的心境，善于处理人际关系，遵守社会公德，在日常生活中避免意外损伤的发生。

3. 指导病人加强营养，促使组织和脏器功能恢复。

4. 指导、督促病人坚持进行功能锻炼，以促使患部功能得到最大康复。

第二节 烧伤病人的护理

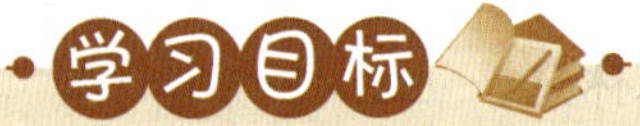

①了解烧伤的病因及机体的病理变化。②熟悉烧伤病人的护理评估内容和护理诊断/问题，掌握烧伤病人的护理措施。③通过实践教学，初步学会对烧伤病人的护理。在护理烧伤病人时，表现出对病人的高度同情和关爱，鼓励病人的生活信心和勇气。

烧伤(burn)的范畴包括热力(火焰、热液、蒸汽及高温固体)、电能、放射线或化学物质等作用于人体而引起的损伤。通常所称狭义烧伤是指由热力所引起的损伤，临床上最多见。其他原因所致烧伤，则以病因命名，如电烧伤、化学烧伤等。

1. 局部变化 烧伤不仅损伤皮肤，还可累及肌肉、骨骼。热力烧伤与人体个体条件有关。轻度烧伤时，局部毛细血管扩张、充血，少量血浆渗入细胞间隙，引起局部红肿。烧伤较重时，局部毛细血管壁损坏，血浆渗出增多，导致局部组织水肿及出现在表皮与真皮之间的水疱，部分细胞变性坏死。严重烧伤时，损害达皮肤全层，甚至肌肉及骨骼，引起组织蛋白凝固或炭化，并可形成焦痂。

2. 全身反应　主要取决于烧伤面积和烧伤深度。小面积的浅度烧伤，病情轻，创面愈合快，常无明显的全身反应。当烧伤面积大，损伤深时，大量血浆成分渗出到组织表面或经创面丢失，使有效循环血量减少，常发生休克。大面积烧伤后，不但皮肤屏障破坏，体内免疫机制也受到损害，机体局部和全身抵抗力下降，容易引起化脓性感染，甚至发生烧伤脓毒症。血容量不足、组织缺氧、组织坏死产物和感染毒素作用，以及应激反应释放的炎性介质和细胞因子的影响，可引起肺、肾、胃肠等多系统器官功能障碍，甚至导致多系统器官功能衰竭。

【护理评估】

（一）健康史

接触火焰、热水、蒸汽、电流、激光、放射线、强酸、强碱等均可致烧伤，须了解热原种类、温度、受热时间，了解烧伤现场情况和伤后急救措施情况。小儿、老人、孕妇以及偏瘫、癫痫、高血压、梅尼埃病等病人是平时发生烧伤的高危人群。消防设施和意识薄弱的某些厂矿、商场、歌舞厅等是重大火灾多发地，是引起烧伤的常见社会、环境因素。

（二）身体状况

通过对烧伤程度、烧伤病程的估计，能全面了解病人的身体情况、并发症发生的可能性和危险性、病情严重性及预后等。

1. 烧伤程度估计　烧伤程度主要取决于烧伤面积和深度。

(1)烧伤面积：根据我国人体体表面积特点，测算烧伤面积有 2 种方法。①新九分法：此法将体表面积分成 11 个 9%，另加会阴区 1%，构成 100%的体表面积；12 岁以下小儿头部面积相对较大，双下肢面积相对较小，测算方法应结合年龄进行计算(表 9-2-1 和图 9-2-1)。②手掌法：不论性别、年龄，以病人自己(五指并拢)的 1 个手掌面积为 1%计算，此法常用于测定小面积烧伤。

表 9-2-1　国人体表面积新九分法

部位	成人各部位面积(%)	小儿各部位面积(%)
头颈	9×1=9(发部 3 面部 3 颈部 3)	9+(12−年龄)
双上肢	9×2=18(双手 5 双前臂 6 双上臂 7)	9×2
躯干	9×3=27(腹侧 13 背侧 13 会阴 1)	9×3
双下肢	9×5+1=46(双臀 5 双大腿 21 双小腿 13 双足 7)	46−(12−年龄)

注：Ⅰ度烧伤仅伤及表皮，病理反应轻微，痊愈时间快，一般不计入烧伤总面积之中。女性双臀、双足各为 6%。

(2)烧伤深度：按组织损伤的层次，用三度四分法将烧伤分为Ⅰ度、浅Ⅱ度、深Ⅱ度和Ⅲ度烧伤(表 9-2-2，图 9-2-2)。Ⅰ度、浅Ⅱ度属浅度烧伤；深Ⅱ度、Ⅲ度属深度烧伤。

(3)病情分级判断：①轻度烧伤，Ⅱ度烧伤面积小于 9%；②中度烧伤，Ⅱ度烧伤面积 10%～29%，或Ⅲ度烧伤面积 5%～10%；③重度烧伤，总面积 30%～49%，或Ⅲ度烧伤面积 11%～19%，或Ⅱ度、Ⅲ度烧伤面积虽不够上述面积，但已发生休克、呼吸道烧伤或较严重的复合伤；④特重烧伤，总面积大于 50%，或Ⅲ度烧伤大于 20%，或已有严重并发症。

小儿由于生理上的特点，休克、全身性感染与病死率均明显高于成人，烧伤严重程度的分类是：①轻度烧伤，烧伤者总面积小于 10%，无Ⅲ度烧伤；②中度烧伤，烧伤者总面积 11%～29%，Ⅲ度烧伤小于 5%；③重度烧伤，烧伤总面积 30%～49%，Ⅲ度烧伤 6%～

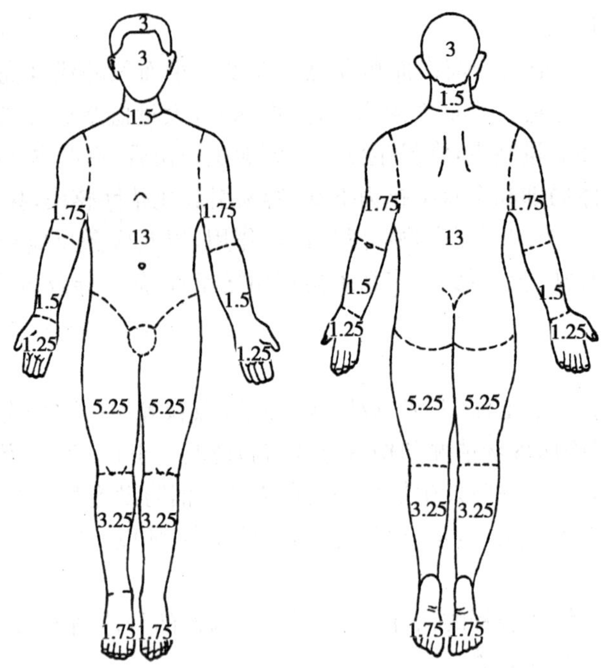

图 9-2-1 成人各部体表面积(%)示意图

14%;④特重烧伤,烧伤总面积大于 50%,Ⅲ度烧伤大于 15%。

临床上所称的大面积烧伤是指成人Ⅱ度烧伤面积>15%,小儿的>10%,多需住院治疗。反之,就是小面积烧伤,一般在门诊处理。

表 9-2-2 烧伤深度的评估要点

分度	损伤深度	临床表现	愈合过程
Ⅰ度(红斑)	表皮层	红、肿、热、痛、烧灼感;无水疱	3~5 日后痊愈,无瘢痕
浅Ⅱ度(水疱)	真皮浅层	水疱较大,剧痛,创底肿胀发红	2 周左右愈合,无瘢痕,可有色素沉着
深Ⅱ度(水疱)	真皮深层	水疱较小或无水庖;感觉迟钝;创面浅红或红白相间,或见网状栓塞血管	3~4 周可愈合,有瘢痕
Ⅲ度(焦痂)	全层皮肤、有时深达皮下组织,甚至肌肉和骨骼	无水疱;蜡白或焦黄,皮革状,甚至炭化;感觉消失;或可见树枝状栓塞血管	2~4 周后,焦痂自然分离,形成肉芽组织,难愈合,多需植皮

2. 病程分期估计 根据烧伤后病理生理特点及临床过程,中度以上或大面积烧伤,病程一般分为 3 期,但 3 期之间互相重叠,互相影响,不可能截然分开。

(1)体液渗出期(休克期):休克是烧伤后 48 小时内导致病人死亡的主要原因,大面积烧伤的热力作用,使毛细血管通透性增加,导致大量血浆外渗至组织间隙及创面,引起有效循环血量锐减,从而发生低血容量性休克。体液渗出是逐步的,伤后 6~8 小时渗出达高峰,随

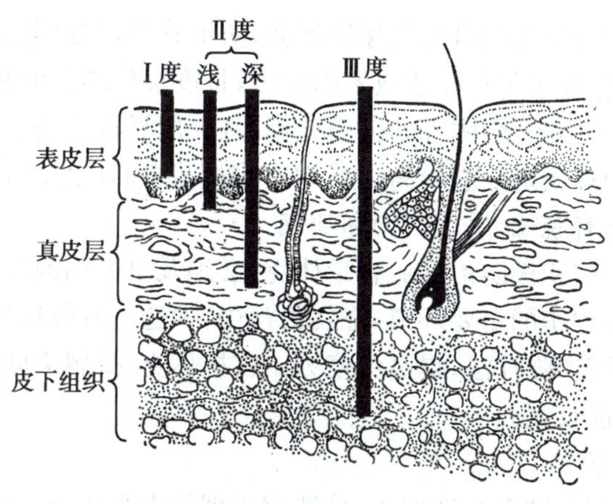

图 9-2-2 皮肤烧伤分度示意图

后渗出逐渐减少，持续渗出 24～36 小时，严重烧伤可延长至 48 小时以上。一般在伤后 48 小时起，组织间水肿液开始回收，此时血压逐渐恢复正常，尿液开始增多。因此，烧伤早期补液应遵循先快后慢的原则。

(2)急性感染期：烧伤使皮肤失去防御功能，污染创面的细菌易在坏死组织中生长繁殖并产生毒素。经历休克期后，全身免疫力低下，伤后 48 小时开始，创面及组织中渗液回吸收，此阶段细菌毒素和其他有害物质也可同时被吸收至血液中，引起烧伤早期的全身性感染。大量细菌在创面下生长繁殖，其毒素释放入血，即使细菌未侵入血液，也可使病人致死，称为创面脓毒症。伤后 2～3 周，Ⅲ度烧伤的焦痂开始大片溶解脱落，创面暴露，细菌可侵入血液循环，是烧伤全身性感染的又一高峰期。伤后 1 个月后，若较大创面经久不愈，加之机体抵抗力低下，也可发生全身性感染。感染是烧伤创面未愈合前始终存在的问题，也是烧伤病人死亡的主要原因。

(3)创面修复期：组织烧伤后，在炎症反应的同时，创面已开始了修复的过程。浅度烧伤多能自行修复；深Ⅱ度依靠残存的上皮修复；Ⅲ度烧伤则靠皮肤移植修复。但评估中应了注意，全身情况差、有并发症、创面处理不当以及反复感染等，都影响创面的愈合。

3. 特殊部位的烧伤

(1)吸入性损伤：习惯称“呼吸道烧伤”，常与头面部烧伤同时发生，系吸入浓烟、火焰、蒸汽、热气或吸入有毒、有刺激性的气体所致。可有呛咳、声嘶、吞咽疼痛、呼吸困难、发绀、肺部啰音等表现。易发生窒息或肺部感染，是较危重的部位烧伤。

(2)头面颈部烧伤：其临床特点是：①常合并眼、耳、鼻及呼吸道烧伤；②肿胀明显；③易发生呼吸困难、休克和脑水肿；④伤后容易发生感染。

(3)会阴部烧伤：创面易被大小便污染，发生感染。

(三) 实验室及其他检查

较严重的烧伤可发生血管内凝血，红细胞破坏，故病人有红细胞、血红蛋白减少，以及血红蛋白尿。感染时血白细胞及嗜中性粒细胞百分率明显增多。分解代谢增强，以及肾功能的损害，可引起尿素氮变化。X 线胸片，有助于了解肺部有无损伤及感染，尿量记录可了解全身血容量及肾功能状况。

(四) 治疗与效果

正确处理创面能有效减少全身性感染等并发症，能提高大面积烧伤的治愈率，因此是治愈烧伤的关键环节。创面处理的目的是保护创面，防治感染，促进愈合，最大限度恢复功能。处理创面的措施有清创、选用包扎疗法或暴露疗法，Ⅲ度烧伤的去痂和植皮。包扎疗法不利于创面观察，也不适用头面颈、会阴等处创面处理，且耗用材料多，病人换药时痛苦重。而暴露疗法对病房条件及护理质量要求较高。早期去痂植皮，可防止感染，减少瘢痕形成，促使创面早日愈合。其方法有脱痂、手术切痂和削痂。

中度以上烧伤病人应积极防治低血容量休克，必须及早采用液体疗法，维持有效循环血量。防治感染是烧伤病程中的重要环节，烧伤治疗中，须选用有效抗生素在创面局部和全身使用，同时还要应用免疫增强疗法，提高免疫力。在抗休克、抗感染同时，应维护重要脏器功能，防治多系统器官功能衰竭。

（五）心理-社会状况

烧伤是意外事故，病人缺乏心理准备，易造成心理打击和压力。病人的心理反应与其年龄、家庭角色、社会角色、信仰及价值观念、医疗费负担或承受力等因素有密切关系。一般病人早期有精神紧张、发抖、行为异常等恐惧性反应，也有病人表现迟钝、麻木及凝视，或者呻吟、大哭、烦躁、缺乏自制力；中期因换药疼痛、经济拮据、手术治疗等而惶恐不安或忧心忡忡；后期可能因面容损毁、躯体功能障碍或致残而长期精神困扰，甚至悲观厌世。

【护理诊断/问题】

1. 疼痛 与组织损伤、感染、换药时刺激等因素有关。

2. 有窒息的危险 与呼吸道烧伤有关。

3. 组织完整性受损 与烧伤有关。

4. 营养失调：低于机体需要量 与烧伤病人高代谢状态、大量蛋白质经创面丢失、消化功能障碍等因素有关。

5. 潜在并发症 低血容量性休克、烧伤全身性感染、肢体畸形等。

【护理目标】

病人疼痛缓解；呼吸道保持通畅；病人营养状况改善，能满足机体代谢需要；能正确对待疾病，配合医护计划，情绪渐趋稳定；休克、感染等并发症被及时控制，危险性减小。

【护理措施】

（一）现场急救护理

1. 迅速消除致伤原因 指导和协助伤者尽快脱离险境，对火焰伤应尽快脱去着火衣物，也可就地卧倒滚压，或用水浇淋。切忌用手扑打火焰、来回奔跑、大声呼叫，以免增加损伤。若被热液等烫伤，应立即脱去或剪开浸湿的衣服；面积较小的四肢烧伤，可将肢体浸泡于冰水或凉水中，降低局部温度，减轻疼痛和热力的损害。对酸、碱等化学物质烧伤，立即脱去或剪开沾有酸、碱的衣服，以大量清水冲洗为首选措施，而且冲洗时间应适当延长。如系生石灰烧伤，应先除去石灰粉粒，再用清水长时间的冲洗，以避免石灰遇水产热加重损伤。磷烧伤时立即将烧伤部位浸入水中或用大量清水冲洗，同时在水中拭去磷颗粒；不可将创面暴露在空气中，避免剩余磷继续燃烧；创面忌用油质敷料，以免磷在油中溶解而被吸收中毒。

2. 抢救生命 去除致伤原因后，要配合医生首先处理窒息、心搏骤停、大出血、开放性气胸等危急情况，抢救生命。对头颈部烧伤或疑有呼吸道烧伤时，应备齐氧气及气管切开包等抢救用品，并保持口、鼻腔通畅。必要时及时协助医生做气管切开手术。

3. 预防休克 遵医嘱给予镇静止痛药，减轻或缓解疼痛。但合并呼吸道烧伤或颅脑损伤者忌用吗啡。伤后应尽快补充液体，口渴者可口服淡盐水，但不能饮用白开水。中度以上烧伤需远途转送者，须建立静脉输液通道，必要时按医嘱快速静脉输入平衡盐溶液1000～1500ml及右旋糖酐500ml，途中需持续输液。

4. 保护创面 根据烧伤创面大小，就地取材，用无菌敷料或清洁布类包裹创面，避免再污染和损伤。创面勿涂任何药物等。

5. 快速转送 有休克者，争取先抗休克，待病情平稳后再转送，转送途中必须维持呼吸道通畅；转送前和转送中避免使用冬眠药物和抑制呼吸的药物。抬病人上下楼时，头朝下方；用汽车转送时，病人应横卧或取头在后、足在前的卧位，以防脑缺血。详细记录处理内容，以便后续医生的诊治。

（二）静脉补液的护理

烧伤后2日内，因创面大量渗出而致体液不足，可引起低血容量性休克。此阶段的护理重点是遵医嘱补充血容量，安排和调节补液的速度和量，认真细致观察病情变化，协助医师及时修订和完成补液计划。

1. 轻度烧伤 可口服烧伤饮料，烧伤饮料的配方是100ml水中含食盐0.3g，碳酸氢钠0.15g、苯巴比妥0.005g。也可服用淡盐水（每200ml开水内加食盐约1g），但每次口服量不要超过200ml，避免引起恶心、呕吐等反应。

2. 中度以上烧伤 遵医嘱及时补足血容量是休克期的首要护理措施。伤后应迅速建立静脉输液通路，有时需多路输液，必要时静脉切开插管输液。为做好输液工作，应了解补液的量和液体的种类。

（1）补液量估计：我国目前常用的补液方案是按公式法估算，伤后第1个24小时补液量（ml）＝Ⅱ、Ⅲ度烧伤面积×体重（kg）×1.5ml（儿童1.8、婴儿2.0）＋2000ml（儿童约80ml/kg体重、婴幼儿约100ml/kg体重）。其含义是烧伤后第1个24小时，每1%的Ⅱ、Ⅲ度烧伤面积，成人需补给电解质和胶体溶液总量1.5ml/kg体重，再加日需量2000ml。电解质溶液和胶体溶液的比例一般为2∶1，特重度烧伤为1∶1（每1%烧伤面积每公斤体重补电解质溶液和胶体溶液各0.75ml）。生理日需量都用5%的葡萄糖溶液补充。

伤后第2个24小时的体液渗出减少，电解质和胶体的补液量为第1个24小时的半量，日需量不变。

烧伤病人第一个24小时的补液

病人男性，26岁，体重50kg。烧伤面积Ⅱ度75%、Ⅲ度为5%。

1. 伤后第1个24小时补液量（ml）＝80×50×1.5＋2000＝8000ml。

2. 因该病人是特重度烧伤，其中电解质（平衡盐溶液）与胶体溶液（血浆和中分子右旋糖酐）各为3000ml，5%葡萄糖溶液为2000ml。

3. 液体分配（表9-2-3）

表9-2-3 该病人24小时内液体输入方案（ml）

液体种类	第1个8小时	第2个8小时	第3个8小时
电解质溶液（平衡盐）	1500	750	750
胶体溶液（血浆等）	1500	750	750
5%葡萄糖溶液	700	700	600

(2)液体的种类与安排:电解质溶液首选平衡盐溶液,其次为0.9%氯化钠盐水。胶体常用血浆或全血,以血浆为主。紧急时也可选用血浆代用品,如中分子右旋糖酐(一般不超过1000ml)。因为烧伤后第1个8小时内渗液最快,所以应在首个8小时内输入胶、晶体液总量的1/2,其余分别在第2、第3个8小时内输入。日需量应在24小时内均匀输入。

补液的一般原则是先晶后胶、先盐后糖、先快后慢,胶、晶体溶液交替输入,特别注意不能集中在一段时间内输入单一种类液体,如大量输入水分,可引起水中毒。

(3)调节输液量和速度的指标:①尿量,是反映组织器官灌流状况的简便而有效指标,对重度以上烧伤或外生殖器深度烧伤病人应留置尿管,观察尿量,注意有无血红蛋白尿,一般要求成人每小时尿量30ml以上,小儿每千克体重每小时尿量不少于1ml,若低于上述水平,表示补液量不足,应加快输液;但某些情况,如老年人、心血管病病人、呼吸道烧伤或合并颅脑损伤者,输液不能太快,只要求每小时尿量20ml即可,有血红蛋白尿时要维持在50ml/h以上。②其他指标,如血压、脉搏、末梢循环情况、精神状态、中心静脉压等,应维持基本正常。以下情况说明血容量已基本恢复:收缩压在90mmHg以上;成人心率120次/分以下,儿童在140次/分以下;病人安静;肢体温暖,中心静脉压正常。

(三) 创面的护理

1. 初期创面清创的护理 病人入院时,如全身情况允许,应在良好的止痛和无菌条件下协助医师尽早进行简单性清创。先剃除或剪去创面及周围毛发,修剪指(趾)甲。用肥皂水和清水清洗创面周围正常皮肤。如创面被泥土、灰尘污染较重,可用0.1%苯扎溴铵和大量温盐水洗除污染物,随后用碘附消毒周围皮肤和创面,去除异物。对浅Ⅱ度小水疱可不予处理,大疱应于底部剪破引流。水疱已破损、撕脱者,应剪除疱皮。对于深Ⅱ度、Ⅲ度创面的坏死表皮也须去除,以利创面清洁与干燥。此后根据烧伤部位、面积、深度及医疗条件采用暴露或包扎疗法。清创手术后应注射TAT,必要时及早使用抗生素。

2. 包扎疗法的护理 对四肢浅度烧伤、病室条件较差或门诊处理的小面积烧伤,宜采用包扎疗法。此法便于护理和移动病人,有利于保护创面,对病室环境要求较低。但包扎疗法不利于观察创面,细菌容易生长繁殖,换药时病人较痛苦,也不适用头面颈、会阴等处创面处理。护理中,应协助医生实施包扎疗法,即经清创处理后,创面上先敷几层药液纱布,其上再覆盖2～3cm厚度、吸水性强的纱垫(烧伤敷料),用绷带自肢体远端向近心端包扎,注意显露指(趾)末端以观察血液循环。包扎时注意用力均匀,松紧适宜。应将患肢置于功能位置,指(趾)间应用敷料隔开,避免形成并指(趾)畸形。

包扎后的护理包括:①观察肢端感觉、运动和血运情况,若发现指、趾末端皮肤发凉、青紫、麻木等情况,须立即放松绷带;②抬高患肢;③注意保持肢体功能位置;④保持敷料清洁干燥,如外层敷料被浸湿,须及时更换;⑤注意创面是否有感染,若发现敷料浸湿、有臭味,伤处疼痛加剧,伴高热,血白细胞计数增高,均表明创面有感染,应报告医生,及时检查创面;如脓液呈鲜绿色、有霉腥味,表明是铜绿假单胞菌感染,可改为暴露疗法,伤口处更换下的污染敷料应烧毁,防止院内交互感染。

3. 暴露疗法的护理 暴露疗法,是指病人经清创处理后,身上不盖任何物品,使创面完全暴露在清洁、干燥和温暖的空气中。其优点是便于观察创面变化,便于处理创面和外用药物,不利于铜绿假单胞菌生长,节约敷料,也避免换药带来的痛苦。暴露疗法的病房应具备以下条件:①室内清洁,有必要的消毒与隔离条件;②恒定的温、湿度,要求室温保持在28°～32°,相对湿度以50%为宜。③便于抢救治疗。

应用暴露疗法时，护理的要点是：①保持床单清洁干燥；②促进创面干燥、结痂，可用烤灯或红外线辐射促进创面结痂；若有渗液，可用无菌纱布或棉球拭干创面；创面涂收敛、抗菌等药物；③保护创面，为避免创面长时间受压，应经常翻身；环形烧伤肢体，可用支架将伤肢悬吊使创面悬空，若躯干环形烧伤，须睡翻身床，使躯干腹、背侧能交替暴露，防止创面持续受压所致再损伤。

翻身床形如推车，主要部件有 3 部分：①上、下 2 层床片（可拆卸）；②旋转盘，在床的两端以旋转盘为轴心使床片翻转，上、下互换位置；③床片支撑架，翻身完成后用撑架固定床片（图 9-2-3）。翻身前要向病人说明使用目的和方法，消除顾虑，取得合作。操作时要求 2 人合作，先在创面上敷盖无菌纱布和纱垫以及消毒海绵床垫，然后将 2 个床片合拢，旋转螺帽将床片固定，并系好安全带以防病人滑落。放下支撑架，安置好输液架，然后翻转床片，再将支撑架固定，去除上面的床片，即完成翻身（图 9-2-4）。病人可在翻身床上进食、大小便和接受手术治疗。昏迷、休克、心肺功能不全及应用冬眠药物者忌用翻身床。

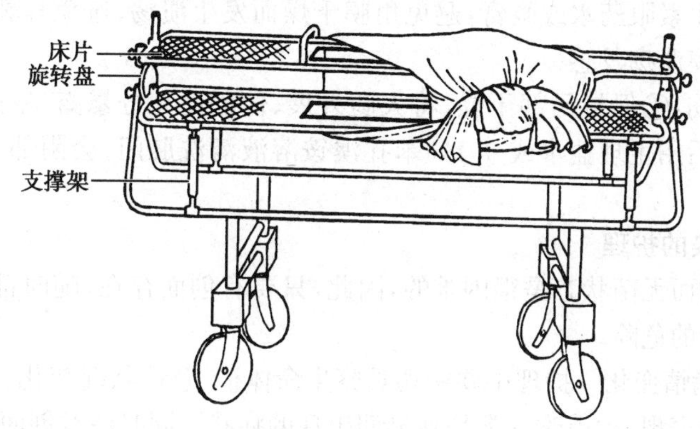

图 9-2-3　翻身床

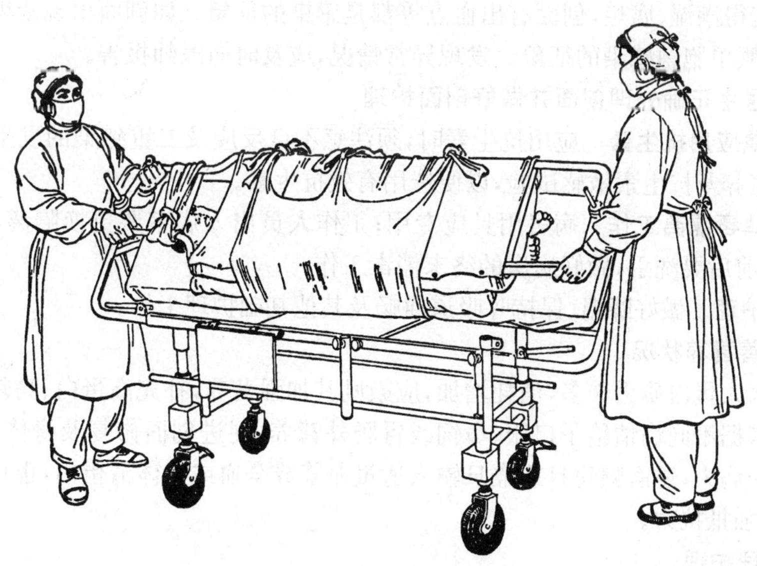

图 9-2-4　翻身床应用示意图

4. 去痂和植皮的护理　深度烧伤创面自然愈合慢或难以愈合，而自然愈合所形成的瘢痕可导致各种畸形并引起功能障碍。因此Ⅲ度烧伤常需要采取切痂、削痂和植皮，应做好植皮手术前后护理工作。

5. 感染创面的处理 感染创面应用湿敷、浸浴等方法除去脓液和坏死组织，痂下感染时应剪去痂皮或坏死组织，以清洁和引流创面。护理时须加强换药，根据创面感染程度和脓液多少，决定每日换药次数，根据感染特征或细菌培养和药敏试验选择外用药，如乙酸、磺胺米隆、烧伤膏剂或油剂等中、西药制剂。

6. 特殊部位烧伤护理

(1)呼吸道灼伤：①床旁应备急救物品，如气管切开包、吸痰器、气管镜等；②保持呼吸道通畅，如行气管切开者，应做好气管造口护理；伤后5～7日后气管壁的坏死组织开始脱落，应密切观察，及时处理；③吸氧；④观察并积极预防肺部感染。

(2)头面颈部烧伤：病人多采用暴露疗法，应安置病人取半卧位，观察有无呼吸道烧伤，必要时给予相应的处理。做好五官护理，如及时用棉签拭去眼、鼻、耳的分泌物，保持其清洁干净；双眼使用抗生素眼药水或眼膏，避免角膜干燥而发生溃疡；避免耳郭受压。做好口腔护理，防止口腔黏膜溃疡及感染。

(3)会阴部烧伤：①保持局部干燥，将大腿外展、使创面充分暴露(暴露疗法)。②避免大、小便污染。便后用生理盐水或0.1%苯扎溴铵溶液清洗肛门、会阴部，注意保持创面及周围的清洁。

(四) 防治感染的护理

要保持烧伤创面无菌状态是很困难的，因此，只要有创面存在，随时都有烧伤局部感染和烧伤全身性感染的危险。

1. 密切观察病情变化 护理中要密切观察生命体征、意识状况变化、胃肠道反应，注意是否存在脓毒症的表现，意识改变常是其早期出现的症状。同时注意创面局部情况，若创面水肿、渗出液多、肉芽颜色转暗、创缘下陷、创缘出现红肿等炎症表现，或上皮停止生长，原来干燥的焦痂变得潮湿、腐烂，创面有出血点等都是感染的征象。如创面出现紫黑色出血性坏死斑，是铜绿假单胞菌感染的征象。发现异常情况，应及时向医师报告。

2. 协助医生正确处理创面并做好创面护理

3. 遵医嘱应用抗生素 应用抗生素时，须注意不良反应及二重感染的发生。应及时做好创面细菌培养及抗生素敏感试验，以便选用有效抗生素。

4. 做好消毒隔离工作 病房用具应专用；工作人员出入病室要更换隔离衣、口罩、鞋、帽；接触病人前后要洗手，做好病房的终末消毒工作。

5. 一般护理 做好降温、保持呼吸道通畅及其他基础护理工作。

(五) 改善营养状况

烧伤后病人蛋白质丢失多，消耗增加，应鼓励其加强营养，补充高蛋白、高热量以及多种维生素。应依据不同病情给予口服、鼻饲或胃肠外营养，促进创面修复及身体功能的康复。对大面积烧伤病人，遵医嘱每日或隔日输入适量血浆或全血或人体清蛋白，也可应用免疫球蛋白等，以增强抵抗力。

(六) 心理护理

应根据不同病人的心理状态，采取相应措施。如缺乏自制力者，要加强安全措施，严防病人再次受伤；对有恐惧反应或压抑反应者，鼓励病人表达情感，帮助寻找消除恐惧及悲哀情绪的方法；对经济不宽裕者，应避免在病人面前谈论医药费问题，并及时安慰；对伤残或者面容受损害者，应注意沟通技巧，使病人精神放松，避免无意中对病人自尊心的伤害；鼓励病人认识自己的人生价值，正确对待伤残，鼓起生活勇气。

（七）健康指导

1. 告知病人创面愈合后一段时间内，可能出现皮肤干燥、瘙痒、全身闷热等，应嘱咐病人避免使用刺激性强的肥皂和接触过热的水，不能搔抓初愈的皮肤；

2. 可在已愈创面涂搽润滑剂，穿纯棉内衣；1 年内烧伤部位避免太阳曝晒，避免紫外线、红外线对皮肤的损害。

3. 为减轻瘢痕挛缩、肌肉萎缩等原因造成躯体功能障碍，应及时指导病人进行正确的功能锻炼，以主动运动为主，被动运动为辅，必要时为病人编制体操疗法或作业疗法计划。

4. 告诉社区人群防火、灭火、自救常识，预防烧伤事件的发生。鼓励病人参与一定的家庭、社会活动，促进病人身心健康。

第三节 冷伤病人的护理

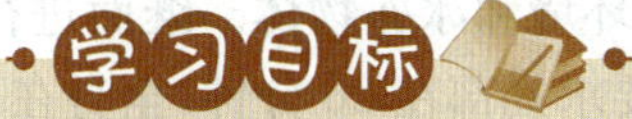

了解冷伤的分类和冷伤的病理变化；了解冷伤病人的护理评估要点、护理诊断/问题和护理措施。

冷伤（cold injury），是机体受到低温、寒冷侵袭所引起的损伤。我国北方及高寒地区发生率较高。常发生在手、足、耳、鼻、面颊等四肢末端和外露部位。冷伤分为 2 类：一类称非冻结性冷伤，由 10℃以下至冰点以上的低温引起，如冻疮；另一类称冻结性冷伤，又称冻伤，由冰点以下的低温所造成，冻伤分局部冻伤和全身冻伤（又称冻僵）。

当人体局部皮肤暴露于冰点以上低温时，可致血管收缩、血流缓慢，影响细胞代谢。待局部又处于常温后，血管扩张、充血且有渗出，甚至可发生水疱。病变严重时，可发展为毛细血管、小动脉、小静脉受损，导致血栓形成、组织坏死，引起非冻结性冷伤的发生。

当人体局部接触冰点以下低温时，局部组织血管强烈收缩，细胞外液甚至细胞内液均可形成冰晶。冻融后，局部血管扩张、充血、渗出，并可有血栓形成；组织内冰晶及融化过程，可造成组织细胞坏死及邻近组织炎症反应；全身受低温侵袭时，除了外周血管强烈收缩和寒战反应，还造成体温由表及里降低，致使体内重要器官受累，构成了冻伤的病变。

【护理评估】

（一）健康史

病人都有明显或严重的受寒受冷史。潮湿、刮风加速身体散热；衣物过紧，长时间静止不动，可使局部血液循环障碍，热量来源减少；饥饿、失血，营养不良等可使全身抗寒能力降低，以上因素都易导致冷伤。冻疮在我国一般发生于冬季和早春。由于长江流域比较潮湿，防寒措施也不及北方地区，因而比北方多发生冻疮。冻伤大多发生于意外事故或战时人体较长时间接触冰点以下低温。

（二）身体状况

1. 冻疮多发生在身体末梢，如手、足、耳郭及鼻尖等处。主要表现为局部红肿、发痒，病情较重时可发生水疱，水疱去表皮后创面发红、有渗液，并发感染后创面形成溃疡，最终形成瘢痕或纤维化。冻疮易复发。

2. 局部冻伤按损伤程度分为3度。Ⅰ度冻伤伤及表皮层，局部红肿，有发热、痒、刺痛的感觉，数日后，表皮脱落，不留瘢痕。Ⅱ度冻伤损伤至真皮层，局部红肿明显，且有水疱形成，有自觉疼痛，无感染，经2～3周脱痂愈合，不留瘢痕。Ⅲ度冻伤损伤皮肤全层，严重者可深至皮下组织、肌肉、骨骼等组织，创面由苍白变为黑褐色，感觉消失；其周围有红肿、疼痛，可出现血性水疱。若无感染，坏死组织干燥成痂，多为干性坏死，但如有广泛血栓形成、发生水肿和感染时，可为湿性坏死，治愈后多留有功能障碍或致残。

3. 全身冻伤初起时有寒战、四肢发凉、皮肤苍白或发绀、乏力、头昏，随后出现肢体僵硬，意识模糊，甚至昏迷，呼吸、心搏骤停。如抢救不及时，可致死亡。

（三）实验室及其他检查

并发感染时，可引起血白细胞及嗜中性粒细胞增多，当机体重要脏器功能受累及时，可出现相关检查内容的异常改变。

（四）治疗与效果

首先应使病人迅速脱离低温环境和冰冻物体。继而进行局部或全身的快速复温：应用40～42℃温水浸泡伤肢或全身，要求局部在20分钟，全身在30分钟内复温。及时复温可使病人尽快度过低温阶段，保持组织活力，能减轻局部冻伤和有利于全身冻伤恢复，这是急救的关键。如发现病人呼吸、心跳停止，须立即施行人工呼吸与胸外心脏按压等复苏抢救措施。

冻疮病人，局部涂冻疮膏，每日温敷数次。已破溃者可涂抹含抗菌药物的软膏。

局部冻伤的治疗主要是促进创面组织修复，对Ⅰ°冻伤应保持创面清洁干燥。Ⅱ°冻伤应注意正确处理水疱，保护好创面。Ⅲ°冻伤多采用暴露疗法，保持创面清洁干燥，待坏死组织与健康组织边界清楚后予以切除，继而进行植皮，对并发湿性坏疽者常需截肢。

全身冻伤，在复温后首要的是防治休克和维护呼吸功能。同时，可使用利尿剂，防治急性肾衰竭；给予支持疗法，防治感染和预防破伤风。

（五）心理-社会状态

冷伤多发生于防寒保护不当的群体，或某些低温下的生产劳动者，或高寒地区的部队值勤人员。冻伤病变产生不适感和皮肤损坏，创面经久不愈；冻伤大多发生于意外事故，严重者可能患肢受损致残甚至危及生命。诸多原因会使病人产生忧虑、悲伤、恐惧等复杂心理。

【护理诊断/问题】

1. 体温过低 与受到低温、寒冷侵袭有关。

2. 组织完整性受损 与低温所致血液循环障碍和细胞代谢紊乱有关。

3. 潜在并发症 休克、感染、急性肾衰竭、呼吸及循环衰竭。

【护理目标】

病人体温逐渐恢复正常；创面逐步愈合；并发症得到预防或及时发现、及时处理。

【护理措施】

（一）急救和复温护理

首先帮助脱去潮湿衣服和鞋袜。但衣物连同肢体冻结者，需用40℃左右温水使冰冻融化后再脱下或剪开。用温水复温时，浸泡至肢端转红润，皮温至36℃左右为宜。浸泡水温过高，时间过久会增加局部代谢，造成更严重损害。浸泡时可轻轻按摩未受损部位，改善局部组织血液循环。如无复温条件，可将冻伤的肢体放在正常人怀里或腋窝处复温，但忌用火烤；冻僵者应迅速将伤员放入暖室复温，或用热水袋、热水壶放置在病人躯体周围复温。急救和复温过程中须密切观察血压、脉搏、呼吸、体温、尿量的变化，注意有无休克和急性肾衰竭的发生。

（二）全身治疗的护理

1. 继续保暖　复温后，较严重的冻伤病人应置于30～40℃的暖室中，轻度冻伤者置于一般室温下，加盖被服保暖即可。

2. 防治并发症　保持病人呼吸道通畅，吸氧；遵医嘱给予呼吸兴奋剂，维持呼吸功能。遵医嘱应用低分子右旋糖酐，补液，避免血细胞凝聚和血栓形成，改善局部血液循环；正确使用血管活性药物和利尿剂以防治休克和急性肾衰竭。

3. 加强支持疗法　给予高热量、高蛋白、高维生素饮食，以加强营养，必要时继续输液，或遵医嘱输新鲜血。

4. 防治感染　根据医嘱给予有效抗生素，预防继发感染等。严重冻伤者，应注射破伤风抗毒血清和气性坏疽抗毒血清，预防厌氧菌感染。

（三）局部创面治疗的护理

Ⅰ°冻伤创面保持清洁干燥即可，Ⅱ°冻伤未感染创面，消毒后用软干纱布包扎，其上小水疱待其自然吸收。有大水疱者，用注射器抽出疱内液体后，用软干纱布包扎，或涂冻伤膏后暴露局部创面。创面已感染则先用抗菌药湿纱布外敷，以后再涂冻伤膏。Ⅲ°冻伤创面采用暴露疗法，保持创面清洁干燥。

（四）心理护理

应热情与病人沟通，耐心解释疾病的基本过程，消除焦虑和担忧感，让病人处于良好的心理状态。当病人因冻伤致残时，应注意沟通技巧，避免无意中伤害病人自尊心。引导病人正确对待伤残，树立生活信心。病人因病情危重而恐惧绝望时，更应及时稳定病人情绪，教育病人配合治疗、护理。

（五）健康指导

1. 宣传防冻的基本知识，即在低温季节注意给手、耳、足、脸等常外露部位保暖。

2. 加强耐寒锻炼，如冬季在冷空气中适度运动，或用冷水洗脸、洗手。做好皮肤按摩与保健。

3. 寒冷环境中工作人员或部队户外执行任务战士，要做好“三防”准备工作，即防寒、防湿、防静。进入低温工作环境之前，可进食适量高热量饮食，但不宜饮酒，因饮酒可能增加散热；衣裤鞋袜潮湿，要及时更换或烤干；工作时要适当运动，避免长时间静止不动。

第四节　毒蛇咬伤病人的护理

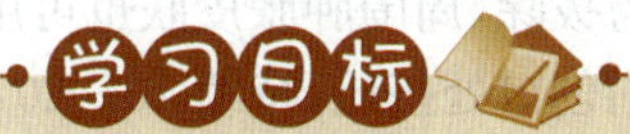

了解蛇毒的种类和致病特点；了解毒蛇咬伤病人的护理评估内容、护理诊断/问题和急救措施、护理措施。

毒蛇咬伤(snake bite)是我国南方农村和山区的常见生物性损伤,受伤后若未及时救治,病人可中毒死亡。毒蛇头部多呈三角形,斑纹色彩鲜明,有一对毒牙与毒腺排毒导管相通。毒蛇咬人时,毒腺排出毒液,经过毒牙注入皮下或肌肉组织内,通过淋巴吸收进入血液循环,引起局部和全身中毒症状。

蛇毒含有毒性蛋白质、多肽和酶类,依其对人体作用可分为3类。①神经毒:如金环蛇、银环蛇分泌的毒素,主要作用于延髓和脊神经节细胞,对神经的传导功能有选择性抑制作用,可引起呼吸肌麻痹和其他神经肌肉瘫痪,对局部组织破坏较少。②血循毒:如竹叶青、五步蛇分泌的毒素,有溶组织、溶血、抗凝作用,对局部组织、血管壁、红细胞膜,心肌、肾组织有严重破坏作用,导致全身广泛出血、溶血,甚至心力衰竭和肾衰竭。局部症状出现早且严重;③混合毒:兼有神经毒和血循毒的作用,局部症状明显,全身症状发展也较快,但常以一种毒素为主,如腹蛇以血循毒为主,眼镜蛇以神经毒为主。

【护理评估】

(一) 健康史

询问咬伤时间、部位、蛇的形态特点及咬伤后的处理经过,查看咬伤处牙痕特点,判断是否毒蛇咬伤,是何种毒蛇咬伤。

(二) 身体状况

无毒的蛇咬伤时为一排或两排细牙痕,而有毒蛇咬伤处皮肤有一对大而深的牙痕。

其表现取决于毒蛇种类、蛇毒吸收量。被神经毒类毒蛇咬伤后0.5～2小时可出现头晕、视力模糊、眼睑下垂、言语不清、全身软弱、疲乏、四肢麻木、吞咽困难,胸闷、呼吸困难,最后可致呼吸停止、循环衰竭。局部伤口麻木,肿胀较轻,疼痛不明显。血循毒类毒蛇咬伤后有全身出血现象,如全身广泛的皮下瘀斑、眼结膜下出血、咯血、呕血、便血、尿血等,并可引起畏寒、发热、心律失常、谵妄,严重者因休克、心力衰竭、肝昏迷、急性肾衰竭而死亡。

病人局部伤口剧烈疼痛、肿胀,并迅速向近端扩散,皮下出现大片瘀斑,伤口内有血性液体不断渗出,伤口常经久不愈。

(三) 实验室及其他检查

凝血功能和肾功能检查,可见血小板、纤维蛋白原减少,凝血因子Ⅰ减少,凝血酶原时间延长,血肌酐、非蛋白氮增高,肌酐磷酸激酶增高,肌红蛋白尿等异常改变。

(四) 治疗与效果

1. 急救处理

(1)缚扎:毒蛇咬伤后,应立即施行急救措施,在肢体咬伤部位的近心端5～10厘米处用绳带、布带、手帕或细橡皮管等缚扎,减少蛇毒吸收。

(2)冲洗:用大量清水、肥皂水冲洗伤口及周围皮肤,再用3%过氧化氢、1∶5000高锰酸钾反复冲洗伤口,减少毒素吸收,破坏蛇毒。

(3)排毒:伤口冲洗后,在局麻下以牙痕为中心作组织切开,深达真皮下,能使组织液和淋巴液外流即可,伤口内有毒牙需拔除,周围肿胀皮肤也可用消毒尖刀多处刺破,增加引流。接着将患肢下垂,用手自上而下向创口处挤压,持续10～20分钟;也可用拔罐法或吸乳器抽吸,促使蛇毒排出。但血循类毒蛇咬伤者禁忌多处切开,防止出血不止。

(4)转运病人:转运途中应保持伤口与心脏部位持平,不宜抬高伤肢。

2. 伤口处理

(1)伤口湿敷和外敷中草药:经急救处理后,可用高渗盐水或1∶5000高锰酸钾溶液湿敷伤口，有利于引流毒液和消除肿胀。肢体肿胀处可外敷中草药或成品蛇药。

(2)局部降温：待急救处理后或服蛇药半小时后去除绑扎，迅速将伤肢浸于冷水中(4～7℃为宜，注意防止冻伤)3～4小时，再改用冰袋，可以减轻疼痛、减缓毒素吸收速度、降低毒素中酶的活力和局部代谢。

(3)局部阻滞疗法：一般在毒蛇咬伤后1～4小时内，取胰蛋白酶2000U～6000U加入0.5%普鲁卡因10～20ml在伤口外周作皮下及肌层浸润注射，或在绑扎上方进行封闭。蛇毒是蛋白质，胰蛋白酶有直接破坏蛇毒的作用。

3. 全身治疗

(1)解毒治疗：蛇药具有解毒、消炎、止血等作用，可按说明选用片剂、冲剂、注射剂等不同剂型的国产蛇药。还需应用单价或多价抗蛇毒血清，能中和蛇毒，缓解症状，单价抗蛇毒血清对已知蛇类咬伤有较好疗效。但使用前须做过敏试验。此外，可注射呋塞米、利尿酸钠、甘露醇等，加快血液内蛇毒排出。

(2)防治感染：咬伤后，需使用破伤风抗毒素和抗生素防治感染。

(3)重症病人治疗：部分受伤后时间较长，中毒较重病人，可出现感染性休克，心、肺、肾等重要脏器功能衰竭等严重并发症，危及生命。治疗时，应积极抗休克、改善出血倾向。加强支持疗法，维护各重要脏器功能正常。

(五) 心理-社会状况

毒蛇咬伤后，病人心理反应强烈，常表现为惊慌、恐惧甚至绝望。且常因慌张乱跑而加速毒素的吸收，使病情加重，病人更感绝望。

【护理诊断/问题】

1. 恐惧 与病情迅速加重、担忧预后有关。

2. 组织完整性受损 与毒蛇咬伤、蛇毒破坏组织有关。

3. 有全身中毒的危险 与蛇毒扩散有关。

4. 潜在并发症 感染、多器官功能衰竭。

【护理目标】

病人恐惧心理逐渐减轻，情绪稳定；局部伤口逐渐愈合，无感染或感染有效控制；中毒症状被控制，病情趋于缓解；未发生各器官衰竭等并发症，或并发症发生时被有效控制。

【护理措施】

(一) 急救护理

嘱病人安静卧床休息，不宜抬高伤肢，切忌奔跑，避免加速毒素吸收。伤肢缚扎时，其松紧度以能阻断浅静脉和淋巴回流为宜，不要影响动脉血供。每隔15～30分钟应放松缚扎1～2分钟，以免静脉过度瘀血损坏肢体。在排毒处理结束或服用有效蛇药后半小时可解除敷扎。积极配合医生施行伤口冲洗排毒和局部降温的护理。

(二) 伤口护理

伤口湿敷时，纱布需保持一定湿度，出血较多的伤口应及时更换敷料。伤口周围红肿减退，伤口处流出的血由暗红变为鲜红，提示局部情况有好转；如伤口处继续肿胀，皮温升高或发凉，持续流出暗红色血液，说明伤情恶化。

(三) 全身治疗的护理

(1)使用利尿剂时，应预防水、电解质、酸碱平衡失调；快速输液时，应注意心肺功能。

(2)抗蛇毒血清的应用：一般为静脉注射，用抗蛇毒血清1安瓿加0.9%氯化钠盐水

20～40ml 缓慢静脉注射。其过敏试验方法为：取抗蛇毒血清 0.1ml，加 1.9ml 等渗盐水，稀释成 20 倍。取稀释液 0.1ml，在前臂掌侧皮内注射，观察局部 15～20 分钟，如皮试阴性可全量注射抗蛇毒血清，小儿和成人剂量相同。如皮试可疑阳性者，可静脉注射 25%葡萄糖加地塞米松 5mg，15 分钟后再注射抗蛇毒血清。如皮试阳性者则需采用脱敏注射法：将抗毒血清用 0.9%氯化钠盐水稀释成 20 倍，分数次皮下注射，观察 3 次以上如无异常反应，即可使用抗蛇毒血清，若有血清过敏反应，立即皮下注射肾上腺素 1mg。如皮试呈强阳性者，忌用抗蛇毒血清。

（四）重症病人护理

对重症病人，应密切观察生命体征、神志、尿量的变化，随时注意发生中毒性休克，心、肺、肾衰竭，内脏出血等严重情况。如发现异常，应及时与医生联系。

（五）心理护理

病人入院后，及时与病人沟通，解释治疗方法及治疗过程，树立战胜疾病的信心，稳定病人情绪，消除恐惧心理，积极配合治疗和护理。

（六）健康指导

1. 宣传毒伤咬伤的有关知识，强化自我防范意识。步行应尽可能避开树林茂密，人烟稀少的地段，在山村、丘陵地带应穿鞋行走，同时可将裤口、袖口扎紧。

毒蛇咬伤的自救或互救方法

1. 被蛇咬伤后不要跑动，立即坐下，仔细辨认牙痕，伤肢下垂。

2. 立即用绳子、鞋带或布条在咬伤部位或红肿区的上方（近心端）5～10 厘米处作捆扎，以阻断静脉回流，避免毒素进入血液循环。止血带每隔 20 分钟放松 1～2 分钟。

3. 用手在伤口四周向伤口挤压，将含毒液的血液和淋巴液挤出；或用干净的小刀在伤口处做十字切口，然后用拔火罐或玻璃杯等代用品吸出毒液和血水。

4. 温水清洗伤口，伤口外周涂抹蛇药。

5. 须至正规医院进行后续治疗。若有呼吸停止者须立即进行人工呼吸，并急送医院抢救。

2. 告知人们被毒蛇咬伤后切忌慌乱奔跑，学会就地缚扎、冲洗、排毒等急救方法。

3. 夜间走路使用手电筒等照明工具。露营时避免扎营于杂物或石堆附近，晚上在营帐周围点燃火把。

（卢森泉　赖　青）

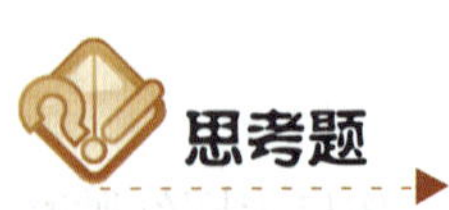

思考题

1. 病人女性，42 岁，7 小时前因塌方砸伤双下肢。双下肢明显肿胀、发紫，有骨折；伤后排尿 1 次，茶红色。体检：神志清，血压 130/90mmHg，心率 66 次/分，心律不齐。①该病人目前最危险的病情可能是什么？②请提出最主要的 1 条护理诊断/问题，并拟订相应的护理措施。

2. 病人男性，35 岁。下鱼塘捕鱼时，被锈铁钉刺伤足底 1 小时。检查见伤口小而深，污染重，已无出血，疼痛明显。①该病人的伤口应如何处理？②以后可能发生的危险病情是什么？③目前护理工作应注意什么？

3. 病人女性，23岁，体重60kg。大面积烫伤2小时。剧痛，口渴，未见排尿。查体见颜面、双上肢、双下肢（除外双臀）、胸前及腹部发生广泛烫伤，可见伤面分布大小不等水疱；破损水疱基底潮红。①请评估该病人的烧伤深度和烧伤面积。②第1个24小时和第1个8小时应如何补液（补液量、液体种类与时间分配）？③请提出目前主要的护理诊断/问题及相应护理措施。

4. 病人女性，19岁。上山劳动时被毒蛇咬伤右小腿。当时伤口疼痛，能忍受，局部无明显肿胀，故步行回家。伤后3小时许出现软弱无力、胸闷、嗜睡、言语不清，急送医院诊治。该病人最可能是何种毒蛇咬伤？当时应如何急救？

第十章 伤口护理

学习目标

①了解换药的目的。②熟悉换药室的设备；熟悉伤口的评估和换药有关原则。③掌握不同伤口的处理方法。④学会换药室的管理；熟练掌握换药的操作步骤和方法（换药前准备；更换敷料操作方法；换药后整理）。⑤换药中表现出对病人的关心、爱护和尊重；遵守无菌操作原则，严防交叉感染的发生。

伤口护理的主要内容是换药，换药是外科的一项基本技术操作。换药又称更换敷料（dressing exchange），是对伤口（包括手术切口）进行检查、清洁、用药、引流等处理及覆盖敷料的方法。其目的是动态观察伤口，保持引流通畅，改善伤口局部环境，促进伤口愈合。

南丁格尔奖获得者李琦

上海市第二人民医院外科换药室护士李琦（图 10-1-1，见文后彩插）是第 39 届南丁格尔奖获得者。1962 年她毕业于上海市儿童医院护校，几十年来在平凡而又崇高的护理岗位上默默地工作着。她用一颗善良质朴的心对待每一位病人，以自己精湛的技术抚平病人的创伤。

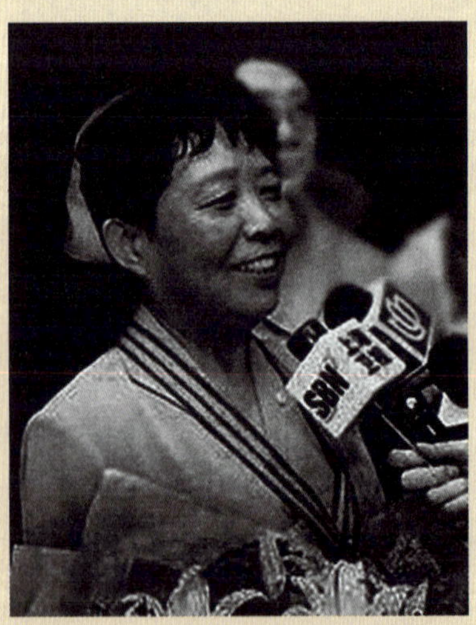

图 10-1-1 南丁格尔奖获得者李琦

第一节 换药室的设备和管理

（一）换药室的设备

1. 基本设备 换药台、换药车、换药床、药品柜、托盘架、立式聚光灯、贮槽、弯盘、换药碗、有盖方盘、贮物罐、污物桶等。

2. 器械类 持物钳、敷料镊、剪刀、手术刀、止血钳等常用器械。

3. 敷料类 各种敷料、引流物、棉球、无菌手套、绷带、胶布等。

4. 药品类 常备外用药见表10-1-1。

5. 其他 手电筒、备皮刀、橡皮布、肢体扶托架、洗手设备等。

表10-1-1 换药室常备外用药物及用途

药品名	用途
70%乙醇，2.5%碘酊，碘附（有效碘0.5%）	皮肤消毒
生理盐水，0.1%氯己定，0.5%碘附	脓腔及伤面清洗、湿润
含氯石灰硼酸溶液（攸锁），0.1%依沙吖啶（雷夫奴尔）	感染伤面湿敷
3%过氧化氢，0.02%高锰酸钾	厌氧菌感染伤面的冲洗、湿敷
生理盐水，凡士林纱布	正常肉芽伤面外敷
3%～5%氯化钠，30%硫酸镁	水肿肉芽伤面湿敷
10%～20%硝酸银	腐蚀过度生长的肉芽
10%～20%鱼石脂软膏	局部炎症早期外敷

（二）换药室的管理

1. 严格管理制度 换药室应由专人管理，严格执行无菌管理制度。室内清洁区与污染区严格分开；无菌伤口换药床与感染伤口换药床严格分开。

2. 保持环境清洁 换药室要求宽敞明亮，温度适宜，空气清新；每日定时空气消毒及物体表面清洁消毒处理，每周大扫除并定期用药物熏蒸，每月做空气及物体表面细菌培养1次。

3. 严格物品管理 保证药品、敷料及器械供应，确保其无菌效果和有效期；所有物品应分类定点放置，以便取用。

4. 换药台或换药车管理 换药台物品安放位置要固定。台面上的物品通常分2～3排放置，后排放体积较大较高的瓶罐类，如贮槽、持物钳浸泡缸等；前排放置较低矮的各类有盖贮物缸，内为被药液浸泡的棉球或纱条。换药车台面布置基本与换药台相同。

“器械消毒3盘法”

取3个小号有盖方盘，前2个盛有器械消毒液，第3个盛无菌等渗盐水。将换药操作的非常规器械（剪、钳、探针等）洗涤擦干后先泡于第1盘中；一定时间后（即达到器械消毒液的规定消毒或灭菌时间），用无菌持物钳转移器械至第2盘中浸泡贮存；使用器械时以无菌持物钳将其取出，置于第3盘中洗去消毒液后才可使用。此方法在基层卫生院（所）仍为实用。

注意凡由换药台(车)面上取走的无菌用品和敷料，不许再送回换药台(车)面；换药人员每次换药操作完毕，须做手清洁消毒后才能再上换药台做下一位病人换药准备；非无菌物品和换药中已污染的器械物品不许再进入换药台(车)的清洁操作面。

第二节 伤口评估

(一) 缝合伤口的评估

1. 伤(切)口类型的评估 根据2010年11月国家卫生部下发的《外科手术部位感染预防与控制技术指南》规定，外科手术伤(切)口分为以下4类。

(1)清洁切口(Ⅰ类切口)：手术未进入感染炎症区，未进入呼吸道、消化道、泌尿生殖道及口咽部位。如甲状腺大部切除术、疝修补术的切口。

(2)清洁-污染切口(Ⅱ类切口)：手术进入呼吸道、消化道、泌尿生殖道及口咽部位，但不伴有明显污染。如一般的食管癌、胃癌根治术。

(3)污染切口(Ⅲ类切口)：手术进入急性炎症但未化脓区域；开放性创伤手术；胃肠道、尿路、胆道内容物及体液有大量溢出污染；手术中有明显污染(如开胸心脏按压)。溃疡病穿孔的胃大部切除术、手外伤8小时内的清创缝合术属于此类。

(4)感染切口(Ⅳ类切口)：有失活组织的陈旧创伤的手术；已有感染化脓的手术。如化脓性阑尾炎的阑尾切除术、未及时处理(受伤8小时后)的开放性创伤伤口。

2. 伤(切)口愈合分级的评估

(1)甲级愈合：愈合优良，无不良反应(一期愈合)。

(2)乙级愈合：愈合欠佳，伤口处曾有红肿硬结、血肿或积液，但未化脓(仍属一期愈合)。

(3)丙级愈合：伤口已化脓，经引流和换药才愈合的伤口(属二期愈合)。

常以"切口类型/愈合级别"的方式评价和记录手术伤口愈合的质量。如甲亢病人行甲状腺大部切除术，切口曾发生血肿，但未感染，出院记录为"Ⅰ/乙"，意为"Ⅰ类伤口，乙级愈合"。每位手术病人出院时均应依此类推作出伤口愈合质量评价。

3. 缝合伤口愈合时间(拆线时间)的估计 愈合时间(也是可拆线的时间)依据伤口的部位、病人年龄和全身营养状况而定。一般头面颈部拆线时间可在手术后4～5日；下腹及会阴部手术后6～7日拆线；胸、上腹和臀部手术后7～9日拆线；四肢手术10～12日拆线；减张缝合一般14日拆线。年老体弱、营养不良者，应适当推迟拆线时间。

4. 缝合伤口常见的异常情况

(1)渗血渗液情况：手术中止血不完善、创面渗血未完全控制、手术后结扎线松脱、原痉挛的小动脉断端舒张、凝血机制障碍等都可致手术后伤口渗血。表现为伤口敷料被血浸透、切口处溢出血液等；如出血形成血肿时，局部肿胀、皮肤发紫；深部体腔手术区域出血，伤口引流条或引流管可引出大量血液，严重者可出现失血性休克。

(2)伤口感染征象：无菌技术操作不严格、手术中止血不彻底致切口内血肿形成、伤口内异物存留、病人抵抗力降低等均可造成伤口感染。表现为初期伤口仅有红、肿、热、痛；当脓肿形成时，压之剧痛，可有波动感伴脓性分泌物或稠厚脓液渗(流)出。病人体温升高，血白细胞计数增高。

(二) 浅表肉芽伤口的评估

1. 肉芽生长质量的评估 健康的肉芽创面颜色鲜红，呈致密细小颗粒状，表面显紧张感，分泌物少，触之易出血，创缘有一圈新生上皮生长；不良肉芽创面颜色暗红（感染），或淡红、苍白（水肿），表面无明显颗粒、较松弛或肿胀，触之不易出血，有分泌物或形成脓苔。

2. 肉芽伤口的感染表现 了解伤口分泌物的颜色、性状及量。如为金黄色葡萄球菌感染，则脓液稠厚色黄；化脓性链球菌感染者，脓液稀薄量大；铜绿假单胞菌感染者，脓液色绿，有霉腥味，且伤面有褐色坏死组织；无芽胞厌氧菌感染时，脓液恶臭有气泡等。必要时作伤口脓液细菌培养加药物敏感试验。

（三）脓腔伤口的评估

多由脓肿切口引流或缝合伤口感染形成。伤口较深，置有引流条，不断有脓液流出。如伤口敷料沾有多量脓液，脓腔内积脓少，说明引流通畅；如敷料干燥脓少，引流物松动或拔除时有大量脓液流出，为引流不畅，应查明原因。如伤口经久不愈，常为引流不畅或伤口有异物如线头、形成瘘管或窦道等。

第三节 换药的原则和方法

（一）换药的原则

1. 严格遵守无菌操作原则 遵守无菌规则，防止发生交叉感染。特异性感染应专人换药，用过的器械单独消毒灭菌，换下的敷料物品立即焚烧。

2. 换药顺序 先换清洁伤口，再换污染伤口，最后换感染伤口。

3. 换药次数 依伤口情况而定，通常肉芽组织生长良好的清洁伤口，每日或隔日换药1次；一期缝合伤口手术后2～3日换药1次，无异常至拆线再换药；脓性分泌物多，感染重的伤口，每日1次或数次换药，始终保持外层敷料干燥。

4. 伤口引流物的处理 手术伤口的预防性引流（橡皮片、烟卷条），一般在手术后1～2日无明显引流液时即可拔出；用于深层引流的烟卷条或乳胶管，在每次换药时须适当转动并外拔、剪去少许。感染伤口的引流时间较长，须及时更换引流物；一般应待感染控制、脓腔明显缩小、基本无脓液分泌时，才停止引流。

（二）换药的步骤和方法

1. 换药前准备

(1)换药环境和时间：换药应在换药室进行，要求室内空气清洁、光线充足、温度适宜，换药前半小时不做扫除；如在病房换药，应避开晨间护理、病人进餐、睡眠、家属探视及铺床时。

(2)换药人员准备：着装整洁，洗手、戴帽子和口罩。

(3)病人准备：做好解释工作，协助病人取舒适体位，充分暴露创面。对可能引起剧痛的伤口或创面换药，须先应用止痛剂。

(4)用物准备：常规用物是无菌换药碗2只，敷料镊2把；碘附和生理盐水棉球若干，引流条或药物湿纱布、无菌敷料适量；胶布，弯盘1只（用于放置污染敷料）。根据伤口评估情况，另再准备其他非常规用物如拆线剪、血管钳、探针等。

2. 换药操作方法

(1)揭除伤口敷料：以伤口为中心由外向里揭除胶布；外层敷料用手取下，内面向上放于弯盘内；内层敷料应用镊子沿伤口长轴方向揭起（图10-3-1），内面向下盖于外层敷料上；如敷料粘结于创面，应先用生理盐水浸透，使敷料与创面分离后再揭除，以减轻疼痛和伤口损伤。

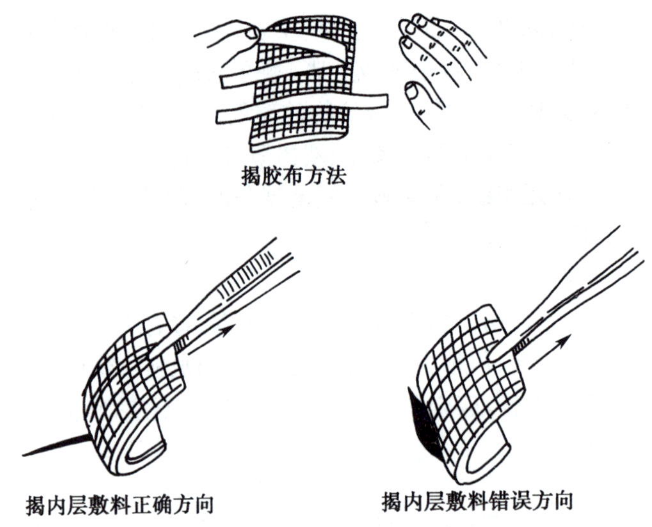

图 10-3-1 揭除敷料手法

(2)处理伤面：左手持镊夹取换药碗内碘附棉球递交于右手镊中；右手镊夹持碘附棉球，以切口为中心由内向外（感染伤口由外向内）消毒伤口周围皮肤，消毒范围应超出敷料所遮盖的范围；盐水棉球清洗伤口分泌物；再取碘附棉球消毒伤口周围皮肤，清洁伤口周围皮肤沾染的分泌物；根据伤口情况，敷以相应的药液纱布或放置引流后覆盖无菌干敷料。注意换药过程始终坚持左手持镊专取无菌物品，右手持镊接触伤口，两镊不可相碰，即称"两把镊子操作法"。

(3)包扎伤口并固定：覆盖适当大小和厚度的敷料，敷料大小以不暴露伤口并达伤口外3cm为宜；胶布粘贴固定，粘贴方向与皮纹平行。创面大、分泌物多者，可加盖棉垫，必要时以绷带包扎。

3. 换药后整理 撤除换药用物，整理病人衣被，安置舒适体位；污敷料倒入污物桶，冲洗换药碗、镊，消毒液浸泡初步处理后再灭菌。换药人员做手的清洁与消毒。

（三）不同伤口的处理

1. 缝合伤口的处理 ①手术后2～3天察看伤口一次，无异常则用碘附棉球消毒伤口及周围皮肤，敷乙醇纱布，外盖适当厚度无菌干敷料固定之，直至拆线（拆线方法见配套教材《实践指导及习题集》之实践六）。②缝线反应：针眼处稍发红，多发生于手术后2～3天，无须特殊处理，以乙醇纱布湿敷即可。③针眼处脓疱：线眼处见小脓点，以干棉球粘去脓液后涂碘酊或碘附即可。④伤口感染：初期给予物理疗法，化脓时应拆除部分缝线，进行引流。

2. 浅表肉芽伤口的处理 肉芽生长健康：以盐水棉球拭去分泌物后，外敷等渗盐水纱布或凡士林纱布；肉芽生长过度：将其剪平后盐水棉球压迫止血或以10%硝酸银烧灼后用盐水洗净；肉芽水肿：可用高渗盐水湿敷；感染创面：脓液稀薄量多者，用0.1%依沙吖啶纱布湿敷；脓液稠厚且坏死组织多者，清洁伤口后，用攸锁纱布湿敷。

3. 脓腔伤口的处理 可用生理盐水、攸锁或0.5%碘附溶液冲洗脓腔，并放置合适引流物，保持引流通畅。勿将棉球、引流物、纱布线头等遗留在脓腔中，以免造成伤口不愈合。

（杨 环）

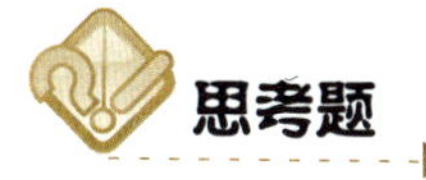

思考题

1. 病人女性，24 岁。左小腿外伤 3 天，见局部伤口裂开，长 5cm，脓性分泌物较多。此时的伤口应如何处理？（详细说明伤口用药及操作步骤与方法）

2. 病人男性，20 岁。行阑尾切除手术后 3 天，体温正常，换药时发现伤口针眼处皮肤发红、肿胀。此时的伤口发生了什么情况？应如何处理？

第十一章　肿瘤病人的护理

学习目标

①了解肿瘤的概念、病理分型及转移途径。②熟悉肿瘤病人的护理评估及常见护理诊断/问题。③掌握肿瘤病人的护理措施及健康指导。④护理工作中表现出对肿瘤病人的同情和关怀，引导和鼓励病人以正确的生活态度面对疾病。

肿瘤（tumor）是机体细胞在各种始动与促进因素长期作用下，发生过度增生或异常分化所形成的新生物。根据对人体的影响，肿瘤分为良性肿瘤、恶性肿瘤及临界性肿瘤。

1. 良性肿瘤　良性肿瘤一般称为“瘤”，肿瘤细胞分化程度高，近似正常组织细胞，包膜完整，呈膨胀性生长，生长较缓慢，除位于重要部位（颅内、纵隔内）者外，对人体健康无多大影响，不发生转移。

2. 恶性肿瘤　恶性肿瘤包括癌（来源于上皮组织者）、肉瘤（来源于间叶组织者）以及胚胎性母细胞瘤等，少数恶性肿瘤仍沿用传统名称，称为“病”、“瘤”，如白血病、恶性淋巴瘤等。恶性肿瘤无包膜，呈浸润性生长，边界不清楚；瘤细胞分化程度较低，发展较快，可有转移，虽经手术切除，仍可复发。

恶性肿瘤的发生发展过程包括癌前期、原位癌及浸润癌 3 个阶段。癌前期表现为上皮增生明显，伴有不典型增生；原位癌通常指癌变细胞限于上皮层、未突破基底膜的早期癌；浸润癌指原位癌突破基底膜向周围组织浸润、发展，破坏周围组织的正常结构。依据恶性肿瘤的分化程度不同，恶性肿瘤细胞可分为高分化、中分化和低分化（或未分化）3 类，或称Ⅰ、Ⅱ、Ⅲ级。高分化（Ⅰ级）细胞形态接近正常，恶性程度低；未分化（Ⅲ级）细胞核分裂较多，高度恶性；中分化（Ⅱ级）的恶性程度介于两者之间。

恶性肿瘤不仅可以在原发部位浸润生长，而且可以脱落向远处扩散，形成转移。常见的转移方式有以下 4 种：①直接蔓延：肿瘤细胞向与原发灶相连续的组织扩散生长，如直肠癌侵及骨盆壁。②淋巴转移：有多种形式，多数为邻近区域淋巴结转移，也可出现“跳跃式”越级转移，此外，还可发生皮肤真皮淋巴管转移。③血行转移：肿瘤细胞进入血管内，随血流转移至远隔部位，较常见的转移部位为肺、肝、骨、脑等，如腹内肿瘤可经门脉系统转移到肝脏。④种植性转移：肿瘤细胞脱落后在体腔或中空性器官内发生的转移，如胃癌种植转移至盆腔。

3. 临界性肿瘤　临界性肿瘤在形态上属良性，常呈浸润性生长，切除后易复发，生物学行为介于良、恶性肿瘤之间。

恶性肿瘤已成为人类现今最常见的死亡原因之一。在中国目前居男性死因的第2位，女性死因的第3位。在我国城市居民中，最常见的恶性肿瘤依次为肺癌、胃癌、肝癌、肠癌与乳癌，在农村依次为胃癌、肝癌、肺癌、食管癌、肠癌。

【护理评估】

(一) 健康史

恶性肿瘤的发病原因迄今尚未完全明了。目前认为其发生是由多种外源性因素和内源性因素长期共同作用的结果。因此应注意评估病人是否有以下外源性因素的接触史及内源性因素的病史。

1. 外源性因素 包括化学、物理、生物因素及不良生活方式和各种慢性刺激。其中以人类生活环境里的化学致癌物质(包括环境污染物，某些食品和药物)最为重要。

(1)化学物质的长期接触史：如亚硝胺类与食管癌、胃癌和肝癌有关；烷化剂(有机农药、硫芥等)可致肺癌及造血器官肿瘤；多环芳香烃类化合物(煤焦油、沥青等)与皮肤癌、肺癌有关；氨基偶氮类化合物(染料)易诱发膀胱癌、肝癌。

(2)物理损伤史：如电离辐射可致皮肤癌、白血病；紫外线可引起皮肤癌；石棉纤维与肺癌有关；滑石粉与胃癌有关。

(3)生物因素感染史：主要为病毒，如EB病毒与鼻咽癌、伯基特淋巴瘤相关；单纯疱疹病毒与宫颈癌有关；乙型肝炎病毒与肝癌有关。另外，真菌、寄生虫亦与癌症的发生有关，如华支睾吸虫与肝癌有关，日本血吸虫与大肠癌的发生有关等。

(4)不良生活方式：不良饮食习惯及大量饮酒与消化系统肿瘤有关；吸烟与肺癌、膀胱癌有关。

(5)癌前疾病史：经久不愈的慢性炎症、窦道和溃疡可因长期局部刺激而发生癌变，如胃癌与萎缩性胃炎、慢性胃溃疡、胃息肉有关。

2. 内源性因素 是指机体抗肿瘤能力降低和各种有利于致癌因素发挥作用的人体内在条件，包括性别、年龄、种族、遗传素质、内分泌紊乱、免疫功能低下及社会心理因素等。

(二) 身体状况

1. 全身表现 良性肿瘤及恶性肿瘤的早期多无明显的全身症状。恶性肿瘤中晚期病人常出现非特异性的全身症状，如贫血、低热、乏力、消瘦等，发展至全身衰竭时可表现为恶病质。某些部位的肿瘤可呈现相应的功能亢进或低下，继发引起全身性改变，如肾上腺嗜铬细胞瘤引起高血压，甲状旁腺腺瘤引起骨质改变，颅内肿瘤引起颅内压增高和神经系统定位症状等。

2. 局部表现 肿瘤的局部表现除肿块最常见外，还可有疼痛、梗阻、溃疡、出血等继发症状，恶性肿瘤晚期还可发生转移症状。

(1)肿块：是位于体表或浅在肿瘤的最早及最主要表现，有的可见扩张或增粗的静脉；位于深部或内脏的肿块不易触及；肿瘤转移后可在相应部位出现结节或肿块等表现。良性者，多形状规则，表面光滑，活动度好，生长缓慢；恶性者，一般表面不平，边界不清楚，活动度差，甚至固定，生长较快。

(2)疼痛：良性肿瘤除直接压迫神经干外，一般无疼痛。恶性肿瘤晚期，疼痛大多比较明显，可出现局部刺痛、跳痛、隐痛、烧灼痛或放射痛，常难以忍受，尤以夜间为重。

(3)梗阻：若肿瘤引起中空性器官梗阻，可发生绞痛及相应的梗阻表现。胃癌伴幽门梗阻可致呕吐；大肠癌可致肠梗阻；胰头癌可压迫胆总管而出现黄疸；支气管癌可引起肺不张等。

（4）溃疡：体表或中空性器官的恶性肿瘤若生长迅速、可因供血不足而继发坏死，表现为肿块表面出现溃疡，可有恶臭及血性分泌物。

（5）出血：恶性肿瘤生长过程中发生组织破溃或血管破裂可有出血。上消化道肿瘤可有呕血或黑便；下消化道肿瘤可有血便或黏液血便；泌尿道肿瘤可见血尿；肺癌可有咯血或血痰；子宫颈癌可有血性白带或阴道出血；肝癌破裂可致腹腔内出血。

（6）转移症状：当恶性肿瘤转移至淋巴结，可有区域淋巴结肿大。若发生其他脏器转移可有相应表现，如骨转移可有疼痛、病理性骨折等；肺转移可有咳嗽、咯血等。

3. 临床分期 根据对肿瘤病人身体状况的评估，可对肿瘤进行临床分期，以利于选择治疗方法、评价治疗效果、判断预后。目前临床较常用的为国际抗癌联盟（UICC）提出的TNM分期法，可比较全面反映肿瘤的生物学行为。其中T（tumor）代表原发肿瘤、N（node）代表区域淋巴结、M（metastasis）代表远处转移。T、N后标以0至4的阿拉伯数字，以说明肿瘤发展和淋巴结转移的程度，1代表小或少，4代表大或多，0为无，x表示不明。M后标以0或1，0代表无，1代表有。各种肿瘤的TNM分类具体标准，由各专业会议协定。根据TNM的不同组合，肿瘤又分为临床0、Ⅰ、Ⅱ、Ⅲ、Ⅳ期。如表11-1-1的乳癌临床分期举例。

乳癌的TNM临床分期法（表11-1-1）

表11-1-1 乳癌的TNM临床分期法

临床分期	TNM资料
0期	$TisN_0M_0$
Ⅰ期	$T_1N_0M_0$
Ⅱ期	$T_{0\sim1}N_1M_0$；$T_2N_{0\sim1}M_0$；$T_3N_0M_0$
Ⅲ期	$T_{0\sim2}N_2M_0$；$T_3N_1M_0$；T_4任何NM_0；任何TN_3M_0
Ⅳ期	包括M_1的任何TN

T_0 原发癌瘤未查出；

Tis 原位癌（非浸润性癌及未查到肿块的乳头湿疹样乳癌）；

T_1 癌瘤长径≤2cm；

T_2 癌瘤长径>2cm，≤5cm；

T_3 癌瘤长径>5cm；

T_4 癌瘤大小不计，但侵及皮肤或胸壁（肋骨、肋间肌、前锯肌），炎性乳癌亦属之。

N_0 同侧腋窝无肿大淋巴结；

N_1 同侧腋窝有肿大淋巴结，尚可推动；

N_2 同侧腋窝肿大淋巴结彼此融合，或与周围组织粘连；

M_0 无远处转移；

M_1 有锁骨上淋巴结转移或远处转移。

（三）实验室及其他检查

1. 实验室检查 常规化验的阳性结果常可提供诊断肿瘤的线索。胃癌病人可伴贫血及粪便隐血检查阳性；大肠肿瘤病人可有黏液血便或粪便隐血检查阳性；泌尿系统肿瘤病人可见血尿。恶性肿瘤病人常可伴血沉加快。

用生化方法测定人体内由肿瘤细胞产生的分布在血液、分泌物、排泄物中的肿瘤标记物，如酶、激素、糖蛋白、胚胎性抗原或肿瘤代谢产物可间接了解肿瘤的情况。如结肠癌、胃癌、肺癌、乳癌病人的癌胚抗原（carcinoembryonic antigen，CEA）均可增高；肝癌及恶性畸胎瘤者的甲胎蛋白（a-fetoprotein，AFP）可增高。

2. 影像学检查 X线、超声波、各种造影、放射性核素显像、X线计算机断层扫描（computed tomography，CT）、磁共振成像（nuclear magnetic resonance image，MRI）等各种方法可以显示肿块的影像，从而明确有无肿块及其所在部位、形态、大小和性质。

3. 内镜检查 应用金属或导光纤维的内镜可直接观察中空性器官、胸腔与腹腔及纵隔部位的病变，并取活体组织作病理学检查。常用的有食管镜、胃镜、结肠镜、直肠镜、支气管镜、腹腔镜、膀胱镜等。

4. 病理学检查 为确定肿瘤性质最可靠的检查，包括细胞学与组织学两种方法。细胞学检查包括胸水、腹水、尿液沉渣、痰液、阴道分泌物涂片检查；食管拉网、胃黏膜洗脱液、宫颈刮片及内镜下肿瘤表面刷脱细胞检查；细针穿刺抽取肿瘤细胞进行涂片染色检查。组织学检查则根据肿瘤所在部位、大小及性质等，应用钳取活检、经手术完整切除的石蜡切片或手术中冰冻切片检查。

（四）治疗与效果

良性肿瘤应完整手术切除。临界性肿瘤必须彻底手术切除，否则极易复发或恶性变。恶性肿瘤为全身性疾病，因此必须从整体考虑，采用手术、放射线治疗（放疗 radiotherapy）、化学药物治疗（化疗 chemotherapy）、生物治疗（免疫治疗、基因治疗）、内分泌治疗、中医药治疗及心理治疗等综合疗法。一般情况下，恶性肿瘤Ⅰ期者以手术治疗为主；Ⅱ期以局部治疗为主，如原发肿瘤切除或放疗，必须包括转移灶的治疗，辅以有效的全身化疗；Ⅲ期采取综合治疗，手术前、后及手术中放疗或化疗。Ⅳ期以全身治疗为主，辅以局部对症治疗。

1. 手术治疗 根据目的不同，可将手术分为以下几种：①预防性手术，通过手术早期切除癌前病变以预防其发展成恶性肿瘤。②诊断性手术，包括切除活检术、切取活检术和剖腹探查术，能为准确的诊断、分期，合理的治疗提供可靠的依据。③根治性手术，指手术切除全部肿瘤组织及肿瘤可能累及的周围组织和区域淋巴结，以达到彻底治愈的目的。④姑息性手术，适用于癌肿已超越根治性手术切除的范围而无法彻底清除的病人，其目的是为了改善生存质量，减轻痛苦、延长生存期、减少并发症和缓解症状。常用的姑息性手术有癌肿姑息切除、中空性器官梗阻时的捷径转流或造口术、内分泌腺切除等。⑤减瘤手术，仅适用于原发病灶大部切除后，残余肿瘤能用其他治疗方法有效控制者。⑥复发或转移灶的手术，治疗比原发肿瘤更为困难，疗效也较差，但根据具体情况，凡能手术者应考虑再行手术。⑦重建和康复手术，手术后局部组织缺损的修复、重建，机体功能的康复等均能提高肿瘤根治手术后病人的生存质量。

手术能够改善病人的生存质量，或者为其他辅助治疗方法提供较好的条件，且对大部分早期肿瘤可治愈，但手术并非适应于所有恶性肿瘤的治疗。手术有一定的危险性，且手术切除肿瘤的同时常需切除部分正常组织或器官，造成手术后一定的功能障碍和并发症、后遗症。

2. 化学药物治疗 根据化疗在治疗中的地位和治疗对象的不同，化疗的方式主要有诱导化疗、辅助化疗、初始化疗、特殊途径化疗 4 种。化疗药物包括：①细胞毒素类，如环磷酰胺、氮芥、白消安(马利兰)等；②抗代谢类药，如 5-氟尿嘧啶、氨甲蝶呤、阿糖胞苷等；③抗生素类，如放线菌素 D(更生霉素)、丝裂霉素、阿霉素、博莱霉素等；④生物碱类，如长春新碱、长春碱；⑤激素和抗激素类，常用的有乙烯雌酚、黄体酮、甲状腺素、泼尼松、他莫昔芬等。⑥其他，如 L-门冬酰胺酶、顺铂、卡铂等。

化疗药物对正常细胞，尤其对增殖期的正常细胞也有一定影响，所以用药后可出现各种不良反应，常见的全身反应有：①骨髓抑制，白细胞、血小板减少；②消化道反应，如恶心、呕吐、腹泻、口腔溃疡等；③毛发脱落；④血尿；⑤免疫功能降低，容易并发细菌或真菌感染。此外，化疗若通过静脉给药，可造成血管损伤，导致静脉炎。若药液渗入皮下，会引起局部组织的变性、坏死。部分化疗药物可引起肝脏、肾脏及心脏等的毒性反应。

化疗的禁忌证包括：①年老、体弱、营养状况差、恶病质；②外周血白细胞计数低于 $3\times10^9/L$，血小板低于 $80\times10^9/L$；③伴有严重心、肺、肝、肾疾患；④骨髓抑制病人；⑤贫血及血浆清蛋白低下。

3. 放射治疗 肿瘤放射治疗包括体外放射和体内放射两种形式，是肿瘤治疗的主要手段之一。它是利用放射线，如 α、β、γ 射线和 X 线、电子线、中子束、质子束及其他粒子束等照射恶性肿瘤，抑制其生长、繁殖和扩散，从而达到治疗恶性肿瘤的目的。放射线可以破坏或消灭癌细胞，但同时也损害正常细胞，导致副作用。副作用因人而异，主要取决于治疗剂量和治疗部位。最常见的副作用是骨髓抑制、皮肤黏膜损害及胃肠道反应、疲劳。

放疗的禁忌证包括：①一般情况差，伴严重贫血、恶病质；②白细胞计数低于 $3\times10^9/L$，血小板低于 $80\times10^9/L$，血红蛋白低于 90g/L；③出现严重并发症；④伴有心、肺、肝、肾的严重功能不全；⑤已有严重放射损伤部位的肿瘤复发者。

4. 生物治疗 包括免疫治疗和基因治疗。免疫疗法是指刺激人体自身免疫系统来抵抗癌症的治疗方法。如接种卡介苗、注射干扰素、接种自体或异体瘤苗等。基因治疗是通过改变基因的结构及功能等方法赋予靶细胞新的功能特性来治疗人体的失调和疾病。

5. 其他治疗 如内分泌治疗及中医药治疗等。内分泌治疗也叫激素治疗，用于某些发生发展与激素密切相关的肿瘤，如卵巢癌可用黄体酮类药物、乳腺癌可用他莫昔芬(三苯氧胺)治疗。中医药治疗应用扶正祛邪、通经活络、化瘀散结的原理配合手术、放疗、化疗，减轻毒副作用，促进病人康复。

(五) 心理-社会状况

在各种疾病中，很少有如恶性肿瘤给人以巨大的精神压力。癌症不仅破坏机体的正常功能，也可造成身体形象的改变，以及病人在家庭中角色的转换。肿瘤病人因各自的文化背景、心理特征、病情性质及对疾病的认知程度不同，会产生不同的心理反应，可经历一系列的心理变化：

1. 震惊否认期 确诊恶性肿瘤前，病人会感到焦虑、恐惧，其焦虑和恐惧程度取决于病情的轻重程度及肿瘤部位和性质。明确诊断后，病人震惊，表现为不言不语，知觉淡漠，眼神呆滞甚至晕厥。继之极力否认，希望诊断有误，要求复查，甚至辗转多家医院就诊、咨询，企图否定诊断。这是病人面对疾病应激所产生的保护性心理反应，病人存在着逃避现实的侥幸心理。

2. 愤怒期 当病人不得不承认自己患癌后，犹如晴天霹雳，表现出恐慌、哭泣、愤怒、悲哀、烦躁、不满的情绪。部分病人为了发泄内心的痛苦而拒绝治疗或迁怒于家人和医务人员，百般挑剔，无理取闹，甚至出现冲动行为。

3. 磋商期 病人开始步入“讨价还价”阶段，常心存幻想，祈求生命的延长。此期病人易接受他人的劝慰及劝导，有良好的遵医行为。

4. 抑郁期 随着病情的发展，若治疗效果不理想、病情恶化、肿瘤复发、疼痛难忍，病人的情绪会转为抑郁、焦虑，担心自己的命运、家人的生活。病人不愿与他人谈论自己的病情，经常独自一人，表现出抑郁和孤独，沉默寡言，不遵医嘱。若死亡的威胁渐渐逼近，病人会失去信心，产生绝望的心理，甚至试图轻生。

5. 接受期 有些病人经过激烈的内心挣扎，正确认识到生命终点的到来，心境变得平和，不再自暴自弃，表现得异常平静，有条理地安排后事，默默地准备着离开人间。

以上心理变化可同时或反复发生，且不同个性特征的病人在心理变化分期方面存在很大差异，另外各期的持续时间、出现顺序也不尽相同。

【护理诊断/问题】

1. 焦虑或恐惧 与下列因素有关：①担忧疾病预后；②手术治疗；③化疗及放疗；④经济状况改变；⑤与家人分离；⑥疼痛；⑦不熟悉医院环境。

2. 营养失调：低于机体需要量 与下列因素有关：①肿瘤所致高代谢状态，消耗增加；②治疗及疾病引起厌食、恶心、呕吐；③吸收障碍。

3. 疼痛 与下列因素有关：①肿瘤生长侵及神经；②肿瘤压迫周围组织及神经；③手术创伤；④化疗及放疗致组织损伤。

4. 自我形象紊乱 与下列因素有关：①肿瘤致生活方式及角色改变；②手术引起脏器缺失、功能障碍；③化疗引起脱发。

5. 有皮肤、黏膜完整性受损的危险 与放疗及化疗引起皮肤黏膜细胞损伤有关。

6. 有感染的危险 与下列因素有关：①手术致组织创伤；②放疗、化疗致白细胞计数减少；③免疫系统受抑制；④营养不良。

7. 知识缺乏 缺乏肿瘤预防、手术后康复、放疗化疗反应等知识。

8. 潜在并发症 出血、感染、脏器功能障碍、骨髓抑制、口腔溃疡、静脉炎等疾病自身并发症，放疗或化疗的并发症（不良反应），手术治疗的并发症。

【护理目标】

病人树立战胜肿瘤的信心，提高应对疾病的知识及能力，配合医护工作；对异常情况早发现、早治疗；疼痛缓解；保持机体的代谢平衡。

【护理措施】

（一）心理护理

在肿瘤病人的整个住院治疗期间，护士都应具有高度的同情心和责任感，以自己饱满的情绪来感染病人，以美好的语言和精细的护理为病人创造良好的治疗环境、提供让病人满意的身心照顾，从而消除病人精神上的痛苦，增加病人对医务人员的信任。同时，护士应密切观察病人心理反应及分期，并据此给予不同的支持和疏导。

在震惊否认期，护士应鼓励病人家属给予其情感上的支持、生活上的关心，使之有安全感。不可过早强迫病人放弃否认去面对现实，而是要因人而异地逐渐使病人了解病情真相。在愤怒期，护士应通过交谈和沟通，尽量诱导病人表达自身的感受和想法，纠正其感知错误。

可以请其他病友介绍成功治疗的经验，教育和引导病人正视现实。在磋商期，护士应维护病人的自尊，尊重病人的隐私，满足病人需要，提供精神支柱，同时提供相应的健康教育及指导。在抑郁期，护士应多巡视，加强交流，给予病人更多的关爱，鼓励病人发泄自己的情绪，表达情感，减轻心理压力反应，可鼓励其家人陪伴，并防止意外发生。在接受期，护士应尊重其意愿，与其家属一起努力，尽量满足其生理、心理、社会需求，尽可能提高其生活质量。

（二）营养支持

肿瘤病人多伴体重下降、食欲不振，导致营养不良。充分的营养是保证病人细胞代谢、促进康复的重要条件。因此，应加强营养知识宣教、创造愉快舒适的进餐环境、制定科学合理的饮食计划、鼓励病人摄取足够的营养，维持机体的正氮平衡。可根据病人口味选择高热量、高蛋白、富含维生素、易消化的饮食；注意食物色、香、味及温度；避免粗糙、辛辣食物；忌油腻；少量多餐。口干者多饮水及富含维生素 C 的果汁；口腔黏膜溃疡严重者进微冷、无刺激的流质或半流质饮食；咀嚼、吞咽困难者进流质饮食。伴疼痛或恶心不适者餐前可适当用药物控制症状；严重呕吐、腹泻者，给予静脉补液，防止脱水，必要时遵医嘱给予肠内、外营养支持。

晚期癌症病人因营养障碍迅速加重而出现恶病质。饭前适当控制疼痛和恶心，给病人创造愉快舒适的环境，鼓励家属给病人送一些可口的食物，必要时允许进一些辛、辣调品或饮少许酒，以刺激病人的食欲。

（三）疼痛护理

肿瘤迅速生长、浸润神经或压迫邻近脏器可引起病人疼痛。护理人员除需观察疼痛的部位、性质、特点、持续时间外，还应注意病人的舒适，保持病室安静，鼓励病人适当参与娱乐活动以分散注意力，指导病人使用不同的方法控制疼痛，如松弛疗法、音乐疗法等。在护理过程中，应鼓励家属关心、参与止痛计划。

晚期难以控制的疼痛对病人威胁很大，可按三级阶梯止痛方案遵医嘱进行处理。用药原则：小剂量开始，视止痛效果逐渐增量；先口服，无效直肠给药，最后注射给药；定期给药。仍无效者可考虑药物以外的止痛治疗，如硬膜外麻醉、手术切断局部痛觉传导神经等。亦可采用病人自控止痛法（patient controlled analgesia，PCA）。

（四）手术治疗的护理

手术可破坏机体的正常功能，如失语、截肢、人工肛门等，甚至引起自我形象紊乱。对这样的病人在手术前就应给病人解释手术的必要性及重要性，手术后指导病人进行功能锻炼并介绍功能重建的可能及所需条件，训练病人的自理能力，提高自信心。

肿瘤病人手术后可能并发呼吸系统、泌尿系统、切口或腹腔内感染等。因此，手术前应充分准备；手术后常规监测生命体征、加强引流管和切口护理；密切观察病情；保持病室环境清洁；鼓励病人翻身、深呼吸、有效咳嗽、咳痰；加强皮肤和口腔护理；早期下床活动，注意保暖。总之，采取有效措施，减少并发症，促进康复。

（五）化学疗法的护理

向病人耐心解释所需实施的化疗方案、应用的化疗药物及常见的毒副反应和不适等，使病人有效配合化疗的进行。治疗时选择合适的给药途径和方法。若为静脉给药，应根据药性选用适当的溶媒稀释至规定浓度；合理选择静脉并安排给药顺序，掌握正确的给药方法，以保护血管；妥善固定针头以防滑脱、药液外漏。一旦发现药液不慎溢出，应立即停止用药，局部皮下注射解毒药物，冰敷 24 小时，同时报告医生并记录。

监测血象变化每周 1～2 次，注意有无皮肤瘀斑、齿龈出血及感染等。红细胞降低时给予必要的支持治疗，如中药调理、成分输血，必要时遵医嘱应用升血细胞类药。血小板降低时需注意安全、避免受伤。白细胞降低时要加强病室空气消毒，减少探视，预防医源性感染；对大剂量强化化疗者实施严密的保护性隔离或置于层流室。

预防化疗的不良反应，并及时发现和处理。在化疗前放松身心，遵医嘱选用止吐剂；化疗时用冰帽局部降温、预防脱发；同时保持病室整洁，做好生活护理，减少不良刺激。治疗后若脱发严重，可协助病人选购合适的发套；皮肤干燥、瘙痒，可用炉甘石洗剂止痒；保持口腔清洁，出现口腔溃疡可用相应漱口水含漱；腹泻时应注意观察粪便，保持水电解质平衡，同时加强肛周清洁护理。

密切观察病情变化，了解病人的不适，准确记录出入水量，监测肝肾功能，遵医嘱给予药物及相应的支持治疗，以减少或减轻化疗所致的其他脏器的不良反应。

（六）放射疗法的护理

由于大量能量消耗，病人会感到虚弱、疲劳。因此，放疗前后病人应静卧 30 分钟，避免干扰，保证充足的休息与睡眠。放疗期间应适当减少活动、多休息，逐渐增加日常活动量。

放疗可引起皮肤、黏膜损伤，因此需要保护照射野皮肤及黏膜。保持皮肤清洁干燥，尤其注意腋下、腹股沟、会阴部等皮肤皱褶部位。穿棉质、柔软、宽松内衣并勤更换。避免冷热刺激及粘贴胶布。外出时防止日光直射。放疗期间加强局部黏膜清洁，如口腔含漱、阴道冲洗、鼻腔用抗生素及润滑剂滴鼻等。

加强观察照射器官的功能状态，若发现严重不良反应时，如膀胱照射后血尿、胸部照射后放射性肺纤维变等，应暂停放疗。

放疗期间病人免疫力下降，注意减少继发感染的发生率。严格遵守无菌技术；保持病室空气新鲜，每日通风 2 次；监测体温及白细胞计数。若白细胞计数过低，应保护性隔离、限制人员探视、每日 2 次紫外线空气消毒，并用升白细胞药物治疗。

（七）健康指导

1. 保持心情舒畅　负性情绪对机体免疫系统有抑制作用，可促进肿瘤的发生和发展。故肿瘤病人应保持乐观开朗的心境，勇敢面对现实，同时避免不必要的情绪刺激。可根据病人、家属的理解能力，深入浅出、有针对性地提供正确、有价值的信息资料，使病人能够积极配合治疗。

2. 注意营养　肿瘤病人应均衡饮食，摄入高热量、高蛋白、富含膳食纤维的各类营养素，做到不偏食、不忌食、荤素搭配、精细混食。多饮水，多进食水果、蔬菜。忌辛辣、油腻等刺激性食物及熏烤、腌制、霉变食物。

3. 运动及功能锻炼　适当的运动有利于机体增强抗病能力，减少并发症的发生。对手术后器官、肢体残缺引起功能障碍者应早期进行功能锻炼，以利于功能重建及提高自理能力。

4. 提高自理能力及自我保护意识　合理安排日常生活，注意休息，避免过度疲劳，不吸烟、少饮酒，讲究卫生。指导病人进行皮肤、口腔、黏膜护理，保持皮肤、口腔清洁。教育病人减少与感染人群的接触，外出时注意防寒保暖。

5. 继续治疗　肿瘤治疗以手术为主，并辅以放射、化学药物等综合手段。手术后病人应按时接受各项后续治疗，以利于缓解临床症状、减少并发症、降低复发率。

6. 定期复查　放、化疗病人应坚持血常规及重要脏器功能检查，每周 1～2 次，以及早发现异常，及时处理。另外，肿瘤病人应在恶性肿瘤治疗后最初 3 年内至少每 3 个月定期到门诊复查 1 次，以后每半年复查 1 次，5 年后每年复查 1 次，直至终生。

7. 动员社会支持系统的力量 社会支持可满足病人的爱及归宿感的需要及自尊的需要。因此应鼓励病人亲属给病人更多的关心和照顾，提高其生活质量。

（高 睿）

1. 病人男性，45 岁，有胃溃疡病史 3 年。近半年来上腹部疼痛加重，呈持续性，服抗酸药物等无效。食欲下降，体重减轻，乏力，贫血貌。①你认为目前应高度怀疑的疾病是什么？②为明确疾病诊断首选什么检查？③如果病人收住院，请提出主要的护理诊断和相应的护理措施。

2. 病人女性，51 岁，因肺癌住院。接受化疗中病人口腔黏膜发生溃疡，厌食，恶心呕吐重。请问该病人化疗中发生了什么情况？应采取哪些护理措施？

3. 病人女性，38 岁，新闻记者。因乳房肿块入院。当病人得知患乳癌和需要手术治疗时，表现为心情紧张、坐卧不安、多愁、失眠、不思饮食和暗自流泪。近日疲劳感重，脉搏较以往增快。与其交谈时，诉说“想得很多，担心治疗效果、孩子没人照顾，想调换工作岗位等”。请提出该病人目前主要的护理诊断和相应护理措施。

第十二章　微创外科病人的护理

学习目标

①了解微创外科的概念、范畴；内镜外科和腔镜外科的原理、技术以及临床应用；②了解腹腔镜、胸腔镜、膀胱镜、关节镜技术以及手术中配合和手术前后的护理。

第一节　微创外科概述

微创外科(minimally invasive surgery，MIS)是指以最小的侵袭或损伤达到最佳外科治疗效果的一种外科技术。现代外科“微创”的核心是强调以人为本，即从人文关怀的角度出发，确立病人在医疗过程中的主体地位，并将其贯穿在医疗活动的始终，努力维持病人的内环境稳定，以最小的组织器官损伤、最轻的全身应激反应、最完美的伤口愈合，达到最理想的医疗效果。

一般认为微创外科是指内镜外科及腔镜外科。但广义的外科微创技术是包括一切微小切口与微小创伤在内的外科治疗技术，如导管介入、伽马刀、激光刀、冷冻、微波、射频、内镜、腔镜、达·芬奇机器人手术系统(robotic surgical system)，现在又有纳米级的微机器人等，可以用其替代传统的手术刀或手术方式治疗各种外科疾病，有人称其为“不开刀的手术”。

(一) 基本原理

外科微创技术已广泛应用于临床各个专科，可谓“无孔不入，有腔必达”。目前习惯上把经自然通道进入者称为内镜，例如胃镜、结肠镜等。把经戳创进入体腔或潜在腔隙者称为腔镜，例如腹腔镜、关节镜等。之前人们认为的广义的内镜(endoscope)，包括现在所说的内镜和腔镜。

从性能和质地方面可分为硬质内镜和软质内镜。现以硬质的膀胱镜和软质的纤维胃镜为例来说明这两类内镜的基本原理。硬质膀胱镜的镜身插至膀胱内以后，以纤维导光索将冷光源光线导入，即可依次观察膀胱及尿道内的各种病变，包括结石、异物、血块、溃疡或新生物等；可对病灶进行活检或手术切除；还可做输尿管插管及造影。软质的纤维胃镜，其镜身与头端均可弯曲；完整的纤维胃镜设备包括纤维、冷光源和附件(即活检与治疗器械、摄影与电视装置)3 部分；镜体有多个腔道，在胃镜直视下可通过有关腔道采用各种附件进行操作，包括活检及切除等。

内镜外科技术具有简便、快速、高效、安全、低损伤、低并发症和低死亡率的特点，适应现代需求，符合美学原则。近年来出现的“经自然通道内镜外科”(natural orifice transluminal endoscopic surgery，NOTES)是经人体自然开口和管腔(如胃、直肠、阴道、脐等)，使内镜穿过器官管壁或脐开口、人工造口进入到人体腹膜腔内，以进行各种内镜手术操作的内镜外科技术。这是内镜外科技术的最新进展，具有疼痛轻、愈合快和无瘢痕等优点。此外通过机器人遥控操作技术进行内镜手术已应用于临床，但目前尚处于技术探索阶段。近年来发展起来并用于实践的融超声和内镜技术为一体的超声内镜(endoscopic ultrasonograph，EUS)，以及完全不同于传统内镜结构的胶囊内镜(capsule endoscope)也属于内镜。

内镜技术在外科临床的应用是 20 世纪外科学中重要的标志性发展之一。它在一定程度上改变了传统外科思维方法，并已逐渐成为传统手术方法的重要补充。

介入治疗技术(interventional therapy)是指在现代影像学技术(X 线透视、CT、MRI 或 B 型超声等)引导下，结合临床治疗学原理，将细径导管或治疗探头经皮引导至病变或接近病变的部位，通过导管和探头对外科疾病实施治疗的技术方法。介入治疗是微创外科的重要组成部分，具有创伤小、操作简便、定位准确、并发症少等优点。介入治疗虽不能完全取代外科手术，但将其应用于临床却大大丰富了外科治疗学的内容。

(二) 诊疗技术

微创外科技术种类繁多，包括染色、放大、造影、活检、高频电凝及超声刀、激光、微波、射频、氩氦刀的应用等。

染色是指应用特殊的染料对胃肠道黏膜进行染色，从而提高病变检出率的方法。而放大则是可将观察对象放大 60～170 倍。联合应用染色内镜和放大内镜能更准确地反映病变的病理学背景，从而提高早期癌的检出率。

内镜下的造影技术如经内镜逆行胰胆管造影术，膀胱镜下逆行输尿管肾盂造影术等扩展了常规 X 线造影技术的应用范围，提高了诊断准确率。经内镜可以利用活检钳取出组织标本，获得病变的病理诊断，为进一步治疗打下基础。

高频电刀是一种取代机械手术刀进行组织切割的电外科器械，通过电极尖端产生的高频电流在与机体接触时，可使组织瞬时加热，实现对机体组织的分离和凝固，达到切割和止血的目的。

激光具有高亮度、单色性好、方向性强等特点，可用于组织的切割、凝固、止血、气化等。根据不同的目的可以选择不同类型的激光。由于正常组织与肿瘤等病变组织在激光激发后产生不同的荧光，故可以诱导荧光对早期肿瘤进行诊断。

微波是一种频率为 300～300000MHz 的电磁波。在微波的作用下，生物组织中的极性分子(如水和蛋白质等)，随外加电场的交变频率变化发生高速转动而产生热效应和非热效应，可以用于理疗、热疗或者手术。

射频是一种高频交流变化电磁波。高于 10kHz 的高变电流通过活体组织时，组织内离子随高变电流产生振动，在电极周围产生 90～100℃的高温，通过热传导使局部组织毁损，但并不引起神经肌肉的应激。射频现已应用于肝癌、消化道出血、消化道息肉、胃食管反流、骨关节炎等疾病的治疗。

氩氦刀是一种冷冻治疗仪，可使靶区组织的温度在 10～20 秒内迅速降到－140℃以下，然后快速升温至 30～35℃，从而使病变组织摧毁。在腔镜下可通过氩氦刀对肝、肾等器官的恶性肿瘤进行冷冻治疗。

(三)临床应用

自 1987 年腹腔镜胆囊切除术成功开展以来,“微创外科”的理念逐步深入人心,微创外科技术已拓展到普通外科、胸外科、骨科、泌尿外科、神经外科、妇科及眼科等各个专业领域。

1. 普通外科的内镜技术 腹腔镜手术种类不断扩展,几乎覆盖了所有腹腔和盆腔手术。腹腔镜胆囊切除术已成为胆囊结石的首选治疗方法,具有对病人全身及腹腔局部干扰少,手术后疼痛轻,住院时间短,遗留瘢痕小等优点。

纤维胆道镜可用于胆道探查取石,也能完成取异物、止血、狭窄胆管扩张、胆道支架放置等操作。胆道镜还可以经 T 管窦道取出残留结石,是传统胆道探查术的重要补救措施。胆管结石的传统开腹胆道探查术有较大的盲目性和局限性,并发症是比较多的。

随着内镜技术的完善,腹腔镜手术治疗胃癌应用于临床日趋增多,可分为完全腹腔镜下胃癌手术、腹腔镜辅助下胃癌手术和手助腹腔镜下胃癌手术 3 种。按手术方式可分为内镜下黏膜切除术、腹腔镜下胃癌局部切除术及腹腔镜下胃癌根治术。

此外,腹腔镜已逐步应用于肝、胰腺、结肠肿瘤及乳腺和甲状腺疾病的外科治疗。

2. 神经内镜手术 将脑内镜置入脑内,在显微外科手术器械、激光装置和超声引导、CT 和 MRI 三维重建图像定位等的配合下,完成颅内疾病的手术治疗。它弥补了单纯显微外科手术的不足,使术者在较小的显露范围内看清病变与周围组织的结构,减少了对脑组织的牵拉,克服了以往开颅手术的弊端,病人痛苦小,后遗症少。神经内镜可用于立体定向放射治疗,以及脑室内病变、脑囊肿、脑脓肿、脑肿瘤、脑内异物、脑内血肿的手术处理等。

3. 骨科的内镜技术 关节镜不仅是关节疾病的诊断手段,而且是关节外科的重要治疗手段。在关节镜下可进行各种骨、软骨、韧带、关节囊的刨削、修整、修补或重建手术,可用于膝、肘、肩、踝等全身各关节的关节内骨折及急、慢性关节创伤等。在脊柱疾病治疗方面,采用内镜技术行前路或后路的脊柱手术具有组织损伤小、出血少、脊柱稳定性能破坏小、手术后疼痛轻、住院时间短和功能恢复快等优点,但同时也增加了手术的难度和风险。目前,经椎间盘镜行腰椎间盘切除术已进入临床应用。

4. 胸外科内镜技术 是继体外循环之后,胸外科领域的又一次重大技术革命。胸外科使用的内镜技术包括胸腔镜、纵隔镜和支气管镜,应用范围包括食管外科、肺外科、纵隔外科以及心脏外科等广泛领域。胸腔镜可应用于胸部疾病的诊断、活检,可进行食管肿瘤的切除和食管重建、纵隔淋巴结清扫、食管破裂修补、肺楔形切除、肺叶及全肺切除、膈疝手术、心包手术和冠心病的治疗等。

5. 泌尿外科是内镜技术应用最为广泛的临床科室 约 90%以上的泌尿外科手术均可通过内镜来施行。泌尿系结石已经很少需要进行开放手术治疗,可通过经皮肾镜、输尿管镜、膀胱镜或腹腔镜,采用气压弹道、液电、超声、激光等方法,清除绝大多数肾、输尿管或膀胱结石。

经尿道前列腺电切术目前已经成为治疗良性前列腺增生症的“金标准”,外科医生已很少实施开放手术来摘除前列腺。

另外,传统的开放手术如肾上腺肿瘤切除术、肾癌根治术、膀胱癌根治术、前列腺癌根治术等都可以在内镜下完成。镜下手术具有视野清晰、操作精细的优点,对保护神经和血管有很大的优越性,且较开放手术出血少,手术后排尿及性功能恢复好。

未来外科学的发展趋势是显微化、替代化和局限化。微创外科技术与传统外科手术相比,具有很多明显的优点。因此,21 世纪微创外科手术将会更多地取代传统外科手术,同样，微创外科护理也会有很大的长足的发展。

第二节 腹腔镜技术与护理

腹腔镜（laparoscopy）技术与常规的开腹手术相比，具有创伤小、脏器功能干扰轻、出血量小、手术后恢复快、戳口灵活机动、便于多病联治等优点，已得到广大医务工作者的认可并受到病人的欢迎。

（一）腹腔镜外科手术设备、器械及基本技术

腹腔镜技术设备和器械主要包括腹腔镜图像显示与存储系统，CO_2气腹系统，手术设备、器械和一体化手术室等。

1. 腹腔镜图像显示与存储系统 该系统由腹腔镜、高清晰度微型摄像头、数模转换器、高分辨率显示器、全自动冷光源和图像存储系统组成。

2. CO_2气腹系统 建立CO_2气腹可为手术提供足够的空间和视野，是避免意外损伤其他脏器的必要条件。整个系统由全自动大流量（40L）气腹机、CO_2钢瓶、带保护装置的穿刺套管鞘、弹簧安全气腹针组成。

3. 手术设备与器械 设备主要有高频电凝装置、激光器、超声刀、腹腔镜B型超声、冲洗吸引器等。器械主要有电钩、分离钳、抓钳、持钳、肠钳、吸引管、穿刺针、扇形牵拉钳、持针钳、手术中胆道造影钳、打结器、施夹器、各类腔内切割缝合与吻合器等。

4. 一体化手术室 由于手术特殊设备和信息集中的需要，腹腔镜手术对手术室的功能提出了更高的要求，因而出现了一体化整合手术室，或称整体手术室。这种设计整合了腔镜、内镜视频设备以及安装在顶棚上的吊臂系统，增加了手术室环境的安全性，提高了手术室的效率。

5. 基本技术 腹腔镜外科的基本技术包括建立气腹、腹腔镜下止血、腹腔镜下组织分离与切开、腹腔镜下缝合及标本的取出等。

（二）器械的消毒与维护

1. 清洗 每次手术使用后的器械应立即用流动水彻底清洗，除去血液、黏液等残留物质。

清洗各类钳子时，注意洗净关节面的污物，擦去水珠并吹干、上油。管腔应当用高压水枪彻底冲洗，可拆卸部分必须拆开清洗，并用超声清洗器清洗5～10分钟。将擦干后的内镜置于多酶洗液中浸泡，时间按使用说明。

器械的轴节部、弯曲部、管腔内用软毛刷彻底刷洗，刷洗时注意避免划伤镜面。能拆开的器械要小心拆开清洗并及时安装，以免零件丢失。

2. 消毒 溶液浸泡灭菌是腹腔镜手术器械的主要消毒方法，目前最常用的是2%碱性戊二醛溶液，适用于不能耐高热的腹腔镜手术器械，包括各类套管针、转换套管、打结器、气腹针、各种抓钳、剪刀与电凝铲、钛夹钳等。浸泡10小时可达灭菌，45分钟可达高效消毒。

不能用高压高温或溶液浸泡灭菌的器械，如光缆、超声刀手柄、电刀线、腹腔镜等，可采用环氧乙烷或过氧化氢等离子体灭菌法进行灭菌，是比较理想的灭菌方法。

3. 维护 腹腔镜手术应固定手术间，固定消毒设施，防止搬运损坏仪器。房间光线保持暗淡，尽量避免强光直射，避免灰尘、各种震动及酸、碱、蒸汽等对仪器的影响。

在使用过程中应注意保护目镜镜面，清洗后用软布轻轻擦干，套上保护帽。避免摩擦、碰撞、划伤镜面。手术完成后擦净仪器上的灰尘，用机罩罩好，防止损坏。

注意仪器的开机、关机程序。关闭仪器前应将各输出强度调到最低点，即“0”点，再关闭电源。开机则相反，打开电源后，根据手术者需要逐渐加大强度至适宜，防止仪器及光源灯泡的损坏。

腹腔镜器械应做到定人保管，定位放置，定期检查，并做好登记。所有器械在使用、清洗、保养过程中，关节不能硬扳，尖端不能碰及硬物，管状器械不能敲打。各种连接导线用后擦净血迹，擦干后盘旋，勿成锐角，以防止导线折断。

（三）适应证与禁忌证

腹腔镜在腹部外科疾病中的应用包括诊断性腹腔镜技术、诊疗室的腹腔镜急腹症探查手术、腹壁与腹股沟疝修补术、腹腔镜胆囊切除术、肝楔形切除术、脾切除术、腹腔镜结直肠癌手术、胃穿孔修补术、胃大部切除术、早期胃癌的根治术、阑尾切除术、小肠切除术、肾上腺切除术等。

腹腔镜胆囊切除术的手术指征与开腹手术相同；绝对禁忌证较少，相对禁忌证包括肝硬化、凝血障碍、胰腺炎、妊娠、病理性肥胖、严重的心肺功能不全等。

常规腹腔镜手术的禁忌证包括腹腔内严重粘连、腹腔内严重感染、呼吸循环功能严重受损、不能耐受全麻或气腹、重度出血倾向，肝肾功能严重损害、膈疝等。

（四）手术前准备

1. 手术前评估

(1)健康史：病人年龄、性别、体重、营养状况；既往是否有腹腔脏器的疾病和腹腔手术史；有无高血压、心脏病、糖尿病等。

(2)症状和体征：腹痛的部位、性质、持续的时间，有无放射痛，疼痛与饮食的关系。

(3)辅助检查：实验室检查结果是否正常，结合胸片、心电图、腹部B型超声，判断病人是否合并肝、肾疾病，高血压、心脏病及糖尿病，评估病人是否能耐受全麻和腹腔镜手术。

2. 心理准备 手术前应与病人建立良好的护患关系，理解、尊重、同情和关心病人，并向病人介绍病情和诊疗计划，使病人能够了解和正视自己的疾病，取得对医务人员的理解和信任。对焦虑明显的病人，手术前可给予适当的镇静剂，以保证手术前足够的睡眠。

3. 皮肤准备 手术前一日备皮，备皮范围同开腹手术，但重点是病人脐孔的清洁消毒。用肥皂水浸泡脐孔5分钟，使污垢变软，用棉签蘸少许松节油去除所有污垢，再用棉签蘸碘酒及乙醇消毒。

4. 胃肠道准备 手术前2日禁食豆类等易产气食物，手术前6～12小时禁食、4小时禁饮，手术前晚用温盐水灌肠。术晨置胃管，抽空胃内容物，便于手术野暴露和减少穿刺中发生胃穿孔的危险。

5. 膀胱准备 如腹腔镜手术时间短，手术后很快恢复排尿功能，不必留置导尿管，指导病人入手术室前排空膀胱。如手术时间长或盆腔手术，应留置尿管以保持手术中膀胱的空虚状态，以免穿刺套管针时刺伤膀胱。

（五）手术中配合

1. 护士在腹腔镜手术前要认真检查所有仪器，确保性能完好，处于备用状态。

2. 连接二氧化碳气体钢瓶时应仔细核对气体，以免与手术室常用的氧气、氮气等混淆。

3. 穿刺部位及体位因施行手术种类的不同而不同。腹腔镜手术常采用一些较为特殊的体位。其原则是尽可能将腹内手术的靶器官调到最高位，为手术提供良好的视野。

一般上腹部的手术，包括肝、胆、脾、胃、十二指肠及横结肠的手术取头高脚低位。下腹部如直肠、乙状结肠、腹股沟疝和妇科手术，取头低脚高位。

4. 病人的双腿应避免受压，以减少手术后深静脉血栓的形成，同时应注意保暖并保护好皮肤，避免接触金属物，防止电灼伤。

5. 根据手术需要，认真调节冷光源亮度、二氧化碳流量、冲洗器、电刀的强度。

6. 手术操作完毕，将各种仪器旋钮降到最低点，关闭电源，关闭二氧化碳钢瓶，仔细卸下所有导线，擦净血迹，妥善放好，防止折断。

7. 内窥镜清洗烘干后禁止上油，放于盒内并保护好镜面。

8. 摄像线、电刀线、光源线在清洗过程中防止浸湿，禁止浸泡于消毒液内。

9. 在手术过程中严密观察病人病情变化，注意有无皮下积气、呼吸困难及胸闷等，随时备好中转开腹器械。

（六）手术后护理

1. 一般护理

(1)卧位及活动：全麻未清醒者，应去枕平卧，头偏向一侧，保持呼吸道通畅。清醒及血压平稳后改为半卧位，以利于体位引流及肠蠕动的恢复。手术次日可下床活动，硬膜外麻醉者可适当提前活动时间。

(2)饮食：胃、肠道手术及全麻病人待肛门排气后逐渐恢复饮食，先进少量流质，无不适者逐渐过渡至普食。有呕吐者可暂停进食，对症处理。

(3)吸氧：腹腔镜气腹使大量CO_2弥散吸收入血，病人出现类似呼吸性酸中毒的状态，影响呼吸功能。因此，手术后常规给予低流量吸氧，4～6 小时后改为间歇性，并注意观察病人的呼吸节律及深度，保持呼吸道的通畅及肺的有效通气。

(4)密切观察病情变化：手术后每小时测体温、脉搏、呼吸、血压至病情平稳，同时观察病人的面色及精神状况、穿刺孔有无渗血、渗液等，以及早发现腹腔内出血的征象。

(5)管道引流的观察护理：防止各种引流管的扭曲、受压、堵塞、滑脱，应妥善固定，保持通畅。严密观察引流液的量、性质，观察有无内出血及胆漏的发生。

2. 对症护理

(1)手术后疼痛：腹腔镜手术创伤小、痛苦轻，一般可耐受，不需特殊处理，24 小时以后可逐渐缓解。对痛阈较低的病人，可口服去痛片或肌注哌替啶。

(2)手术后恶心、呕吐：腹腔镜手术后病人呕吐发生率为 1%～3%，可给予甲氧氯普胺(胃复安)10～20mg 肌注或静滴。症状较重时禁食，静脉补充液体及电解质、维生素。

(3)肩、背部酸胀：双肩背部酸痛多因残留于腹腔的CO_2刺激双膈神经引起，一般手术后3～5 天消失，无需特殊处理。

(4)发热：发热是手术后早期最常见的表现，病人一般无明显自觉症状，3 日内逐渐恢复正常。若 3 日后体温仍呈上升趋势，应积极查找原因。

第三节 胸腔镜技术与护理

胸腔镜手术或称电视辅助胸腔镜手术(VATS)，是将腔镜器械经胸壁的 2～4 个戳孔进入胸腔内，在屏视下完成胸腔内的手术操作。其优点是胸壁切口小，不撑开肋骨，不影响胸廓完整性，手术后疼痛轻，呼吸影响小，手术后恢复快等。

（一）手术设备、器械及基本技术

胸腔镜的设备器械种类繁多，分工细致。胸腔镜手术常用的设备包括胸腔镜、摄像机、照明系统和监视器。手术操作器械包括胸壁穿刺器套管、操作钳、施夹器、缝合器及切割缝合器、电刀、推结器、撑开器等。

胸腔镜下的基本操作技术包括戳孔制作，胸膜腔粘连分离，解剖结构的游离，组织切开缝合，结扎，血管处理，标本取出，中转开胸等。

（二）适应证与禁忌证

胸腔镜可用于胸部疾病的诊断与治疗。对于临床诊断不明确的胸部疾病，胸腔镜探查活检有助于获得病理诊断。胸腔镜还可用于部分胸部恶性肿瘤的临床分期，判断手术完全切除的可能性。

胸膜病变是最适合经胸腔镜进行诊断和治疗的胸外科疾病，包括外伤及自发性血气胸、脓胸、胸膜间皮瘤、其他胸膜肿瘤、恶性胸腔积液等。胸腔镜技术还可进行肺部疾病、食管疾病、纵隔疾病及心脏疾病的诊断及治疗。

微创胸外科常见的禁忌证包括病人不能耐受全身麻醉或单肺通气麻醉、胸膜或心包膜严重粘连、近期心肌梗死、精神异常、严重胸部外伤且血压不稳定病人、凝血功能异常、末期癌症病人、恶性胸腺瘤切除者。

（三）手术前准备及手术中配合

1. 手术前评估 应询问病人是否有胸部疾病史并进行肺功能检查、实验室检查及影像学检查结果的评估，及时发现并发症，及时处理。

2. 心理准备 胸腔镜手术是一种侵入性手术，病人对手术缺乏了解，往往产生恐惧心理。应向病人说明手术的目的和必要性，以及配合手术的注意事项，使病人消除顾虑，主动配合检查及治疗。

3. 净化呼吸道 吸烟病人手术前应常规戒烟，并应用支气管舒张剂及抗生素治疗，使手术中及手术后气道分泌物减少，并指导病人掌握有效呼吸和用力咳嗽的方法。手术前常规给予镇静剂、适量的阿托品或东莨菪碱以减少气道分泌物。

4. 皮肤准备 按开胸术常规方法备皮，范围上至锁骨及肩部，下至肋缘，前后胸部超过中线 5 厘米以上，并包括术侧上臂中上 1/3 和腋窝部。

5. 胃肠道准备 手术前 6～12 小时禁食，4 小时禁饮，防止手术中或手术后呕吐、误吸引起吸入性肺炎或窒息。

6. 手术中配合 手术过程中，应认真观察手术的进展情况，熟悉手术的全过程及特殊器械用法。胸腔镜手术如在全麻下进行，应注意观察麻醉的深浅度、呼吸机参数及各项监护指标，观察手术中有无大出血、肺漏气等症状，并及时给予对症处理。

（四）手术后护理

1. 病情观察 手术后 24 小时内密切观察生命体征变化，注意有无咯血及气胸的发生。保持呼吸道通畅，持续氧气吸入，给予心电监护，尤其注意血氧饱和度（SpO_2）的监测，维持 SpO_2 在 96%以上。保证输液通畅，根据心肺功能调节输液速度。

2. 胸腔引流管的观察与护理 应保证引流管通畅，定期观察引流液的性质、颜色、量，并做好记录。当引流液呈血性，且每小时超过 150～200ml 时，应考虑为胸腔内活动性出血，立即通知医生。胸腔引流管一般手术后 48 小时左右可拔除，拔管指征为水封瓶内无气体、液体继续排出，24 小时引流液少于 50 毫升，夹管 24 小时，观察病人无呼吸困难，胸部 X

线拍片证实肺复张良好，即可拔除引流管。

3. 疼痛护理 胸腔镜手术后病人常因疼痛限制呼吸及有效咳嗽，易引起呼吸道分泌物蓄积，导致肺不张及肺感染等。手术后72小时内，可给予适当的镇痛剂减轻疼痛。咳嗽时，护士应协助按压伤口，减轻伤口震动，移动体位时，避免牵拉引流管造成疼痛及不适。

4. 早期活动 定时翻身和早期活动，可促进各系统的功能恢复，改善通气及循环功能，减少肺部并发症，预防下肢静脉血栓形成。如生命体征平稳，手术后第一天即可协助其下床活动。

第四节 膀胱镜技术与护理

现代膀胱镜具有镜鞘管径较细，照明度好，图像清晰，色彩自然，操作方便，病人痛苦小的特点，已成为临床上普遍使用的精密器械。

（一）手术设备、器械及基本技术

膀胱镜大致可分为硬性膀胱镜和软性膀胱镜，临床上应用最多的是硬性膀胱镜。

常用的硬性膀胱镜主要由镜鞘、闭孔器、观察镜、操作器、闭锁装置及光源、导光束、高频电极、异物钳、活检钳、剪刀钳、Ellick冲洗器等辅助器械组成。

膀胱镜治疗手术方式有很多种，但共同的操作程序依次是物品准备、手术区域皮肤消毒、麻醉、膀胱镜插入、病变部位的观察、因病变部位不同而采取的治疗操作、治疗后的检查、退镜、留置导尿管等后续处理。

（二）适应证与禁忌证

膀胱镜技术是泌尿外科最常用的技术之一，主要用于下尿路疾病的诊断和治疗，如膀胱、尿道病变的观察和活检，膀胱、尿道小肿物的电灼，下尿路异物和结石的取出等。也可通过输尿管逆行插管用于上尿路疾病的诊断，放置输尿管支架管、双J管来治疗或预防输尿管的狭窄。

膀胱镜治疗术的一般禁忌证包括下尿路急性炎症、全身出血性疾病、急性全身感染性疾病、严重尿道狭窄无法插入膀胱镜、孕妇及月经期妇女、严重的膀胱内出血存有大量血块者、严重髋关节畸形等不能安置膀胱截石位者、膀胱容量小于50毫升易致膀胱穿孔者。结核性挛缩膀胱为绝对禁忌证。

（三）手术前准备及手术中配合

1. 病人准备 大部分病人对膀胱镜手术存在恐惧心理，手术前应对病人做好解释和说明工作，使病人了解手术的必要性和手术中可能出现的情况，消除恐惧心理，主动配合治疗。

手术前一天备皮，用温肥皂水清洗会阴部。检查前排空膀胱。

2. 器械准备 手术前要根据不同的目的准备不同类型的膀胱镜及附件，手术前要检查各种器械的功能是否完好、视野是否清晰，输尿管导管是否通畅，镜鞘有无棱角、破损、弯曲，以避免入镜时损伤尿道及膀胱。

3. 手术中配合 膀胱镜手术病人取截石位，充分暴露外阴及周围（上至脐水平，下至膝关节），臀部尽量靠近检查床边缘，膝关节自然屈曲，高度适度以使会阴部放松。使用灌注液的手术要注意冲洗后液体颜色、腹部张力及呼吸功能的变化，长时间手术者要防止电解质紊乱，提高室温，注意病人保暖。

（四）手术后护理

1. 心理护理　部分病人手术前即有出血症状，心理较焦虑，加之膀胱痉挛、疼痛等，易导致焦虑情绪加重。应主动关心病人，满足其生活上的需要，及时解除痉挛、胸闷、疼痛等不适，并通过沟通解释工作使病人了解疾病治疗的过程及注意事项，以轻松的心态迎接手术。

2. 膀胱冲洗的护理　应妥善固定导尿管，防止冲洗管道移位、脱出和引流管的扭曲、受压。注意保持冲洗管道的通畅，出血较多时可适当调节冲洗速度并挤压管道，必要时可加压冲洗。随时观察引流液的颜色、量、性质的变化，及时倾倒尿液。

3. 置双J管的护理　钬激光碎石手术后常置入双J管，起到引流、支撑的作用，同时可扩张输尿管，有利于小结石的排出。置管后病人可出现患侧腰部不适、血尿、尿路刺激等症状，应嘱病人多饮水，同时增加排尿次数，避免憋尿。血尿及尿路刺激症状明显时可适当应用止血药物及解痉药物。

第五节　关节镜技术与护理

关节镜的临床应用为关节外科疾病的诊断和治疗提供了新的手段，使骨关节疾病的检查与治疗在不切开关节的微创条件下进行，手术损伤明显减小，手术更为快捷，治疗效果明显提高。

（一）手术设备与器械

关节镜设备系统主要包括关节镜与冷光源、灌注系统、摄像监视系统、动力系统、专用手术器械与设备，如刨削打磨系统，套管、探针、手术剪、活检钳、手术刀等。关节镜手术通常需使用止血带。

（二）适应证与禁忌证

关节镜技术的适应证包括诊断性关节镜检查和治疗性关节镜手术。

关节镜技术可用于关节损伤的诊断和治疗，还可用于类风湿关节炎、关节化脓性感染、骨关节炎等疾病的治疗及对关节功能、病理变化进行动态观察，对关节创伤疾病治疗后进行随诊和复查及某些关节外伤疾病的手术等。

禁忌证包括局部或全身有炎症或感染病灶，可能并发关节感染者（但关节本身已发生炎症或已有感染者除外）；关节完全僵硬、强直，关节镜和器械难以进入，或在关节内移动及操作困难者；凝血功能障碍者；关节囊和侧副韧带严重破裂时，灌注液将大量外渗至软组织内者；病人全身状况极差或患糖尿病、肝炎及其他全身性疾病者，可作为相对禁忌证。

（三）手术前准备及手术中配合

1. 正确评估病情及手术耐受力　关节镜手术虽然是关节部位的微创手术，但不能只注意局部关节问题，而应考虑全身情况。应详细询问病史、患病关节的疼痛、肿胀情况，关节腔内有无积液，关节活动是否受限，行走是否稳定，还应了解手术前内科用药、病人过敏史及用药史。

评估病人是否有血液系统疾病，特别是凝血功能障碍。是否存在严重的全身感染及重要脏器病变，是否有糖尿病等。还应评估实验室检查结果、患肢关节的X线、CT或MRI检查结果及膝关节专有体征试验情况。

2. 病人准备　骨关节手术多属无菌手术，手术前严格按骨科手术方式备皮，范围至少包括患侧肢体切口上、下20厘米。嘱病人手术前晚10:00禁食，12:00后禁水，去手术室前病人排空膀胱。

3. 手术中配合 检查调试好关节镜、光源、摄像及录像、灌洗、刨削系统，保证仪器的正常运行。根据手术中情况，及时添加并调节灌洗液的量和速度。在配合医生手术过程中，动作应轻柔，不得粗暴，防止损伤关节结构及关节镜器械。

（四）手术后护理

1. 防止关节肿胀 手术后平卧硬板床，患肢关节垫枕抬高 20 厘米，肢体远端应放置最高位并保持关节功能位以减轻肿胀。手术后 6 小时抬高床头 15°～30°。患肢弹力绷带加压包扎，关节两侧置冰袋冷敷，减少渗血，减轻肿胀和疼痛。认真观察患肢远端血液循环、皮肤温度、色泽和运动情况，防止绷带包扎过紧引起血液循环障碍。

2. 预防关节感染 手术前后预防性应用抗生素。应随时观察体温变化，保持术区敷料干燥整洁，及时更换。手术后出现关节内积血明显者，行关节腔穿刺抽液，并加压包扎。

3. 防止关节功能障碍 早期适当运动可防止关节粘连及肌肉萎缩，促进关节功能的全面恢复。膝关节手术后当天将患肢置于被动练习器上进行屈伸锻炼，24 小时后开始股四头肌等长收缩，48 小时后开始抬腿练习，以无明显疼痛为准。72 小时后可下床行走，根据关节对活动的反应决定活动量。

（林　颖　徐善勇）

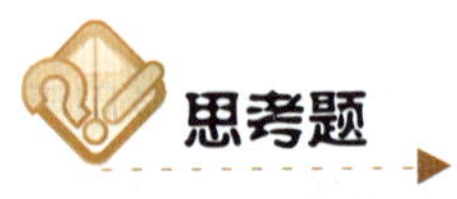

思考题

病人男性，49 岁，3 年前体检发现胆囊结石。近 1 年来胆绞痛发作 3 次，发作在饭后或夜间，呈右上腹疼痛，无发热，无恶心、呕吐，可自行缓解或经补液、解痉止痛后缓解。期间未出现皮肤巩膜黄染及尿液颜色加深，半年前 B 型超声复查诊断为“胆囊炎，胆囊结石”。本次住院拟行腹腔镜下胆囊切除术。请说明病人的主要护理诊断/问题以及应采取的护理措施。

第十三章　组织或器官移植病人的护理

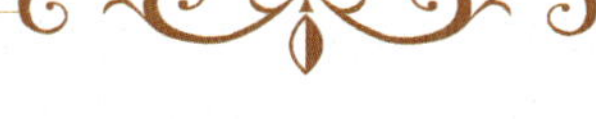

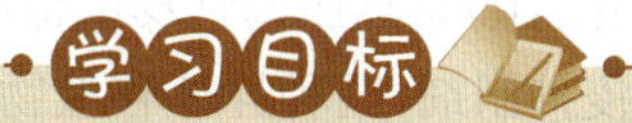

学习目标

①了解组织或器官移植的基本常识，如移植术的分类、排斥反应与免疫抑制剂、供者与受者的选择、移植器官保存的原则及方法；②了解皮肤移植病人的护理、断肢（指）再植病人的护理、肾移植病人的护理、肝移植病人的护理。

第一节　组织或器官移植概述

移植术(transplantation)就是将某一个体有活力的细胞、组织、器官即移植物，用手术或其他方法移到自体或另一个体(异体)的体表或体内的某一部位使之能继续发挥原有功能。供给移植物的个体称作供体，接受移植物的个体称作受体。其中器官移植(organ transplantation)是20世纪医学发展中最令人瞩目的成果之一。经过半个世纪的临床实践，现在已经成为治疗各种器官衰竭的有效手段。

一、移植术的分类

移植物的供体与受体不属同一个体，称作异体移植术；供体和受体是同一个体称作自体移植术。

异体移植术分为3类：①同质移植术，即供体与受体非同一个体，但二者遗传基因型完全相同，受体接受来自同系(同基因)供体移植物后不发生排斥反应。②同种移植术，即供、受体属同一种属但遗传基因不相同的个体间的移植，如人与人、狗与狗之间的移植。同种异体移植为临床最常见的移植类型。③异种移植术，即不同种属如猪与人之间的移植，手术后如不采用抑制免疫反应的措施，受体对异种移植物将发生强烈的异体排斥反应。此型移植尚未正式应用于临床。

根据移植物供者来源分类：有胚胎、新生儿、成人的尸体或活体供者。尸体又分为有心跳的脑死亡尸体和无心跳的尸体。所谓脑死亡是指不可逆转的脑干生命中枢功能完全丧失的状态，脑电图等辅助检查确定脑功能丧失，虽然暂时仍有心跳，但呼吸必须不间断地依赖呼吸机。活体供者在一定程度上可以缓解供者器官短缺的矛盾，获取的器官缺血时间短，有血缘关系的亲属供者还具有一定的免疫学优势。

二、排斥反应与免疫抑制剂

根据排斥反应(rejection)免疫病理机制的不同，临床排斥反应主要分为超急性排斥反应、急性排斥反应和慢性排斥反应。

超急性排斥反应(hyperacute rejection，HAR)通常是由于受者体内存在针对供者特异性抗原的预存抗体。受者由于妊娠、输血或曾接受过器官移植而致敏，或ABO血型不符，移植物在灌注后数分钟或数小时以内，预存抗体迅速与移植物抗原结合，激活补体介导的溶解反应，同时导致移植物微血管系统内广泛的血栓形成，移植物迅速被破坏。超急性排斥反应无法治疗，只能切除移植物，进行再次移植。但只要供者与受者血型相同，并禁忌抗淋巴细胞抗体强阳性、交叉配合阳性者身体上作器官移植，就可有效地预防。

急性排斥反应(acute rejection，AR)是临床器官移植排斥反应中最常见的类型，细胞免疫反应起主要作用。若不应用免疫抑制剂，同种异体移植物均会发生急性排斥反应。它可发生在移植手术后5天以后的任意时间，但绝大多数发生在手术后6个月之内。急性排斥反应一旦诊断明确，应尽早治疗。急性排斥反应发生时应用大剂量皮质激素冲击治疗或者调整原用的免疫抑制药物及方案，90%～95%的急性排斥反应可以逆转。

慢性排斥反应(chronic rejection，CR)表现为移植手术后数月或数年逐渐出现的同种移植物功能减退直至衰竭。其确切机制尚不清楚，慢性排斥反应用现有的免疫抑制剂治疗一般无效，往往需要再移植。

免疫抑制药物的出现给临床器官移植带来了新的希望。免疫抑制剂的联合用药使免疫抑制效果显著改善，副作用明显减少，加上近年来各种强有力的新型免疫抑制剂的出现，使移植手术后的存活率有了根本性的提高。但免疫抑制剂的毒副作用仍不应忽视，如对肝、肾、骨髓的毒性以及导致新生肿瘤、机会感染和肝炎复发等。

常用免疫抑制剂有：①糖皮质激素始终是预防和治疗同种异体移植排斥反应的一线药物，通常需与其他免疫抑制剂联合应用；②硫唑嘌呤(azathioprine，Aza)是免疫抑制治疗的一个经典药物，主要作用为抑制DNA的合成；③雷帕霉素(target of rapamycin，TOR)，又称西罗莫斯(sirolimus，rapamycin)等，其作用是使细胞周期停留在G1期和S期而起到免疫作用；④环孢素A(cyclosporine，A)可阻止数种早期T细胞基因的转录，抑制巨噬细胞产生白介素1，其应用于临床是当代器官移植史上的一个里程碑，极大地提高了移植成功率。其主要的副作用包括肾毒性、肝毒性、高血压、神经毒性、牙龈增生和多毛症等；⑤抗淋巴细胞制剂主要是一些免疫球蛋白制剂，包括多克隆抗体及单克隆抗体。

三、供者与受者的选择

(一)供者选择

1. 免疫学方面的选择 A、B、O型抗原和白细胞抗原，都是组织相容性抗原，这两类抗原在器官移植后的排斥中起决定作用。因此为防止超急性排斥反应，移植前必须检查：

(1)血型：ABO血型必须相同，仅少数器官移植可作不同血型的同种异体移植，但不同血型的肾植移可引起超急性排斥。

(2)淋巴细胞毒交叉配合试验：是指受者的血清和供者淋巴细胞之间的配合。如肾移植淋巴细胞毒交叉配合试验，必须<10%或为阴性才能施行。

(3)人类白细胞抗原(HLA抗原)的血清学测定(HLA配型)：人的白细胞抗原是机体

中最为复杂的抗原系统，其中与移植密切相关的一种抗原系统，称为人的白细胞抗原 A 系统，简称 HLA。它有 HLA-A、HLA-B、HLA-C、HLA-DP、HLA-DR 及 HLA-DQ6 个位点。检查方法主要是按血清学方法来进行，一般是直接测定供者与受者 HLA-A、HLA-B 与 HLA-DR 位点的相容程度。HLA 配型与亲属肾移植、骨髓移植的存活率有较密切关系。

2. 其他方面的选择　供体年龄应在 50 岁以下，无心血管、肾和肝等疾病，并要求无全身性感染和局部化脓性疾病。

（二）受者选择

除严格按照手术指征外，年龄一般在 60 岁以下，除需移植器官有病外，其他各器官功能良好，无胃、十二指肠溃疡和全身性疾病，也无恶性肿瘤，一般情况应能承受大手术。

四、移植器官保存的原则及方法

器官移植要求移植有活力的器官。在常温下，器官缺血时间很短就趋向死亡，超过 30 分钟（肾超过 60～90 分钟）器官即可发生不可逆的损害，失去活力，因此要延长移植器官活力，必须迅速改变热缺血（在常温下无血液供应）为冷缺血（在低温下无血液供应）。目前供移植用的脏器保存，都是应用“低温”的原则。目前通用的方法是冷贮存法，也叫单纯灌洗保存法，将切取的脏器，用一种特制的冷溶液（0～4℃，是一种高钾、高镁而低钠的“仿细胞内液型”高渗溶液）先作短暂的灌注冲洗，使其中心降温到 10℃以下，然后保存于 0～4℃，直至移植。

1988 年美国创制一种新的保存液叫 UW 液，可保存肾及胰腺达 72 小时，保存肝 20～24 小时，现在 UW 液及其改良的 UW 液已在国际上广泛应用。

第二节　皮肤移植病人的护理

皮肤移植（skin transplantation）又称为植皮术，是利用自体或异体皮片移植到皮肤缺损区域，使创面愈合；或因整形需要再造体表器官时所采用的方法。

一、植皮术的种类

植皮术的种类很多，按皮片的来源可分：①自体皮移植；②同种异体皮移植（包括新鲜的尸体皮）。按移植的方法可分：①游离植皮，皮片完全脱离原来部位而移植他处；②带蒂植皮，皮片的一部分与原来部位相连，保持皮片的血液供应，可用于再造器官；③带血管蒂的游离植皮，运用现代显微外科技术，将皮片上血管与受皮区血管吻合，可进行较复杂的修复和再造手术。

二、游离植皮病人的护理

游离植皮根据所取皮片厚度不同，分为 4 种：①表层皮片，为表皮及少量真皮乳头层，成活率高，用于消灭肉芽创面较好。但因过薄，愈合后不耐磨，易受皮下纤维组织收缩影响而变形，也因有色素沉着，不宜植入面部、手掌、足底等处；②中厚皮片，含表皮及部分真皮层，用途最广，存活率高，愈合后功能也好，不易收缩，色素变化不大；③全厚皮片，包括全层皮肤，但不可含有皮下组织，须在新鲜创面上移植，愈合后功能好。由于供皮区切除皮片后必须缝合，故取皮面积有限，应用受到限制；④点状植皮，用针挑起皮肤后削取，故皮片边缘薄而中央厚(含真皮),皮片面积小,很易存活,用于肉芽创面移植容易成功。但因皮片小,愈合后成鳞片状,外观不佳是其缺点。

【护理诊断/问题】

1. 焦虑 与担心损伤后毁容及植皮术效果有关。

2. 疼痛 与植皮术的损伤有关。

3. 心输出量减少 与供皮区、植皮区创面出血、渗出有关。

4. 有感染的危险 与供皮区、植皮区创面有关。

5. 知识缺乏 缺乏有关损伤护理知识。

【护理措施】

1. 手术前准备 供皮区要按手术前常规进行备皮,小儿可不必剃毛。受皮区如为肉芽创面,手术前数天应勤换药,以抗生素溶液湿敷,使分泌液减少。创面不可有化脓性链球菌存在。对大面积烧伤焦痂切除者要准备足够血液。做好心理护理工作。

2. 植皮方法及手术配合

(1)取皮:供皮区以70%乙醇消毒,不可用碘酊,否则皮片不易存活。麻醉下,以植皮刀切取不同厚度皮片。取下的皮片浸泡在冷的等渗盐水中保存,切勿置热盐水中,因在热水中皮片需氧高,易坏死。供皮区创面立即覆盖一层凡士林纱布,外加多层干纱布用绷带加压包扎。如切取全厚层皮片,则必须将皮片的皮下脂肪修净,并缝合供皮区伤口。

(2)植皮:在新鲜创面上常用中厚大张游离皮片覆盖,四周边缘以丝线缝合固定,皮片上加敷料行“打包”加压包扎,使皮片紧贴创面。18~24小时后,即有毛细血管生入皮片。3~4日后血循环建立,开始存活。在肉芽创面上植皮,或皮片来源较少时,可将皮片(多用表层皮片)展平贴在凡士林纱布上,然后剪裁成小方块,如邮票状种植在创面上,各皮片之间相隔1cm左右。以凡士林纱布一层紧敷其上,外面再加多层吸水性强的纱布(烧伤敷料),以绷带包扎。

3. 手术后护理 植皮的肢体要制动,以免皮片移动影响存活,并抬高患肢。创口疼痛时给予止痛。保持包扎敷料的清洁和干燥,如被大小便沾污应立即更换。告知病人不可抓摸创面,小儿双手应加约束。按时观察创面,如皮片下积有脓血,应立即用尖头剪刀剪开小口引流,但切勿挤压。如皮片已坏死,应及时剪去坏死部分。供皮区如无感染征象,可在手术后14天更换敷料,创面一般都能愈合。告知病人以上有关知识,主动配合护理工作。

第三节 断肢(指)再植病人的护理

1963年,我国在国际上首先报道断肢再植(replantation of severed limb)的成功病例,1965年又成功开展了断指再植(replantation of severed finger)。

对完全离断或不完全断离的肢体,采用清创、血管吻合、骨骼固定、修复肌腱和神经等一系列手术,将肢体重新缝合回原位、使其完全存活并恢复大部分功能,称为断肢(指)再植。它是一种自体器官再植,手术后不存在排斥反应,但应充分注意血管痉挛、血栓形成和感染等问题,故手术后的护理工作十分重要,与手术成败有密切关系。

一、急救和手术前准备

1. 病人残肢急救 迅速用无菌敷料加压包扎残端,如有搏动性出血,需用止血带。但应定时放松止血带并压迫肢体近心端血管，减少创口出血。医护人员应保持镇静心理，并注意病人血压、脉搏、呼吸、神志等全身情况，了解有无其他合并伤，迅速做好抗休克准备工作。对昏迷病人要保持呼吸道通畅。

2. 断肢(指)冷藏和转送 离体组织在室温下缺血 6 小时，即可坏死，故应尽快用无菌单包裹断离的肢体，外套塑料袋，立即用冰块做干冻冷藏，保持在 4℃左右低温，立即随病人一起送往医院。冷藏时要防止冰水渗入塑料袋内，切忌将断离肢体浸泡在任何液体中。记录受伤和到达医院时间，迅速将断肢送手术室用肝素盐水灌注，冲洗后保存于 2～4℃冰箱中，待手术时用。

3. 手术前准备 应迅速有效地完成手术及麻醉前的一切准备工作，包括病人及家属的思想工作，做好皮肤准备、输液、备血、麻醉前用药、吸氧和留置导尿。全过程中要严密观察病人的血压、脉搏、呼吸及尿量。

二、手术后护理

【护理诊断/问题】

1. 组织灌注改变 与血管痉挛或血管吻合处血栓形成有关。

2. 有感染的危险 与开放性损伤和长时间手术有关。

3. 躯体活动障碍 与再植肢体功能不健全有关。

4. 潜在并发症 急性肾衰等。

【护理措施】

1. 消毒隔离和预防感染措施 手术后病人住单间病房，室内空气和器物均需消毒，室温维持在 23～25℃，湿度为 50%～60%，有专人护理，限制探视人员。采用抗生素预防感染，但尽量用肌内注射，以防产生静脉血栓。

2. 观察生命体征 定时测体温、脉搏、呼吸及尿量，记录 24 小时液体出入量，注意血容量有无不足，以及有无手术后并发症(特别是急性肾衰)出现。

3. 再植肢(指)体的护理

(1)抬高肢体：再植肢体抬高至心脏平面，保证静脉回流。

(2)消除血管痉挛因素：手术后 1 周内再植肢体可用 60W 的照明灯照射(灯距 30～40cm)，使肢体血管扩张，过近有灼伤的危险；严禁吸烟；静脉滴注低分子右旋糖酐。

(3)观察局部循环的方法：①皮肤颜色由红润变苍白，提示动脉痉挛或栓塞；皮肤出现散在瘀斑，提示静脉部分栓塞；皮肤如出现大片或全部暗紫色，说明静脉完全栓塞；②手术后 10 天内，应每 1～4 小时测皮温 1 次。再植肢体皮温应高于正常侧 1～2℃，如皮温突然下降，患侧与健侧相差 3℃以上，提示动脉栓塞；如缓慢下降，在 1～2 天内相距 3℃以上，则为静脉栓塞；③毛细血管充盈时间短于 1 秒，皮肤青紫，患肢肿胀，为静脉回流障碍；如毛细血管充盈时间延长至 2 秒以上，皮肤苍白、发凉、干瘪，为动脉供血不足；④如肢体肿胀，应测肢体中径以追踪观察是否加重，需寻找原因及时处理，否则可能造成肢体坏死。

4. 功能锻炼 进行健康教育，解释早期活动的重要性，协助制订锻炼计划。至再植存活之日起，患肢保持功能位，绝对休息，但可做适当按摩和活动健肢。3～4 周后，软组织已愈合，骨折固定满意者，未固定的关节可做被动或主动运动。当骨骼已愈合，去除外固定后，指导病人做受累关节各方向的主动运动，亦可做较有力的牵伸挛缩和关节功能牵引，进行系统的康复训练。

第四节 肾移植病人的护理

肾移植(kidney transplantation)与透析疗法相结合已成为治疗不可逆的慢性肾衰竭的有效措施,最长的肾移植有功能存活已超过40年,肾移植后大多数病人恢复正常的生活和工作。

一、病人准备

1. 心理护理 病人长期患病、体质虚弱、有的对治疗缺乏信心,对移植有恐惧心理,护理人员应鼓励病人,增加对治疗的信心。要向病人解释脏器移植后功能状况与供者性格、意志、思维无关。

2. 手术前检查 基本与外科大手术相同,还要作咽拭培养、钡餐检查、神经系统功能检查、血型测定和HLA定型。

3. 定期观察血压 高血压宜用降压药物控制。

4. 注意病人有无感染病灶 手术后需用大量免疫抑制剂,应早期预防和治疗咽喉部及尿道等处的潜伏病灶。

5. 加强营养,供给足够热量 为使病人增强抵抗力,鼓励病人进低蛋白、高碳水化合物、高维生素饮食,肾移植病人手术前应取低盐饮食。水的摄入标准为每天尿量再加600～800ml。

6. 手术前常规准备 做好皮肤准备、配血及手术前晚灌肠。手术前1日进少渣饮食、手术日晨禁食水。

7. 透析治疗 病人肾衰竭时,必须通过透析治疗改善以下情况:①减轻氮质血症;②纠正水、电解质失衡,减少体内水潴留,改善心功能,控制高血压;③纠正低蛋白血症。慢性尿毒症病人达到上述要求,一般需要2～3个月透析。移植前24小时以内,必须进行最后一次透析,使病人有充分的潜在力量,以免在手术后48小时内被迫进行透析。

8. 手术前隔离 手术前1～2日将病人移至单人房间,或隔离房间,避免交叉感染。

二、病室的准备

1. 隔离房间的消毒 手术前1日用0.5%过氧乙酸擦拭室内一切物品和门窗,然后用过氧乙酸熏蒸进行空气消毒,病室应朝阳,通风良好。

2. 病室物品的准备 床、软床垫、吸引器、氧气瓶、血压计、听诊器、体温表、引流瓶(袋)数个、尿比重计、痰杯、紫外线消毒器和量杯等。

3. 专用药柜的准备 备齐所需免疫抑制剂、抗生素、肝素、止血药、降压药、清蛋白、呋塞米及抢救药品。

4. 其他准备 按消毒隔离原则,准备衣、帽、鞋等物。准备监护仪器。

三、供者的准备

1. 亲属供肾 亲属供肾常从兄弟、姐妹或双亲获得,若组织相容性试验证明供肾有长期存活的可能,更远的亲属亦可。如供、受者是同胞(兄弟姐妹),含有全部相同的HLA抗原(HLA同一性),这种病例移植肾长期存活率大于90%。

2. 尸体供肾　尸体供肾必须满足下列条件：①供者的年龄在 50 岁以下；②无全身或腹腔内化脓感染病史者；③无可能累及肾的疾病，如高血压、糖尿病和红斑狼疮等；④无恶性肿瘤病史；⑤各项生命指标正常，全身各器官功能良好；⑥体液平衡正常，取肾前 3 日，供者每日保证充足的营养和热量，并给予充足的水分。

四、肾移植手术方式

肾移植术式是将移植肾异位移植在受者的腹膜外髂窝（图 13-4-1），一般情况下受者的病肾不用切除，只有在肾肿瘤、巨大多囊肾、肾结核和肾结石合并顽固性感染等特殊情况切除。

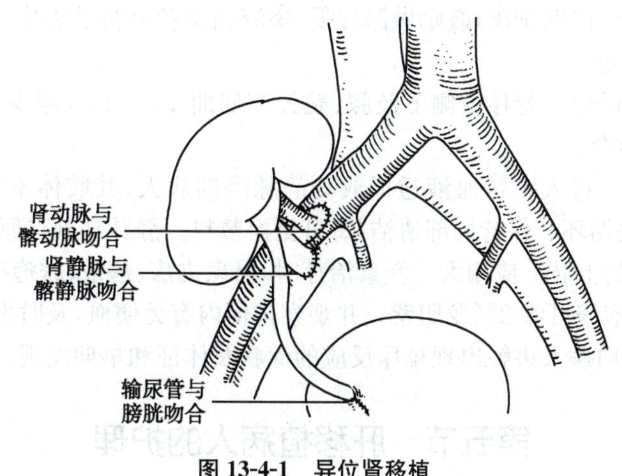

图 13-4-1　异位肾移植

五、肾移植手术后护理

【护理诊断/问题】

1. 焦虑　与手术前后担心肾移植能否成功有关。

2. 有感染的危险　与免疫抑制剂的应用有关。

3. 知识缺乏　缺乏肾移植手术后生活的有关知识。

4. 潜在并发症　排斥反应；移植肾衰竭；出血性休克；消化道出血或穿孔。

【护理措施】

1. 密切观察病情变化　注意体温、脉搏、血压、呼吸等生命体征的改变。手术后 3 天内每小时观察 1 次，以后根据病情改为每 4 小时 1 次。早期每日或隔日查血、尿常规，血肌酐、尿素氮，血钾、钠、氯及钙，以便了解肾功能及水、电解质的平衡。每天测量体重一次。注意伤口有无渗血。

密切观察排斥反应的预兆，如有以下排斥反应表现时，立即通知医师。①全身表现：精神不振、少语乏力、头痛、关节酸痛、食欲减退、心悸气短、心力衰竭等；也可出现多汗、多语、恐惧、体温骤然增高、体重增加、心率增快、血压增高、尿量减少、两肺干或湿啰音及喘鸣等。②局部表现：移植肾区闷胀感、肾增大、压痛、质硬和阴茎水肿等。

2. 输液与饮食　肾移植后 24 小时内尿量可达 5000～10000ml 以上，应预防低钠和低钾血症，根据尿量控制出入水量。每小时尿量＜200ml 时，输入量为尿量的全量；每小时尿量 200ml～500ml 时，输入量为尿量的 2/3～3/4；＞500ml 时，输入量为尿量的 1/2。手术后肠蠕动恢复、肛门排气后给高热量、低蛋白、低钠、高维生素、易于消化的软食，鼓励病人多饮水。

3. 导尿管的护理 每日更换无菌的尿管接管与贮尿器，操作时戴无菌手套，按无菌操作进行，每日用0.5%氯己啶擦拭外尿道口，防止尿路感染。注意导尿管的通畅，防止血块阻塞，如有不通时，可在无菌操作下用等渗盐水或0.1%依沙吖啶溶液冲洗。记录尿量、颜色及比重，手术后3日内，每小时测量尿量及尿比重，以便观察移植肾的功能，3日后可4～8小时测量1次。拔去尿管后，每1～2小时鼓励病人排尿1次，避免膀胱胀满，引起输尿管膨胀，不利于吻合口愈合。

4. 抗感染 应选用对肾损害小的抗生素以防止细菌和真菌感染。预防呼吸道感染，每2小时翻身拍背1次，协助排痰，鼓励做深呼吸，痰液黏稠者可给予雾化吸入，根据病情可加抗生素、α-糜蛋白酶等。

5. 体位 取平卧位。肾移植侧下肢膝、髋关节屈曲15°～25°，减少切口疼痛和血管吻合处的张力，有利愈合。

6. 防治并发症 行人工肾血液透析或动静脉瘘的病人，其肢体不要用血压计及止血带，保持静脉通路的循环。保持局部清洁，每日更换敷料。静脉穿刺点原则上不选用术侧的下肢和做血液透析的上肢。应用大量激素治疗时，易患皮疹、痤疮、脓疱疹，应经常保持皮肤清洁、干燥，如有脓疱疹可涂2%龙胆紫。并观察排便内有无便血，及时发现应激性溃疡。

7. 健康教育 向病人讲解出现排斥反应的症状及体征和早期发现、早期治疗的意义。

第五节 肝移植病人的护理

肝移植(liver transplantation)是目前公认为治疗各种终末期肝病最有效的方法，手术后5年生存率可达80%以上。

一、手术前护理

1. 心理支持 护士应向病人耐心解释疾病的有关知识及进行移植的必要性，介绍医务人员的技术水平，介绍现代肝移植的成就，邀请其他器官移植病人及恢复期的肝移植病人与其交谈，增强治疗信心，使病人处于接受手术治疗的最佳心理状态。

2. 手术前检验 手术前配合完成各种特殊检查和化验检查，组织配型，配血等。注意观察病人全身有无感染病灶。

3. 肠道准备 肝移植病人手术前大多为肝功能失代偿期，营养不良者居多。应指导病人进优质蛋白、高热量、高维生素、易消化的低脂饮食为原则，以免加重肝脏负担。手术前3天进半流质，手术前1日进流质，口服肠道抗生素，手术前晚清洁灌肠并禁食、禁饮水(不禁药)。

二、手术后护理

【护理诊断/问题】

1. 焦虑 与担心肝移植能否成功有关。

2. 有感染的危险 与免疫抑制剂的应用和各种引流管有关。

3. 有孤独的危险 与移植后保护性躯体隔离有关。

4. 知识缺乏 缺乏肝移植手术后生活的有关知识。

5. 潜在并发症 排斥反应;移植肝衰竭;消化道出血或穿孔。

【护理措施】

(一) 重要病情的监测与护理

手术后病人进入监护病房,安排好床位取平卧位,迅速连接气管插管、动静脉插管及各种引流管,妥善固定各种导管,防止意外性拔除。将四肢固定于床缘,防止四肢的大幅度无意识活动。

1. 体温的监测 由于长时间手术暴露,大剂量的液体输入和供肝的低温灌注可致病人体温过低,有时可低于 35℃,甚至 33℃。应予以呼吸器加温,体表保温及输入液体管道的加温,同时监测体温的变化。

2. 呼吸的监测 因手术的影响,加之手术后免疫抑制剂的应用,手术后病人易发生肺不张、肺部感染、反应性胸腔积液等并发症,应尽早拔除气管插管,恢复自主呼吸,并保证吸入足够的氧气,维护呼吸功能。尽可能早期拔除胃管,保证呼吸道通畅。手术后严密观察呼吸频率、节律、深浅度,气道内压、潮气量,监测血氧饱和度、血气分析以及咳嗽、咳痰等情况,鼓励病人深呼吸、有效咳嗽,定时翻身、拍背、雾化吸入,以清除呼吸道分泌物和促进肺泡充盈扩张。注意观察有无肺水肿及胸腔积液的发生,每间隔 1 日拍胸片。

3. 循环的监测 手术后严密监测心率、血压、肺动脉楔压、心排出量的变化,监测中心静脉压以及每小时尿量等。用小剂量多巴胺微泵静脉维持,以扩张肾血管,早期维持每小时尿量在 200ml 左右,以后每小时维持在 100ml 左右。根据血压、肺动脉楔压、中心静脉压、尿量等维持体液及酸碱平衡,保持轻度高血压、低中心静脉压,以利肾的灌注和肝静脉回流。严格控制采血量,采血时应尽可能将不同检测项目综合后统一进行,最大限度减少失血量。

4. 凝血功能的监测 肝移植手术中经历了"无肝期",供肝经受低温灌注和保存的损伤,肝功能尚未完全恢复,凝血功能紊乱,加之手术创面大,手术后易发生不同程度的出血。因此,手术后在监测凝血功能的同时,应密切观察引流液的量、性质,防止腹腔内出血。

5. 排斥反应的监测 肝移植手术后超急性排斥反应极少见,多为急性和慢性排斥反应。急性排斥反应多发生在移植手术后 1 个月内,首次排斥反应多在移植后 5~10 天出现。主要表现为肝区疼痛、畏寒、发热、自觉不适、乏力、纳差、黄疸及血胆红素和肝酶系急剧上升,最直接且反应最快的指标是胆汁量锐减、稀薄而色淡。慢性排斥反应表现为易疲乏、胆红素增高等。排斥反应常先出现临床症状,其后才出现客观指标,因此须严密观察。每小时记录胆汁的色、量、透明度及引流袋有无絮状物,每日检测生化全套,观察有无黄疸及腹水,每日测腹围的变化。

6. 管道的监护 管理好各导管是护理肝移植病人的重要环节之一。肝移植手术后一般需要放置气管插管、胃管、腹腔引流管(三根,分别位于小网膜孔、右肝下和左肝下)、T 管、留置导尿管、漂浮导管、动脉测压管等,应保持各管道的通畅,严密观察、记录各引流管的量和性质,按医嘱采集标本送检。T 管是反映排斥反应的窗口,深褐色胆汁可能提示供肝有缺血性损伤或坏死,胆汁量减少、色淡而稀薄,常提示有移植肝的排异。手术后 T 管内无胆汁预示 T 管阻塞、肝动脉血栓或原发性肝脏无功能等可能。T 管拔除一般在手术后的 3~6 个月。

(二) 感染的预防

移植手术后感染是死亡的主要原因。主要有细菌、病毒及真菌感染,原因与免疫抑制剂、广谱抗生素的应用及手术时间的长短等有关，常见有切口、肺部、泌尿道、腹腔、胆道及皮肤黏膜等感染。

1. 严密的保护性隔离 手术后病人安置单人房间，有条件者应有正压层流通气设备，保持病室空气新鲜，室温保持20～24℃左右，相对湿度60%～70%。室内每日消毒处理，每日做空气的细菌学监测。隔离期根据病人的细菌学培养，血象及免疫抑制剂应用的情况，一般为2～4周，隔离期内应严格控制人员进出，确保病室具备病人监护、治疗、抢救及日常生活的必需设备，病室所需物品应在严格消毒后方可递入。

2. 严格无菌技术操作 进行任何操作及接触病人均应戴手套、口罩，穿隔离衣，保持各导管清洁无菌和引流通畅，保持伤口干燥，不受污染。若伤口敷料有渗出，应及时更换，并注意无菌操作。定时行引流液、胆汁、血、痰、尿培养及药敏试验，观察有无感染的征象。

3. 加强基础护理 病人保持六洁（口腔、皮肤、会阴、头发、手、足），口腔护理每日3次，碱性漱口水定时漱口，并注意观察有无溃疡、真菌感染的发生。稀碘附溶液会阴消毒每日3次，鼻腔、外耳道用碘附棉签擦拭。每日两次用温水擦拭病人全身，保持皮肤清洁，及时更换衣裤，防止皮肤感染。并保持床铺干燥、平整，防止体表皮肤破损。

（三）活动与营养

手术后早期移植肝与膈面等组织未形成致密粘连，体位改变可能造成肝脏移位，从而影响肝脏的血液循环。手术后24小时取平卧位，血压平稳后可取斜坡卧位，手术后第1天每4小时轻翻身1次，以后每2小时翻身1次，手术后1周内半卧位时不宜超过45度，手术后10天左右可下床活动。

进食可使胆汁分泌增加，利于肝功能恢复，肛门排气后可进流质、半流质、软食，一般采用高蛋白、高碳水化合物、高维生素和低脂饮食。由于移植手术后病人的免疫力下降，进食过程中注意饮食卫生，避免食物受细菌、病毒、真菌及寄生虫等的污染，而导致食源性疾病。

（四）免疫抑制剂副作用的观察及使用注意事项

免疫抑制治疗是肝移植手术后排斥反应预防和治疗的必要手段，必须终身服用。肝移植手术后免疫抑制剂多用以环孢素A为主的三联疗法（环孢素A＋硫唑嘌呤＋激素）和以FK506为主的二联疗法（FK506＋激素），护士应该知道服药时间，作用持续时间，大致作用机制及其可能出现的副作用。

1. 指导病人正确服药 口服的环孢素A有油剂和胶囊两种。如服用油剂者，应在饭前半小时服用，并加入牛奶或果汁等饮料中送服，或滴在面包或饼干上一起服用，既可减少胃肠道反应，同时也能增加环孢素A的生物利用度。为维持血药有效浓度，一定要按时按量服用，定时测血药浓度并告知其正常范围，以便自行监测。环孢素A和FK506均为不溶于水的油性制剂，口服后需经胆汁乳化后方可吸收。因此，胆汁外引流后显著影响药物的吸收，使用时需予以充分的注意，常需成倍增加口服用量后才能维持最低血药浓度，腹泻、呕吐时也常常会影响药物的吸收，应根据情况及时增加剂量。

2. 观察药物副作用 环孢素A和FK506主要的毒副作用为肝肾毒性、血压升高、神经毒性等。服药期间应定时监测肝肾功能，避免与加重肾毒作用的药物合用（如氨基苷类和环丙沙星等）。定时测血压，若发生高血压可用降压药物治疗。硫唑嘌呤主要不良反应是抑制骨髓和肝毒性作用，在使用2个月内至少每周检查1次血常规及肝功能。糖皮质激素长期使用可增加对感染的易感性，还能引起高血压，诱发或加重溃疡及糖尿病等，故应定期测血压、血糖或尿糖，并同时服用胃黏膜保护剂。应注意病人的生命体征、体重及皮肤的变化，观察粪便的颜色和性状。

（五）心理支持

移植手术后的护理中，护士应帮助病人尽快适应重症监护病房的环境，探视时间适当灵活，减少病人的孤独感，及时向病人报告手术成功的信息，并提供移植器官存活的客观指标。寻求单位和家属的社会支持，鼓励其有信心担任职务并负起家庭责任。帮助病人理智地把自己与死者的情况区分开，排除不良情绪的影响，增强自我控制能力。向病人提供有关疾病恢复过程中一些相关知识，耐心观察病人的反应，对病人周围环境进行调整（如听音乐、看电视），以分散其注意力。

（六）出院指导

以自我保护、防病保健和自我护理为中心，教育病人及家属进行家庭护理。重点是预防日常生活中可能引起的感染，指导正确服用免疫抑制剂，教促其定期来院检查。

（王玉升　刘　军）

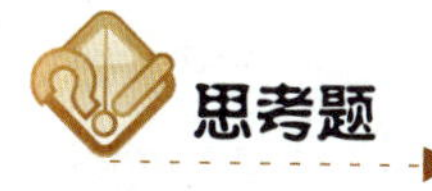

思考题

1. 病人女性，37 岁。因车祸导致左小腿断离，仅有 5cm 宽的皮肤相连。如果你在现场将如何急救？

2. 病人女性，45 岁。肾移植手术后 11 天，出现血压升高，发热，局部肿胀疼痛，尿少，白细胞增多，病人出现了什么情况？最紧急的护理措施是什么？

第二篇

外科护理学各论

外科护理学各论

14~25 章为外科护理学各论，介绍外科护理学各亚专科（普通外科、颅脑外科、胸心外科、泌尿外科、骨关节外科）的特性知识和技术以及各个具体疾病的特别护理。

普通外科疾病病人的护理包括颈部、乳房、胃肠、肝胆脾胰以及周围血管外科疾病病人之护理。普通外科疾病最为常见，而且几乎涉及所有的外科基础问题。所以，普通外科是基础外科，培养外科护士亦必须通过普通外科系统的训练，方能达到全面掌握外科护理知识和技术的目的。特别提示普通外科代表性的或重点性的护理内容包括：甲状腺大部切除术的护理、乳癌根治术的护理、急性腹膜炎的护理、腹外疝手术的护理、胃大部切除术的护理、直肠癌手术的护理、胆道手术的护理、肝手术护理、下肢静脉曲张手术护理和血栓闭塞性脉管炎的护理。

颅脑、胸腔、泌尿和骨关节四大专科疾病的护理。因其解剖生理特点的显著区别，这四大专科疾病的病理生理、临床表现、诊断治疗、护理知识和技术各自成体系，都有其特殊的规律性，教学中必须认真分析、归纳和总结。特别提示护理内容的重点是：颅脑损伤的护理，胸部损伤的急救处理，闭式胸膜腔引流的护理，肺、食管切除术的护理，肾、膀胱、前列腺手术前后的护理，肾、输尿管结石外科治疗的护理，骨折的护理、急性骨髓炎的护理，颈椎病和腰椎间盘突出症的护理。

第十四章　颅脑外科疾病病人的护理

第一节　颅内压增高病人的护理

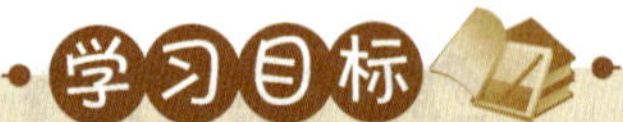

①了解颅内压增高的概念、发病机制和病理生理要点。②熟悉颅内压增高病人的护理评估和护理诊断/问题；掌握其护理措施，并能开展健康指导。

成人颅腔是一个骨性的半封闭的体腔，经枕骨大孔与椎管相通，其容积是固定不变的。颅腔内容物包括脑组织、脑脊液和血液，三者与颅腔容积相适应，保持颅内压的稳定。颅内压(intracranial pressure，ICP)是颅腔内容物对颅腔壁所产生的压力，通过侧卧位腰椎穿刺或直接脑室穿刺测定颅内压，成人为 70～200mmH_2O(0.7～2.0kPa)，儿童为 50～100mmH_2O(0.49～0.98kPa)。当成人颅内压持续高于 200mmH_2O(2.0kPa)，并出现头痛、呕吐和视神经乳头水肿等临床表现时，即称为颅内压增高(intracranial hypertension)。颅内压增高是颅脑疾病都可能出现的综合征，持续颅内压增高将导致脑疝而危及病人生命。

1. 发病机制　颅腔内容物的体积增加是导致颅内压增高的常见原因，以脑水肿(如脑的创伤、炎症，脑缺血缺氧)最为常见，其他有颅内血容量增加(如二氧化碳蓄积和高碳酸血症引起脑血管扩张)、脑脊液增多(如脑积水)和颅内占位性病变(如颅内血肿、肿瘤、脓肿)等。颅腔容积缩小亦是颅内压增高的原因，如狭颅畸形、向内生长的颅骨肿瘤、凹陷性颅骨骨折等使颅腔狭小。

2. 病理生理　主要的病理改变是脑血流量的减少或形成脑疝。

颅内压的调节主要依靠脑脊液量的增减。当各种原因导致颅内压增高时，首先是部分脑脊液被挤入椎管内，同时脑脊液分泌减少、吸收增加使颅内压处于代偿状态。随着颅内压不断上升，脑血流量减少，脑严重缺氧，此时，脑血管扩张以增加脑血流量，而全身周围血管则收缩，使血压升高，伴心率减慢，促使心搏出量增加，同时呼吸减慢加深，以提高血氧饱和度。当颅内压力升至平均动脉压的 1/2 时，脑血管自身调节失效，脑血流量即迅速下降，严重脑缺氧造成的脑水肿，进一步加重颅内压增高，造成恶性循环。当颅内压升至接近平均动脉压水平时，颅内血流几乎停止，脑细胞活动也随之停止。

颅内压增高失代偿后，脑组织势必从高压区向低压区移位，部分脑组织将被挤入小脑幕切迹或枕骨大孔，形成脑疝(brain herniation)，前者谓小脑幕切迹疝(transtentorial herniation)，后者称枕骨大孔疝(transforamen magna herniation)。疝出的脑组织压迫脑干、抑制循环和呼吸中枢，出现相应的严重病变，危及病人生命。

【护理评估】

(一) 健康史

详细了解有无头部外伤、颅内感染、脑肿瘤、高血压及脑动脉硬化的病史，初步判断颅内压增高的原因；注意有无全身性严重疾病，如尿毒症、肝昏迷、脓毒症、酸碱平衡失调等可引起继发性脑水肿的原因；了解有无便秘、剧烈咳嗽、呼吸道梗阻、癫痫发作等诱发脑疝形成的因素。还应询问颅内压增高症状出现的时间和病情进展情况，进行过何种诊疗，结果如何。

(二) 身体状况

1. 颅内压增高“三主征”　头痛、呕吐和视神经乳头水肿是颅内压增高的三大典型表现。头痛是颅内压增高最主要的症状，常在晨起或夜间时出现，咳嗽、低头、用力时加重；头痛部位常在前额、两颞，也可位于枕后或眶部。呕吐常在头痛剧烈时出现，呈喷射性，可伴有恶心，与进食无直接关系。视神经乳头水肿是颅内压增高的重要客观体征，常为双侧性。眼底检查可见视神经乳头充血水肿，边缘模糊，中央凹陷消失，视网膜静脉怒张，严重者可见出血。早期视力无明显障碍或仅视野缩小，病情发展则有视力减退或失明。

2. 生命体征紊乱　颅内压增高的代偿期血压增高，以收缩压增高为主，故脉压增大，脉搏慢(每分钟少于60次)而有力，呼吸深而慢，这种“二慢一高”的生命体征改变称为库欣(Cushing)反应。失代偿时血压下降、脉搏快而弱、呼吸浅促或潮式呼吸，最终呼吸、心跳停止。

3. 意识障碍　急性颅内压增高时，常有进行性意识障碍，由嗜睡、淡漠逐渐发展成昏迷。慢性颅内压增高病人，表现为神志淡漠、反应迟钝和呆滞，症状时轻时重。

4. 脑疝的表现

(1)小脑幕切迹疝：是小脑幕上方的颞叶海马回、沟回通过小脑幕切迹向幕下移位，故又称颞叶沟回疝(图14-1-1)。常由一侧颞叶或大脑外侧的占位性病变引起(如硬脑膜外血肿)，因疝入的脑组织压迫中脑的大脑脚，并推挤动眼神经引起锥体束征和瞳孔变化。典型的临床表现是颅内压增高的基础上，进行性意识障碍，患侧瞳孔最初有短暂的缩小，继而逐渐散大、对光反射减弱或消失，对侧肢体瘫痪、肌张力增加、腱反射亢进、病理反射阳性。如脑疝继续发展，则出现深度昏迷，双侧眼球固定及瞳孔散大、对光反射消失，四肢全瘫，去大脑强直，生命体征严重紊乱，最后呼吸心跳停止而死亡。

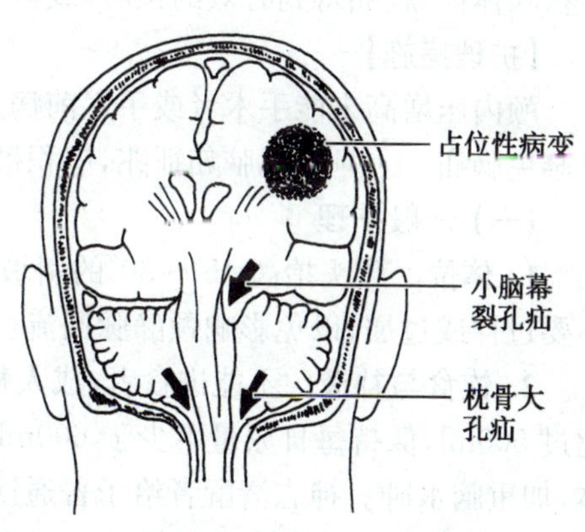

图14-1-1　脑疝形成示意图

(2)枕骨大孔疝：是由小脑幕下的小脑扁桃体经枕骨大孔向椎管内移位，故又称小脑扁桃体疝。常因幕下占位性病变，或作腰穿放出脑脊液过快过多引起。临床上缺乏特征性表现，容易被误诊，病人常有剧烈头痛，以枕后部痛甚，呕吐频繁，颈项强直，生命体征显著紊乱，瞳孔忽大忽小，但是意识障碍出现较晚。一旦延髓呼吸中枢受压，即致呼吸骤停而死亡。

(三) 实验室及其他检查

1. 腰椎穿刺　可间接反映颅内压状况，同时取脑脊液作检查。但有引起脑疝的危险，颅内压增高明显时应禁止腰椎穿刺。

2. 影像学检查 CT、MRI、数字减影血管造影(DSA)等检查,有助于颅内压增高的定位与定性诊断。

(四) 治疗与效果

1. 及早治疗 及早治疗颅内压增高,可避免或减轻严重的后遗症。

2. 处理原发病 病因治疗是最根本的治疗方法,如手术切除颅内肿瘤、清除颅内血肿、处理凹陷性骨折、控制颅内感染等。

3. 降低颅内高压 暂时不能解除病因者或手术后病人有暂时的脑水肿,应采取积极措施降低颅内高压。如:限制液体入量、应用脱水剂或利尿剂以减轻脑水肿;糖皮质激素防治脑水肿;冬眠低温疗法降低脑代谢率和耗氧量等。尽早手术去除病因或作姑息性减压术(如切除部分颅骨瓣达到减压目的)。对有脑积水的病人,可先穿刺侧脑室作外引流术,待病情缓解后再手术治疗。

(五) 心理-社会状况

急性颅内压增高病人因头痛、呕吐不适,并伴有注意力不集中、智能减退和判断力障碍等,可引起病人情绪低落、焦虑不安。

【护理诊断/问题】

1. 疼痛(头痛) 与颅内压增高有关。

2. 组织灌注量改变 与颅内压增高导致脑血流量下降有关。

3. 潜在并发症 脑疝。

【护理目标】

病人颅内压降低,脑组织灌注改善或恢复正常,头痛减轻或消失;维持体液平衡,无脱水症状和体征;脑疝得到有效的预防,或能及时发现和处理。

【护理措施】

颅内压增高未能手术者或手术前病人,主要应做好降低颅内高压和稳定颅内压的护理,以避免脑疝。一旦出现脑疝征兆,应积极配合医生实施急救护理。

(一) 一般护理

1. 体位 床头抬高15°～30°的斜坡位,有利于颅内静脉回流,减轻脑水肿。注意头颈不要过伸或过屈,以免影响颈静脉回流。昏迷病人取侧卧位,便于呼吸道分泌物排出。

2. 饮食与补液 不能进食者,成人每天静脉输液量在1500～2000ml,其中等渗盐水不超过500ml,保持每日尿量不少于600ml,并且应控制输液速度,防止短时间内输入大量液体,加重脑水肿。神志清醒者给予普通饮食,但要限制钠盐摄入量。

3. 吸氧 通过持续或间断吸氧,有助于降低颅内压。尤其是适度的辅助过度换气可以降低 $PaCO_2$ 使脑血管收缩,减少脑血流量,降低颅内压。

4. 加强生活护理,避免意外损伤 昏迷躁动不安者切忌强制约束,以免病人挣扎导致颅内压增高。

(二) 病情观察

1. 观察意识变化 意识反映了大脑皮质和脑干的功能状态,评估意识障碍的程度、持续时间和演变过程,是分析病情进展的重要指标。意识障碍的程度,传统的方法分为清醒、模糊、浅昏迷、昏迷和深昏迷5级;目前通用的格拉斯哥昏迷计分法(Glasgow coma scale,GCS),分别对病人的睁眼、言语、运动三方面的反应进行评分,再累计得分,用量化方法来表示意识障碍的程度，最高为 15 分，总分低于 8 分即表示昏迷状态，分数越低表明意识障碍越严重（表 14-1-1）。

表 14-1-1　格拉斯哥昏迷计分法（GCS）

睁眼反应	计分	言语反应	计分	运动反应	计分
自动睁眼	4	回答正确	5	遵嘱活动	6
呼唤睁眼	3	回答错误	4	刺痛定位	5
刺痛睁眼	2	语无伦次	3	躲避刺痛	4
不能睁眼	1	只能发声	2	刺痛肢屈	3
		不能发声	1	刺痛肢伸	2
				不能活动	1

2. 观察生命体征　急性颅内压增高病人的生命体征常有“二慢一高”现象。

3. 观察瞳孔　瞳孔的观察对判断病变部位具有重要的意义，要注意双侧瞳孔的直径，是否等大、等圆及对光反射的灵敏度的变化，颅内压增高病人出现病侧瞳孔先小后大，对光反应迟钝或消失，应警惕小脑幕切迹疝的发生。

4. 观察肢体活动的变化　小脑幕切迹疝压迫患侧大脑脚，出现对侧肢体瘫痪，肌张力增高，腱反射亢进，病理反射阳性，但有时脑干被推向对侧，使对侧大脑脚受压，造成脑疝同侧肢体瘫痪，应结合瞳孔变化及有关资料进行综合分析。

5. 及时发现脑疝征兆　小脑幕切迹疝先有意识、瞳孔改变和肢体运动障碍，后期出现呼吸、循环功能障碍；枕骨大孔疝的特点是突然出现呼吸、循环功能障碍，瞳孔变化和意识障碍出现较晚。

（三）防止颅内压骤然升高的护理

1. 休息　保持病室安静，病人卧床休息，清醒病人不要用力坐起或提重物。稳定病人情绪，避免情绪激烈波动，以免血压骤升而加重颅内压增高。

2. 保持呼吸道通畅　由于颅内静脉无静脉瓣，胸腔内压力能直接逆行传导到颅内静脉，造成静脉瘀血，加重颅内压增高。呼吸道梗阻的病人呼吸困难会使胸腔内压力增高，同时，呼吸道梗阻使 $PaCO_2$ 增高，致脑血管扩张，脑血容量增多，也加重颅内高压。因此应预防呕吐物吸入气道，及时清除呼吸道分泌物；有舌根后坠影响呼吸者，应及时安置口咽通气管；昏迷病人或排痰困难者，应配合医生及早行气管切开术。

3. 避免剧烈咳嗽和用力排便　病人咳嗽和用力排便时胸、腹腔内压力增高，有诱发脑疝的危险。因此，要预防和及时治疗感冒，避免咳嗽。颅内压增高病人因限制水分摄入及使用脱水剂，容易发生便秘，应鼓励能进食者多吃富含纤维素食物，促进肠蠕动。2 天以上未排便者，及时给缓泻剂以防止便秘；已发生便秘者切勿用力屏气排便，可用缓泻剂或低压小量灌肠通便，避免高压大量灌肠，必要时应采取措施协助病人排便。

4. 控制癫痫发作　癫痫发作可加重脑缺氧和脑水肿，应遵医嘱按时给予抗癫痫药物，并要注意观察有无癫痫症状出现。

（四）降低颅内高压的用药护理

1. 应用脱水剂　通过减少脑组织中的水分，缩小脑的体积，起到降低颅内压的作用。最常用 20%甘露醇 250ml，在 30 分钟内快速静脉滴注，每日 2～4 次，静注后 10～20 分钟颅内压开始下降，维持4～6小时，可重复使用。若同时使用利尿剂，降低颅内压效果更好，如呋塞米（速尿）20～40mg，静脉推注每日2～4次。脱水治疗期间，应准确记录出入量，并注意纠正利尿剂引起的电解质紊乱。停止使用脱水剂时，应逐渐减量或延长给药间隔，以防止颅内压反跳现象。

2. 应用糖皮质激素 主要通过改善血-脑屏障通透性，预防和治疗脑水肿，并能减少脑脊液生成，使颅内压下降。常用地塞米松5～10mg，每日1～2次静脉注射；在治疗中应注意防止并发高血糖、感染和应激性溃疡。

(五) 脑疝的急救与护理

脑疝发生后应作紧急处理。保持呼吸道通畅，并吸氧，立即使用20%甘露醇250～500ml加地塞米松10mg静脉快速滴入，呋塞米40mg静脉注射，以暂时降低颅内压，同时做好手术前准备。枕骨大孔疝发生呼吸骤停者，立即做气管插管进行机械通气，同时考虑行脑室穿刺引流、紧急开颅去除病因，或作部分颅骨瓣切除减压术等姑息性手术来降低颅内压。

(六) 脑室外引流的护理

侧脑室外引流主要用于脑室出血、颅内压增高、急性脑积水的急救，能暂时缓解颅内压增高；脑室外引流装置还可监测颅内压变化、采取脑脊液标本进行实验室检查和向脑室内注药治疗。其护理要点是：

1. 妥善固定 将引流管及引流瓶（袋）妥善固定在床头，使引流瓶（袋）排液口高于侧脑室平面10～15cm，以维持正常的颅内压。

2. 控制引流速度和量 引流量每日不超过500ml为宜，避免颅内压骤降造成的危害。

3. 保持引流通畅 避免引流管受压和折叠，若引流管有阻塞，可挤压引流管，将血块等阻塞物挤出，或在严格无菌操作下用注射器抽吸，切不可用盐水冲洗，以免管内阻塞物被冲入脑室系统，造成脑脊液循环受阻。

4. 注意观察引流量和性质 若引流出大量血性脑脊液提示脑室内出血，脑脊液混浊提示有感染。

5. 严格遵守无菌操作原则 预防逆行感染，每天更换引流袋时先夹住引流管，防止空气进入和脑脊液逆流颅内。

6. 拔管指征 引流时间一般为1～2周，开颅手术后脑室引流不超过3～4天；拔管前应行头颅CT检查，并夹住引流管1～2天，夹管期间应注意病人神志、瞳孔及生命体征变化，若观察无颅内压增高症状可以拔管，拔管时先夹闭引流管，以免管内液体逆流入颅内引起感染。拔管后要注意观察有无脑脊液漏出。

(七) 冬眠低温疗法的护理

冬眠低温疗法是应用药物和物理方法降低体温，使病人处于亚低温状态，从而降低脑耗氧量和脑代谢率，减少脑血流量，增加脑对缺血缺氧的耐受力，减轻脑水肿。此疗法适用于各种原因引起的严重脑水肿、中枢性高热病人。但儿童和老年人慎用，休克、全身衰竭或有房室传导阻滞者禁用此法。

冬眠低温疗法前应观察记录生命体征、意识、瞳孔情况，作为疗效观察对比的基础。先按医嘱静脉滴注冬眠药物，通过调节滴速来控制冬眠深度，待病人进入冬眠状态，方可开始物理降温。先冬眠后降温，可避免寒战等不良反应，减少耗氧量。降温速度以每小时下降1℃为宜，体温降至肛温31～34℃较为理想，体温过低易诱发心律紊乱。在冬眠降温期间不宜翻身或移动体位，以防体位性低血压。严密观察生命体征变化，若脉搏超过 100 次/分，收缩压低于 100mmHg，呼吸慢而不规则时，应及时通知医生停药。冬眠低温疗法时间一般为 3～5 日，停止治疗时先停物理降温，再逐渐停用冬眠药物，任其自然复温。

（八）心理护理

保持病室安静和舒适，鼓励病人和家属说出焦虑、恐惧心理的感受，帮助病人接受疾病带来的改变。介绍疾病有关的知识和治疗方法，消除病人的疑虑和误解，指导病人学习康复的知识和技能。

（九）健康指导

1. 下列情况应及时到医院就诊：①原因不明的头痛且症状进行性加重经一般治疗无效者；②头部外伤后有剧烈头痛并伴有呕吐者。

2. 颅内压增高的病人要预防剧烈咳嗽、便秘、提重物等使颅内压骤然升高的因素，以免诱发脑疝。

3. 对有神经系统后遗症的病人，要针对不同的心理状态进行心理护理，调动他们的心理和躯体的潜在代偿能力，鼓励其积极参与各项治疗和功能训练，如肌力训练、步态平衡训练、膀胱功能训练等，最大程度地恢复其生活能力。

第二节　颅脑损伤病人的护理

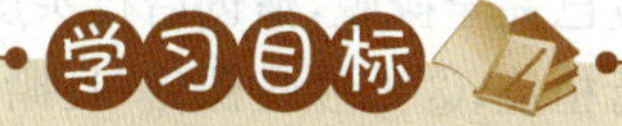

①了解颅脑损伤（头皮损伤、颅骨骨折、脑损伤）的有关概念和分类。②熟悉颅脑损伤病人的护理评估和护理诊断/问题；掌握其护理措施，并能开展健康教育。③通过实践教学，学会颅脑损伤病人的护理；在护理工作中培养自己的爱伤观念和耐心细致观察病情、全心全意服务病人的职业素质。

颅脑损伤（craniocerebral injury）在平时和战时均常见，发生率在全身各部位损伤中占第二位，仅次于四肢损伤，但其病死率和致残率均居首位。颅脑损伤分为头皮损伤、颅骨损伤及脑损伤，三者可单独发生，也可合并存在。

一、头皮损伤病人的护理

头皮损伤较为多见，包括头皮血肿、头皮裂伤和头皮撕脱伤三种。

【护理评估】

（一）健康史

头皮损伤均由直接外力所致，应询问受伤方式和致伤物的种类。钝器常造成头皮挫伤、不规则的裂伤或血肿；锐器裂伤伤口整齐；切线方向的暴力或发辫卷入机器则可引起大片头皮撕脱伤。

（二）身体状况及治疗原则

1. 头皮血肿（scalp hematoma）

（1）身体状况：按血肿部位分为 3 种。①皮下血肿（subcutaneus hematoma）：特点是血肿位于皮肤层与帽状腱膜之间，因受皮下纤维隔限制，范围较局限，无波动感，有时因周围组织肿胀而比中心硬，易误诊为凹陷性骨折。②帽状腱膜下血肿（subgaleal hematoma）：位于帽状腱膜与骨膜之间，出血弥散在帽状腱膜下疏松组织层内，血肿易扩展，甚至可充满整个帽状腱膜下层，触诊有波动感。③骨膜下血肿（subperiosteal hematoma）：多由相应颅骨骨折引起，范围局限于某一颅骨，以骨缝为界，血肿张力较高，可有波动感。

（2）治疗原则：头皮血肿应加压包扎，早期冷敷，待其自行吸收；血肿较大时可在无菌操作下，行血肿穿刺抽出积血，再加压包扎。

2. 头皮裂伤（scalp laceration）

（1）身体状况：头皮裂伤时出血较多，不易自行停止，严重时发生失血性休克。若帽状腱膜未破时，伤口呈线状；若帽状腱膜已破，头皮伤口将全部裂开。

（2）治疗原则：头皮裂伤如伤口污染较轻，清创比较彻底，在伤后72小时内仍能作头皮缝合。

3. 头皮撕脱伤（scalp avulsion）

（1）身体状况：是最严重的头皮损伤，多因沿头颅切线方向而来的横向切割力或妇女长发被卷入转动的机器所致。由于皮肤、皮下组织和帽状腱膜三层紧密相连，在强烈的牵扯下，使头皮自帽状腱膜下或连同骨膜一并撕脱，可分为不完全撕脱和完全撕脱两种。常因剧烈疼痛和大量出血而发生休克。有时合并颈椎损伤。

（2）治疗原则：头皮撕脱伤视病情作出不同的处理。①不完全撕脱者争取在伤后6～8小时内清创后缝回原处；②如头皮已完全撕脱，清创后行头皮血管吻合，再缝合撕脱的头皮，亦可将撕脱的头皮切成皮片，进行植皮；③如颅骨裸露，且撕脱的皮瓣已不能利用，需作多处颅骨钻孔至板障层，待钻孔处长出肉芽后，取大腿或腹部中厚皮片作游离植皮。头皮损伤处理不当，一旦感染，便有向深部蔓延导致颅内感染的危险。

【护理诊断/问题】

1. 组织完整性受损 与损伤有关。

2. 潜在并发症 休克、感染。

【护理目标】

病人受损组织得到妥善处理，并逐渐修复；并发症得到有效预防，或能及时发现和处理。

【护理措施】

1. 急救处理 头皮损伤出血较多时，应用无菌敷料覆盖创面后，加压包扎止血，并尽早协助医生施行清创缝合。现场急救时应将完全撕脱的头皮用无菌敷料包裹，随同病人一起速送医院，争取尽早清创植皮。按医嘱使用抗生素和破伤风抗毒素。

2. 局部护理 头皮血肿早期加压冷敷。头皮裂伤或头皮撕脱伤，经清创缝合后，保持敷料清洁和干燥，注意伤口有无渗血，若创口内放有橡皮引流片，应在手术后24～48小时拔除。

3. 病情观察 头皮损伤有合并颅骨骨折和颅内血肿的可能，应注意有无颅内压增高的症状；头皮血肿应注意其范围的变化，如有持续增大应及时报告医生。

二、颅骨骨折病人的护理

外力作用于头部的瞬间，使颅骨变形超过其弹性限度，即可发生颅骨骨折（skull fracture）。颅骨骨折的严重性并不在于骨折的本身，而在于可能同时存在颅内血肿和脑的损伤而危及生命。按骨折部位可分为颅盖骨折(fracture of skull vault)与颅底骨折(fracture of skull base);按骨折形态分为线形骨折、凹陷骨折,粉碎骨折多呈凹陷性,一般列入凹陷骨折;依骨折部位是否与外界相通分为闭合性骨折和开放性骨折。

【护理评估】

(一)健康史

了解头颅外伤史,如外力致伤的方式、部位以及作用力的大小和方向。颅盖骨折多因受到外界暴力直接打击,致伤物体积大、速度慢,常引起线形骨折;致伤物体积小、速度快,则可导致凹陷骨折。颅底骨折多为强烈间接暴力引起,往往是伤员坠落时双足或臀部着地,外力经脊柱传导至颅底,引起颅底线形骨折,常合并脑的损伤。

(二)身体状况及治疗原则

1. 颅盖骨折

(1)身体状况:分为线形骨折(linear fracture)和凹陷骨折(depressed fracture)两种。

1)线形骨折:常合并有头皮损伤,骨折本身依靠触诊无法确定,头颅正侧位X线摄片才能发现。

2)凹陷骨折:凹陷范围较大的骨折者,软组织出血不多时,触诊多可确定,但小的凹陷骨折需经X线摄片诊断。若骨折片陷入颅内,使局部脑组织受压或发生挫裂伤,临床上出现相应的症状和体征。若骨折损伤静脉窦或动脉引起颅内血肿,则有颅内压增高症状。

(2)治疗原则:颅盖线形骨折或凹陷性骨折下陷较轻,一般不需处理;骨折凹陷范围超过3cm、深度超过1cm,兼有脑受压症状者,则需手术整复或摘除陷入的骨片。

2. 颅底骨折 颅底骨折虽不与外界直接相通,但常伴有硬脑膜破裂引起脑脊液外漏或颅内积气,一般视为开放性骨折。按骨折的部位可分为颅前窝、颅中窝和颅后窝骨折,主要表现在皮下或黏膜下瘀斑、脑脊液外漏和脑神经损伤三个方面。颅底骨折作X线摄片检查难以明确,CT检查有诊断意义。

(1)身体状况:

1)颅前窝骨折:表现为眼睑青紫,眼结膜下出血,俗称"熊猫眼征"、"兔眼征"。鼻和口腔流出血性脑脊液,可同时引起颅内积气。常合并嗅神经或视神经损伤。

2)颅中窝骨折:在耳后乳突区皮下出现瘀血斑。脑脊液漏从外耳道流出形成耳漏;如鼓膜未破,则可沿咽鼓管入鼻腔形成鼻漏;有时骨折累及蝶骨也会出现脑脊液鼻漏。可损伤面神经和听神经。

3)颅后窝骨折:在耳后及枕下部出现皮下瘀斑,或在咽后壁见黏膜下瘀血。脑脊液漏至胸锁乳突肌和乳突后皮下使局部肿胀。偶有第Ⅸ~Ⅻ对颅神经损伤。

(2)治疗原则:颅底骨折本身无特殊处理,重点是预防逆行颅内感染,脑脊液漏一般在2周内愈合。脑脊液漏4周仍未愈合者,可作硬脑膜修补术。

(三)心理-社会状态

病人因意外事故造成头部损伤,产生焦虑、害怕和抱怨的心理反应,担心骨折会影响大脑功能而顾虑重重。

【护理诊断/问题】

潜在并发症 颅内出血,颅内感染。

【护理目标】

并发症得到预防,或并发症发生时可及时发现和处理。

【护理措施】

1. 病情观察 当骨折线越过脑膜中动脉沟或静脉窦，引起硬脑膜外血肿时，病人有头痛、呕吐、库欣(Cushing)反应、意识障碍等颅内压增高症状；凹陷性骨折压迫脑组织有局灶症状和体征，如偏瘫、失语、视野缺损等；颅底骨折伴有脑脊液漏者，应注意有无颅内感染迹象。

2. 脑脊液漏的护理 脑脊液漏的护理重点是预防逆行性颅内感染，具体措施有：

(1)采取适宜体位：平卧位将床头抬高 15°～30°，目的是借助重力作用使脑组织移向颅底，促使脑膜逐渐形成粘连而封闭脑膜破口，维持头高位至脑脊液漏停止 3～5 天。

(2)观察脑脊液漏：应注意鼻腔、耳道有无液体流出，流出液体的性状及量。如有红色液体流出，应区别血性脑脊液外漏与渗血渗液。区别的方法是：血性脑脊液滴在白色滤纸上，在血迹外有较宽的月晕样淡红色浸渍圈；被脑脊液浸湿的纱布，没有被鼻涕或组织渗出液浸湿晾干后变硬的现象；也可根据脑脊液中含糖而鼻腔分泌物中不含糖，用尿糖试纸测定进行鉴别。

(3)保持清洁：每天 2 次清洁、消毒鼻前庭或外耳道，避免棉球过湿导致液体逆流颅内；在外耳道口或鼻前庭疏松放置干棉球，棉球渗湿及时更换，并记录 24 小时浸湿的棉球数，以此估计漏出液量。

(4)避免脑脊液逆流：禁忌鼻腔及耳道的堵塞、冲洗和滴药，脑脊液鼻漏者，严禁经鼻腔置胃管、吸痰及鼻导管给氧。

(5)禁忌作腰椎穿刺。

3. 预防感染 按医嘱应用抗生素和破伤风抗毒素，预防感染。

4. 心理护理 向病人介绍病情、治疗方法及应注意的事项，取得病人的配合，消除紧张情绪。

5. 健康指导 颅底骨折病人要避免用力咳嗽、打喷嚏和擤鼻涕，勿挖耳、抠鼻或屏气排便，以免鼻窦或乳突气房内的空气被压入颅内，引起气颅或颅内感染。告诉门诊病人和家属若出现剧烈头痛、频繁呕吐、发热、意识模糊应及时到医院就诊。

三、脑损伤病人的护理

根据脑损伤发生的时间和机制分为原发性脑损伤和继发性脑损伤，前者指暴力作用于头部时立即发生的脑损伤，如脑震荡(cerebral concussion)、脑挫裂伤(cerebral contusion)；后者指受伤一定时间后发生的脑水肿和颅内血肿，压迫脑组织引起的损伤。按伤后脑组织与外界是否相通，分为闭合性和开放性脑损伤两类。脑损伤一般应作头颅 X 线摄片，了解有无颅骨骨折。CT 是目前最常用最有价值的检查方法，能清楚显示脑挫裂伤、颅内血肿的部位、范围和程度。MRI 能显示轻度脑挫伤病灶。

【护理评估】

(一) 健康史

详细了解受伤原因，如交通事故、坠落、跌倒、钝器打击等；外力作用部位、方向、暴力大小；注意受伤后有无意识障碍、头痛、呕吐、抽搐、排尿排便失禁、肢体瘫痪等情况，以及现场急救过程和曾经用过何种药物。

(二) 身体状况及治疗原则

1. 脑震荡 是指头部受到撞击后，立即发生短暂的意识丧失及一过性神经功能障碍，无明显的脑组织器质性损害者。

(1)身体状况:①短暂的意识丧失:伤后立即出现,一般持续时间不超过 30 分钟,同时伴有面色苍白、出冷汗、血压下降、脉缓、呼吸浅慢,瞳孔改变等自主神经和脑干功能紊乱的表现。②逆行性遗忘:意识恢复后对受伤时,甚至受伤前一段时间内的情况不能回忆,而对往事记忆清楚,此称为逆行性遗忘。清醒后常有头痛、头晕、恶心呕吐、失眠、情绪不稳定、记忆力减退等症状,一般可持续数日或数周。③神经系统检查无明显阳性体征。

(2)治疗原则:脑震荡无需特殊治疗,应卧床休息 1～2 周,给予镇静剂等对症处理,病人多在 2 周内恢复正常。

2. 脑挫裂伤 指暴力作用头部后,立即发生的脑器质性损伤。因受伤的部位和程度不同,临床表现差别较大。

(1)身体状况:

1)意识障碍:是脑挫裂伤最突出的症状,伤后立即出现昏迷,昏迷时间超过 30 分钟,可长达数小时、数日至数月不等,严重者长期持续昏迷。

2)生命体征改变:由于脑水肿和颅内出血引起颅内压增高,出现血压升高、脉搏缓慢、呼吸深而慢,严重者呼吸、循环功能衰竭。伴有下丘脑损伤者,可出现持续高热。

3)局灶症状与体征:脑皮质功能区受损时,伤后立即出现与脑挫裂伤部位相应的神经功能障碍症状或体征,如语言中枢损伤出现失语,运动区受损伤出现对侧瘫痪等。如大脑"哑区"损伤,则可无明显局灶症状。

4)脑膜刺激征:合并蛛网膜下隙出血时,病人可有剧烈头痛、颈项强直和克氏征阳性,以及脑脊液检查有红细胞。

(2)治疗原则:脑挫裂伤一般采用保持呼吸道通畅,防治脑水肿,加强支持疗法和对症处理等非手术治疗。严重脑挫裂伤者,当病情恶化出现脑疝征象时,需手术开颅清除血肿和坏死脑组织,或者去骨瓣减压。脑挫裂伤的预后与脑损伤的程度、部位和范围,以及救治是否及时、恰当有关。

3. 颅内血肿 颅内血肿是颅脑损伤中最常见的继发性脑损伤,如不及时处理常可危及病人的生命。颅内血肿按症状出现的时间分为急性血肿(3 日内出现症状)、亚急性血肿(伤后 3 日～3 周出现症状)、慢性血肿(伤后 3 周以上才出现症状)。按血肿所在部位分为硬脑膜外血肿、硬脑膜下血肿、脑内血肿(图 14-2-1)。外伤性颅内血肿常与原发性脑损伤相伴发生,也可以在没有明显原发性脑损伤的情况下发生。无论哪一种外伤性颅内血肿,都有大致相同的病理过程和临床表现。主要表现为头部外伤后,若有原发性脑损伤者,先出现脑震荡或脑挫裂伤的症状,当颅内血肿形成后压迫脑组织,出现颅内压增高和脑疝的表现。但不同部位的血肿有其各自的特点。

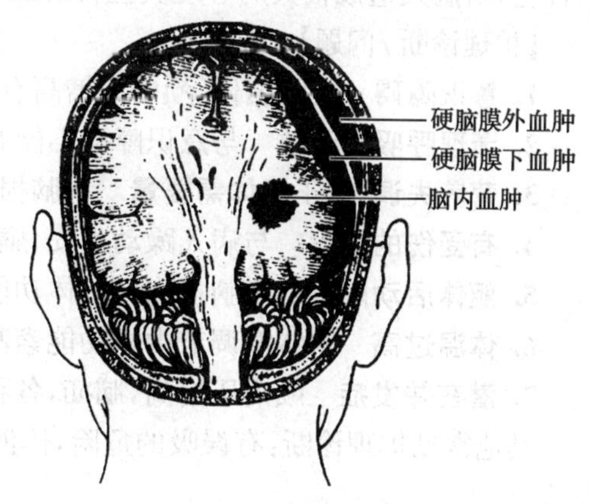

图 14-2-1 颅内血肿的部位

(1)身体状况:

1)硬脑膜外血肿(epidural hematoma)发生在颅骨内板和硬脑膜之间,常因颞侧颅骨骨折致脑膜中动脉破裂所引起，大多属于急性型。病人的意识障碍有3种类型：①典型的意识障碍：伤后昏迷有“中间清醒期”，因原发性昏迷时间短，在血肿形成前意识清醒或好转，一段时间后颅内血肿形成，颅内压增高或导致脑疝，病人再度出现昏迷。②昏迷持续并进行性加重：原发性脑损伤严重，伤后血肿的症状被原发性脑损伤所掩盖。③继发性昏迷：原发性脑损伤轻，伤后无原发性昏迷，至血肿形成后始出现继发性昏迷。病人在昏迷前或中间清醒期常有头痛、呕吐等颅内压增高症状，幕上血肿易形成典型的小脑幕切迹疝表现。

2)硬脑膜下血肿(subdural hematoma)是指出血积聚在硬脑膜下隙，多属急性和亚急性型，主要由脑挫裂伤的皮质血管破裂所致，少数是由于大脑表面回流到静脉窦的桥静脉或静脉窦本身撕裂所致。因多数与脑挫裂伤和脑水肿同时存在，故表现为伤后持续昏迷或昏迷进行性加重，少有“中间清醒期”，较早出现颅内压增高和脑疝症状。

慢性硬脑膜下血肿较少见，好发于老年人，病程较长。临床表现差异很大，多有轻微头部外伤史，主要表现为慢性颅内压增高症状，也可有偏瘫、失语、局限性癫痫等局灶症状，或头昏、记忆力减退、精神失常等智力和精神症状。

3)脑内血肿(intracerebral hematoma)发生在脑实质内，多因脑挫裂伤导致脑实质内血管破裂引起，常与硬脑膜下血肿同时存在，临床表现与脑挫裂伤和急性硬脑膜下血肿的症状很相似。

(2)治疗原则：颅内血肿原则上手术清除血肿，并彻底止血；治疗效果以硬脑膜外血肿为最好，急性硬脑膜下和脑内血肿大多伴有较严重的脑挫裂伤，预后较差。

(三)心理-社会状态

脑损伤者多有不同程度意识障碍。伤后神志清醒者有短暂的“情绪休克”，病人对周围事物反应平淡，答话简单，这是一种心理防卫反应，“情绪休克”期过后，病人烦躁、焦虑不安，随着颅内压增高出现表情淡漠、嗜睡等症状。恢复期病人由于失语、偏瘫等原因不能顺利回归社会，给病人造成很大的心理负担，往往出现悲观和自卑心理。

【护理诊断/问题】

1. 意识障碍 与脑损伤、颅内压增高有关。

2. 清理呼吸道无效 与意识障碍不能有效排痰有关。

3. 营养失调:低于机体需要量 与脑损伤后进食障碍及高代谢状态等有关。

4. 有受伤的危险 与病人躁动不安、癫痫发作有关。

5. 躯体活动障碍 与脑损伤后肢体功能障碍有关。

6. 体温过高 与体温调节中枢功能紊乱或发生感染有关。

7. 潜在并发症 颅内压增高，脑疝，各种感染；外伤性癫痫，压疮，肌萎缩等。

其他常见护理诊断：有误吸的危险，体液过多，自理能力缺陷，语言沟通障碍，有孤独的危险。

【护理目标】

病人意识逐渐恢复，呼吸道保持通畅，生命体征平稳；营养状况能够维持良好；住院期间不发生意外损伤；生活得到全面照顾，能参与进食、穿衣、如厕、淋浴及便器使用等活动；体温恢复正常；有效预防和处理并发症。

【护理措施】

颅脑损伤后主要的问题是脑损伤引起的意识障碍、运动功能障碍和继发脑水肿可能引发的脑疝。

（一）现场急救

1. 抢救生命　争分夺秒地抢救心搏骤停、窒息、开放性气胸、大出血等危及病人生命的伤情，保持呼吸道通畅。病人平卧，头部抬高，注意保暖，禁用吗啡止痛。

2. 防治休克　有明显大出血者应补充血容量，无外出血表现而有休克征象者，应查明有无头部以外部位损伤，如合并内脏破裂等。

3. 妥善处理伤口　开放性损伤有脑组织从伤口膨出时，在外露的脑组织周围可用消毒纱布卷保护，再用纱布架空包扎，避免脑组织受压，并及早使用抗生素和TAT。

4. 做好护理记录　记录受伤经过和检查发现的阳性体征及急救措施和使用的药物。

（二）一般护理

1. 体位　意识清醒者血压较稳定时采取头高斜坡卧位，有利于颅内静脉回流。昏迷病人或吞咽功能障碍者宜取侧卧位或侧俯卧位，以免呕吐物、分泌物误吸。

2. 营养支持　昏迷病人禁食，早期应采用胃肠外营养，从静脉输入葡萄糖液、脂肪乳剂、复方氨基酸、维生素等。每天静脉输液量在1500～2000ml，其中含钠电解质500ml，输液速度不可过快。伤后三天仍不能进食者，可经鼻胃管补充营养。成人每天供给总热能为8400kJ，每千克体重1～1.5克蛋白质，同样应控制盐和水的摄入量。病人意识好转出现吞咽反射时，可耐心地经口试喂，开始时以喂蒸蛋、藕粉等半流质食物为宜。

3. 降低体温　呼吸道、泌尿系及颅内感染均有体温升高，脑干或下丘脑损伤常引起中枢性高热，高热使机体代谢增高，加重脑组织缺氧。应及时报告医生，查明原因，妥善处理。应采取降低室温、颈部和腋窝放冰袋、头部戴冰帽，遵医嘱给予解热剂等降温措施。物理降温无效或有寒战时，遵医嘱给予冬眠低温疗法。

4. 躁动的护理　引起躁动的原因很多，如头痛、呼吸道不通畅、尿潴留、便秘、被服被大小便浸湿、肢体受压等，须查明原因及时排除，切勿轻率给予镇静剂，以免影响观察病情。对躁动病人不可强加约束，避免因过分挣扎使颅内压进一步增高，应加床档保护并让其戴手套，以防坠床和抓伤，必要时由专人护理。

5. 心理护理　受伤后意识清醒者，应稳定病人情绪，取得病人的理解和配合；病情稳定后神经系统功能恢复进展缓慢，帮助病人树立康复的信心，鼓励坚持功能锻炼，同时取得家属的支持和配合。

（三）保持呼吸道通畅

脑损伤病人都有不同程度意识障碍，丧失正常的咳嗽反射和吞咽功能，容易发生误咽误吸，或因下颌松弛导致舌根后坠等原因引起呼吸道梗阻。必须及时清除口咽部的血块和呕吐物，并注意吸痰，舌根后坠者放置口咽通气管，必要时气管插管或气管切开。气管切开者严格执行气管切开护理常规。保持有效地吸氧，呼吸通气量明显下降者，应采用机械辅助呼吸，监测血气分析，调整和维持正常的呼吸功能。

（四）严密观察病情

是颅脑损伤病人护理的重点内容，目的是观察治疗效果和及早发现脑疝，不错失抢救时机。

1. 意识状态　反映大脑皮质功能和脑干功能状态，应用格拉斯哥昏迷计分法（GCS）判断意识障碍的程度，总分低于8分即提示昏迷状态，分数越低意识障碍越严重。伤后立即昏迷是原发性脑损伤；伤后清醒转为昏迷或意识障碍不断加深，是颅内压增高或形成脑疝的表现；躁动病人突然昏睡应怀疑病情恶化。

2. 生命体征 观察生命体征时为了避免病人躁动影响准确性，应先测呼吸，再测脉搏，最后测血压。伤后生命体征出现“两慢一高”，同时有进行性意识障碍，是颅内压增高所致的代偿性生命体征改变；下丘脑或脑干损伤常出现中枢性高热；伤后数日出现高热常提示有继发感染。

3. 瞳孔 观察两侧睑裂大小是否相等，眼球的位置和运动情况，注意对比两侧瞳孔的形状、大小和对光反射。伤后立即出现一侧瞳孔散大，是原发性动眼神经损伤所致；伤后瞳孔正常，以后一侧瞳孔先缩小继之进行性散大，并且对光反射减弱或消失，是小脑幕切迹疝的眼征；如双侧瞳孔时大时小，变化不定，对光反射消失，伴眼球运动障碍（如眼球分离、同向凝视），常是脑干损伤的表现；双侧瞳孔散大，光反应消失、眼球固定伴深昏迷或去大脑强直，多为临终前的表现。另外，要注意伤后使用某些药物会影响瞳孔的观察，如使用阿托品、麻黄碱使瞳孔散大，吗啡、氯丙嗪使瞳孔缩小。

4. 神经系统体征 原发性脑损伤引起的偏瘫等局灶症状，在受伤当时已出现，且不再继续加重；伤后一段时间出现或继续加重的肢体偏瘫，同时伴有意识障碍和瞳孔变化，多是小脑幕切迹疝压迫中脑的大脑脚，损害其中的锥体束纤维所致。

5. 其他 剧烈头痛、频繁呕吐是颅内压增高的主要表现，尤其是躁动时无脉搏增快，应警惕脑疝的形成。

（五）用药的护理

1. 脱水降低颅内压 应用高渗脱水剂、利尿剂、糖皮质激素（护理措施详见颅内压增高护理），是减轻脑水肿、降低颅内压力的重要环节。观察用药后的病情变化，是医生调整应用脱水剂间隔时间的依据。

2. 防治外伤性癫痫 任何部位脑损伤都可能引起癫痫，预防可用苯妥英钠 100mg，每天 3 次。癫痫发作者给予地西泮 10～20mg，静脉缓慢注射，直至抽搐停止，并坚持服用抗癫痫药物控制发作。病人要保证睡眠，避免情绪激动，预防意外受伤。

3. 保护脑组织和促进脑苏醒 使用能量合剂、神经节苷酯、胞二磷胆碱等药物，有助于病人苏醒和功能恢复。

4. 其他 应用止血药和抗生素，有疼痛时给予镇静止痛药，但禁用吗啡等麻醉镇痛剂，以免抑制呼吸中枢。

（六）预防并发症

昏迷病人生理反应减弱或消失，全身抵抗力下降，容易发生多种并发症，应采取积极的预防措施。

1. 预防压疮 应加强皮肤护理，定时翻身预防压疮。

2. 防关节僵硬和肌肉挛缩 四肢关节保持功能位，每日 3 次作四肢被动活动和肌肉按摩，以防关节僵硬和肌肉挛缩。

3. 预防呼吸道感染 保持室内适宜的温度和湿度，注意消毒隔离，保持口腔清洁，定时翻身、拍背和吸痰，保持呼吸道通畅，预防呼吸道感染。

4. 避免泌尿系感染 病人常有排尿功能紊乱需要留置导尿，应严格遵守无菌操作，每日定时消毒尿道口，并冲洗膀胱，减少泌尿系感染。

5. 保持排便通畅 若病人发生便秘，可用轻泻剂，必要时戴手套抠出干硬粪便，勿用大量高压灌肠，以免加重颅内压增高而诱发脑疝。

（七）手术前后的护理

除继续做好上述护理外，应做好紧急手术前常规准备，手术前 2 小时内剃净头发，洗净头皮，70％乙醇消毒手术区皮肤并用无菌巾包扎。

手术后护理要点是：

1. 稳妥搬运病人　返回病室时，搬运病人动作轻稳，防止头部转动或受震荡，搬动前后应观察病人呼吸、脉搏和血压的变化。

2. 采取适宜体位　小脑幕上开颅手术后，取健侧或仰卧位，避免切口受压；小脑幕下开颅手术后，应取侧卧或侧俯卧位。

3. 做好引流管护理　手术中常放置的引流管，如脑室引流、创腔引流、硬脑膜下引流等，护理时严格注意无菌操作，预防颅内逆行感染；妥善固定；保持引流通畅；观察并记录引流量和性质。

4. 加强病情观察　严密观察意识、生命体征、瞳孔、肢体活动等情况，及时发现手术后颅内出血、感染、癫痫以及应激性溃疡等并发症。

（八）健康指导

1. 康复指导　对存在失语、肢体功能障碍或生活不能自理的病人，当病情稳定后即开始康复锻炼。要耐心指导病人功能锻炼，制定经过努力容易达到的目标，一旦康复有进步，病人会产生成功感，树立起坚持锻炼和重新生活的信心。

2. 用药指导　有外伤性癫痫的病人，应按时服药控制症状发作，在医生指导下逐渐减量直至停药。

3. 生活自理指导　对重度残疾者的各种后遗症采取适当的治疗，应鼓励病人树立正确的人生观，指导其部分生活自理；并指导家属生活护理方法及注意事项。不做有危险的活动，以防发生意外。

（刘庆国）

第三节　颅内肿瘤病人的护理

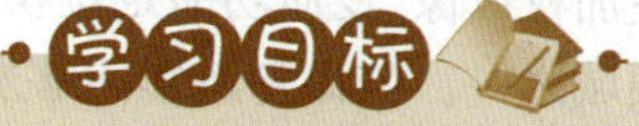

了解颅内肿瘤病人的护理评估、护理诊断/问题和护理措施。

颅内肿瘤(intracranial tumors)指位于颅腔内的肿瘤，又称脑瘤。包括来源于脑组织、脑膜、脑血管、脑垂体、脑神经等组织的原发性肿瘤，以及来自颅外其他部位恶性肿瘤转移到颅内的继发性肿瘤(也称脑转移瘤)。常见的原发性肿瘤有神经胶质瘤、脑膜瘤、听神经瘤、垂体腺瘤、颅咽管瘤等。

颅内肿瘤的年发病率在(7～10)/10 万人口左右，其中约半数为恶性肿瘤，约占全身恶性肿瘤的 1.5％，在全身恶性肿瘤引起死亡中占 2.35％。颅内肿瘤的发病随年龄、性别、种族与地域而变化。总体患病率男性略高于女性，可发生在任何年龄，其中 10 岁左右为第一个发病高峰，成年人以 20～50 岁最常见。颅内肿瘤无论良性还是恶性，可随着肿瘤增大而破坏或压迫脑组织，使颅内压增高，甚至造成脑疝而危及病人生命。

【护理评估】

（一）健康史

发病原因尚不明确，可能与外伤、放射线、物理因素、化学物质、感染等因素有关，少数系先天发育过程中胚胎残余组织演变而成，视网膜母细胞瘤有家族遗传倾向。询问发病以来的病情演变过程，家族史，曾做过哪些检查，诊断为何种疾病，用何种药物治疗，效果如何；大部分病人的病情发展缓慢，呈进行性加重，部分极恶性胶质瘤的病人从发现到死亡不足一个月；如肿瘤出血、坏死，则可发生突发的抽搐或进行性颅内压增高，甚至发生脑疝。

（二）身体状况

颅内肿瘤因病理性质、类型和所在部位不同，有不同的临床表现，但颅内压增高和局灶症状是其共同的表现。

1. 颅内压增高 约2/3以上的病人出现颅内压增高症状和体征，表现为逐渐加重的进行性头痛，以清晨醒来或晚间出现较多，常因用力、打喷嚏、咳嗽、低头及排便时加重；常有喷射性呕吐；视神经盘水肿为颅内压增高的客观体征。晚期病人视力减退，视野向心性缩小，甚至失明。瘤内出血可导致急性颅内压增高，若未得到及时治疗，重者可引起脑疝。

2. 局灶症状与体征 是不同部位的肿瘤对脑组织直接刺激、压迫和浸润破坏或肿瘤造成局部血供障碍引起的表现。①中央前、后回肿瘤表现为对侧肢体运动和感觉障碍，如偏瘫、抽搐和麻木、痛觉过敏等；②额叶肿瘤主要表现为精神异常，如淡漠，情绪欣快，注意力不集中，记忆力和智力减退等；③颞叶肿瘤有视野的改变和不同程度的幻觉；④枕叶肿瘤可出现视觉障碍；⑤鞍区肿瘤引起视力减退和内分泌功能障碍；⑥小脑肿瘤引起共济失调、肌张力减退等。临床上根据局灶表现判断病变部位。

（三）实验室及其他检查

1. 影像学检查 包括颅骨摄片、脑超声波探测、脑血管造影、脑室造影以及CT和MRI、FMRI（磁共振功能成像）检查。颅骨摄片检查可发现颅骨变薄、破坏和增生。超声波在手术中可探测到脑皮质下肿瘤的位置和范围。CT和MRI检查能清晰显示脑沟回、脑室系统，MRI还可见脑血管，对确定肿瘤部位和大小、脑室受压和脑组织移位、瘤周脑水肿范围有重要意义，结合增强扫描对绝大部分肿瘤的定性诊断有重要价值。FMRI是相对于形态学诊断而言的，包括弥散、灌注加权成像、皮质功能定位及MR波谱成像等，其中脑FMRI研究是目前开发应用最广泛的领域之一。脑血管造影能够发现肿瘤供血动脉的血运是否丰富。脑室造影可见脑室变形、移位，目前已被CT、MRI、FMRI所取代。正电子发射体层摄影术（PET）能反映组织代谢和功能的图像，对早期发现肿瘤，确定脑肿瘤恶性程度及脑功能有一定价值。

2. 腰椎穿刺及脑脊液检查 可以测量颅内压力，收集脑脊液进行实验室检查。腰椎穿刺和脑脊液检查一般可用于鉴别诊断及治疗，但颅内压明显增高者，应推入等量生理盐水以弥补放出脑脊液后形成的颅内和椎管内压力梯度的改变，以免发生脑疝。

（四）治疗与效果

1. 手术治疗 直接手术治疗是颅内肿瘤最基本、最有效的治疗方法，手术的原则是尽可能地切除肿瘤，同时尽量保护周围脑组织结构与功能的完整。良性肿瘤全部切除，有望治愈；恶性肿瘤晚期病人亦可采用姑息性手术，如内减压术、外减压术、脑脊液分流术，以降低颅内压，缓解病情。目前神经导航、微骨窗入路等微创技术在神经外科的应用，拓宽了颅内肿瘤的手术适应证和范围，是现代神经外科手术的发展方向。

2. 放射治疗 位于重要功能区或部位深不宜手术，且对放射线敏感的恶性肿瘤，如生殖细胞瘤、髓母细胞瘤、恶性淋巴瘤等可选用常规放射治疗，特别是手术后配合放疗可增加手术治疗效果，但有发生放疗常见的不良反应及放射性脑坏死的危险。

现在采用的立体定向放射治疗技术，不依赖于肿瘤组织对射线的敏感度，提高了放射治疗的效果。此项技术是利用CT、MRI影像技术定位，把高能量射线聚焦到肿瘤组织，照射很精确，对病灶周围组织的影响却很小，减少了并发症。现在应用最广泛的是伽马刀（γ-刀），其次有X-刀、粒子束刀等。

3. 化学药物治疗 手术后应及早进行化疗，宜选择毒性低、小分子、高脂溶性和易通过血脑屏障的化疗药物，常用的有卡氮芥、环己亚硝脲、顺铂等。

（五）心理－社会状况

颅内肿瘤病人常因疾病导致残疾，甚至危及生命。一旦确诊，病人将面临巨大的精神压力，并因担心手术后复发而产生严重的心理负担，出现紧张、焦虑、恐惧、抑郁等不良情绪或产生放弃治疗的心理反应。了解病人和家属对颅内肿瘤的认知程度，了解他们对手术治疗方法、治疗预后的期盼程度。

【护理诊断/问题】

1. 焦虑或恐惧 与担心疾病预后或手术预后有关。

2. 自理能力缺陷 与肿瘤压迫导致肢体瘫痪及开颅手术有关。

3. 潜在并发症 颅内压增高及脑疝、颅内出血、感染、应激性溃疡、尿崩症等。

4. 知识缺乏 缺乏疾病康复的知识。

【护理目标】

病人或家属能够接受疾病的现实，主动表达恐惧的原因，恐惧感或焦虑感减轻；自理需求得到满足，保持或促进身体各系统的最佳功能；体液保持平衡，生命体征平稳；并发症得到有效的预防，或能够及时发现、及时处理；病人能够配合治疗和护理，知晓康复锻炼的方法及注意事项。

【护理措施】

（一）心理护理

耐心倾听病人诉说，适时告知疾病性质和采用的治疗计划，介绍治疗方法的新进展。帮助病人及家属面对现实，接受疾病的挑战，树立战胜疾病的信心。指导病人掌握配合治疗的注意事项，指导家属学会照护病人的特殊方法和技巧。

（二）手术前护理

手术前除常规准备外，还应注意补充营养，遵医嘱及时为病人进行全身检查及各项与疾病有关的特殊检查，如脑CT、磁共振、脑电图等；按开颅手术要求备皮，经口鼻蝶窦入路手术的病人，手术前1日需剃胡须、剪鼻毛，并加强口腔及鼻腔护理。垂体腺瘤病人围术期，按医嘱使用糖皮质激素，预防垂体功能低下。

对昏迷病人应加强口腔和皮肤护理，防止压疮与感染；对昏迷和肢体瘫痪病人要加床档，防止受伤；后组脑神经受损致吞咽困难者，应防止进食时误入气管导致肺部感染。颅内压增高病人应用药物降低颅压，保持排便通畅，忌大量不保留灌肠。

（三）手术后护理

1. 体位 全麻未清醒的病人，取侧卧位，以利于呼吸道护理。待意识清醒后抬高床头

15°～30°,以利颅内静脉回流。手术后体位应避免压迫减压窗而引起颅内压增高。体积较大的肿瘤切除后,因颅腔留有较大空隙,手术后早期应取健侧卧位,如取患侧卧位,会引起脑、脑干移位而危及生命。搬动病人或为病人翻身时,应有人扶持头部使头颈部成一直线,防止头颈部过度扭曲或震动。

2. 严密观察病情变化 包括生命体征、意识、瞳孔、肢体活动情况等,并按 Glasgow 昏迷计分法进行评分和记录。注意观察切口敷料及引流情况,保持敷料清洁干燥并及时更换,避免切口感染。观察有无脑脊液漏,一旦发现及时通知医师。为防止颅内感染,头部应使用无菌绷带包扎,枕上垫无菌治疗巾并经常更换,按时观察有无渗血和渗液。

手术后 3～7 日是脑水肿高峰期,应严密观察颅内压增高症状,按医嘱正确使用脱水剂。颅内肿瘤病人由于禁食和强力脱水剂的使用,有引起体液不足的危险,应定期监测电解质、血气分析变化,准确记录 24 小时出入液量。

3. 营养和补液 手术 24 小时后,待病人意识清醒,吞咽、咳嗽反射恢复后可进流质饮食。第 2～3 日可给半流质饮食,以后逐渐过渡到普通饮食。颅后窝手术易发生舌咽、迷走神经功能障碍而出现吞咽困难、饮水呛咳症状,手术后应严格禁食禁饮,采用鼻饲供给营养,待吞咽功能恢复后逐渐练习进食。手术后长期昏迷的病人,主要经鼻饲提供营养,不足者可经肠外途径补充。鼻饲后勿立即搬动病人以免引起呕吐和误吸。

4. 呼吸道护理 昏迷病人或后组颅神经(第Ⅸ～Ⅻ对)麻痹者,吞咽、咳嗽反射功能减弱,呼吸道分泌物不易排出,易发生坠积性肺炎。应及时清除呼吸道分泌物并保持呼吸道通畅。如病人出现呼吸困难、烦躁不安等呼吸道梗阻的情况,要及时处理。

5. 创腔引流的护理 在颅内肿瘤切除后的创腔内放置引流物,可达到引流血性液体和气体,使残腔逐步闭合的目的。

手术后创腔引流瓶(袋)应放置于头旁枕上或枕边,高度与头部创腔保持一致,以保证创腔内一定的液体压力,当创腔内压力升高时,血性液仍可自行流出,可避免脑组织的移位。手术 48 小时后,可将引流瓶(袋)略放低,以较快引流出创腔内的液体,使脑组织膨出,促进局部残腔缩小,避免局部积液造成颅内压升高。一般创腔引流放置 3～4 日,待血性脑脊液转清,即可拔除引流管。

6. 手术后并发症的观察和护理

(1)出血:多发生在手术后 24～48 小时内。病人表现为意识清醒后又逐渐转为嗜睡甚至昏迷,或意识障碍进行性加重,并有颅内压增高或脑疝症状。手术后应严密观察病人意识、瞳孔、生命体征、肢体活动及引流液情况,避免增加颅内压的因素。一旦发现病人有颅内出血征象,应及时通知医师,做好再次手术的准备。

(2)尿崩症:主要发生于鞍上手术后,因垂体腺瘤、颅咽管瘤等手术累及下丘脑而影响抗利尿素分泌所致。病人出现多尿、多饮、口渴,每日尿量大于 4000ml,尿量增多＞200ml/h,尿比重低于 1.005。尿崩症病人在给予神经垂体后叶素治疗时,应准确记录出入液量,根据尿量的增减和血清电解质含量调节用药剂量。

(3)应激性溃疡:丘脑下部及脑干受损后可引起应激性胃黏膜糜烂、溃疡,病人呕吐大量血性或咖啡色胃内容物,并伴有呃逆、腹胀及黑便等症状。手术后应使用雷尼替丁等药物预防,一旦发现胃出血,应立即放置胃管,抽净胃内容物后用小量冰盐水洗胃,经胃管或全身应用止血药物,并静脉输液、输血预防休克。

7. 放疗、化疗的护理 手术后 7～10 天即可开始放射治疗,放疗结束后进行化疗,如病人体质好，也可与放疗同时进行。放疗或化疗均需监测血白细胞总数的变化。

（四）健康指导

1. 功能锻炼　康复训练应在病情稳定后早期开始，瘫痪的肢体应坚持被动及主动的功能锻炼，以在最大程度上恢复肢体功能；对失语、智力减退的病人，进行耐心的语言和智力训练，督促家属学习家庭护理方法，以协助病人恢复生活自理能力及工作能力，尽早回归社会。

2. 颅内肿瘤手术后出现癫痫的病人或为了预防癫痫发作而服用抗癫痫药物者，指导病人按医嘱坚持长期服药，并定期进行血药浓度、血白细胞和肝功能检查。

3. 出院后继续鼻饲者，家属要掌握鼻饲饮食的方法和注意事项。

4. 观察有无肿瘤复发及放射治疗后出现放射性脑坏死的情况，如出现颅内压增高和神经定位症状，应及时到医院就诊。

5. 去骨板减压的病人，外出时需戴安全帽，以防意外事故挤压减压窗。

第四节　脑卒中外科治疗病人的护理

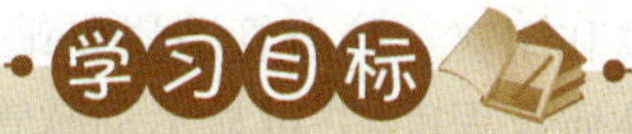

了解脑卒中外科治疗病人的护理评估、护理诊断/问题和护理措施。

脑卒中(brain stroke)是指各种原因引起的脑血管疾病急性发作，造成脑的供应动脉狭窄或闭塞以及非外伤性的脑实质性出血，并引起相应的临床症状及体征，又称脑中风或脑血管意外。是危害人类生命和健康的常见病和多发病，具有发病率高、致残率高、死亡率高和复发率高的特点。脑卒中包括缺血性脑卒中和出血性脑卒中，前者发病率高于后者，临床上表现为一过性或永久性脑功能障碍的症状和体征。脑卒中的预防比治疗更为重要，可以通过对危险因素的控制预防脑卒中的发生。脑卒中病人病情危重，急性期病情变化快，常留有不同程度的后遗症。因此，严密的病情观察，积极有效的抢救措施，及早的康复训练是脑卒中病人护理工作的重点。

【护理评估】

（一）健康史

脑卒中病人发病前多存在一种或几种危险因素，病人常在诱因的刺激下突然发病。因此，应详细询问病人或家属有无以下危险因素：①高血压；②心脏病；③脑动脉硬化；④糖尿病；⑤高血脂；⑥凝血机制异常；⑦家族遗传史；⑧脑卒中史。另外，某些生活方式与脑卒中的发生有关，如吸烟、酗酒、平时缺乏运动，饮食中摄入过量钠盐和脂肪等会大大增加高血压、肥胖、糖尿病等诱发脑卒中的危险因素。引起脑卒中的常见诱因还有情绪激动、便秘、慢性咳嗽、气温过低或过高等。

（二）身体状况及治疗原则

1. 缺血性脑卒中　是由于脑动脉硬化等原因，使脑动脉管腔狭窄，血流减少或完全中断，脑部血液循环障碍，脑组织受损而发生的一系列症状。占脑卒中的60%～70%。主要原因是脑动脉粥样硬化致管腔狭窄的基础上形成血栓，或颈动脉粥样斑块脱落造成脑梗死；少数病人系因其他栓子经血液循环流入脑动脉分支发生阻塞，引起该动脉供血区的脑组织缺血所致。临床上可出现大脑相应区域功能障碍的症状和体征。发生在不同部位的脑血管病变，其临床表现也不尽相同。

(1)身体状况：根据脑缺血的程度和持续时间，可将脑卒中分为3种类型。①短暂性脑缺血发作(transient ischemic attack，TIA)：是以短暂的局灶性神经功能障碍、在24小时内症状完全消失、不遗留神经系统阳性体征，但可反复发作为特点的脑缺血发作；其发病机制是栓子很小，阻塞后易于溶解或被血流击碎，故脑血流和功能又重新恢复；颈内动脉TIA，主要表现为病灶对侧肢体麻木、感觉减退或感觉异常，伴有对侧肢体无力及中枢性面瘫、失语等，多无意识障碍；椎动脉系统TIA的主要表现为眩晕、头昏、黑蒙、复视、共济失调或吞咽困难等，可有部位不恒定的肢体无力。②可逆性缺血性神经功能障碍(reversible ischemic neurological deficit，RIND)：又称可逆性脑缺血发作，发病似TIA，但持续时间超过24小时，可达数天，一般在1～3周内恢复。③完全性脑卒中(complete stroke，CS)：症状较上述两种类型严重，脑缺血发展迅速，在6小时内达到高峰，病人常有偏瘫、失语、感觉障碍等明显的神经功能缺陷，有不同程度昏迷，神经功能障碍长期不能恢复。

(2)实验室及其他检查：MRI检查对脑缺血较为敏感，在缺血6小时左右缺血区即可呈水肿改变，可提示动脉系统的狭窄和闭塞。脑血管造影是缺血性脑血管疾病重要的检查方法，可以明确病变的部位、范围、性质及程度，并可显示动脉管壁病变。经颅超声多普勒检查有助于了解血管狭窄情况和血流情况。

(3)治疗原则：缺血性脑卒中一般先行非手术治疗，包括卧床休息、消除脑水肿、扩张血管、抗凝、血液稀释疗法及扩容治疗等。外科通过手术重新建立脑部血供，可进行颈动脉内膜切除术、颅内-颅外动脉吻合术等，以改善病变区的血供情况。也可选用介入治疗，通过在颈动脉狭窄处放置支架，达到治疗的目的。基因治疗作为一种分子搭桥技术，也有望成为缺血脑组织恢复血供的新途径。

2. 出血性脑卒中 是指高血压引起的脑实质内或脑室内自发性出血的疾病，通常又称脑出血。该病男性多于女性，北方多于南方，多见于50岁以上，有长期高血压及动脉粥样硬化的病人，因脑内硬化的细小动脉变性和破裂，导致脑实质内的自发性出血，血肿压迫脑组织，同时发生颅内压增高甚至脑疝，是高血压病人的主要死亡原因。脑动脉瘤破裂出血多发生于蛛网膜下隙，高血压脑出血的部位多位于大脑半球深部的基底节、壳核处，仅20%发生于小脑及脑干。

(1)身体状况：本病的发生常与剧烈活动、情绪激动、饮酒、便秘有关。病人常因血压突然升高而发病。也有部分病人无任何诱因而在休息、睡眠等安静状态下发病。发病时病人突然剧烈头痛、头晕、呕吐、语言不清、一侧肢体无力、半身麻木；严重者很快出现意识障碍、偏瘫、偏身感觉障碍、失语以及排尿排便失禁；还可出现双侧瞳孔缩小、散大或不等大，呼吸深而有鼾声，脉搏慢而有力、血压升高等症状。血肿破入脑室时常有脑膜刺激征和体温明显升高。部分病人可发生急性消化道出血，呕吐咖啡色胃内容物。

(2)实验室及其他检查：头部CT扫描对于鉴别出血性脑卒中有重要意义，是快速诊断脑出血最有效的首选检查手段。CT可以显示血肿本身的大小、形态、出血部位和范围，了解周围脑组织受压的情况、脑水肿的严重程度，以及是否合并脑积水等。

(3)治疗原则：出血性脑卒中急性期绝对卧床休息、给予止血、脱水、降颅内压等治疗。病情仍继续加重者，应及早考虑开颅清除血肿，以控制活动性出血，解除脑受压，丘脑出血破入脑室者可行脑室钻孔引流。早期手术治疗能明显降低病死率，且存活病人的神经功能预后良好,后遗症也少。

(三)心理-社会状况

脑血管病变发病急骤,病人及家属常因缺乏心理准备而产生明显的心理变化,出现忧虑、焦躁易怒、恐慌等心理反应。因脑卒中病程长、易反复,病人也常因疾病导致运动功能、感觉功能、认知功能等多种功能障碍,丧失或部分丧失自理能力,正常的工作和生活秩序被打乱,导致焦虑、恐惧、被动依赖、悲观甚至绝望等不良情绪的产生。注意评估病人及家属对疾病知识、手术治疗方法以及预后的了解程度,以及病人的生存质量,家属和社会在经济和道义上的承受能力。

【护理诊断/问题】

1. 恐惧 与病情加重,担忧预后有关。

2. 躯体活动障碍 与脑组织缺血或脑出血有关。

3. 疼痛 与开颅手术有关。

4. 潜在并发症 脑脊液漏、颅内压增高及脑疝、出血、感染、癫痫发作、中枢性发热等。

【护理目标】

病人恐惧心理逐渐减轻,情绪稳定;肢体活动能力逐渐恢复,生理需求能够得到满足;自述疼痛减轻,舒适感增强;未发生并发症或出现并发症能够被及时发现和处理。

【护理措施】

(一)心理护理

建立良好的护患关系,调整病人心理状态,树立战胜疾病的信心,是提高治疗效果的前提。病人渴求治疗与康复的知识,护士应耐心介绍脑卒中的病因和治疗方法,有计划地指导病人配合治疗、合理用药、平衡饮食,改变不良生活习惯,训练康复技能,以满足病人的心理需求,促进疾病的康复。还应组织病人与恢复较好的病人交流治疗疾病的体会,争取社会及亲友的支持,使病人得到精神鼓舞和激励。

(二)手术前后的护理

手术前要继续进行内科治疗的护理,并做好手术前常规护理,按规定备皮,严密观察病情,遵医嘱使用脱水剂等药物,预防脑疝发生。手术后病人置ICU监测,护理措施参照颅脑损伤病人的护理。

(三)康复护理

脑卒中病人康复的目标是心理康复、机体正常功能的恢复或重建、防治并发症、减少后遗症、学习使用移动工具(如轮椅)和辅助器具,以达到能够独立生活和工作,提高生活质量的目的。康复护理措施包括:运动功能锻炼、感觉功能康复、口面部功能康复、智能康复训练、高压氧治疗及护理、中医疗法的护理。

(四)健康指导

1. 积极治疗高血压、心脏病、糖尿病等疾病,纠正酗酒、吸烟等不良生活习惯。避免情绪激动、便秘、慢性咳嗽等脑卒中的诱发因素。高血压病人应特别注意气候变化,规律服药,将血压控制在适当水平,切忌忽高忽低。

2. 病情稳定后应及早开始康复锻炼,有利于防止失用性肌肉萎缩,减少体位性低血压,有效预防骨质疏松、压疮、肺部和泌尿系感染等并发症。指导病人和家属被动运动、主动运动的方法和注意事项。

3. 调整病人心理状态,控制不良情绪,保持心态平稳,避免情绪波动,建立有效的家庭、社会支持系统。鼓励病人多参加社会活动，变成社会中的一员，保持良好的健康状况，树立自信和自尊。

4. 告知病人及家属有再次脑出血、脑栓塞的危险，一旦发现异常要及时就诊。

（林　颖　程化坤）

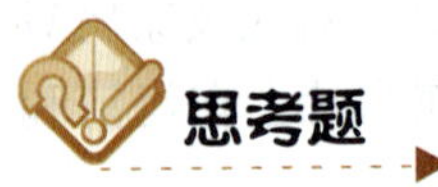

思考题

1. 病人男性，38 岁。2 小时前在工地施工，因木架倒塌击中头部，当即昏迷。20 分钟后被送往附近医院，已清醒并询问周围民工的安全。随后呕吐 2 次，为胃内容物；诉头痛，渐转入嗜睡状态。急诊转院治疗，入院查体见 T 36.5℃，P 56 次/分，R 12 次/分，BP 130/80mmHg。昏迷，右侧额颞部有皮肤擦伤。右侧瞳孔 0.6cm，左侧瞳孔 0.3cm，右侧瞳孔对光反应迟钝。左侧肢体瘫痪。①该病人目前最可能的疾病诊断是什么？②为确定诊断应首选何种检查？③如需手术治疗应做哪些手术前护理工作？④请提出手术后常见的护理诊断/问题以及相应的护理措施。

2. 病人女性，50 岁。因“轻度脑挫裂伤、急性硬脑膜下血肿”行硬脑膜下血肿清除术。手术后 1 个月，右侧上、下肢不完全瘫痪，独立行走困难；语言表达不甚清楚；曾有癫痫发作 5 次；病人常觉头痛、头昏、乏力、记忆力减退、注意力不集中；情绪悲观，担心留下后遗症。请你提出该病人目前的主要护理诊断/问题，并请拟定护理措施（包括康复指导计划）。

第十五章　颈部疾病病人的护理

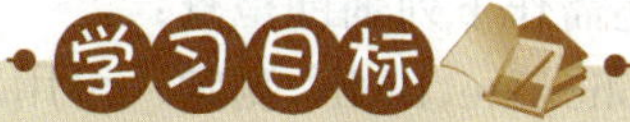

第一节　甲状腺功能亢进外科治疗病人的护理

学习目标

①了解甲状腺功能亢进的分类。②熟悉甲状腺功能亢进的护理评估和护理诊断/问题。③掌握甲状腺功能亢进的护理措施和健康指导。④通过实践教学，学会对甲状腺功能亢进病人进行护理。在手术前后护理工作中，应特别重视病情的观察，能正确判断手术后并发症呼吸困难的原因并能及时给予处理。

甲状腺功能亢进(hyperthyroidism)，简称甲亢，是血液循环中甲状腺激素水平异常增高，作用于全身组织所引起的高代谢状态的临床综合征。包括以下3种情况：①原发性甲亢(primary hyperthyroidism)。最常见，占甲亢的85%～90%。好发于20～40岁的女性，甲状腺呈对称性弥漫性肿大，且在甲状腺肿大同时伴功能亢进症状，常有眼球突出。②继发性甲亢(secondary hyperthyroidism)。较少见，40岁以上女性多发，甲状腺呈结节性肿大、多不对称，一般无突眼，常出现心力衰竭、心房颤动等心血管损害。③高功能腺瘤(hyperfunctioning thyroid adenoma)。少见，甲状腺内有单个不受脑垂体控制的具有自主高分泌功能的腺瘤，瘤体周围的正常甲状腺组织呈萎缩改变，无突眼。

【护理评估】

(一) 健康史

目前多数认为原发性甲亢是一种与遗传有关、有一定家族倾向的自身免疫性疾病。发病是由于血中长效甲状腺刺激素(long acting thyroid stimulator，LATS)和甲状腺刺激素免疫球蛋白(thyroid stimulating immunoglobulin，TSI)长期作用的结果。LATS和TSI均属G类免疫球蛋白，来源于淋巴细胞，都能刺激甲状腺上皮细胞增生、分泌大量甲状腺素，从而导致甲亢的发生。另外，精神刺激、病毒感染、过度劳累或严重应激等因素对其发病也有着重要的影响。

继发性甲亢和高功能腺瘤病人血中LATS与TSI浓度不高，可能与结节本身自主性分泌功能增强有关。

（二）身体状况

原发性甲亢多见于女性，男女发病之比约为1∶4。主要表现为甲状腺肿大、高代谢症候群及眼征。

（1）甲状腺肿大：多为弥漫性、对称性肿大，肿大程度与甲亢轻重无明显关系；可扪及震颤和闻及血管杂音；多无局部压迫症状，但甲状腺肿大明显或位于胸骨后，可压迫邻近器官出现压迫症状。

（2）高代谢症候群：性情急躁、易激动，两手颤动，怕热、多汗，乏力易疲劳；食欲亢进但体重减轻；心悸、脉快有力（常＞100次/分钟，休息或睡眠时仍快），脉压增大（常＞40mmHg）。可有月经失调、不孕、早产或阳痿等。其中心率增快和脉压增大可作为判断病情程度和疗效的重要标志。

（3）眼征：突眼是甲亢较特异的体征之一，多与甲亢同时发生。典型者双侧眼球突出、睑裂增宽。

（三）实验室与其他检查

除作常规的实验室检查外，还需作下列辅助检查：

1. 基础代谢率（basal metabolic rate，BMR）测定 可用基础代谢率测定仪器检测，也可在清晨病人起床前安静、空腹时测定每分钟心率和血压（mmHg），按简便公式计算：BMR（%）＝（心率＋脉压）－111，这种简便公式法不适用于心律失常的病人。BMR正常值为－10%～＋10%；增高至＋20%～＋30%为轻度甲亢，＋30%～＋60%为中度甲亢，＋60%以上为重度甲亢。

2. 甲状腺摄^{131}I率测定 正常人甲状腺24小时摄取^{131}I量为人体总量的30%～40%。若2小时摄^{131}I量超过人体总量的25%，或24小时超过人体总量的50%，或吸^{131}I高峰提前出现，都表示甲亢。检查前一定时期内禁用抗甲状腺药物、碘制剂及含碘丰富的食物，以免影响检查结果。

3. 血清T_3、T_4测定 即血中三碘酪氨酸（T_3）和四碘酪氨酸（T_4）水平的测定。甲亢病人血清T_3可高于正常值4倍，T_4可高于正常值2.5倍，T_3比T_4敏感。另外，血液中的游离T_3和游离T_4均增高，测定游离T_3和游离T_4能直接反映甲状腺功能。

4. B型超声波检查 有助于发现甲状腺内结节，区分实质性肿块还是囊性肿块，以及结节的数量、大小及其与周围组织的关系等。

（四）治疗与效果

目前治疗原发性甲亢常用而有效的方法是甲状腺大部切除术，手术治愈率高达95%以上，手术死亡率＜1%。主要问题是有一定的并发症，4%～5%的病人手术后甲亢复发，有＜10%的病人手术后发生甲状腺功能减退。

1. 手术适应证 ①中度以上的原发性甲亢；②继发性甲亢；③高功能腺瘤；④抗甲状腺药物或^{131}I治疗后复发者或坚持长期用药有困难者；⑤腺体较大，伴有压迫症状或胸骨后甲状腺肿等类型的甲亢；⑥妊娠早、中期（＜5个月）的甲亢病人具有上述指征者，也应考虑手术治疗。

2. 手术禁忌证 ①青少年病人；②症状较轻者；③老年病人或有严重器质性疾病不能耐受手术者。

3. 手术后并发症 甲状腺大部切除手术后可能会发生一些严重的并发症，应予高度重视（图15-1-1，见文后彩插）。

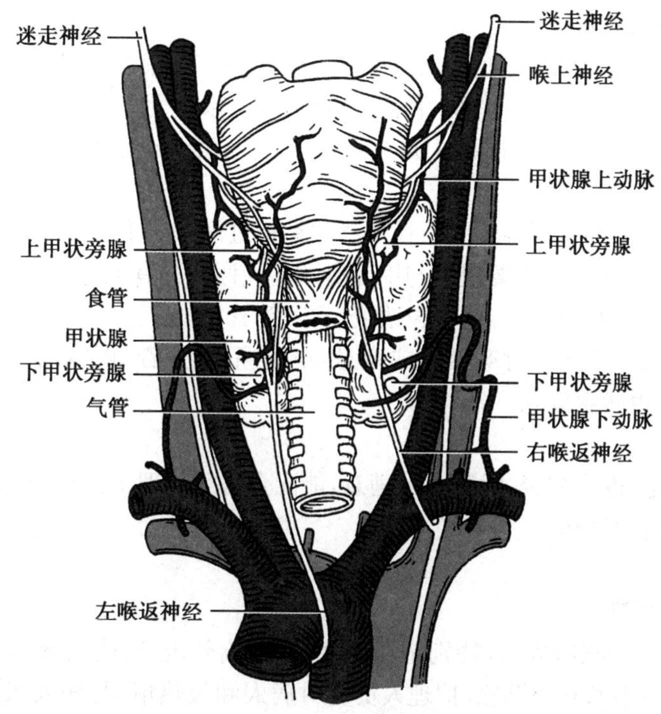

图 15-1-1　甲状腺手术并发症解剖基础(背面观)

(1)呼吸困难和窒息:多发生在手术后 48 小时内,是最危急的并发症。病人表现为进行性呼吸困难、烦躁、发绀,甚至窒息。主要原因有:①切口内出血压迫气管,最常见,主要是手术时止血不彻底或结扎线脱落所致。②喉头水肿,因手术创伤或气管插管引起。③气管塌陷,较大的甲状腺肿长期压迫气管软骨环导致气管壁软化;当腺体切除后,软化的气管壁失去支撑所致。④黏痰堵塞气道。⑤双侧喉返神经损伤。

(2)声音嘶哑、失音:主要是由于手术中喉返神经被切断、钳夹或缝扎引起,少数是手术后因血肿压迫或瘢痕牵拉所致。单侧喉返神经损伤表现为声音嘶哑,双侧损伤为失音和严重呼吸困难。

(3)误咽、音调低钝:主要是由于手术中喉上神经损伤所致。喉上神经内支损伤后喉部黏膜感觉消失,进食时容易发生误咽而呛咳;外支损伤后环甲肌麻痹,声带松弛,表现为说话费力、音调低钝。

(4)手足抽搐:由于手术中误切、挫伤甲状旁腺,致血钙浓度下降,神经、肌肉应激性增高所致。多在手术后 1～4 日出现,轻症病人仅有面部和手足麻木、强直感;重症病人,则有面肌及手足的疼痛性痉挛,每天发作多次,每次持续 10～20 分钟,严重者由于咽喉及膈肌痉挛,可引起呼吸困难甚至窒息。

(5)甲状腺功能低下:因手术中切除甲状腺组织过多或腺体缺血所致。病人可有畏寒、乏力、精神萎靡不振、嗜睡、食欲减退等甲状腺素不足的征象。

(6)甲状腺危象(thyroid crisis):发病原因尚不十分明了,常因手术前准备不充分,甲亢症状未能很好控制及手术应激有关;甲亢病人受到精神创伤或感染亦可诱发。多发生在甲亢手术后 12～36 小时内,表现为高热(＞39℃),脉搏快而弱(＞120 次/分钟),大汗,烦躁不安,谵妄甚至昏迷,常伴呕吐、水泻,以及全身红斑和低血压,如不及时抢救可迅速死亡。

（五）心理-社会状况

甲亢病人交感神经兴奋性增高，比一般病人更容易产生紧张和恐惧。表现为易激动、不合作、失眠、稍不随意就生抱怨情绪，使病人的人际关系恶化。外形的改变（颈部增粗、突眼），加重病人情绪障碍从而影响病人自尊与社会交往，又会导致甲亢症状加重。

【护理诊断/问题】

1. 焦虑或恐惧 与交感神经兴奋性增高、“精神过敏”、对手术有顾虑等有关。

2. 营养失调：低于机体需要量 与甲亢所致高代谢状况有关。

3. 疼痛 与手术切口、不当的体位改变、吞咽等有关。

4. 潜在并发症 手术后呼吸困难或窒息，声音嘶哑、失音，误咽、音调低钝，手足抽搐，甲状腺功能低下，甲状腺危象。

【护理目标】

病人情绪稳定，疼痛减轻，睡眠状况满意，能配合医疗护理工作；未发生手术后并发症或发生后能及时发现和处理。

【护理措施】

（一）手术前护理

1. 心理护理 甲状腺肿大，特别是年轻女性，影响外观，有碍自尊和社交活动，应予以心理疏导工作。对手术有恐惧感，护理人员应对病人和蔼热情，与病人亲切交谈，以消除病人的烦躁；提供安静舒适的环境，避免各种不良刺激；说明手术的安全性及必要性，以及手术前后应配合的事项，消除病人的顾虑和紧张心理，帮助病人树立战胜疾病的信心；过度紧张或失眠者，按医嘱给予镇静剂；指导病人做分散注意力的活动，如听音乐、看书、散步、看电视，作拼图游戏等。向同室病人介绍甲亢有关症状，希望能体谅和忍让，并限制访客，减少外来刺激。鼓励家属给予心理支持，保持愉快的生活氛围。

2. 生活护理

(1)保持安静休息：把病人安置在通风、安静的病室，避免和病情危重的病人同住一室，以免病人情绪不安。病人应减少活动，避免体力消耗。病人休息时避免各种干扰。

(2)卧位：睡眠时垫枕侧卧，使颈部微屈，以减轻肿大的甲状腺对气管的压迫。

(3)饮食：给予高蛋白、高热量、高维生素的清淡易消化饮食，每天供应病人5～6餐，两餐之间增加点心，以满足病人机体代谢亢进的需要。每天饮水2000～3000ml以补充出汗、腹泻、呼吸加快等所丢失的水分。但有心脏疾病的病人应避免大量饮水，以防水肿和心力衰竭。禁饮浓茶、咖啡等刺激性饮料。

3. 保护角膜 对突眼病人应限制饮水，减轻眼部肿胀。眼睑闭合不全时，可戴有色眼镜；经常用眼药水湿润眼睛，避免过度干燥；睡眠时可戴眼罩或涂抗生素眼膏，避免干燥，预防感染。

4. 药物准备 为了提高甲亢病人对手术的耐受力，预防手术后并发症，通常先用硫氧嘧啶等抗甲状腺药物治疗。待甲亢症状基本控制后，停服能够使甲状腺肿大和动脉性充血的抗甲状腺药物，改服碘剂。碘剂能抑制蛋白水解酶，减少甲状腺球蛋白的分解，从而抑制甲状腺素的释放，还能减少甲状腺血流量，使腺体充血减少，从而变小变硬，有利于手术进行。常用的碘剂为复方碘化钾溶液(Lugol液)，用法是每日3次口服，每次3滴开始，逐日每次增加1滴(即第1日每次3滴，第2日每次4滴，以此类推)至每次16滴止，维持至手术日。但服用碘剂一般不超过3周。当病人情绪稳定，睡眠好转，体重增加，基础代谢率＜＋20％，脉率＜90次/分钟，腺体缩小变硬，就应及时手术。

碘剂抑制甲状腺素释放的作用是暂时的，如服用过久或突然停药，原贮存于甲状腺滤泡内的甲状腺球蛋白大量分解，甲亢症状可重新出现，甚至比原来更为严重。因此，不准备手术的病人，一律不服用碘剂。

对常规应用碘剂或合用抗甲状腺药物效果不佳，即未达到手术前要求指标的病人，可改用盐酸普萘洛尔（心得安），每 6 小时服 20～60mg，一般在 4～7 天即可达到手术前准备的要求。由于普萘洛尔在体内的半衰期不到 8 小时，所以手术前 1～2 小时再口服 1 次，手术后继续口服 4～7 天。普萘洛尔亦可与碘剂合用。

5. 其他：按颈部手术要求常规备皮。也可对手术野不进行剃除毛发，仅清洁手术野皮肤。术前数日指导病人练习颈过伸手术体位。手术前不用阿托品，以免引起心动过速。

（二）手术后护理

1. 一般护理

（1）卧位：血压平稳后取半卧位，利于伤口引流。应减少颈部张力，避免剧烈咳嗽、过多说话等，消除出血诱因。必要时颈两侧伤口处置砂袋压迫止血。

（2）伤口引流的护理：为引流伤口渗血、渗液，常放置有乳胶片引流或胶管引流。应始终保持引流通畅，严密观察敷料渗出情况及引流量，手术后伤口引流物一般于手术后 24～48 小时拔除。

（3）增进舒适：指导病人使用放松技术，以减轻其对疼痛的敏感度；避免颈部弯曲、过伸或快速的头部运动，起床时用手支持头部，以防气管压迫或牵拉伤口引起疼痛。

（4）严密观察病情，及时发现手术后并发症：定时测体温，每 15～30 分钟测脉搏、呼吸、血压 1 次，直至平稳。如病人高热、脉速、烦躁不安，应警惕甲状腺危象的发生。注意检查颈部伤口敷料有无渗血，有无颈部肿胀，如引流出血液多而快，应立即通知医生，并做好手术前准备。麻醉清醒后，嘱病人讲话，检查病人发音情况；给病人饮少量温或凉水，注意有无呛咳、误咽。

（5）饮食：手术后 6 小时如无恶心呕吐，可进温或凉流质饮食，少量慢咽，以减轻因吞咽引起的疼痛；若病人主诉因疼痛吞咽困难时，可在进食前 30 分钟给予止痛剂。手术后第 2 天开始进半流质饮食。

（6）保持呼吸道通畅：指导和协助病人咳嗽、咳痰，以免痰液阻塞气管。床边常规准备气管切开包、氧气筒、吸痰设备以及急救药品。若出现咳嗽、喉部喘鸣，痰多不易排出，行超声雾化吸入；一旦发现呼吸困难，立即判明原因，采取果断措施（必要时行气管切开），确保呼吸道通畅。

（7）药物应用：继续服用复方碘溶液，每日 3 次，每次 16 滴开始，逐日每次减少 1 滴，至每次 3 滴时止。若手术前用普萘洛尔做准备者，手术后继续服用 4～7 天。

2. 手术后并发症的护理

（1）呼吸困难和窒息：如因切口内出血压迫气管引起者，检查时可发现颈部迅速肿大，切口有大量渗血，应立即床边拆除切口缝线，敞开伤口，去除血块，急送手术室彻底止血。当痰液阻塞气管引起呼吸困难时，应首先用吸痰管吸痰，如无效再作气管切开或气管插管。其他原因造成气道堵塞，一般应先作气管切开，然后再作进一步处理。

（2）声音嘶哑、失音：对已发生喉返神经损伤的病员，应认真做好安慰解释工作，一侧喉返神经损伤，可由对侧代偿而好转；双侧喉返神经损伤则需要手术修补。如系血肿压迫或瘢痕牵拉所致者，经理疗后，一般在 3～6 个月内可逐渐恢复。

（3）误咽、音调低钝：一般经针刺、理疗后症状可明显改善。手术后进食有呛咳者，应取坐位或半坐位进食，试给半流质或干食，吞咽不可匆忙，特别要注意避免饮水时误咽。

（4）手足抽搐：病人的饮食应限制含磷较高的瘦肉、蛋黄、乳品，以免影响钙的吸收。多吃绿叶蔬菜、豆制品和海味等高钙低磷食物。症状轻者,口服钙片或维生素 D_2;症状较重者,服用双氢速变固醇,可迅速提高血钙。双氢速变固醇开始使用时,每日口服 3～10ml,3～4 日后检查血钙,正常则减至每周 1～6ml。但应每周监测血钙或尿钙 1 次,随时调整用药剂量,以防止高钙血症。抽搐发作时,应立即静脉缓慢注射 10%葡萄糖酸钙 10～20ml,解除痉挛。

(5)甲状腺功能低下:须长期补充甲状腺素,以满足病人的机体需要。常用的甲状腺制剂有甲状腺素片、左旋甲状腺素等。要使病人了解不正确用药可导致严重心血管并发症。告诉病人:①每天按时服药;②出现心慌、多汗、急躁或畏寒、乏力、精神萎靡不振、嗜睡、食欲减退等甲状腺素过多或过少表现时,不要随意自行停药或变更剂量,应及时报告医生或护士,以便调整剂量;③随年龄变化药物剂量有可能需要变更,所以最好每年到医院复查 1 次。

(6)甲状腺危象:预防甲状腺危象的关键是充分的手术前准备。手术后应继续服用碘剂。一旦出现症状,应及时给予吸氧、物理降温、静脉输入葡萄糖溶液,并立即报告医生。遵医嘱应用抗甲状腺药物、镇静剂;以及碘剂、氢化可的松、普萘洛尔等药物。

(三) 健康指导

出院后应:①保持心情愉快;维持充足的睡眠时间,避免劳累。甲状腺大部切除手术后 3 个月可恢复正常工作。②应告诉有突眼的病人,注意保护眼睛,外出可戴有色眼镜,经常用眼药水湿润眼睛,睡眠时可戴眼罩或涂抗生素眼膏,避免干燥,预防感染。③加强颈部功能锻炼,作抬头、左右转颈活动,防止瘢痕挛缩所致的功能异常。④注意有无甲亢复发或甲状腺功能低下的症状,一旦出现,及时就诊。

第二节 甲状腺肿瘤病人的护理

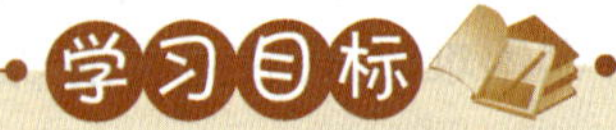

了解甲状腺肿瘤病人的护理评估、护理诊断/问题和护理措施。

甲状腺肿瘤多见于青壮年女性,可分为良性肿瘤与恶性肿瘤两类。良性肿瘤以甲状腺腺瘤(thyroid adenoma)最常见,病理上分滤泡状(多见)和乳头状囊性腺瘤 2 种。乳头状囊性腺瘤有时可因囊壁血管破裂,发生囊内出血或瘤体坏死、液化而呈囊性变。腺瘤具有较高恶性变(约 10%)和继发甲亢(约 20%)的危险。恶性肿瘤中甲状腺癌(thyroid carcinoma)最常见(95%以上),约占全身恶性肿瘤的 1%,可分为乳头状癌、滤泡状癌、未分化癌、髓样癌 4 种。乳头状癌多见,发展较慢,预后较好。

【护理评估】

(一) 健康史

甲状腺肿瘤病人应注意其年龄、性别、甲状腺结节病史与甲状腺疾病的家族史等。注意儿童、青少年男性或头颈部有放射治疗史的甲状腺结节,恶性肿瘤的可能性大;较长时间内存在的甲状腺结节突然增大或结节生长极快,在排除囊内出血情况下应高度怀疑甲状腺癌;甲状腺髓样癌常有家族史等。

(二) 身体状况

1. 甲状腺腺瘤 好发于 20～40 岁女性。肿瘤多为单发,呈圆形或椭圆形,质地中等,具有完整包膜，表面光滑，边界清楚，无压痛，随吞咽上下移动，生长缓慢。瘤体多数为实质性滤泡状腺瘤，少数为乳头状囊性腺瘤。后者可因囊壁血管破裂致囊内出血而迅速增大，伴有局部胀痛和压痛。当继发甲亢，可出现情绪易激动、心悸、怕热、食欲亢进、消瘦等甲亢症状。

2. 甲状腺癌　常见的临床表现是甲状腺单发肿块（少数可多发或双侧），质硬而表面高低不平，增长迅速，边界不清，吞咽时肿块活动度差。晚期可出现压迫气管、神经等症状。常转移到颈部淋巴结，血行转移多见于扁骨和肺。因病理类型不同而恶性程度、临床特点也不同（表 15-2-1）。

表 15-2-1　4 种病理类型甲状腺癌临床特点

病理类型	好发年龄	性别	各类型百分比	恶性程度	临床特点	治疗	预后
乳头状癌	＜40 岁	女多	60%	低	多单发，生长较慢，以颈部淋巴转移为主	手术为主	较好
滤泡状癌	中年	女多	20%	中	多单发，生长较快，常以血行转移为主	手术为主	尚好
未分化癌	老年	男多	15%	高	发展迅速，弥漫性肿大，短期即有压迫性症状，初期可淋巴或血行转移	放疗为主	最差
髓样癌	中年	男女相仿	5%	中	常有家族史，可分泌 5-羟色胺和降钙素致腹泻、心悸及手足抽搐等，可兼有淋巴和血行转移	手术为主	较差

（三）实验室与其他检查

1. 放射性 ^{131}I 或 ^{99m}Tc（锝）扫描　应用 ^{131}I 或 ^{99m}Tc 扫描，比较甲状腺结节与周围正常组织的放射性密度，了解结节的特点。绝大多数的甲状腺癌表现为冷结节。甲状腺腺瘤多为温结节。

2. B 型超声波检查　有助于发现甲状腺内结节，区分实质性肿块还是囊性肿块，以及结节的数量、大小及其与周围组织的关系等。结节若为实质性且呈不规则反射，恶性可能性大。

3. X 线检查　颈部可了解有无气管移位、狭窄；胸部及骨骼摄片有助于排除肺和骨转移的诊断。

4. 细针穿刺细胞学检查　用以明确甲状腺结节的性质。方法是用直径 0.7～0.9mm 的细针，直接刺入结节内，从 2～3 个不同方向进行穿刺抽吸，然后涂片进行病理细胞学分析，准确率约为 80%。

（四）治疗与效果

1. 甲状腺腺瘤　由于可继发甲亢（20%）或恶变（10%），应及早行患侧腺体大部切除术，并立即行冷冻切片检查，以明确肿块的病变性质。

2. 甲状腺癌　应早期手术切除患侧腺体和峡部、对侧腺体的大部分，或全腺体切除。如有淋巴结转移，要同时行颈部淋巴结清扫术。但未分化癌适宜采用放射线外照射治疗，不宜手术，以免增加手术并发症和促进癌肿转移。

颈淋巴结清扫术

颈淋巴结清扫的手术效果固然可以肯定，但病人的生活质量却受到影响，所以目前多数不主张做预防性颈淋巴结清扫，尤其对低危组病人，若手术时未触及肿大颈淋巴结，可不做颈淋巴结清扫。颈淋巴结清扫的范围也存在争论，是常规行中央颈淋巴结清扫或改良颈淋巴结清扫，或只切除触及的肿大淋巴结，尚无定论。荟萃分析资料提示仅两个因素可帮助预测是否有颈淋巴结转移，即肿瘤缺乏包膜和甲状腺周围有肿瘤侵犯。这两个因素均不存在者，颈淋巴结转移率是38%，两个因素均存在者颈淋巴结转移率是87%。

（五）心理-社会状况

肿瘤病人有对癌症的恐惧，特别是出现压迫症状时，这种负性心理反应更严重，对提高病人手术耐受力和配合治疗都十分不利。合并甲亢的病人更容易产生紧张和恐惧。甲状腺肿瘤病人女性为多，注意了解病人家庭与工作环境。

【护理诊断/问题】

1. 焦虑或恐惧 与担心手术危险性及预后有关。

2. 疼痛 与手术切口、不当的体位改变、吞咽有关。

3. 吞咽困难 与颈部手术后吞咽动作引起疼痛有关。

4. 知识缺乏 缺乏甲状腺制剂应用和治疗的相关知识。

5. 潜在并发症 手术后呼吸困难或窒息，声音嘶哑、失音，误咽、音调低钝，手足抽搐，甲状腺功能低下。

【护理目标】

病人恐惧心理减轻，疼痛明显减轻或消失，能配合医疗护理工作；发生手术后并发症的危险下降到最低限度，一旦发生能及时发现和处理。

【护理措施】

甲状腺肿瘤手术病人的护理措施基本与甲亢、肿瘤手术护理措施相同。只是甲状腺肿瘤没有合并甲亢者，不需要手术前应用抗甲状腺药物和碘剂准备，手术后也没有发生甲状腺危象的危险。护理时还需要注意以下几点：

1. 甲状腺全部切除的病人需终身服用甲状腺制剂，以满足机体对甲状腺素的需要。服用的注意事项见甲亢的护理措施。

2. 甲状腺乳头状癌较多见，早期治疗预后较好，告诉病人在积极治疗的同时，保持良好的心理状态是战胜癌症的重要因素。

3. 定期复查，手术后3、6、12个月以及以后每年随访1次，共3年。

第三节 单纯性甲状腺肿病人的护理

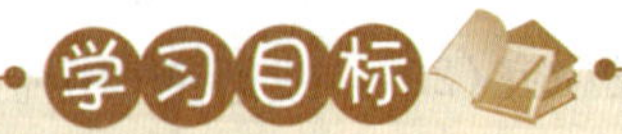

①熟悉单纯性甲状腺肿的护理评估和护理诊断/问题。②掌握单纯性甲状腺肿的护理措施。③在临床护理或社区护理中，重视单纯性甲状腺肿的预防，会做健康教育工作。

单纯性甲状腺肿(simple goiter)是由于多种原因引起的非炎症性或非瘤性甲状腺肿大,不伴有临床甲状腺功能异常。

【护理评估】

(一)健康史

居住于山区、高原的人口易患此病,故又称地方性甲状腺肿(endemic goiter)。山区和高原地带土壤中的碘盐被冲洗流失,以致饮水和食物中含碘量不足,而碘是合成甲状腺素的主要原料,因此碘缺乏是引起地方性甲状腺肿最常见的因素。

过量进食抑制甲状腺素合成的食物如白菜、花生、菠菜、大豆、豌豆、萝卜等(含有硫脲),以及服用硫脲类、保泰松、磺胺等药物亦可导致甲状腺肿大。

青春期、妊娠期和哺乳期、绝经期妇女、创伤或感染的病人对甲状腺激素的需要量暂时增多,导致相对缺碘,可有轻度甲状腺弥漫性肿大,属生理性肿大。

(二)身体状况

一般无全身症状。初期甲状腺弥漫性肿大,两侧对称,质软,表面光滑,无压痛,随吞咽上下移动。后期可在一侧或两侧甲状腺腺叶内出现大小不等的结节,结节质地较硬,增长缓慢。部分结节因供血不良可蜕变为囊肿、纤维化或钙化。少数结节性甲状腺肿可继发甲亢或发生恶性变。

较大的甲状腺肿可出现压迫症状,如呼吸困难,吞咽不适感,声音嘶哑等。

(三)实验室与其他检查

本病一般无需特殊辅助检查。如出现压迫症状、并发甲亢或疑有恶性变者,可选用相应的辅助检查方法。

(四)治疗与效果

生理性甲状腺肿,宜多食含碘丰富的食物如海带、紫菜等即可。对地方性甲状腺肿中20岁以下的青少年病人、轻症病人,可口服小量甲状腺素,以抑制垂体前叶TSH的分泌,缓解甲状腺的增生和肿大。有下列情况时应施行甲状腺大部切除术:①有压迫症状者;②巨大甲状腺肿影响工作和生活者;③继发甲亢或疑有恶性变者;④胸骨后甲状腺肿。

(五)心理-社会状况

病人因颈部增粗或颈前肿块,影响其外表形象,而不愿意与人群交往。流行地区由于患病人数多,不易引起病人重视,而不愿意配合治疗。

【护理诊断/问题】

1. 自我形象紊乱　与颈部增粗或颈前肿块有关。

2. 知识缺乏　缺乏预防和纠正缺碘的知识。

3. 潜在并发症　手术后呼吸困难或窒息,声音嘶哑、失音,误咽、音调低钝,手足抽搐,甲状腺功能低下。

【护理目标】

病人了解进食碘盐或含碘食物的意义,以及部分食物和药物对本病的影响,主动配合治疗;情绪稳定,能自觉与别人交流;发生手术后并发症的危险下降到最低限度,一旦发生能及时发现和处理。

【护理措施】

1. 宣传地方性甲状腺肿的预防知识。流行地区居民食用碘化食盐,是预防本病的有效方法,一般在10～20kg食盐中加碘化钾1g就能满足机体每日碘的需要量。亦可采用肌内注射碘油，较服用加碘盐更为有效。

2. 青春期、妊娠期及哺乳期、绝经期妇女，创伤或严重感染的病人，应鼓励病人多吃富含碘的食物，如海带、紫菜等。对<20岁的青少年病人、轻症病人或对海产品过敏者，可给予小剂量干燥甲状腺粉片，常用剂量为15～30mg，每日2次，3～6个月为一疗程。因为碘剂可以诱发甲亢，故不主张用碘剂治疗。

3. 告知结节性甲状腺肿病人有继发甲亢或恶性变的可能，应定期进行检查，出现压迫、甲亢症状或短期内肿块增大迅速，应及早住院手术切除。

4. 手术前后护理措施和健康指导，参见甲亢病人甲状腺大部切除术的护理措施和健康指导内容。

（唐 全）

思考题

1. 病人女性，49岁，农民。患原发性甲亢经内科正规服药治疗，效果不佳。3天前收住院准备做外科手术治疗。半天前突闻家中有亲人意外伤亡而昏倒，2小时前相继出现高热、恶心、呕吐、大汗、腹泻、烦躁不安。测T 39℃，P 128次/分，R 26次/分，BP 180/105mmHg。表情紧张、恐惧不安，烦躁，眼球突出，双手颤抖，皮肤弹性差。请问：①该病人的病情出现了什么情况？②目前应采取哪些护理措施？③试提出目前的主要护理诊断/问题。

2. 病人女性，68岁，农民。因患单纯性结节性甲状腺肿行甲状腺大部切除术。手术后第1天中午1时许，病人突然呼吸困难，烦躁不安。值班护士急看病人见颈部明显肿胀，伤口周围皮肤发青，伤口引流条处有较多血液渗出。①你认为该病人的病情出现了什么情况？②如果你是值班护士，当时应做哪些处理？

第十六章　乳房疾病病人的护理

乳房疾病(breast disorders)多见于成年妇女，乳房是女性的第二性征器官，乳房疾病的影响将给病人带来躯体和心理压力。护理中应注意病人的整体状况。

第一节　急性乳房炎病人的护理

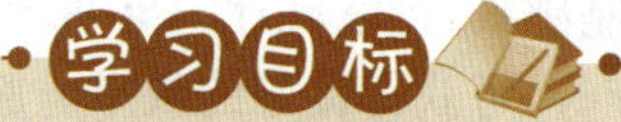

学习目标

①了解急性乳房炎的病因病理要点。②熟悉急性乳房炎的护理评估和常见的护理诊断/问题。③掌握急性乳房炎的护理措施。④学会对急性乳房炎病人的护理；在临床护理或社区护理中，高度重视急性乳房炎的预防，会做健康教育工作。

急性乳房炎(acute mastitis)是乳房的急性化脓性感染，致病菌多为金黄色葡萄球菌，少数为化脓性链球菌。细菌从乳头入侵后沿淋巴管蔓延到乳腺组织及其间的结缔组织，或直接侵入乳管，上行至腺小叶，从而引起急性化脓性感染。

感染早期呈蜂窝织炎，数天后可形成脓肿。脓肿可为单房，也可呈多房性。表浅脓肿可向体表破溃，亦可穿破乳腺管自乳头排出脓液；深部脓肿除可逐渐向外破溃外，也可向深部穿透至乳房与胸肌前的疏松组织中，形成乳房后脓肿(图 16-1-1)。

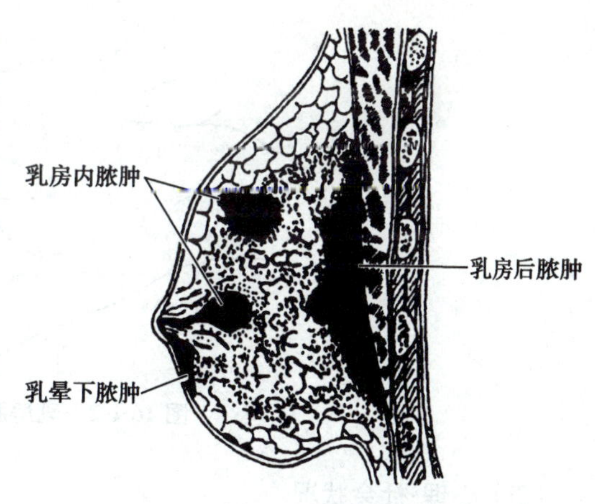

图 16-1-1　乳房脓肿的位置

【护理评估】

(一) 健康史

急性乳房炎多发生于产后哺乳期妇女，以初产妇多见，好发于产后 3～4 周内。急性乳房炎的发病除哺乳期妇女产后抵抗力下降外，主要与乳汁淤积、乳头破损和细菌侵入有密切关系。病人常有乳头发育不良，新生儿哺乳障碍及乳头破损等。

1. 乳头发育不良　乳头过小或凹陷、乳管不通畅时可影响乳汁排出，妨碍正常哺乳，易造成乳汁淤积而发生细菌感染。

2. 新生儿不良哺乳习惯 无良好定时哺乳习惯时易造成乳汁淤积继发细菌感染；婴儿患口腔炎或口含乳头睡眠，可使婴儿口腔内细菌侵入乳管。乳汁分泌过多、婴儿吸乳过少可使乳汁不能完全排空。

3. 个人卫生习惯不良及乳头破损 乳头不洁、乳头破损或发生皲裂时，易致细菌感染。

（二）身体状况

初期病人感觉患侧乳房胀痛，可触及压痛明显的炎性肿块。随后局部红肿发热，形成浅表脓肿时可触及波动感。深部脓肿的波动感不明显，但乳房肿胀明显，有局部深压痛。脓肿破溃时，可见脓液排出。患侧腋窝淋巴结可肿大疼痛，压痛明显。早期常出现寒战、高热，脉搏加快、食欲不振等全身感染中毒症状，严重感染者可并发脓毒血症。

（三）实验室及其他检查

血常规检查，可见白细胞计数及中性粒细胞比例升高；B型超声检查；诊断性脓肿穿刺可了解深部脓肿形成。

（四）治疗与效果

急性乳房炎的治疗原则是控制感染，排空乳汁。早期未形成脓肿之前，一般经局部热敷或理疗、应用抗菌药物及中药治疗等，可获得良好的效果。脓肿已形成者应及时作脓肿切开引流术。为避免损伤乳管导致的乳瘘，手术切口应选择以乳头为中心的放射状切口；乳晕下脓肿应沿乳晕边缘作弧形切口；深部脓肿或乳房后脓肿可沿乳房下缘作弧形切口，经乳房后间隙引流（图16-1-2）。多房脓肿应贯通房间隔膜，以利引流。脓腔较大时，可在脓腔的最低部位另加切口作对口引流。

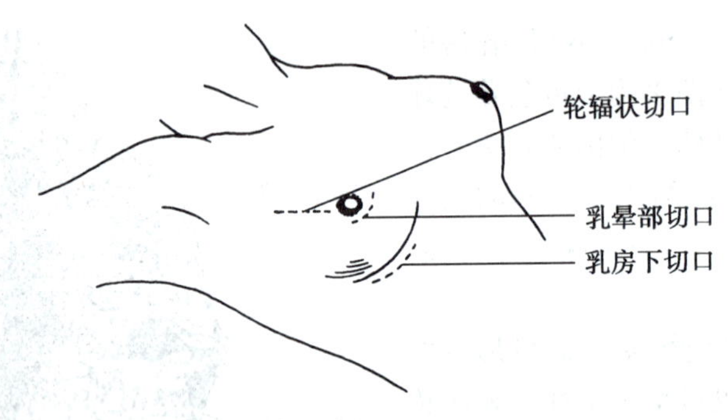

图16-1-2 乳房脓肿切口方式

（五）心理-社会状况

在感染期间，母亲可因不能有效的母乳喂养而担心婴儿的营养不足，产生焦虑。另外手术后的疼痛也可增加母亲的焦虑感。

【护理诊断/问题】

1. 体温过高 与炎症反应有关。

2. 疼痛 与乳汁淤积，乳房感染、脓肿切口引流有关。

3. 知识缺乏 缺乏哺乳期乳房保健知识。

4. 潜在的并发症 脓毒血症，乳瘘。

【护理目标】

病人的感染被控制，疼痛缓解；并发症可及时预防或处理；自我保健能力提高。

【护理措施】

1. 病情观察　监测生命体征，并定时查血常规，了解白细胞计数及分类变化，必要时作血细菌培养及药敏试验。

2. 防止乳汁淤积　一般不完全停止哺乳。但患侧乳房应停止哺乳，并用吸乳器吸空乳汁，促使乳汁排出通畅。改变侧卧位哺乳习惯，防止乳房受压。感染严重或脓肿切开后并发乳瘘者应终止乳汁分泌，可选用口服己烯雌酚 1～2mg，每日 3 次，约 3 天，至乳汁停止分泌为止。

3. 促进局部血循环　用宽松的胸罩托起乳房；局部热敷及理疗促进血液循环，以利炎症消散。水肿明显者可用 50％硫酸镁溶液湿热敷。

4. 药物治疗护理　遵医嘱早期、足量应用抗生素。可选用β内酰胺类抗生素治疗，如青霉素或苯唑西林钠；若病人对青霉素过敏，可应用大环内酯类抗生素，如红霉素等。可根据细菌培养结果选用有效抗生素。因抗生素可被分泌至乳汁，四环素、氨基糖苷类、磺胺类和甲硝唑等药物应避免使用。可服用蒲公英、野菊花等清热解毒药物。局部可用金黄散或鱼石脂软膏外敷。

5. 对症处理　高热者予以物理降温，必要时应用解热镇痛药物。

6. 促进切口愈合　脓肿切开后，保持引流通畅，及时更换敷料。鼓励病人进食高热量、高蛋白质、高维生素饮食，提高病人抗感染和修复能力。

7. 健康指导

(1)纠正乳头内陷：乳头内陷者于分娩前 3～4 个月开始每天挤捏、提拉乳头或用吸乳器吸引，使乳头外突。必要时需手术矫正。

(2)保持乳头和乳晕清洁：孕期经常清洗两侧乳头；妊娠后期每天清洗一次；产后哺乳前、后均需清洁乳头，以保持局部干燥和洁净。

(3)做好乳头、乳晕破损或皲裂的护理：暂停哺乳，用吸乳器吸出乳汁；局部清洗后涂抗生素软膏，待愈合后再行哺乳。症状严重时应及时就诊。

(4)养成良好的哺乳习惯：定时哺乳，每次哺乳时让婴儿吸净乳汁，吸不净时用吸乳器或手法按摩排空乳汁；发现乳汁淤积，应及早按摩、理疗。纠正婴儿含乳头睡眠的不良习惯；注意婴儿口腔卫生，预防或及时治疗婴儿口腔炎症。

第二节　乳癌病人的护理

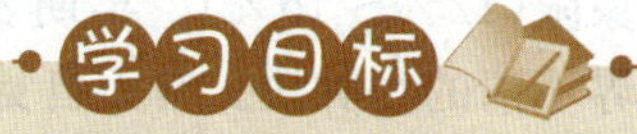

①了解乳癌的分类和转移途径。②熟悉乳癌的护理评估和常见的护理诊断/问题；掌握乳癌的护理措施及健康教育。③通过实践教学，学会对乳癌病人的护理。护理中与病人建立良好的护患关系，表现出对病人的理解、尊重、同情和关心。

乳房恶性肿瘤的绝大多数(98%)是乳癌(breast cancer),肉瘤甚为少见(2%)。乳癌是女性最常见的恶性肿瘤之一。在我国发病率呈逐年上升趋势,占全身各种恶性肿瘤的6.3%,占女性恶性肿瘤中的16%。

1. 类型 乳癌起源于乳腺管及腺泡组织的上皮细胞,若导管内癌细胞未突破导管壁基底膜或小叶癌细胞未突破末梢乳管或腺泡基底膜则称为非浸润性癌,又称为原位癌。若癌细胞突破管壁基底膜、末梢乳管或腺泡基底膜,开始向间质浸润,但仍局限于小叶内,则称为早期浸润性癌。乳头状癌,腺样囊性癌,黏液腺癌,鳞状细胞癌等,一般细胞分化较高,属于浸润性特殊癌。浸润性小叶癌,浸润性导管癌,硬癌,单纯癌,腺癌等,一般细胞分化低,属于浸润性非特殊癌,是乳腺癌中最常见的类型,占70%~80%。分泌型癌、富脂质型癌、纤维腺瘤癌变、乳头状瘤癌变等属于其他罕见癌。

2. 转移 随肿瘤细胞的生长,乳癌细胞可沿导管或筋膜间隙蔓延,继而侵及Cooper韧带(乳房悬韧带)和皮肤。癌细胞也可循乳房淋巴液的4条输出途径扩散:①经胸大肌外侧缘淋巴管侵入同侧腋窝淋巴结,然后侵入锁骨下淋巴结以至锁骨上淋巴结,进而可经胸导管(左)或右淋巴管侵入静脉血流而向远处转移。②经肋间隙侵入胸骨旁淋巴结,继而至锁骨上淋巴结。③通过乳房深部淋巴网侵入腹直肌鞘和肝镰状韧带的淋巴管,进入肝脏。④通过两侧乳房皮下的交通淋巴网,侵入对侧乳房,甚至达双侧腹股沟淋巴结。其中腋窝淋巴结转移率约为60%,胸骨旁淋巴结转移率为20%~30%。另外,癌细胞还可直接侵入血循环而致远处转移至肺、骨、肝等。

【护理评估】

(一)健康史

乳癌多见女性,男性发病较少见。发病原因尚不清楚,评估时注意以下病史或相关因素:

1. 年龄 乳癌以更年期(45~49岁)及60~64岁老年人居多。由于性激素变化使乳腺腺体上皮细胞过度增生。各种雌激素中,雌酮(E_1)有明显的致癌作用。

2. 月经史及生育史 月经初潮年龄早于12岁、绝经年龄晚于55岁、不孕(>40岁)、未哺乳及初次足月产的年龄晚于35岁者发病率高。

3. 家族遗传史 一级亲属中有乳腺癌病史者,发病危险性是普通人群的2~3倍。

4. 不良饮食习惯 营养过剩、肥胖、高脂饮食者发病率高。

5. 癌前疾病史 乳腺增生病、乳腺纤维腺瘤等可发生恶变。

6. 其他因素 早期乳房接受过放射线照射,致癌药物的应用等。

(二)身体状况

1. 乳房肿块 为乳癌最重要的早期表现。多见于外上象限(45%~50%),其次是乳头、乳晕区(15%~20%),及内上象限(12%~15%)。早期表现为无痛、单发、质硬、表面不光滑、外形不规则,与周围组织分界不清的小肿块。常无自觉症状,多在无意间(洗澡、更衣)或自我检查时发现。早期肿块尚可推动,晚期癌组织侵入胸筋膜、胸肌,可使肿块固定于胸壁而不易推动。如癌细胞侵及大片皮肤,可出现多个坚硬小结节或条索,呈卫星样围绕原发灶,甚至彼此融合,使胸壁紧缩呈盔甲样时,可引起呼吸受限。

2. 乳房外形的改变 随着肿瘤增大,可见乳房局部隆起。若累及Cooper韧带(乳房悬韧带),可使肿瘤表面皮肤凹陷,出现"酒窝征"。临近乳头或乳晕的癌肿可侵及乳管使之缩短,乳头被牵向癌肿一侧,可使乳头移位、扁平、回缩、凹陷,造成两侧乳头不对称。若癌块堵塞皮下淋巴管，可引起淋巴回流受阻，出现真皮水肿，皮肤在毛囊处形成许多点状凹陷，呈“橘皮样”改变。乳腺癌发展至晚期，有时皮肤可溃破形成溃疡，外形凹陷似弹坑或外翻似菜花状，常有恶臭，易出血。少数病人可出现乳头溢液，多为血性分泌物。

3. 腋窝淋巴结肿大　乳腺癌转移至腋窝淋巴结，最初可触及少数、散在淋巴结，质硬、无痛、可被推动；继而数目增多，融合成团，甚至与皮肤或深部组织粘连。

4. 压迫及转移症状　癌细胞阻塞腋窝淋巴管时可出现上臂蜡白色水肿；肿大淋巴结压迫腋静脉时可出现手臂青紫色水肿；压迫神经干可引起手臂、肩部剧烈疼痛。乳癌发生肺转移可出现胸痛、呼吸困难；骨转移可出现局部疼痛、病理性骨折；肝转移可出现肝肿大、黄疸。

5. 特殊类型乳癌的表现

(1)炎性乳癌：少见，局部皮肤发红、水肿、增厚、粗糙、表面温度升高，但无明显肿块。开始时较局限，随即迅速扩展到乳房大部分皮肤，常累及对侧乳房。病人多于病后数月内死亡。

(2)乳头湿疹样乳癌：少见，乳头有瘙痒、烧灼感，乳头和乳晕皮肤发红、粗糙、糜烂、潮湿，进而形成溃疡，有时覆盖黄褐色鳞屑样痂皮。部分在乳晕区可扪及肿块。

6. 临床分期　根据乳癌的临床表现，多数采用国际抗癌协会的乳癌 TNM 分期法对乳癌进行临床分期。并根据 TNM 分期情况进行组合，可把乳癌分为 0～Ⅳ期(详见第十一章)。

(三) 实验室及其他检查

钼靶 X 线摄片及干板照相可见密度增高的肿块影，边界不规则，或呈毛刺征。有时可见钙化点，颗粒细小、密集。

超声显像可鉴别肿块是囊性还是实质性。B 型超声显示肿瘤边缘不光滑、凸凹不平，无明显包膜，呈蟹足样浸润，内部多呈低回声区改变。B 型超声结合彩色多普勒检查可观察血供情况，提高判断的敏感性。

近红外线扫描可以显示乳房肿块及周围的血管情况。

细针穿刺细胞学检查、乳头溢液涂片细胞学检查、糜烂部刮片或印片细胞学检查及切片检查可获得较肯定的病理学诊断。

(四) 治疗与效果

乳腺癌以手术根治为主，辅以化疗、放疗、内分泌治疗。

1. 手术治疗　根据病理分型、临床分期、及辅助治疗的条件选择手术方式。目前应用的治疗性手术有以下 5 种手术方式。①乳癌根治术：手术切除包括整个乳房、胸大肌、胸小肌、腋窝及锁骨下淋巴结的整块组织；是乳腺癌的传统、经典术式。②乳癌扩大根治术：在乳癌根治术的基础上，同时切除胸廓内动、静脉及其周围的淋巴结(即胸骨旁淋巴结)；该术式目前较少应用。③乳癌改良根治术：有两种术式，一是保留胸大肌、切除胸小肌；一是保留胸大肌、胸小肌，该术式保留了胸肌，手术后外观效果较好，目前已成为常用的手术方式；适用于Ⅰ、Ⅱ期乳腺癌病人。④全乳房切除术：手术切除包括腋尾部及胸大肌筋膜的整个乳腺；适用于原位癌、微小癌及年迈体弱不能耐受根治术者。⑤保留乳房的乳腺癌切除术：手术包括完整切除肿块及腋淋巴结清扫；手术后必须辅以放疗、化疗；适用于Ⅰ、Ⅱ期乳腺癌病人。

乳癌手术方式的历史演变

1890年Halsted提出乳癌根治术，该术式一直被认为是治疗乳癌的经典术式。1948年Handley证实乳癌转移的第一站淋巴结为内乳淋巴结，从而开展了乳癌扩大根治术。1970年以后改良根治术开始盛行，因改良根治术与根治术的10～15年生存率无明显差异，且形体效果及上肢功能都有较大优势。随着生物学、免疫学研究的深入，Fisher提出了乳癌是全身性疾病的学说，为缩小手术范围提供了理论依据。同时由于病人发现的病期较以往早，加上放疗、化疗的改进，近年来保留乳房的手术得到了逐步的推广及应用。

手术后10%～60%的病人由于手术损伤面积较大、切除组织过多、皮瓣游离，可使皮缘缝合的张力较大，引起皮瓣坏死。若皮瓣与胸壁贴合不紧密、手术后引流或负压吸引不通畅、引流管放置不合适可引起皮瓣下积液。腋窝淋巴结切除后上肢淋巴回流受阻，手术后血栓性静脉炎导致静脉阻塞，附近的淋巴结炎都可导致患侧上臂肿胀。手术后瘢痕形成还可造成患肩不同程度功能障碍。

2. 化学药物治疗 化疗是一种必要的全身性辅助治疗，可以提高疗效、改善生存率。化疗应于手术后早期开始应用，联合化疗的效果优于单药化疗。治疗期以6个月左右为宜。常用的有CMF方案（环磷酰胺、甲氨蝶呤、氟尿嘧啶）、CAF方案（环磷酰胺、阿霉素、氟尿嘧啶）。化疗可引起骨髓抑制、肝、肾功能损害，阿霉素还具有心脏毒性。

3. 放射治疗 放疗是乳腺癌局部治疗的手段之一。可根据情况在手术前或手术后进行，以减少局部的复发率。若照射部位的皮肤没有注意保护，则可能发生放射性皮炎，以放疗4周左右多见。

4. 内分泌治疗 癌肿细胞中雌激素受体（estrogen receptor，ER）含量高者，称激素依赖性肿瘤，可应用雌激素拮抗剂治疗。绝经前病人可切除卵巢或用X线照射卵巢治疗，称卵巢去势。目前常用他莫昔芬（三苯氧胺）治疗，以抑制肿瘤细胞生长、降低乳癌手术后复发及转移、减少对侧乳癌的发生。该药的副作用有潮热、恶心、呕吐、静脉血栓形成、阴道干燥或分泌物多。

5. 生物治疗 近年来转基因技术制备的曲妥珠单抗注射液，对HER2过度表达的乳腺癌病人有一定的疗效。

（五）心理-社会状况

乳癌病人可因肿瘤、手术、内分泌疗法、放疗和化疗等产生恐惧心理。手术切除乳房可使女性失去第二性征和哺乳功能、手术后身体外形改变、手术后患侧上肢功能障碍都会给病人带来精神上的困扰。

【护理诊断/问题】

1. 恐惧或焦虑 与下列因素有关：①住院环境陌生；②对癌症的恐惧；③担心预后效果；④担心手术后夫妻生活质量；⑤死亡的威胁。

2. 躯体活动障碍 与下列因素有关：①手术损伤臂丛神经或其分支；②患侧上肢淋巴水肿；③手术后瘢痕收缩，患侧肩部活动受限。

3. 有自尊紊乱、自我形象紊乱的危险 与下列因素有关：①乳房及邻近组织切除致形体改变；②瘢痕形成；③乳房再造或义乳致双侧不对称；④化疗致脱发。

4. 知识缺乏 缺乏手术前准备、手术后上肢功能锻炼及乳腺自检、乳癌预防的相关知识。

5. 潜在并发症　手术后皮瓣下积血积液、皮瓣坏死、患肢水肿；放疗、化疗、内分泌治疗的副作用。

【护理目标】

病人树立战胜疾病的信心，配合医护工作；上肢肿胀减轻，能够达到全范围关节活动；手术后并发症及治疗的不良反应能得到及时预防与护理；维持自尊，提高自我保健知识及能力，能够做到对异常情况早发现、早治疗。

【护理措施】

（一）手术前护理

1. 心理护理　关心、尊重病人，向病人介绍相关人员、病房环境和有关规章制度，使病人尽快适应。介绍手术的必要性和安全性，及时开导病人，帮助病人树立战胜肿瘤的信心。根据病人具体情况，介绍病情、治疗方法和预后等，手术前就应讲解手术后胸部外形的改变，并进行心理引导，必要时可任其发泄以求得心理平衡。主动介绍弹性假体乳房可弥补外观的缺陷，告知其今后行乳房重建的可能。多与病人沟通、交谈，通过宣教使病人学会消除恐惧的方法，如听音乐、看书报、听广播和与他人交谈等。积极安排病人与曾接受过类似手术且已痊愈的妇女联系，通过现身说法帮助病人度过心理调适期，使其相信一侧乳房切除将不影响正常的家庭生活、工作和社交。另外，护士应作好病人家属的思想工作，从而减轻病人的心理负担。

2. 皮肤准备　按照手术要求的范围准备皮肤，尤其应注意乳头和乳晕部位的清洁。对切除范围大、考虑植皮的病人，需做好供皮区皮肤准备。若病人已有癌性溃疡，应擦净和消毒溃疡周围皮肤。

3. 手术前宣教　制订治疗方案后，可向病人讲解手术方式、过程及效果，手术前、手术后注意事项、配合要点及手术后化疗的重要性和可能出现的副作用。

4. 特殊病人准备　对于妊娠或哺乳期的病人，要及时终止妊娠或立即断乳，以抑制乳癌发展。遵医嘱做好用药护理或其他相关护理。

（二）手术后护理

1. 病情观察　注意观察生命体征及有无手术后各种并发症的发生，对扩大根治手术后病人还应注意有无胸闷、呼吸困难，可做肺部听诊和肺部 X 线检查，以判断有无气胸的发生。对于手术后行化疗及放疗的病人应注意有无化疗或放疗的不良反应。

2. 体位　手术后在生命体征平稳后可采取半卧位，以利于引流和呼吸。手术侧前臂包扎固定于躯干上，肘关节屈曲，上臂后方垫小枕使其与躯干同高，并保持肩关节舒适，以防止皮瓣张力过大或皮瓣滑动而造成皮瓣坏死。

3. 饮食　麻醉清醒后，无恶心、呕吐等麻醉反应者可给予正常饮食，注意提供充足的热量、蛋白质、维生素，以利于伤口愈合。

4. 伤口的护理　乳癌根治切除手术后，手术部位常用绷带或胸带加压包扎，局部用沙袋压迫。包扎时要确保皮瓣和（或）所植皮片与胸壁的紧密贴合，并注意松紧适宜，以利愈合。若绷带松脱滑动，要及时重新加压包扎。包扎过紧时可压迫腋部血管引起患侧肢体远端的血液供应不良。若脉搏不清，皮肤发绀、皮温降低，应及时调整绷带的松紧度。手术后 3 天内患肩要制动，避免腋窝皮瓣滑动而影响愈合，手术后 5 天可拆除加压绷带，检查腋窝皮瓣和移植的皮片，需要时可酌情进行适当处理。注意观察记录皮瓣的颜色，若发现皮瓣坏死甚至合并感染者应早期切痂、彻底清创、一期植皮。创面愈合后，可清洗局部，注意避免粗糙擦洗。可用护肤软膏涂于皮肤表面，防止干燥脱屑。

5. 引流管护理 乳癌根治手术后，皮瓣下常规放置负压引流管，需妥善固定并注意防止滑动。经常检查引流管，注意有无血块堵塞、扭曲，及时调整，保持引流通畅。每小时挤压引流管或连接负压吸引器，以确保引流有效。每日更换引流瓶时应用止血钳夹闭引流管，防止引流液及气体逆流。观察并记录引流液的颜色、量、性质，注意有无活动性出血。一般手术后1～2天每日引流液体50～100ml，以后逐渐减少；手术后3～4天，皮下无积液、皮瓣与胸壁紧贴即可拔管。

6. 手术后并发症的防治与护理

(1)皮瓣下积液：保持伤口敷料的干燥，手术后3天换药，观察有无皮下积液。若发现局部积液、皮瓣下有波动感时应及时通知手术医生并帮助其在无菌的条件下抽吸和加压包扎。

(2)患侧上臂肿胀：为减轻上肢肿胀程度，手术后患侧肢体可适当抬高，局部按摩，以促进静脉和淋巴回流。严禁在患侧上肢测血压、抽血、静脉或皮下注射，避免对循环的影响。指导病人自我保护患侧上肢：平卧时用垫枕抬高患侧上肢；下床活动时用吊带托扶，避免长时间下垂；需他人扶持时只能扶健侧上肢，以防腋窝皮瓣滑动；进行握拳、屈、伸肘运动，促进淋巴回流；穿宽松上衣，佩戴手表、饰物不宜过紧；避免患侧上肢提拉、搬运重物。肢体肿胀严重时可用弹性绷带包扎。局部感染者，及时应用抗生素治疗。必要时需手术治疗。

7. 手术后乳房外观矫正及护理 手术后恢复期安排病人配戴义乳，以弥补病人因外观改变产生的自卑感。义乳的选择应与健侧乳房大小相似，每日注意清洁，存放时勿受压变形。应用时可将其固定在内衣上。若因职业需要或强烈要求胸部整形者，可做隆胸术。

8. 综合治疗不良反应护理 放疗后若出现放射性皮炎，要防止因摩擦或外伤导致的糜烂或溃疡。若皮肤出现水疱应抽出水疱内的积液，并保持局部的干燥。若渗液较多，需要用抗生素溶液湿敷换药。熟悉和了解化疗药物的作用机制和毒性反应，以便及时调整剂量或暂停用药。出院的病人要每周检查血白细胞，若低于$3\times10^9/L$或出现严重的胃肠道反应时，要暂时停药。激素治疗时，若不良反应严重应及时停药。

9. 功能锻炼 乳癌手术后应鼓励并协助病人早期开始功能锻炼，以减少或避免手术后残疾。手术后1～3天内应主要锻炼手、腕部及肘关节的功能，可做伸指、握拳、屈腕和屈肘等活动。注意避免上臂外展。手术1周后开始肩关节锻炼，方法包括手指爬墙运动、转绳运动、举杆运动、拉绳运动等(图16-2-1)。手术10～12天后可鼓励病人用患侧手进行自理，如刷牙、梳头、洗脸，并行上臂的全范围关节活动。①手指爬墙运动：面对墙站立，脚趾尽量靠近墙，双脚分开，肘弯曲，手掌贴在墙上与肩同高，手指弯曲逐渐向墙上方移动，直到手臂完全伸展，然后手臂再往下移至原来位置。②转绳运动：面向门站立，绳子一端系在门上，患侧手抓住绳子的另一端，手臂伸展与地面平行，采用顺时针或逆时针方向，以画圈方式转动绳子。③举杆运动：由两上肢伸直握住杆子，相距60cm，再将杆子举高过头顶，弯曲肘部将杆子放在头后方；反方向将杆子举至头顶，再回到原来位置。④拉绳运动：双手握住挂在悬于头顶上方挂钩上绳子的两端。轮流拉扯两边绳端，使患侧手臂抬高至稍感疼痛为止。逐渐缩短绳子，直到患侧手臂能抬至额头高度。⑤上肢旋转及后伸运动：先将患侧上肢自然下垂，五指伸直并拢。自身体前方逐渐抬高患肢至最高点，再从身体外侧逐渐恢复原位。注意上肢高举时要尽量伸直，避免弯曲，动作应连贯，亦可从反方向进行锻炼。运动时应保持抬头挺胸。

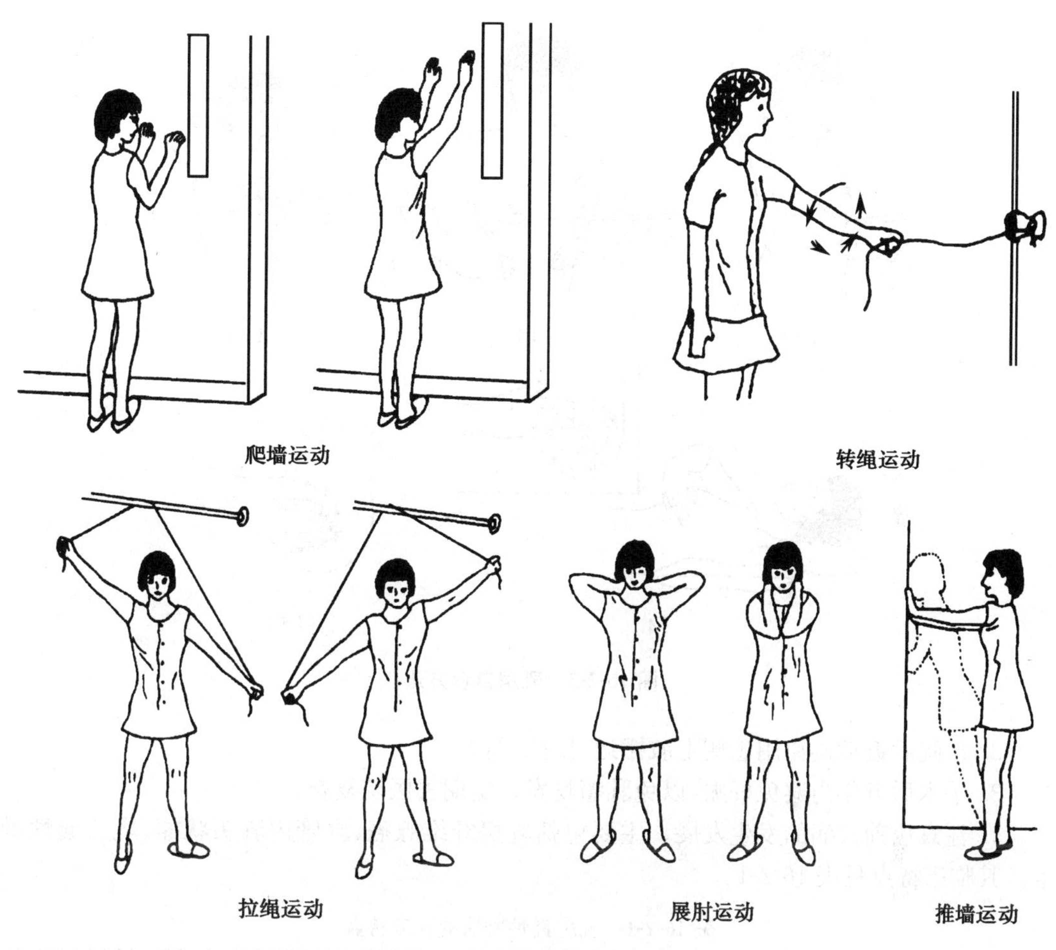

图 16-2-1　乳房切除术后功能锻炼

以上锻炼应每天练习 1～3 次，每次约 30 分钟。注意循序渐进，避免过度疲劳，适可而止。对有特殊情况的病人，应酌情减少或延缓锻炼时间，但不可停止练习。

10. 心理护理　多了解和关心病人，加强心理疏导，教会病人注意自我调节，鼓励其保持豁达开朗的心境和稳定的情绪，树立战胜疾病的信心，培养广泛多样的兴趣与爱好，以良好的心态面对疾病和治疗。同时亦应鼓励病人的家属支持、体贴、安慰病人，使病人感到有依靠、有希望、不孤独。

（三）健康指导

1. 指导病人学习乳房自检的方法，以便及时发现病情有无复发。乳房自查应每月定期施行，停经前妇女宜在月经结束后 4～7 天进行。自查方法包括望诊和触诊：①望诊：脱去上衣，站在镜前以各种姿势（两臂放松垂于身侧、向前弯腰或双手高举枕于头后）比较双侧乳房是否对称、大小、形状如何，有无块状突出或静脉扩张；乳头有无移位、内陷或抬高；乳房皮肤有无改变。②触诊：在不同体位（仰卧、立位，被查侧的手臂分别放于身侧及枕于头后）将四指合拢并平放于乳房上，以圆圈式触诊方式检查有无肿块，依次检查外上、外下、内下、内上象限，至乳晕区；再用拇指及示指轻轻挤压乳头查有无溢液；最后检查两侧腋窝有无肿大淋巴结（图 16-2-2）。怀疑有异常应及时就医。

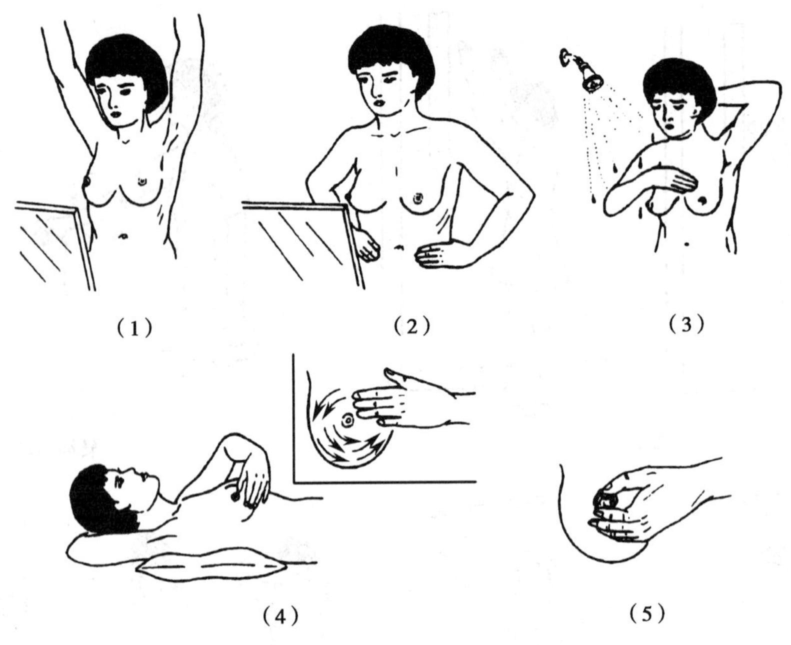

（1） （2） （3） （4） （5）

图 16-2-2 乳房自查方法

2. 出院后近期避免用患侧上肢搬运、提拉重物。

3. 手术后五年内避免妊娠，以免乳癌复发。定期去医院复查。

4. 注意癌前疾病的发生发展。主要包括乳房纤维腺瘤、乳管内乳头状瘤、乳房囊性增生。其临床特点见表 16-2-1。

表 16-2-1 乳房良性肿块的临床特点

肿块	高发人群	身体状况	治疗原则
乳房纤维腺瘤	18～25 岁青年女性	肿块多为乳房外上象限的单发性结节，呈圆形或椭圆形，边界清楚，表面光滑，质韧，与皮肤无粘连，活动度大，极易推动，腋窝淋巴结无肿大。除肿块外，病人常无明显自觉症状。月经周期对肿块大小无影响。X 线钼靶摄片、活组织检查有助于诊断	一旦发现应及早手术切除，妥善保留切除的组织标本，手术后常规送病理检查
乳管内乳头状瘤	40～50 岁经产妇	一般无自觉症状，主要表现为乳头溢液，可为血性、暗棕色或黄色液体。可一个或多个乳孔溢液。 肿块一般很小，不易触及，如触到肿块，多为位于乳晕区直径为数毫米的圆形小结节，质较软，不与皮肤粘连，可推动，挤压肿块时，即可自乳头相应的开口处溢出血性液体。X 线乳腺管造影、溢液细胞学检查有助诊断	尽快手术切除。手术方法有肿块切除或单纯乳房切除。手术中快速冰冻病理检查，如有恶变应施行乳癌根治术

续表

肿块	高发人群	身体状况	治疗原则
乳房囊性增生	30～50 岁中年妇女	病变为双侧性，病程长。乳房疼痛、胀痛或刺痛，症状与月经周期有关。疼痛常发生或加重于月经前期，月经来潮疼痛可迅速减轻或消失。两侧乳房内可同时或相继发生多个结节或肿块，似堆积的小串珠，质韧，有轻度压痛，与周围界限不清，与皮肤和深部组织不粘连，肿块表面不平，可有多数小结节，腋窝淋巴结不肿大。部分病人于月经前出现浆液性或血性溢液。X 线摄片、红外线热图像、超声检查、乳头分泌物细胞学检查、活组织检查都有助于本病的诊断	可用胸罩托起乳房，遵医嘱口服逍遥散等中药制剂，1～2 年常见好转。需定期复查，注意病情变化，发现异常应及时就诊，若经组织活检证实有癌变应及时进行手术

（高　睿）

思考题

1. 病人女性，30 岁。产后 20 天出现右侧乳房胀痛，全身寒战发热。体检：体温 39.1℃，脉搏 110 次/分；右侧乳房肿胀，可扪及一压痛性硬结，同侧腋窝淋巴结肿大并有触痛；血常规检查示血白细胞计数及中性粒细胞比例升高。①该病人所患什么疾病？治疗原则是什么？②目前主要的护理诊断是什么？应采取哪些护理措施？③若乳房局部有脓肿形成，该如何处理？

2. 病人女性，45 岁。3 月前洗澡时发现左侧乳房有一杏核大小的肿块，随后逐渐增大，无痛。住院后体检见左侧乳房外上象限有一 4cm×3cm×2cm 大小的肿块，质硬，边界欠清，表面不光滑，活动度尚可；患侧乳头向外上方移位；同侧腋窝扪及两个可推动的淋巴结。①你认为该病人所患的最可能的疾病是什么？②乳头移位的原因是什么？③目前最有确诊价值的检查是什么？④现决定 3 天后手术取检并准备同时行根治术，请你提出手术前一般的护理诊断/问题和相应护理措施。

第十七章　胸部疾病病人的护理

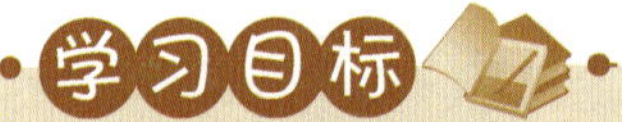

第一节　胸部损伤病人的护理

学习目标

①了解胸部损伤的有关名词概念、分类和病理要点。②熟悉胸部损伤的护理评估内容和常见的护理诊断/问题。③掌握胸部损伤的护理措施及健康指导。④在接诊胸部损伤病人时，能够作出迅速、正确的判断，并给予及时适当的急救处理。

胸部的骨性胸廓支撑保护胸内脏器，参与呼吸功能。创伤时骨性结构的损伤范围和程度往往与暴力的大小、性质和方向有关。根据损伤暴力性质，胸部损伤可分为钝性伤和穿透伤；根据是否穿破全层胸壁造成胸膜腔与外界相通，分为闭合性损伤和开放性损伤。钝性胸部损伤由减速性、挤压性、撞击性或冲击性暴力所致，多有肋骨或胸骨骨折，常合并其他部位损伤，伤后早期易被误诊或漏诊；器官组织损伤以钝挫伤和裂伤为多见，钝性伤病人多数不需要开胸手术治疗。穿透性胸部损伤多由锐器、刃器或火器所致，损伤机制较清楚，损伤范围直接与伤道有关，早期诊断较容易；严重者可伤及胸腔内器官或血管，引起血胸、气胸，甚至呼吸、循环功能障碍或衰竭而死亡。

【常见病概述及护理评估】

(一) 肋骨骨折

在胸部损伤中，肋骨骨折(rib fracture)最为常见。可为单根或多根肋骨骨折，同一肋骨又可在一处或多处折断。第1～3肋骨较短，且有锁骨、肩胛骨和肌肉的保护，较少发生骨折。第4～7肋骨较长且固定，最易折断。第8～10肋骨虽较长，但前端与胸骨连成肋弓，较有弹性，不易折断。第11～12肋骨前端游离不固定，故也不易折断。中年人和老年人的肋骨骨质疏松，脆性较大，容易发生骨折。肿瘤侵犯肋骨可发生病理性骨折。

1. 健康史　病人有胸部受伤史。因暴力、跌倒或钝器撞击胸部，直接施压于肋骨，使肋骨向内弯曲折断；胸部前后受暴力挤压，可引起肋骨腋段向外过度弯曲而折断。

2. 身体状况

(1)单根或数根肋骨单处骨折，若上、下仍有完整的肋骨支持胸廓，对呼吸功能的影响不大。主要表现为局部疼痛，尤其在深呼吸、咳嗽或转动体位时加剧。

(2)尖锐的肋骨断端向内移位,刺破壁层胸膜和肺组织,可产生气胸、血胸、皮下气肿或引起血痰、咯血等;若刺破肋间血管,可引起较多出血,若撕破动脉引起喷射性出血,伤情往往迅速恶化。

(3)多根多处肋骨骨折可使局部胸壁失去完整肋骨的支撑而软化,出现反常呼吸运动,即吸气时,软化区胸壁内陷,呼气时外突(图 17-1-1)。此类胸廓又称连枷胸(flail chest)。若软化区范围较广泛,在呼吸时两侧胸膜腔内压力不平衡,形成纵隔扑动,影响肺通气和静脉血液回流,导致体内缺氧和二氧化碳潴留,严重者可发生呼吸和循环衰竭。

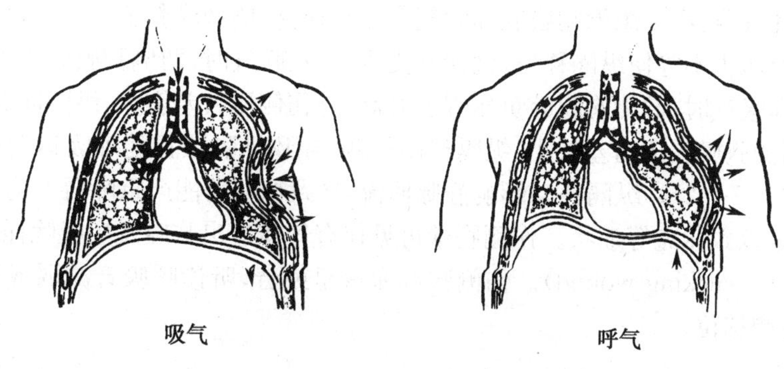

图 17-1-1　胸壁软化区的反常呼吸运动

3. 实验室及其他检查　胸部 X 线检查显示肋骨骨折断裂线或断端错位情况,还可显示有无气胸、血胸。

4. 治疗及效果　处理原则是镇痛、清理呼吸道分泌物、固定胸廓和防治并发症。固定胸廓的方法因肋骨骨折的损伤程度与范围不同而异。

(1)闭合性单处肋骨骨折,因骨折的断端有上、下完整的肋骨和肋间肌支撑,较少错位、重叠,多能自行愈合。固定胸廓的目的主要是减少肋骨断端活动、减轻疼痛,可采用多头胸带或弹性胸带固定胸廓。

(2)闭合性多根多处肋骨骨折,因胸壁软化出现反常呼吸运动时,需进行局部处理。①较小范围的胸壁软化,可用厚敷料加压包扎、沙袋压盖于胸壁软化区,再粘贴胶布固定,或用多头胸带包扎胸廓。②对于大片胸壁软化,可在患侧胸壁放置牵引支架,在体外用巾钳或电视胸腔镜下导入不锈钢丝,固定在支架上。具备其他手术适应证而开胸手术时,在肋骨两端分别钻孔,贯穿不锈钢丝固定肋骨断端。

(3)开放性肋骨骨折的胸壁伤口需彻底清创,固定肋骨断端。胸膜穿破者,行胸腔闭式引流术。

(4)对咳嗽无力、不能有效排痰或呼吸衰竭者,行气管插管或气管切开,以利抽吸痰液、给氧和施行辅助呼吸。

(二) 损伤性气胸

胸膜腔内积气,称为气胸(pneumothorax)。气胸的形成多由于肺组织、支气管破裂,空气逸入胸膜腔,或因胸壁伤口穿破胸膜,胸膜腔与外界沟通,外界空气进入所致。

气胸一般分为闭合性、开放性和张力性气胸 3 类。①闭合性气胸(closed pneumothorax):胸内压仍低于大气压。随着胸腔内积气与肺萎陷程度增加,肺表面裂口缩小,直至吸气也不开放,气胸则可趋于稳定。②开放性气胸(open pneumothorax):外界空气经胸壁伤口或软组织缺损处,随呼吸而自由地出入胸膜腔。空气出入量与胸壁伤口大小有密切关系。

③张力性气胸(tension pneumothorax):又称高压性气胸。气管、支气管或肺损伤处形成活瓣,吸气时空气从裂口进入胸膜腔内,呼气时活瓣关闭,使胸膜腔内积气不断增多,导致胸膜腔压力高于大气压。

1. 健康史 有胸部受伤史,可见钝器、锐器、火器等所致胸壁组织损伤。

2. 身体状况

(1)闭合性气胸:小量气胸,肺萎陷小于30%,多无明显症状。大量气胸,病人出现胸闷、胸痛和气促症状,气管向健侧移位,伤侧胸部叩诊呈鼓音,听诊呼吸音减弱或消失。

(2)开放性气胸:由于患侧胸膜腔和大气直接相通,伤侧胸膜腔负压消失,肺被压缩而萎陷;两侧胸膜腔压力不等使纵隔移位,健侧肺受压。吸、呼气时,两侧胸膜腔压力不均衡出现周期性变化,即吸气时,健侧胸膜腔负压程度升高,与伤侧压力差增大,纵隔向健侧进一步移位;呼气时,两侧胸膜腔压力差减小,纵隔移回伤侧,导致纵隔位置随呼吸运动而左右摆动,即纵隔扑动(图17-1-2)。纵隔扑动影响静脉回流,导致循环功能严重障碍。病人出现气促、发绀、呼吸困难以致休克等症状。伤侧胸壁可见伴有气体进出胸腔发生吸吮样声音的伤口,称为吸吮样伤口(sucking wound)。伤侧胸部叩诊呈鼓音,听诊呼吸音减弱或消失,气管和心脏明显向健侧移位。

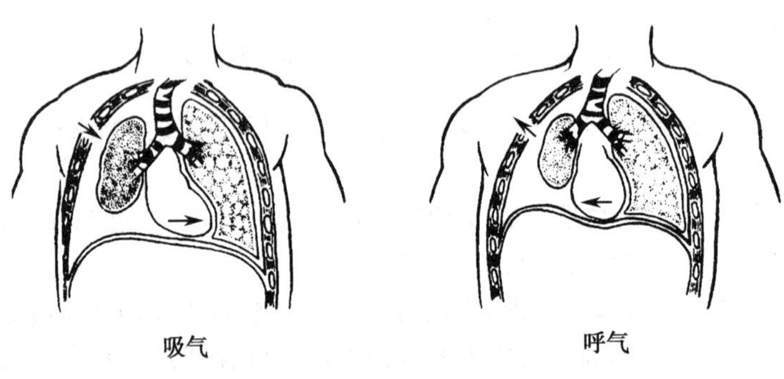

图17-1-2 开放性气胸的纵隔扑动

(3)张力性气胸:胸膜腔内的高压迫使伤侧肺严重萎缩,并将纵隔推向健侧,挤压健侧肺,产生呼吸和循环功能严重障碍。病人极度呼吸困难,端坐呼吸。缺氧严重者,发绀、烦躁不安、昏迷,甚至窒息。体格检查可见气管向健侧偏移,伤侧胸部饱满,肋间隙增宽,呼吸动度减小,可有明显皮下气肿。叩诊呈鼓音,听诊呼吸音消失。

3. 实验室及其他检查 胸部X线显示肺萎陷和胸膜腔内积气,还可见气管、心脏向健侧移位。胸膜腔穿刺可抽出气体。

4. 治疗与效果

(1)小量闭合性气胸不需治疗,可于1~2周内自行吸收。

(2)开放性气胸应立即封闭胸壁伤口。

(3)大量闭合性气胸、开放性气胸和张力性气胸,因胸膜腔积气较多,需进行胸膜腔穿刺抽气或胸膜腔闭式引流术,促进肺及早膨胀,同时应用抗生素预防感染。一般肺裂口多在3~7日内闭合。若持续漏气、疑有胸腔内脏器严重损伤或进行性出血,应考虑剖胸探查或电视胸腔镜手术探查。

(三)血胸

胸部损伤引起胸膜腔积血称为血胸(hemothorax)。血胸可与气胸同时存在。胸膜腔积血来自：①肺组织裂伤出血。②肋间血管或胸廓内血管破损出血。③心脏和大血管受损破裂出血。

1. 健康史　病人有胸部受伤史。受伤后出现不同程度或逐渐加重的循环、呼吸障碍症状。

2. 身体状况　根据出血速度、出血量和病人体质的不同，而有不同的临床表现。小量血胸（成人 0.5L 以下），可无明显症状。中量（0.5～1L）和大量（1L 以上）血胸，尤其急性失血，可出现面色苍白、脉搏快弱、血压下降和末梢血管充盈不良等低血容量性休克表现；同时可伴有胸膜腔积液征象，如肋间隙饱满、气管向健侧移位、伤侧胸部叩诊浊音、呼吸音减弱或消失。

3. 实验室及其他检查　血常规检查示红细胞计数、血红蛋白、血细胞比容降低。小量血胸胸部 X 线检查仅示肋膈窦消失，大量血胸可见胸膜腔有大片积液阴影，纵隔可向健侧移位。如合并气胸，可显示气液平面。胸膜腔穿刺抽出血液可明确诊断。

4. 治疗与效果　小量积血可自行吸收，不必穿刺抽吸。积血量较多者，早期即行胸膜腔穿刺，抽出积血，必要时置胸膜腔闭式引流，以促进肺膨胀，改善呼吸功能。进行性血胸者，应立即剖胸止血，及时补充血容量，以防低血容量性休克。如短期内大量出血，肺、心和膈肌运动的去纤维蛋白作用不完善，可形成凝固性血胸，需在出血停止后数日内剖胸清除积血和血块，以防感染或机化为纤维组织。机化性血胸，可在伤情稳定后早期进行血块和纤维组织剥除术。对感染性血胸按脓胸处理。近年来电视胸腔镜已用于凝固性血胸、感染性血胸的处理，具有创伤小、疗效好、住院时间短、费用低等优点。

（四）心理-社会状况

外伤病人不仅遭受躯体伤残，还面临生命威胁，其心理处于高度应激状态。突然的意外伤害常使病人感到委屈、愤怒、紧张、焦虑，渴望得到最佳和最及时的治疗，以便转危为安。而瞬间袭来的恶性事件的紧张刺激，又可摧毁一个人的自我应对机制，病人产生悲哀、无助、绝望等消极情绪。尤其是大量血胸的病人，由于出现四肢湿冷、血压下降、呼吸困难等低血容量性休克的表现，常使病人产生濒死感。

【护理诊断/问题】

1. 恐惧　与突然、强烈的意外创伤有关。

2. 疼痛　与组织损伤有关。

3. 低效性呼吸型态　与胸部损伤所致疼痛、胸廓运动受限、肺萎陷等有关。

4. 心输出量减少　与大出血、纵隔扑动、心功能衰竭等有关。

【护理目标】

病人情绪稳定，能够配合医疗护理工作；生命体征平稳，能进行有效的呼吸，动脉血气值在正常范围内。

【护理措施】

（一）急救

1. 连枷胸　配合医生紧急行胸壁加压包扎固定或牵引固定，消除或减轻反常呼吸运动，恢复呼吸功能。

2. 开放性气胸　将开放性气胸变为闭合性气胸。使用无菌敷料如凡士林纱布、棉垫或清洁器材如塑料袋、衣物等制作成不透气敷料和压迫物，在用力呼气末封盖伤口，并加压包扎。转运途中如伤员呼吸困难加重，应在呼气时开放密闭敷料，排出高压气体后再封闭伤口。

3. 张力性气胸 立即排气，在危急时可用一粗针头在伤侧第2肋间锁骨中线处刺入胸膜腔。在转送过程中，可于针柄外接剪有小口的柔软塑料袋、橡胶手指套或气球，即在呼气时能张开裂口排气，吸气时闭合，防止空气进入（图17-1-3）。

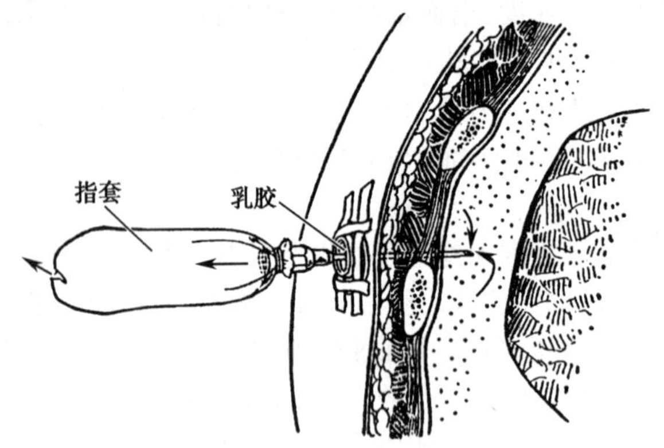

图17-1-3 粗针头胶皮指套排气法

（二）病情观察

严密观察生命体征；注意有无气促、发绀、气管移位、皮下气肿征象；注意观察神志、瞳孔的变化；重视胸部和腹部体征以及肢体活动等情况，警惕多发性损伤，尤其是胸腹联合伤。

（三）减轻疼痛与不适

疼痛限制病人深呼吸及有效咳痰，应采取有效的止痛措施。镇痛的方法有多种，可酌情使用吲哚美辛、布洛芬、可待因、曲马多、布桂嗪、哌替啶、吗啡等镇痛药，也可使用病人自控止痛装置或1%普鲁卡因肋间神经阻滞。对肋骨骨折病人可采用胸带固定。当病人咳嗽或咳痰时，双手按压患侧胸壁，以减轻疼痛。

（四）维持呼吸功能

1. 保持呼吸道通畅，预防窒息。常规给予鼻导管吸氧；鼓励和协助病人翻身、深呼吸、有效咳嗽排痰，以减少肺不张等肺部并发症的发生；及时清除口腔和呼吸道内的血液、痰液及呕吐物，痰液黏稠不易排出时，应用祛痰药物以及雾化吸入，以稀释痰液并促进其排出；大量呼吸道分泌物潴留和有误吸或呼吸衰竭的病人，采用鼻导管深部吸痰或支气管镜下吸痰，及时清除分泌物和吸入物，必要时行气管切开，呼吸机辅助呼吸。

2. 病情稳定者取半卧位，有利于呼吸、咳嗽排痰及胸腔引流。

（五）补充血容量，维持正常心输出量

迅速建立静脉通路。在监测中心静脉压（CVP）的前提下，补充液体，维持水、电解质及酸碱平衡。通过补充血容量或抗休克处理，病情无明显好转且出现胸膜腔活动性出血征象者，如：①脉搏逐渐增快，血压持续下降，或经补充血容量后血压仍不稳定；②胸腔闭式引流引出血性液体在200ml/h以上，持续3小时；③血红蛋白、红细胞计数、血细胞比容进行性降低；④引流液的血红蛋白含量和红细胞计数与周围血接近，且迅速凝固，需迅速协助医生做好剖胸止血的准备。

（六）咯血的护理

痰中带血丝为轻度肺、支气管损伤，安静休息数日后可自愈。咯血或咳大量泡沫样血

痰，常提示肺、支气管严重损伤，应首先稳定病人情绪，鼓励咳出支气管内积血，以减少肺不张的发生。大量咯血时，行体位引流以防止窒息，并做好剖胸探查的准备。

（七）预防感染

胸部损伤时，细菌可从伤口或肺破裂处进入胸膜腔，而且血液还是细菌的良好培养基，胸部损伤易导致胸内感染。除密切观察体温的变化外，还应注意无菌操作，鼓励病人深呼吸，有效咳嗽、排痰，保持胸膜腔引流管通畅，遵医嘱应用抗生素，预防胸腔感染的发生。

（八）胸腔闭式引流的护理

见本章第六节。

（九）心理护理

由于胸部损伤病人的主要心理活动是恐惧，因此，心理护理的中心任务是增强病人的安全感。保持病房环境整洁。加强与病人及家属的沟通，做好病情介绍及解释安慰工作，说明各项诊疗、护理操作及手术的必要性和安全性，解释各种症状和不适的原因、持续的时间及预后，尊重病人，理解病人，表现出对病人痛苦的同情和关心，帮助病人树立信心，配合治疗。

（十）健康指导

1. 胸部损伤病人常需作胸膜腔穿刺、胸膜腔闭式引流，操作前向病人及家属说明治疗的目的、意义及注意事项，以取得配合。

2. 向病人说明深呼吸、有效咳嗽的意义，指导病人练习腹式呼吸，方法如下：病人仰卧，腹部安置3～5kg重沙袋，吸气时保持胸部不动，腹部上升鼓起，呼气时尽量将腹壁下降呈舟状；呼吸动作缓慢、均匀，每分钟8～12次或更少。

3. 胸部损伤后出现肺功能下降或严重肺纤维化的病人，活动后可能出现气短症状，应嘱病人戒烟或避免刺激物的吸入。

4. 病人出院时给予及时的健康指导 ①注意安全，防止意外事故的发生。②肋骨骨折病人3个月后复查X线片，以了解骨折愈合情况。③根据损伤的程度注意休息和营养。

第二节 脓胸病人的护理

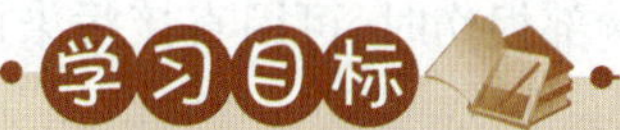

①了解脓胸的概念、常见类型和病理生理要点。②熟悉脓胸的护理评估内容和常见的护理诊断/问题。③掌握脓胸的护理措施；会做健康指导。

脓胸（empyema）是指脓性渗出液积聚于胸膜腔内的化脓性感染。根据感染波及的范围，脓胸可分为局限性脓胸和全脓胸（图17-2-1）；按引起感染的致病菌不同则分为化脓性、结核性和特异病原性脓胸；按病理发展过程可分急性脓胸和慢性脓胸。脓胸可发生于任何年龄，但以幼儿及年老体弱者多见。

脓胸的致病菌多来自肺内感染灶，也有少数来自胸内和纵隔内其他脏器或身体其他部位感染病灶，直接或经淋巴侵入胸膜引起感染。致病菌以肺炎球菌和链球菌多见。但由于抗生素的应用，这些细菌所致的肺炎和脓胸已较前减少，而葡萄球菌特别是耐药性金黄色葡

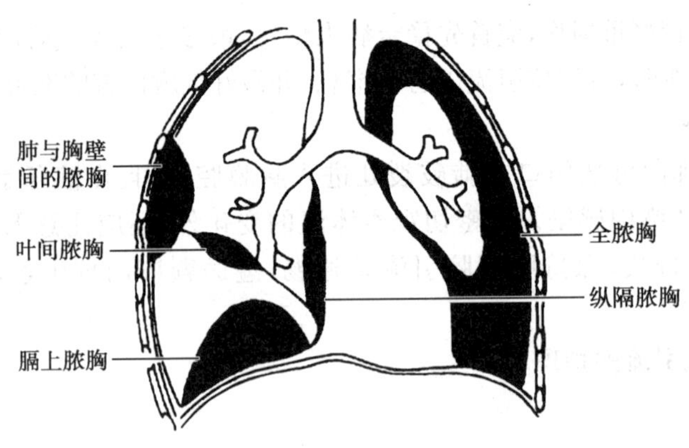

图 17-2-1 脓胸分类

萄球菌却大大增多。

感染侵犯胸膜后，引起胸水大量渗出。早期渗出液稀薄，含有白细胞和纤维蛋白，呈浆液性。随着病情进展，脓细胞及纤维蛋白增多，渗出液逐渐由浆液性转为脓性，纤维蛋白沉积于脏胸膜和壁胸膜表面。纤维素在脏胸膜附着后将使肺膨胀受到限制。此病理变化属脓胸的急性炎症期。

急性脓胸迁延不愈，炎症逐渐慢性化，纤维组织广泛增生，在胸膜腔形成韧厚致密的纤维板，构成脓腔壁。纤维板紧束、固定肺组织，牵拉胸廓内陷，纵隔向患侧移位，并限制胸廓的活动性，从而减低呼吸功能。此为慢性脓胸期。

【护理评估】

(一) 急性脓胸

1. 健康史

(1)病人可有肺部感染病史，如肺炎、肺脓肿；或者有胸内和纵隔其他器官感染病史，如化脓性心包炎、纵隔脓肿；有时膈下脓肿、肝脓肿等腹部感染也可引起脓胸。以上感染灶可直接侵入或破入胸膜腔，也可通过淋巴途径造成胸膜腔感染。

(2)注意了解近期有无身体其他部位的化脓性感染病史，尤其是发生脓毒症(菌血症)时，病原菌可通过血源性播散而引起脓胸。

(3)胸部外伤史或手术史。胸部损伤时，可因直接污染而造成胸膜腔感染，或凝固性血胸并发感染形成脓胸。

2. 身体状况 病人常有高热、脉搏增快、气促、胸痛、食欲不振、全身乏力等表现。胸膜腔积脓较多者尚有胸闷、咳嗽、咳痰症状，严重者可出现发绀和休克。体格检查见患侧语颤减弱，叩诊呈浊音，听诊呼吸音减弱或消失。

3. 实验室及其他检查 血常规检查显示血白细胞计数及中性粒细胞增多。X线胸部检查显示患部有积液所致的致密阴影。胸部超声波检查可显示液性暗区，并能明确范围和准确定位。胸腔穿刺抽出脓性液体，是脓胸最有价值的资料，应送脓液做细菌培养和药敏试验。

4. 治疗与效果 急性脓胸的治疗原则是：①控制感染，根据致病菌对药物的敏感性，选用有效抗生素。②彻底排净脓液，使肺尽早复张。③控制原发感染。④全身支持治疗，如补充营养和维生素、注意水和电解质平衡、纠正贫血等。

排净脓液的方法有：尽早、反复胸腔穿刺抽脓，并向胸膜腔内注入抗生素。若脓液稠厚不易抽出，经治疗后脓液不见减少，病人症状无明显改善，或发现大量气体而疑有气管、食管瘘等，均宜及早施行胸膜腔闭式引流术。必要时还可考虑及早行胸腔廓清术或纤维膜剥除术。

正确、及时的治疗，可有效控制感染，使肺逐渐膨胀，脓腔闭合。如治疗不及时，处理不恰当，或脓腔内存留异物，或合并支气管胸膜瘘等，致使脓腔长期不能闭合，极易转为慢性脓胸。

（二）慢性脓胸

1. 健康史 多有急性脓胸病史。急性脓胸病程一般不超过3个月，否则炎症慢性化，脓腔壁韧厚，脓腔容量已固定不变者，即转为慢性脓胸。此外，尚需注意结核菌、放线菌等感染属慢性炎症过程，可致慢性脓胸。

2. 身体状况 病人常有长期低热、食欲减退、消瘦、贫血、低蛋白血症等慢性全身中毒症状；可有杵状指(趾)；有时尚有气促、咳嗽、咯脓痰等症状。体格检查可见胸廓内陷，呼吸运动减弱，肋间隙变窄；气管可能移向患侧，呼吸音减弱或消失。严重者形成脊柱侧凸。

3. 实验室及其他检查 胸部X线检查示胸膜增厚及大片密度增强模糊阴影或钙化，也可见气液平面和纵隔移向患侧。脓腔造影或瘘管造影可明确脓腔范围和部位。

4. 治疗与效果 慢性脓胸的治疗原则为：①改善全身营养状况，消除中毒症状和营养不良。②消灭致病原因和脓腔。③尽力使受压的肺复张，恢复肺的功能。

根据局部及全身情况采用合适的手术。①改进引流：针对于引流不畅的原因予以改进，如调整引流位置，或改用脓腔开放式引流。有些病人经过改进引流后获得痊愈；或减轻中毒症状，使脓腔逐渐缩小，为以后进行必要的根治手术创造有利条件。②胸膜纤维板剥除术(图17-2-2)：剥除壁胸膜和脏胸膜上的脓腔纤维板，使肺得以复张，消灭脓腔，改善肺功能和胸廓呼吸运动，是较为理想的手术。仅适用于肺组织无病变，手术后肺能够复张的病例，且对于病期不长、纤维板粘连不甚紧密的病例手术成功的可能性较大。③胸廓成形术：适用于病程长，肺组织严重纤维化，或存在支气管胸膜瘘者。手术要点是切除局部肋骨和壁层纤维板，使软化区胸壁内陷，以消灭两层胸膜间的死腔。④胸膜肺切除术：当慢性脓胸合并肺内严重病变时，可将纤维板剥除术加病肺切除术一次完成。但这种手术复杂、出血多、创伤重，危险性较大。

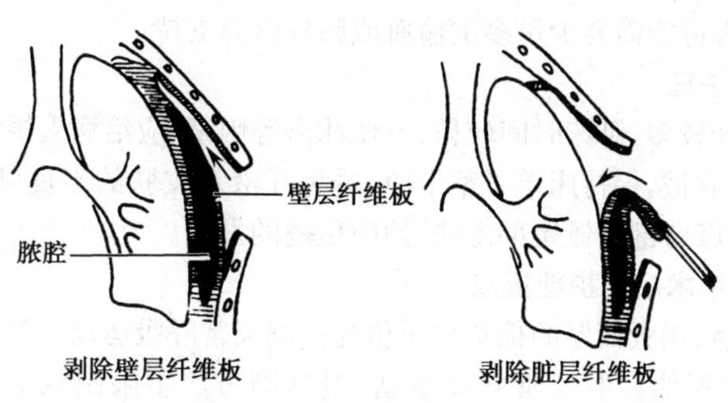

图17-2-2 胸膜纤维板剥脱术

5. 心理-社会状况 慢性脓胸病人，因久病长期消耗，一般状况较差，常有贫血、低蛋白血症。此外，由于手术创伤大，病人心理负担较重，又因慢性疾病的长期折磨，病人常表现情绪低落，变得情感脆弱、被动依赖、敏感多疑。病人过分关注机体感受，过分计较病情变化，一旦受到消极暗示，可产生悲观厌世情绪，对治疗失去信心。

【护理诊断/问题】

1. 焦虑　与疾病反复发作、长期发热、长期用药、手术等有关。

2. 低效性呼吸型态　与肺受压、肺纤维病变、胸壁运动受限等因素有关。

3. 体温过高　与感染有关。

4. 营养失调：低于机体需要量　与营养素摄入不足或代谢率高、消耗增加有关。

【护理目标】

病人树立战胜疾病的信心；病人呼吸功能改善，无气促、发绀等症状；病人营养状况逐步改善；病人体温恢复正常。

【护理措施】

（一）做好胸腔引流的护理

保持引流通畅，彻底排出胸膜腔内脓液可明显减轻病人的中毒症状。急性脓胸病人如能及时彻底排出脓液，使肺逐渐膨胀，脓腔闭合，一般可治愈。对慢性脓胸病人应注意引流管不能过细，引流位置适当，勿插入太深，以免影响脓液排出。若脓腔明显缩小，脓液不多，纵隔已固定，可将闭式引流改为开放引流。开放式引流应保持局部清洁，按时更换敷料，妥善固定引流管，防止滑脱。引流口皮肤涂氧化锌软膏，防止发生皮炎。

（二）改善呼吸功能

1. 一般宜取半卧位，以有利于呼吸和引流。有支气管胸膜瘘者避免健侧卧位，以免脓液流向健侧或发生窒息。

2. 保持呼吸道通畅。鼓励病人有效咳嗽、排痰；痰液较多者协助其排痰或体位引流。

3. 坚持呼吸功能训练，如吹气球及深呼吸功能训练，促使肺充分膨胀，增加通气量。

（三）维持体温正常

高热者给予冷敷、乙醇溶液擦浴等物理降温措施。鼓励病人多饮水。必要时遵医嘱应用药物降温。

（四）加强营养

脓胸病人因长期感染和消耗，常有不同程度的营养不良。应鼓励病人多进食高蛋白、高热量和富含维生素的食物。根据病人的口味与需要制定食谱，合理调配饮食，保证营养素的供给。全身虚弱病人可能需要少量多次输血或肠外营养支持。

（五）注意皮肤护理

因脓胸病人出汗较多、卧床时间较长、不便沐浴等因素，应给病人擦洗身体，保持皮肤清洁，及时更换汗湿的衣被，保持床单平整干净，避免汗液对皮肤的不良刺激。指导病人定时翻身和肢体活动，按摩背部及骶尾部皮肤，预防压疮的发生。

（六）不同手术手术后的护理重点

胸廓成形手术后，用大而厚的棉垫加压包扎控制反常呼吸运动。护士应随时检查、调整包扎的松紧度，过松不能控制反常呼吸运动，过紧则可严重限制胸廓运动而致通气功能障碍。

胸膜纤维板剥脱手术后，易发生大量渗血，应严密观察生命体征及引流液的性状和量。若血压下降、脉搏增快、尿量减少、烦躁不安且呈贫血貌，或胸腔闭式引流手术后3～4小时内每小时引流量大于200ml且呈鲜红色，应立即通知医生，及时快速输血，酌情给予止血药，必要时做好再次开胸止血的准备。

（七）药物副作用的观察

病人可能长期使用抗生素，遵医嘱正确、合理给药，注意药物的副作用。定期监测菌群变化，避免二重感染的发生。如病人出现黑色舌苔或舌炎、口炎、肛门或阴道瘙痒、阴道分泌物增多或发臭、尿液气味异常等真菌感染征象，应立即通知医生。

（八）心理护理

为病人提供安静、整洁、温馨的治疗环境，给病人以宽松、愉悦的感觉。护士要加强与病人之间的沟通，关心体贴病人，建立良好的护患关系。坦诚回答病人有关不适及治疗方面的问题，鼓励病人说出感受，树立战胜疾病的信心。尽力帮助解决生活上的困难，并动员家属及亲友给病人心理、情感、经济上的支持，使之能积极配合治疗，早日康复。

（九）健康指导

1. 饮食指导 指导病人进食高蛋白、高热量、高维生素、易消化饮食，改善机体抵抗力。

2. 体位指导 为保证有效引流，宜取半卧位；支气管胸膜瘘者，避免健侧卧位。

3. 康复知识 胸廓成形手术后病人，由于手术需切断胸或背部肌群以及肋间肌，易引起脊柱侧弯及手术侧肩关节的运动障碍。故病人需采取躯干正直姿势，坚持练习头部前后左右回转运动、上半身的前屈运动及左右弯曲运动。自手术后第 1 天开始行上肢运动，如上肢屈伸、抬高上举、旋转等，使之恢复到健康时的活动水平。

第三节 食管癌病人的护理

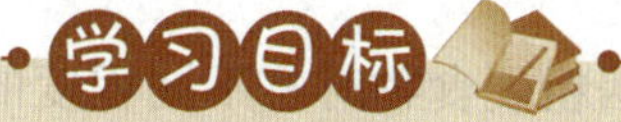

①了解食管癌的好发部位及病理类型。②熟悉食管癌的护理评估内容和常见的护理诊断/问题。③掌握食管癌的护理措施。④通过实践教学，学会对食管癌病人的护理；护理中与病人建立良好的护患关系，表现出对病人的理解、尊重、同情和关心。

食管癌（esophageal carcinoma）是一种常见的消化道癌肿，全世界每年约有 30 万人死于食管癌。发病年龄多在 40 岁以上，男性多于女性。我国是世界上食管癌高发地区之一，发病率以河南省为最高，此外江苏、山西、河北、福建、陕西、安徽、湖北、山东、广东等省均为高发区。

临床上食管的解剖多分为：①颈段：自食管入口至胸骨柄上沿的胸廓入口处。②胸段：又分为上、中、下三段。胸上段——自胸廓上口至气管分叉平面；胸中段——自气管分叉平面至贲门口全长度的上一半；胸下段——自气管分叉平面至贲门口全长度的下一半。通常将食管腹段也包括在胸下段内（图 17-3-1）。食管癌以胸中段较多见，下段次之，上段较少。多系鳞癌，贲门部腺癌可向上延伸累及食管下段。

按病理形态，食管癌可分为四型：①髓质型，占食管癌的大多数，食管壁明显增厚并向腔外扩展，癌肿的上下缘呈坡状隆起，多数累及食管周径的全部或大部分，恶性程度高。②蕈伞型，瘤体呈卵圆形扁平肿块状，向腔内呈蘑菇样突出。③溃疡型，瘤体呈深陷而边缘清楚的溃疡。④缩窄型（即硬化型），瘤体部位形成明显的环状狭窄，累及食管全周，较早出现梗阻症状。

癌肿最先向黏膜下层扩散，继而向上、下及全层浸润，很易穿过疏松的外膜侵入邻近器官。癌肿主要通过淋巴转移，血行转移发生较晚。

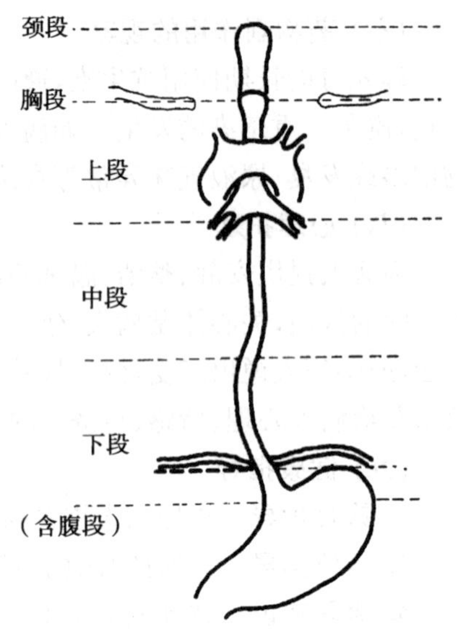

图 17-3-1 食管的分段

【护理评估】

（一）健康史

食管癌的病因尚不明确，据流行病学调查发现，食管癌与种族、地理、生活环境、饮食、生活习惯、营养状况、慢性疾病史、家族遗传史等有一定关系。

1. 化学因素 如长期进食含亚硝胺量较高的食物。

2. 生物因素 如某些真菌有致癌作用，有些真菌能促使亚硝胺及其前体形成。

3. 缺乏某些微量元素 如钼、铁、锌、氟、硒等在粮食、蔬菜、饮水中含量偏低。

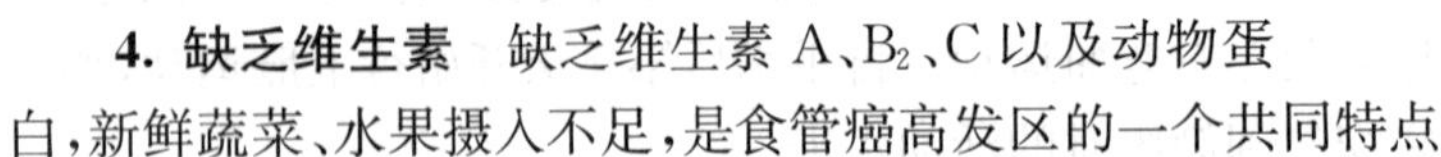

4. 缺乏维生素 缺乏维生素 A、B_2、C 以及动物蛋白，新鲜蔬菜、水果摄入不足，是食管癌高发区的一个共同特点。

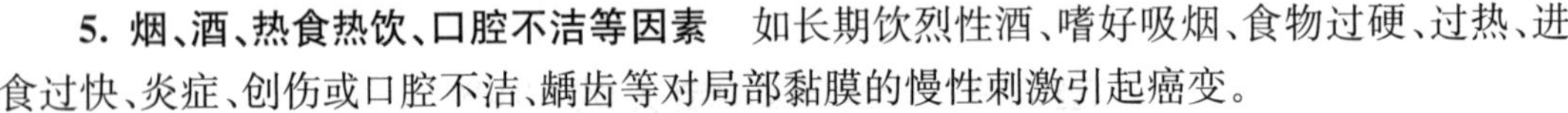

5. 烟、酒、热食热饮、口腔不洁等因素 如长期饮烈性酒、嗜好吸烟、食物过硬、过热、进食过快、炎症、创伤或口腔不洁、龋齿等对局部黏膜的慢性刺激引起癌变。

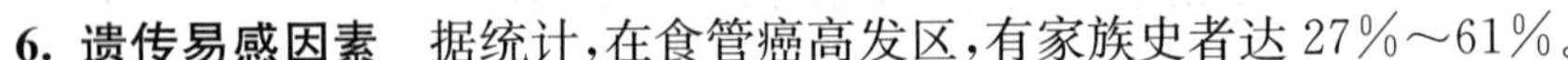

6. 遗传易感因素 据统计，在食管癌高发区，有家族史者达 27%～61%。

（二）身体状况

早期症状常不明显，仅在吞咽粗硬食物时有不同程度的不适感觉，包括咽下食物哽噎感、停滞感，胸骨后烧灼样、针刺样或牵拉摩擦样疼痛，食管内异物感。哽噎停滞感常在饮水后缓解。症状时轻时重，进展缓慢。

中、晚期食管癌典型的症状为进行性咽下困难。先是难咽干硬食物，继而半流质，最后水和唾液也不能咽下。病人逐渐消瘦、贫血、无力、明显脱水及营养不良。当癌肿侵及邻近器官时，可出现相应的临床表现，如癌肿侵犯喉返神经，可发生声音嘶哑；侵入主动脉，溃烂破裂，可引起大量呕血；侵入气管，可形成食管气管瘘，引起进食时呛咳及肺部感染；高度阻塞可致食物反流，亦可引起肺部感染；持续胸痛或背痛为晚期症状，表示癌肿已侵犯食管外组织。

体格检查时应特别注意锁骨上有无肿大淋巴结，肝有无肿块和有无腹水、胸水等远处转移体征。

食管癌分期按 2009 年国际抗癌联盟（UICC）食管癌 TNM 分期标准。

（三）实验室及其他检查

1. 食管吞钡 X 线双重对比造影 早期可见：①食管黏膜皱襞紊乱、粗糙或有中断现象；②小的充盈缺损；③局限性管壁僵硬，蠕动中断；④小龛影。中、晚期有明显的不规则狭窄和充盈缺损，管壁僵硬。有时狭窄上方食管有不同程度的扩张。

2. 脱落细胞学检查 我国创用带网气囊食管细胞采集器，作食管拉网检查脱落细胞，早期病变阳性率可达 90%～95%，是一种简便易行的普查筛选诊断方法。但目前对此法已有争议。

3. 纤维食管镜检查 对临床已有症状或怀疑而未能明确诊断者，应早作纤维食管镜检查。可直视肿块并钳取活组织作病理组织学检查。

4. 近年来采用CT、超声内镜检查等可判断食管癌的浸润层次、向外扩展深度以及有无淋巴结转移。

(四) 治疗与效果

食管癌的治疗原则是以手术治疗为主的综合治疗。

1. 手术治疗 适用于全身情况和心肺功能储备良好、无明显远处转移征象的病人;对较大的鳞癌估计切除可能性不大而病人全身情况良好者,可先采用手术前放疗,待瘤体缩小后再作手术切除。手术路径常经左胸切口,中段食管癌切除有经右胸切口者。联合切口有经胸腹联合切口或颈、胸、腹三切口者。

食管下段癌,与代食管器官吻合多在主动脉弓上;食管中段或上段癌应吻合在颈部,可用器械或手工吻合。常用的代食管器官是胃,有时用结肠或空肠。

对晚期食管癌,不能根治且吞咽困难者,可作姑息性减状手术,如食管腔内置管术、食管胃转流吻合术、食管结肠转流吻合术或胃造瘘术等。

国内外统计,食管癌的切除率为58%～92%,手术并发症发生率为6.3%～20.5%;切除手术后5年和10年生存率分别为8%～30%和5.2%～24%。我国食管癌的临床外科治疗效果优于国际上的统计数字。

2. 放射疗法

(1)放射和手术综合治疗,可增加手术切除率,也能提高远期生存率。手术前放疗后,间隔2～3周再作手术较为合适。手术时不能完全切除的残留癌组织处作金属标记,一般在手术后3～6周开始手术后放疗。

(2)单纯放射疗法,多用于颈段、胸上段食管癌,因手术难度大,并发症多,手术疗效常不满意;也可用于有手术禁忌证而病变长度不长,尚可耐受放疗的病人。

3. 化学药物治疗 采用化疗与手术治疗相结合或与放疗、中医中药相结合的综合治疗,有时可提高疗效,或使食管癌病人症状缓解,延长存活期。

4. 食管原位癌的内镜治疗 食管原位癌,可在内镜下行黏膜切除,手术后5年牛存率可达86%~100%。

5. 手术后常见并发症

(1)吻合口瘘:是食管癌手术后极为严重的并发症,也是手术后死亡的主要原因之一。吻合口瘘多发生在手术后5～10日。颈部吻合的吻合口瘘比胸内吻合发生率高数倍。病人可出现呼吸困难、胸痛、胸腔积液、全身中毒症状、休克甚至脓毒症。胸腔穿刺可抽出带臭味的混浊液体,往往呈暗褐色。口服亚甲蓝,如引流液呈蓝色则可诊断为吻合口瘘。应立即放置胸腔闭式引流、禁食,使用有效抗生素及支持治疗;早期瘘的病人,可试行手术修补。

(2)乳糜胸:多因手术中损伤胸导管所致,多发生在手术后2～10日。乳糜液的多少与性质同进食的量与性质有密切关系。手术后早期由于禁食,乳糜液含脂肪甚少,胸腔闭式引流可为淡血性或淡黄色液,但量较多;恢复进食后,乳糜液漏出量增多,呈白色乳状液体或小米饭汤样。由于乳糜液大量积聚在胸腔内,可压迫肺及纵隔并使之向健侧移位。病人表现为胸闷、气急、心悸,甚至血压下降。

(五) 心理-社会状况

中晚期食管癌致长期进食困难、呕吐、消瘦、疼痛等,使病人身心备受折磨。治疗效果的难以预测,尤其是手术,让病人可能承受较大的心理压力。不同的病人因其职业、生活环境、年龄、性格、信仰的不同，会有不同程度的焦虑、恐惧、悲哀或绝望等心态变化。

【护理诊断/问题】

1. 营养失调：低于机体需要量 与长期进食困难、呕吐及消耗增加有关。

2. 体液不足 与吞咽困难、呕吐、禁食、水分补充不足等有关。

3. 低效性呼吸型态 与伤口疼痛、呼吸道分泌物增多、肺膨胀不全等有关。

4. 潜在并发症 手术后吻合口瘘、乳糜胸等。

【护理目标】

病人营养状况得到改善，体重增加，水、电解质维持平衡；病人呼吸平稳；并发症得到及时发现、控制。

【护理措施】

除肿瘤病人一般护理外，着重注意以下围术期工作。

（一）手术前护理

1. 营养支持 大多数食管癌病人因不同程度吞咽困难而出现营养不良、水及电解质失衡，使机体对手术的耐受力下降。故手术前应保证病人的营养摄入。能口服者，指导病人合理进食高热量、高蛋白、富含维生素的流质或半流质饮食。若病人仅能进流质或长期不能进食者，可补充液体、电解质或提供肠外营养。

2. 保持口腔卫生 口腔内细菌可随食物或唾液进入食管，而食管梗阻可造成食物积存，易引起细菌繁殖，造成局部感染，影响手术后吻合口愈合，故应保持口腔清洁，进食后漱口，并积极治疗口腔疾病。

3. 呼吸道准备 手术前病人戒烟2周以上，训练病人有效咳痰和腹式深呼吸，练习使用深呼吸训练器，为改善手术后肺部通气，预防手术后肺炎和肺不张做好积极准备。

4. 消化道准备 ①食管癌可导致不同程度的梗阻和炎症，手术前1周每餐后嘱病人饮少量温开水，并口服抗生素溶液，以起到冲洗食管和局部消炎抗感染作用。②食管有明显梗阻者，手术前3日每晚以0.9%氯化钠溶液加抗生素经鼻胃管插管冲洗食管，可减轻局部充血水肿，减少手术中污染，防止吻合口瘘。③结肠代食管手术病人，手术前3日进行结肠道准备，详见第19章大肠癌病人的护理。④术日晨常规置胃管时，如不能通过梗阻部位，可置于梗阻部位上端，待手术中直视下再置于胃中。否则强行插管，有致癌细胞大量脱落或局部穿孔的危险。

5. 心理护理 提供安静舒适的环境，减少不必要的压力刺激。以热情的态度、温和的语言与病人沟通，鼓励病人及家属说出他们内心的感受和最关心的事物，关注他们提出的每一个问题和采取的行动，由此判断病人焦虑、恐惧和其他心理反应的原因和程度，对病人表现出的各种心理和行为表示理解。同时向病人提供更多的有关疾病的信息，让病人及家属了解手术前、手术后的注意事项，使其减轻焦虑不安。

（二）手术后护理

1. 监测生命体征 手术后每15分钟测生命体征1次；麻醉苏醒，且脉搏和血压平稳后改为0.5～1小时测量1次。手术后24～36小时内，血压会常有波动现象，需严密观察。

2. 呼吸道护理 食管与胃吻合手术后，胃拉入胸腔，使肺受压，肺扩张受限；手术后切口疼痛、体质虚弱使咳痰无力等，病人易发生呼吸困难、缺氧，以及肺不张、肺炎，甚至呼吸衰竭。

麻醉清醒后，每1～2小时鼓励病人做深呼吸5～10次，并协助病人有效地咳嗽排痰：

①翻身、叩背可使存在于肺叶、肺段处的分泌物流至支气管中咯出。②指压胸骨切迹上方的气管能刺激病人咳痰。③病人咳痰时固定其胸部，避免或减轻由于胸廓震动而引起的疼痛。具体做法是护士站在病人手术侧，一手放在手术侧肩膀上并向下压，另一手置于伤口下支托胸部，当病人咳嗽时，护士的头应在病人身后；或护士站在病人健侧，双手抱在伤口部位以支托固定胸部伤口，固定胸部时，手张开，手指并拢（图 17-3-2）。教导病人先慢慢轻咳，将痰咳出。

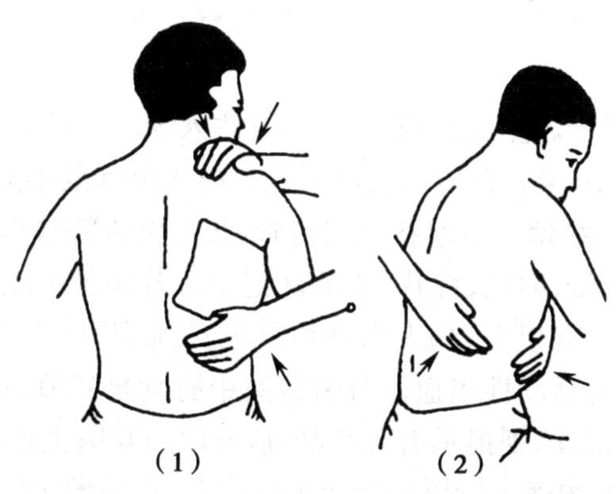

图 17-3-2 协助排痰的正确姿势

痰液黏稠不易咳出时，可采用雾化吸入，以利于痰液排出。对于咳痰无力，呼吸道分泌物潴留的病人，可行鼻导管深部吸痰（图 17-3-3），护士将鼻导管经鼻孔插至咽后壁，然后左手垫一块纱布，将舌头尖端捏紧牵出口腔外后，右手推送鼻导管，当病人深吸气时，迅速将鼻导管送至声门，由于机械刺激作用，病人随即咳嗽排痰。必要时协助医生行纤维支气管镜下吸痰或气管切开术。颈部吻合者，鼻导管吸痰时，应准确可靠，以免导管误插入食管吻合口处，发生意外损伤。

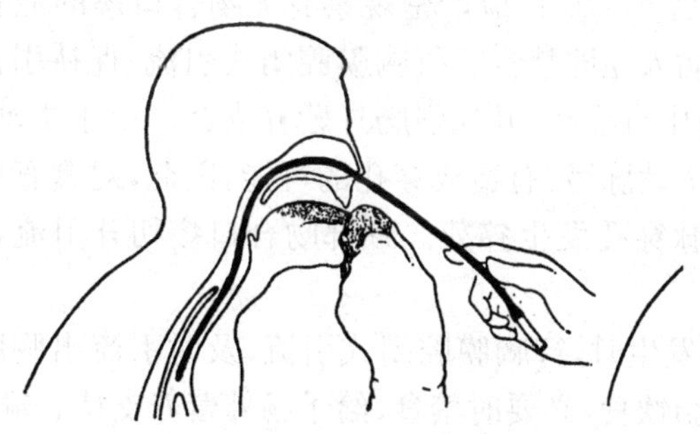

图 17-3-3 鼻导管吸痰

3. 胃肠减压的护理 食管癌手术后胃肠减压的目的是减轻腹胀和胃内胀气，以免影响吻合口的愈合。手术后 3～4 日内持续胃肠减压，保持胃管通畅并妥善固定，防止脱出。严密观察引流量、性状、气味并准确记录。若引流出大量鲜血或血性液，病人出现烦躁、血压下降、脉搏增快等，应考虑吻合口出血，需立即通知医生并配合处理。经常挤压胃管，勿使管腔堵塞。胃管不通畅，可用少量 0.9%氯化钠溶液冲洗并及时回抽，避免胃扩张增加吻合口张力，导致吻合口瘘。胃管脱出后应严密观察病情，不应再盲目插入，以免戳穿吻合口，造成吻合口瘘。

4. 饮食护理 ①手术后3～4日内吻合口处于充血水肿期，胃肠蠕动尚未恢复正常，需禁饮禁食。手术后禁食期间也不可下咽唾液，须当心食管吻合口瘘。②待肛门排气、胃肠减压引流量减少后，拔除胃管。停止胃肠减压24小时后，若无吻合口瘘症状，先试饮少量水，若无异常，可给予少量清流质饮食，每2小时给100ml，每日6次。如无不适，进食量逐渐增加至全量。③一般手术后10天左右考虑进半流质饮食，手术后3周病人若无特殊不适可进普食。应注意少食多餐，防止进食过多、速度过快，避免进食生、冷、硬食物。进食量过多、过快或吻合口水肿可导致进食时呕吐，水肿严重者应禁食，给予肠外营养，待3～4日水肿消退后再继续进食。

留置十二指肠营养管者，遵医嘱早期经营养管注入38～40℃的营养液。一般在手术后留置十二指肠营养管7～10天。营养管拔除后经口摄入流食或半流食。

5. 胸膜腔闭式引流的护理 定时挤压引流管，防止引流管打折、受压，保持胸腔闭式引流的通畅。观察引流液的量、颜色、性状，并准确记录。若胸膜腔闭式引流引出血性液体每小时大于200ml，持续2～3h以上，病人出现烦躁不安、血压下降、脉搏增快、尿量减少等血容量不足的表现，应考虑有活动性出血。若引流液中有食物残渣，提示有食管吻合口瘘；若引流液量多，由清亮渐转混浊，则提示有乳糜胸，应及时通知医生处理。

6. 胃肠造瘘手术后的护理 行胃肠造瘘术的病人，在手术72小时后，胃肠活动功能逐渐恢复正常，即可由导管灌食。具体护理措施见第4章的肠内营养支持。

7. 结肠代食管手术后护理 保持置于结肠袢内的减压管通畅。若从减压管内吸出大量血性液体或呕吐较多咖啡样液并伴全身中毒症状，应考虑代食管的结肠袢坏死；同时注意腹部体征。如出现以上情况，需及时通知医生并配合抢救。结肠代食管吻合手术后，因结肠逆蠕动，病人常嗅到粪便味，需向病人解释清楚，并指导其注意口腔卫生，一般此情况于半年后逐步缓解。

（三）手术后并发症的护理

1. 吻合口瘘 手术后5～10日应严密观察有无吻合口瘘的症状，一旦出现，应立即通知医生并配合处理。嘱病人立即禁食。行胸膜腔闭式引流，保持引流通畅。早期应用广谱抗生素，控制感染和全身中毒症状，并加强肠外营养支持。由于主动脉弓与食管中段相邻，胸内吻合口感染易侵蚀主动脉弓，有造成穿孔的可能，因此，对食管中段癌手术后并发胸内吻合口瘘者应警惕主动脉穿孔发生猝死。颈部吻合口瘘切开引流，保持局部清洁，多可自愈，无需特殊处理。

2. 乳糜胸 乳糜胸发生时，行胸膜腔闭式引流，及时引流出胸腔内乳糜液，使肺膨胀。嘱病人进低脂甚至是无脂饮食，必要时禁食，给予肠外营养支持。输血、血浆及清蛋白，纠正营养失衡，并注意纠正水、电解质紊乱。行胸导管结扎术者，手术前1～2小时口服或经营养管注入牛奶200ml或芝麻油50ml，有利于手术中瘘口的暴露。

（四）健康指导

1. 进食原则是少食多餐，由稀到干，细嚼慢咽，逐渐增加食量。防止进食过多、速度过快，避免进食生、冷、硬食物（包括质硬的药片和带骨质的肉类、花生、豆类等），质硬的药片可碾碎后服用。否则，仍有导致后期吻合口瘘的可能。

2. 食管癌、贲门癌切除手术后，可发生胃液反流至食管，病人可有返酸、呕吐等症状，平卧时加重。嘱病人饭后2小时内不宜平卧位，睡觉时上身适当垫高。

3. 食管胃吻合手术后病人，可能有胸闷、进食后呼吸困难，应告知病人是由于胃已拉入胸腔，肺受压暂不能适应所致。建议病人少食多餐，经1～2个月后，此症状多可缓解。

4. 告诉病人出院后定期复查的时间与地点等。手术后3周仍有吞咽困难者，有吻合口狭窄的可能，应随时复诊。

第四节　肺癌病人的护理

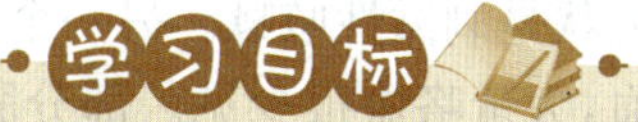

①了解肺癌的常见类型。②熟悉肺癌的护理评估内容和常见的护理诊断/问题。③掌握肺癌的护理措施。④通过实践教学，学会对肺癌病人的护理；护理中与病人建立良好的护患关系，表现出对病人的理解、尊重、同情和关心。

肺癌（lung cancer）大多数起源于支气管黏膜上皮，因此也称支气管肺癌。近50年来，全世界肺癌的发病率明显增高，发病年龄大多在40岁以上，以男性多见，男女之比约3～5∶1，但近年来，女性肺癌的发病率明显增加。

肺癌的分布情况，右肺多于左肺，上叶多于下叶。起源于主支气管、肺叶支气管的肺癌，位置靠近肺门者称为中心型肺癌，较为多见；起源于肺段支气管以远的肺癌，位于肺的周围部分者称为周围型肺癌。肺癌癌肿可向支气管腔内或邻近的肺组织生长，并可通过淋巴、血行或经支气管转移扩散。

一般按组织学类型将肺癌分两类，非小细胞肺癌和小细胞肺癌。非小细胞肺癌又分为三种主要组织学类型：①鳞状细胞癌（鳞癌）：病人年龄大多在50岁以上，以男性多见。一般起源于较大的支气管。鳞癌生长缓慢，病程较长。通常经淋巴转移，血行转移发生较晚，对放射、化学疗法较敏感。②腺癌：发病年龄较小，女性相对多见。多数起源于较小的支气管上皮。一般生长较慢，但有时在早期即发生血行转移，淋巴转移则较晚发生。早期无明显症状，往往在胸部X线检查时发现。近年来肺腺癌的发病率明显升高。③大细胞癌：此型肺癌少见。约半数起源于大支气管。分化程度低，预后很差，常在发生脑转移后才被发现。小细胞癌（未分化小细胞癌）多见于男性，一般起源于较大支气管，恶性程度高，生长快，转移较早，在各型肺癌中预后最差。对放射、化学疗法敏感。此外，少数肺癌病例同时存在不同类型的癌肿组织，称为混合型肺癌。

【护理评估】

（一）健康史

肺癌的病因尚未完全明确。据流行病学调查及观察研究发现，肺癌与个人生活史、职业史及某些疾病史、家族史等关系密切。

1. 吸烟史　大量资料表明，长期大量吸烟是肺癌的一个重要致病因素。多年每日吸烟40支以上者，肺鳞癌和小细胞癌的发病率比不吸烟者高4～10倍。

2. 致癌物质接触史　某些工业部门和矿区职工，肺癌的发病率较高，这可能与长期接触石棉、铬、镍、铜、锡、砷、放射性物质等致癌物质有关。城市居民的肺癌发病率比农村高，这可能与大气污染和烟尘中致癌物有关。此外，家庭炊烟的小环境污染也是致癌因素之一。

3. 其他相关病史及家庭史　肺部慢性感染病史、遗传因素以及人体免疫状态、代谢活动等，也可能对肺癌的发病有影响。

近来在肺癌分子生物学方面的研究表明，某些基因表达的变化及基因突变与肺癌的发病有密切的关系。

（二）身体状况

肺癌病人的身体状况与癌肿的部位、大小、是否压迫或侵犯邻近器官、有无转移等情况有着密切关系。早期肺癌，特别是周围型肺癌往往没有任何症状，大多在X线检查时发现。随着癌肿的生长，常出现的较早症状是刺激性咳嗽。另一个常见的较早症状是血痰，通常为痰中带血、血丝或断续地少量咯血，大量咯血很少见。部分肺癌病人，由于肿瘤造成较大支气管的不同程度的阻塞，可以在临床上出现胸闷、哮鸣、气促、发热和胸痛等症状。

晚期肺癌压迫、浸润邻近器官及组织或发生远处转移时，可出现相应的症状，如声音嘶哑、吞咽困难、胸膜腔积液、胸痛、上肢静脉怒张及水肿、臂痛和上肢运动障碍、颈交感神经综合征等。

少数肺癌病例，由于癌肿产生了内分泌物质，临床上呈现非转移性的全身症状，如骨关节病综合征、Cushing综合征、重症肌无力、男性乳腺增大、多发性肌肉神经痛等。

肺癌分期目前常用2009年UICC修订的肺癌TNM分期标准。（其TNM分期原则见第十一章）

（三）实验室及其他检查

1. X线检查 大多数肺癌可以经胸部X线摄片和CT检查获得临床诊断。中心型肺癌早期X线胸片可无异常，当癌肿阻塞支气管时，可见肺不张。当癌肿发展到一定大小，可出现肺门阴影。周围型肺癌最常见的X线表现为肺野周围孤立性圆形或椭圆形块影，边缘不清或呈分叶状，周围有毛刺。

CT检查可发现早期的中心型或周围型肺癌，还可帮助了解肺门及纵隔淋巴结转移情况和邻近器官受侵情况。

2. 痰细胞学检查 若痰中找到癌细胞，可明确诊断。起源于较大支气管的中心型肺癌，特别是伴有血痰的病例，痰中找到癌细胞的机会更多。

3. 支气管镜检查 对中心型肺癌诊断的阳性率较高，可在支气管腔内直接看到肿瘤，并可采取小块组织作病理切片检查，亦可经支气管刷取肿瘤表面组织或吸取支气管内分泌物进行细胞学检查。

4. 其他检查 纵隔镜、放射性核素肺扫描、经胸壁穿刺活组织检查、胸水检查、剖胸探查等。

（四）治疗与效果

肺癌主要采取以外科手术为主的综合治疗。

1. 手术治疗 手术治疗的目的是彻底切除肺部原发癌肿病灶和局部及纵隔淋巴结，并尽可能保留健康的肺组织。

肺切除术的范围，决定于病变的部位和大小。①对周围型肺癌，一般施行肺叶切除术。②对中心型肺癌，一般施行肺叶或一侧全肺切除术。③有的病例，癌肿位于一个肺叶内，但已侵及局部主支气管或中间支气管，为了保留正常的邻近肺叶，避免作一侧全肺切除术，可行支气管袖状肺叶切除术。④如相伴的肺动脉局部受侵，可行支气管袖状肺动脉袖状肺叶切除术。肺切除的同时，应进行系统的肺门和纵隔淋巴结清除术。据统计，我国目前肺癌手术的切除率为85%～97%，手术后30天死亡率在2%以下，总的5年生存率为30%～40%左右。影响远期疗效的主要因素有：肿瘤的病理类型，肿瘤的大小和侵犯范围，有无淋巴结转移，手术方式，支气管切缘是否有癌残留，年龄以及病人的全身状况和免疫状态等。

手术禁忌证：①远处转移；②心、肺、肝、肾功能不全，全身情况差的病人；③广泛肺门、纵隔淋巴结转移；④严重侵犯周围器官及组织；⑤胸外淋巴结转移。

肺切除手术后常见的并发症有：①肺不张：开胸手术后伤口疼痛剧烈，咳痰无力，支气管内分泌物排出不畅，易导致分泌物堵塞支气管，引起肺不张。该并发症大多发生于手术后48小时内。病人出现烦躁不安、不能平卧、心动过速、体温增高、哮鸣、发绀、呼吸困难等症状。肺部听诊可闻及管状呼吸音，血气分析为低氧、高碳酸血症。②支气管胸膜瘘：支气管胸膜瘘是肺切除手术后严重并发症之一。其发生原因为支气管残端处理不当以及支气管残端有病变。一般情况差、严重贫血者手术后并发支气管胸膜瘘者较多。支气管胸膜瘘多发生于手术后1周，病人可出现发热、呼吸短促、胸闷、刺激性咳嗽，在健侧卧位时咳嗽加剧，伴有多量血性痰液，或手术后数天引流管持续有气体逸出。X线胸片可见液气胸及余肺膨胀不全。胸膜腔内注入亚甲蓝溶液1～2ml后，病人咳出蓝色痰液即可确诊。

2. 放射治疗　在各种类型的肺癌中，小细胞癌对此最敏感，鳞癌次之，腺癌最低。据统计，对肺癌单独应用放射疗法，3年生存率为10%。晚期肺癌病例可行姑息性放射疗法以减轻症状。

3. 化学治疗　有些分化程度低的肺癌，特别是小细胞癌，疗效较好。临床上可单独应用于晚期肺癌病例，或与手术、放射等疗法综合应用。

4. 中医中药治疗　应用辨证论治法则治疗肺癌，一部分病人的症状可以得到改善。

5. 免疫治疗　①特异性免疫疗法：用经过处理的自体肿瘤细胞或加用佐剂后作皮下接种治疗。②非特异性免疫疗法：用卡介苗、转移因子、干扰素、胸腺肽等生物制品激发和增强人体免疫功能。

（五）心理-社会状况

由于对癌症的恐惧，当病人被诊断为肺癌时，会出现一系列复杂的心理反应。此外，在现实生活中，手术往往被认为是人生中的重大事件，人们面临这种治疗手段时常感到担心、恐惧或焦虑。同时，治疗肺癌所带来的各种不良反应及治疗所需的高额费用，也可对病人的心理构成很大的压力。肺癌病人常有明显的孤独感，部分病人感到绝望、无助，甚至产生自杀的念头。

【护理诊断/问题】

1. 气体交换受损　与肺组织病变、肺叶切除手术后肺组织减少、肺弥散面积减少等有关。

2. 低效性呼吸型态　与呼吸道阻塞、疼痛、肺膨胀不全等有关。

3. 疼痛　与手术所致组织损伤有关。

4. 潜在并发症　肺不张、支气管胸膜瘘、胸腔内出血、心律失常、肺部感染等。

其他护理诊断参考第11章肿瘤病人的护理。

【护理目标】

病人呼吸平稳，动脉血气值在正常范围内；疼痛缓解、消失或可忍受；并发症得到及时发现、控制或未发生并发症。

【护理措施】

除肿瘤病人的常规护理和一般手术病人的常规护理外，重点注意以下围术期护理措施。

(一) 手术前护理

1. 防治呼吸道感染 吸烟可刺激气管、支气管发生炎性反应,呼吸道分泌增多,病人手术前应戒烟2周以上。此外,口腔是细菌进入下呼吸道的门户,故应加强口腔卫生。对伴有慢性支气管炎、肺内感染、肺气肿的病人,遵医嘱应用抗生素。

2. 腹式呼吸的训练 腹式呼吸是以膈肌运动为主的呼吸。胸部手术后,要以有效的腹式呼吸代偿胸式呼吸。指导病人用鼻吸气,吸气时将腹部膨起,随即屏气1～2秒,呼气时让气体从口中慢慢呼出。手术前每天均应坚持训练数次。

3. 有效咳嗽的训练 对保持手术后呼吸道通畅有重要意义。咳嗽训练时,病人尽可能坐直,进行深而慢的腹式呼吸;吸气后屏气3～5秒,口型呈半开状态,用力从胸部深处咳嗽,不要从口腔后面或咽喉部咳嗽,用两次短而有力的咳嗽将痰咳出。有效的咳嗽声音应是低音调、深沉的。

(二) 手术后护理

1. 呼吸道护理 肺切除手术后24～36小时内,由于肺通气量和肺换气面积减少、麻醉后遗不良反应、伤口疼痛、肺膨胀不全等,会造成不同程度的缺氧,手术后需常规给予鼻导管吸氧。对于手术前心肺功能差、全麻清醒较迟或呼吸动度过浅、动脉血氧饱和度过低者,手术后早期可短时间使用呼吸机辅助呼吸。其他具体护理措施详见本章第三节。

2. 减轻疼痛 肺手术切口较大,引流管穿过肋间使肋间神经受压,故手术后切口疼痛较剧。手术后适当应用止痛剂,给药后20～30分钟时镇痛效果最佳,病人做深呼吸、咳嗽及其他护理操作应尽可能安排在此阶段进行。

3. 合适体位 ①病人未清醒前取平卧位,头偏向一侧,以免呕吐物、分泌物吸入而导致窒息或并发吸入性肺炎。②病人清醒、血压平稳后改为半卧位,以利于肺通气及胸部引流。③一侧全肺切除术的病人,避免完全侧卧位,宜取患侧约1/4侧卧位,以免纵隔过度移位而影响心血管功能。一般不允许躺向健侧,为避免纵隔移位而限制唯一的健肺活动。④一般应每1～2小时给病人变换体位1次,有利于皮肤保护及预防呼吸和循环系统并发症。

4. 胸膜腔闭式引流的护理 维持胸膜腔引流通畅,手术后初期每30～60分钟向水封瓶方向挤压引流管1次,避免引流管受压、折曲、滑脱及阻塞。观察引流的量、色、性状的变化。全肺切除手术后引流管护理见一侧全肺切除手术后护理。

5. 手术后活动与锻炼 肺叶切除术或一侧全肺切除术对病人呼吸、循环功能干扰甚大;开胸手术(后外侧切口)又需切断斜方肌、菱形肌及背阔肌、前锯肌等肌群,或有时采取前外侧切口会切断胸大肌、胸小肌等,手术后受伤肌群的粘连、萎缩,可能致躯干及肢体活动障碍、关节强直。为了有效预防呼吸、循环系统并发症,最大可能地恢复肢体运动功能,在麻醉清醒后,即可指导病人开始躯干和四肢的适度活动与锻炼,并逐渐适应肺切除后余肺的呼吸功能。

患侧肩与臂的活动和锻炼须及早进行,当病人完全清醒后先开始患侧肩、臂的被动活动,每3～4小时活动1次。手术后第1天鼓励病人做主动活动,以患肩的前屈、后伸、外展、内收、内旋、外旋活动为主。随着手术后时间的延长,为病人编排床上或床下体操运动,综合进行患侧肩、肘、前臂、肩胛区及健侧肢体活动(图17-4-1),并逐渐增大运动量和范围。全肺切除手术后或胸廓成形手术后病人,在坐、立、行走或卧床时,都应保持脊柱的直立功能姿势,重视躯干部胸、背肌的功能锻炼,预防脊柱侧弯畸形的发生。

手术后早期就应活动下肢关节,协助病人坐起。鼓励病人逐步下床活动,根据病人的情

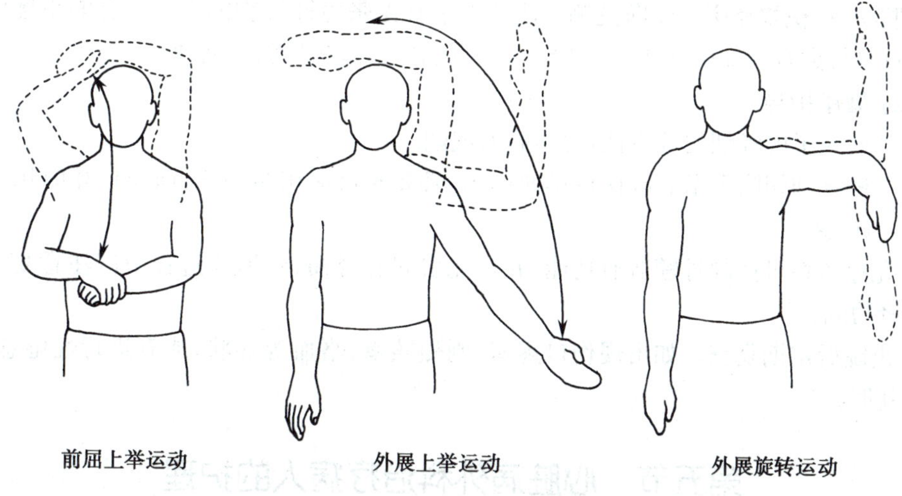

图 17-4-1　开胸术后手臂与肩部的运动

况逐渐增加活动量，如出现头晕、气促、心动过速、心悸和出汗等症状时，应立即停止活动。

6. 一侧全肺切除手术后护理的特殊要求

(1)胸腔引流管一般呈钳闭状态，保持手术后患侧胸腔内有一定的积气积液，维持胸腔内一定压力，以减轻或纠正明显的纵隔移位。但要注意胸腔内压力的改变，经常检查颈部气管的位置有无变化。如气管偏向健侧，可酌情放出适量的气体或积液，以维持气管、纵隔于中间位置。每次放液时，速度宜慢，每次放液量不宜过多，否则快速多量放液可引起纵隔突然移位，病人出现胸闷、呼吸困难、心动过速，甚至心搏骤停。

(2)由于手术后肺泡-毛细血管床明显减少，应严格掌握输液的速度和量，否则易发生急性肺水肿。一侧全肺切除手术后 24 小时补液量宜控制在 2000ml 内，速度以 20～30 滴/分为宜。

(3)一侧全肺切除手术后的病人，其支气管残端缝合处就在气管隆嵴下方，行鼻导管深部吸痰时易戳破，操作时吸痰管进入气管长度以不超过气管的 1/2 为宜，以免造成支气管残端瘘。

(4)由于手术后肺组织明显减少，加之麻醉后遗效应使气道分泌物增多以及疼痛刺激等，使呼吸功能急剧下降，潮气量和有效通气量明显减少。由于病侧主支气管缺如，一旦健侧主支气管被痰阻塞，将很快导致呼吸衰竭。因此手术后特别强调保持呼吸道通畅，协助病人有效地咳嗽、咳痰，防止发生肺炎、肺不张。

(5)休息与活动：病人手术后早期应卧床休息，禁忌健侧卧位。但要适当活动肢体，进行功能锻炼，促进循环、呼吸功能恢复。

(三)手术后并发症的预防及护理

1. 肺不张与肺部感染　肺不张的护理应着眼于预防。手术前力劝病人戒烟。手术前手术后加强口腔卫生，加强深呼吸和咳嗽动作的训练，以增加其肺活量及呼吸肌的强度。做好呼吸道的管理，及时清除呼吸道分泌物，经常鼓励病人自行或协助其咳嗽排痰，必要时行鼻导管深部吸痰或支气管镜吸痰。遵医嘱合理应用抗生素。

2. 支气管胸膜瘘　早期瘘可及早再次手术修补瘘口。并发感染性脓胸者，应行胸腔闭式引流术排出脓液、控制感染，以利于肺复张，并遵医嘱给予抗生素。病人置于患侧卧位，以防胸膜腔积液、积脓经瘘口流向健侧。注意观察有无张力性气胸的发生。有的小瘘口经以上处理可自行愈合。如引流4～6周瘘口仍不闭合,需按慢性脓胸处理。

(四)健康指导

1. 让病人了解吸烟的危害性,力劝病人戒烟。

2. 一侧全肺切除手术后应保持排便通畅,必要时可应用缓泻剂,防止便秘时用力排便而增加心脏负担。

3. 化疗药物可抑制骨髓造血功能,并可能引起肝肾损害,治疗过程中应注意复查血常规和肝肾功能。

4. 出院后定期复查。如出现伤口疼痛、剧烈咳嗽、咯血等症状,或有进行性倦怠情形,应立即就医。

第五节 心脏病外科治疗病人的护理

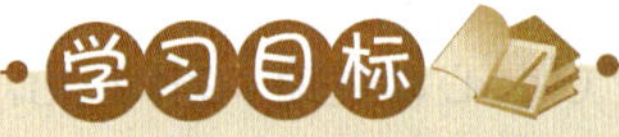

①了解心内直视手术的基础技术。②了解先天性心脏病外科治疗病人的护理和后天性心脏病外科治疗病人的护理。

一、心内直视手术的基础措施

(一)体外循环

体外循环(extracorporeal circulation)是将回心的静脉血从上、下腔静脉或右心房引出体外,在人工心肺机内进行气体交换后(氧合和排出二氧化碳),再由血泵输回体内动脉进行血液循环。在体外循环下,血液可不经心肺进行气体交换。在心肺转流下,可阻断心脏血流,切开心脏,进行心内直视手术。体外循环技术是心脏外科的基本和必要条件。由于特殊的人工装置取代了人体心肺功能,故又称作心肺转流,该种装置即人工心肺机。

1. 体外循环的基本装置 主要由下列部件组成(图17-5-1):

(1)血泵(人工心):这是代替心脏排血功能的部件,驱动氧合器内的氧合血输回体内动脉,进行循环。

(2)氧合器(人工肺):是用于暂时代替人体肺在体外进行气体交换的装置,氧合器现有两种类型,鼓泡式氧合器和膜式氧合器。

(3)变温器:将水箱内的水温调节至设定值,通过管道输入与氧合器为一体的冷热交换器,从而升高或降低氧合器内的血液温度。

(4)微栓过滤器:一般为直径20～40μm微孔的高分子材料滤网装置,用以过滤血液中的血小板块、纤维素、微气栓、脂肪栓及微小组织块等碎片。

(5)附属装置:包括各种血管插管、连接管道、贮血器及监测系统等。

2. 体外循环的实施

(1)体外循环的准备:手术前应详细了解病人的病情、身高、体重、体表面积、血细胞比容

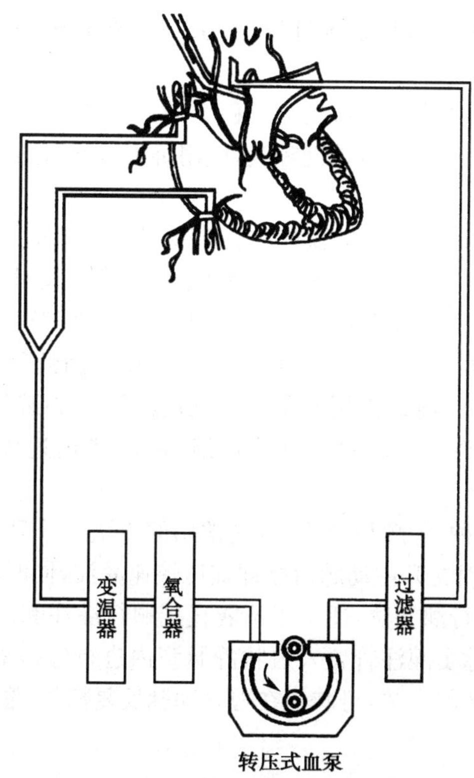

图 17-5-1　体外循环装置示意图

和血浆蛋白含量等，根据手术方案制订体外循环方案，选择合适的部件连接体外循环通路，确保人工心肺机处于良好的工作状态。

(2)体外循环的预充和血液稀释：连接好静脉引流管、氧合器、血泵和动脉管道，转流前先充满液体，并充分排尽动脉管道内空气的过程称为预充。这部分液体称为预充液。预充液应根据病人情况选择晶体溶液、胶体溶液、血浆、清蛋白或血液等，维持水、电解质、酸碱平衡，并进行适当的血液稀释。这样不仅节省用血，更重要的是降低血液黏稠度，改善微循环，减少血液成分的破坏，减轻凝血功能的紊乱。

(3)体外循环的实施：一般经胸骨正中切口显露心脏，建立体外循环。心肺转流期间需静脉推注肝素 300～400U/kg，维持全血活化凝血时间大于 480～600 秒或用抑肽酶后大于 750 秒。

目前体外循环多与低温结合，即在开始转流时将血液降温至 25～30℃，以降低代谢率。在低温下可减少转流量、左心回心血量和心肌细胞的损伤。待心内手术即将结束时再将血液温度回升至常温。心肺转流结束后，需静脉注射适量鱼精蛋白以终止肝素的抗凝作用，拔除动脉插管和上腔静脉插管。

体外循环后可发生一系列的病理生理变化，包括：①代谢改变：因组织灌注不良，代谢性酸中毒较多见。②电解质失衡：因手术前长期服用强心利尿药而转流中尿量增多等多种因素，低血钾较为突出。③凝血机制改变：主要为血细胞被破坏、游离血红蛋白增高、血小板和凝血因子减少。④肾、肺等器官的功能减退：长时间的低血压、低灌注量以及酸中毒和大量游离血红蛋白等都影响肾的排泌功能，甚至引起肾衰竭。肺则可因微栓、氧自由基等毒性物质的释放以及炎性反应，引起间质水肿、出血和肺泡萎缩等导致呼吸功能不全，以致衰竭。

体外循环后的处理，首先力求血流动力学稳定，维持血容量的平衡；其次是及时纠正电解质和酸碱平衡失调；此外还需进行辅助呼吸，应用抗生素预防感染。

（二）心肌保护

心肌保护的概念是在研究心肌缺血性损伤的基础上形成的。体外循环心内直视手术时，需阻断心脏血流，致使心肌缺血、缺氧。如阻断时间较长，即招致心肌损害，甚至坏死。心肌损害大都发生在心脏循环恢复后的早期，由于积留于心肌的氧自由基等有毒物质，在循环恢复后集中大量释出，引起心肌再灌注损伤。因此手术中心肌保护攸关心脏手术病人的安危和疗效。目前最常用的是主动脉内灌注冷心脏停搏液法，即在钳闭升主动脉后，经主动脉根部灌注 4℃含钾心脏停搏液，使心肌迅速停止活动，减少心肌能量消耗。

心停搏液灌注法有三种：①顺行灌注法：是常用的方法。于升主动脉根部插入灌注针，连接 0～4℃心停搏液瓶，钳夹升主动脉后立即加压快速灌注，同时心包腔注满冰屑盐水，使心脏瞬息冷却停搏。②逆行灌注法：适用于不能直接顺行灌注和冠状动脉狭窄或阻塞的病人，将特制带囊的冠状静脉窦灌注管置入冠状静脉窦内进行停搏液灌注。③顺行—逆行联合灌注：多为先顺灌后逆灌的方法，可减少在冠状动脉反复插管，灌注时不中断手术操作，有助于缩短心肌缺血时间。

二、先天性心脏病外科治疗病人的护理

【常见病概述及护理评估】

（一）动脉导管未闭

动脉导管是胎儿期降主动脉和肺动脉的正常通道。出生后未能闭锁而形成动脉导管未闭（patent ductus arteriosus，PDA）（图 17-5-2），导致主动脉血液分流入压力较低的肺动脉内，增加肺循环血量。左心负荷增加，导致左心室肥大，肺充血，甚至左心衰竭。血液分流入肺动脉后增加肺循环量和压力，也加重右心负荷，引起右心肥大，以致衰竭。肺小动脉承受大量分流血量先发生反应性痉挛，一定时期后继发管壁增厚和纤维化，从而使肺动脉压力持续上升。当肺动脉压力等于或超过主动脉压力时，左向右分流消失，甚至逆转为右向左分流，临床上发绀，导致艾森曼格综合征（Eisenmenger syndrome）。

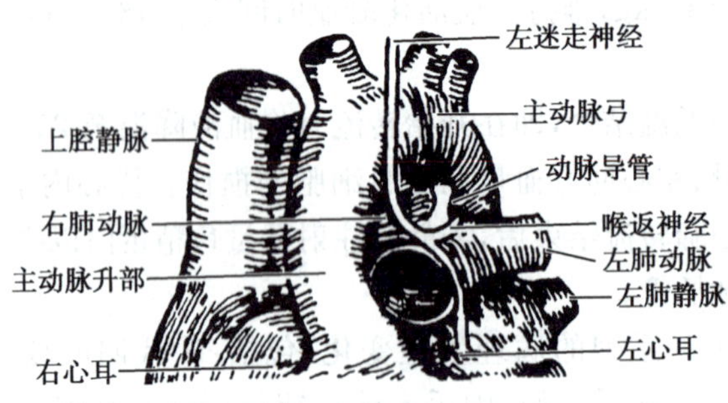

图 17-5-2　动脉导管未闭的位置

1. 身体状况及检查　导管细、分流量少者可终生无症状。导管粗、分流量大者易有感冒或呼吸道感染，发育不良，甚至可出现左心衰竭。心脏检查可在胸骨左缘第 2 肋间听到响

亮粗糙的连续性机器样杂音，局部可扪及震颤。周围血管体征有脉压增宽，颈部血管搏动增强，水冲脉、枪击声等。肺动脉压超过主动脉致右向左分流时，出现下半身发绀和杵状趾，称为差异性发绀。

心电图示左心室高电压或左心室肥大。胸部 X 线检查见左心室增大，主动脉结突出，可呈漏斗状，肺动脉圆锥平直或隆出。超声心动图可探到未闭的动脉导管。心导管检查和主动脉造影可明确病变情况。

2. 治疗与效果 可先试服吲哚美辛治疗，以抑制前列腺素 E 的扩张作用，促使导管收缩闭合。如不能奏效，则需手术。婴幼儿有心力衰竭者应提早手术治疗，最适当的手术年龄是学龄前。合并肺动脉高压者应及早手术。并发细菌性心内膜炎者，最好在抗生素控制感染 2 个月后施行手术。

手术方法有动脉导管结扎术、切断缝合术，或在全麻低温体外循环下阻断心脏血循环，经肺动脉切口缝闭动脉导管内口。近年来有人经由心导管将一塑料塞嵌入动脉导管将其堵塞，此法对较小导管（<1cm）的闭合，有很高的成功率。经胸腔镜钳闭导管术适用于婴儿。

绝大多数病人手术后杂音消失，发育迅速，心电图与 X 线多能恢复正常，疗效很好。据大量报道，其手术死亡率在 1%以下。手术后主要并发症为：①喉返神经损伤：喉返神经麻痹、声音嘶哑，多为暂时性，一般 1～2 个月后可逐渐恢复。②出血：动脉导管未闭手术结扎导管后，体循环血流量突然增加，手术后可出现高血压。血压过高可使动脉导管断端破裂出血，严重肺动脉高压粗大导管破裂出血的机会较中小型导管要高得多。③动脉导管再通，多因结扎法操作欠妥或方法选择不当所致，其发生率约 0.3%。

（二）房间隔缺损

房间隔缺损（atrial septal defect，ASD）是左、右心房之间的间隔发育不全，遗留缺损而造成血流可相通的先天性畸形。如在胚胎发育过程中，原始房间隔下缘不能与心内膜垫接触，则在房间隔下部残留一间隙，形成原发孔房间隔缺损。而原始房间隔上部吸收过多、继发孔过大或继发隔生长发育障碍，则两者之间不能接触，出现继发孔房间隔缺损，较为多见。

房间隔存在缺损将使左心房血向右心房分流，分流量的多少决定于心房压力阶差、缺损的大小和两侧心室充盈阻力。幼儿期，两侧心房压力比较接近，分流量不大。随着年龄增长，房压差增大，左向右分流量逐渐增多，右心和肺循环负荷加重，久之可引起肺动脉高压，使血液转为右向左分流。

1. 身体状况及检查 继发孔缺损早期多无症状，一般到了青年期才开始出现症状。原发孔缺损症状出现较早，早期可出现明显肺动脉高压和右心衰竭。心脏检查时，肺动脉瓣区可听到Ⅱ～Ⅲ级吹风样收缩期杂音，伴第二心音亢进、分裂。病程晚期可出现心房纤颤和右心衰体征。

心电图检查示电轴右偏，不完全性右束支传导阻滞，右心室肥大。X 线检查示右心房、右心室增大，肺动脉圆锥突出，肺野血管影纹增多。超声心动图显示右心房、右心室增大，室间隔与左心室后壁同向运动。多普勒证实左右心房间有分流。

2. 治疗与效果 诊断明确，即使无症状者也应手术修补缺损。适宜的手术年龄为 3～5 岁。肺动脉高压呈逆向分流者是手术的禁忌证。手术方法为直接缝合或使用自体心包片或涤纶片修补缺损。近年开展的导管伞封堵术，不需开胸，创伤小，适用于有选择的病例。单纯继发孔缺损手术死亡率低于 1%。手术后由于血流动力学改善，病人症状明显减轻或消失，儿童病例生长发育速度加快，其长期生存率与正常人对比无显著差异。常见的手术后并发症为气体栓塞和完全性房室传导阻滞。

（三）室间隔缺损

室间隔缺损(ventricular septal defect，VSD)是室间隔在胎儿期发育不全所致(图17-5-3)。室间隔缺损产生左向右分流。分流量大，肺动脉压力和肺血管阻力将逐渐上升。肺小动脉早期发生痉挛，继而管壁内膜和中层增厚，阻力增大，形成阻塞性肺动脉高压，致左向右分流明显减少，甚至出现右向左逆向分流导致Eisenmenger综合征。室间隔缺损分为膜部缺损、漏斗部缺损及肌部缺损，其中以膜部缺损最常见，肌部缺损最少见。

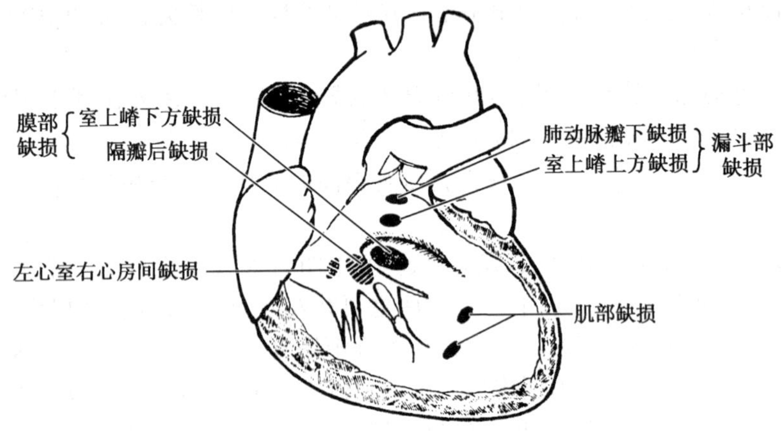

图17-5-3 室间隔缺损的各种类型

1. 身体状况及检查 缺损小者多无临床症状；缺损大者婴儿期易发生呼吸道感染。肺动脉高压患儿，可出现发绀和右心衰竭。胸骨左缘第3、4肋间能扪及收缩期震颤，并听到Ⅲ～Ⅳ级全收缩期杂音。肺动脉高压出现时杂音逐步减轻，甚至消失。

缺损较大者心电图检查示左心室高电压、肥大或左右心室肥大。中度以上缺损者，X线检查可见心影轻度到中度扩大，肺动脉圆锥隆出，肺门充血。重度阻塞性肺动脉高压心影扩大反而不显著，肺野外周纹理稀疏。超声心动图可显示缺损的部位和大小。

2. 治疗与效果 巨大的室间隔缺损，25%～50%的病儿在1岁内因肺炎、心力衰竭而死亡。因此，心力衰竭反复发作婴儿应及早行缺损修补治疗。约半数小缺损可自行闭合，除非并发细菌性心内膜炎外，可观察到10岁再考虑手术治疗。分流量超过50%或伴有肺动脉压力增高的婴幼儿应早日手术治疗。手术在低温体外循环下进行，根据缺损大小进行直视缝合或补片修补。导管伞堵法是治疗室间隔缺损的新方法，该方法创伤小，但目前仅适用于严格选择的病例。

室间隔缺损修补手术死亡率目前下降至1%以下。绝大多数存活病例长期效果相当满意，一般1～3个月后体重增加，6～12个月后生长发育均有明显改善。传导阻滞在室间隔修补手术后多见，其中右束支传导阻滞最为多见，多因手术损伤传导束所致。

（四）法洛四联症

法洛四联症(tetralogy of Fallot，TOF)是指肺动脉口狭窄、室间隔缺损、主动脉骑跨和右心室肥大等联合心脏畸形，是最常见的发绀型先天性心脏病。

肺动脉口狭窄使右心排血受到阻碍，右心室压力上升超过左心室，迫使部分血流通过室间隔缺损从右向左分流，致使动脉血氧饱和度下降，发绀，而肺循环血流量则减少。为了代偿缺氧，红细胞和血红蛋白都显著增多。

1. 身体状况及检查　新生儿即发绀，尤以哭闹时显著，并且逐年加重。患儿开始步行后易气促，喜蹲踞，病情严重者可突发缺氧性昏厥、抽搐。体检时发现患儿发育不良，口唇、眼结膜和指甲发绀，指(趾)呈杵状。胸骨左缘第2、3、4肋间听到收缩期杂音。

血常规检查见红细胞增多可达(5～8)×10^{12}/L，血红蛋白增至150～200g/L以上。X线检查示心影正常或稍大，肺动脉段凹陷，心尖圆钝，可呈"木靴形"，主动脉影增宽。超声心动图可见升主动脉内径扩大，骑跨在室间隔上方。室间隔的连续中断，右心室增大，流出道或(和)肺动脉狭小。多普勒示右向左分流。

2. 治疗与效果　主要依赖手术治疗，手术治疗分为姑息手术和矫治手术两大类。法洛四联症手术虽无年龄限制，但临床表明2岁以内侧支循环少，心肌继发改变轻，心室功能好，此间手术效果最佳。姑息手术的目的是增加肺循环血量，改善缺氧。常用的姑息手术有两种，即锁骨下动脉-肺动脉吻合术和主动脉-肺动脉吻合术。矫治手术的目的是疏通右心室流出道和修补室间隔缺损，此手术需在体外循环下进行。

近10年来法洛四联症的外科治疗有了很大的发展。新生儿和婴儿根治手术死亡率已下降至3.6%以下，5年生存率为93%，手术后症状可明显减轻或消失，体格发育和体力活动恢复正常。低心排出量综合征(简称低心排)是手术后严重并发症和死亡主要原因。缩短心肌缺血时间，良好的转流技术和心肌保护方法，满意的心脏畸形纠正是降低该并发症发生率的关键。

(五) 心理-社会状况

由于心脏手术复杂，危险性大，并发症多，花费多，家属会有各种顾虑，担心手术中死亡或手术后无法很好的恢复，表现得格外紧张、焦虑。此外，儿童由于年龄小，一旦离开父母，大都感到恐惧不安，经常哭闹、拒食及不服药。

【护理诊断/问题】

1. 心输出量减少　与手术中心肌保护欠佳、心肌缺血缺氧、酸中毒及电解质紊乱、手术后血容量不足、心力衰竭、严重的心律失常、心脏压塞等有关。

2. 低效性呼吸型态　与疼痛、肺膨胀不全、麻醉等有关。

3. 体温过低(或过高)　与低温麻醉(或反跳性高热及感染)有关。

4. 潜在并发症　手术后低心排出量综合征、喉返神经损伤、心律失常、出血、感染、脑功能障碍等。

【护理目标】

病人血压、中心静脉压维持在正常范围，肢端温暖；体温恢复正常，呼吸平稳；未发生并发症或并发症得到较好的控制。

【护理措施】

(一) 手术前护理

1. 注意房间通风，保持室内空气新鲜，湿度适合，严格控制探视及陪伴人员。根据气候变化增减衣服，注意保暖，预防感冒。

2. 测量身高、体重以计算体表面积，便于用药。

3. 发绀型心脏病患儿手术前应吸氧，流量2～4L/min，2次/天，每次30分钟。注意休息，避免大声哭闹。

4. 做好心导管及造影等特殊检查时的护理 严密观察检查过程中病人伤口出血情况以及血压、心率、心律、神志等各种反应，发现异常及时报告医生并配合处理。检查后注意观察伤口有无渗血，导管拔除后穿刺部位需按压止血 15～30 分钟，沙袋压迫 24 小时，并观察肢体肤色，预防血栓形成。

5. 做好心理护理 病房的设计应富有人性化及童趣，减轻由于病房环境导致的紧张情绪。墙壁的颜色鲜艳多彩，布置一些吸引儿童的图案，门窗可装配一些彩带或其他饰物。多与患儿进行沟通，让患儿建立信任感，避免因手术后离开亲属而感到恐惧。耐心向家属做好解释工作，有条件者可带患儿及家长参观监护室。

（二）手术后护理

1. 循环系统的监护

（1）血压监测：手术后宜保持血压平稳。各个年龄组手术后动脉血压宜稳定在以下范围：①新生儿：65～90/45～60mmHg；②1 个月～1 岁：75～100/50～70mmHg；③1～3 岁：80～110/50～78mmHg；④3～5 岁：82～112/50～80mmHg；⑤5～8 岁：84～120/54～80mmHg。测量血压的方法包括有创血压直接监测和无创血压间接监测。直接动脉测压比袖带式间接测压更为精确，而且可以连续观察动脉收缩压、舒张压和平均压的数值。常选桡动脉插管进行测量。有创血压监测时应注意：①严格执行无菌技术操作，防止感染的发生；②在测量时需将压力换能器置于第四肋间腋中线水平，并随换能器的位置变化及时调整零点；③妥善固定套管针、延长管及被测肢体，防止摆动、扭曲；④在冲洗和抽血时，严防气泡进入桡动脉；否则会导致压力衰减；⑤拔管后局部压迫 10 分钟。

高血压是动脉导管手术后最常见的并发症。因手术结扎导管后导致体循环血流量突然增大，手术后可出现高血压，护理上应注意：①监测血压；②降压：若血压高达 142/102mmHg（19/13.5kPa）或比手术前增高 38mmHg（4.5kPa）以上时，遵医嘱及时给予降压药物，以防出现高血压危象。给药后，密切观察血压变化、疗效和不良反应，准确记录用药量；根据血压变化随时调整剂量；③适当控制液体入量；④保持小儿安静。

（2）中心静脉压监测（CVP）：小儿中心静脉压正常值为 6～15cmH_2O。体外循环手术后的患儿常规建立 CVP 的监测，直到病情平稳。一般左向右分流、无分流的手术后患儿，CVP 维持在 12cmH_2O 以下；发绀型先心病手术后，要维持在 10～14cmH_2O，但不超过 15cmH_2O；三尖瓣闭锁行上腔静脉与肺动脉吻合手术后 CVP 较高，一般在 20～25cmH_2O。每次测压时，测压管的零点必须与右心房中心在同一水平。平卧位时，零点平对腋中线第四肋间；坐位时应平对胸骨角。体位变动时应注意调整。咳嗽、呕吐、躁动、抽搐及用力时均影响 CVP 水平，应在安静 10～15 分钟后再行测定。

（3）肤色、皮温的观察：密切观察病人皮肤的颜色、温度、湿度、动脉搏动，以及唇、甲床、毛细血管充盈情况：检查者用手指压迫被检者甲床后立即放松，记录颜色由白转红的时间（正常为 2～3 秒）。若充盈时间延长，同时有口唇和甲床青紫，表示周围血管收缩、组织灌注不佳。

2. 呼吸系统的监护 手术后应注意观察呼吸频率、幅度、节律，有无呼吸困难。经常做胸部检查，判断有无肺不张、支气管痉挛、痰鸣及皮下气肿等。为改善氧合，减少呼吸做功，降低肺血管阻力，促进心功能恢复，心脏手术后病人常规采用机械通气，支持呼吸功能。用呼吸机者应了解气管插管的位置是否合适，定期进行血气分析以了解呼吸功能。等病人神志清醒，血压、心律平稳，自主呼吸良好，可拔除气管插管，改为鼻导管吸氧，并加强呼吸道护理，尤其婴幼儿呼吸道较短小，极易被痰液和呕吐物堵塞，引起窒息，故手术后保持呼吸道通畅极为重要。

3. 肾功能监护 体外循环的低流量和低灌注压，红细胞破坏所致的血浆游离血红蛋白含量明显增高，低心排出量综合征或低血压（平均压低于60mmHg），缩血管药物应用不当或肾毒性药物的大量应用等，可导致急性肾衰竭。婴幼儿体外循环手术后肾功能不全的发生率高达4%～8%，新生儿则更高。临床表现为少尿、无尿、血钾升高、尿素氮及血清肌酐升高等。

其护理上应注意：①手术后患儿必须留置导尿管，采用小刻度容器计算每小时尿量。注意观察尿色的变化，定时监测尿量、尿比重及pH值，维持尿量1ml/(kg·h)。②当血容量稳定而尿量偏少时或疑有肾功能不全时，及时应用利尿剂，可自小剂量开始直至达到满意的利尿效果。体外循环手术后的患儿，无尿和少尿的最常见原因为手术后血容量不足，肾灌注压低，低心排出量综合征。针对病因治疗，提高肾灌注压。③尿量过多，应密切监测血压及血钾变化，避免血容量不足及低钾血症的发生。④发生血红蛋白尿，应予高渗性利尿或4%碳酸氢钠静脉滴注以碱化尿液，防止血红蛋白沉积于肾小管导致肾功能损害。疑为肾衰竭者，严格记录出入水量，限制水和电解质摄入，补液应量出为入，宁少毋多。

4. 心包、纵隔引流管的护理 ①保持引流管通畅。②及时准确地记录引流量、色与性质的变化。③密切观察病情，注意有无心脏压塞征象，一旦确定有心脏压塞、心包或胸腔内有活动性出血，均应立即做好开胸止血的准备。

5. 体温监测 手术后体温低于35℃时应保暖复温；体温逐渐回升至常温时，及时撤除保暖措施并防止体温反跳。高热使心率加快，心肌耗氧量增加，若手术后体温升至38℃，应立即采取降温措施。

6. 镇静和镇痛 小儿合作程度差，但对痛觉不如成人敏感，所以少量镇静药即可使之安静。有时父母陪伴、玩具或电视节目可解除患儿的紧张情绪。

（三）健康指导

告知患儿及家属各种检查的目的以及手术前、手术后的注意事项；动脉导管未闭手术后如发生声音嘶哑，嘱患儿禁声休息，一般1～2个月后可逐渐恢复；手术后逐步增加活动量，手术后3个月内不可过度劳累；手术后儿童应加强营养，多进高蛋白、高热量、富含维生素的食物，以利于生长发育；注意气候变化，尽量避免到公共场所，防止发生上呼吸道感染。

三、后天性心脏病外科治疗病人的护理

【常见病概述及护理评估】

（一）风湿性心脏病

风湿性心脏瓣膜病（rheumatic heart disease）是由链球菌感染引起的变态反应，并侵犯心脏瓣膜所致的后天性慢性心脏瓣膜疾病。风湿性瓣膜病中，常累及二尖瓣，其次为主动脉瓣、三尖瓣。

1. 病理生理

（1）二尖瓣狭窄：风湿病反复发生并侵及二尖瓣后，两个瓣叶在交界处相互粘连，导致瓣口狭窄，瓣叶增厚、挛缩、变硬和钙化等都进一步加重瓣口狭窄，并限制瓣叶活动。二尖瓣狭

窄可分三类：①隔膜型：纤维增厚和粘连主要位于瓣膜交界和边缘，瓣叶活动限制少；②隔膜漏斗型：瓣膜广泛受累，腱索粘连，瓣叶活动受到限制；③漏斗型：瓣膜明显纤维化、增厚、钙化，腱索、乳头肌融合和挛缩，瓣叶活动严重受限，呈漏斗状。

二尖瓣狭窄的病理生理改变主要取决于瓣口狭窄程度。正常成人二尖瓣瓣口面积是4.0～6.0cm^2，若<1.5cm^2，可出现血流动力学改变及临床症状；若≤1.0cm^2时，将出现严重临床表现。左心房压力逐渐升高、左心房扩大，肺静脉瘀血，影响肺内气体交换。当毛细血管压力大于30mmHg时，即可发生肺水肿。肺小动脉阻力和肺动脉压力均增高，加重了右心室排血负担，逐渐肥厚、扩大，最终导致右心衰竭。

(2)二尖瓣关闭不全：左心室收缩时，由于两个瓣叶不能对拢闭合，一部分血液反流入左心房，使排入体循环的血流量减少，由于左心房血量增多，压力升高，逐渐产生左心房代偿性扩大和肥厚，随着左心房、左心室扩大，二尖瓣瓣环也相应扩大，使二尖瓣关闭不全加重，左心室长时期负荷加重，终于产生左心衰竭。同时导致肺静脉瘀血，肺循环压力升高，最后可引起右心衰竭。

(3)主动脉瓣狭窄：正常主动脉瓣瓣口面积为3cm^2。主动脉瓣狭窄会增加左心室后负荷，促使左室收缩期压力增高，进而导致向心性左室肌肥厚。左心室壁逐渐肥厚终于导致左心衰竭。

(4)主动脉瓣关闭不全：主要病理生理改变为舒张期血液自主动脉反流入左心室，导致左心室扩大与肥厚。心脏功能失代偿时，可出现左心衰竭。由于舒张压低，冠状动脉灌注量减少和左心室高度肥厚，造成心肌供血不足。

2. 身体状况及检查 临床症状的轻重主要取决于瓣口狭窄或关闭不全的程度，轻者可无明显症状。表17-5-1列举了4种瓣膜病变的临床表现和诊断要点。

表17-5-1 常见心脏瓣膜病变的身体状况及检查

	二尖瓣		主动脉瓣	
	狭窄	关闭不全	狭窄	关闭不全
症状	劳累性呼吸困难、咳嗽、咯血、端坐呼吸、夜间阵发性呼吸困难	乏力、劳累性呼吸困难、端坐呼吸	乏力、劳累性呼吸困难、运动时晕厥，心绞痛	乏力、心悸、眩晕、颈部和头部动脉搏动感
体征	二尖瓣面容。心尖区舒张期震颤及滚筒样杂音和右心抬举样搏动；右心衰时出现肝肿大、腹水、下肢水肿、颈静脉怒张	心尖区可闻及Ⅲ级或以上全收缩期杂音伴收缩晚期加强，并向腋部传导	主动脉瓣区收缩期喷射样杂音，向颈部传导	心界向左下扩大、抬举样搏动，胸骨左缘3、4肋间舒张期叹息样杂音；周围血管体征
超声心动图	瓣膜活动异常，瓣口狭小；心动曲线呈城墙样改变	瓣口不能闭合完全	主动脉瓣叶增厚、钙化、开放振幅变小，主动脉瓣口缩小	舒张期瓣叶不能完全闭合。多普勒可检出反流程度
心电图检查	电轴右偏、P波增宽，右室肥大伴劳损，心房颤动	电轴左偏，P波增宽，左室肥大伴劳损	电轴左偏，左室肥大劳损，左束支传导阻滞或心房颤动	电轴左偏，左室肥大劳损

3. 治疗与效果 心功能Ⅱ级以上者应及早手术。妊娠期病人应在妊娠3～4个月前终止妊娠后施行手术，以防妊娠后期加重心功能损害。

（1）二尖瓣狭窄：外科治疗的目的是扩大二尖瓣瓣口，矫治瓣膜病变，解除左心房排血障碍，缓解症状，改善心功能。无症状或心功能Ⅰ级者，不主张手术。心功能Ⅱ级以上者均宜手术治疗。重度狭窄伴心衰、房颤者，手术前应给予强心、利尿以纠正电解质失衡，待全身情况和心功能改善后再进行手术。手术方法有：①闭式二尖瓣交界分离术：适用于隔膜型二尖瓣狭窄，特别是瓣叶活动度好，无钙化病变者。手术后死亡率一般在2%以下，约有75%的病例疗效良好。该术式能确切改善病情，费用低，不需抗凝治疗，但症状缓解期仅为3～15年，约10%的病人在手术后5年内因再度发生狭窄而需再次手术，故该手术目前已很少采用。近年来，经皮球囊导管二尖瓣交界扩张分离术不需剖胸手术，具有损伤小、病人恢复快的特点，已有逐渐取代闭式二尖瓣交界分离术的趋势。②直视二尖瓣成形术：需在体外循环直视下进行。一般而言，手术后症状缓解期为8～12年，手术后不需长期抗凝治疗。③二尖瓣置换术：体外循环直视下切除病变瓣膜及腱索或保留部分（全部）腱索，置入人工心脏瓣膜。人工瓣膜包括机械瓣和生物瓣（图17-5-4）。机械瓣耐久性较好，但需终生抗凝治疗，出血和血栓发生率较高且有一定的机械噪音。生物瓣手术后不需长期抗凝治疗，但在人体内会衰败或钙化，一般多用于65岁以上或有抗凝禁忌的病人。手术死亡率为2%～5%。

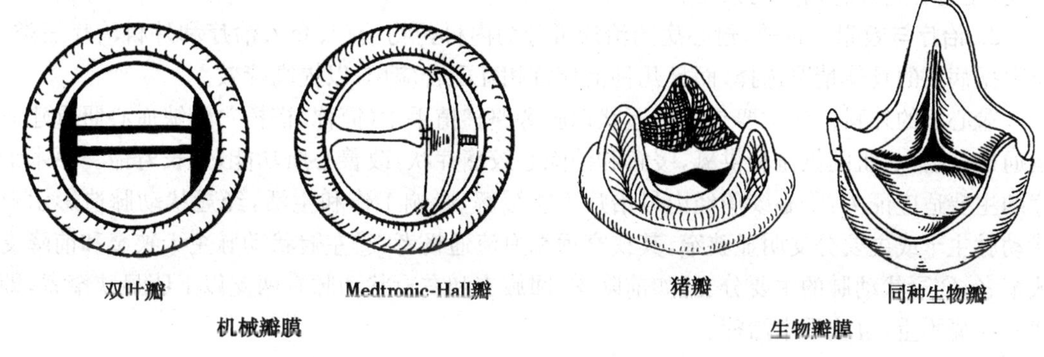

图17-5-4 人工心脏瓣膜

（2）二尖瓣关闭不全：需在体外循环下进行直视手术。手术方法有两种：①二尖瓣修复成形术：对瓣膜病变轻，瓣叶和腱索损害不严重，无钙化，大瓣活动度好的病例，利用自身二尖瓣组织整复瓣膜功能。②二尖瓣替换术：对病变严重者，宜采用瓣膜替换术。

（3）主动脉瓣狭窄和关闭不全：尽早施行手术治疗，替换人工瓣膜。

（4）瓣膜替换手术后常见的并发症有：①感染：人造瓣膜感染性心内膜炎是一种严重的并发症，死亡率高达50%。常发生在手术后1周左右。因无特异性临床表现，如手术后1周，体温一度恢复正常后再出现发热，而且是每天相对固定时间畏寒后发热，应首先考虑为感染性心内膜炎。②溶血及溶血性贫血：是人造瓣膜特有的后期并发症。随着瓣膜设计的不断改进和材料工艺的进步，目前该并发症已逐渐减少。③血栓或栓塞：可使病人致死或致残，是晚期死亡主要原因。一旦确诊常需手术清除血栓或再次置换瓣膜。④瓣周漏：主要是由于手术操作不当所致，人造瓣膜感染也是常见原因。它可引起溶血性贫血、瓣膜关闭不全和心功能进行性恶化。可行瓣周漏修补术或再次瓣膜置换术。

4. 心理-社会状况 多数风湿性瓣膜病人患病前是成年壮劳力，而患病后症状逐渐加重，劳动能力逐渐减弱；此外，机械瓣膜置换手术后需终生抗凝，其心理反应及情绪变化极为复杂，特别是手术后容易对所换瓣膜产生心理上排异，病人会认为自身的躯体完整性被破坏，加之对所换瓣膜的使用寿命十分担心，病人会产生忧虑、惶惶不安、悲伤等情绪变化。

(二) 冠状动脉粥样硬化性心脏病

冠状动脉粥样硬化性心脏病(coronary atherosclerotic heart disease)简称冠心病。主要病理变化是冠状动脉内膜脂质沉着、局部结缔组织增生、纤维化或钙化，形成粥样硬化斑块，造成管腔狭窄或阻塞，心肌供血量减少，引起心肌缺血甚至坏死。

1. 身体状况 管腔狭窄严重者，冠状动脉血流量减少，当体力劳动、情绪激动等情况下，心肌需氧量增加就可引起或加重心肌血氧供给不足，出现心绞痛、心肌梗死等症状。心肌长期缺血缺氧，引起心肌广泛变性和纤维化，导致心脏扩张。临床表现为一种以心功能不全为主的综合征，称为缺血性心肌病，预后较差。

2. 实验室及其他检查 心肌梗死时，肌酸磷酸激酶及乳酸脱氢酶升高，而且特异性同功酶也升高；心绞痛发作时，绝大多数病人的心电图可出现暂时性心肌缺血引起的 ST 段移位，ST 段压低；心肌梗死病人心电图的特征性改变为宽而深的 Q 波，ST 段抬高，T 波倒置；选择性冠状动脉造影不但可明确诊断，而且可确定冠状动脉的狭窄部位、程度和侧支循环的情况，是冠心病外科治疗的依据。

3. 治疗与效果 目前，冠心病的治疗可分为内科药物治疗、介入治疗和外科治疗三类。应根据病人的具体情况选择，而且几种治疗宜相互配合应用，以提高疗效。

冠心病的外科治疗主要是应用冠状动脉旁路移植手术(简称“搭桥”)为缺血心肌重建血运通道，改善心肌的供血和供氧，缓解和消除心绞痛症状，改善心肌功能，延长寿命。手术治疗的主要适应证为：①心绞痛经内科治疗不能缓解，影响工作和生活，经冠状动脉造影示冠状动脉主干或主要分支明显狭窄，其狭窄远端血流通畅者；②左冠状动脉主干狭窄和前降支狭窄者；③冠状动脉的主要分支，如前降支、回旋支和右冠状动脉有两支以上明显狭窄者，即使心绞痛不重，也应手术治疗。

冠状动脉旁路移植术即采取一段自体的大隐静脉，将静脉的近心端和远心端分别与狭窄段远端的冠状动脉分支和升主动脉作端侧吻合术，以增加心肌血液供应量(图 17-5-5)；或近年来较多采用的胸廓内动脉与狭窄段远端的冠状动脉分支端侧吻合术(图 17-5-6)。对于多根或多处冠状动脉狭窄病例可用单根大隐静脉或胸廓内动脉与邻近的数处狭窄血管作序贯或蛇形端侧与侧侧吻合术。冠状动脉旁路移植手术后约有 90%以上的病人症状消失或减轻，心功能改善，可恢复工作，延长寿命。血管旁路闭塞或冠状动脉粥样硬化的发展是造成晚期死亡的主要原因。

4. 心理-社会状况 冠心病病人在发病前大多是积极进取、争强好胜的，因此发病后有严重的失落感和焦急情绪，加之对手术效果的担心，病人会变得消沉、敏感、依赖性增强。

【护理诊断/问题】

1. 心输出量减少 与下列因素有关：手术前心功能差、手术中心肌保护欠佳、心肌缺血缺氧、酸中毒及电解质紊乱、手术后血容量不足、心力衰竭、严重的心律失常、心脏压塞等。

2. 低效性呼吸型态 与疼痛、肺膨胀不全、麻醉等有关。

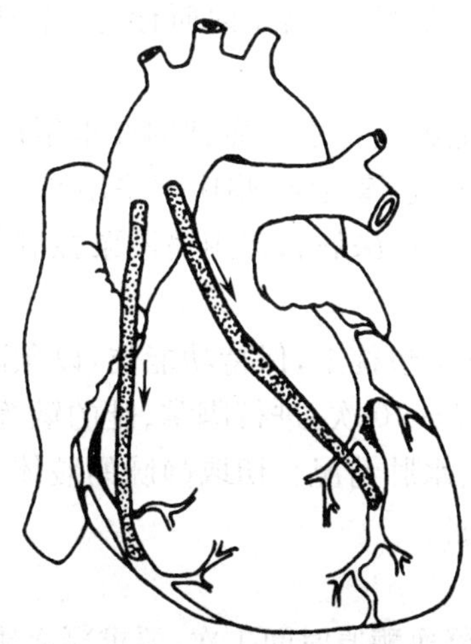

图 17-5-5 升主动脉、冠状动脉的大隐静脉旁路移植术

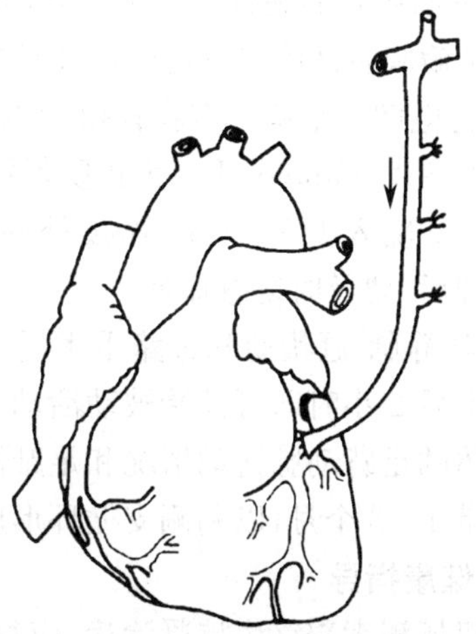

图 17-5-6 胸廓内动脉远端与左冠状动脉吻合术

3. 体温过低（过高） 与低温麻醉（或反跳性高热及感染）有关。

4. 焦虑 与担心疾病预后有关。

5. 手术后潜在并发症 感染、溶血、栓塞、瓣周漏等。

【护理目标】

病人心态平稳，积极配合治疗；病人血压、中心静脉压及体温维持在正常范围；病人呼吸平稳，动脉血气值在正常范围内；无并发症发生或并发症得到有效控制。

【护理措施】

（一）手术前护理

1. 冠心病病人手术前 3～5 日停服抗凝剂、洋地黄、奎尼丁、利尿剂等药物，给予口服氯化钾，以防止手术中出血不止或发生洋地黄毒性反应以及心律失常。服用洋地黄及钙通道阻滞剂者，应在手术前 36 小时停药，合并快速房颤需要用洋地黄控制心率者除外。长期服用华法林药物者，应在手术前 48～72 小时停药，紧急手术时，应用维生素 K_1 以对抗华法林的抗凝作用。

2. 了解病人的出凝血时间、凝血酶原时间及肝、肾等全身重要脏器的功能，明确病人的身体状况。

3. 观察有无胸痛症状及性质。卧床休息，避免情绪紧张。

4. 避免剧烈体力活动，注意休息、控制钠盐摄入和预防感染等。呼吸困难者应减少体力活动，限制钠盐摄入，口服利尿剂，避免和控制诱发急性肺水肿的因素，如急性感染、贫血等。

5. 心理护理。心脏手术对病人的创伤较大，风险也相对增加，病人手术前对手术的安全性及效果常表现出极大的担忧，甚至影响休息。医护人员要对病人关心，多与病人交流，了解心理状态，减轻其恐惧感。

（二）手术后护理 除体外循环手术后一般护理外，还需注意以下几方面：

1. 观察有无血栓和栓塞表现。手术后询问病人有无头痛、肢体感觉或运动障碍。瓣膜有血栓时，表现为瓣膜音质改变、心功能衰竭。

2. 机械瓣膜音的观察。手术后立即听诊机械瓣膜音，尔后定时听诊，并详细记录观察结果。正常瓣膜音清脆，如有异常及时通知医生。

3. 维持电解质平衡。瓣膜置换手术后病人对电解质特别是血钾的要求很严格。一般血清钾要求在4～5mmol/L。为预防低钾造成的室性心律失常，临床常采用0.3%～3%的浓度补钾。如输入1.5%～3%浓度补钾时，一定要选择深静脉并用输液泵控制匀速补钾。高浓度补钾后，要及时复查血钾。

4. 大隐静脉-冠状动脉旁路手术后应将患肢置于垫枕上，保持功能位，以预防水肿、静脉炎。手术后2小时即可开始被动活动，抬高患肢5～10次，进行脚掌、趾的锻炼。观察取静脉侧肢体的足背动脉搏动情况和足趾温度、肤色、水肿情况。切取静脉的肢体，需继续使用弹力绷带1～3个月，以利侧支循环形成，减少肿胀。

（三）健康指导

替换机械瓣者需终生抗凝治疗，应每2周复查凝血酶原时间1次，要求凝血酶原时间延长至正常对照值的1.5～2.0倍。注意观察有无牙周出血、皮下出血点或瘀斑、柏油样便、尿色变红、月经增多或头痛等症状，出现以上症状，暂停用药，待凝血酶原时间恢复正常继续服药。除非病人有大出血危险，一般不用维生素K。因血清中水杨酸可干扰维生素K的合成，损害肝脏，造成凝血因子合成减少，故不使用阿司匹林类解热镇痛药。严防感染，如出现感染症状时，必须及时治疗。

冠心病病人应进低盐、低脂、富含纤维素的饮食，保持情绪稳定，心情愉快，保持排便通畅。

第六节 胸膜腔闭式引流的护理

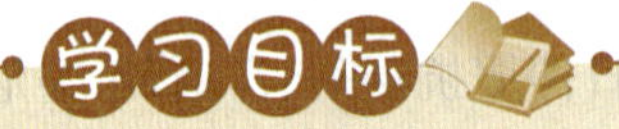

①掌握胸膜腔闭式引流的原理、目的或作用、装置、适应证、插管部位以及护理措施。②通过实训教学，熟练掌握胸膜腔闭式引流的操作技术。

（一）胸膜腔闭式引流的原理

根据胸膜腔的生理性负压机制，设计一种密闭式水封瓶引流系统（图17-6-1），即依靠水封瓶中所盛液体使胸膜腔与外界空气相隔离。当胸膜腔内因积气积液而压力升高时，其积气积液就可通过引流系统排至体外；当胸膜腔恢复负压时，水封瓶内的液体被吸入长玻璃管下端而形成负压水柱，同时阻止了外界空气进入胸膜腔。

（二）胸膜腔闭式引流的目的

引流胸腔内积气、积血和积液；重建负压，保持纵隔的正常位置；促进肺膨胀。

（三）胸膜腔闭式引流的适应证

外伤性或自发性气胸、血胸、脓胸或心胸外科手术后引流。

（四）胸膜腔闭式引流的插管位置

胸腔闭式引流的插管位置可依据体征和胸部X线检查结果确定。液体处于低位，一般

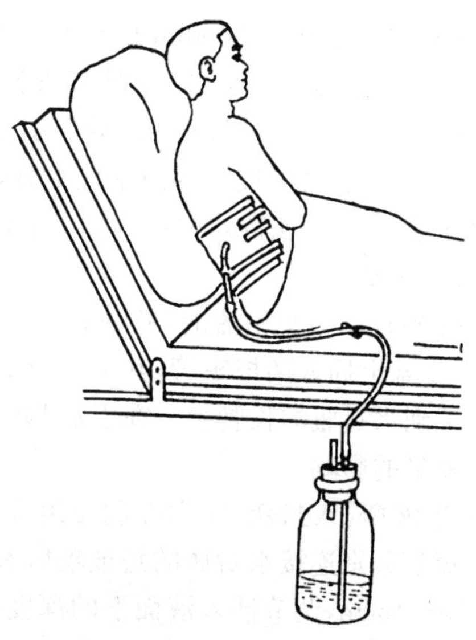

图 17-6-1　胸膜腔闭式引流

在腋中线和腋后线之间第 6～8 肋间插管引流；气体多积聚在胸腔上部，常选锁骨中线第 2 肋间进行引流；脓胸常选在脓液积聚的最低位。

（五）胸膜腔闭式引流的装置

传统的胸膜腔闭式引流有 3 种：单瓶装置、双瓶装置、三瓶装置（图 17-6-2）。目前已有各种一次性使用的塑料胸膜腔引流装置供临床上应用，较为方便。

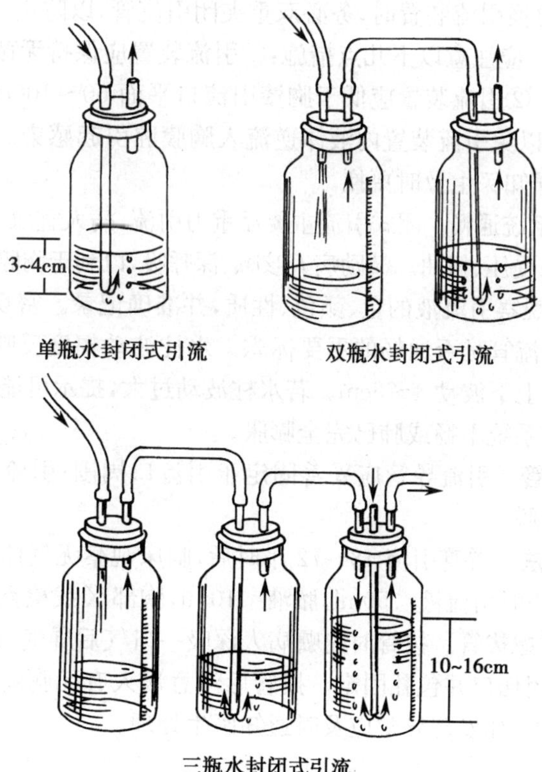

图 17-6-2　胸膜腔闭式引流装置

1. 单瓶水封式装置 一个容量2000～3000ml的广口无菌引流瓶，内装无菌盐水约500ml。水封瓶橡胶瓶塞上有2个孔，分别插入长、短玻璃管各1根，为避免空气进入胸膜腔，长管的下端插至水平面下3～4cm，另一端与病人的胸腔引流管连接；短管下口则远离水平面，使瓶内空气与大气相通。接通后可见玻璃管内水柱上升，高出水平面8～10cm，并随呼吸上下移动。当引流液逐渐增加时，应去除水封瓶内部分液体，否则深入水下的管子愈来愈长，不利于胸膜腔内液体或气体排出。

2. 双瓶水封式装置 一个空瓶子收集引流液，另一个瓶子则是水封瓶。引流液收集瓶介于病人和水封瓶之间，其橡皮塞上插入两根短管，其中一根短管与病人胸腔引流管连接，另一根短管用一短橡皮管连接到水封瓶的长管上。在引流胸膜腔内液体时，水封下的密闭系统（无菌盐水）不会受到引流量的影响。

3. 三瓶水封式装置 由集液瓶、水封瓶、压力控制瓶组成。压力控制瓶的橡皮塞有3个孔，插置3根玻璃管，两根短管分别连接水封瓶的短玻璃管和负压吸引；长玻璃管上端与大气相通，下端插入液面下10～16cm，调节插入液面下的深度即可调节抽吸的负压。若抽吸力超过没入液面的通气管高度，将外界空气吸入引流系统中，因此，压力控制瓶是必须始终有气泡产生方表示处于工作状态。

（六）护理措施

1. 保持管道的密闭 护理措施包括：①仔细检查引流装置的密闭性能，注意引流管及接管有无裂缝，引流瓶有无破损，各衔接处是否密封。②水封瓶长玻璃管应没入水中3～4cm并直立。③更换引流瓶或搬运病人时，需双重夹闭引流管。④引流管周围用油纱布包盖严密。⑤若引流管从胸腔滑脱或装置损坏，立即用手捏闭伤口处皮肤，消毒处理后用凡士林纱布封闭伤口。⑥更换引流装置时，务必双重夹闭引流管，以防止空气进入胸膜腔。

2. 防止逆行感染 应注意以下几点措施：①引流装置应保持无菌，内盛无菌液体，按规定时间更换引流装置。②引流装置应低于胸壁引流口平面60～100cm，任何情况下引流装置不应高于病人胸腔，以免引流装置内液体逆流入胸膜腔引起感染。③保持引流口处敷料清洁干燥，一旦渗湿，通知医生及时更换。

3. 保持引流管道系统通畅 闭式引流主要靠重力引流，病人宜取半坐卧位。定时挤压引流管，防止引流管打折、受压、扭曲。鼓励病人咳嗽、深呼吸，以利于胸腔内气体、液体的排出。

4. 观察和记录 观察引流液的量、颜色、性质，并准确记录。密切观察长管中的水柱波动，有无波动是提示引流管是否通畅的重要标志。水柱波动幅度反映残腔的大小和胸腔内负压的情况，正常水柱上下波动4～6cm。若水柱波动过大，提示可能存在肺不张；若水柱无波动，则提示引流管道系统不畅或肺已完全膨胀。

5. 妥善固定引流管 引流导管应妥善固定于引流口周围；引流接管长度约为100cm，注意床旁固定，防止滑脱。

6. 拔管指征和方法 置管引流48～72小时后，临床观察无气体逸出，或引流量明显减少且颜色变浅，即24小时引流液＜50ml，脓液＜10ml，胸部X线检查示肺膨胀良好无漏气，病人无呼吸困难，可考虑拔管。拔管时先嘱病人深吸一口气后屏气，迅速拔除引流管并同时立即用凡士林纱布封闭伤口并包扎固定。拔管后注意病人有无胸闷、呼吸困难、切口漏气、渗液、出血、皮下气肿等，如发现异常应及时通知医生处理。

（李晓波）

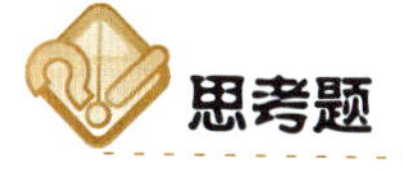

思考题

1. 病人男性，28 岁。刀刺伤右胸部 2 小时。心率 133 次/分，血压 85/50mmHg；听诊右肺呼吸音减弱，胸片示右侧胸膜腔大量积液，纵隔向左移位；胸膜腔穿刺抽出血液，但很快凝固；红细胞计数明显降低。①该病人目前的疾病诊断是什么？治疗原则是什么？②请提出主要的护理诊断和相应的护理措施。

2. 病人男性，36 岁。诊断为"慢性脓胸"。行胸廓成形手术后 12 天，请提出相应的健康宣教内容。

3. 病人男性，63 岁。因"食管癌"行食管癌根治手术后第 6 天，肛门已排气，并停止胃肠减压 24 小时，无腹胀。请问目前应如何做好饮食管理？

第十八章　急性化脓性腹膜炎与腹部损伤病人的护理

第一节　急性化脓性腹膜炎病人的护理

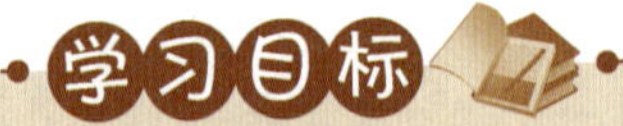

①了解急性化脓性腹膜炎的病因与分类、病理生理要点。②熟悉急性化脓性腹膜炎的护理评估内容和护理诊断/问题。③掌握急性化脓性腹膜炎的护理措施及健康教育。④通过实践教学，学会急性化脓性腹膜炎病人的临床护理；护理中同情、尊重、关心病人，取得病人对医护人员的理解和信任。

急性化脓性腹膜炎(acute suppurative peritonitis)，简称急性腹膜炎，是由细菌感染、腹部损伤、化学刺激等引起的腹膜急性炎症性疾病。临床上根据发病原因不同可分为原发性和继发性腹膜炎。

原发性腹膜炎(primary peritonitis)是指腹膜腔内无原发病灶，细菌经血液循环、淋巴途径或女性生殖道侵入腹腔，引起的急性化脓性炎症。临床上较少见，病原菌多为化脓性链球菌或肺炎链球菌或大肠埃希菌。继发性腹膜炎(secondary peritonitis)是指在腹腔内某些疾病或损伤的基础上发生的腹膜炎。病原菌多为大肠埃希菌、厌氧类杆菌、粪链球菌和变形杆菌等，临床上以急性继发性化脓性腹膜炎最为多见(图 18-1-1)。

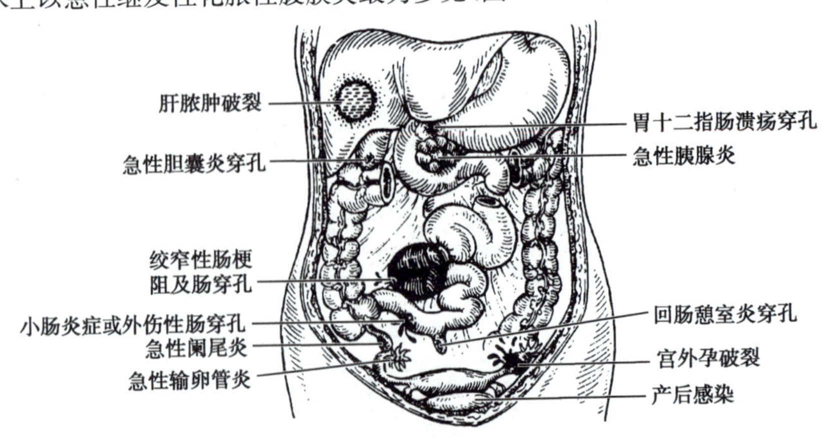

图 18-1-1　继发性腹膜炎常见的原因

腹膜的解剖生理知识

腹膜分为壁腹膜和脏腹膜。腹膜腔是壁腹膜和脏腹膜之间的潜在间隙。男性是密闭的，女性经输卵管、子宫、阴道与体外相通。腹膜腔分为大小腹腔(即腹腔与网膜囊)两部分，经网膜孔相通。

壁腹膜受体神经支配，对各种刺激敏感，痛觉定位准确。脏腹膜受自主神经支配，对牵拉、压迫、炎症等刺激敏感，疼痛性质为钝痛而定位较差。

腹膜的表面是一层扁平的间皮细胞，排列规则。腹膜是双向的半透膜，正常情况下，腹腔内有 50～100ml 澄清液体，起润滑作用。在急性炎症时，腹膜分泌大量体液(渗出液)，以稀释毒素和减少刺激；渗出液中含巨噬细胞以吞噬细菌和异物，所含纤维蛋白沉积在病变周围以防止感染扩散，但同时可引起肠粘连。腹膜有吸收功能，尤其膈腹膜吸收力强，在严重的腹膜炎时，大量毒素被吸收，易引起感染性休克；盆腹膜吸收力弱，引起全身中毒症状轻，腹腔感染的病人最好取半坐卧位。

腹膜受细菌、胃肠内容物、血液或尿液刺激后，立即产生腹膜的炎症反应，表现为腹膜充血、水肿，并产生大量浆液性渗液。因渗液中炎症细胞、坏死组织、细菌和渗出的纤维蛋白的不断增多，渗出液逐渐变成混浊的脓液。腹膜的炎症变化极易引起全身性反应，如大量液体渗出、高热、呕吐、肠麻痹时肠腔内大量积液，引起水、电解质和酸碱平衡紊乱及血容量减少；细菌及其内毒素刺激细胞防御机制，启动组胺等炎症介质释放，也包括肿瘤坏死因子α(TNF-α)、白介素1(IL-1)、白介素6(IL-6)等细胞因子释放，引起全身炎症反应综合征(systemic inflammatory response syndrome，SIRS)，甚至导致感染性休克和多器官功能衰竭。另外，肠管因麻痹而扩张，膈肌抬高，影响心肺功能，使血液循环和呼吸功能降低，常常加重病情。以上病理改变常可危及病人的生命。

【护理评估】

(一) 健康史

主要是了解急性腹膜炎的病史，如发生和发展过程等。这对病人的患病原因及病情程度的分析，有着十分重要的作用。对治疗方案和护理计划的制订，有时起着决定性作用。

1. 继发性腹膜炎的病史调查 如有溃疡病史者或饱食后突发上腹痛可考虑溃疡病穿孔；酗酒或饱食后发生上腹痛，有急性胰腺炎可能；吃油腻食物后诱发右上腹绞痛应考虑胆囊炎、胆石病；腹腔手术时，若手术操作不严，或手术后吻合口渗漏都可引起腹膜炎。还要注意阑尾炎、胆道感染、胰腺炎等有多次发作的病史。

2. 原发性腹膜炎的病史特点 ①小儿病人，应注意近期有无上呼吸道感染病史，因为病人抵抗力下降，致病菌可从呼吸道或其他部位通过血行播散至腹膜腔，引起原发性腹膜炎。②有泌尿系感染病史者，细菌通过腹膜直接扩散至腹膜腔可致原发性腹膜炎。③肝硬化腹水、肾病、猩红热或营养不良病人，机体抵抗力下降，肠腔内细菌可透过肠壁进入腹膜腔，即细菌易位致透壁性感染。④女性生殖道炎症的病人，细菌通过阴道、子宫、输卵管向上扩散至腹膜腔，引起原发性腹膜炎。

(二) 身体状况

1. 腹痛 是最主要的症状。腹痛的程度与病因、炎症的轻重、年龄、身体素质等有关。一般疼痛都很剧烈，难以忍受，呈持续性，先从原发病变部位开始，随炎症扩散波及全腹。深呼吸、咳嗽、转动体位时疼痛加剧，病人多不愿改变体位。

2. 恶心、呕吐 腹膜受刺激，早期即可引起反射性呕吐，吐出物为胃内容物；发生麻痹性肠梗阻时可吐出棕褐色液体或粪样肠内容物。

3. 感染中毒症状 多出现高热、脉速、呼吸浅快、大汗、口渴、贫血等，常伴等渗性脱水、电解质紊乱及代谢性酸中毒。严重者可出现面色苍白或发绀、四肢冰凉、呼吸急促、脉搏微弱、体温骤升或下降、血压降低、神志不清等休克征象。

4. 腹部体征 视诊有明显腹胀，腹式呼吸减弱或消失。触诊有腹肌紧张、压痛和反跳痛，三者合称腹膜刺激征，是腹膜炎的最重要的体征。腹部压痛和反跳痛以原发病变部位最为明显。腹肌紧张程度可受病因及全身情况的影响，如胃十二指肠或胆囊穿孔，腹壁可呈"板样"强直；而年老体弱或幼儿则腹肌紧张多不明显。叩诊在胃肠胀气时呈鼓音；胃肠穿孔时气体移至膈下，使肝浊音界缩小或消失；腹腔积液较多时出现移动性浊音。听诊肠鸣音减弱或消失。直肠指检：直肠前窝饱满及触痛，表示盆腔已有感染或形成盆腔脓肿。

腹膜刺激征的范围和程度常反映腹膜炎的严重程度。如机体抵抗力强，细菌致病力弱或病变损害轻，病变与周围组织及大网膜粘连，腹膜刺激征只局限于腹部的某一部位或不超过腹部的两个象限，称为局限性腹膜炎；如机体抵抗力差，细菌致病力强或病变严重，感染可迅速扩散，腹膜刺激征遍及腹腔大部分或整个腹腔，称弥漫性腹膜炎。

（三）实验室及其他检查

1. 实验室检查 血白细胞计数及中性粒细胞比例升高；严重者白细胞计数可低于正常，出现核左移和中毒颗粒。血液生化检查可有脱水、电解质紊乱、酸中毒等改变。

2. 诊断性腹腔穿刺 是准确率较高的辅助性检查措施，诊断性腹腔穿刺阳性率可达90%以上。若抽出液体是黄绿色混浊液，带有食物残渣，无臭味，多为胃十二指肠溃疡急性穿孔；抽出液为血性，胰淀粉酶含量高，应考虑急性出血坏死性胰腺炎；抽出稀薄略带臭味的脓液，要想到急性阑尾炎可能；若抽出液为气味腥臭的血性液体，绞窄性肠梗阻可能性大；若抽出液为血液，抽出后迅速凝固，则可能误刺入血管；如为不凝固血液，且近日内有腹部损伤史，则为实质性器官破裂；抽出液为无臭味的稀薄脓液，镜检淋巴细胞与中性粒细胞均增高，应考虑原发性腹膜炎的可能等。

3. 腹腔灌洗 适用于疑有内脏损伤而腹腔穿刺无阳性发现者。腹腔灌洗阳性率可达98%。当灌洗液含有肉眼可见的血液、胆汁、胃肠液或证明是尿液；镜检发现细菌、红细胞计数超过 $100\times10^9/L$、白细胞计数超过 $0.5\times10^9/L$，或淀粉酶超过 100 Somogyi 单位，均为阳性。如仍为阴性结果，可将塑料导管固定于穿刺点，外接注射器放置，进行连续动态观察，间隔 1～2 小时再抽取灌洗液送检。此法对内出血较为敏感。

4. X 线检查 腹部 X 线检查，可见大、小肠普遍胀气和多个液平面的肠麻痹征象；胃肠穿孔可见膈下游离气体。

5. B 型超声检查 能够了解肝、胆、脾、肾、胰腺等损伤或感染情况，以及腹腔内积液积脓情况。使用方便，效果很好，可在病人床前进行检查。

6. CT 对腹腔内实质性器官的损伤、炎症等病变，可提供重要参考。

7. 腹腔镜 腹膜炎诊断困难时，使用腹腔镜以协助诊断。必要时尚可处理腹腔内病灶或进行腹腔灌洗和引流腹腔。

（四）治疗与效果

治疗效果与原发病变程度、病情发展、病人抵抗力及治疗方法等因素相关。其中治疗方法的正确、及时与否，在很大程度上决定着病人的预后。如及时、有效的处理，局限性腹膜炎可能不会扩散成弥漫性腹膜炎，也可能不会有腹腔脓肿形成。如诊治有误，原发病变加重，或发生多器官功能不全综合征，则治疗预后甚差。

1. 非手术疗法　对原发性腹膜炎，病情较轻、全身情况良好的继发性腹膜炎，或腹膜炎已经局限或有局限趋势者，可采用非手术治疗。具体措施包括禁食、持续胃肠减压，补液、输血，联用有效抗生素控制感染，对症处理等。

2. 手术疗法　适用于经非手术治疗8～12小时，病情不缓解或反而加重者；腹腔内原发病变严重者；腹腔内炎症重，有大量积液，出现严重的肠麻痹或中毒症状，尤其有休克表现者；腹膜炎病因不明，无局限趋势者。手术方式为剖腹探查术，手术治疗的原则是正确处理原发病灶（如病变器官的修补或切除等）；清理腹腔的渗液、脓液（吸除和冲洗）；采取恰当的腹腔引流。

3. 常见并发症

（1）腹腔脓肿：急性腹膜炎局限后，脓液未被吸收，积存于膈下、盆腔、肠间等部位，被大网膜、肠管、肠系膜、腹壁和其他脏器粘连包裹，形成腹腔脓肿（图18-1-2）。不同部位的腹腔脓肿有其表现特点（表18-1-1）。

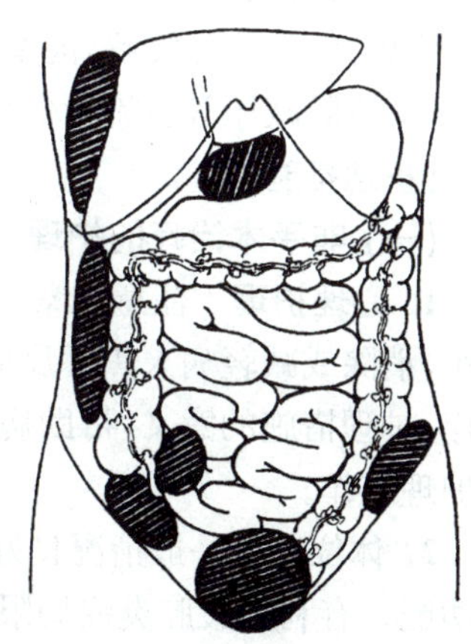

图18-1-2　腹腔脓肿好发部位

表18-1-1　不同部位腹腔脓肿表现特点

类型	表现特点
盆腔脓肿	最常见。全身中毒症状轻，主要表现为直肠刺激症状（如排便次数增多，黏液便，里急后重等）和膀胱刺激症状（尿频、尿急、尿痛）；直肠指检直肠前壁饱满、有触痛和波动感；B型超声检查可明确脓肿的大小及位置
膈下脓肿	指脓液积聚于膈肌之下，横结肠及其系膜以上的间隙内的脓肿。病人高热等全身中毒症状重；患侧上腹部持续性钝痛，深呼吸时加重；胸部下方叩痛，呼吸音降低；X线检查患侧膈肌抬高、活动受限、肋膈角模糊或有少量积液；B型超声可确定诊断
肠间脓肿	指脓液被包围在肠管、肠系膜与网膜之间的脓肿。病人多有腹痛和肠梗阻的表现；可触及境界不清的压痛性包块；X线发现肠壁间距增宽及局部肠袢积气；B型超声、CT检查可能显示脓肿

（2）粘连性肠梗阻：腹膜炎治愈后，腹腔内多有不同程度的炎性粘连。若出现暴饮暴食或剧烈活动等诱因，容易使肠管扭曲或形成锐角，发生粘连性肠梗阻。

（五）心理-社会状况

由于病情重，病人除忍受疼痛、腹胀、恶心呕吐等痛苦折磨外，常有焦虑、烦躁等症状，甚至有人表现出责骂、不配合等类似精神症状的情况。当非手术治疗无效而中转手术或因病情严重而决定急诊手术时，更易产生恐惧、不安全感，甚至不合作，拒绝手术。非手术治疗期间或诊断未明确前，因一般不许用镇痛剂，病人及家属也可能表现不理解的情绪或言行。

【护理诊断/问题】

1. 焦虑或恐惧　与下列因素有关：①剧烈疼痛不易缓解；②担心疾病的预后；③对手术有顾虑；④对住院环境的不适应。

2. 疼痛 与腹膜炎症刺激或手术创伤有关。

3. 体温过高 与腹腔感染、毒素吸收、脱水和手术后吸收热等有关。

4. 营养失调:低于机体需要量 与禁食和感染所致机体高代谢消耗等因素有关。

5. 有引流管引流异常的危险 与胃肠减压管、腹腔引流管等堵塞、脱出诸多因素有关。

6. 潜在并发症 腹腔脓肿、切口感染、粘连性肠梗阻等。

【护理目标】

焦虑减轻,疼痛缓解,能配合医护工作;体温及水、电解质和酸碱平衡基本稳定,营养状况改善;胃肠减压等引流管保持通畅;发生并发症的危险性减小。

【护理措施】

(一) 非手术治疗的护理

1. 心理护理 注意观察病人的心理及情绪变化,对病人及其家属做好有针对性的解释工作,消除或减轻病人焦虑反应。及时地向家属、病人工作单位或病人说明病情变化及有关治疗、护理措施的意义,帮助病人勇敢面对疾病,增强战胜疾病的信心和勇气,积极配合医疗和护理工作。

2. 体位 在一般情况良好或病情允许条件下,宜取半卧位。半卧位有助改善呼吸和循环功能。有利于腹腔炎症局限向盆腔。

3. 饮食管理 根据病情做好饮食管理。病人入院后暂禁饮食,对诊断不明或病情较重者必须严格禁饮食。

4. 胃肠减压 据病情的需要或医嘱来决定是否施行胃肠减压。但胃肠道穿孔或破裂者以及急性肠梗阻,必须行胃肠减压,以减少消化液自穿孔部位漏出,或减轻胃肠道积气、积液,改善胃肠道血供,缓解腹胀。护理中注意保持胃肠减压引流通畅,每日以生理盐水(30~40ml)冲洗胃管,观察并记录引流液的量和性质,每日用滴管向插有胃管的鼻孔滴入数滴液状石蜡,减轻胃管对鼻黏膜的刺激。

5. 抗生素应用 根据医嘱使用有效抗生素,腹膜炎严重者,需联合应用抗生素,并注意给药的浓度、时间、途径及配伍禁忌等。

6. 输液或输血 迅速建立通畅的静脉输液通道,遵医嘱补液,纠正水、电解质和酸碱平衡紊乱,必要时输全血及血浆,维持有效循环血量。要安排好输液的顺序,根据病情和补液的监测指标及时调整输液的速度、输液量和输液种类。

7. 疼痛护理 在病情观察期间慎用止痛剂,可采用暗示、松弛疗法或针灸缓解疼痛。对诊断明确的单纯性胆绞痛、肾绞痛等可给解痉剂和镇痛药;对已决定手术的病人,可适当使用镇痛药,以减轻病人的痛苦。对诊断不明仍需观察或治疗方案未确定的病人,禁用吗啡、哌替啶类麻醉性镇痛药,以免掩盖病情。

8. 病情观察 定时测量血压、脉搏、呼吸、体温的变化;详细记录液体的出入量,若病情严重,应监测每小时尿量,注意观察有无水、电解质和酸碱平衡失调的表现,特别注意休克的表现;定时观察腹部症状和体征的变化,注意了解腹痛部位和范围,腹痛的时间和性质,腹痛的强度及其伴随症状等,及时检查腹胀、腹膜刺激征等体征的变化;动态观察血、尿、粪常规和血电解质、CO_2CP、淀粉酶、肝及肾功能等实验室检查结果,注意腹部X线、B型超声检查、腹部穿刺或腹腔灌洗的变化情况;同时注意观察有无腹腔脓肿形成。

9. 其他护理 做好口腔护理、生活护理等。体温过高时行物理降温,体温不升者注意保暖。

（二）手术前护理

按非手术治疗的护理进行，同时做好急诊手术前备皮、配血、用药等准备。一般禁止灌肠、禁止服用泻药，以免造成感染扩散或某种病情的加重。

（三）手术后护理

1. 体位与活动　病人血压平稳后取半卧位。鼓励病人及早做翻身、肢体屈伸等床上活动，病情许可时下床活动，以促进胃肠功能恢复，预防肠粘连及下肢静脉血栓形成。

2. 胃肠减压与饮食　手术后继续禁饮食、胃肠减压。待肠蠕动恢复，拔除胃管后，可进流质饮食，少量多餐。如无腹胀、腹痛、呕吐等不适，逐渐改半流质饮食或普食。如行胃肠吻合者，进食时间酌情推迟。

3. 补液、营养支持　手术后继续禁食期间，遵医嘱静脉输液、输全血或血浆，必要时营养支持，有效地补充水、电解质、维生素、能量及蛋白质等，维持机体高代谢与修复的需要。

4. 病情观察　手术后密切观察生命体征变化，记录尿量，注意腹部症状和体征；观察手术伤口的情况。注意手术后有无腹腔内出血、腹腔脓肿、切口感染和粘连性肠梗阻等并发症的发生。

5. 腹腔引流护理　掌握每条引流管的引流部位和作用，保证引流通畅有效。准确记录引流量和质的变化。当引流量明显减少，色清，病人体温正常，血白细胞计数正常，B型超声检查腹腔无积液或积脓，可考虑拔管。

6. 其他　手术后遵医嘱继续使用有效抗生素和甲硝唑等，控制感染。适当应用镇痛剂减轻疼痛。对腹胀明显的病人可加用腹带，使病人舒适，并防止切口裂开。

（四）健康指导

指导病人早期进行适当活动，防止肠粘连。进食易消化食物，少量多餐；避免进食过凉、过硬及刺激性食物，以防止肠粘连的基础上诱发肠梗阻。如有腹痛、腹胀、恶心、呕吐等不适时，应及时去医院复诊。

（陈玉喜）

第二节　腹部损伤病人的护理

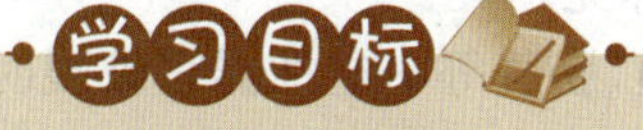

①了解腹部损伤的分类。②熟悉腹部损伤的护理评估和护理诊断/问题。③掌握腹部损伤的护理措施和健康指导。④通过实践教学，学会对腹部损伤病人的临床护理。护理中同情、尊重、关心病人，取得病人对医护人员的理解和信任。

腹部损伤(abdominal injury)是常见的创伤性疾病。腹部损伤按腹壁有无伤口而分为开放性和闭合性两类，两类都可能造成腹腔内器官损伤。单纯性腹壁损伤的病情一般较轻较稳定，但腹腔内器官损伤的病情多复杂而严重。所以，对腹腔内器官损伤的病人进行及时、正确的诊断和处理，是降低病死率的关键，是临床诊疗与护理工作的重点。

【护理评估】

(一) 健康史

主要是了解受伤病史。如果是在交通事故、意外工伤、爆炸、打架斗殴中受伤,其碰撞、坠落、冲击、挤压、爆震等钝性暴力可能致危重的闭合性腹内器官伤。曾经有腹腔器官肿大、粘连、感染或腹部疝病史者,相关器官易于受伤。在饱餐、憋尿时受伤者因中空性器官充满了液体、气体和食物,相关器官也易损伤。外力直接作用在下胸部或上腹部,首先可考虑肝、脾、胰、胃、十二指肠和横结肠的损伤。暴力打击于下腹部或骨盆处,有损伤膀胱、结肠及直肠等器官的可能。

锐器、火器常致腹部开放性损伤。注意内脏损伤与腹部伤口位置有时是不一致的,伤口大小与伤情严重程度也不一定一致。特别是肩、胸、腰、臀、会阴、股部等部位发生的贯通性损伤,都可能穿入腹腔,但腹部不一定有伤口。因此,准确掌握病史资料,对病情评估十分重要。

(二) 身体状况

腹部损伤的主要症状仍然是腹痛。其他的身体状况变化,常因伤情不同而有所差别。如单纯性腹壁损伤和轻微的腹内器官损伤(如挫伤),其症状体征一般比较轻;严重的腹内器官伤(如破裂或穿孔),常出现休克或急性腹膜炎等。

1. 腹痛 腹痛多在伤后立即发生。呈持续性。上消化道器官破裂时,其性质和程度最为严重。因胃、十二指肠、空肠近段、胆道系统、肝或胰破裂时,漏出的消化液有强烈刺激性,早期就有剧烈的刺痛或刀割样疼痛。下消化道(如结肠)破裂以细菌污染为主,脾或腹腔血管破裂以血液刺激为主,故腹痛稍轻,早期多表现胀痛、钝痛或隐痛。

腹痛部位一般以受伤部位处最重。腹腔积血积液刺激膈肌,可能产生同侧肩背部牵涉痛。

2. 恶心呕吐 腹腔内器官损伤的早期,常伴有恶心呕吐。上消化道损伤可出现呕血。

3. 休克 肝、脾、胰等实质性器官破裂时,主要身体变化是腹腔内出血及失血性休克。病人面色苍白、脉搏快而细弱、脉压减小、血压下降、尿量减少或无尿,腹腔积血量较多时可见腹部移动性浊音等体征。出血量越多,休克表现越严重。在腹腔积血不多时,而休克表现严重,应注意有无合并身体其他器官或组织损伤,病人可能呈创伤性休克的反应。

中空性器官严重损伤的病人,也可有休克表现,早期可能为创伤性休克,后期形成弥漫性细菌性腹膜炎,会导致感染性休克。

4. 急性腹膜炎 胃、肠、胆道、膀胱等中空性器官破裂时,身体状况改变以急性腹膜炎最为突出。虽然病情严重者可能有休克情况,但早期仍以腹膜刺激征为主。上消化道器官破裂时,因消化液化学性刺激作用,常呈全腹弥漫性压痛、反跳痛及肌紧张,腹肌紧张如木板样硬,故称"板状腹"。一般情况下,腹膜刺激征最显著处,也是损伤器官所在处。胃肠破裂常呈气腹征,肝浊音界缩小或消失。

实质性器官损伤时也有急性腹膜炎表现,但表现多较轻,失血性休克的情况最严重。应注意的是肝、胰破裂时,不但失血性休克明显,也同时有严重的腹膜刺激征。

无论是中空性或者实质性器官损伤,随着病情的发展,都会形成腹腔感染,胃肠功能麻痹,逐渐出现腹胀和发热。体温的升高,腹胀的加重,也反映了腹腔感染及腹膜炎的严重程度。

5. 多器官功能障碍综合征　严重创伤的应激反应、休克、感染等综合性因素的作用，会使病人肺、肾、脑、心、肝多个重要器官功能障碍或衰竭，危及病人生命。

（三）实验室及其他检查

在病情允许时，或必要时进行一些检查，对伤情评估可能提供重要信息。

1. 实验室检查　血常规检查红细胞计数、血红蛋白值、血细胞比容进行性下降，提示有严重出血情况；白细胞计数及中性粒细胞明显增多，为腹腔感染形成。血清淀粉酶及尿淀粉酶值的升高，提示胰或十二指肠的损伤。尿常规检查发现血尿，提示泌尿系统器官损伤。

2. B型超声波检查　对了解肝、脾、肾、胰等实质性器官损伤情况，了解腹腔积液积气情况有重要作用。

3. 其他检查　一般X线检查、CT、MRI、腹腔镜等常能提供有效帮助。

4. 腹腔穿刺或腹腔灌洗　腹腔穿刺是简便、快捷、经济、安全的辅助检查方法，对判断内脏受伤情况的准确率达90%左右。必要时可多点位多次重复穿刺检查。观察所抽出液体的性质，如血液、胃肠内容物、胆汁、尿液及混浊脓性液体等，即能分析受损器官的情况；穿刺液中淀粉酶值较高，提示胰、十二指肠或近段空肠有损伤；抽出不凝血液是实质性器官破裂的有力证据。

腹腔穿刺无所发现时，考虑腹腔灌洗检查。

（四）治疗与效果

单纯性腹壁损伤按一般软组织损伤的治疗原则进行处理。腹腔内器官损伤病情复杂，是否能选择并尽早进行正确的处理，对其转归和预后(效果)关系极大。

在生命体征等一般情况比较稳定时，如果不能很快确定有无内脏损伤，或已明确是轻微内脏损伤者，可考虑非手术治疗，如输液、输血、抗感染、禁饮食、支持疗法等。但应密切观察病情变化，必要时须及时中转手术治疗。

已明确或者高度怀疑腹内器官破裂的病人；经非手术治疗、观察一定时间后仍不能排除腹内器官损伤的病人；观察期间病情有进行性加重的病人都须及时进行剖腹探查术。中空性器官损伤可行修补术、肠切除及吻合术、肠造口术等手术，手术后可能有腹腔脓肿、消化道瘘、粘连性肠梗阻等并发症；实质性器官损伤可行修补术、部分切除术或切除术等手术，手术后可能发生腹腔内出血、感染、肝肾功能损害等并发症。

（五）心理-社会状况

绝大多数腹部损伤是在意外情况下突然发生，病人多有紧张、痛苦、悲哀、恐惧等心理变化。尤其腹壁有伤口、流血、内脏脱出或被紧急通知手术时，病人反应更为强烈。

【护理诊断/问题】

1. 恐惧　与下列因素有关：创伤的意外刺激，伤口、出血及内脏脱出的视觉刺激，急症手术及对预后的顾虑。

2. 疼痛　与腹部损伤及合并其他损伤有关。

3. 潜在并发症　失血性休克，腹腔感染，多器官功能障碍综合征，消化道瘘等。

其他护理诊断可参考急性化脓性腹膜炎。

【护理目标】

病人情绪稳定，恐惧感减轻，并能主动配合医护工作；疼痛有所缓解，主诉疼痛尚可忍耐；休克或感染等并发症得到有效预防与及时控制。

【护理措施】

(一) 急救护理

腹部损伤常合并其他部位的损伤，在现场急救或接诊病人时，对危急伤情要首先采取果断迅速的处理，如心跳呼吸骤停、窒息、大出血、开放性或张力性气胸等；对已发生休克者应迅速建立静脉通道，及时补液，必要时输血；对开放性腹部损伤，应妥善处理伤口，做好包扎固定。如有肠管脱出，可用消毒或清洁碗具保护后包扎(图 18-2-1)，切勿现场还纳，以防污染腹腔。若是大量肠管脱出，应先将其还纳入腹腔，暂行包扎，以免伤口收缩使肠管受压缺血，也可避免肠系膜受牵拉而导致休克。

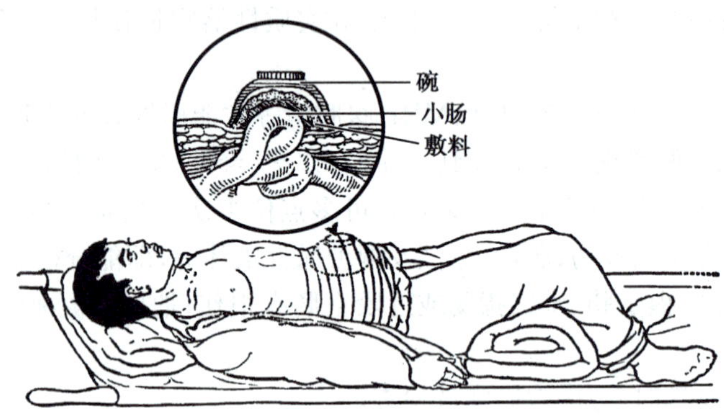

图 18-2-1 用碗保护脱出于体外的肠管

(二) 非手术治疗的护理

原则上执行急性化脓性腹膜炎非手术治疗的护理。要着重注意以下几项工作：

1. 病情观察 一般要求是：①每 15～30 分钟测量并记录呼吸、脉搏和血压。注意面色苍白、脉搏加快、血压下降等休克表现的出现。②每 30 分钟巡视 1 次腹部症状、体征的变化。尤其是腹部压痛、反跳痛、肌紧张的程度和范围，以及肝浊音界、腹部移动性浊音、肠鸣音的变化情况。③必要时每 1 小时左右对血常规进行 1 次检查。了解红细胞计数、血红蛋白值、白细胞计数及血细胞比容的动态变化。④根据病情发展情况，可重复进行 B 型超声波检查、腹腔穿刺或腹腔灌洗、CT 等检查。护士应做好各项检查的配合工作。

有下列任何一种情况出现，都应考虑腹内器官损伤。①早期发生休克，或全身情况有恶化趋势；②持续性或进行性加重的腹痛，伴恶心呕吐；③腹胀逐渐加重，肠鸣音逐渐减弱或消失；④有腹膜刺激征，呈扩散趋势；⑤有气腹表现(X 线检查有膈下游离气体或肝浊音界缩小)，或出现移动性浊音；⑥有呕血、便血、尿血等，或胃肠减压抽出血性液体；⑦血常规红细胞计数进行性降低；⑧直肠指检、腹腔穿刺或腹腔灌洗等有明显阳性发现。

单纯性腹壁损伤的观察要点

在病情观察中，具备以下表现特点者，可按单纯性腹壁损伤对待。①压痛、肿胀等局部表现都局限于受伤部位；②全身症状轻，呼吸、脉搏、血压平稳；③观察过程中，局部症状体征逐渐减轻；④血常规检查、X 线、B 型超声波、腹腔穿刺等反复检查无阳性发现。

此外，在病情观察中，亦应注意中空性器官损伤与实质性器官损伤各有其表现特征(表 18-2-1)，不同器官的损伤又有其各自的表现特点(表 18-2-2)。

在腹部损伤病人的诊疗过程中，护士的反复巡视和严密观察，常能发现病人的病情变化，对及时确诊、及时救治有极为重要的作用。

表 18-2-1　腹部中空性与实质性器官损伤的表现特点

	中空性器官破裂	实质性器官破裂
临床特征	以急性腹膜炎为主	以急性内出血(休克)为主
腹部叩诊	常见肝浊音界缩小或消失	常见移动性浊音
血常规	白细胞计数增多 中性粒细胞增多	红细胞计数减少 血红蛋白值下降
X 线、B 型超声	腹腔内积气等	腹腔积液及肝、脾破裂征象
腹腔穿刺	可见混浊液体、胃肠内容物等	可见不凝固血液

2. 心理护理　关心、体贴和同情病人，以消除病人对手术的紧张和恐惧。注意与家属、工作单位之间的沟通，以取得各方面良好配合，使病人顺利地接受治疗。

表 18-2-2　腹部不同器官损伤的临床特点

损伤器官	临床特点
脾破裂	左季肋区或左腰部受伤史；左上腹腹膜刺激征明显；X 线、B 型超声检查见脾或脾区异常征象。其他同实质性器官伤表现特点
肝破裂	右季肋区、右腰部受伤史；因胆汁溢入腹腔，右上腹腹痛及腹膜刺激征较脾破裂者更为明显；可有血液流入胆管而出现黑便或呕血(胆道出血)；X 线、B 型超声检查见肝或肝区异常征象。其他同实质性器官伤的表现
十二指肠破裂	右上腹或右腰部外伤史；可有呕吐及呕血；腹腔内肠管损伤，同中空性器官伤一般表现，腹部体征以上腹或右上腹为著；腹膜后肠管损伤，腹部体征不明显，常有进行性右上腹和腰背部疼痛等腹膜后感染表现，X 线见腹膜后积气征象
小肠破裂	中、下腹部受伤史；有中空性器官伤的表现特点，受伤部位体征显著；部分病人有气腹表现
结肠、直肠破裂 (腹膜反折之上)	腹周围、腰背部受伤史；腹腔内损伤时局部腹痛或压痛轻，而全身感染中毒症状较重，可有气腹或血便，腹穿可见粪性液体；腹膜后结肠损伤常导致严重的腹膜后感染，可有腰部胀痛、血便，有腹膜后积气和积液征象

3. 卧床与体位　绝对卧床休息，不随意搬动病人，在病情许可情况下宜取半卧位。如需搬动病人作 X 线、B 型超声等影像学检查，应有专人护送。有条件时，最好在床前检查。

4. 注意问题　①腹腔内损伤未排除前必须禁饮食，禁忌灌肠；②诊断未明确前禁用吗啡、哌替啶等镇痛药物；③尽早输液和使用足量的抗生素；④一旦决定手术，应及时完成腹部急症手术前准备。

(三) 手术前护理

对腹腔内器官损伤病人，原则上采用急性化脓性腹膜炎手术前护理措施，但以下要点须特别注意。

1. 对多发性损伤的病人，手术前应做好妥善处理。如骨折者先行简单的固定并妥当安置合适的肢体体位；颅脑损伤有昏迷者事先行气管插管或气管切开并注意维持呼吸道畅通；

气胸病人及时行胸腔闭式引流并做好引流管护理等。

2. 对肝、脾破裂及失血性休克者，应边抗休克边手术，不可等待休克好转后手术。手术前迅速建立两路输液通道。如考虑有肝破裂者，宜选择上肢静脉建立输液通路。及时配血输血。

3. 遵医嘱及时静脉滴注抗生素和甲硝唑，不论实质性或中空性器官损伤，抗感染都是十分重要的。医护密切合作，给开放性损伤病人及时注射破伤风抗毒素(TAT)，因为这一工作在抢救过程中常被医护人员忽略。

4. 已确定有腹部内脏损伤者，手术前常需插置胃管行胃肠减压，尤其对中空性器官破裂的病人，这一措施须尽早使用，并始终保持通畅、有效的引流作用。

5. 腹部内脏损伤严重而合并休克，或者是下腹部器官损伤，手术前应留置尿管。可随时观察休克病人的尿量和尿的性质，又便于下腹部手术的操作。

6. 腹腔内大出血者，可做好自体输血的准备，应事先准备过滤装置、抗凝剂等。但开放性穿透性腹部损伤、腹部中空性器官损伤、腹部损伤超过 8 小时者等情况，均不可进行自体输血。

(四) 手术后护理

腹部损伤病人行开腹手术后，同样执行急性化脓性腹膜炎的手术后护理原则，并强调以下几项工作：

1. 严密观察手术后病情变化。尤其对有休克的病人，更应注意生命体征的动态观察；同时监测血常规、血细胞比容、血清电解质变化情况；观察并记录腹腔引流量和引流液的性状，如引流量较多，或有消化道瘘形成，应继续延长引流时间，并确保引流通畅。

2. 必须保持输液输血通畅。因手术后需常规静脉输液，对手术前、手术中失血较多的病人，手术后还可能继续输血。对伤情重、手术较大的病人常需营养支持，应做好相应的护理。

3. 遵医嘱继续静脉滴注抗生素，至腹膜炎症状体征消失、体温恢复正常后考虑停药。要重视长时间大剂量用药的毒、副作用。

4. 肝、肾损伤的病人，如果伤情较重，又有失血性休克，加之手术切除等因素，会使肝、肾功能损害。因此，要采取保护肝、肾功能的措施，注意有关药物对肝、肾的损害作用，并尽量避免使用有毒性的药物。行肝、肾、脾修补术或部分切除术者，手术后还要警惕有继发出血的危险。

对胃肠道损伤行修补手术后并发消化道瘘者，积极做好有关护理工作。

5. 护理多发性复杂性损伤的病人，如果有关护理措施相互矛盾，应首先考虑主要问题的处理。例如腹腔内器官损伤手术后需采取半卧位，但同时合并脊柱骨折截瘫者却需平卧位，这时只能照顾后者。又如肝破裂病人用胸腹联合切口行肝部分切除手术后需半卧位，而同时合并股骨骨折宜采取平卧位，此时就得先安排前者的体位，股骨骨折临时固定并将待后处理。

(五) 健康指导

①宣传劳动保护、安全生产、安全行车、遵守交通规则的知识，以避免意外的损伤。②腹部损伤者，无论轻重，应及时在医院就诊，以免贻误诊治。③出院后要注意适当的休息和身体锻炼活动，增加营养，促进康复。若有腹痛、腹胀等症状，应及时到医院复诊。

(党世民)

第三节　胃肠减压的护理

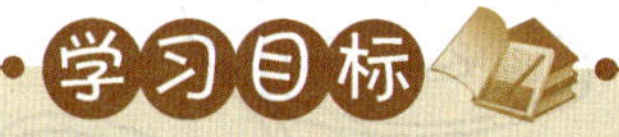

①掌握胃肠减压的原理、适应证及作用、基本装置、护理要点。②通过实训教学，熟练掌握胃肠减压的操作技术。

胃肠减压(gastrointestinal decompression)广泛应用于腹部外科。胃肠减压的正确操作和使用，对腹部疾病的治疗具有重要的意义。

(一) 原理

胃肠减压是通过置入胃腔内或肠腔内的引流胶管，利用负压吸引原理，吸出胃肠道内容物，以降低胃肠道内压力。

(二) 适应证及作用

1. 用于肠梗阻、急性胃扩张等病人，能减低胃肠道内压力，改善胃肠壁的血液循环。对于部分动力性(如麻痹性)、机械性(如粘连性)肠梗阻病人，可缓解或解除梗阻症状。

2. 用于胃肠道穿孔或破裂的病人，可减少胃肠道内容物漏入腹腔，能有效控制病情的进展程度。

3. 用于食管、胃、肠道手术病人，一是便于手术操作，二是有利于消化道吻合口的愈合，降低消化道瘘形成的危险性。

4. 用于肝、胆、脾、胰等上腹部手术病人，可减轻手术中胃肠胀气，有利于手术操作，提高手术过程的安全性。

5. 用于各种剖腹手术后，能缓解肠麻痹引起的腹胀，促进胃肠蠕动的恢复。

(三) 胃肠减压装置

基本结构由吸引导管、负压产生装置和引流液收集瓶(袋)组成。

1. 吸引导管　①胃管：最常用 Levin 管，长度 127cm，有 F12、14、16 号 3 种规格的橡胶管或硅胶管，头端有 5～6 个侧孔。使用时，将其头端插置入胃腔内以吸出胃内容物。②米-艾管(Miller-Abbott tube)：管长 300cm，为 F14、16、18 号双腔胶管。此管头端带有一个球囊，充气或注水后可借助胃肠蠕动进入十二指肠与小肠，直接吸出肠内积液积气。但操作复杂，管头端通过幽门甚为困难，而且临床上也未见其优于胃管的减压效果，故目前较少使用。

2. 负压装置

(1)一次性负压吸引器：目前临床最常用(图 18-3-1)。可产生－6.6kPa(－49.5mmHg)的负压，适用于胃肠胀气轻及减压时间短的病人。一般胆道手术后、胃肠修补术或切除吻合手术后病人等均可使用。

(2)电动胃肠减压器：需用电源的多用途负压吸引装置(图 18-3-2，见文后彩插)。负压大小在－25～－2.66kPa(－187.5～－20mmHg)之间可进行调节。体积较小，使用方便。

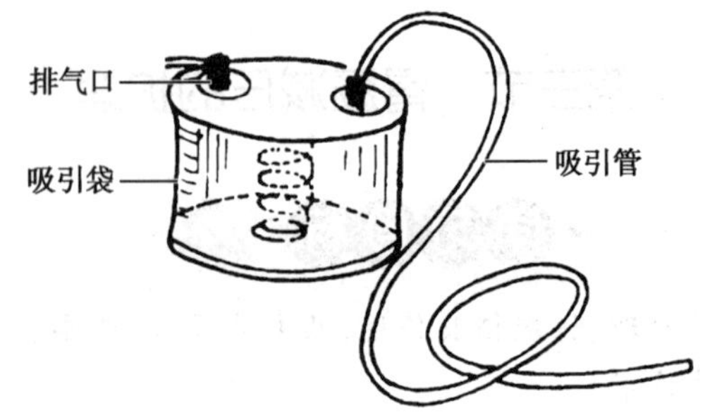

图 18-3-1 一次性负压吸引器

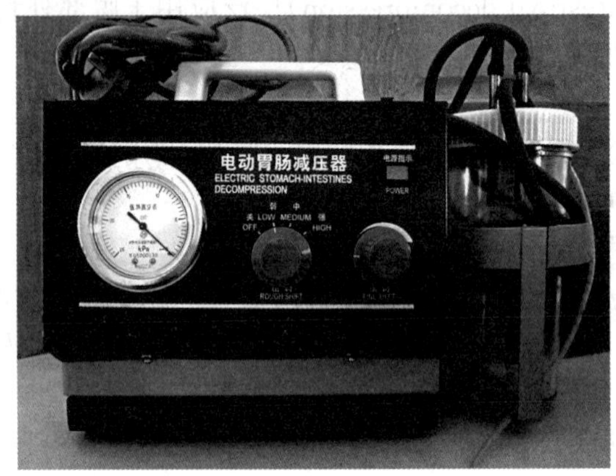

图 18-3-2 电动胃肠减压器

(四) 护理要点

1. 向病人解释操作目的，以取得合作。

2. 检查胃管是否通畅，减压装置是否有效，各管道连接是否正确。

3. 插胃管并妥善固定，避免移位或脱出。

4. 胃肠减压期间的护理

(1)持续负压吸引：维持有效负压在－6.6kPa(－49.5mmHg)。如为电动胃肠减压器，负压不应超过－6.67kPa(－50mmHg)，以免引起消化道出血或胃管头孔堵塞。

(2)保持引流通畅：定时挤捏引流接管；为防止阻塞，每 4 小时用生理盐水冲洗胃管 1 次。

(3)引流瓶(袋)及引流接管应每日更换 1 次。

(4)观察、记录引流液的量和性质：如有出血等异常情况应及时通知医生。

(5)胃肠减压期间禁饮食。一般应停用口服药物，必要时可由胃管内注药，注药后夹管并暂停减压 1 小时左右。每日应给予静脉补液以维持水电解质平衡。

(6)加强口腔护理，预防口腔感染和呼吸道感染。因胃管机械刺激，可致咽喉部炎症或溃疡，及时给予蒸气雾化吸入等护理。

5. 拔管指征和方法。病情好转，腹胀消失，肠蠕动(肠鸣音)恢复，肛门排气后即可停止胃肠减压。其中肛门排气是一般手术后停止胃肠减压的绝对指征。拔管方法：先将吸引装置与胃管分离；捏紧胃管末端，嘱病人吸气后屏气；缓慢外拉胃管，估计管头近咽喉部时，迅速拔出胃管，以避免胃管内残液被误吸。

6. 清洁鼻腔，整理用物，妥善处理胃肠减压装置。

（杨　环）

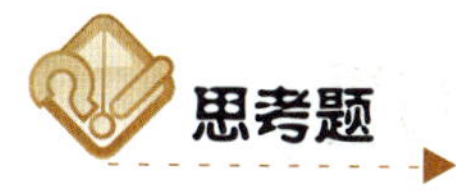

思考题

1. 病人男性，40 岁。有溃疡病史 2 年，上腹剧痛 3 小时。腹痛前 8 小时未进食。查体见一般情况尚好；全腹有压痛及肌紧张，尤以上腹右上腹较明显。初步诊断消化性溃疡急性穿孔。病人不愿手术，目前按非手术治疗进行观察。请你提出该病人主要的护理诊断/问题，并拟出护理措施要点。

2. 病人男性，17 岁。从 3 米高的树上不慎跌落，即感左上腹痛，可忍受。曾呕吐 1 次，为胃内容物。做诊断性腹腔穿刺未见任何异常情况。次日晨上厕所时突然晕倒，面色苍白，四肢湿冷，脉搏细速，血压 60/40mmHg；满腹压痛、反跳痛和肌紧张；腹腔穿刺抽出不凝固血液约 20ml。该病人最可能发生的是什么情况？如需手术治疗，手术前应做哪些护理工作？

3. 病人女性，47 岁。胃溃疡穿孔行穿孔修补手术后 1 天。①发现胃肠减压管内有堵塞，请问应如何处理？②病人询问何时可拔除胃管？请给予解释。③留置胃管期间如何做好护理？

第十九章　胃肠疾病病人的护理

第一节　腹外疝病人的护理

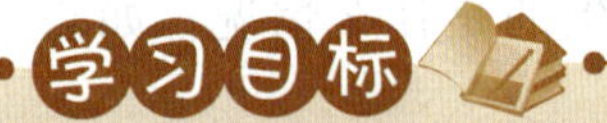

①了解腹外疝的概念、病因、病理解剖结构和常见临床类型。②熟悉腹外疝的护理评估内容和常见的护理诊断/问题；掌握其护理措施与健康指导。③通过实践教学，学会腹外疝病人的临床护理；在护理时尊重、关心病人，取得病人的信任与合作。

体内某个器官或组织离开其正常解剖部位，通过先天或后天形成的薄弱点、缺损处或孔隙进入另一部位，即称为疝(hernia)。疝最多发生在腹部，腹部疝尤以腹外疝多见。腹外疝(ventral hernia，abdominal external hernia)是腹内器官或组织推挤壁腹膜并经腹壁的薄弱点或孔隙向体表突出而形成的包块(疝块)。腹外疝根据其发生部位可以分为腹股沟疝(腹股沟斜疝、腹股沟直疝)、股疝、脐疝、切口疝、白线疝等。其中以腹股沟斜疝(indirect inguinal hernia)最多见。

腹壁强度薄弱和腹内压力增高是腹外疝发生的两个主要原因。腹外疝形成后的典型结构可包括疝环、疝囊、疝内容物和疝外被盖4部分(图19-1-1)：疝环是疝内容物突向体表的门户，即腹壁的薄弱或缺损处；疝囊是由疝内容物推动壁腹膜经过疝环所形成的囊袋，由颈、体、底3部分组成；疝内容物是进入疝囊的腹内器官或组织，常见的为小肠，大网膜次之，其他尚有盲肠、结肠和膀胱等；疝外被盖是指被覆在疝囊外的腹壁各层组织，包括筋膜、肌、皮下组织和皮肤等。

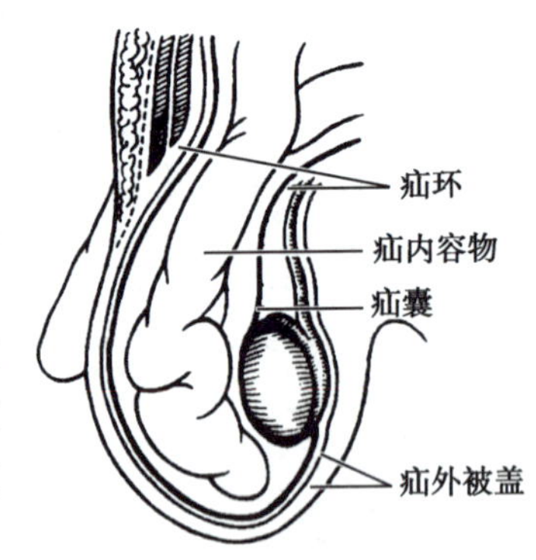

图19-1-1　腹外疝的解剖结构
(先天性腹外疝)

腹外疝发生后，根据病理变化和临床表现常分为4种类型。①易复性疝(reducible hernia)：腹内压增高时，如负重、站立、咳嗽等，疝内容物进入疝囊，出现局部包块；当腹压减小(如平卧)或用手人工推送，疝内容物可以完全回纳入腹腔。②难复性疝(irreducible hernia)：当疝内容物和疝囊壁发生粘连时，疝内容物不能完全或完全不能回纳入腹腔称为难复性疝。如果疝内容物进入疝囊并成为疝囊壁的一部分，称为滑动性疝（图 19-1-2），是难复性疝的特殊类型，这部分疝内容物常见的有盲肠、膀胱等腹膜间位器官。③嵌顿性疝（incarcerated hernia），当疝环狭小而腹压骤然增高时，腹内器官被强行推挤并扩张疝环而进入疝囊，随后疝环弹性回缩，疝内容物被卡压而不能回纳入腹腔，称为嵌顿性疝。④绞窄性疝（strangulated hernia），若嵌顿疝长时间不能解除，疝内容物因静脉回流困难而出现充血、水肿、渗出，疝囊内压力不断升高进而引起动脉的供血障碍，终因血循环障碍致疝内容物发生坏死则称为绞窄性疝。

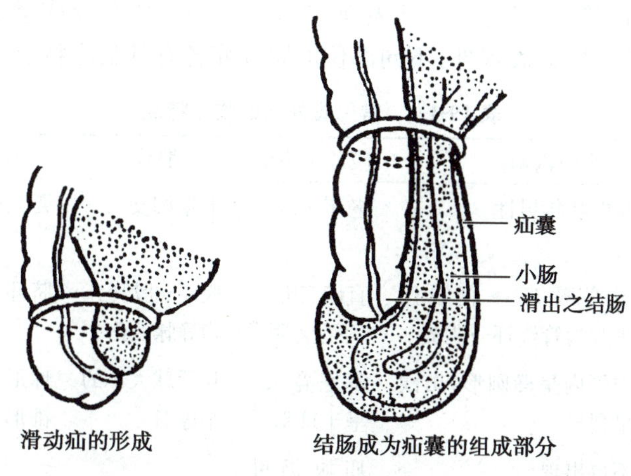

图 19-1-2　滑动性疝

【护理评估】

（一）健康史

1. 注意询问导致腹内压增高的有关病史　如慢性支气管炎病人的长期慢性咳嗽，习惯性便秘，前列腺增生、膀胱结石、包茎等疾病所致的排尿困难，肝硬化引起的大量腹水，以及多次的生育史，婴儿经常啼哭等。其他还有长时间屏气用力劳作的职业性的因素，如搬运和装卸工人。嵌顿性腹外疝多在腹压骤然增高的情况下发生，如举重、打抬重物、腹部突遭重压等。

2. 腹壁强度受损的有关病史　如腹部手术切口愈合不良或感染史、腹壁外伤造成的腹壁缺损和腹壁神经损伤的病史，或者由于年老体弱及过度肥胖造成的腹壁肌肉萎缩等。另外，还有导致腹壁强度薄弱的先天性因素，即胚胎发育过程中一些器官或组织穿越腹壁的部位，如精索或子宫圆韧带穿越腹壁形成的腹股沟管处（斜疝），脐血管穿越脐环处（脐疝），髂外动、静脉和股神经穿越股环处（股疝），发育不良的腹白线（白线疝）及解剖上的薄弱处腹股沟三角（直疝）等。

（二）身体状况

腹外疝以向体表突出的包块为特征。

1. 易复性疝　病人多无自觉症状或疝块较大时有局部坠胀不适感。常在站立、行走、咳嗽或劳动时出现疝块，疝块柔韧，无触痛；如疝内容物为肠管时听诊可以闻及肠鸣音，还纳肠袢进入腹腔时有咕噜声。用手推送疝内容物很容易使其回纳入腹腔，局部可触及腹壁的缺损处，尤其是腹股沟斜疝此体征明显，此时让病人咳嗽，手指在腹壁的缺损处有膨胀性的冲击感。

2. 难复性疝 难复性疝除了局部坠胀、隐痛不适稍重外，主要特点是疝内容物不能完全还纳。滑动性斜疝尚有“消化不良”和便秘等症状；疝块巨大者影响工作和生活。

3. 嵌顿性疝与绞窄性疝 强力劳动时，尤其是突然的屏气用力使腹压骤然升高是其主要原因，甚或用力排便时也可以发生。表现为突然出现的局部痛性包块或者原有的小疝块突然增大，并伴有剧烈疼痛。平卧或用手推送不能使疝内容物还纳，疝块紧张发硬，有明显的触痛。疝内容物如为肠管时还可有完全性或不完全性肠梗阻的表现，如腹痛、呕吐、腹胀及肛门停止排便排气，病情重者可能发生水、电解质和酸碱平衡失调。嵌顿性疝发展为绞窄性疝时，疝块有红、肿、热、痛等急性炎症表现，严重时可发生腹膜炎或感染性休克。

腹外疝除了以上共性的表现外，不同部位的腹外疝各有其临床特点（表 19-1-1）。

表 19-1-1 常见腹外疝的临床特点

	腹股沟斜疝	腹股沟直疝	股疝	脐疝	切口疝
好发年龄	儿童和青壮年男性	老年男性	中年妇女	婴儿期	任何年龄（有腹部手术史）
突出径路	腹股沟管深环→腹股沟管→腹股沟管浅环→阴囊	直疝三角（不进入阴囊）	股环→股管→隐静脉裂孔	脐环	手术切口的瘢痕处
疝块外形	腹股沟管内呈椭圆形，出浅环后呈梨形	基底宽大，呈半球形	乒乓球大小的半球形	球形或锥形	形态不一
回纳疝块后压迫深环	疝块不再出现	疝块仍可突出	——	——	——
嵌顿机会	较多	少见	最多	较少	少见

（三）实验室及其他检查

嵌顿性疝的病人出现绞窄症状时可有血白细胞、中性粒细胞增多。怀疑有肠梗阻，而病人局部包块不明显时（如股疝），应做 X 线腹部检查。

（四）治疗与效果

腹外疝一般应及早手术治疗，否则疝块可逐渐增大，加重腹壁的损害和影响劳动力，所以及早手术治疗常能取得良好的治疗效果。嵌顿疝和绞窄性疝属于急腹症范畴，应该紧急手术治疗。对于有非手术治疗指征者，可以先进行非手术治疗，如半岁以内小儿的先天性腹股沟斜疝或无嵌顿的脐疝；年老体弱暂时不能耐受手术的非嵌顿性疝，或早期无绞窄的嵌顿疝且病人不愿手术治疗者。

腹外疝常用的治疗方法有：

1. 非手术治疗

（1）棉束带或绷带压迫法：适用于婴幼儿的斜疝或脐疝。如斜疝可用棉束带或绷带束在疝环处绑缚，利用绑缚所形成的交叉结压迫疝环，使疝内容物不再突出（图 19-1-3）。以后随着躯体的发育，婴幼儿的腹肌可以逐渐的强壮起来，疝环有可能闭合，多数患儿可以避免手术而疝自愈。

（2）疝带压迫法：适用于年老体弱及有心、肺、肝、肾功能不全，不能耐受手术且无嵌顿的腹股沟疝的病人。可以采用预制的疝带压迫疝环，阻止疝内容物的脱出（图 19-1-4）。但是，长期使用疝带可以使疝囊颈部经常受到压迫摩擦而变得肥厚坚韧，增加了嵌顿疝的发生率，并有促使疝囊与疝内容物粘连的可能。巨大的疝，由于疝环宽大，故不适合疝带治疗。

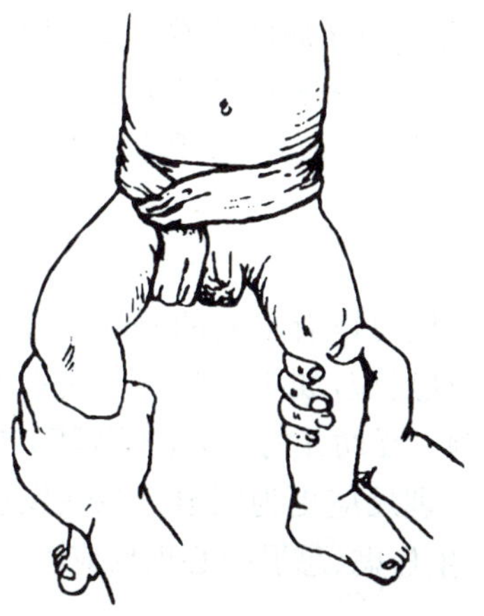

图 19-1-3 儿童斜疝棉束带压迫法

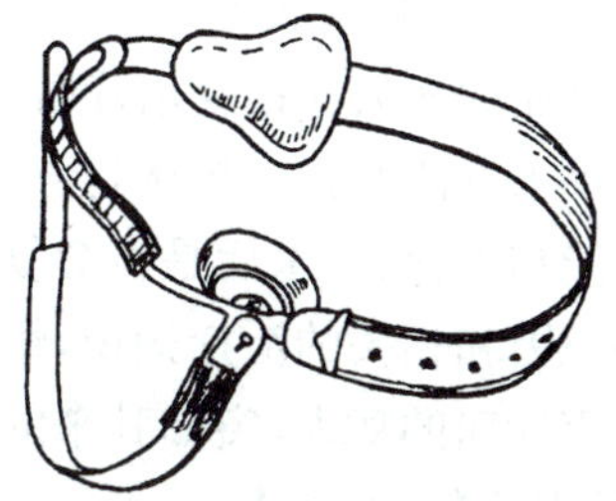

图 19-1-4 疝带示意图

(3)嵌顿疝的手法复位:对于小儿的嵌顿疝和成人嵌顿疝嵌顿时间在3～4小时以内,疝块压痛较轻,也无腹部压痛或腹膜刺激征,明确疝内容物未发生绞窄坏死者,可以先试行手法复位。手法复位有可能使早期嵌顿疝复位,暂时避免手术,但有挤破肠管或把已坏死的肠管送回腹腔的危险,或者疝块虽然消失,而实际仍有一部分肠管未回纳的可能。另外,嵌顿疝手法复位只是解决了暂时的问题,疝并未得到根治,大部分病人迟早还要手术治疗。

2. 手术治疗 手术治疗腹外疝是最有效的方法。常用术式有:

(1)单纯疝囊高位结扎术:对于儿童期的腹外疝,可采用此术式。手术后腹肌在发育中逐渐强壮使腹壁得到加强。

(2)疝修补术:成人的腹外疝都存在不同程度的腹壁局部的薄弱或缺损,手术治疗时为减少复发应在采用疝囊高位结扎手术后,再采用修补腹壁局部薄弱或缺损区的方法,才能做到彻底治疗。常用的术式有:①传统疝修补术,即采用疝环邻近的组织修补腹壁薄弱或缺损处的手术方法。该方法是将有距离的、来源不同的坚韧组织强行缝合在一起,所以存在缝合张力大、组织愈合差,手术后手术部位有牵扯感、疼痛等缺点。②无张力修补术,是利用人工合成的纤维网片材料,在无张力的情况下对腹壁薄弱或缺损处进行的修补术,手术后病人下床早、恢复快,克服了传统疝修补术的诸多弊端。③经腹腔镜疝修补术,具有创伤小、痛苦少、恢复快、美观等优点。以上修补术后都应注意可能有肠管损伤、膀胱损伤、腹壁神经损伤、阴囊血肿、伤口感染等并发症。还应注意有疝复发与再发的可能。

无张力疝修补术

无张力疝修补术是目前较理想的手术方法。所使用的补片由聚丙烯材料编织而成,补片呈多孔网筛状,有利于水分渗入和组织长入,将其置入体内后很短时间内即可与组织发生粘合固定。手术后将长期保留在体内,强度高,无毒性,与机体组织有良好的相容性,极少发生异物反应,或仅在短期内有轻微不适感。同时,补片的孔径大小不利于细菌"藏身",因此具有良好的抗感染性能。但对于局部条件差,如嵌顿疝、绞窄性疝有感染可能的病人,要慎用;另外,合并有糖尿病者也不宜采用。

(3)嵌顿性疝和绞窄性疝的手术治疗:嵌顿性疝和绞窄性疝属于同一病理过程的两个阶段。①早期嵌顿性疝手法复位不成功或嵌顿疝嵌顿时间过久而怀疑有绞窄者,都需紧急进行手术治疗。手术目的是解除嵌顿、回纳疝内容物，并酌情做疝修补术。②绞窄性疝只宜采用单纯的疝囊高位结扎术，如有疝内容物坏死者，则需同时做相应的坏死器官或组织的切除术，如肠坏死肠切除肠吻合术。应避免疝修补术等较复杂的术式，因手术后发生伤口感染会使手术失败；至于腹壁的缺损，以后择期再手术治疗。

（五）心理-社会状况

腹外疝的病人在接受治疗时，因病情和年龄的不同可以有不同的心理反应。病人及其家属对手术方法和预后担忧，会产生紧张、焦虑的心理反应，如担心腹股沟疝手术后是否影响性功能和生育、手术后是否会复发和再发等等问题。婴幼儿的腹股沟疝，其父母因为不了解发病原因和相关的治疗知识，忧愁、紧张、焦虑的心理反应更为明显。急性发病的嵌顿性疝或绞窄性疝的病人，突如其来的病情，更会使其产生焦虑、恐惧的心理反应。

【护理诊断／问题】

1. 焦虑 与担心疾病预后或手术预后有关。

2. 疼痛 与难复性疝、嵌顿性疝、绞窄性疝及手术创伤有关。

3. 知识缺乏 缺乏有关腹外疝形成与预防复发与再发的相关知识。

4. 潜在并发症 手术中膀胱或肠管损伤；手术后阴囊血肿、伤口感染；手术后疝复发或再发。

【护理目标】

通过健康指导，病人或家属能说出腹外疝的治疗与预后的相关知识，能说出手术后预防腹外疝复发和再发的措施；能够配合医疗和护理；能够进行自我护理，缓解疼痛与不适感；通过病情观察及评估，相应的并发症能得到预防或一旦发生能被及时发现及时处理。

【护理措施】

（一）心理护理

向病人及其家属解释腹外疝发病原理和诱发因素、非手术治疗的注意事项、手术治疗的必要性和手术的方式方法，以消除病人及家属的顾虑和紧张、焦虑的情绪反应。鼓励病人主动地配合治疗和护理，尽快完成手术前准备。

（二）非手术治疗的护理

1. 婴幼儿疝使用束带的护理 婴幼儿的腹股沟疝采用棉束带和绷带束压迫治疗期间，应和家属一起经常检查束带的松紧度，过松达不到治疗作用，过紧小儿会感到不适而哭闹；束带被粪尿污染后需立即更换，以免浸渍过久发生皮炎。脐疝束带固定时在脐环处放置有压迫垫（用硬币外包纱布制成），注意经常检查压迫垫位置应正确，防止移位导致压迫失效。

2. 成人疝使用疝带的护理 成人在采用疝带压迫治疗时，应向病人说明疝带是由弹性钢板外裹帆布（或皮革）制成，有左右之分，要指导病人正确佩带，防止压迫错位而起不到效果。佩带疝带常有不舒适感，长期使用疝带病人会产生厌烦情绪，应劝慰病人，说明使用疝带的意义，使其能配合治疗和护理。

3. 嵌顿疝手法复位病人的护理 对嵌顿性疝手法复位后的病人，应密切观察腹部情况变化，如病人腹痛不能缓解或疼痛进行性加重，甚至出现腹膜炎的表现，要及时和医生联系，以便及时处理。

（三）手术前护理

1. 一般护理 择期手术的病人可取自由体位，进普食。巨大疝的病人应卧床休息 2～3 日，回纳疝内容物，使局部组织松弛，减轻充血与水肿，有利于手术后切口愈合。

2. 消除腹压增高的因素 向病人说明腹压增高因素的存在可导致疝修补术失败和手术后疝的复发。有咳嗽、便秘、排尿困难的病人必须先进行治疗，症状控制后才能手术；吸烟者，术前2周开始戒烟；注意保暖，防止感冒；多饮水，多吃蔬菜等富含纤维素的饮食，以保持排便通畅。

3. 严格备皮 严格的皮肤准备是预防切口感染导致疝复发的重要措施，应对病人阴囊、会阴部皮肤做仔细的准备。嘱咐病人沐浴、更衣；对生活不能自理的病人，应给予协助，进行局部擦浴。会阴部剃毛时既要剃净体毛，又要注意不可损伤皮肤，如有损伤应待伤口愈合且伤口痂皮脱落后方可手术。手术当日晨要检查手术区皮肤，如有疖等化脓性感染发生，应暂停手术。

4. 手术前晚和当日晨的护理 手术前晚给病人灌肠，以清除肠内容物，防止手术后便秘和腹胀。进手术室前嘱病人排尿，必要时留置导尿管保持膀胱空虚，防止术中误伤。

5. 急症手术的护理 对于嵌顿性或绞窄性腹外疝的病人，伴有肠梗阻者，术前常规禁食和给予胃肠减压；遵医嘱输液输血，防治水、电解质和酸碱平衡失调，并在手术前开始使用抗生素。

（四）手术后护理

1. 体位与活动 手术后宜取平卧位，膝下垫软枕，髋、膝关节略屈曲，可使腹肌松弛，以利于缓解伤口疼痛，防止疝修补处组织裂开；手术后次日适当进行床上四肢的活动。卧床时间长短，依据疝的部位、大小、腹壁缺损程度及手术方法而定，一般在手术后3～6日可下床活动。但对于年老体弱、复发疝、绞窄性疝、巨大疝的病人卧床时间延长至手术后10日方可下床活动，以防止手术后初期疝复发。

2. 饮食与生活护理 卧床期间要加强病人进食、排便等生活照顾。手术6～12小时后麻醉反应消失，可进流质饮食，次日考虑软食或普食。

3. 预防腹内压升高 手术后注意保暖，防止受凉咳嗽；如有咳嗽时先用手掌按压伤口处，然后再咳嗽，以减少伤口处张力。保持排尿排便通畅，及时处理便秘，告知病人排便时勿用力增加腹压；手术后的尿潴留也要及时处理。

4. 预防阴囊血肿 手术后切口部位常规压沙袋（重0.5kg）24小时，以减轻渗血；使用丁字带或阴囊托托起阴囊，以促进局部血液回流，减轻阴囊水肿或血肿的形成。要经常观察伤口敷料有否红染、阴囊是否肿大，如有异常应及时和医生联系。

5. 伤口的护理 非绞窄疝的手术为无菌手术，不应发生伤口感染；而绞窄性疝行肠切除、肠吻合术，易造成切口污染。要注意保持敷料干燥、清洁，避免排尿排便污染。对婴幼儿尤其要加强观察，发现敷料脱落或污染应及时更换；必要时在敷料上覆盖塑料薄膜，做好伤口的隔离保护。对施行肠切除、肠吻合术的病人，要保持胃肠减压和其他引流的通畅；遵医嘱使用抗菌药物。手术后48小时后，病人如仍有发热、诉切口处疼痛，可能为切口感染，应检查伤口给予处理。

6. 密切观察病情 如手术后病人出现急性腹膜炎或有排尿困难、血尿、尿外渗等表现时，可能为术中肠管损伤或膀胱损伤，应及时报告医生处理。

7. 绞窄性疝做肠切除肠吻合手术后的护理 除按疝手术后的护理外，同时执行肠梗阻手术后护理常规。

（五）健康指导

①向病人及家属讲解腹外疝的成因，避免生活和工作中能引起腹压增高的因素；解释嵌

顿疝的发生原因和表现，有情况及时就诊。②非手术治疗的病人，嘱其定期到医院复诊；小儿半年后疝环仍未闭合者可以手术治疗，成人疝带压迫治疗者，若手术的禁忌证消除，也应手术治疗。③手术治疗的病人，出院后重点注意防止腹外疝的复发和再发。如注意休息，3个月内避免重体力活动；保持排便通畅；积极治疗和预防各种能导致腹压增高的疾病。

（王燕秋 刘书祥）

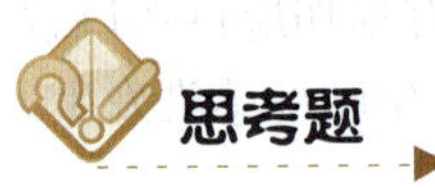

思考题

病儿男性，5岁。阴囊右侧可复性肿块3年，无任何不适感。立位时阴囊右侧可触及4cm×5cm×5cm肿块，光滑柔软，无触痛；平卧时肿块消失，压迫右侧腹股沟管深环处，让病儿起立并咳嗽，肿块不再出现；腹股沟管浅环口可容纳两指端，在咳嗽时指尖有冲击感；阴囊肿块透光试验阴性。①你认为该病儿的疾病诊断是什么？②如需手术治疗，请提出手术前护理措施。③如果手术顺利，请提出手术后常见护理诊断/问题，并拟定相应护理措施。

第二节 胃十二指肠溃疡外科治疗病人的护理

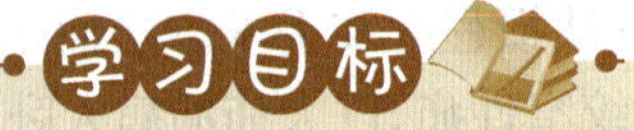

学习目标

①了解胃十二指肠溃疡的手术适应证和手术方法。②熟悉胃十二指肠溃疡的护理评估与护理诊断/问题；掌握其护理措施与健康指导。③通过实践教学，学会胃大部切除术病人的临床护理；护理中表现出认真负责的工作态度，注意手术后并发症的发生。

胃十二指肠溃疡(gastroduodenal ulcer)，又称消化性溃疡(peptic ulcer)，包括胃溃疡(gastric ulcer，GU)、十二指肠溃疡(duodenal ulcer，DU)及复合性溃疡。

大多数胃十二指肠溃疡可通过内科综合治疗痊愈。外科手术治疗的适应证为：①胃、十二指肠溃疡急性穿孔；②胃、十二指肠溃疡大出血；③胃、十二指肠溃疡瘢痕性幽门梗阻；④胃溃疡恶变或可疑恶变；⑤内科长期治疗无效的顽固性溃疡。

外科治疗胃十二指肠溃疡的目的是：切除或旷置溃疡、消除症状、防止复发。目前手术方法主要分为两大类：

1. 胃大部切除术(subtotal gastrectomy) 是切除胃远侧的2/3～3/4，包括胃体大部、整个胃窦部、幽门及十二指肠球部(图19-2-1)，再重建胃肠通道。其理论基础是：①切除了胃窦部，消除了由于胃泌素引起的胃酸分泌；②切除了大部胃体，使分泌胃酸和胃蛋白酶原的腺体数量大为减少；③切除了溃疡本身及好发部位。但并非绝对必须切除溃疡病灶，在切除有困难时，可予以旷置。

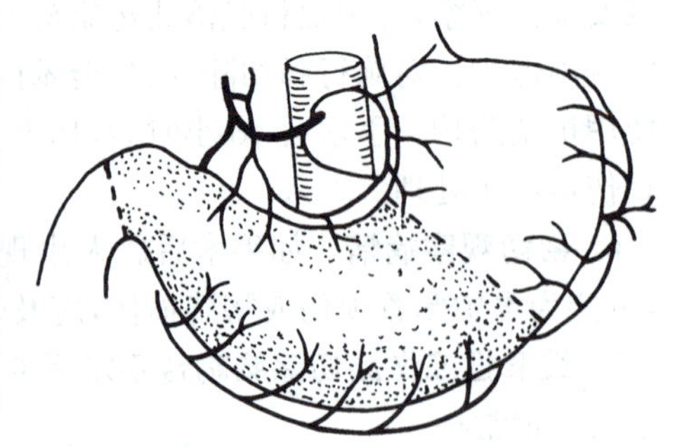

图19-2-1 胃大部切除范围

胃大部切除的手术方式基本上分两类：①毕罗(Billroth)Ⅰ式：是在胃大部切除后将胃的剩余部分与十二指肠切端吻合(图 19-2-2)。此术式多用于胃溃疡。其优点是重建后的胃肠道接近于正常解剖生理状态，胆汁、胰液较少反流入残胃，手术后因胃肠功能紊乱而引起的并发症亦较少；但有时为避免残胃与十二指肠吻合的张力过大致使切除胃的范围不够，增加了手术后溃疡复发机会。②毕罗(Billroth)Ⅱ式：在胃大部切除后，将十二指肠残端闭合，而将胃的剩余部分与空肠上段吻合(图 19-2-3)。该术式多用于十二指肠球部溃疡。优点是即使胃切除较多，胃空肠吻合口也不致张力过大，手术后溃疡复发率低；缺点是吻合方式改变了正常的解剖关系，手术后发生胃肠道功能紊乱的可能性较毕Ⅰ式多。

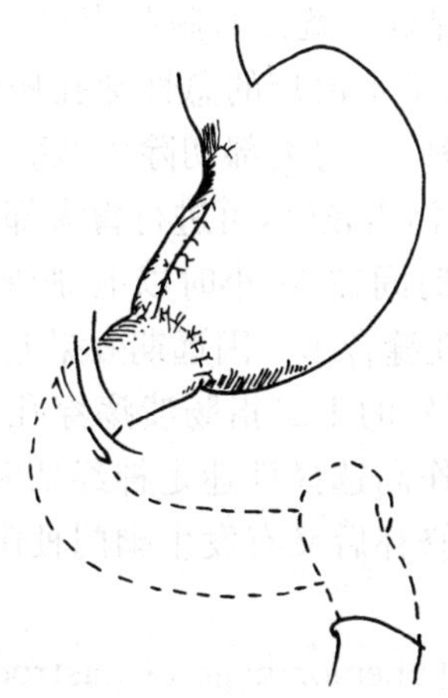

图 19-2-2 BillrothⅠ式胃大部切除

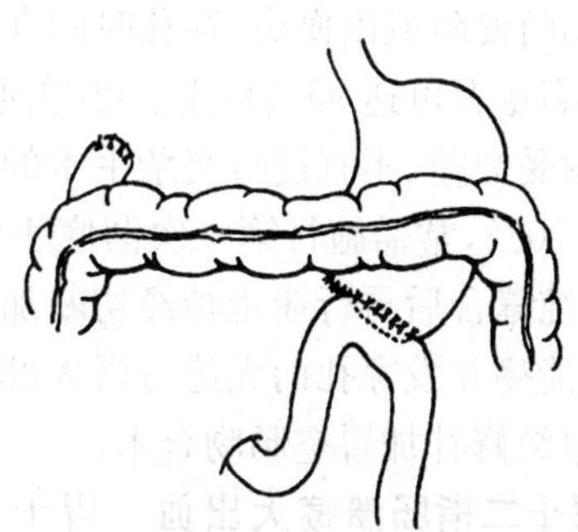

图 19-2-3 BillrothⅡ式胃大部切除

2. 胃迷走神经切断术 主要用于治疗十二指肠溃疡，通过切断迷走神经而消除神经性胃酸分泌，阻断迷走神经引起的促胃液素分泌，减少体液性胃酸分泌，可治愈溃疡。此术式目前在国内使用较少。

【护理评估】

(一) 健康史

胃十二指肠溃疡是一种多病因疾病，如遗传、体质、环境、饮食、生活习惯、神经精神(身心)诸因素，通过不同途径或机制，导致胃酸侵袭作用的增强或胃黏膜屏障防护机制降低。其发病机制，至今未完全清楚。但在溃疡病的发生和形成过程中，有两点是肯定无疑的，那就是幽门螺杆菌(helicobacter pylori，HP)的致病作用和过多的胃酸激活了胃蛋白酶，使胃、十二指肠黏膜发生“自家消化”。

评估健康史应关注病人的胃十二指肠溃疡病史，有无生活工作过度紧张、饮食无规律的病史；急性穿孔前病人有无暴食、进食刺激性食物、情绪激动、过度疲劳等诱发因素。

(二) 身体状况及治疗原则

1. 胃十二指肠溃疡急性穿孔 胃十二指肠溃疡急性穿孔(acute perforation of gastroduodenal ulcer)是本病最致命的并发症，约占溃疡病住院病人的 10%。多发生在幽门附近的胃或十二指肠前壁，其中十二指肠溃疡穿孔约占 90%。

(1)身体状况：①腹痛：突然发生，呈刀割样或烧灼样剧痛，从上腹部开始，很快扩散到全腹，也可向右肩背部放射。有时消化液可沿升结肠旁沟流至右下腹，引起右下腹痛。伴随腹痛，常有恶心和呕吐。几小时后，由于腹膜大量渗出液将消化液稀释，腹痛可减轻；穿孔 4～

6 小时后，演变为细菌性腹膜炎(bacterial peritonitis)，腹痛可再次加重。②休克：穿孔后强烈的化学物质刺激及细菌感染，可导致休克。③体征：病人呈急性病容，表情痛苦，卷曲位、不愿变换体位。主要见急性腹膜炎体征，如腹式呼吸减弱或消失，全腹有明显的压痛和反跳痛，以上腹部最明显。腹肌高度紧张，可呈“木板样”(board like)强直。胃肠道空气穿孔处进入腹腔，产生气腹，叩诊肝浊音界缩小或消失，如腹腔积液过多，可出现移动性浊音，肠鸣音减弱或消失。

(2)实验室及其他检查：站立位 X 线检查约有 80%病人膈下可见到半月状的游离气体影；腹腔穿刺可见黄绿色混浊液，或含有食物残渣。

(3)治疗与效果：对溃疡小穿孔，腹腔渗出少，全身情况好。就诊时腹膜炎已有局限趋势，无严重感染及休克者，可选用非手术疗法。对不适应非手术治疗的急性穿孔病例，或经非手术治疗无效者，应及早进行手术治疗。手术方法有 3 种：①胃大部切除术：病人一般情况好，有幽门梗阻或出血史，穿孔时间在 12 小时以内，腹腔污染较轻，可进行胃大部切除术。远期效果满意者可达 95%以上。②单纯穿孔缝合术：穿孔时间在 12 小时以上、腹腔污染较重、手术耐受力差、不宜进行复杂手术的病人，采用单纯穿孔缝合术。因远期效果差，五年内复发率达 70%，常需施行第二次彻底手术。③对一般情况好的十二指肠溃疡穿孔，还可施行穿孔单纯缝合后再行迷走神经切断加胃空肠吻合术，或作高选择性迷走神经切断术。对十二指肠溃疡并发穿孔而无施行胃大部切除的条件，单纯修补后又有发生幽门梗阻的可能者，可用单纯修补加胃空肠吻合术。

2. 胃十二指肠溃疡大出血 胃十二指肠溃疡大出血(hemorrhage of gastroduodenal ulcer)是本病的最常见并发症，在十二指肠溃疡和老年病人更易发生。

(1)身体状况：①急性呕血与柏油样便：多数发病突然，病人大多先感觉恶心、眩晕及上腹部不适，随即呕血或柏油样便，或两者同时发生。②休克：当失血量在 400ml 时，出现休克代偿期表现，如面色苍白、口渴、脉搏快速有力，血压正常而脉压变小。当失血达 800ml 以上时，可出现明显休克现象，如出冷汗、脉搏细快，呼吸浅促、血压下降等。

(2)实验室及其他检查：血红蛋白、红细胞计数和血细胞比容均下降；纤维胃镜检查可明确出血部位，有助于确诊。

(3)治疗与效果：多数病人经一般非手术治疗，如输血补液，冷生理盐水洗胃，内镜下注射肾上腺素，激光凝固或选择性动脉注射血管收缩剂等措施，出血可以停止。但如有下列情况，应考虑行胃大部切除术：①急性大出血，伴有休克现象者。②在 6～8 小时内输入血液 600～1000ml 后情况不见好转，或暂时好转而停止输血后又再度病情恶化者。③不久前曾发生类似的大出血者。④正在内科住院治疗中发生大出血者。⑤年龄在 50 岁以上或有动脉硬化者。⑥大出血合并穿孔或幽门梗阻者。病人病情危重，不允许作胃大部切除术时，可采取单纯贯穿结扎止血法。

3. 胃十二指肠溃疡幽门梗阻 胃十二指肠溃疡幽门梗阻(pyloric obstruction of gastroduodenal ulcer)为本病常见的并发症，多见于十二指肠溃疡，偶可见于幽门管或幽门前区溃疡。

幽门梗阻包括痉挛性梗阻、水肿性梗阻、瘢痕性梗阻。前 2 种梗阻为暂时性的，是由于溃疡的周期性炎症和修复引起水肿、痉挛，使幽门狭窄，经过非手术治疗梗阻可消失。瘢痕性梗阻是溃疡愈合后，瘢痕形成并收缩使幽门狭窄，形成永久性的梗阻，必须手术解除。

(1)身体状况：①上腹疼痛：一般都有较长的溃疡疼痛史，上腹胀满不适，疼痛，餐后加重，食欲减退。②呕吐宿食：是最突出的症状，常在下午或晚间发生，呕吐量大，多为宿食，有腐败酸臭味，不含胆汁。呕吐后症状可暂时缓解，病人自觉胃部舒适，故病人常自己诱发呕吐，以缓解症状。③腹部体征：上腹隆起，有时可见胃型及胃蠕动波，振水音。④病程长者因频繁呕吐可引起脱水、低钾、低氯性碱中毒及营养障碍。

(2)实验室及其他检查：X线钡餐造影显示胃高度扩张、蠕动减弱、有大量空腹潴留液，钡剂下沉出现气、液、钡三层现象；血液生化检查可见氯离子降低、钾离子降低、碳酸氢根离子增加。

(3)治疗与效果：

1)痉挛性梗阻与水肿性梗阻：采取胃肠减压，保持水、电解质平衡及全身支持等非手术疗法，多可取得较好效果；非手术治疗无效者应手术治疗。

2)瘢痕性梗阻和粘连性梗阻：手术是唯一有效的方法。手术的目的是解除梗阻，使食物和胃液能进入小肠，从而改善全身状况。常用的手术方法有：①胃大部切除术，是主要的手术治疗方法；②胃空肠吻合术；③迷走神经切断术加胃引流术，或高选择性迷走神经切断术加胃引流术。

(三) 胃大部切除手术后常见并发症

当前，胃大部切除手术后的远期疗效90%左右属优良，但其并发症有的相当严重，可威胁病人的生命安全，应予以高度重视。

1. 吻合口出血　手术后24小时以内，留置的胃管通常可引流出淡红色或咖啡色血性液体，量约300ml，此多为手术中残留胃内的血液或胃肠吻合创面少量渗出，属于手术后正常现象。如果短期内自胃管引流出较大量的血液，尤其是鲜血，甚至呕血、黑便、严重者出现休克，是因吻合口缝合不够紧密，胃黏膜被撕伤或遗漏的病灶出血等原因所致。如果在手术后数天发生，出血则可能是继发的，多因吻合口组织感染或黏膜组织坏死脱落所致。

2. 十二指肠残端破裂或瘘(duodenal stump rupture or leakage)　是毕罗Ⅱ式手术后最严重的并发症，死亡率高达10%～15%。多发生在手术后24～48小时。多见于瘢痕组织过多、难以切除的十二指肠溃疡，或见于残端缝合过紧、过稀造成残端愈合不良。输入空肠袢梗阻亦可引起。表现为右上腹突然发生剧烈疼痛，局部或全腹有明显压痛、反跳痛、腹肌紧张等腹膜炎体征。体温升高，血白细胞计数升高。

3. 胃肠吻合口破裂或瘘(rupture or leakage of gastroenteric anastomotic stoma)　多发生在手术后5～7天，多因缝合不当，吻合口张力过大，局部组织水肿或低蛋白血症等原因所致的组织愈合不良，如在手术后1～2天内发生，一般因手术缝合技术不良所致。吻合口破裂常引起严重的腹膜炎。如发生较晚，局部已形成脓肿，可逐渐向外穿破而发生胃肠吻合口外瘘。

4. 手术后梗阻　毕罗Ⅰ式吻合，仅偶尔发生吻合口梗阻；毕罗Ⅱ式吻合，梗阻机会较多。

(1)吻合口梗阻：发生率为1%～5%，主要表现为进食后上腹胀痛、呕吐，呕吐物为食物，多无胆汁。梗阻多因手术时吻合口过小，或缝合时胃肠壁内翻过多，吻合口黏膜炎症水肿所致。

(2)输入空肠袢梗阻：①毕罗Ⅱ式手术后，如输入空肠袢在吻合处形成锐角或输入空肠袢过长发生曲折，使输入空肠袢内的胆汁、胰液、肠液等不易排出，将在空肠内发生潴留而形成梗阻。输入空肠段内液体潴留到一定量时，强烈的肠蠕动克服了一时性的梗阻，将其潴留物大量排入残胃内，引起恶心、呕吐。临床表现为食后 15～30 分钟左右，上腹饱胀，轻者恶心，重者呕吐，呕吐物主要是胆汁，一般不含食物，呕吐后病人感觉症状减轻而舒适。②输入空肠袢在吻合口处比输出空肠袢低，食物逆流近端肠段内，症状多为食后不久即呕吐，呕吐物既有食物也有胆汁。钡餐检查见大量钡剂进入近端空肠腔内。③输出段空肠系膜、横结肠系膜、粘连带等组织造成的间隙或孔隙，使输入段空肠袢形成内疝而梗阻，甚至致内疝绞窄。表现为上腹部疼痛，呕吐，呕吐物不含胆汁，有时偏右上腹可触及包块。

(3)输出空肠袢梗阻：输出空肠袢梗阻多为大网膜炎性包块压迫，或肠袢粘连成锐角所致；在结肠后吻合时，横结肠系膜的孔未固定在残胃壁上，而压迫空肠也可造成梗阻。主要表现为呕吐，呕吐物一般为食物和胆汁。借助钡餐检查，可显示梗阻的部位。

5. 倾倒综合征(dumping syndrome) 为比较常见的并发症，尤其是毕罗Ⅱ式吻合法发生机会更多。临床上根据症状发生的时间，分为早期倾倒综合征和晚期倾倒综合征二类。

(1)早期倾倒综合征(early dumping syndrome)：症状的发生与食物的性质和量有关，进甜食及牛奶易引起症状，过量进食会更快引起症状发作。表现为进食后 10～20 分钟发生上腹胀闷、心悸、出汗、头晕、呕吐及肠鸣、腹泻等，病人面色苍白，脉搏加速、血压稍高。上述症状经平卧 30～45 分钟可自行好转消失，如病人平卧位进食则往往不发生倾倒症状。发生原因尚不十分清楚，一般认为有两种：一是残胃缺乏固定，进食过量后，胃肠韧带或系膜受到牵拉，因而刺激腹腔神经丛引起症状，所谓机械因素；二是大量高渗食物进入空肠后，在短期内可以吸收大量的液体，致使血容量减少，即渗透压改变因素。

(2)晚期倾倒综合征(late dumping syndrome)：多在食后 2～3 小时发作。表现为无力、出汗、饥饿感、嗜睡、眩晕等。发生的原因，由于食物过快地进入空肠内，葡萄糖迅速被吸收，血糖过度增高，刺激胰腺产生过多胰岛素而继发的低血糖现象，故又称低血糖综合征(hypoglycemic syndrome)。

6. 吻合口溃疡(anastomotic ulcer) 是手术后常见的远期并发症，发生率为 1%～8%，绝大多数发生在十二指肠溃疡手术后。溃疡发生的部位，最多是在接近吻合口的输出空肠黏膜(65%)，其次是吻合口边缘(30%)，少数发生在吻合口输入空肠黏膜(5%)，而在胃侧很少见。其原因与原发溃疡相似，80%～90%仍存在胃酸过高现象。症状与原发溃疡病基本相同，但疼痛的规律性不明显，在上腹吻合口部位有压痛。纤维胃镜或钡餐检查可确诊。

7. 碱性反流性胃炎(alkaline reflux gastritis) 是手术后的一种特殊类型病变，发生率为 5%～35%，常发生于毕罗Ⅱ式手术后 1～2 年。由于胆汁、胰液反流，胆盐破坏了胃黏膜对氢离子的屏障作用，使胃液中的氢离子逆流弥散于胃黏膜内，引起胃黏膜炎症、糜烂甚至形成溃疡。临床表现主要为上腹部持续性烧灼痛，进食后症状加重，抗酸药物服后无效；胆汁性呕吐，呕吐后症状不减轻，胃液分析胃酸缺乏；食欲差，体重减轻，胃炎常引起长期少量出血而导致贫血。胃镜检查显示慢性萎缩性胃炎。

8. 营养障碍(nutritional disorders) 胃大部切除手术后，少数病人可出现消瘦、贫血等营养障碍。①消瘦：由于手术后胃容积缩小，食物摄入量不足；食物不再经过十二指肠，使胃肠排空时间加快，消化时间缩短，食糜不能充分与消化液混合。表现有便次增多，多为稀便，粪内含不消化的脂肪和肌纤维，体重逐渐减轻。②贫血：因手术后胃酸减少，食物不经过十二指肠，小肠蠕动快，影响铁盐的吸收，而发生缺铁性小红细胞性贫血。极少数病人因缺乏抗贫血内因子，致维生素 B_{12}的吸收障碍而发生营养性巨幼红细胞性贫血。

(四)心理-社会状况

胃十二指肠溃疡好发于青壮年,病程长,常反复发作,经久不愈,可直接影响病人的学习和工作,因而病人往往产生焦虑、急躁的情绪。年龄大,病程长的病人往往惧怕癌变,产生恐惧、担忧的心理。急性严重并发症病人由于发病突然,病情危重而急需手术,产生焦虑、恐惧、紧张心理。长期的慢性病程还会影响病人的家庭生活及经济状况。

【护理诊断/问题】

1. 焦虑　与溃疡病迁延不愈、反复发作、有恶变可能,或担心手术预后等有关。

2. 疼痛　与溃疡病及其并发症有关。

3. 体液不足　与急性穿孔、大出血、幽门梗阻等引起的失血、失液有关。

4. 营养失调:低于机体需要量　与溃疡病疼痛所致的摄入量减少、消化吸收障碍有关。

5. 潜在并发症　胃大部切除术后出血、十二指肠残端破裂、手术后梗阻、倾倒综合征、胃肠吻合口破裂或瘘、碱性反流性胃炎、营养障碍等;迷走神经切断术后胃潴留、腹泻、胃小弯坏死等。

【护理目标】

病人疼痛减轻,舒适感增加;营养状况改善,保持体液平衡和血容量稳定;发生手术后并发症时能及时发现和得到妥善处理。

【护理措施】

(一)手术前护理

1. 心理护理　医护人员态度要和蔼,避免自身的不良情绪影响病人的心理活动。解释手术方式及其有关注意事项,宽慰病人,使之保持良好的心理状态,增强病人对手术的了解和信心。

2. 择期手术病人的护理

(1)药物治疗:手术前继续遵医嘱给予药物治疗,以缓解疼痛,稳定病情。

(2)改善营养状况:充分休息,饮食调理。给予高蛋白、高维生素、高热量易消化饮食,定时进餐,少量多餐,量少而精,避免粗糙、酸辣等刺激性食物。必要时通过静脉补充营养。

(3)消化道准备:手术前1～2日流质饮食,手术前晚灌肠以清洁肠道,手术日晨置胃管吸净胃内容物。

3. 严重并发症病人的护理

(1)胃十二指肠溃疡急性穿孔:手术前按急性腹膜炎护理。

(2)胃十二指肠溃疡大出血:胃十二指肠溃疡大出血的危险在于失血性休克和呕血可能反流入呼吸道导致的窒息。护理措施:①密切观察病情变化:记录呕血、便血情况,监测生命体征变化及意识情况,记录每小时尿量,判断休克转归。②体位:病人取平卧位或休克体位,头偏向一侧,保持呼吸道通畅,吸氧。③饮食与营养:暂禁食,补液、输血,保持输液通畅。④止血护理:使用止血药物,静脉滴注西咪替丁,冷生理盐水洗胃,配合医生进行内镜下注射肾上腺素、激光凝固或选择性动脉注射血管收缩剂等治疗。⑤做好急症手术前的准备:经积极非手术处理,待病情稳定后手术;如果6～8小时输血600～1000ml,休克无明显改善,或虽一度好转,但输血停止或速度减慢后又迅速恶化,表明出血仍在继续,须急症手术。

(3)胃十二指肠溃疡幽门梗阻:①积极纠正水、电解质和酸碱平衡紊乱。②改善营养,纠正低蛋白血症,必要时采用胃肠外营养,提高机体对手术的耐受力。③完全性梗阻病人应禁饮食,持续胃肠减压以排空胃内潴留物,使胃恢复张力及正常大小。④手术前3天每日用温盐水300～500ml洗胃，减轻胃组织水肿，以免影响手术后吻合口愈合。

(二)手术后护理

1. 一般护理

(1)病情观察：定时观察血压、脉搏、呼吸、意识、肤色、切口敷料及胃肠引流液情况，详细记录24小时出入量。

(2)胃管护理：手术后胃肠减压3～4天，待肠蠕动恢复、肛门排气后拔除。

(3)鼓励早期活动：麻醉清醒、血压平稳后取半卧位，定时床上翻身，手术后第2天协助病人下床活动，以促进肠蠕动恢复。

(4)饮食：胃肠减压期间禁饮食，静脉输液维持水、电解质平衡。拔除胃管后当日可少量饮水，约60ml/2h；若无呕吐、腹胀等不适，次日可进流质饮食，约100ml/2h，并逐渐增加流质量，减少进食次数，应避免易产气食物如牛奶、甜食等。一般在手术后1周后可进半流质；手术后第10～14日可进软食3～7天，无不良反应，可进普食。注意选用软烂易消化食物，忌生冷、油炸、浓茶、酒等刺激性食品。饮食能恢复到正常的每日3餐，一般需要半年以上。

(5)对症护理：疼痛明显者给予止痛剂；烦躁不安者可应用镇静剂等。

2. 胃大部切除手术后并发症的护理

(1)手术后出血：通过应用禁食、止血药物、输新鲜血液等措施，多可自止；如发生休克，应尽快做好手术前准备，再次手术探查止血。

(2)十二指肠残端破裂：一旦发生残端破裂，手术修补很难成功，需及时行引流术，在十二指肠残端处放置双腔套管持续负压吸引外引流，同时也要引流残端周围腹腔。手术后应做好各种引流管的护理；保护伤口周围皮肤以防消化液的腐蚀；通过静脉补充营养或空肠造瘘给管饲饮食，维持水、电解质平衡和充足的营养。此外，遵医嘱应用抗生素防治腹腔感染。

(3)胃肠吻合口破裂或瘘：如为吻合口破裂所致腹膜炎，须立即手术进行修补；如吻合口破裂已局部形成脓肿或瘘，应充分引流。手术后一定保持可靠的胃肠减压，加强输血、补液等支持疗法。一般在数周吻合口瘘常能自行愈合。若经久不愈者，则应考虑再次手术。

(4)手术后梗阻

1)吻合口梗阻：因手术时吻合口过小，或缝合时胃肠壁内翻过多造成的梗阻，需再次手术扩大吻合口或重新作胃空肠吻合。黏膜炎症水肿造成的梗阻，经过适当的非手术治疗可自行症状消失。梗阻性质一时不易确诊者，先采用非手术疗法，暂时禁食，放置胃肠减压，静脉输液，保持水、电解质平衡和营养供给。经2周非手术治疗未愈者，应手术治疗。

2)输入空肠袢或输出空肠袢梗阻：多数病人经禁食、胃肠减压、静脉补充营养和维持水、电解质平衡等措施，数周内症状逐渐减轻而自愈，少数症状严重持续不减轻者，需手术治疗。

(5)倾倒综合征：一旦出现症状多数经调节饮食，主要采用低糖饮食，少食多餐，吃脂肪、蛋白质含量较高的膳食，选用较干的饮食，进食后立即平卧20～30分钟，避免过热的流质等，症状1年内多逐渐消失。

(6)吻合口溃疡：内科治疗无效者手术治疗，按溃疡病手术前准备进行。

(7)碱性反流性胃炎：症状轻者用H_2受体拮抗剂、考来烯胺等，可减轻症状。严重者手术治疗。

(8)营养障碍：主要是调节饮食，注意饮食的热量和营养价值。给予胃蛋白酶、胰酸或多酶制剂。如有缺铁性小红细胞贫血给予铁剂，营养性巨幼红细胞性贫血给予维生素B_{12}治疗。

3. 迷走神经切断手术后并发症的护理

(1)胃潴留:经过禁食,持续胃肠减压,温高渗盐水一日多次洗胃,保持水、电解质平衡和营养补充,一般 10～14 天症状缓解。

(2)腹泻:保持水、电解质平衡,注意饮食调节,服用助消化药物。指导病人服用考来烯胺,可有效地改善症状。

(3)胃小弯坏死穿孔:一旦发生,病情较严重,应立即手术修补,需尽快做好手术前的各项准备。

(三)健康指导

1. 舒畅心情,劳逸结合　3 个月内避免重体力劳动。采取适当放松技巧,缓解生活和工作的压力。

2. 少食多餐,规律进食　手术后 1 个月内每日进食 5～6 餐,6 个月左右恢复每日 3 餐。注意饮食结构,手术后早期不宜进过甜食物,餐后平卧片刻。选择高营养并富含铁、钙及维生素的食物,必要时补充铁剂和维生素 B_{12},以防止发生营养不良、贫血等并发症。食物应易消化、软烂,不宜选择生、冷、硬、辣等刺激性食物。

3. 发现异常,及时就诊　如有症状复发或异常症状者,应及时到医院就诊。

4. 对嗜烟者应劝其戒烟。

(刘庆国)

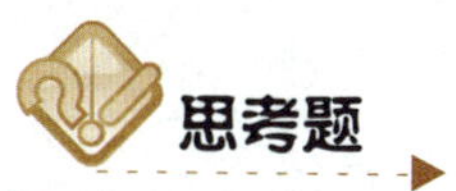

思考题

病人男性,40 岁,有溃疡病史 3 年。晚饭后突感上腹部刀割样剧痛,迅速遍及全腹。查体见全腹明显腹膜刺激征,以上腹和右上腹更著;肝浊音界消失,肠鸣音消失。①上述情况符合什么疾病的表现?②目前应做好哪些护理工作?③该病人行毕罗Ⅱ式胃大部切除术,手术后第 4 天,已进流质饮食,当天上午 10 点突然出现右上腹剧烈疼痛,伴明显的腹膜刺激征,应首先考虑发生了何并发症?

第三节　胃癌病人的护理

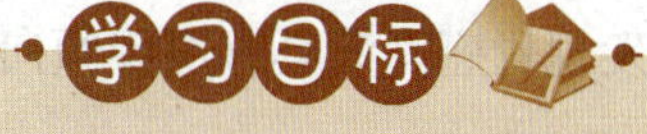

学习目标

①了解胃癌大体类型和转移途径。②熟悉胃癌的护理评估和护理诊断/问题;掌握其护理措施与健康指导。③护理胃癌病人时,表现出良好的服务态度,尊重病人、关爱病人。

胃癌(gastric cancer)是消化道常见的恶性肿瘤。高发年龄为 40～60 岁。

胃癌多见于胃窦部,约占 50%。胃癌大体类型分为早期胃癌和进展期胃癌。早期胃癌是指癌组织浸润仅限于黏膜或黏膜下层,不论其有无淋巴结转移。进展期胃癌是癌组织已浸润肌层、浆膜层或浆膜层外组织。进展期胃癌按 Borrmann 分类分为 4 型(图 19-3-1):Ⅰ

型即结节型，Ⅱ型指无浸润的溃疡型，Ⅲ型指有浸润的溃疡型，Ⅳ型即弥漫型。胃癌的组织类型，按世界卫生组织的分类法分为：①乳头状腺癌；②管状腺癌；③低分化腺癌；④黏液腺癌；⑤印戒细胞癌；⑥未分化癌；⑦特殊类型癌，包括类癌、腺鳞癌、鳞状细胞癌、小细胞癌。胃癌的转移途径有直接浸润、淋巴转移、血行转移及腹腔种植转移。

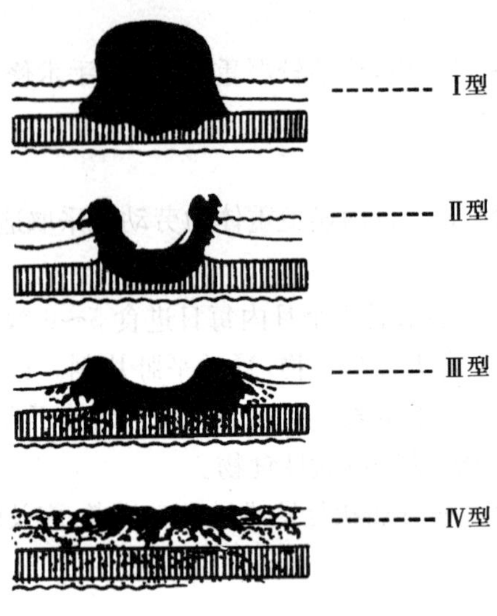

图 19-3-1 胃癌的 Borrmann 分型

【护理评估】

(一) 健康史

1. 不良饮食习惯史 这是患胃癌的主要原因。调查发现长期的多量的进食熏制、腌制食品的人易患胃癌。因为烟熏、盐腌食品的亚硝酸盐在胃内将转变成亚硝胺而致癌，污染、烘烤及熏制食品也含有多量3,4-苯并芘致癌物质。

2. 慢性胃病史 长期患有胃溃疡、萎缩性胃炎、胃腺瘤性息肉、胃空肠吻合术后残胃慢性炎症等病人是胃癌发生的危险人群。这些疾病易于恶变，目前称其为“癌前疾病”。许多慢性良性胃病的胃黏膜上皮，还易发生异型性增生。在重度胃黏膜上皮异型性增生者中75％～80％的病人有可能发展为胃癌。这种情况称为“癌前病变”。

3. 生活环境史 居住生活在我国西北地区和东南沿海诸省的人群是胃癌多发人群。在世界范围内，日本是胃癌发病率最高的国家。调查提示地域环境因素与胃癌有关。

4. 家族史 家族史调查中，发现胃癌发病具有遗传倾向。认为其发生与遗传因素密切相关。

5. 胃幽门螺杆菌感染史 幽门螺杆菌感染与胃癌发生有关。且随着幽门螺杆菌抗体滴度的升高，胃癌发生的危险性也增加。胃幽门螺杆菌感染率较高的国家和地区也是胃癌高发区。

(二) 身体状况

1. 胃癌早期身体状况变化不明显。部分病人可有上腹不适、隐痛、食欲减退、嗳气、反酸等，类似消化性溃疡或慢性胃炎的症状。

2. 病情加重，逐渐出现贫血、消瘦，体重进行性减轻。晚期病人呈恶病质状态。

3. 胃窦部癌可致幽门部分或完全性梗阻，出现餐后饱胀、恶心呕吐；贲门部和高位胃小弯部胃癌,可有进食梗阻感;癌肿破溃或侵袭血管可导致上消化道大出血;溃疡型胃癌可发生急性胃穿孔。

4. 中、晚期胃癌病人可有上腹部肿块;肝转移可出现肝大或黄疸;腹膜转移可有腹水;远处淋巴转移有左锁骨上窝淋巴结肿大;直肠前凹种植转移时,直肠指检可触及肿块。

(三)实验室及其他检查

首选纤维胃镜检查。这是早期及时诊断胃癌的有效方法,可直接观察病变部位,并可做活组织检查。

其他检查可根据医院的实际条件和病人病情需要而决定,如粪便隐血检查(常持续阳性,可作为普查时的筛选检查)、X线钡餐检查(中晚期病变可见不规则充盈缺损或腔内壁龛影,气钡双重造影亦可发现较小的病变)、细胞学检查(采用一般冲洗法收集胃内冲洗液,查找癌细胞)、血常规检查(了解全身情况)、腹部超声(观察胃邻近脏器受浸润及淋巴转移的情况)、螺旋CT(有助于胃癌诊断和手术前分期)。

(四)治疗与效果

早期发现、早期诊断、早期治疗是提高胃癌病人生存率和治愈率的关键。胃癌常采用以手术治疗为主的综合治疗。

1. 手术治疗 对早期胃癌一般首选胃部分切除术。进展期胃癌,根据情况选择根治性近端或远端胃大部切除术或全胃切除术。若癌肿范围较大或已穿透浆膜并浸润周围脏器时,可采用胃癌扩大根治术或联合脏器切除术。癌细胞广泛转移,不能做根治性切除术的病人,可行癌肿在内的胃部分切除术,又称姑息性切除术。晚期胃癌合并幽门或贲门梗阻而不能切除者,可行胃空肠吻合术或食管空肠吻合术等短路手术,以解决病人进食问题。

近年来胃癌微创手术已日趋成熟,包括胃镜下胃黏膜病灶切除和腹腔镜下胃楔形、部分或全胃切除。

2. 化学治疗 应用抗肿瘤药物辅助手术治疗。在术前、术中、术后使用,可抑制癌细胞的扩散和杀伤残存的癌细胞,从而提高手术效果。晚期胃癌不能施行手术者亦可用联合化疗。常用的药物有5-氟尿嘧啶、丝裂霉素、阿霉素、替加氟(FT-207)等。

3. 其他治疗 生物免疫治疗,中医中药治疗等。

(五)心理-社会状况

病人获悉病情后,会有恐惧、绝望、悲哀、忧郁等不同心理反应;有些病人对治疗缺乏信心,甚至放弃治疗;胃癌并发穿孔、出血、幽门梗阻等并发症时不但病人痛苦加重,也易产生焦虑或恐惧感;有些病人因缺乏手术治疗、化疗及有关康复的知识,心理准备不充分,会表现出忧虑的反应。

【护理诊断/问题】

1. 焦虑或恐惧 与胃癌确诊、手术危险性、并发症的发生有关。

2. 营养失调:低于机体需要量 与下列因素有关:①食欲不佳;②肿瘤所致消耗性代谢;③消化道对化疗的反应;④禁饮食、呕吐等。

3. 知识缺乏 与缺乏疾病的防治知识,或手术和有关康复的知识有关。

4. 潜在并发症 胃癌穿孔、出血、幽门梗阻;化疗副作用及手术后有关并发症。

【护理目标】

经过心理支持,病人焦虑、恐惧感降低,能配合手术和化疗方案的执行;体质和营养状况得到改善;病人掌握了手术后康复知识。

【护理措施】

(一) 手术前护理

1. 做好心理护理。消除病人顾虑、悲观的消极态度,使病人焦虑、恐惧感减轻,治疗信心增强,积极配合医疗护理计划的实施。

2. 饮食要少量多餐,给予高蛋白、高热量、富含维生素的易消化饮食。营养状况较差的病人,应补充血浆或全血,以提高手术耐受力。

3. 胃癌有并发症时的护理,手术前其他常规护理,可参照胃十二指肠溃疡行胃大部切除术的手术前护理。

(二) 手术后护理

1. 胃癌根治性或姑息性手术后,原则上参照胃大部切除术后病人的护理。

2. 病人体质虚弱,营养状况差,注意手术后营养支持的护理。尤其是对经胸全胃切除术的病人,同时做好胸腔闭式引流的护理和肺部等并发症的预防。

3. 手术后化疗病人,应注意观察抗癌药的副作用,如恶心、呕吐、腹泻、脱发、口腔溃疡等不良反应,应给及时处理。

(三) 健康指导

①给病人及家属讲解胃癌相关的防治知识,不论在社区护理还是医院内护理,都应坚持三级预防的原则。②对手术治疗的病人,讲解合理的饮食调理计划及注意的事项。讲解手术后并发症的表现及预防。③对化疗的病人,解释化疗的必要性、药物的副作用及预防,以及治疗期的注意事项。④嘱病人出院后定期检查,手术后一年内每3个月复查一次,以后每半年复查一次,至少复查5年,出现异常情况随时就诊。

(杨 环)

思考题

病人男性,58岁,农民,有“慢性胃炎”病史多年。近2个月以来上腹部疼痛加重,持续性,难以从事正常劳动;腹胀,厌食;明显消瘦,贫血面貌,测体重减少12kg。曾服用多种“胃药”未见明显效果。如果你是社区护士:①请考虑该病人目前可能的疾病诊断有哪些?②为明确诊断,应做哪些检查?③你对该病人如何做健康教育(指导)?

第四节 阑尾炎病人的护理

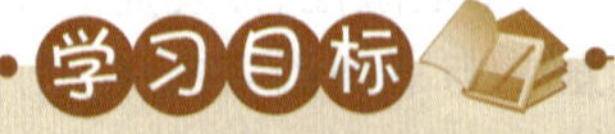

①了解急性阑尾炎的主要病因、临床病理类型、病情转归和并发症。②熟悉急性阑尾炎的护理评估内容和常见的护理诊断/问题;掌握护理措施及健康指导。③学会对急性阑尾炎病人的临床护理;同情、关怀、爱护急腹症病人。④了解特殊类型阑尾炎的临床特点和护理。

一、急性阑尾炎病人的护理

急性阑尾炎(acute appendicitis)是外科常见病，居各种急腹症的首位。其发病除全身抵抗力下降外，主要与阑尾管腔阻塞有关。根据急性阑尾炎的病理改变和临床过程，可分为4种类型：

1. 急性单纯性阑尾炎　为早期的阑尾炎，阑尾肿胀、充血；阑尾黏膜可有小溃疡和出血点，管腔内有炎性渗出。临床症状和体征较轻，一般可见局部明显的压痛。

2. 急性化脓性阑尾炎　亦称急性蜂窝织炎性阑尾炎，常由单纯阑尾炎发展而来。阑尾黏膜溃疡增大并深达肌层，腔内有大量积脓，壁内也有小脓肿形成；阑尾显著肿胀，浆膜高度充血，表面有脓性渗出物或脓苔。临床症状和体征较重，常有局限性腹膜炎表现，甚或形成弥漫性腹膜炎。

3. 急性坏疽性或穿孔性阑尾炎　是重型的阑尾炎。阑尾因内腔阻塞、积脓，腔内压力增高且炎症波及阑尾系膜静脉而发生血栓性静脉炎等，引起阑尾壁血液循环障碍，导致阑尾管壁坏死或部分坏死，浆膜面呈暗紫色或黑色。坏死灶穿孔后如未被包裹，脓液继续扩散，常致急性弥漫性腹膜炎。

4. 阑尾周围脓肿　急性化脓性或坏疽性阑尾炎，如果被周围大网膜、小肠粘连、包裹，在局部形成了炎性包块以限制其感染扩散，即成为阑尾周围脓肿。

急性阑尾炎的转归有以下几种情况：①炎症消退。病变较轻的急性阑尾炎经非手术治疗可使炎症消退，少数病人可完全治愈，但大多数将转为慢性阑尾炎。②炎症局限。化脓性或坏疽性阑尾炎被大网膜、小肠粘连包裹，使炎症局限于阑尾周围，形成阑尾周围脓肿。③炎症扩散。急性阑尾炎在尚未被网膜包裹之前发生穿孔时，炎症扩散、可发展为弥漫性腹膜炎。

急性阑尾炎病情发展也常引起化脓性门静脉炎、肝脓肿、盆腔或髂窝脓肿、感染性休克等并发症。

【护理评估】

(一)健康史

急性阑尾炎可发生在任何年龄，但以青少年为多见，以20～30岁青壮年发病率最高，约占40%；男性多于女性，比例约为3∶2。常突然发病，与职业、地区和季节无关，但部分病人的发病与上呼吸道感染、各种原因引起的胃肠功能紊乱有一定关系。尤其是暴饮暴食、生活不规律、过度疲劳及急性胃肠炎等常是发病的诱因。

需要说明的是以上情况易发生阑尾管腔梗阻，或胃肠道疾病引起内脏神经反射而致阑尾管壁痉挛，在此基础上并发了细菌感染，这3方面因素可能是急性阑尾炎发病的主要原因。①一般认为阑尾管腔梗阻是急性阑尾炎发生的最主要原因。临床所见阑尾壁淋巴滤泡的明显增生使管腔狭窄而梗阻，约占60%，青少年多见；管腔内粪石阻塞约占35%，是引起成年人急性阑尾炎的常见原因；食物残渣、蛔虫、肿瘤等的阻塞也是少部分病人的发病原因。其实阑尾壁淋巴组织丰富，阑尾开口狭小、管腔细长而扭曲、终端为盲管等解剖特点，才是造成阑尾管腔易于阻塞的根本性的内在因素。②各种原因的胃肠道功能紊乱通过神经反射因素可引起阑尾环形肌的痉挛性收缩，造成或加重阑尾腔的阻塞以及阑尾壁的缺血。③阑尾管腔发生阻塞后，存留在远端死腔内的细菌很容易繁殖，造成阑尾腔内和阑尾壁间组织的急性感染，以至炎性溃疡、缺血和坏疽。

（二）身体状况

1. 腹痛 常突然发生，典型的腹痛发作始于上腹部、剑突下或脐周围，呈持续性，少数为阵发性，数小时或十几小时后，腹痛逐渐转移并固定于右下腹部，呈持续性并逐渐加重。70%～80%的病人具有这种典型的转移性右下腹痛的表现，但少数病人一开始即为右下腹部疼痛。腹痛的程度与阑尾炎的病理类型关系密切，由单纯性阑尾炎至化脓性、坏疽性阑尾炎，其腹痛逐渐加重。有的病人腹痛可突然完全缓解，这种现象可能为两种情况：粪石、异物被排入盲肠，阑尾腔的梗阻突然解除，腔内压迅速减轻，疼痛随即缓解，表示病情好转；阑尾壁坏死、穿孔后，腔内积脓排入腹腔，阑尾腔的压力也迅速减轻，腹痛也可随即减轻，但腹腔内的炎症逐渐扩散，在短暂的缓解后，右下腹痛又会逐渐加重。因此，腹痛的突然减轻，不一定都是好转的征象。

部分病人因阑尾位置的变化或变异，其腹痛部位也会有相应的变化。如盲肠后位阑尾为右侧腰部疼痛，阑尾位于肝下区者为右上腹痛等。

2. 胃肠道症状 发病早期就常有恶心、呕吐等；有的病例可能发生腹泻。盆腔位阑尾炎及出现盆腔脓肿时，可有排便次增多，里急后重、黏液便等直肠刺激症状。弥漫性腹膜炎时可致麻痹性肠梗阻，表现为腹胀、排气排便减少。

3. 全身反应 炎症较重时出现中毒症状，心率增快，体温升高。发生寒战、高热、黄疸、肝大及肝区痛，应考虑化脓性门静脉炎的形成。

4. 体征

（1）右下腹固定性压痛：是急性阑尾炎最常见和最重要的体征。当感染还局限于阑尾腔以内，病人尚觉上腹部或脐周疼痛时，右下腹就有固定压痛存在。阑尾穿孔合并弥漫性腹膜炎时，虽然全腹都有压痛，但仍以右下腹最为明显。常见的压痛点有：①麦氏点（Mc Burney's point）是最常见的压痛点，在脐与右侧髂前上棘连线的中外 1/3 交界处；②兰氏点（Lanz's point），在两侧髂前上棘连线的中、右 1/3 交界处；③莫氏点（Morris' point），在脐和右髂前上棘连线与右侧腹直肌外缘相交处；④Rapp 压痛区（图 19-4-1）。

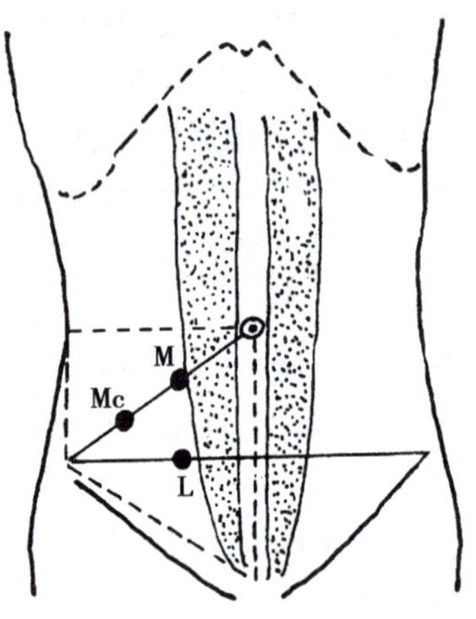

图 19-4-1 阑尾炎压痛点

Mc：Mc Burney 点

L：Lanz 点

M：Morris 点

虚线围成的四边形为 Rapp 压痛区

> **"麦氏点"的来历**
>
> 1889 年纽约外科医师 Mc Burney 记述了急性阑尾炎的早期表现及腹部最常见的压痛点，至今该压痛点仍以他的名字命名为"麦氏点"。他开创了本病早期诊断早期手术治疗的方法，到当代由于麻醉、抗生素、外科技术和护理的发展，本病预后已经发生了根本性改变。当初这种经常致命的疾病，现在很少见致死的情况，但注意目前仍有较高的并发症发生率。

（2）腹膜刺激征象：化脓性和坏疽性阑尾炎表现腹部局限性或弥漫性压痛、反跳痛和腹肌紧张、肠鸣音减弱或消失。

（3）其他参考体征：阑尾位置有变异时，以下试验或检查是具有重要参考意义的体征。

①结肠充气试验(Rovsing sign):病人仰卧位,检查者先用一手按压左下腹部,再用另一手挤压近侧结肠,两手依次交替按压,使结肠积气传至盲肠和阑尾,若引起右下腹疼痛即为阳性,提示有阑尾炎可能;②腰大肌试验(psoas sign):病人左侧卧位,检查者将病人右下肢向后过伸,引起右下腹疼痛者为阳性,常提示为盲肠后位阑尾的炎症;③闭孔内肌试验(obturator sign):病人仰卧位,使右髋和右膝各屈曲 90°,将右股内收内旋,若右下腹疼痛加重即为阳性,表示阑尾位置较低,炎症已波及到闭孔内肌;④直肠指检:盆腔位阑尾发炎,直肠右侧壁有明显触痛,甚至可触到炎性包块。阑尾穿孔伴盆腔脓肿时,直肠内温度较高,直肠前壁膨隆并有触痛。

(4)腹部包块:如查体发现右下腹饱满,触及压痛的边界不清的固定性肿块,应考虑阑尾周围脓肿形成。

(三)实验室及其他检查

血白细胞总数多为(10～20)×10^9/L,中性粒细胞比例常超过 80%～90%,可发生核左移。当阑尾炎直接刺激到输尿管或膀胱时,尿中可出现少量红细胞和白细胞。

根据病情需要可选择其他检查,如腹部 X 线、CT、B 型超声和腹腔镜检查等。

(四)治疗与效果

目前,急性阑尾炎的病死率为 0.1%～0.5%。大多数病人能及时就医,获得良好的治疗效果。但少数病人诊断比较困难、处理不及时或不恰当时可发生一些并发症,甚至危及病人生命。

1. 非手术治疗 仅适用于不同意手术的单纯性阑尾炎,或急性阑尾炎的诊断尚未确定,以及发病已超过 72 小时或已形成炎性肿块者。措施包括卧床休息,控制感染和对症处理等。

2. 手术治疗 适用于各类型阑尾炎,原则上一经确诊,应尽早行阑尾切除术。因为早期手术既安全、简单,又可减少近期或远期并发症的发生。阑尾切除术可通过传统的开腹或腹腔镜完成。

阑尾切除手术后并发症与阑尾的病理类型和手术时间的迟早有密切关系。未穿孔阑尾炎切除后,并发症发生率仅 5%,而穿孔后手术者增加到 30%以上;发病后 24 小时和 48 小时后手术者,阑尾穿孔率分别为 20%和 70%,故发病 24 小时内应及时手术,以降低并发症的发生率。手术后常见并发症如下:

(1)内出血:手术后腹腔内出血,多因止血不完善或阑尾系膜血管结扎线松脱所致。主要表现为腹痛、腹胀、休克和贫血等。严重者可出现移动性浊音,有时出血可经伤口渗出或经引流物大量排出。

(2)手术切口并发症:包括切口感染、慢性窦道和切口疝,三者有一定的内在联系。切口感染是最常见的手术后并发症,多发生在手术后 4～7 天,也有在两周后才出现。如伤口内异物(如线头)清除不干净,引流不畅,可长期不愈,形成慢性窦道,伤口时好时坏,病程可持续数月,甚至更长。有的感染伤口虽已愈合,但腹壁肌层已裂开,小肠和大网膜可从切口薄弱处突出,形成切口疝。切口疝如有明显症状,可影响生活和劳动。

(3)腹腔脓肿:穿孔性阑尾炎手术后,腹腔脓液吸收不完全,可在腹膜腔的不同部位形成残余脓肿。其中盆腔脓肿最常见,大多发生在手术后 7～10 天。表现为体温再度升高,排便次数增多,伴里急后重。直肠指检可见括约肌松弛,直肠前壁隆起伴压痛。

(4)粘连性肠梗阻:也是阑尾切除手术后的较常见的远期并发症,与腹腔感染、手术损伤、异物刺激和引流物拔出过晚等有关。一旦诊断为急性阑尾炎，应早期手术，手术后早期离床活动可适当预防此并发症。粘连性肠梗阻病情重者需手术治疗。

(5)粪瘘：很少见。可发生在处理不当的阑尾残端，也可因手术粗暴误伤盲肠和回肠而引起。主要表现为伤口感染久治不愈，并有粪便和气体溢出。由于粪瘘形成时感染已局限于回盲部周围，体液和营养丢失较轻。一般经非手术治疗粪瘘可闭合自愈。

(五) 心理-社会状况

急性阑尾炎发病突然，疼痛逐渐加剧，病人及家属常可产生紧张与焦虑情绪。慢性阑尾炎反复发作，影响工作和学习，病人又往往惧怕手术，易出现烦躁不安、容易激动、缺乏自信心等不良情绪。手术治疗效果良好，但有粘连性肠梗阻等并发症可能，给病人精神上增添了无形的压力，可出现无助、缺乏自信心等情绪。

【护理诊断/问题】

1. 疼痛 与阑尾炎症刺激及手术创伤有关。

2. 体液不足 与呕吐、禁食、腹膜炎等有关。

3. 体温过高 与阑尾炎症有关。

4. 潜在并发症 门静脉炎、腹腔脓肿、切口感染、内出血、粪瘘、粘连性肠梗阻等。

【护理目标】

病人疼痛减轻，体温接近正常，舒适感增加；保持体液平衡；发生并发症时能及时发现和得到妥善处理。

【护理措施】

(一) 非手术治疗与手术前的护理

原则上同急性腹膜炎的护理。

1. 对症护理 卧床休息，取半卧位。高热者应采用物理降温；疼痛明显者遵医嘱给予解痉剂，但禁用吗啡或哌替啶，以免掩盖病情；但对已确定手术时间者，可给适量的镇痛剂。便秘者可用开塞露，禁忌灌肠和使用泻剂，以免炎症扩散或阑尾穿孔。

2. 饮食护理 急性单纯性阑尾炎且肠蠕动良好者可进流质，病情重者或有手术可能者应禁食。禁食期间静脉补液，维持能量需要及水、电解质平衡。

3. 控制感染 遵医嘱应用广谱抗生素和甲硝唑等有效药物。亦可用针刺和中药治疗。

4. 严密观察病情 注意病人的体温、脉搏、神志和腹部体征，以及实验室检查结果的变化。一旦病情加重，应急诊手术。

(二) 手术后护理

1. 体位 病人回病房后根据麻醉的要求，给予适当体位。血压平稳后，采用半卧位。

2. 饮食 手术后暂禁食，合并弥漫性腹膜炎者胃肠减压，静脉补液，待胃肠蠕动恢复、肛门排气后可进流质，次日给半流质，手术后第5～6天后可进软质普食。勿进食过多甜食、豆制品和牛奶，以免引起腹胀，一周内禁忌灌肠和使用泻剂。

3. 早期活动 应鼓励病人早期下床活动，以促进肠蠕动恢复，防止肠粘连发生。轻症病人手术当天即可下地活动；重症病人应进行床上活动，待病情稳定后及早下床活动。

4. 及时发现及时处理手术后并发症

(1)内出血：应立即补液、输血、止血，必要时做好急诊手术前准备。对已继发感染形成脓肿者，应手术引流，换药处理。

(2)粪瘘：按肠瘘护理。一般采用换药和常规护理后，多数病人可自行愈合。如病程超过2～3个月仍未闭合，应考虑手术。

(3)切口的并发症：切口感染应立即拆除缝线，排出脓液，放置引流，经正确换药促使其愈合。慢性窦道应及时采取搔刮术以清除异物和慢性炎症肉芽组织，必要时手术切除窦道，重新缝合。

腹腔脓肿按急性腹膜炎腹腔脓肿护理。粘连性肠梗阻按肠梗阻护理。

(三) 健康指导

1. 社区护理中应注意饮食卫生，避免暴饮暴食、生活不规律、过度疲劳和腹部受凉等因素，发生急性胃肠炎等疾病应及时治疗，避免慢性阑尾炎急性发作。

2. 手术后应鼓励病人早期下床活动，以防止粘连性肠梗阻。

3. 告知出院病人，发生急、慢性腹痛，恶心呕吐等腹部症状，应及早就诊；如果是非手术治疗的阑尾周围脓肿病人，嘱其3个月后再次住院做阑尾切除术。

二、几种特殊类型阑尾炎病人的护理

特殊类型的阑尾炎是指特殊年龄阶段和特殊情况下，发生的临床表现不典型，容易误诊误治的急性阑尾炎。

(一) 新生儿急性阑尾炎

新生儿阑尾呈漏斗状，开口大，不易发生阑尾管腔阻塞。因此，新生儿急性阑尾炎很少见。但由于新生儿不能提供病史，其早期临床表现又无特殊性，仅有厌食、恶心、呕吐、腹泻和脱水等，发热和白细胞升高均不明显，因此难于早期确诊，穿孔率可高达50%～85%，死亡率也很高。临床上应仔细观察右下腹部压痛和腹胀等体征，并应尽早手术治疗。

(二) 小儿急性阑尾炎

临床特点是：①抵抗力差，病情发展较快且较重，早期即出现高热、呕吐等症状；②腹肌薄弱故右下腹体征不明显、不典型；③穿孔率较高，且大网膜发育不全，炎症易扩散，故并发症和病死率也较高。治疗原则是早期手术。应加强护理工作，注意病情观察，预防手术前后并发症的发生。

(三) 老年人急性阑尾炎

老年人对疼痛感觉迟钝，防御功能减退，故临床表现似轻而阑尾病理改变已很重，体征不典型，体温和白细胞升高均不明显，容易延误诊断和治疗。

老年人急性阑尾炎亦应早期手术治疗。但由于老年人常常合并其他疾病，如高血压、冠心病、糖尿病等，使病情更趋复杂性，手术耐受力较差，因此手术前后应做好充分准备与护理工作，严防意外情况发生。

(四) 妊娠期急性阑尾炎

妊娠中后期，随着妊娠子宫增大，盲肠被推向外上方，阑尾位置或压痛点将逐渐上升；大网膜常被增大的子宫推向一侧，使炎症不易局限。此外，炎症刺激易诱发流产、早产，甚至威胁孕妇生命安全。

妊娠期阑尾炎的治疗，应有外科和妇产科医生密切合作，谨慎决定处理方案。加强手术前后护理；围术期应加用黄体酮；临产期的急性阑尾炎如并发阑尾穿孔或全身感染症状严重时，可考虑经腹剖宫产术，同时切除病变阑尾。

(五) 慢性阑尾炎

大多数慢性阑尾炎(chronic appendicitis)由急性阑尾炎转变而来，少数也可开始即呈慢性过程。

临床表现主要是右下腹间断性隐痛或胀痛，时重时轻，部位比较固定。多数病人在饱餐、运动和长期站立后，腹痛明显。右下腹部固定位置压痛是唯一的体征。病程中可能有反复性的慢性阑尾炎急性发作。X线钡剂灌肠透视检查等常能提供参考依据。

手术治疗是有效的方法。对诊断可疑的病人或有严重重要器官功能不全的高龄病人，应暂行非手术治疗，护理中注意观察病情的发展变化。

（王燕秋）

病人男性，21岁，学生。转移性右下腹痛1天余，曾呕吐数次，为胃内容物。住院后查体见T 38.3℃，P 90次/分，R 20次/分，BP 120/76 mmHg。右下腹肌紧张，有明显压痛及反跳痛，以麦氏点处最著，未扪及肿块。血常规WBC 18×10^9/L，中性粒细胞90%。①该病人最可能的疾病诊断是什么？你认为治疗原则如何？②病人因课程考试等理由坚决拒绝手术治疗，故暂行非手术处理。请你提出目前主要护理诊断/问题和相应的护理措施。

第五节　肠梗阻病人的护理

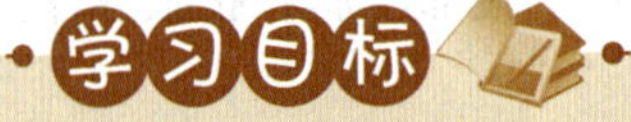

①了解肠梗阻病人的临床分类和病理变化要点。②熟悉肠梗阻病人的护理评估和护理诊断/问题；掌握其护理措施与健康教育。③学会对肠梗阻病人的临床护理。在护理急腹症病人时表现出严格、认真的工作态度，对病人以真诚的关怀和同情。

肠内容物不能正常运行，即不能顺利通过肠道时，称为肠梗阻（intestinal obstruction），在外科急腹症中发病率仅次于阑尾炎和胆道疾病。肠梗阻不但可引起肠管本身的改变，并可导致全身性生理功能紊乱，其病情复杂多变，发展迅速，若处理不及时常危及病人的生命，尤其是绞窄性肠梗阻，病死率仍较高。

1. 临床分类

（1）按病因分类：可分为机械性肠梗阻、动力性肠梗阻及血运性肠梗阻3类。①机械性肠梗阻（mechanical intestinal obstruction）：是临床上最常见肠梗阻，常由于寄生虫、粪块、大结石、异物等引起的肠腔阻塞，或粘连带压迫、肠管扭转、嵌顿疝、肿瘤压迫等造成的肠管受压，以及先天性肠道闭锁、炎症性狭窄、肿瘤等肠壁病变引起肠腔变窄而使肠内容物通过障碍；②动力性肠梗阻：由于神经反射或毒素刺激引起肠壁肌功能紊乱，如急性弥漫性腹膜炎、腹部大手术、腹膜后血肿或感染等所致的肠麻痹（paralytic ileus），肠道功能紊乱和慢性铅中毒等所致的肠痉挛，都可以使肠内容物不能正常运行，但无器质性肠腔狭窄；③血运性肠梗阻：由于肠系膜血管栓塞或血栓形成，肠管血运障碍，继而发生肠麻痹而使肠内容物不能运行。

（2）按肠壁有无血运障碍分类：即为单纯性肠梗阻和绞窄性肠梗阻 2 类。①单纯性肠梗阻仅肠内容物通过受阻，而无肠管血运障碍；②绞窄性肠梗阻（strangulated intestinal obstruction）指梗阻伴有肠壁血运障碍者。

肠梗阻还可按梗阻的部位分为高位（如空肠上段）和低位（如回肠末端和结肠）肠梗阻。根据梗阻的程度分为完全性和不完全性肠梗阻。按肠梗阻发生的快慢（病程）分为急性和慢性肠梗阻。若一段肠袢两端完全阻塞，则称为闭袢性肠梗阻，容易发生肠坏死和穿孔。

2. 病理生理变化　肠梗阻发生后，肠管局部和机体全身将出现一系列复杂的病理生理变化。①局部变化：急性肠梗阻时，梗阻部位以上的肠管蠕动频率和强度增加。肠腔积气、积液导致肠管膨胀，梗阻部位愈低、时间愈长，肠膨胀愈明显。随着肠腔内压力不断的升高使肠壁血运发生障碍，最后引起肠管坏死，甚至溃破穿孔。②全身改变：主要由肠膨胀、体液丧失、感染及毒素吸收 3 个方面所致。肠管膨胀使腹压增高、膈肌上升、腹式呼吸减弱，影响肺通气换气功能；同时妨碍下腔静脉血液回流，致循环、呼吸功能障碍。由于病人不能正常进食且频繁呕吐，造成大量胃肠道液体丢失；同时由于大量血浆渗出至肠腔和腹腔内，形成人体第三间隙积液，造成严重水、电解质及酸碱平衡紊乱。梗阻以上肠内容物淤积，细菌大量繁殖，产生多种强烈的毒素；由于肠壁通透性的改变，肠内细菌和毒素渗入腹腔，引起严重的腹膜炎及全身中毒感染。这些变化可引起低血容量性休克和感染性休克，最终因肾功能及循环、呼吸功能衰竭而危及病人的生命。

【护理评估】

（一）健康史

不同原因的肠梗阻有其各自的病史特点，如粘连性肠梗阻（intestinal obstruction due to adhesions）有腹部手术、感染或创伤史；习惯性便秘的老年人易发生乙状结肠扭转；婴幼儿易患肠套叠；农村小儿易患蛔虫性肠阻塞；有腹外疝病史者，肠梗阻可能系疝嵌顿所致。注意凡可导致肠腔狭小、肠壁动力障碍以及肠系膜血管栓塞或血栓形成等原因，均可致肠梗阻。

（二）身体状况

各种类型肠梗阻的原因、部位、病变程度、发病急慢及临床表现有所不同，但通常都存在腹痛、呕吐、腹胀及肛门停止排气排便四大典型表现。

1. 腹痛　机械性肠梗阻发生时，由于梗阻部位以上肠管强烈蠕动，表现为阵发性绞痛，腹痛发作时可伴有肠鸣，有时能见到肠型和肠蠕动波，听诊为连续高亢的肠鸣音，或呈气过水音或金属音；当腹痛的间歇期不断缩短，以至成为剧烈的持续性腹痛时，应考虑有绞窄性肠梗阻的可能，此时可有固定压痛或触及有触痛的包块和腹膜刺激征，移动性浊音可呈阳性，肠鸣音减弱或消失；麻痹性肠梗阻为持续性胀痛，肠鸣音消失。

2. 呕吐　在肠梗阻早期，呕吐呈反射性，吐出物为食物或胃液。呕吐随梗阻部位的高低而有所不同，一般梗阻部位愈高，呕吐出现愈早、愈频繁，吐出物主要为胃及十二指肠内容物；低位肠梗阻时，呕吐出现迟而少，吐出物可为粪样；结肠梗阻者，较晚期才出现呕吐；呕吐物如呈棕褐色或血性，多为肠管血运障碍的表现；麻痹性肠梗阻时，呕吐多为溢出性。

3. 腹胀　梗阻发生一段时间后可出现腹胀，其程度与梗阻部位及性质有关，高位肠梗阻腹胀不明显，但有时可见胃型；低位小肠梗阻及麻痹性肠梗阻腹胀显著，遍及全腹；结肠梗阻时，如果回盲瓣关闭良好，梗阻以上结肠可呈闭袢，腹周膨胀显著；腹部隆起不均匀或不对称，是肠扭转等闭袢性肠梗阻的特点。

4. 肛门排气排便停止 完全性肠梗阻发生后，病人多不再排气排便，但梗阻部位以下肠腔内残存的粪便和气体仍可自行排出或经灌肠后排出，故不能因此而否定肠梗阻的存在；某些绞窄性肠梗阻，如肠套叠、肠系膜血管栓塞或血栓形成，可排出血性黏液样粪便。

单纯性肠梗阻早期，病人多无明显的全身症状。梗阻晚期可表现有唇干舌燥、眼窝内陷、皮肤弹性减退、尿少或无尿等缺水征；绞窄性肠梗阻病人，出现体温升高、脉搏细速、呼吸浅快、血压下降、面色苍白、四肢发凉等中毒和休克征象。直肠指检如触及肿块，可能为直肠肿瘤、极度发展的肠套叠的头部或低位肠腔外肿瘤，指套染血时要考虑肠绞窄的发生。

临床上常见的机械性肠梗阻(图 19-5-1)，既有肠梗阻的典型表现，又有各自的临床特征(表 19-5-1)。

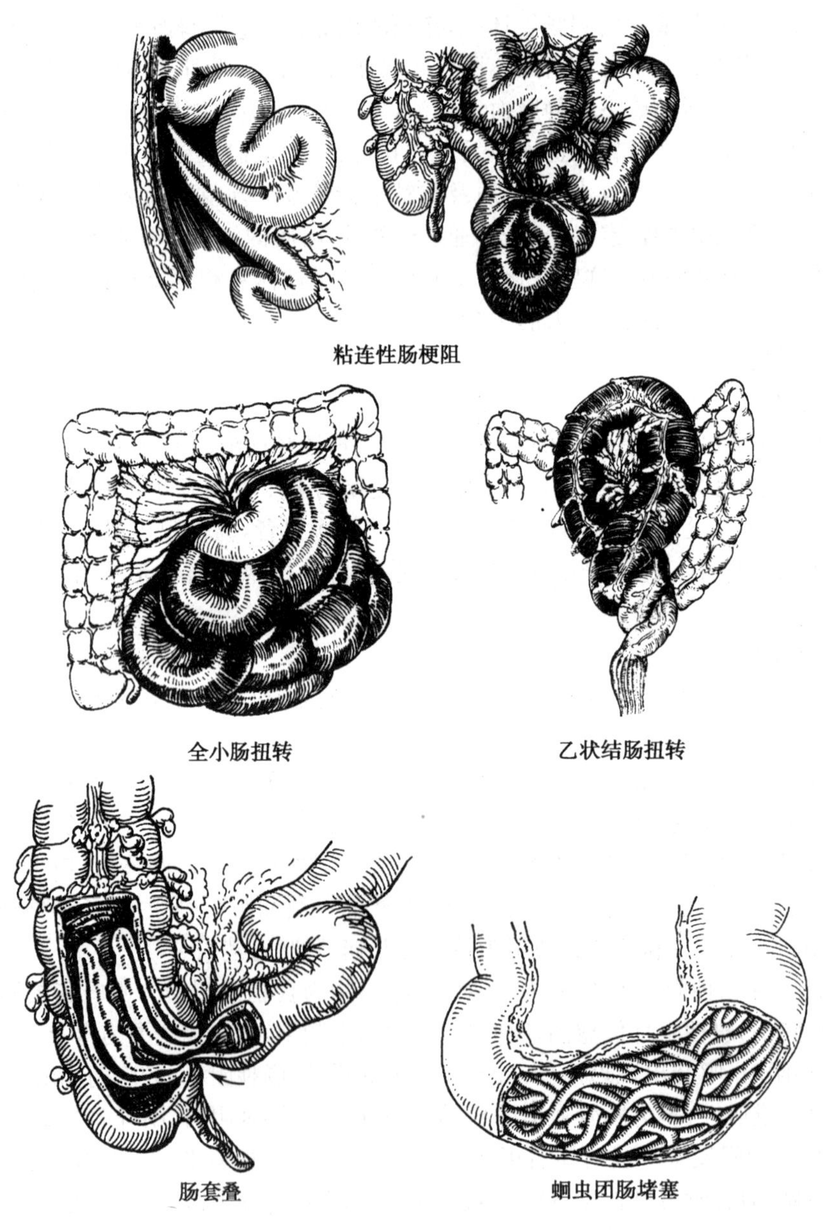

图 19-5-1 常见的机械性肠梗阻

(三)实验室及其他检查

1. 实验室检查 单纯性肠梗阻的早期实验室检查,变化不明显。后期因脱水和血液浓缩,可出现血红蛋白值及血细胞比容升高;尿比重增高;绞窄性肠梗阻时,白细胞计数及中性粒细胞可明显增加,呕吐物及粪便检查可见大量红细胞或隐血检查阳性;查血气分析和血清Na^{+}、K^{+}、Cl^{-}、尿素氮、肌酐的变化,可了解酸碱、电解质及肾功能的情况。

2. X线检查 一般在肠梗阻发生4～6小时后,X线检查即显示出肠腔内积气;立位或侧位透视或摄片,可见多数液平面及胀气肠袢,但无此征象时也不能排除肠梗阻的可能。梗阻部位不同,X线表现也各有特点:空肠胀气可见“鱼肋骨刺”状的环形黏膜纹,回肠黏膜则无此征象;结肠胀气位于腹部周边,并显示结肠袋形;绞窄性肠梗阻时,可见孤立、突出胀大的肠袢,不因时间而改变位置。当怀疑肠套叠、乙状结肠扭转或结肠肿瘤时,可作钡剂灌肠检查,常能提供重要资料。

表19-5-1 常见机械性肠梗阻的临床特点

肠梗阻种类	临床特点
粘连性肠梗阻	①为最常见的机械性肠梗阻;②多有腹腔手术、创伤、感染史,以腹腔手术最为多见;③有较典型的机械性肠梗阻的表现;④多是单纯性不全性肠梗阻,有时可形成完全性或绞窄性肠梗阻
肠套叠	①原发性肠套叠多见于2岁以下小儿,尤以4～10个月婴儿发病率最高,与饮食性质改变引起的肠功能紊乱有关,以回肠结肠型最为多见。其典型表现为阵发性腹痛(哭闹)、果酱样黏液血便、腊肠形腹部肿块三联征,空气或钡剂灌肠X线检查可见空气或钡剂在结肠内逆行受阻,受阻端呈“杯口”状或“弹簧”状阴影。②继发性肠套叠多见于成年人,多因肠息肉、肿瘤、憩室等引起,症状不典型,多为不全性梗阻,少有血便
肠扭转	①小肠扭转较多见,多见于男性青壮年,多有饱餐后剧烈活动史。腹部剧烈绞痛多在脐周,为持续性疼痛、阵发性加剧,常牵涉到腰背部,病人往往不敢平仰卧。呕吐频繁,腹胀不显著或不对称,严重者有明显腹膜刺激征,移动性浊音阳性,可无高亢的肠鸣音。X线检查符合绞窄性肠梗阻的表现,另外,还可见空肠和回肠换位,或排列成多种形态的小跨度蜷曲肠袢等特有的征象。②乙状结肠扭转多见于男性老年人,常有习惯性便秘,或以往有多次腹痛发作经排便、排气后缓解的病史。除腹部绞痛外,有明显腹胀,但呕吐一般不明显。低压灌肠灌入量往往不超过500ml,钡剂灌肠X线检查见扭转部位钡剂受阻,钡影尖端呈“锥形”或“鸟嘴”形阴影
肠堵塞	以蛔虫团或粪块堵塞多见。肠蛔虫堵塞多见于农村地区的儿童,有便虫、吐虫史,多为不完全梗阻,表现有脐周围阵发性腹痛、呕吐,腹部常扪及可变形、变位的条索状团块,肠鸣音可亢进或正常,X线平片有时可见成团蛔虫阴影。肠粪块堵塞多见于老年人,常有便秘史,左下腹可扪及块状物

(四)治疗与效果

肠梗阻的治疗原则是纠正全身生理功能紊乱和及时解除梗阻。

1. 纠正全身生理功能紊乱 包括禁食禁饮及胃肠减压、纠正水、电解质紊乱和酸碱失衡、控制感染及其他对症治疗。无论非手术或手术治疗,基础疗法都是需要的。主要是为了缓解肠壁血运障碍,防治体液平衡失调,控制感染进展,为解除梗阻创造条件,是保证治疗效果,降低死亡率的重要措施。

2. 解除梗阻

(1)非手术疗法:适用于单纯粘连性肠梗阻、麻痹性或痉挛性肠梗阻、蛔虫或粪块肠堵塞、肠结核等炎症引起的不完全性肠梗阻及肠套叠早期等。粘连性肠梗阻一般首先考虑非手术疗法,如中医中药、针灸、胃肠减压等,因为手术并不能消除粘连,手术后还会形成更广泛的新的粘连;单纯性肠蛔虫堵塞非手术治疗效果较好,可口服生植物油、腹部按摩等;肠套叠早期采用低压空气或钡剂灌肠复位法,效果可达 90%以上;乙状结肠扭转早期可采用乙状结肠镜直视下插管法。

(2)手术疗法:适用于各种类型的绞窄性肠梗阻、肿瘤及先天性肠道畸形引起的肠梗阻,以及非手术治疗无效的病人。应当注意大多数肠梗阻病人是需要手术治疗的,及时诊断、正确处理是提高治疗效果的关键。

手术方法根据肠梗阻的类型、程度及病人的全身情况而定。如:①粘连松解术、肠切开取蛔术、肠套叠或扭转的复位术等单纯解除梗阻的手术;②肠肿瘤、肠坏死的肠切除吻合术;③肿瘤切除有困难或粘连难以分离等可行肠短路吻合术;④病人情况不允许复杂手术时可行肠造口或肠外置术。急诊手术时准备不充分、肠壁血运差或水肿重、腹腔污染等原因,手术后有可能发生肠瘘、腹腔感染、切口感染或裂开、再粘连梗阻等并发症。还需注意,手术后肠管血运恢复后,引起肠内大量毒素吸收,可致全身中毒症状,甚至发生 MODS。广泛性肠切除后有短肠综合征的可能。

(五)心理-社会状况

因急性肠梗阻多起病急骤,病情较重,病人忍受着病痛折磨,常产生不同程度的焦虑或恐惧表现,如易躁易怒、忧郁、哭泣等;对手术及预后的顾虑,尤其是粘连性肠梗阻反复多次发作,或多次手术,常使病人情绪消沉、悲观失望,甚至不配合治疗与护理。

【护理诊断/问题】

1. 疼痛 与肠内容物不能正常运行、手术创伤等因素有关。

2. 体液不足 与大量呕吐、肠腔或体腔积液、禁食、胃肠减压等有关。

3. 低效性呼吸型态 与肠膨胀致膈肌抬高有关。

4. 潜在并发症 急性弥漫性腹膜炎,水、电解质及酸碱平衡紊乱,失液性或感染性休克,MODS 等;手术后切口感染或裂开,腹腔脓肿,肠瘘,再粘连性肠梗阻等。

【护理目标】

病人的腹痛、腹胀等不适减轻或缓解;病人基本能维持体液代谢平衡,血压、脉搏及尿量均接近正常;病人的呼吸困难缓解;病人发生并发症的可能性减小。

【护理措施】

(一)非手术治疗的护理

1. 饮食 肠梗阻病人应常规禁饮食。当梗阻缓解,病人出现排气、排便,腹痛、腹胀消失后可进流质饮食,但应忌食产气的甜食和牛奶等。

2. 胃肠减压 胃肠减压吸出胃肠内积液积气,可降低胃肠道内的压力和膨胀程度,改善肠壁血液循环,同时减少肠内细菌和毒素,有利于改善局部和全身情况,应及早使用。在胃肠减压期间,应做好胃管护理,密切观察并记录引流液的颜色、性状及量,如发现抽出液为血性时,应考虑有绞窄性肠梗阻的可能。

3. 体位 当病人生命体征稳定时,可采取半卧位,使膈肌下降,有利于病人呼吸循环系统功能的改善。

4. 记录出入液量及合理输液　肠梗阻病人应密切观察并准确记录呕吐量、胃肠减压量及尿量等；纠正病人水、电解质紊乱和酸碱失衡是极重要的措施，应结合病人脱水程度、血清电解质和血气分析结果合理安排输液种类，调节输液速度和量，努力维持体液平衡。当尿量>30ml/h时，可补给钾盐，纠正低钾血症，并可促进肠蠕动的恢复。

5. 防治感染　遵医嘱正确、按时使用有效抗生素，同时注意观察用药效果及药物的副作用。

6. 对症护理　病人呕吐时，应嘱其坐起或头侧向一边，避免误吸引起吸入性肺炎或窒息；及时清除口腔内呕吐物，漱口，保持口腔清洁；观察记录呕吐物的颜色、性状及量。对腹部绞痛明显的肠梗阻病人，若无肠绞窄，可使用阿托品类抗胆碱药物解除胃肠道平滑肌痉挛，缓解腹痛，但不可随意使用吗啡类镇痛剂，以免掩盖病情，延误诊治；此外，还可采用热敷腹部、针刺双侧足三里穴等措施。同时多给病人心理关怀和安慰。

7. 协助医师实施非手术治疗的特殊措施　①通过胃管灌注中药（如复方大承气汤、通结汤等）。中药应浓煎，每次100ml左右，避免大量灌注后引起呕吐。灌药后须夹管1～2小时。②对无肠绞窄的粘连性肠梗阻病人，可从胃管内注入液状石蜡，每次20～30ml。或用30%硫酸镁溶液或0.9%氯化钠溶液低压灌肠，刺激排便排气的恢复。③协助低压空气或钡剂灌肠以试行肠套叠复位，复位后注意观察病人有无腹膜刺激征及全身情况的变化。④肠粪块或蛔虫堵塞时可经胃管注入液状石蜡或豆油100ml，也可采用0.9%氯化钠溶液灌肠，促进粪块或蛔虫排出；肠蛔虫堵塞在梗阻缓解后，应遵医嘱给予驱蛔治疗。

"不通则痛，通则不痛"

"不通则痛"是中医对疼痛发生的病理机制的认识，中医认为人体经脉气血应畅通无阻，如局部发生阻滞导致气血运行不畅则可发生局部疼痛；"通则不痛"是中医治疗疼痛的基本原则，通过行气活血等治疗方法解除局部阻滞，使之恢复正常的气血运行，达到消除疼痛之目的。

8. 严密观察病情　定时测量病人的体温、脉搏、呼吸、血压，并详细记录；严密观察病人的腹部症状、体征及全身情况。若病人出现下列情况之一时，提示有绞窄性肠梗阻的可能，多需紧急手术治疗，应及时报告医师并做好手术前准备工作。①腹痛发作急骤，起始即为持续性剧烈疼痛，或在阵发性腹痛间隙期间仍有持续性疼痛；肠鸣音可不亢进；有时出现腰背部痛，呕吐出现早、剧烈而频繁。②病情发展迅速，早期出现休克，抗休克治疗后改善不显著。③有明显的腹膜刺激征，体温上升、脉率增快、血白细胞计数及中性粒细胞比例增高。④腹胀不对称，腹部有局部隆起或扪及有压痛的肿块。⑤呕吐物、胃肠减压抽出液、肛门排出物为血性，或腹腔穿刺抽出血性液体。⑥经积极的非手术治疗症状体征无明显改善。⑦腹部X线检查显示孤立、突出胀大的肠袢，不因时间而改变位置，或有假肿瘤阴影。

（二）手术治疗的护理

1. 手术前护理　除做好手术前常规性准备外，其他护理措施原则同非手术治疗的护理。

2. 手术后护理

（1）病情观察：观察病人的生命体征、腹部症状和体征的变化。注意病人腹痛、腹胀的改善程度，呕吐及肛门排气、排便情况等。必要时，及时联系实验室或其他检查。

要密切注意手术后各种并发症的发生，重视并发症的观察及护理。①感染：绞窄性肠梗阻手术后常规使用抗生素。若病人出现腹部胀痛、持续发热、血白细胞计数增高，腹壁切口红肿，或腹腔引流管或引流管周围流出较多带有粪臭味的液体时，应警惕腹腔内或切口感染及肠瘘的可能，应及时报告医师处理。②切口裂开：由于肠梗阻病人存在腹胀、营养不良、低蛋白血症或者手术中因腹壁切口张力过大，强行缝合造成腹壁组织撕裂，手术后易发生切口裂开。切口裂开一般发生于手术后1周左右时间，故对年老体弱、营养不良、低蛋白血症及缝合时发现腹壁张力过高的病人，手术时采用减张缝合，手术后应加强支持，腹带加压包扎，及时处理咳嗽、腹胀、排便困难等引起腹压增高的因素，预防切口感染。如病人出现异常，疑有切口裂开时，应加强安慰和心理护理，使其保持镇静。若有内脏脱出，切勿在床旁还纳内脏，以免造成腹腔内感染，可用0.9%氯化钠溶液纱布覆盖切口，扣换药碗保护并腹带包扎，及时报告医师，协助处理。

(2)体位：麻醉清醒、血压平稳后，病人应取半卧位，以利病人呼吸循环功能的改善，也有利于腹腔渗液渗血的引流。

(3)饮食：禁食禁饮，禁食期间给予补液，维持体液平衡，补充营养。待肠蠕动恢复及肛门排气后，可开始进少量流质，若无不适，逐步过渡至半流质及普食。

(4)胃肠减压及腹腔引流管的护理：胃管及腹腔引流管应妥善固定，保持引流通畅，避免受压、折叠、扭曲或滑脱，造成引流管效能降低；注意观察并记录引流液的颜色、性状及量，若有异常应及时向医师报告。胃管一般在肛门排气、肠蠕动恢复后即可拔除。

(5)活动：肠梗阻手术后，尤其是粘连性肠梗阻病人，应鼓励病人早期活动，床上勤翻身，病情允许时，早期下床活动，促进肠蠕动恢复，防止肠粘连。

(三)健康指导

1. 对腹外疝、肠结核等病，应积极治疗；腹部手术后尽早下床活动，可行针刺、服中药等，以促进肠功能恢复；平时注意饮食卫生，养成饭前、便后洗手的良好习惯，减少肠道寄生虫病，正确使用驱蛔药。
2. 避免腹部受凉；老年病人出现便秘时，应及时服用缓泻剂，保持排便通畅。
3. 出院时应嘱病人不宜吃不易消化及刺激性食物，不暴饮暴食，饭后避免剧烈运动。
4. 出院后，病人若出现腹痛、腹胀、停止排气排便等不适时，应及时就诊。

(庄一平)

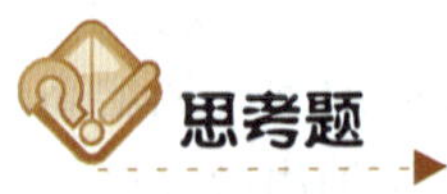

思考题

病人男性，24岁，学生。3小时前午餐后打篮球时突感脐周持续性疼痛，阵发性加剧。伴呕吐数次，呕吐后腹痛不减轻；发病后肛门未再排气排便。住院后查体：T 37.8℃，P 100次/分，R 20次/分，BP 100/70mmHg。神志清，急性痛苦病容；脐周隆起，腹式呼吸弱，全腹有明显压痛和轻度肌紧张，未扪及腹部肿块，叩为鼓音，无移动性浊音，肝浊音界存在，肠鸣音明显减弱；直肠指检无异常。实验室检查：血白细胞 $11.8 \times 10^9/L$，中性粒细胞80%，尿常规无异常。腹部X线立位平片：腹部可见多个气液平面，左下腹见“鱼肋骨刺”状影像。请问：①该病人的疾病诊断是什么？说明诊断依据。②目前治疗原则是什么？应做好哪些护理工作？

第六节　大肠癌病人的护理

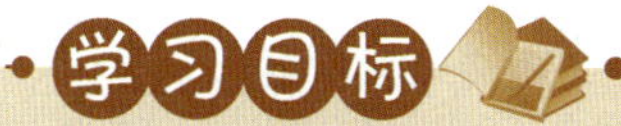

①了解大肠癌的好发部位、分类、分期和转移途径。②熟悉大肠癌病人的护理评估和护理诊断/问题；掌握其护理措施与健康教育。③通过实践教学，学会大肠癌病人的临床护理；熟练掌握结肠造口的护理技术。④护理中表现出对病人的理解、尊重、同情和关心，使病人能够正视自己的疾病和确定的治疗方案。

大肠癌包括结肠癌(colon cancer)和直肠癌(carcinoma of the rectum)，是胃肠道常见的恶性肿瘤，发病率仅次于胃癌，好发于40～60岁。大肠癌的分布，在我国以直肠癌最为多见，乙状结肠癌次之。其他部位依次为盲肠、升结肠、横结肠和降结肠。但近二十年来，尤其在大城市，结肠癌的发病率明显上升，且有多于直肠癌的趋势。直肠癌中，低位直肠癌多见，约占直肠癌的3/4，大多数癌肿可在直肠指检时触及。

1. 分类　根据肿瘤的大体形态可分为：①肿块型，肿瘤向肠腔内生长，呈菜花状，生长较慢，向周围浸润较少，恶性程度较低，预后较好，好发于右侧结肠，尤其是盲肠；②浸润型，肿瘤沿肠壁浸润，易引起肠腔狭窄和肠梗阻，分化程度低，转移较早而预后差，多发生于左侧结肠；③溃疡型，其特点是向肠壁深层生长并向周围浸润，转移较早，此型分化程度较低，恶性程度高，是大肠癌最常见的类型。大肠癌较常见的病理类型有：①腺癌，占大肠癌的大多数；②黏液癌，预后较腺癌差；③未分化癌，易侵入小血管和淋巴管，预后最差。

2. 分期　大肠癌的临床病理分期，目前国际公认的仍为Dukes分期法。①A期：癌浸润深度限于肠壁内，未超出浆肌层，无淋巴结转移；②B期：癌肿超出浆肌层，亦可侵入浆膜外或周围组织，但尚能整块切除，无淋巴结转移；③C期：癌肿侵犯肠壁全层或未侵犯全层，伴有淋巴结转移，其中C_1期为癌肿伴有癌灶附近肠旁及系膜淋巴结转移，C_2期是癌肿伴有系膜根部淋巴结转移，尚能根治切除者；④D期：癌肿伴有远处器官转移，或因局部广泛浸润或淋巴结广泛转移不能根治切除者。我国大肠癌协作组于1985年制定了大肠癌临床病理分期标准，与Dukes分期基本相同，不同之处将Dukes A期分为3个分期，A_1期癌肿局限于黏膜或黏膜下层，A_2期癌肿侵及肠壁浅肌层，A_3期癌肿侵及肠壁深肌层；将Dukes C_1、C_2期合并为C期。

3. 转移途径　大肠癌可经多条途径扩散转移。①直接浸润：癌肿直接沿肠壁浸润性生长，估计癌肿浸润肠壁一圈需1.5～2年时间。直接浸润可穿透浆膜层侵入邻近器官，如横结肠癌可侵犯胃壁，甚至形成内瘘；乙状结肠癌常侵犯膀胱、子宫、左侧输尿管；直肠癌可侵犯膀胱、子宫、输尿管、前列腺、精囊腺、阴道等。直肠癌向远端肠壁浸润的范围一般不超过2cm。②淋巴转移：是大肠癌主要的转移途径。首先转移到肠壁和肠旁淋巴结，再到肠系膜血管周围和肠系膜血管根部淋巴结，经腹主动脉旁的淋巴结向上转移；齿状线周围的癌肿可向上、侧、下方转移，向下方转移可表现为腹股沟淋巴结肿大。③血行转移：当癌肿侵入静脉后沿门静脉转移至肝，有10%～20%的直肠癌病人在手术时已发生肝转移；少数也可由髂静脉转移至肺、骨和脑等。④种植转移：当结肠癌穿透肠壁后，脱落的癌细胞可在腹膜种植转移，直肠癌种植转移的机会较小，上段直肠癌偶有种植转移的发生。⑤神经鞘转移：癌肿侵袭神经周围间隙或神经鞘后沿神经鞘发展蔓延，发生这种情况不多见，但预后不佳。

【护理评估】

（一）健康史

大肠癌的确切发病原因尚不清楚。目前认为与下列因素有关。

1. 饮食及生活习惯 长期高脂、高动物蛋白食物能使粪便中甲基胆蒽物质增多，甲基胆蒽可诱发大肠癌。少纤维食品使粪便通过肠道速度减慢，使致癌物质与肠黏膜接触时间延长，增加致癌作用。缺少适度体力活动者也易患大肠癌。

2. 大肠慢性炎症性疾病史 溃疡性结肠炎、结肠克罗恩病(Crohn's disease)已被列为癌前疾病，其10年癌变率为10%，25年后可达45%，慢性炎症使肠黏膜处于反复破坏和修复状态而癌变。我国血吸虫病流行区大肠癌的发病率和死亡率均较高，其死亡率随血吸虫病流行的严重程度而上升。

3. 其他癌前疾病史 家族性肠息肉病发生癌的机会是正常人的5倍；大肠腺瘤尤其是绒毛状腺瘤发生癌变的机会较高。

4. 家族遗传史 流行病学调查发现有为数不少的大肠癌家族，说明大肠癌与遗传因素关系密切，抑癌基因突变和遗传不稳定性使其成为大肠癌的易感人群。

（二）身体状况

大肠癌病人早期多无症状或症状轻微，易被忽视。随着病程的发展与病灶的增大，可产生一系列症状。

1. 结肠癌 ①排便习惯与粪便性状改变：是最早出现的症状，多表现为排便次数增多、腹泻、便秘、粪便带脓血或黏液等。②腹痛：也是早期症状之一，常为定位不确切的持续性隐痛或仅为腹部不适或腹胀感，晚期合并肠梗阻时则表现腹痛加重或出现阵发性绞痛。③肠梗阻症状：晚期可发生慢性不全性结肠梗阻。左侧结肠癌有时以急性完全性结肠梗阻为首先表现。④腹部肿块：腹部可扪及肿块，质地坚硬，呈结节状。如为横结肠癌和乙状结肠癌可有一定活动度，如癌肿穿透并发生感染时，肿块固定，且有明显的压痛。⑤全身症状：由于癌肿溃烂、慢性失血、感染、毒素吸收等，病人可出现贫血、消瘦、乏力、低热等，晚期可出现肝大、黄疸、水肿、腹水、直肠前凹肿块、锁骨上淋巴结肿大及恶病质等。

由于癌肿病理类型和部位的不同，临床表现也有区别，一般右侧结肠癌以全身中毒症状、贫血、腹部肿块为主要表现；左侧结肠癌则以慢性肠梗阻、便秘、腹泻、血便等症状为显著。

2. 直肠癌 ①排便异常：癌肿溃烂或感染时病人可出现直肠刺激症状等表现，如便意频繁及排便习惯改变，肛门坠胀、里急后重、排便不尽感，粪便表面带血及黏液，甚至脓血便等。②肠梗阻征象：癌肿侵犯肠管致狭窄时，可出现粪便变细。当造成肠腔部分梗阻后，有腹痛、腹胀、肠鸣音亢进等不全性肠梗阻的表现。③其他表现：癌肿侵犯前列腺、膀胱，可出现尿频、尿痛、血尿等；侵犯骶前神经可出现骶尾部剧烈持续性疼痛；晚期病人出现肝转移时，可有腹水、肝大、黄疸、贫血、消瘦、水肿、恶病质等表现。④直肠指检：是直肠癌的首选检查方法，75%以上的直肠癌病人经直肠指检可触及肿瘤，因此凡有血便、排便习惯改变、粪便变形等症状的病人，均应行直肠指检。

（三）实验室及其他检查

1. 粪便隐血检查　可作为大规模普查时或对一定年龄组高危人群大肠癌的初筛手段，阳性者再作进一步检查。

2. 内镜检查　是诊断大肠癌最直接有效的方法。检查方法包括直肠镜、乙状结肠镜和纤维结肠镜等，可以发现早期病变，并同时钳取活组织进行病理检查。

3. 影像学检查

(1)钡剂灌肠X线检查：是结肠癌的重要检查方法，能判断结肠癌的位置，并能了解有无多发性癌及结直肠息肉病等。

(2)B型超声波检查：普通B型超声波检查能显示腹部肿块、淋巴转移或肝转移等情况，大肠癌病人应常规进行B型超声波检查；用腔内探头可检测癌肿浸润肠壁的深度及有无侵犯邻近脏器，内镜超声正逐步在临床开展应用，可在手术前对直肠癌的局部浸润程度进行评估。

(3)CT检查：可了解直肠癌盆腔内扩散情况，有无侵犯膀胱、子宫及盆壁，是手术前常用的检查方法。腹部CT扫描可帮助判断有无肝转移等。

4. 肿瘤标记物　常用的是癌胚抗原(CEA)，但对早期大肠癌的诊断价值不大。目前主要用于判断大肠癌的预后和监测复发。

5. 其他检查　癌肿位于直肠前壁的女性病人应做阴道检查及双合诊检查；男性病人有泌尿系症状时，应行膀胱镜检查；低位直肠癌伴有腹股沟淋巴结肿大时，应行淋巴结活检。

（四）治疗与效果

大肠癌的治疗是以手术切除为主的综合治疗。

1. 手术治疗

(1)结肠癌根治性手术：切除范围包括癌肿所在的肠袢及其系膜和区域淋巴结(图19-6-1)。①右半结肠切除术：适用于盲肠、升结肠、结肠肝曲的癌肿；②横结肠切除术：适用于横结肠癌；③左半结肠切除术：适用于横结肠脾曲、降结肠癌；④乙状结肠癌的根治切除术：适用于乙状结肠癌。由于癌肿的慢性消耗及手术前机体摄入减少、吸收障碍，造成病人营养不良、低蛋白血症，另外结肠内细菌数量较多、血供较差，如手术前准备不充分，可使病人愈合修复能力及抗感染能力下降，手术后有发生吻合口瘘、腹腔感染、切口感染等并发症的可能。

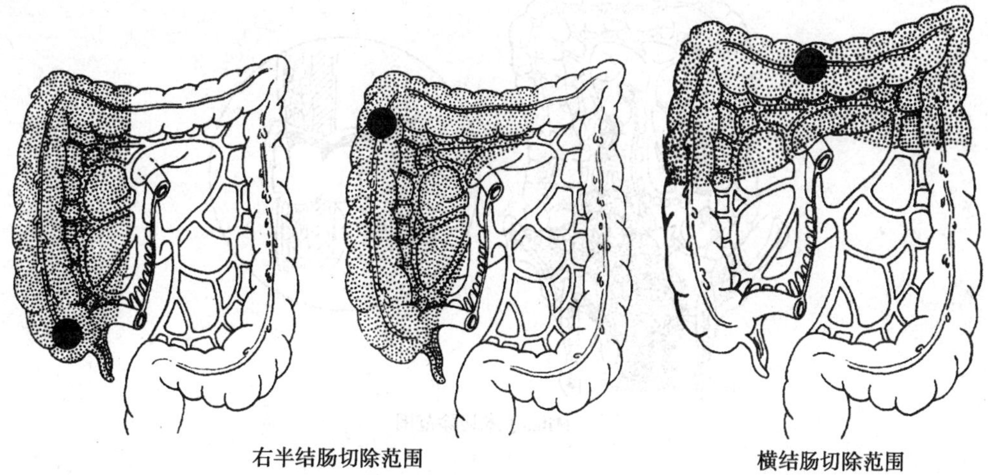

右半结肠切除范围　　横结肠切除范围

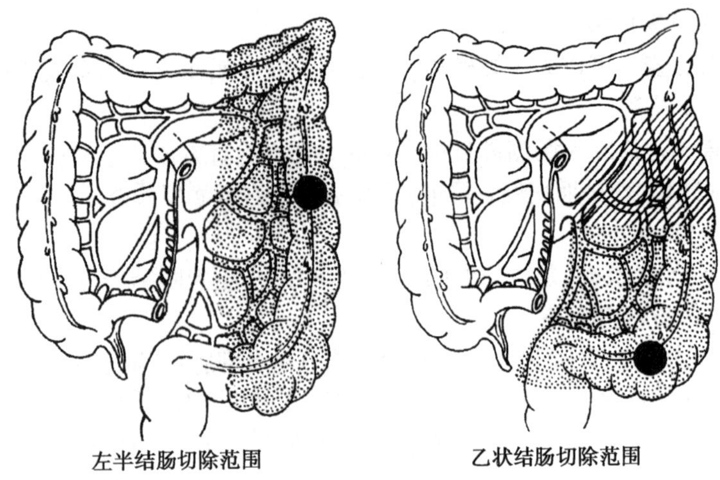

图 19-6-1 结肠癌手术切除范围

(2)结肠癌并发急性肠梗阻的手术：约 90%的大肠梗阻是由结肠癌引起的。应当在进行胃肠减压、纠正水、电解质紊乱及酸碱失衡等适当的手术前准备后及早手术处理。①右侧结肠癌：可做右半结肠切除一期回肠结肠吻合术；如病人情况不佳时，可先作盲肠造口解除梗阻，二期手术行根治性切除，以免引起手术中严重的并发症；如癌肿已不能切除，可切断末端回肠，行近切端回肠横结肠端侧吻合，远切端回肠断端造口。②左侧结肠癌：一般应先在梗阻部位的近侧作横结肠造口，在肠道充分准备的条件下，再二期手术行根治性切除，避免强行切除吻合引起吻合口瘘的危险；对癌肿已不能切除者，则行姑息性结肠造口。

(3)直肠癌根治术：切除的范围应包括癌肿、足够的两端肠段、已侵犯的邻近器官的部分或全部、四周可能被浸润的组织及全直肠系膜和淋巴结。常用手术方式有：①局部切除：适用于早期瘤体小、局限于黏膜或黏膜下层、分化程度高的直肠癌。②腹会阴部联合直肠癌根治术(Miles 手术)：主要适用于腹膜返折以下的直肠癌。手术切除清扫范围较彻底(图 19-6-2)，但需于左下腹行永久性乙状结肠单腔造口(人工肛门)。③经腹直肠癌切除术(直肠前切除术，Dixon 手术)：是目前应用最多的直肠癌根治术，适用于距肛缘 5cm 以上的

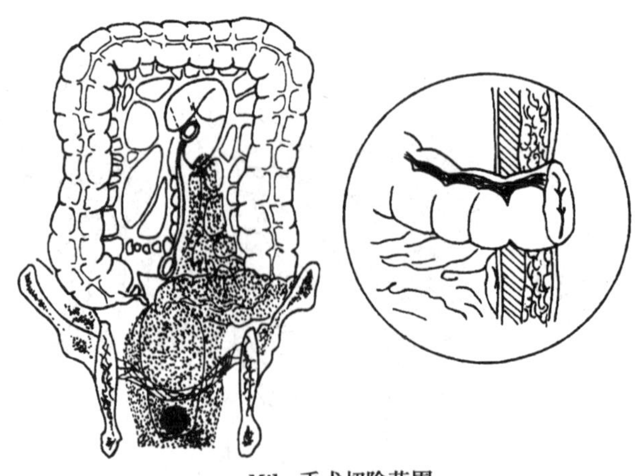

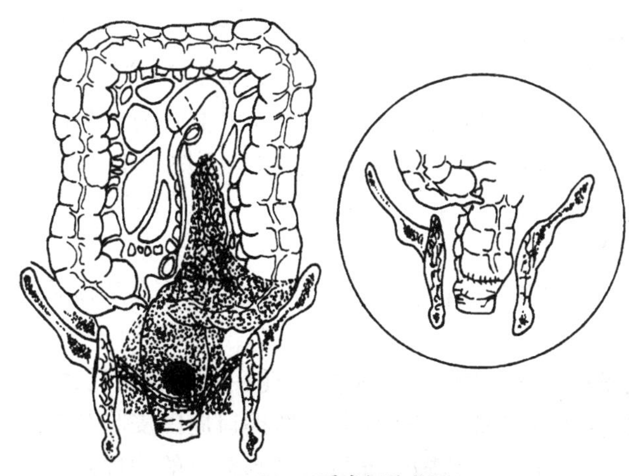

Dixon 手术切除范围

图 19-6-2　直肠癌手术切除范围

直肠癌，亦有更近距离的直肠癌行 Dixon 手术的报道，但原则上是以根治性切除为前提，要求远端切缘距癌肿下缘 3cm 以上。手术切除肿瘤后，作直肠和乙状结肠端端吻合，保留正常肛门。但由于吻合口位于齿状线附近，在手术后一段时期内病人可出现便次增多，排便控制功能较差等缺点。④经腹直肠癌切除、近端造口、远端封闭手术（Hartmann 手术）：适用于全身一般情况很差，不能耐受 Miles 手术，或急性梗阻不宜行 Dixon 手术的直肠癌病人。⑤其他手术：直肠癌侵犯子宫时，可一并切除子宫，称为后盆腔脏器清扫；直肠癌侵犯膀胱，行直肠和膀胱（男性）或直肠、子宫和膀胱切除时称全盆腔清扫。

直肠癌根治术有多种手术方式，但经典的术式仍然是 Miles 手术和 Dixon 手术。目前临床研究认为高、中分化直肠癌，下切缘距肿瘤下缘≥3cm 时，直肠癌保肛手术后的远期生存、局部复发及并发症与 Miles 手术无显著差异，但病人的生活质量却有很大的提高。由于吻合器在临床的广泛应用，可以完成直肠、肛管任何位置的吻合，所以其他各种改良术式在临床上已较少采用。腹腔镜下施行 Miles 和 Dixon 手术具有创伤小，恢复快的优点，但对清扫范围及周围被侵犯器官的处理尚有争议。在直肠癌根治手术清扫过程中，有损伤膀胱、输尿管的危险；手术后因膀胱后倾或骶前神经损伤，可引起尿潴留。

（4）直肠癌姑息性手术：晚期直肠癌病人发生排便困难或肠梗阻时，可行乙状结肠双腔造口。

2. 化学治疗　化疗可作为大肠癌根治性手术的辅助治疗，提高 5 年生存率。给药途径有口服、动脉灌注、门静脉给药、静脉给药、手术后腹腔置管灌注给药及温热灌注化疗等。一般以 5-氟尿嘧啶（5-FU）为基础用药，配合左旋咪唑或亚叶酸钙（CF），也可口服呋氟尿嘧啶（FT-207）。

3. 放射治疗　放射治疗可作为直肠癌手术切除的辅助疗法，有提高疗效的作用，手术前放疗可以提高手术切除率、降低病人的手术后复发率；手术后放疗仅适用于直肠癌晚期病人、手术未达到根治或手术后局部复发的病人。

4. 其他治疗　低位直肠癌形成肠腔狭窄且不能手术者，可用电灼、液氮冷冻和激光凝固、烧灼等局部治疗或放置金属支架，以改善症状；中医药治疗可配合化疗、放疗或手术后治疗，以减轻毒副作用；基因治疗、导向治疗、免疫治疗等，其疗效尚待评价。

(五) 心理-社会状况

大肠癌病人除具有恶性肿瘤病人的一般心理反应外，治疗方式往往会使病人产生严重的精神困扰或焦虑，如行肠造口的病人，包括 Miles 手术后的永久性人工肛门，可因生理功能改变及存在异味而造成自我形象受损，病人有自卑、不愿与他人交往、焦虑等心理反应，对生活、工作失去信心，有些病人甚至拒绝手术。

【护理诊断/问题】

1. 焦虑或恐惧 与下列因素有关：①畏惧癌症；②对手术及预后的担忧；③手术后的生活、工作受到影响。

2. 营养失调：低于机体需要量 与癌症的消耗、手术创伤和饮食控制等因素有关。

3. 有皮肤完整性受损的危险 与粪便刺激造瘘口周围皮肤有关。

4. 知识缺乏 缺乏有关手术前肠道准备及结肠造口的护理知识等。

5. 自我形象紊乱 与结肠造口、排便方式改变有关。

6. 社交障碍 与排便方式改变、存在异味或担心亲戚朋友产生反感有关。

7. 潜在并发症 手术后腹腔、盆腔或切口感染，尿潴留及泌尿系感染，肠吻合口瘘，造瘘口出血、坏死、狭窄、脱出或回缩，排便失禁等。

【护理目标】

病人焦虑或恐惧感缓解；病人营养状况改善，手术前后机体耐受力尚好；病人结肠造口周围皮肤完好无损；病人能了解有关手术前肠道准备的注意事项，积极配合做好手术前准备；结肠造口病人学会自我护理人工肛门；病人能适应自我形象的变化及新的排便方式；病人能以健康的心态，主动参加社交活动；并发症可及时发现，及时处理。

【护理措施】

(一) 手术前护理

1. 心理护理 关心病人，根据病情做好安慰、解释工作。与病人和亲属讨论他们关心的问题，给予心理支持。指导亲属对病人应多关心、多鼓励。对需作结肠造口的病人，要让病人了解手术后对消化功能并无影响，并解释造口的部位，以及有关护理知识。说明结肠造口虽会给病人的生活带来不便，但自我处理得当，仍能正常生活，必要时可安排同类疾病手术成功的病人与其交谈。寻求可能的社会支持，以帮助病人增强治疗疾病的信心。争取病人在手术前做好手术后适应社会交往或公共场所活动的心理准备。

2. 加强营养支持 给予病人高蛋白、高热量、富含维生素及易消化的少渣饮食。必要时可少量多次输血，以纠正贫血和低蛋白血症。出现肠梗阻的病人有明显脱水时，应及时纠正水、电解质及酸碱平衡紊乱，提高机体对手术的耐受力。

3. 肠道准备 手术前清洁肠道，使结肠排空，尽量减少肠腔内细菌数量，减少手术中污染，防止手术后腹胀和切口感染，有利于吻合口愈合，是大肠癌手术前护理的重点。一般通过控制饮食、口服肠道抗菌药物及泻剂、多次灌肠等方法来完成。

(1)传统肠道准备法：①控制饮食：手术前 3 日进少渣半流质饮食，手术前 2 日起进流质饮食，以减少粪便的产生，有利于肠道清洁。②抑制肠道细菌：手术前 3 日口服肠道抗菌药物，抑制肠道细菌；由于控制饮食及服用肠道抗菌药物，使维生素 K 的合成及吸收减少，故应于手术前 3 日开始口服或肌内注射维生素 K。③清理肠道：手术前 1 日 10 时左右口服 1 次缓泻剂，如液状石蜡或蓖麻油 20～30ml，或硫酸镁 15～20g，也可给病人番泻叶 6g 代茶饮，以排出肠道内积存的粪便；手术前 2 日晚用 1%～2%肥皂水灌肠 1 次，手术前 1 日晚及手术日晨清洁灌肠，灌肠时，宜选用粗细合适的橡胶肛管，轻柔插入，禁用高压灌肠，以防刺激肿瘤导致癌细胞扩散；若病人有慢性肠梗阻症状，应适当延长肠道准备的时间。

(2)全肠道灌洗法：为免除灌肠造成癌细胞扩散的可能，可选用全肠道灌洗法。于手术前 12～14 小时开始口服 37℃左右等渗平衡电解质溶液，引起容量性腹泻，以达到彻底清洗肠道的目的。一般灌洗全过程需 3～4 小时，灌洗液量不少于 6000ml。对年老体弱，心、肾等重要器官功能障碍和肠梗阻的病人不宜选用。

(3)口服甘露醇肠道准备法：该法较简便，病人于手术前 1 日午餐后 0.5～2 小时内口服 5%～10%的甘露醇 1500ml 左右，因甘露醇为高渗性溶液，口服后可保留肠腔水分不被吸收，并能促进肠蠕动，产生有效腹泻，达到清洁肠道的效果。本法不需服用泻剂和灌肠，也基本不改变病人饮食，对病人影响较小。但因甘露醇在肠道内可被细菌酵解，产生易爆气体，手术中使用电刀时应予注意。对年老体弱、心肾功能不全者禁用。

4. 坐浴及阴道冲洗 直肠癌病人手术前 2 日每晚用 1∶5000 高锰酸钾溶液坐浴；女性直肠癌病人遵医嘱于手术前 3 日每晚冲洗阴道，以备手术中切除子宫及阴道。

5. 手术日晨放置胃管和留置导尿管 手术前常规放置胃管，有肠梗阻症状的病人应及早放置胃管，减轻腹胀；留置导尿管可排空膀胱，预防手术时损伤膀胱，并可预防手术后尿潴留。

6. 其他 协助医师做好手术前各项检查；常规准备手术中使用的抗肿瘤药物。

(二) 手术后护理

1. 严密观察病情 每半小时观察病人的意识并测量血压、脉搏、呼吸 1 次，做好记录。病情稳定后，酌情延长间隔时间。

2. 体位 病情平稳时，宜改为半卧位，以利引流。

3. 饮食 禁饮食，持续胃肠减压，通过静脉补充水、电解质及营养。准确记录 24 小时出入水量，防止体液失衡。手术后 2～3 日肠蠕动恢复、肛门或人工肛门排气后可拔除胃管，停止胃肠减压，进流质饮食。给流质后无不良反应，可逐步改为半流质饮食，手术后 2 周左右可进普食。食物以高蛋白、高热量、富含维生素及易消化的少渣食物为主。

4. 引流管及局部伤口护理 大肠癌根治手术后常放置腹腔引流管，直肠癌根治手术后常规放置骶前引流管，并予负压吸引。要保持腹腔及骶前引流管通畅，避免受压、扭曲、堵塞，防止渗血、渗液潴留于残腔；密切观察并记录引流液的色、质、量等，一般骶前引流管放置 5～7 日，当引流管引流量少、色清时，方可拔除。密切观察引流管穿刺口处伤口情况，注意有无红肿、压痛等感染现象，保持敷料清洁、干燥，如敷料湿透时，应及时更换。

5. 留置导尿管护理 直肠癌根治手术后，导尿管一般放置 1～2 周，必须保持其通畅，防止扭曲、受压，观察尿液情况，并详细记录；做好导尿管护理，每日冲洗膀胱 1 次，尿道口护理 2 次，防止泌尿系感染；拔管前先试行夹管，每 4～6 小时或病人有尿意时开放，以训练膀胱舒缩功能，防止排尿功能障碍。

6. 排便护理 大肠癌手术后尤其是 Dixon 手术后病人，可出现排便次数增多或排便失禁，应指导病人调整饮食；进行肛门括约肌舒缩练习；便后清洁肛门，并在肛周皮肤涂抹氧化锌软膏以保护肛周皮肤。

7. 结肠造口护理 造口护理是手术后护理的重点。

(1)造瘘口局部护理:用凡士林或0.9%氯化钠溶液纱布外敷结肠造口,外层敷料渗湿后应及时更换,防止感染。注意造口肠管有无因张力过大、缝合不严、血运障碍等因素造成回缩、出血、坏死。手术后1周或造口处伤口愈合后,每日扩张造瘘口1次,防止造口狭窄。注意病人有无恶心、呕吐、腹痛、腹胀、停止排气排便等肠梗阻症状,若病人进食后3~4日未排便,可用液状石蜡或肥皂水经结肠造口作低压灌肠,注意橡胶肛管插入造口不超过10cm,压力不能过大,以防肠道穿孔。

(2)保护腹壁切口:手术后2~3日肠功能恢复后,结肠造口排出粪样物增多。一般宜取造口侧的侧卧位,并用塑料薄膜将腹壁切口与造口隔开,以防流出的稀薄粪便污染腹壁切口而引起感染;及时清除流出的粪液,造口周围皮肤涂氧化锌软膏,以防粪液刺激造成皮肤炎症及糜烂。

(3)正确使用造口袋(肛袋):病人起床活动时,协助病人佩戴造口袋。应选择袋口合适的造口袋,袋口对准造口并与皮肤贴紧,袋囊朝下,用有弹性的腰带固定造口袋;当造口袋的三分之一容量被排泄物充满时,须及时更换,每次更换新袋前先用中性皂液或0.5%氯己定(洗必泰)溶液清洁造口周围皮肤,再涂上氧化锌软膏,同时注意造口周围皮肤有无红、肿、破溃等现象;目前常用一次性造口袋。

(4)饮食指导:注意饮食卫生,避免食物中毒等原因引起腹泻;避免食用产气性食物、有刺激性食物或易引起便秘的食物,鼓励病人多吃新鲜蔬菜、水果。腹泻时可用收敛性药物,便秘时可自行扩肛或灌肠。

(5)结肠造口手术后心理护理:首先应注意病人是否出现否认、抑郁或愤怒的情绪反应,鼓励病人及亲属说出对造口的感觉和接受程度,针对不同原因采取相应的教育措施,使病人能正视并接受造口的存在;鼓励亲属参与病人对造口的护理,与病人及亲属共同讨论有关造口自我护理的注意事项,指导处理步骤,协助病人逐步获得独立护理造口的能力;当病人达到预定目标时,应给予适当的鼓励;鼓励病人逐渐适应造口并恢复正常生活,参加适量的运动和社交活动。

8. 手术并发症的观察和护理 病情观察中,要注意手术后各种并发症的发生。

(1)切口感染及裂开:观察病人体温变化及局部切口情况,保持切口清洁、干燥,及时更换敷料。加强支持,促进伤口愈合。Miles手术后病人,适当限制下肢外展,以免造成会阴部切口裂开;会阴部可于骶前引流管拔除后,开始用温热的1∶5000高锰酸钾溶液坐浴,每日2次;手术后常规使用抗生素预防感染。

(2)吻合口瘘:结肠癌切除手术后或直肠癌Dixon手术后可能发生吻合口瘘。多因手术前肠道准备不充分、低蛋白血症及手术造成局部血供差等所致。常发生于手术后1周左右。应注意观察病人有无腹膜炎的表现,有无腹腔内或盆腔内脓肿的表现,有无从切口渗出或引流管引流出稀粪样肠内容物等。对有大肠吻合口的手术后病人,手术后7~10日内严禁灌肠,以免影响吻合口的愈合。若发生瘘,应保持充分、有效的引流,若引流不畅,必要时可手术重新安置引流管;使用有效抗生素控制感染;给予TPN以加强营养支持。若瘘口大、渗漏粪液较多,伴有腹膜炎或盆腔脓肿者,则必须再次手术,作瘘口近侧结肠造口或将瘘口肠段外置,以转流粪便,同时手术中作腹腔清理,清除残留粪便以加速愈合。

“造口人”

造口术是针对消化、泌尿系统中某些疾病的一种手术治疗方法，即切除病变部位后，在病人的腹部开一个口，将肠管或输尿管与腹部皮肤进行缝合，粪便或尿液通过该造口不自主地排出体外，医学上称这类病人为“造口人”。由于“造口人”的身体外形发生了变化，排泄物不能随意控制，缺乏专业护理，常出现皮肤溃烂、造口脱垂等并发症，在社交、饮食、异味处理、造口袋的使用等问题上给病人带来了困扰，甚至对生活感到悲观失望，对前途失去信心。因此，提升“造口人”的生活信心和生活质量不仅是专业护士的责任，还需要家人与社会的关爱和帮助，更需要人们的理解和社会的认可与支持。

（三）健康指导

1. 防癌教育 教育人们合理搭配膳食营养，避免高脂肪、高动物蛋白饮食，多食新鲜蔬菜与水果；积极预防和治疗血吸虫病及大肠息肉、腺瘤、溃疡性结肠炎、结肠克罗恩病等癌前期疾病；积极参加防癌普查工作，对有癌前期疾病者，应进行筛选性及诊断性检查，如粪便隐血检查、钡剂灌肠X线检查、CEA或内镜检查等，40岁以上成人每年应作1次直肠指检；对近期内出现腹泻、便秘或腹泻与便秘交替、粪便带脓血或黏液，持续性腹部隐痛或腹胀不适，原因不明的贫血、乏力或体重减轻以及腹部扪及肿块等，应及时到医院进行有关检查；由于大肠癌常被误诊为慢性痢疾、痔、慢性结肠炎等，故对这些疾病应保持高度警惕。

2. 手术前教育 手术前应向病人说明肠道准备的目的，解释肠道准备的方法，以取得病人的配合；对手术前留置导尿管、胃管及其他诊疗和护理措施的重要性亦应向病人及亲属解释清楚，以取得合作。

3. 手术后教育

（1）教会病人人工肛门的护理，介绍结肠造口的护理方法和护理用品。当病人的粪便成形或养成排便规律后，平常可不戴造口袋，用清洁敷料覆盖结肠造口即可。

（2）出院后每1～2周扩张造口1次，持续2～3个月。若发现造口狭窄，排便困难时，应及时到医院检查处理。

（3）参加适量活动，保持心情舒畅。平时可融入正常人的生活和社交。可建议造口病人出院后组织或参与造口病人协会，相互学习，交流彼此的经验和体会，学习新的控制排便方式，获得自信。

（4）定期随访，一般在手术后每3～6个月复查1次。继续化疗的病人要定期检查血常规，尤其是白细胞和血小板计数。

（庄一平）

思考题

病人男性，38岁，以直肠癌收住院。定于4天后在硬膜外隙麻醉下行直肠癌根治术（Miles手术）。病人诉说心慌、失眠、不思饮食。请提出该病人手术前主要护理诊断/问题，并拟定手术前护理措施。

第七节 直肠肛管良性疾病病人的护理

学习目标

①了解直肠肛管常见良性疾病内容中的有关名词概念、病理要点及分类。②熟悉直肠肛管常见良性疾病的护理评估内容和护理诊断/问题。掌握其护理措施与健康指导。③通过实践教学，学会直肠肛管常见良性疾病病人的护理；在护理中表现出对病人的尊重和关爱，特别注意维护病人应有的自尊和形象。

直肠肛管良性疾病主要有痔、肛裂、直肠肛管周围脓肿、肛瘘、直肠息肉等。成人发病率为50%～70%，一般随年龄的增长，发病率逐渐增高。

【常见病概述及护理评估】

(一)痔

痔(haemorrhoids)分为内痔(internal haemorrhoid)、外痔(external haemorrhoid)和混合痔(mixed haemorrhoid)。内痔位于齿状线上方，是肛垫的病理性肥大和下移所形成的肉赘，其表面覆盖直肠黏膜，好发于截石位3、7、11点处。外痔位于齿状线下方，是皮下静脉丛的病理性曲张和血栓形成，表面覆盖肛管皮肤；外痔在用力排便时突然发生皮下静脉丛破裂，称为血栓性外痔。混合痔是同一部位的内、外痔融合而形成的痔，兼有内、外痔的共同特点(图19-7-1)。

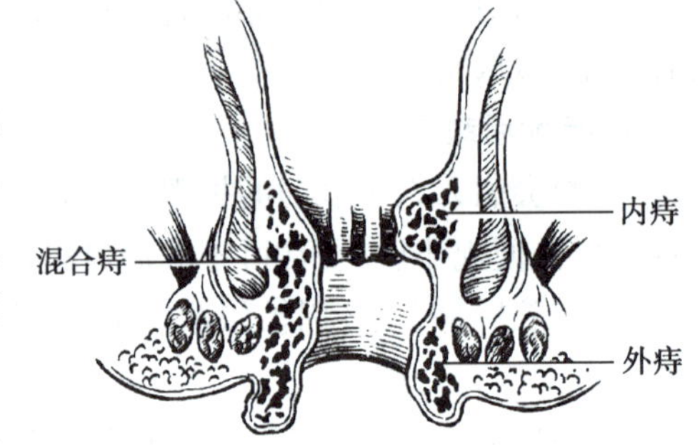

图19-7-1 痔的分类

1. 健康史

(1)病人常有肛门瘙痒、疼痛、分泌物增多等肛窦、肛腺慢性感染的病史。正是因为直肠肛门周围的慢性感染导致了肛垫静脉丛周围炎从而使其失去弹性而曲张，同时慢性炎症可致肛垫增生肥厚，最终形成痔。

(2)长期的坐、立、便秘、妊娠、前列腺增生、盆腔肿瘤等致腹内压持续增高，也能使肛垫静脉丛瘀血，肛垫充血、肥大、下移而形成痔。

(3)长期饮酒、嗜好辛辣等刺激性食物，可导致肛垫充血和肥大。

(4)营养不良能使局部组织萎缩无力而引起肛垫逐渐向远侧下移。

2. 身体状况

(1)内痔：主要表现为排便时无痛性出血和暗红色痔核(充血、肥大且下移的肛垫)脱出。按病情轻重可分为4期(表19-7-1)。

(2)外痔：主要表现为肛门不适、潮湿、瘙痒，一般无其他特殊表现。血栓性外痔时，局部肿胀、剧烈疼痛、行走不便，咳嗽或排便时加重。

(3)混合痔：兼有内、外痔的共同特点。

(4)直肠肛门检查：内痔直肠指检多无明显发现，肛门镜可见痔核。外痔于体检时可见肛缘皮垂，血栓性外痔时局部有暗紫色肿块、触痛明显。

表 19-7-1　各期内痔表现特点

内痔分期	表现特点
一期	便时出血，痔核不脱出于肛门外
二期	便血，便时痔核脱出于肛门外，但便后可自行还纳
三期	可便血，腹内压增高时痔核脱出，需用手辅助才能还纳，继发感染时可有疼痛，痔核嵌顿于肛门外时疼痛剧烈
四期	可便血，痔长期脱出于肛门外，不能还纳，或还纳后又立即脱出

3. 治疗与效果　无症状的痔不需治疗；有症状的痔的治疗包括非手术治疗和手术治疗，一般以非手术治疗为主。

(1)非手术治疗的方法有：①注射疗法，适用于2～3期内痔，将硬化剂(5%鱼肝油酸钠、5%二盐酸奎宁注射液)注射于黏膜下而使痔血管周围产生无菌性炎症反应，导致黏膜下组织、静脉丛纤维化，使痔萎缩而愈，效果较好。如果注射过于表浅可发生黏膜坏死，有短时少量出血现象，但一般都可自止。注射疗法需注射数次才有较好的疗效，再次注射需间隔1个月。②红外线凝固疗法，适应1～2期内痔，但复发率高，目前临床已很少应用。③胶圈套扎法，适用于各期内痔，即利用橡皮圈的弹性套扎痔核(亦可用粗丝线结扎)，使其缺血、坏死而脱落，但痔核脱落可发生出血，如出血量大应及时就诊。痔核较多时，应分2～3次套扎，但每次套扎需间隔3周。

(2)手术治疗的方法有："痔单纯切除术"，适用于2或3期内痔和混合痔，但痔切除手术后亦有出血的危险。血栓性外痔，在局麻下将痔表面的皮肤切开，清除血栓，伤口内填入凡士林纱条，创面不缝合。

(二) 肛裂

肛裂(anal fissure)是齿状线以下肛管皮肤全层裂开后所形成的小溃疡。好发于肛管的后正中线，可分急性肛裂和慢性肛裂。急性肛裂的裂口边缘整齐、底浅、呈红色并有弹性、无瘢痕形成；慢性肛裂因损伤反复发生或由肛窦、肛腺炎症向下蔓延而成，裂口边缘增厚纤维化，底部肉芽组织苍白，溃疡裂隙上端的肛门瓣、肛乳头水肿形成肥大乳头；溃疡裂隙下端皮肤因炎症、水肿及静脉、淋巴回流受阻，形成袋状的赘生物突出于肛门之外，称为"前哨痔"。溃疡裂隙、肛乳头肥大和"前哨痔"，合称为肛裂"三联征"(图19-7-2)。

1. 健康史　病人多有长期便秘史。由于肛管与直肠成角相延续，排便时干硬的粪便强行通过肛管后壁，肛管后正中线承受压力最大，加之此处肛尾韧带的伸缩性较差、血供少，故容易受到损伤，这种机械性损伤容易导致肛管皮肤裂伤。

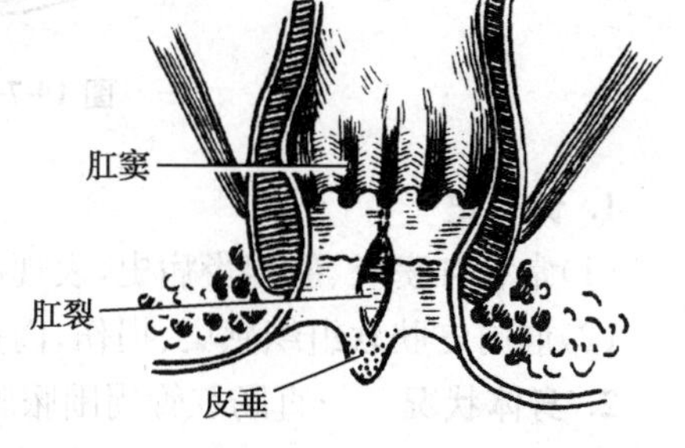

图 19-7-2　肛裂

2. 身体状况

(1)疼痛：病人表现规律性的便时痛和便后痛。排便时由于粪便冲击和扩张肛管产生烧灼样或刀割样的剧烈疼痛，便后数分钟可缓解。随后因肛门括约肌的痉挛性收缩，再度出现一持续时间更长的剧痛。便后痛约在30分钟至数小时后缓解，下次排便时再次出现。

(2)便秘：病人由于惧怕疼痛而不敢排便，排便次数减少导致便秘，而便秘又使肛裂加重，从而形成恶性循环。

(3)血便：排便使溃疡裂隙破损而有出血，表现为粪块表面带血或手纸染血。

(4)肛门瘙痒及分泌物。

(5)直肠肛门检查：肛裂病人严禁作直肠指检。肛门视诊在肛管的后正中线可发现溃疡裂隙和前哨痔。有时呈典型的肛裂"三联征"。

3. 治疗与效果 急性肛裂多可治愈，早期或初发者多采取非手术治疗，即解除括约肌痉挛、止痛、软化粪便，有时也可采用扩肛术(局麻后，润滑双手示指，轻轻插入肛门向两侧扩张，保持5分钟)。这样可以解除括约肌痉挛、缓解疼痛，扩大伤口，促进愈合，但复发率高。有时发生出血、肛周脓肿等并发症。

慢性肛裂也可采用非手术治疗，但久治不愈及症状较重者应行手术治疗，①肛裂切除术：疗效较好，但愈合较慢。②肛管内括约肌切断术：缓解疼痛效果较好，治愈率高，但手术不当可导致肛门失禁。

(三) 直肠肛管周围脓肿

直肠肛管周围脓肿(anorectal abscess)是直肠肛管周围软组织间隙的急性化脓性感染及脓肿形成(图19-7-3)。绝大部分直肠肛管周围脓肿由肛窦炎、肛腺感染引起，有的继发于肛周皮肤软组织的感染、损伤，或继发于内痔、肛裂及药物注射等。由于肛腺开口于肛窦，而肛窦开口向上，当便秘或腹泻时容易引发肛窦炎以及肛腺炎，而感染可向上、下、外三处扩散，向上可形成骨盆直肠窝脓肿；向下形成肛周皮下脓肿；向外则引起坐骨肛门窝脓肿。直肠肛管周围脓肿破溃或切开后易形成肛瘘，实际上脓肿形成是直肠肛管周围炎症的急性阶段，而肛瘘则是慢性期。

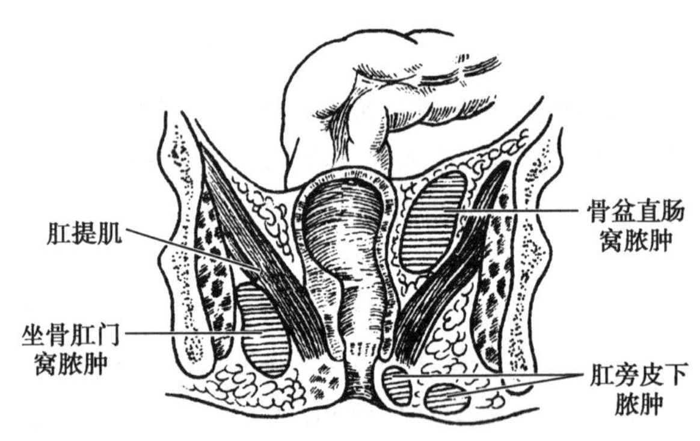

图 19-7-3 直肠肛管周围脓肿

1. 健康史

(1)常有肛窦炎、肛腺炎病史，表现肛缘瘙痒、刺痛、有分泌物。

(2)肛周皮肤软组织感染、损伤，内痔、肛裂、药物注射等病史。

2. 身体状况 与直肠肛管周围脓肿所在的部位、病情轻重等有关。

(1)肛门周围皮下脓肿：最常见，全身感染症状不明显，主要表现为肛周持续性跳痛及红、肿、热、触痛，脓肿形成后有波动感。

(2)坐骨肛门窝脓肿：较常见，脓肿位于肛提肌以下的坐骨、肛管之间的软组织间隙内，初期表现为局部疼痛，炎症较重时局部红、肿、热、疼痛明显，炎症波及直肠或膀胱时病人出现直肠或膀胱刺激症状。

(3)骨盆直肠窝脓肿：较少见，脓肿位于肛提肌以上的坐骨、直肠之间的软组织间隙内，由于脓肿位置深而高，全身症状较重而局部体征不明显。常表现为直肠或膀胱刺激症状，有明显的排便痛及排尿困难。急性期有不同程度的全身表现，如发热、头痛、乏力、食欲不振等；严重者可有寒战、高热，甚至出现感染性休克。

(4)直肠肛门检查：①肛门周围皮下脓肿：肛门检查可见病变处明显红肿、硬结和压痛，脓肿形成后可有波动感。②坐骨肛门间隙脓肿：直肠指检在侧壁可触及波动感。③骨盆直肠间隙脓肿：直肠指检可触及压痛性包块，诊断性穿刺可抽到脓液。

3. 治疗与效果　直肠肛管周围脓肿早期应予抗感染、理疗、软化粪便等治疗；重症病人采取降温、营养支持和防治休克等处理；脓肿一旦形成后应及时切开引流。如果耽误治疗或手术后引流不畅，就容易形成肛瘘。

（四）肛瘘

肛瘘(anal fistula)是指直肠下部或肛管与肛周皮肤间形成的慢性感染性管道。通常为直肠肛管周围脓肿处理不当的结果，一般由脓肿自行溃破或切开后引流不畅形成，少数是结核分枝杆菌感染或由损伤引起。典型的肛瘘由内口、瘘管、外口 3 部分组成，其内口多位于齿状线附近，外口位于肛周皮肤。肛瘘分类的方法较多，按瘘管位置高低分类，瘘管位于肛门外括约肌深部以下者为低位肛瘘，位于肛门外括约肌深部以上并跨越了外括约肌深部者为高位肛瘘；按瘘管、瘘口数量分类，一个内口、一个外口和一条瘘管为单纯性肛瘘，有多个瘘口和瘘管者为复杂性肛瘘(图 19-7-4)。

1. 健康史　绝大多数病人有直肠肛管周围脓肿的病史。少数是结核分枝杆菌感染或损伤引起。

2. 身体状况

(1)疼痛：多为隐痛不适。急性感染时，可有比较剧烈的疼痛。

(2)瘘口排脓：瘘口可见脓液或分泌物排出，脓液排出后外口可以暂时闭合；脓液积聚到一定量时，可再次冲破外口而排脓，如此反反复复、久治不愈。

(3)发热：肛瘘引流不畅，继发感染时引起发热、头痛、乏力等表现。

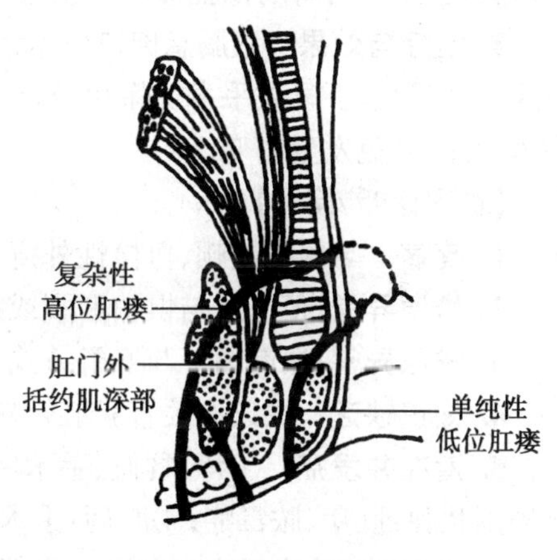

图 19-7-4　肛瘘示意图

(4)肛周瘙痒：瘘口排出的脓液或分泌物刺激肛周皮肤，使肛门周围潮湿、瘙痒，久之可形成慢性皮炎或湿疹。

(5)直肠肛门检查：视诊可见肛周皮肤有突起或凹陷的外口，挤压时有少许脓液或分泌物排出；直肠指检可扪及条索状瘘管。

3. 治疗与效果　肛瘘很难自愈，必须手术治疗。常用的手术方式有：①瘘管切开术或瘘管切除术，适用于低位肛瘘。②挂线疗法：适用于高位单纯性肛瘘或高位复杂性肛瘘的辅助治疗，即利用橡皮筋或有腐蚀作用的药线的机械压迫作用，缓慢切开肛瘘的方法。先将橡皮筋穿入瘘管内，然后收紧、结扎，使被结扎组织受压坏死，从而起到慢性切割作用，瘘管在慢性“切开”的过程中，底部肉芽组织逐渐生长修复而愈合。此法具有操作简单、出血少、换药方便且可防止肛门失禁的优点。

(五)直肠息肉

是自直肠黏膜向肠腔突出的良性隆起性病变。直肠息肉(polyps of rectum)种类很多,病理上常将其分为肿瘤性息肉和非肿瘤性息肉。肿瘤性息肉包括管状腺瘤、绒毛状腺瘤和混合性腺瘤;非肿瘤性息肉包括增生性(化生性)息肉、炎性息肉和幼年性息肉等。

少数病人直肠和结肠满布息肉,称为结直肠息肉病(polyposis of colon and rectum),具有家族遗传倾向。肿瘤性息肉和息肉病可发生癌变,以后者发生率最高。管状腺瘤多为单个,有蒂,最常见,一般直径在1cm以下时很少癌变,若迅速增大则癌变率增加。绒毛状腺瘤好发在直肠和乙状结肠下段,呈绒毛状或菜花状,质地柔软,基广无蒂,体积较大,易癌变。

1. 健康史 详细了解家族史。幼年性息肉多发生于5~10岁小儿,其他息肉多见于40岁以上的人群。

2. 身体状况

(1)便血:是较大息肉的常见症状,表现为排便终末时粪便表面带血,呈间歇性,出血量少。

(2)肛门脱出物:直肠下端的带蒂息肉可随排便脱出于肛门外,便后自行回纳,很少嵌顿;息肉色鲜红,如樱桃或杨梅状;如果继发感染,病人有黏液脓血便、直肠刺激症状和不同程度的全身表现。

(3)直肠肛门检查:①直肠指检,直肠内可触及质软、有蒂的肿物或无蒂基底较宽、活动度大、表面光滑的球形肿块。②肠镜检查,可以对不同的肠段进行直视及活检。③X线钡灌肠造影,适用于对直肠以上部位的检查。

3. 治疗与效果 直肠息肉以手术治疗为主,常用的术式有:电烧灼切除术、经肛门结扎切除术、肛门镜下显微手术切除和经腹手术切除等。瘤性息肉和家族性息肉病病人应尽早手术治疗,以免发生癌变。

【护理诊断/问题】

1. 疼痛 与内痔嵌顿、血栓性外痔形成,肛裂、肛瘘或手术创伤等因素有关。

2. 排便异常:便秘 与惧怕肛裂或痔的疼痛及出血,不良饮食及排便习惯等因素有关。

3. 排尿异常:尿潴留 与麻醉方式,伤口疼痛,肛管直肠内填塞压迫止血等因素有关。

4. 知识缺乏 缺乏有关直肠肛管疾病的保健与治疗知识。

5. 潜在并发症 ①痔:贫血、手术后出血、伤口感染;②肛裂:切口出血、感染;③直肠肛管周围脓肿:肛瘘、脓毒症;④肛瘘:手术后伤口感染、肛门狭窄、肛门失禁;⑤直肠息肉:继发感染、息肉癌变、手术后出血及肠穿孔等。

【护理目标】

疼痛与不适消除或减轻;肛门部保持清洁;排便保持通畅;并发症能及时发现或治疗;能说出直肠肛管疾病的相关预防知识。

【护理措施】

(一)非手术治疗护理

1. 预防便秘 指导病人多饮水,多食富含纤维素的蔬菜、水果;养成每日定时排便习惯;便秘时轻者可每日服用适量的蜂蜜,重症可用缓泻剂如液状石蜡、酚酞等药物,粪便过于干燥有排便困难时,及时灌肠通便。

2. 肛门坐浴 肛门坐浴是肛管疾病常用的辅助治疗,能增进血液循环以促进炎症吸收,同时可缓解括约肌痉挛以减轻疼痛,也可清除分泌物而起到良好的清洁消炎作用。坐浴时用一只较深较大的盆具，清洗后盛 3000ml 冷却到 41～43℃的沸水，嘱病人下蹲并使整个肛门会阴部浸泡在热水中，水温下降后可再加入热水，维持坐浴时间 20～30 分钟，每日 2～3 次。如肛门或其周围有暴露的伤口、三期内痔继发感染或有肛窦炎者，可用 0.02%高锰酸钾溶液或 0.1%苯扎溴铵溶液坐浴。对年老体弱病人要搀扶坐下或起身，以免跌倒。

3. 指导病人坚持保健活动　对长期站立或坐位工作的人，指导其坚持做保健操和肛门括约肌的舒缩活动，以促进盆腔静脉回流，促进肠蠕动和强化肛门括约肌功能。具体锻炼方法是取站、卧、坐、躺等任意姿势；有规律地作肛门舒缩活动，以产生盆底肌上提的感觉为佳；在收缩肛门时，大腿及腹部肌肉放松，每次肛门收缩时，持续缩紧肛门 3 秒种以上，然后放松；连续锻炼活动 10～15 分钟；每日锻炼 3～4 次。坚持数日便有疗效。

4. 缓解疼痛　对有剧烈疼痛的病人，可于肛管内注入有消炎止痛的药膏或栓剂，或试用肛门周围冷敷。如肛裂病人可在溃疡面上涂消炎止痛药膏（如苯唑卡因、依沙吖啶软膏），以缓解疼痛、促进溃疡愈合。

5. 预防并发症　痔长期出血会致贫血，指导病人正确使用肛门栓剂，遵医嘱用止血药；严重贫血时需输血，平时注意饮食营养。注意防止病人在排便或坐浴时因晕倒而受伤，必要时有专人陪伴。

（二）手术前护理

1. 饮食　手术前 3 日进少渣饮食，手术前 1 日进流质饮食，手术当日早晨禁食。

2. 肠道准备　手术前排空粪便；必要时手术前 1 日口服缓泻剂及肠道杀菌剂，手术日晨清洁灌肠。痔病人行灌肠时，肛管应轻轻插入，以防擦伤黏膜，引起出血。

3. 皮肤准备　做好手术区皮肤准备，保持肛门皮肤清洁。

（三）手术后护理

1. 病情观察　加强巡视，观察伤口敷料有无渗血，定时测血压、脉搏、呼吸，警惕内出血。

2. 疼痛护理　手术后病人常有不同程度的疼痛，遵医嘱使用止痛药并评估其效果。

3. 卧位　平卧位或侧卧位，臀部垫气圈，以防伤口受压而疼痛。

4. 饮食护理　直肠肛管疾病手术后一般不严格限制饮食，手术后第 1 天进流食，2～3 天内进少渣饮食。

5. 保持排便通畅　直肠肛管手术后一般不控制排便，但要保持排便通畅，并告诉病人有便意时尽快排便。但痔手术后 2～3 天可服阿片酊，以适当减少肠蠕动，有控制排便的作用。手术后 3 天内通过饮食管理等尽量避免排便，以保证手术切口良好愈合。如有便秘者，口服液状石蜡等药物通便。直肠肛管手术后，一般在 7～10 日内禁忌灌肠。

6. 换药与坐浴　直肠肛管手术后应保持局部清洁，肛门伤口要每天换药。因排便时伤口易被粪便污染，即排便后用温水坐浴，坐浴后应更换敷料。肛瘘挂线疗法者每隔 3～5 日将橡皮筋紧缩、结扎，以免失效，一般 10～14 日橡皮筋自行脱落。肛瘘切开手术后 48～72 小时内，如未排便可仅更换外面敷料，排便后用 0.02%高锰酸钾溶液坐浴，坐浴后取出伤口内纱布，检查伤口引流情况。以后每次排便后应彻底清洗并坐浴，坐浴后再更换敷料。

7. 并发症护理　①尿潴留：手术后 24 小时内，病人因手术和麻醉刺激，切口疼痛或不习惯床上排尿而引起尿潴留，若发生急性尿潴留，常可采用诱导排尿法或针刺等方法，适当使用止痛药，在排除出血的情况下可作局部热敷。起床排尿或拔除肛管内填塞的敷料以缓解括约肌痉挛都有利于排尿。在多种方法无效时方考虑导尿。②肛门失禁与局部皮炎：肛周手术如切断肛门直肠环可造成肛门失禁，病人粪便无法控制；或者手术后肛门括约肌松弛，粪液外渗。粪便刺激局部皮肤可造成局部皮炎或形成湿疹，应采用坐浴以保持肛周皮肤清洁、干燥，为减少刺激可在局部皮肤涂氧化锌软膏。括约肌松弛者应在手术后3天开始做肛门舒缩运动。③肛门狭窄：为防止肛门狭窄，手术后5～10天后伤口愈合，可用示指扩肛，每日1次。

(四) 直肠肛管检查配合与护理

直肠肛管检查方法包括直肠指检和内窥镜检查，应在专门的检查室中进行，必要时用屏风围起。检查前向病人说明检查的目的和注意事项，嘱病人排空粪便或灌肠；根据病人的年龄、体质和检查要求，选择恰当体位；准备好检查用品，包括指检手套、肛门镜、直肠镜、液状石蜡、照明光源及手纸等；检查时嘱病人放松肌肉，慢慢做深呼吸；协助检查者传递器械物品，对好光源；检查结束后将各种用物整理归原。肛门狭窄、肛周急性感染、肛裂及妇女月经期禁忌内镜检查。

直肠肛管检查的体位有4种。①左侧卧位：左下肢髋膝微屈，右下肢髋膝屈曲各约90°，此体位适用于年老体弱的病人。②膝胸位：病人屈膝俯卧跪于检查床，两肘屈曲着床，头部伏于枕头，适用于较短时间的检查。③截石位：肛肠手术常用体位。④蹲位：病人下蹲，用力增强腹压，适用于检查内痔脱出或直肠脱垂(图19-7-5)。

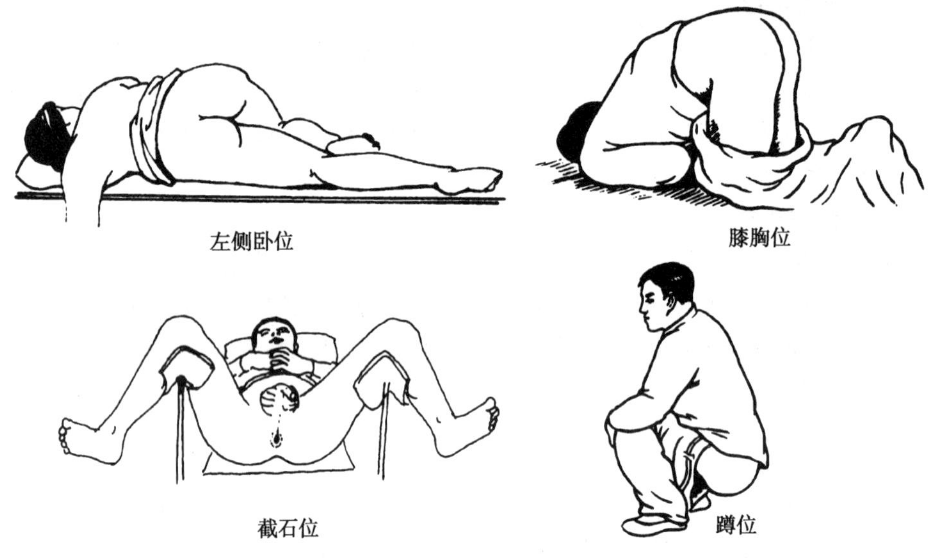

图19-7-5 直肠肛管检查体位

直肠肛管检查的记录：发现直肠肛管内的病变时，应先写明何种体位，再用钟表定位法记录病变的部位。如检查时取膝胸位，则以肛门后正中点处为12点，前方为6点；截石位时定位点与此相反(图19-7-6)。

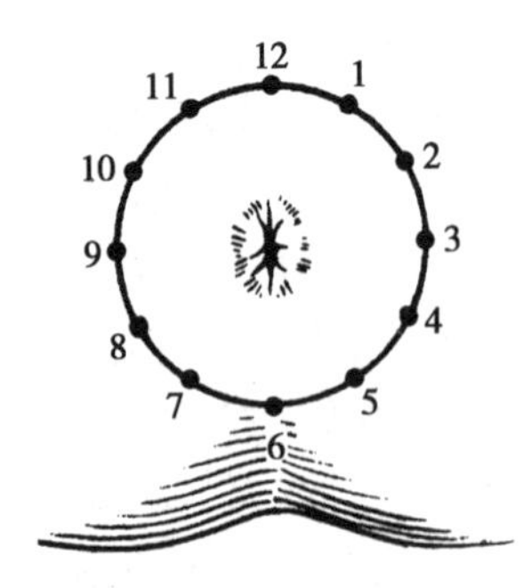

图19-7-6 肛门检查的时钟定位法(截石位)

(五) 健康指导

1. 直肠肛管疾病常与排便不畅有关。鼓励病人多饮水，进食新鲜蔬菜、水果等粗纤维食物；养成每日定时排便的习惯；排便干结时可服用液状石蜡、番泻叶等缓泻剂以保持排便通畅。避免辛辣及刺激性食物；不宜吸烟酗酒。

2. 年老体弱的病人注意劳逸结合，长期站立或坐位工作的人要坚持做适当体育活动，尤其要坚持做肛门保健体操，以增强肛门括约肌的舒缩功能。

3. 注意肛周局部清洁，有局部慢性炎症表现者坚持肛门坐浴。

4. 告知直肠肛管疾病病人如出现肛周疼痛、潮湿、瘙痒等不适，应及时到医院诊治。

（李新潮）

思考题

病人女性，39 岁。半年来在排便后常见便纸上沾有血迹，便秘情况下沾血较多。因无其他不适而未做任何治疗。近 1 个月来经常便秘，排便时肛门出血加重，常呈滴血状。同时有一樱桃大小的肿块脱出肛门外，便后即自行回纳。①如果你是社区护士，遇着该病人时，你认为她所患的最可能是什么病？以及她所患疾病的临床程度（分期）如何？②为了确诊，你建议她去医院做些什么检查？③目前你如何为她做健康教育（指导）？④该病人去医院检查后，医生建议住院 3 日行局部注射疗法。如果你是肛肠病区责任护士，请你提出该病人主要护理诊断/问题和有关护理措施。

第二十章　肝、胆、胰疾病病人的护理

第一节　门静脉高压症外科治疗病人的护理

学习目标

①了解门静脉高压症的概念、常见类型和病理生理要点。②熟悉门静脉高压症的护理评估内容和常见的护理诊断/问题；掌握其护理措施与健康指导。③通过实践教学，学会门静脉高压症病人的临床护理；在护理大出血等急重危病人时，具有认真负责的工作态度和救死扶伤的高尚精神。

门静脉高压症(portal hypertension)发生于门静脉血流受阻、血液瘀滞引起的门静脉压增高，临床上有脾大及脾功能亢进、食管胃底静脉曲张或破裂出血、腹水等一系列表现。

肝炎后肝硬化或血吸虫病肝硬化所致的肝内型门静脉高压症，在我国最为多见。肝炎后肝硬化时肝内纤维组织广泛增生及肝细胞的再生，对肝内门静脉小分支和肝窦产生压迫，并使其扭曲或闭塞；血吸虫病则由于虫卵直接栓塞在门管区的门静脉小分支内，或引起内膜炎等，使其管腔狭窄。以上病理改变导致门静脉血回流受阻，形成门静脉系压力增高。此外，肝外门静脉血栓形成、门静脉先天性畸形、肝门区肿瘤压迫等也可造成肝前型门静脉高压症。

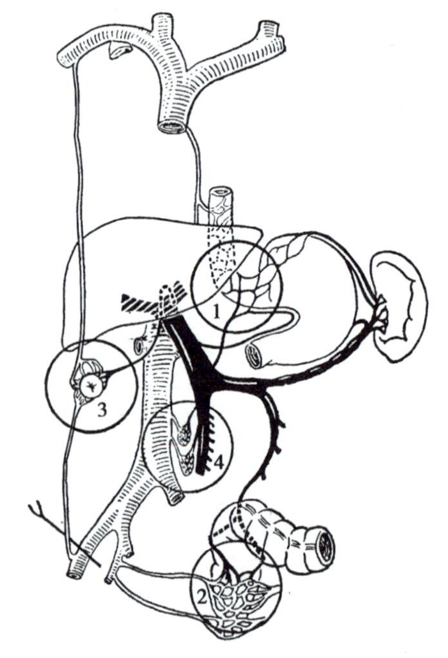

图 20-1-1　门静脉与腔静脉之间的交通支
1. 胃底、食管下段交通支；2. 直肠下段、肛管交通支；3. 腹壁交通支；4. 腹膜后交通支

在门静脉压增高的状态下，常发生 3 方面典型的病理生理变化：①脾瘀血肿大，久之脾内组织增生可致不同程度的脾功能亢进；②消化系统器官瘀血，突出改变是 4 处门-腔静脉交通支曲张，最重要的是食管下段及胃底交通支，其他还有肛管及直肠下段交通支、腹前壁脐周交通支、腹膜后交通支(图 20-1-1)；

③门静脉系毛细血管滤过压增加、肝硬化使肝内淋巴液回流受阻并从肝表面渗出、肝合成清蛋白减少使血浆胶体渗透压降低、体内醛固酮和抗利尿激素增加等多种因素促成腹水。

【护理评估】

（一）健康史

在我国，90%以上的病人有长期的肝炎与肝硬化病史。在长江中下游地区的病人，也可能有血吸虫病病史。对没有肝炎病史或血吸虫病病史者，且肝功能检验正常，应注意询问有无脐炎或急性阑尾炎、胰腺炎等腹腔感染病史，或者腹部创伤病史，这些疾病可能造成门静脉血栓形成；注意了解有无转移癌的情况；对小儿病人应注意有先天性门静脉狭窄、闭塞等畸形病变的可能。

肝硬化病人的食管胃底静脉曲张者50%～60%可发生破裂大出血，大出血常与劳累、进食坚硬粗糙食物的因素有关，也常与咳嗽、呕吐、用力排便、负重活动等使腹内压突然升高的因素有关。

（二）身体状况

1. 食管及胃底交通支静脉曲张的最大危险是急性大出血 此情况一旦发生时，病人会呕吐鲜红色血液或排出柏油样便，甚至很快形成致命性的休克；由于肝功能损害致凝血功能障碍，脾功能亢进致血小板减少，因此出血常不易自止；大出血常引起肝组织严重缺氧，易发生肝性脑病（hepatic encephalopathy）。

2. 肛管及直肠下段静脉丛曲张可形成痔 病人多表现排便出血。

3. 体检 可见到脐周静脉曲张；腹水形成较多时病人表现腹部膨胀，能叩出腹部移动性浊音；腹部触诊常可扪及不同程度肿大的脾。

4. 其他身体状况改变 常有食欲减退、腹胀腹泻、恶心呕吐等消化吸收功能障碍的表现，疲倦乏力、体重下降、贫血、水肿等营养不良的表现，鼻与齿龈出血、紫癜等全身出血倾向，还可有黄疸、蜘蛛痣、肝掌、男性乳房发育、睾丸萎缩等。

Child-Pugh 肝功能分级的评估

1964年Child首先提出了肝功能评分系统，1972年Pugh对此作了改进。目前，Child-Pugh肝功能分级评估标准仍是临床广泛应用的肝功能评估方法（表20-1-1）。

表20-1-1 Child-Pugh肝功能分级的评估

评估项目	肝功能异常程度的评分		
	1	2	3
血清胆红素（mg/dl）	1～2	2.1～3	≥3.1
血清清蛋白（g/dl）	≥3.5	2.8～3.4	≤2.7
凝血酶原延长时间（秒）	1～4	4.1～6	≥6.1
肝性脑病（分级）	无	1或2	3或4
腹水	无	少量，易控制	中量，难控制

注：总分5～6分者为肝功A级（良好）；7～9分者为肝功B级（中等）；10～15分者为肝功C级（差）。

（三）实验室及其他检查

脾功能亢进时，血液白细胞及血小板计数减少；脾功能亢进严重者，或营养不良、出血等病人，血液红细胞计数和血红蛋白值下降。肝功能检查常见血清清蛋白降低而球蛋白升高，清、球蛋白比例倒置；活动性肝病还可见凝血酶原时间延长，血清转氨酶及血清胆红素升高等。临床上常结合这些检验结果以评估肝功能损害的程度(Child-Pugh 肝功能分级)。

腹部 B 型超声检查有助于了解肝硬化与脾肿大程度、有无腹水以及门静脉扩张等情况。X 线食管吞钡检查可见食管静脉曲张影像。可能时早期急诊胃镜检查不但能明确病情诊断，还能内镜下迅速止血。

(四) 治疗与效果

门静脉高压症以内科治疗为主。但对食管胃底曲张静脉的破裂出血、严重的脾大或伴明显的脾功能亢进、肝硬化引起的顽固性腹水，常须采取外科手术处理。

1. 制止食管胃底曲张静脉破裂大出血是手术主要目的 食管胃底曲张静脉一旦破裂出血，多会反复，而每次出血势必加重肝功损害。故对肝功能较好者(Child-Pugh A、B 级)的大出血病人，应争取即时手术，或经短时间准备后即手术治疗。手术方式有以下两类：

(1)断流术(devascularization operation)：就是在脾切除的同时，阻断门-奇静脉的交通支反常血流，从而控制食管胃底静脉的曲张及破裂出血。目前效果较好的手术方式是贲门周围血管离断术(图 20-1-2)，即切除脾，同时彻底切断、结扎胃冠状静脉和贲门周围的静脉分支。

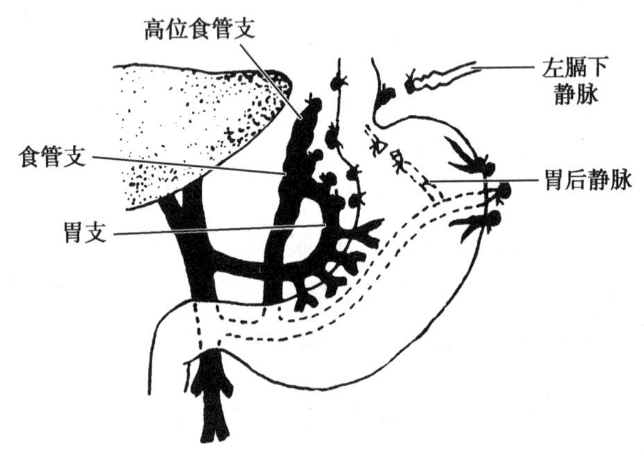

图 20-1-2 贲门周围血管离断术

断流术直接阻断了食管胃底交通支反常血流，又不影响门静脉向肝的血液灌注量，有利于保护肝的功能。目前认为此术式比较合理，但它仍有一定的再出血发生率。

(2)分流术(shunt operation)：选择门静脉系和腔静脉系的主要血管进行手术吻合，使压力较高的门静脉血分流入腔静脉，从而降低门静脉系压力，间接控制食管胃底静脉的曲张及破裂出血。应用较广的手术方式有中心性脾-肾静脉分流术、远端脾-肾静脉分流术、门-腔静脉侧侧分流术、肠系膜上-下腔静脉“桥式”分流术、经颈静脉肝内门体分流术等(图 20-1-3～图 20-1-7)。但分流术会使门静脉向肝的灌注量减少而加重肝功损害；部分门静脉血(含氨等毒性物质)未经肝处理而径直流入体循环，易致肝性脑病，且手术死亡率较高。

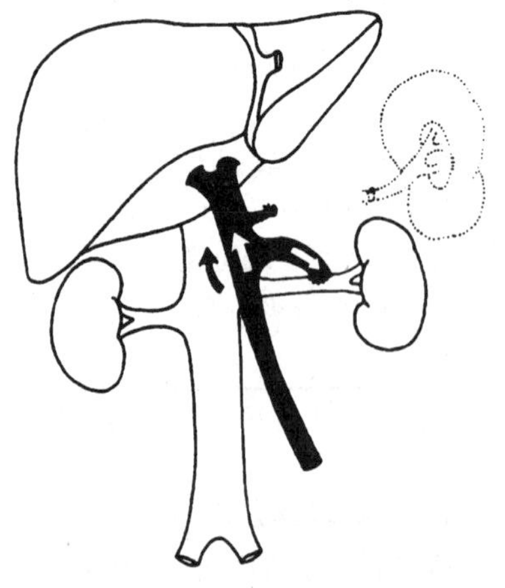

图 20-1-3 中心性脾-肾静脉分流术

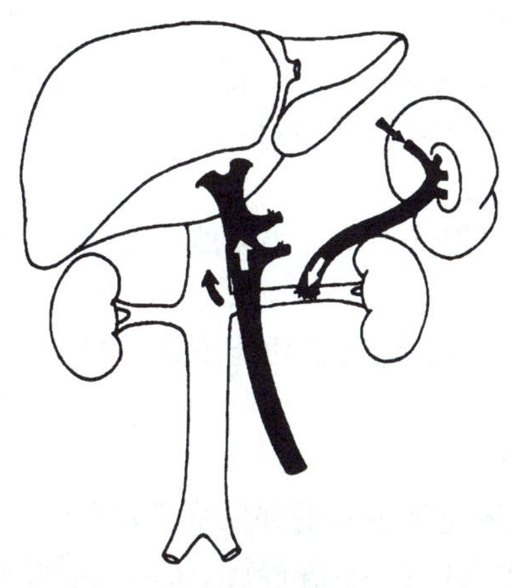

图 20-1-4　远端脾-肾静脉分流术

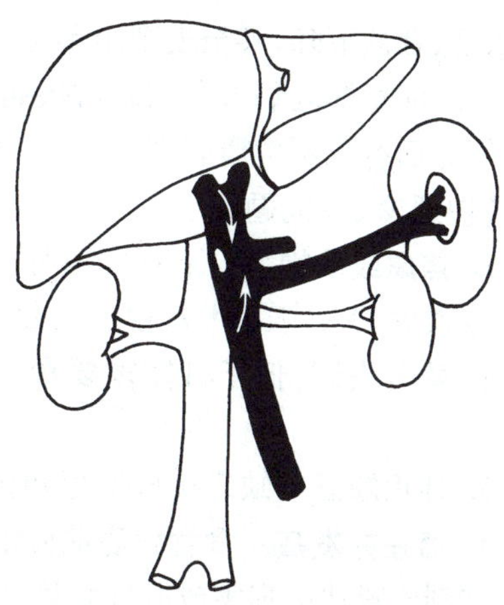

图 20-1-5　门-腔静脉侧侧分流术

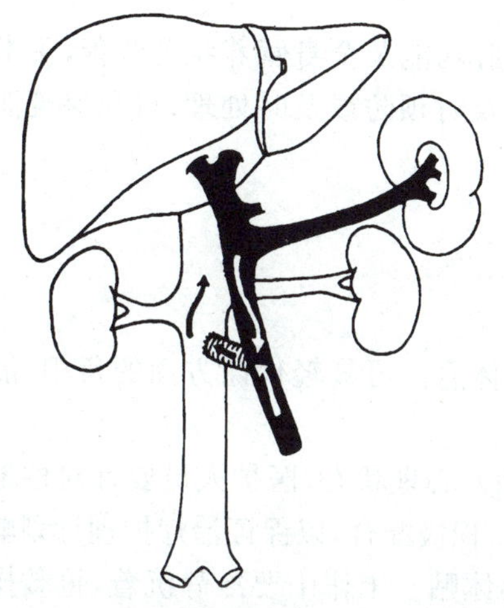

图 20-1-6　肠系膜上-下腔静脉“桥式”分流术

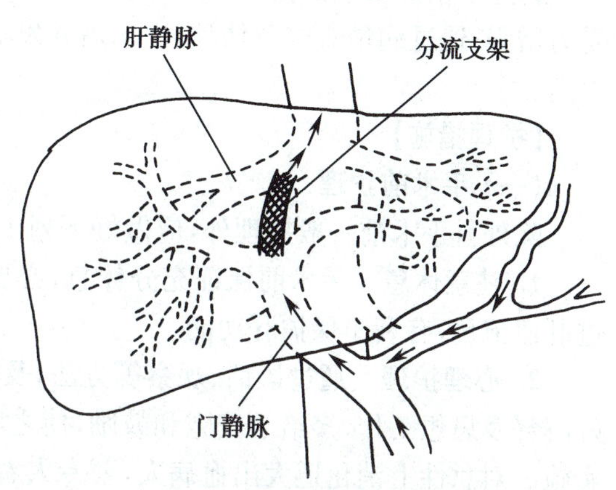

图 20-1-7　经颈静脉肝内门体分流术

此外，尚需注意手术后其他并发症的可能，如腹腔血管结扎欠妥或分流术血管吻合口破裂，可能致失血性休克；麻醉、血容量不足等因素可加重肝、肾功能损害；手术区引流不当而积血积液及全身抵抗力下降，易并发各种感染。

2. 脾大合并脾功能亢进的手术治疗　采用脾切除术。特别对晚期血吸虫病肝硬化引起的脾大和脾功能亢进，行单纯脾切除术效果良好。脾切除后血小板迅速增高，有静脉（脾静脉、肠系膜静脉等）血栓形成的危险。脾静脉残端易形成血栓及血栓性脾静脉炎，表现为手术后持续发热；肠系膜静脉血栓形成可致肠坏死，有发热、腹痛、腹胀、血便等表现。

3. 肝硬化并发顽固性腹水的手术治疗　有报道采用腹腔-颈内静脉转流术、胸导管-颈内静脉吻合术、经颈静脉肝内门体分流术等，但治疗效果不够满意。

肝移植治疗中晚期肝硬化的效果较好，已达到了70%的长期生存率。

（五）心理-社会状况

病人常有明显心理及情绪状态的改变。因肝硬化是慢性疾病过程，经久不愈，病人多有不同程度的焦虑表现，如哭泣、易躁易怒、忧郁、失眠等。合并上消化道大出血时，精神紧张，有恐惧感。对手术及预后的种种顾虑，尤其是上消化道大出血的反复等，常使病人情绪消沉、悲观、食欲下降，甚至表现出不合作言行。

同时注意询问病人和家属对疾病知识熟悉的程度；调查病人卫生习惯、生活方式、饮食、嗜好等方面有无不健康表现；观察病人对医护方案或指导的遵循、执行情况。

【护理诊断/问题】

1. 焦虑或恐惧 与下列因素有关：①长期患病，失去康复信心；②突然呕血、便血造成的精神刺激；③对于手术及预后的顾虑。

2. 营养失调：低于机体需要量 与肝功能损害、胃肠消化吸收功能不良、出血等因素有关。

3. 知识缺乏 缺乏疾病治疗和预防的知识。

4. 潜在并发症 食管胃底曲张静脉破裂出血所致休克等手术前并发症；腹腔内出血甚至休克，肝、肾功能损害或肝性脑病，肺部、胸腔、腹腔或伤口感染，脾静脉、肠系膜静脉血栓形成等手术后并发症。

【护理目标】

树立了治疗疾病的信心，很好配合医疗护理工作；肝功能及全身营养状况改善，手术耐受力增强；通过病情观察及估计，手术后并发症能得到及时预防或及时处理；自我保健能力提高。

【护理措施】

（一）手术前护理

除外科手术前一般护理外，应做好下列工作：

1. 注意休息 手术前保证充分休息，必要时卧床休息。可减轻代谢方面的负担，能增进肝血流量，有利于保护肝功能。

2. 心理护理 通过谈话、观察等方法，及时了解病人心理状态，医护人员要针对性地做好解释及思想工作，多给予安慰和鼓励，使之增强信心、积极配合，以保证治疗护理计划顺利实施。对急性上消化道大出血病人，要专人看护，关心体贴。工作中要冷静沉着，抢救操作应娴熟，使病人消除精神紧张和顾虑。

3. 执行保肝措施 ①宜给低脂高糖高维生素饮食，一般应限制蛋白质饮食量，肝功尚好者也可给富含蛋白质饮食；②营养不良、低蛋白血症者静脉输给支链氨基酸、人体清蛋白或血浆等；③贫血及凝血机制障碍者输以鲜血，肌内注射或静脉滴注维生素 K；④适当给以肌苷、辅酶 A、葡醛内酯（肝泰乐）等保肝药，补充维生素 B、C、E，避免使用巴比妥类、盐酸氯丙嗪、红霉素等有害肝功的药物；⑤手术前 3～5 日静脉滴注 GIK 溶液（即每日补给葡萄糖 200～250g，并加入适量胰岛素及氯化钾），以促进肝细胞营养储备；⑥在出血性休克及有较重感染的情况下应及时吸氧。

4. 防止食管胃底曲张静脉破裂出血 避免劳累及恶心、呕吐、便秘、咳嗽、负重等使腹内压增高的因素；避免干硬食物或辛辣、酒类等刺激性食物；饮食不宜过热；口服药片应研成粉末冲服。手术前一般不放置胃管，必要时选细软胃管充分涂以液状石蜡，以轻巧手法协助病人徐徐吞入。

5. 预防感染 手术前 2 日遵医嘱给予广谱抗生素。护理操作要遵守无菌原则。

6. 分流手术前准备 除以上护理措施外，手术前 2～3 日口服新霉素或链霉素等肠道杀菌剂及甲硝唑，减少肠道氨的产生，防止手术后肝性脑病；手术前 1 日晚清洁灌肠，避免手术后肠胀气压迫血管吻合口；脾-肾静脉分流手术前检查肾功能应在正常范围。

（二）手术后护理

1. 观察病情变化　密切注视有无手术后各种并发症的发生。

2. 饮食护理　在肠蠕动恢复后给流质饮食，后渐改为半流食或普食；分流手术后应限制蛋白质饮食；忌粗糙和过热的食物；禁烟酒。

3. 保护肝功　继续采取保肝措施。

4. 预防感染　遵医嘱使用抗生素至体温恢复正常；做好口腔护理；有黄疸者及时止痒，保持皮肤清洁；身体情况较差者可进行病室隔离，防止交叉感染。

5. 防止分流手术后血管吻合口破裂出血　手术后 48 小时内平卧位或 15°低半卧位；翻身动作轻柔；一般手术后卧床 1 周，做好相应生活护理；保持排尿排便通畅；分流手术后短期内发生下肢肿胀，可予适当抬高。

6. 防止脾切除手术后静脉血栓形成　手术后 2 周内定期或必要时隔天复查 1 次血小板计数，如超过 600×10^{9}/ L 时，考虑给抗凝处理，并注意用药前后凝血时间的变化。脾切除手术后不应再用维生素 K 及其他止血药物。

7. 腹腔引流管护理　左侧膈下（脾床处）易积血积液，如引流不畅可致左侧膈下感染，膈下感染等因素可能致胸腔反应性积液或导致脓胸。故膈下引流管要保持通畅，必要时应接负压吸引，注意观察并记录引流量及性质。每日更换引流接管时注意无菌操作。一般手术后 2～3 日，引流量可减少至每天 10ml 以下，色清淡，此时即可拔管。

（三）健康指导

指导的主要目的是保护肝功能，防止食管胃底曲张静脉再次破裂出血。①保持心情乐观愉快；②保证足够休息，避免劳累和较重体力活动；③做好饮食管理，禁忌烟酒和粗糙、过热、刺激性食物；④按医嘱使用保肝药物，定期来医院复查。

（党世民）

病人男性，28 岁。因食管下段、胃底曲张静脉破裂出血第 2 次入院。经非手术处理，出血情况已初步控制。现积极手术前准备，择期行门-奇静脉断流术。护士与病人交谈中，病人诉说“我呕血时好恐惧”，“现在要手术也害怕，常失眠”，“不知手术能否根治我的病?”等。请你提出该病人手术前常见护理诊断/问题及相应护理措施。

第二节　原发性肝癌病人的护理

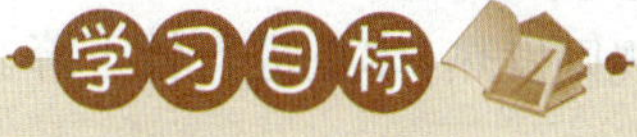

①了解原发性肝癌的病理分型和转移途径。②熟悉原发性肝癌的护理评估和护理诊断/问题；掌握其护理措施。③通过实践教学，学会原发性肝癌病人的临床护理；在护理工作中，教育病人能够正视自己的疾病，鼓励病人生活的勇气，能建立起良好的护患关系。

原发性肝癌(primary liver cancer)是发生在肝细胞和肝内胆管细胞的癌。在我国特别是东南沿海地区发病率较高。好发于40～50岁年龄段,男女比例2∶1,年死亡率居我国恶性肿瘤的第2位。病因尚未明确,目前认为与病毒性肝炎、肝硬化、黄曲霉素污染、饮水污染等有关。

原发性肝癌大体病理型态分3型:结节型、巨块型和弥漫型(图20-2-1),以结节型最常见。组织学类型:肝细胞型、胆管细胞型和混合型,肝细胞癌最常见,约占91.5%。据肿瘤大小,现在新的分类:微小肝癌(直径≤2cm)、小肝癌(>2cm,≤5cm)、大肝癌(>5cm,≤10cm)和巨大肝癌(>10cm)。

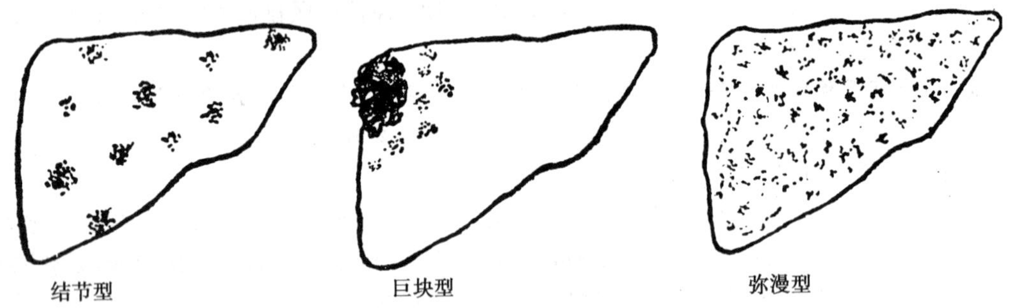

图20-2-1 原发性肝癌大体病理型态

原发性肝癌早期即发生转移。常先经门静脉系统形成肝内播散;后经血行、淋巴转移至肝外,血行转移最多见于肺,其次为骨、脑等;淋巴转移至肝门淋巴结最多,其次为胰周、腹膜后、主动脉旁及锁骨上淋巴结;也可向横膈及附近脏器直接蔓延和腹腔种植性转移。

【护理评估】

(一)健康史

了解有无肝病史,因为肝癌病人常有"肝炎→肝硬化→肝癌"的"三部曲"病程;肝癌高发区都较为潮湿,了解是否有进食霉变粮食、酗酒及接触亚硝胺类致癌物的情况;家族有无肝癌或其他癌肿病史。

(二)身体状况

原发性肝癌起病隐匿,发展迅速,早期缺乏典型症状,一旦出现症状和体征,病情多已进入中晚期。

1. 肝区疼痛 为最常见和最主要的症状,半数以上病人以此为首发症状,多为持续性隐痛、胀痛或刺痛,夜间或劳累后加重。位于肝右叶顶部的癌肿累及横膈,疼痛可牵涉至右肩背部;如癌结节自发性破裂,会突然形成腹膜炎而腹痛剧烈。

2. 消化道及全身症状 早期有食欲减退、乏力、腹胀等,也可伴恶心、呕吐、腹泻等。随病程进展,出现持续性低热或不规则发热,体重进行性下降。晚期出现贫血、腹水、黄疸、下肢水肿,甚至恶病质。

3. 肝大 进行性肝大是中晚期最常见的体征。右肋缘或剑突下常扪及肿大的肝,其边缘质地坚硬、表面高低不平,可伴压痛。

4. 其他 发生肺、骨、脑等肝外转移,可产生相应症状;少数病人可有低血糖、红细胞增多症、高血钙及高胆固醇血症等特殊表现;部分病人可能发生肝性脑病、上消化道出血、癌肿破裂出血以及继发感染等并发症。

（三）实验室及其他检查

1. 血清甲胎蛋白(AFP)测定　对诊断肝细胞癌有相对专一性，是目前原发性肝癌普查、诊断及治疗后随诊最常用的重要方法。放射免疫法测定持续性血清 AFP≥400μg/L，同时排除了妊娠、活动性肝炎及睾丸或卵巢胚胎性肿瘤，即可确认为肝癌。

2. 血清酶学检查　各种血清酶检查对肝癌诊断缺乏特异性，多与 AFP 联合检查，有助于确诊。常用的如血清碱性磷酸酶(AKP)等。

3. 定位诊断　B 型超声、CT、MRI、肝动脉造影可显示肿瘤的部位、大小及转移情况。B 型超声诊断符合率达 90%，是目前肝癌定位诊断中首选的方法。

4. 肝穿刺活组织检查　B 型超声引导下穿刺活组织检查，有确诊意义。

目前临床肝癌诊断首选 B 型超声检查加 AFP 测定。

（四）治疗与效果

早期诊断、早期治疗是提高疗效的关键。

1. 手术治疗　早期手术切除是目前治疗肝癌最有效的方法，5 年生存率为 30%～40%，微小肝癌治疗效果达 90%。主要术式有局部肝切除、肝叶切除、半肝切除、肝三叶切除等。肝癌也是肝移植的适应证，但国内外报告手术后半年约 60%的病人复发，疗效不理想。

2. 介入治疗　B 型超声引导下经皮穿刺肿瘤行射频、微波或注射无水乙醇治疗，用于肝切除后早期肿瘤复发者。

3. 化学药物治疗　原则上不作全身化疗。用于经剖腹探查发现癌肿不能切除或肿瘤姑息切除的后续治疗，采用肝动脉或门静脉置泵(皮下埋藏式灌注装置)作区域化疗或化疗加血管栓塞。

4. 其他　放射治疗、免疫治疗、中医中药治疗等。

（五）心理-社会状况

肝癌病人多伴有肝硬化或慢性肝炎病史，长期治疗效果不佳，经济负担较重；肝癌病痛的折磨和对手术、预后的担忧，病人极易产生焦虑、恐惧、悲观或绝望等心理问题。

【护理诊断/问题】

1. 恐惧或绝望　与担心疾病预后不佳和生存期限有关。

2. 疼痛　与肿瘤浸润、手术创伤有关。

3. 营养失调：低于机体需要量　与肿瘤消耗和化疗反应有关。

4. 潜在并发症　上消化道出血、肝性脑病、继发感染等。

【护理目标】

病人思想负担减轻，能正视疾病、手术和预后，积极配合治疗；疼痛减轻；遵循饮食计划，营养获得改善；并发症被预防或及时发现。

【护理措施】

（一）心理护理

鼓励病人和家属说出对肝癌诊断和预后的认识，诱导其接受和正视现实；解释疾病知识，帮助分析治疗的有利因素；在疾病的不同阶段，根据病人需求和接受程度，提供信息支持，最大限度减少病人的负性情绪；关注病人的社会支持情况，调动配偶、知己、单位等给予病人良好关照和支持；介绍成功病例，鼓励病人间进行积极的讨论和交流，使病人在群体抗癌中得到心理支持和安慰，促进病人树立战胜疾病的信心。

(二)手术前护理

1. 改善营养状况 给予高热量、高蛋白、高维生素饮食。创造舒适的用餐环境,选择病人喜欢的食物,少食多餐。遵医嘱给予营养支持、输血等,纠正病人营养不良、低蛋白血症,以提高手术耐受力。

2. 控制腹水 遵医嘱补给清蛋白、血浆,可提高胶体渗透压,减少腹水。用利尿药时注意补钾,防止电解质发生紊乱;观察记录每日尿量、尿比重等变化。定期测量腹围及下肢水肿程度,指导病人低盐饮食。

3. 采取保肝措施 详见本章第一节的介绍。

4. 并发症预防和护理

(1)改善凝血功能:观察有无出血倾向;了解并改善凝血功能,手术前 3 天遵医嘱肌内注射维生素 K_1,预防手术中、手术后出血。

(2)预防癌肿破裂:注意腹部症状体征的观察;告诫病人尽量避免导致癌肿破裂的诱因,如剧烈咳嗽、用力排便等腹压骤升的动作;嘱病人禁忌对肿块的按摩。

(3)预防肝性脑病:手术前作好肠道准备。如手术前 3 日进流质饮食;同时口服链霉素或卡那霉素 1g,1 日 2 次,抑制肠道细菌;手术前晚及手术日晨给予生理盐水(禁用肥皂水)清洁灌肠,以减少血氨的来源。

(三)手术后护理

1. 病情观察 ①注意生命体征变化。如病人脉快、血压下降,腹腔引流出较多血液,为手术后腹腔出血,应立即通知医生并配合输液、输血、应用止血药物等处理。②注意病人神志状况,如有嗜睡、烦躁等症状,警惕肝性脑病的发生。③观察腹腔引流管有无胆汁漏出,注意胆瘘形成。④手术后体温持续不降,或正常后再次升高,同时伴血象增高者,可能并发术后感染如膈下脓肿、胸腔脓肿、肺部感染等。手术后一般应用抗生素至体温、血象正常,各项护理操作严格无菌原则。

2. 体位与活动 生命体征稳定后取半卧位;对肝组织切除者一般卧床休息 1 周,避免剧烈咳嗽和过早活动,以防止肝断面出血。

3. 饮食与排便 肠蠕动恢复拔除胃管后,给流质饮食,酌情过渡至普食。保持排便通畅,必要时使用缓泻剂,以预防血氨升高。

4. 遵医嘱继续加强保肝措施 方法同手术前护理。特别是手术后继续给予清蛋白、新鲜血浆,提高机体血浆胶体渗透压,减少腹水发生。半肝以上切除者,间歇给氧 3~4 天。必要时给予静脉营养支持,保证热量、氨基酸的供给。正确输液以维持水、电解质和酸碱平衡。

5. 引流管护理 肝手术后可能放置多种引流,应保持各种引流管通畅,详细观察并记录引流量和性状的变化。一般情况下,肝切除术后 4~5 天清蛋白降至最低,腹水量达到高峰,故腹腔引流管不宜过早拔除。

(四)介入治疗的护理

主要介绍肝动脉插管化疗的护理。手术前禁食 4 小时;手术后取平卧位,穿刺处压沙袋 1 小时,穿刺侧肢体制动 6 小时,以防止出血;每次注药前消毒导管,注药后无菌纱布包扎,防止逆行感染;注药前、后用肝素稀释液 2~3ml(25U/ml)冲洗导管,防止堵塞;出现发热、肝区疼痛、恶心呕吐及白细胞减少等为栓塞后综合征,疗程结束后可恢复,症状重者减少药量,白细胞计数$<4\times10^9$/L 暂停化疗;治疗后嘱病人大量饮水,减轻化疗药物对肾的毒副作

用；拔管后局部加压 15 分钟，卧床 24 小时，预防出血。

（五）健康指导

①社区护理中指导人们注意饮食习惯和饮食卫生，不吃霉变的食品，多食含蛋白质丰富的食物和新鲜蔬菜、水果；积极防治肝炎；有肝炎或肝硬化病史者及高发区的人群，应定期体检。②教育肝癌病人以积极的态度对待生活，保持乐观情绪；注意休息；配合治疗护理方案的执行。③指导手术后病人坚持辅助治疗，定期复查，注意复发和转移。

思考题

病人男性，41 岁，有乙型肝炎、肝硬化病史十余年。近两月来肝区持续胀痛，伴乏力、消瘦。肝大肋缘下 2cm，边缘钝欠光滑，质韧，无明显触痛。B 型超声检查见肝右叶内 4.5cm×4cm×3cm 占位性病变，AFP 检测阳性。①该病人最可能的疾病诊断是什么？②B 型超声、AFP 检查对诊断的意义是什么？目前是否还需其他检查？③如果确定手术治疗，请你提出手术前主要的护理诊断/问题和护理措施。

第三节　肝脓肿病人的护理

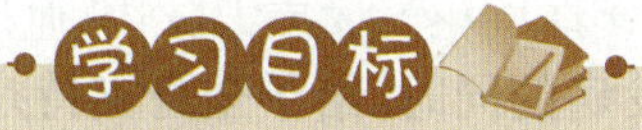

①了解细菌性肝脓肿和阿米巴性肝脓肿的不同特点。②了解细菌性肝脓肿的护理评估、护理诊断/问题和护理措施。

肝脓肿（liver abscess）是肝受感染后形成的脓肿，为继发感染性疾病。分为细菌性肝脓肿和阿米巴性肝脓肿。细菌性肝脓肿多见。

一、细菌性肝脓肿病人的护理

细菌性肝脓肿（bacterial liver abscess）最常见的致病菌是大肠埃希菌和金黄色葡萄球菌。多继发于胆道感染（逆行感染），也可继发于肝毗邻部位的感染（淋巴途径感染）、腹腔感染（门静脉途径感染）和身体其他部位的感染（肝动脉途径感染），或继发于开放性肝损伤（细菌直接侵入伤口）。在机体抵抗力低下时细菌侵入肝内致局部炎症反应，进一步形成单个或多个脓肿。脓肿毒素吸收入血，可出现脓毒症表现；如果感染向膈下、胸腔、腹腔等方向扩散，将引起严重的并发症。

【护理评估】

（一）健康史

了解有无胆道、肠道、腹腔炎症和肝邻近器官穿孔、感染的病史；有无身体其他部位感染如肺炎、痈或肝的开放性损伤等。

（二）身体状况

肝脓肿一般起病较急，主要症状是寒战、高热、肝大和疼痛。

1. 寒战、高热　是最常见的早期症状。体温可达 39～40℃，多为一日数次的弛张热，伴大量出汗，脉快。严重者可出现脓毒症和感染性休克。

2. 肝区疼痛 肝区持续性钝痛，有时可伴右肩部牵涉痛或右下胸痛。若感染向胸膜、肺扩散时，可出现胸痛、刺激性咳嗽和呼吸困难。

3. 消化道及全身症状 由于细菌毒素吸收及全身消耗，病人乏力、食欲不振、恶心呕吐，也可伴腹胀、腹泻、顽固性呃逆等。

4. 体征 最常见为肝区压痛和肝大。如脓肿在肝前下缘较表浅处时，可出现右上腹肌紧张和局部明显触痛。巨大的肝脓肿，可使右季肋呈现饱满状态，甚至可见局限性隆起，局部皮肤出现凹陷性水肿。严重时或继发胆道梗阻者，可出现黄疸。

5. 并发症 脓肿如向腹腔穿破可致急性腹膜炎；肝右叶脓肿可穿破形成膈下脓肿，也可向右胸穿破；左叶脓肿可穿入心包致心包积脓。

（三）实验室及其他检查

1. 血常规检查 白细胞计数明显升高，有核左移和中毒颗粒。

2. X线 肝阴影增大，右膈抬高和活动受限。有时可见右侧反应性胸膜炎或胸腔积液。

3. B型超声 阳性诊断率达96%，可明确脓肿的部位、大小并确定穿刺点，为首选的检查方法。诊断困难时作CT、MRI和肝动脉造影。

4. 诊断性肝穿 必要时B型超声引导下诊断性穿刺，抽出脓液可证实。

（四）治疗与效果

1. 非手术治疗 在治疗原发病的同时，给予全身支持疗法和大剂量有效抗生素；单个较大脓肿在B型超声引导下穿刺抽脓或置管引流。

2. 手术治疗 非手术治疗效果不佳应手术切开引流或据病变情况行肝叶切除术。

（五）心理-社会状况

发病急而重，病人忍受痛苦大，加之对疾病了解不足，对治疗及预后存有疑问和担忧，病人常焦躁、恐惧。有并发症时反应更为强烈。

【护理诊断/问题】

1. 体温过高 与肝脓肿及其产生的毒素吸收有关。

2. 疼痛 与肝内感染有关。

3. 营养失调：低于机体需要量 与感染致分解代谢增强有关。

4. 潜在并发症 腹膜炎、膈下脓肿、休克。

【护理目标】

营养状况改善，抵抗力提高；体温维持正常；并发症被有效防控。

【护理措施】

（一）心理护理 细致入微的关心病人，加强交流和沟通，讲解疾病知识，消除紧张和焦躁。

（二）手术前后护理

1. 营养支持 肝脓肿是消耗性疾病，应给予充分的营养和液体摄入，纠正水、电解质平衡失调；必要时多次小量输全血或血浆，纠正低蛋白血症，增强机体抵抗力。

2. 降温 高热病人给予物理降温，必要时遵医嘱药物降温；出汗后及时帮助更换衣服和床单，鼓励病人多饮水等。

3. 引流管护理 病人取半卧位，利于引流和呼吸。妥善固定引流管，防止滑脱。每日用生理盐水多次或持续冲洗脓腔，保持通畅。观察记录脓腔引流的量及性质。每日更换引流接管与引流瓶。当每日引流量少于 10ml 时，可拔除引流管，适时换药至脓腔闭合。

4. 病情观察 生命体征和腹部体征，注意有无中毒性休克、腹膜炎、膈下脓肿、胸腔内感染、继发的急性化脓性胆管炎等并发症。

（三）健康指导

介绍肝脓肿的病因，重视身体各处疾病的防治；解释引流管的意义及注意事项；嘱病人出院后加强营养，增强体质；按时复诊。

二、阿米巴性肝脓肿病人的护理

阿米巴性肝脓肿(amebic liver abscess)是肠道阿米巴病最常见的并发症。阿米巴原虫从结肠溃疡处经门静脉血液、淋巴管或直接侵入肝并产生溶组织酶，导致肝细胞坏死，形成肝脓肿。阿米巴性肝脓肿与细菌性肝脓肿都有发热、肝区疼痛和肝大症状，但主要区别见表 20-3-1。治疗与护理措施基本同细菌性肝脓肿，不同点为：遵医嘱使用抗阿米巴药物(甲硝唑、氯喹、依米丁)治疗，观察用药副反应；观察有无继发细菌感染；经多次反复抽脓无效时，行套管针穿刺留置导管作闭式引流，做好无菌水封瓶闭式引流的护理。

表 20-3-1 阿米巴性肝脓肿与细菌性肝脓肿的区别

鉴别点	阿米巴性肝脓肿	细菌性肝脓肿
病史	有阿米巴痢疾史	继发于胆道或其他化脓性疾病
症状	起病较缓慢、病程较长，可有高热或不规则发热	起病急骤，全身中毒症状明显，有寒战、高热等
体征	肝大显著，可有局限性隆起	肝大不显著，多无局限性隆起
脓肿	较大，多单发性，肝右叶多见	较小，常为多发性
脓液	呈巧克力色、无臭味，镜检可找到阿米巴滋养体，若无混合感染，涂片和培养无细菌	多为黄白色脓液，涂片和培养可发现细菌
血液检查	白细胞计数可增加；若无混合感染，血细菌培养阴性；血清学阿米巴抗体检测阳性	白细胞计数及中性粒细胞均明显增加，血细菌培养可阳性
粪便检查	多可找到阿米巴滋养体	无特殊发现
诊断性治疗	抗阿米巴药物治疗有好转	抗阿米巴治疗无效

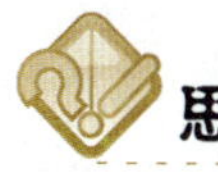

思考题

病人男性，35 岁。寒战、高热 2 天，右上腹持续性钝痛，伴乏力、恶心呕吐。否认既往胆道感染等其他特殊病史。查体：体温 39℃，腹平软，肝肋缘下 2cm 处可触及，边缘光滑，质软，触痛。右季肋区叩痛明显。血常规检查：WBC18×10^9/L，中性粒细胞 90%。请考虑病人所患什么疾病？为明确诊断，还应作何检查？请提出目前主要护理诊断/问题和护理措施。

第四节 肝棘球蚴病病人的护理

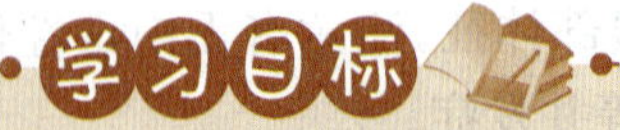

①了解细粒棘球绦虫生活史和肝棘球蚴病的病因病理要点。②了解肝棘球蚴病的护理评估、护理诊断/问题及护理措施。③在社区护理工作中，能以高度的职业责任心做好健康教育，加强寄生虫病防治知识的宣教。

肝棘球蚴病(echinococcosis of the liver)又称肝包虫病(hepatic hydatidosis)，是棘球绦虫(犬绦虫)的蚴，寄生在肝所致的寄生虫病。多发于我国新疆、青海、内蒙古、西藏和四川西部等畜牧地区。肝棘球蚴病最常见的是由细粒棘球绦虫的蚴，引起的单房性肝包虫囊肿；另一种是少见的由泡状棘球绦虫的蚴所致的肝泡型棘球蚴病。

狗是细粒棘球绦虫的终宿主，人、羊和牛是中间宿主。狗粪中的虫卵污染牧草和水源，羊食入后虫卵即在其脏器内寄生发育成棘球蚴，狗食入病羊的内脏，棘球蚴在狗的小肠发育为成虫。当人与皮毛上粘附有虫卵的动物接触后间接致虫卵入口，或直接食入被虫卵污染的饮水及食物，虫卵即在十二指肠内孵化为六钩蚴，穿透肠黏膜进入门静脉系统，约75%潴留在肝内，其余的通过肝随血流到肺(15%)、脑、脾、肾和肌肉等处。随后，蚴在体内不同器官中便发育成包虫囊(图20-4-1)。

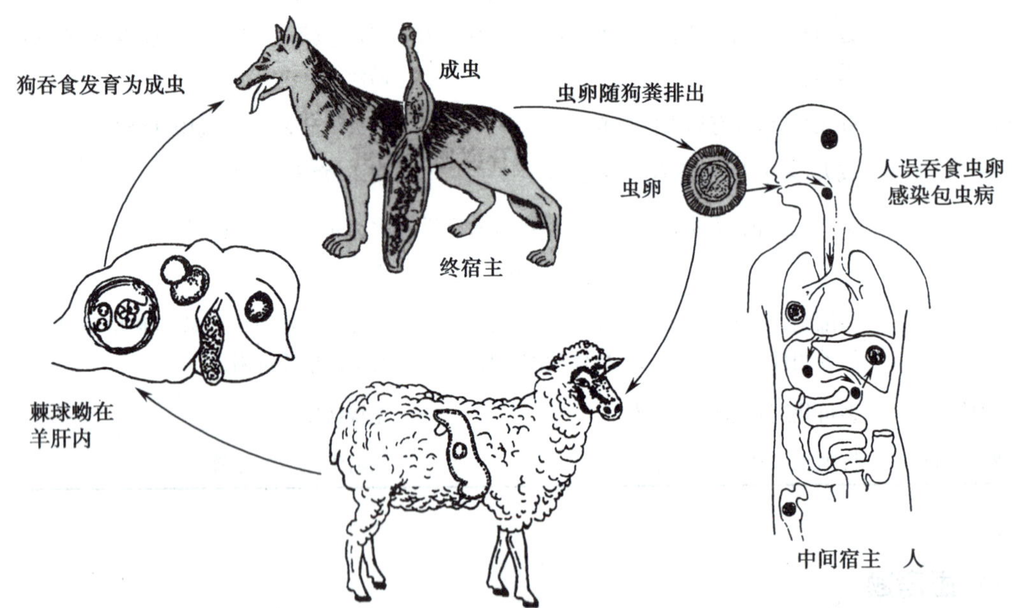

图 20-4-1 细粒棘球绦虫生活史

包虫囊肿又称内囊，内囊的囊壁分内外两层，外层是角质层，白色透明有弹性如粉皮状；内层是生发层即包虫本体。内囊中的大量囊液无色透明，含很多由生发层产生的子囊和头节。内囊的周围是宿主组织形成的纤维性包膜，称为外囊。包虫囊肿生长缓慢，小者如葡萄，大者内容达20 000ml。虫体也可因营养不足或胆汁内浸而死亡，则囊液变为胶样体或钙化。

包虫囊肿对机体的影响：囊液经吸收入血，引起机体过敏反应；囊肿增大压迫肝内胆管或破入胆道引起阻塞；破入胸、腹腔，引起急性胸膜或腹膜炎和过敏性休克；破溃侵入受累部位产生继发性包虫囊肿。

【护理评估】

（一）健康史

了解病人职业情况和居住的地域环境（牧区）；个人生活习惯，是否有狗、羊等动物密切接触史；来自流行病区、上腹部有缓慢生长的肿块而全身情况较好、曾有荨麻疹等过敏反应史者，高度考虑包虫病可能。

（二）身体状况

1. 肿块与压迫症状 本病潜伏期5～30年，早期症状不明显，或有右上腹钝痛及右上腹肿块。肝顶部囊肿可抬高膈肌而影响呼吸；肝后囊肿压迫下腔静脉或门静脉，可致下肢水肿、脾大和腹水；肝下囊肿压迫胆道和胃肠道，可引起阻塞性黄疸和上腹饱胀、食欲不振、恶心呕吐等。

2. 体检 有时可见右上腹局限性隆起；触及肝大或扪及弹性强、圆而光滑、无压痛的囊性肿物，若囊腔钙化，则可触及质地坚硬的实质性肿块；叩有包囊震颤征（以手指叩囊肿，另一手可触及囊液冲击震颤感）。

3. 并发症表现 ①肝脓肿：囊肿继发细菌感染，出现寒战、高热和肝区疼痛等。②囊肿溃破：穿通膈肌形成支气管瘘，咳出内囊碎片及胆汁性脓痰，经久不愈；破入胸腔、腹腔：引起胸腔积液、急剧腹痛和过敏性休克，甚至死亡；破入胆道，引起寒战、胆绞痛、黄疸等。

（三）实验室及其他检查

1. 影像学检查 B型超声可显示囊肿部位、大小和形态结构，典型的包虫可显示"双层壁"囊肿结构。X线可辅助诊断。CT、MRI同B型超声结果。

2. 免疫学检测 常用的方法有酶联免疫吸附试验（ELISA）、间接血凝法（IHA）、点免疫胶体金渗滤法（DIGFA）。传统所作的包虫囊液皮内试验（casoni skin test）易出现假阳性和假阴性，以及可引起过敏反应甚至休克，应在临床终止使用。

必须注意，疑为包虫囊肿时，严禁作诊断性穿刺，以免囊液外漏。

（四）治疗与效果

1. 手术治疗 清除内囊，防止囊液外溢，消灭外囊残腔和预防感染，是首选的治疗方法。

(1)单纯内囊摘除术：临床最常用，手术方法简单、创伤小，但有残腔胆瘘、复发和播散种植等并发症。

(2)外囊完整剥除术：将外囊从肝组织完整剥离，肝创面不缝合，局部置管行外引流。是近年临床常采用的一种可避免囊液外溢和手术后胆瘘的理想手术方法。适用于囊肿部分突出肝表面者，手术难度较大，技术要求高。

(3)肝部分切除或肝叶切除术：用于囊壁钙化不易摘除、肝一叶的多个囊肿、囊腔引流后残腔难以闭合者或肝泡球蚴病。

2. 药物治疗 不能实现治愈效果。用于不能外科手术或手术后复发不能根治者，用甲苯达唑，每日3次，每次400～600mg，21～30天为一疗程。约50%的病人用药6～24个月，出现包虫囊缩小或消失。

（五）心理-社会状况

由于对寄生虫病缺乏了解，病人难以接受体内有活的异体存在，会产生羞愤、焦躁不安、激动易怒等反应，情绪波动大，甚至因虫而鄙视自己的身体，出现伤害身体的过激行为；担心亲邻鄙视和急迫除虫的心理，常偏听偏信，偷试各类偏方，造成身心伤害。

【护理诊断/问题】

1. 知识缺乏 缺乏肝包虫病预防和治疗相关知识。

2. 营养失调：低于机体需要量 与包虫囊肿压迫致摄食减少有关。

3. 潜在并发症 过敏性反应或休克、胸或腹膜炎、梗阻性胆管炎等。

【护理目标】

病人了解疾病知识，情绪稳定，科学面对疾病和配合治疗；营养状况改善，手术耐受力增强；并发症被预防和及时处理。

【护理措施】

（一）非手术治疗的护理及手术前护理

1. 心理护理 向病人和家属讲解寄生虫病知识，消除其羞愤、急迫、鄙视身体、顾虑世俗的心理，解释治疗方案，增强治愈的信心。

2. 一般护理 加强营养支持，提高手术耐受力，根据病人饮食习惯及特点，指导进食高蛋白、高热量、高纤维的可口食物，少数民族病人可根据本民族饮食特点，选择相应的食物。嘱病人多休息，尤其避免剧烈活动，切勿撞击腹部，以防囊肿破裂发生严重过敏反应。

3. 用药护理 手术前遵医嘱静脉滴注氢化可的松100mg，预防过敏；用甲苯达唑药物治疗者，用药时间较长，指导和鼓励病人坚持服药。

（二）手术后护理

1. 体位与活动 麻醉清醒后取半坐卧位，勿过早下床活动、避免剧烈咳嗽等，以防止肝创口或断面出血。

2. 病情观察 观察生命体征、引流液的量和性质，注意手术后出血。

3. 引流管护理 行残腔引流者，保持引流通畅，常挤压引流管；拔管前B型超声检查了解残腔大小，须将残腔内的囊液全部引出后，才可拔管，否则残留液可能引发新的包囊或复发。

（三）健康指导

养成良好卫生习惯，与犬、羊等家养动物接触后或进食前洗手、不喝生水、不吃未煮熟的食物；定期家畜检疫；不用生羊肝喂狗，必要时给狗服用一定的驱虫药物；包虫病有复发的可能，治疗后应随访3年以上。

（杨 环）

思考题

王先生，50岁。家有宠物狗两条。当听说养狗会得肝包虫病，很担忧。作为社区卫生服务中心的护士，你怎样为王先生提供肝包虫病防护指导？

第五节　胆道疾病病人的护理

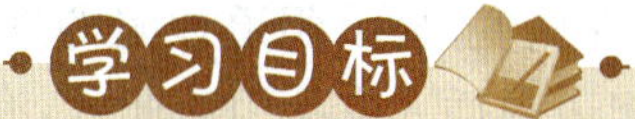

①了解本章内容中的有关名词概念；了解胆石病的分类及成因、病理要点；了解胆道感染的病因、病理及类型。②熟悉胆石病、胆道感染、胆道蛔虫病的护理评估内容和主要护理诊断/问题；掌握其护理措施；掌握胆道特殊检查的临床意义与护理要点。③通过实践教学，学会胆道感染病人的临床护理；熟练掌握T管引流的护理操作技术。④护理中表现出对胆石病、胆道感染病人的理解、同情和关爱。

一、胆道的特殊检查与护理

（一）B型超声显像（B超）

为胆道疾病检查的首选方法，具有无创、简便易行、可多次重复检查、经济及准确率高的特点。适用于胆囊结石、胆囊息肉样病变、急或慢性胆囊炎及胆囊癌变的普查和诊断，可显示胆囊胆管系统的炎症、癌肿、结石等病理形态影像及肝内、外胆管的扩张情况。由于进饮食后胆囊排空及肠内积气，影响观察效果，故检查前1日晚餐应清淡饮食，常规禁食12小时，禁水4小时，检查时多取仰卧位，左侧卧位有利于显示胆囊颈及肝外胆管病变，坐位或站位可用于胆囊位置较高者。

（二）X线胆道造影检查

口服胆囊造影和静脉注射胆道造影现已较少应用，目前已被B型超声及下列造影方法所取代。

1. 手术中胆管造影和手术后经T管胆管造影　胆道手术中，经胆囊管置管或胆总管穿刺注入造影剂，可清楚地显示肝内外胆管，了解胆管内病变，以便决定是否需探查胆道；手术2周后经T形管注入造影剂造影，可以判定有无残余结石及胆管狭窄；胆道T形管拔管前应常规做胆道造影；腹腔镜胆囊切除手术中行胆管造影，可观察有无手术中胆管损伤。造影前应向病人说明检查的目的及意义，同时做碘过敏试验。造影后应严密观察，若发生过敏反应等异常情况时，应及时报告医生，并采取有效的处理措施。

2. 经皮肝穿刺胆道造影（percutaneous transhepatic cholangiography，PTC）　在X线或B型超声引导下，利用特制穿刺针经皮穿入肝胆管，再将造影剂直接注入胆道而使整个肝胆道系统迅速显影的一种顺行性胆道直接造影方法。PTC可清楚地显示肝内外胆管的情况，包括病变部位、范围、程度和性质等，有助于胆道疾病，特别是梗阻性黄疸的诊断和鉴别诊断。本法操作简单，成功率高，有胆管扩张者更易成功。但PTC是有创检查，可能会出现胆漏、内出血、急性感染等并发症。手术前应检查凝血功能及注射维生素K 2～3天，必要时应用抗生素，常规行碘过敏试验，并作好造影后即刻剖腹探查的各种准备工作。造影后病人卧床4～6小时，定时测BP、P，注意有无并发症的发生，遵医嘱使用抗生素及止血药。PTCD是在PTC的基础上，借助导丝向扩张的肝内胆管置入导管以行胆道减压并引流胆汁的方法，既可明确诊断，又可手术前减轻黄疸，对不能手术的梗阻性黄疸病人还可作为永久性的治疗措施。

3. 经内镜逆行性胰胆管造影（endoscopic retrograde cholangiopancreatography，ERCP） 是在纤维十二指肠镜直视下通过十二指肠乳头将导管插入胆管或胰管内进行造影。既可观察十二指肠有无占位性病变，显示胆道梗阻的部位和原因，又可进行活检，也可经内镜做括约肌切开取石，或向胆道内插入支架引流胆汁，有时可作为手术前减轻黄疸或作为恶性肿瘤所致梗阻性黄疸的非手术治疗手段。ERCP的成功率受操作者技术水平等因素的影响。个别病人检查后可诱发胆管炎和胰腺炎。近年来，ERCP的诊断作用部分已被MRCP所替代。一般应在检查前15分钟常规注射地西泮5～10mg、东莨菪碱20mg，手术后2小时可进饮食，注意观察有无腹痛、发热、腹膜刺激征及血、尿淀粉酶升高等现象，若发现异常，应及时报告医师，并做相应的治疗。

4. 电子计算机X线断层摄影(computer tomography，CT) 能清楚地显示胆道系统不同水平、不同层面的图像，诊断胆结石不如B型超声，但能反映胆道扩张的范围、梗阻的部位及胆囊、胆管和胰腺的肿块。CT检查是一种无创性诊断方法，简单、安全、准确，检查前2天应进少渣不易产气的食物，以减少肠道内气体的产生。检查前12小时禁食、4小时禁水，近期曾行钡剂检查的病人，应在钡剂排空后再行CT检查，以防钡剂形成伪影。增强CT检查前1天应做碘过敏试验，准备好急救器械和药品，以便发生过敏反应或休克等时使用。

(三) 手术中及手术后胆道镜检查

胆道手术中由胆总管的切口插入胆道镜，既能检查胆总管下端的病变，还能向上导入肝内，检查Ⅱ、Ⅲ级胆管的病变，如发现结石可用网套、冲洗等方法取出。手术6周后可经T形管瘘道置入胆道镜，在胆管内进行窥视、取石、取虫、冲洗、灌药、气囊扩张狭窄等操作。检查后观察病人有无发热、恶心、腹泻和胆道出血等，以便及时发现和处理。

(四) 磁共振成像（magnetic resonance image，MRI）或**磁共振胆胰管成像**（magnetic resonance cholangiopancreatography，MRCP）

磁共振具有良好的软组织对比，以及多层面、多角度成像的能力，对于胆系的显示优于CT，更重要的是MRI具有独特的水成像技术，可以进行磁共振胰胆管成像（MRCP）。MRCP是无创性检查，能够显示整个胆道系统的影像，对结石的大小、分布和胆管扩张的程度也显示得比较清楚，尤其在诊断先天性胆管囊性扩张症及梗阻性黄疸等方面具有独到之处。临床使用广泛，但费用稍高，检查前1天应做碘过敏试验。

二、胆石病与胆道感染病人的护理

胆石病、胆道感染、胆道蛔虫病是常见的胆道疾病。胆道感染可引起胆石病，胆石病也可导致胆道梗阻而诱发胆道感染，胆道蛔虫病不仅能引起胆道感染，而且蛔虫的残体或虫卵可形成胆石的核心。因此蛔虫、胆石和感染三者之间相互联系，相互影响，互为因果关系。

【常见病概述及护理评估】

(一) 胆石病

胆石病(cholelithiasis)指发生在胆囊和胆管的结石，在我国是常见病、多发病。一般随着人类生活水平的改善及寿命的延长，发病率逐渐升高。

胆石的分类及成因：根据胆石成分分为胆固醇结石、胆色素结石、混合性结石。根据结石所在的解剖部位分为胆囊结石、胆管结石(图 20-5-1)。

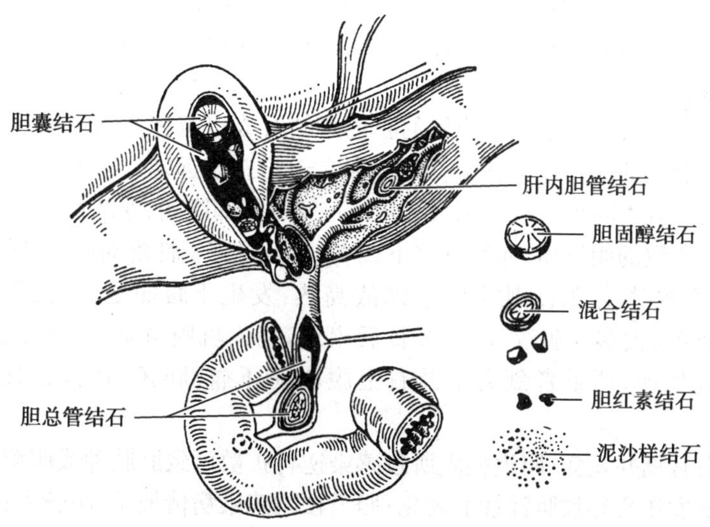

图 20-5-1　胆石的分类

胆固醇结石又称代谢性结石，好发于胆囊，其形成的原因主要与胆汁中胆固醇浓度增高及胆汁酸盐和卵磷脂含量减少等代谢因素有关，也与胆囊舒缩功能异常等因素有关。胆色素结石又称感染性结石，多见于胆管，主要与胆道蛔虫病、肝吸虫病、胆道感染有关，细菌的菌落或蛔虫的残体、虫卵都可形成结石的核心。混合性结石可发生在胆囊或胆管中，其形成的原因可能与代谢性因素或感染性因素有关，也可能是二者共同作用的结果。

胆石病的病理生理：胆结石的基本病理变化是胆道梗阻、胆汁淤积和胆道感染。胆石长期刺激也可诱发胆囊、胆管癌变。

1. 健康史

(1)病人常有胆道蛔虫病、胆道感染、胆道狭窄或多次胆道手术的病史，细菌的菌落或蛔虫的残体、虫卵都可形成结石的核心。

(2)持续的劳累、精神压力等使自主神经功能紊乱，胆囊舒缩功能失常，导致胆汁淤积而有助于胆囊结石的形成。

(3)中年妇女，尤其肥胖与多次妊娠者发病率较高。

(4)长期高脂、高胆固醇饮食可能与胆固醇结石的形成有关。

(5)糖尿病病人易并发胆石病。

2. 身体状况

(1)胆囊结石：身体状况取决于结石的大小、部位，是否合并感染、梗阻以及胆囊的功能情况。①静止性胆囊结石(asgmptomatic gallastones)：结石在胆囊内长期存在，可伴随终生而无症状，仅在体检、手术或尸体解剖时被偶然发现。②症状性胆囊结石：即慢性胆囊炎表现，如厌油腻性食物、上腹不适及恶心、呕吐等，易误诊为“消化不良”或“胃病”。③胆绞痛发作：胆囊内较小的结石嵌顿、阻塞于胆囊颈部，胆囊内压增高，胆囊强力收缩而引起“胆绞痛”。即持续性右上腹疼痛，阵发性加剧，同时向右肩背部放射，常伴恶心、呕吐。常在进油腻食物后发作。查体可见右上腹压痛。

胆囊结石常见并发症：胆囊结石长期嵌顿不缓解也未合并感染，则形成胆囊积液（可扪及肿大的胆囊）；合并感染时发展为急性化脓性胆囊炎；排入胆管即为继发性胆管结石；长期慢性刺激可能致胆囊癌变。

(2)肝外胆管结石：多为原发于胆管的胆色素结石或以胆色素为主的混合型结石，也可是胆囊结石排入胆管的继发性胆管结石。常存在于胆总管远端。一般无症状，当结石阻塞胆管并继发急性胆管炎时可出现夏柯(Charcot)三联征，即腹痛、寒战高热和黄疸。①腹痛：即胆管梗阻痉挛所致的胆绞痛，痛在剑突下或右上腹，呈阵发性疼痛或持续性疼痛阵发性加剧，可向右肩背部放射，伴恶心、呕吐。②寒战高热：发生于腹痛之后，是继发的急性胆管炎的表现。③黄疸：大多在胆绞痛 1～2 日后出现，病人巩膜黄染，甚至皮肤发黄伴瘙痒。查体见剑突下深压痛，严重者剑突下及右上腹明显压痛、肝区叩痛，有时可扪及肿大的胆囊。

胆总管结石常见并发症：胆道梗阻所致感染逆行扩散可致肝脓肿或胆源性胰腺炎；胆道梗阻及感染反复发作会导致胆汁性肝硬化；胆道梗阻感染病情加重，胆管内积聚脓性胆汁致感染性休克，即形成急性重症胆管炎；部分病人可能发生胆道出血等。

(3)肝内胆管结石：绝大多数是胆素色结石，原发于肝内胆管。一般病人的身体状况不如肝外胆管结石那样典型和严重。①合并肝外胆管结石时身体状况相似于肝外胆管结石的表现。②位于周围的小肝内胆管的细小结石平时无症状；位于Ⅱ、Ⅲ级肝胆管的结石平时只有肝区不适或轻微疼痛；位于Ⅰ、Ⅱ级肝胆管或广泛肝内胆管结石，病人会有肝区胀痛。③发生梗阻及感染时可有急性胆管炎或急性重症胆管炎的表现。查体可能见不对称性肝大，肝区有压痛和叩痛，合并梗阻及感染时还可有黄疸等其他相应的体征。

常见并发症有：肝肾功能损害、肝脓肿、胆汁性肝硬化、门静脉高压症等。

3. 实验室及其他检查 ①首选 B 型超声检查：能很好显示结石部位、大小及数量，胆囊肿大及肝内外胆管扩张程度等形态改变，同时可提供是否合并肝硬化、门静脉高压症等参考信息。②根据病情需要，选择 PTC、ERCP、MRCP 等检查可进一步掌握病变情况，但一般不作为常规检查。③继发感染时血常规检查可见白细胞计数及中性粒细胞比例升高，感染严重时血细菌培养阳性；合并胆道梗阻时肝功能检查可见血清胆红素、碱性磷酸酶和转氨酶升高，谷氨酰转肽酶(γ-GT)升高；尿胆红素阳性、尿胆原降低或消失，粪中尿胆原减少。

4. 治疗与效果 ①胆囊结石的最佳选择是胆囊切除术；对无症状的胆囊结石可以观察和随诊。②肝外胆管结石以手术治疗为主，其原则是取净结石，解除胆道梗阻和狭窄，消除感染病灶，畅通引流胆道，预防结石复发。③肝内胆管结石宜采用以手术为主的综合性治疗，但其治疗难度较大，效果不尽如人意，残余结石及再手术率高。胆石病常用手术方法如下：

(1)开腹胆囊切除术(Open cholecystectomy，OC)：是治疗胆囊结石的传统术式，效果较好。

(2)腹腔镜胆囊切除术(Laparoscopic cholecystectomy，LC)：是在电视腹腔镜直视下，通过腹壁的 3～4 个小孔，将腹腔镜手术器械插入腹腔行胆囊切除术。具有创伤小、痛苦轻、对腹腔内脏干扰少、手术后恢复快、住院时间短等优点。

（3）胆总管切开取石、T形管引流术：是肝外胆管结石常用术式。但需要说明，胆囊切除时，若有以下情况也同时行胆总管切开探查＋T管引流术（图20-5-2）：①手术前已证实或高度怀疑有胆总管结石；②手术中扪及胆总管内有结石、蛔虫或肿块，或胆总管直径大于1cm，胆管壁增厚；③胆囊结石小，有通过胆囊管进入胆总管的可能；④胆管穿刺抽出脓性、血性胆汁或泥沙样胆色素颗粒；⑤有胰腺炎的表现而不能排除胆总管病变者。

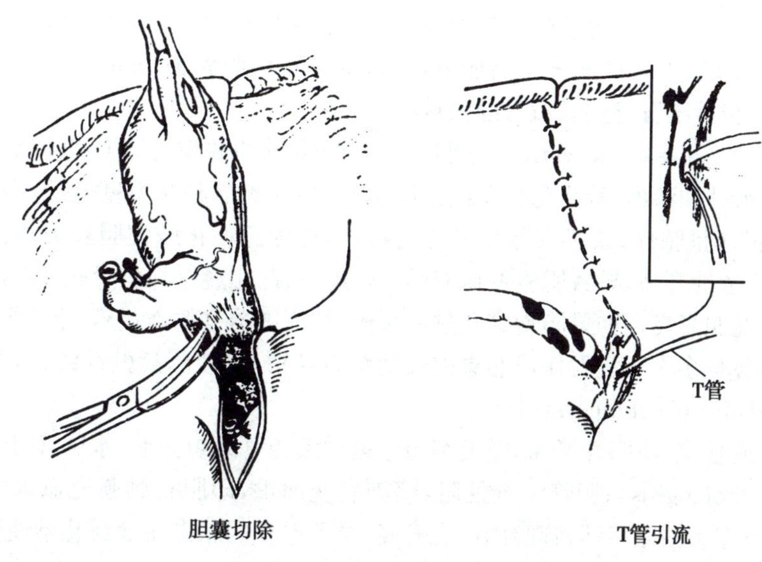

图 20-5-2　胆囊切除及T管引流

（4）胆肠吻合术：又称胆肠内引流术。适用于：①胆总管扩张≥2.0cm，上端通畅、下端有梗阻性病变且难以手术解除者；②胆管内泥沙样结石，不易手术取净者；③结石残留或复发者。常用的术式是：胆总管空肠Roux-en-Y吻合术（图20-5-3）或胆管十二指肠吻合术。胆肠吻合术的同时应切除胆囊。

（5）Oddi括约肌成形术：适应证同胆肠吻合术，特别适用于胆总管扩张程度较轻而不宜行胆肠内引流术者。

（6）经内镜Oddi括约肌切开取石术：适用于胆石嵌顿于壶腹部和胆总管下端良性狭窄，尤其已行胆囊切除术的病人。

（7）高位胆管切开取石术：适用于肝内胆管结石，即沿胆总管纵行切口向上延伸，做肝总管及左右肝管的Y形切开，在直视下取石。

（8）其他：肝叶切除术、肝移植术等。肝内胆管结石在必要时考虑的术式。

注意以上手术可能发生术后腹腔内出血、术后胆道出血、胆汁渗漏（胆汁性腹膜炎）、胆管损伤及胆漏、胰腺炎、胆道残留结石、胆囊管残留过长等胆囊切除术后综合征等并发症。

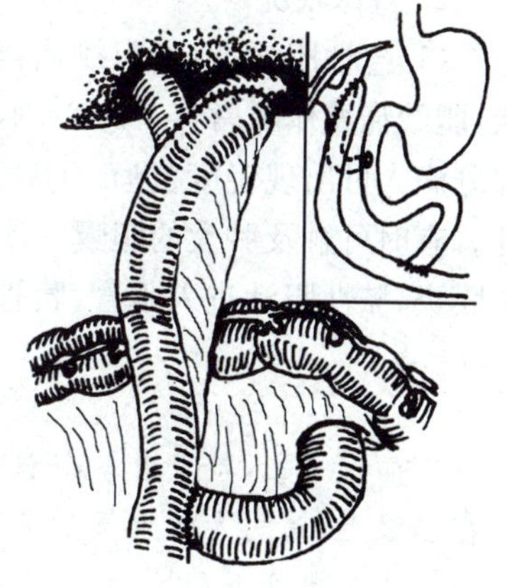

图 20-5-3　胆肠吻合（Roux-en-Y）术

（二）胆道感染

胆道感染是胆囊壁或胆管壁发生的化脓性炎症。

病因学基础：主要病因是胆道系统的梗阻和细菌入侵。胆道梗阻主要由结石引起，其次是胆管狭窄或胆道蛔虫等因素；细菌入侵以肠道菌经胆道逆行为主，也可经血液循环及淋巴途径侵入。常见致病菌是大肠埃希菌为主的革兰阴性杆菌及厌氧菌，另外有铜绿假单胞菌、变形杆菌和克雷伯杆菌等。

病理学基础及类型：胆道感染按其发病部位分胆囊炎和胆管炎；按病程经过及发病急缓分急性及慢性感染。95%的胆囊炎有胆囊结石，称结石性胆囊炎（calculous cholecystitis），5%的胆囊炎无胆囊结石，称非结石性胆囊炎。

急性胆囊炎（acute cholecystitis）是胆囊结石最常见的并发症。早期病变局限于黏膜层，仅有充血、水肿和渗出，称为急性单纯性胆囊炎；病变扩展到胆囊壁全层，黏膜有散在的坏死和溃疡，胆汁呈脓性，浆膜有脓性分泌物覆盖，称为急性化脓性胆囊炎；病变进一步加重，胆囊内压持续性升高，导致胆囊壁血液循环障碍，引起胆囊壁坏疽穿孔及胆汁性腹膜炎，即为急性坏疽性胆囊炎。如果胆囊穿孔过程缓慢，被周围器官粘连包裹，也可形成胆囊周围脓肿。急性胆囊炎多次反复发作或胆囊内长期结石存留，可使胆囊壁纤维化，胆囊萎缩，即为慢性胆囊炎（chronic cholecystitis）。

胆管梗阻或狭窄，使胆汁淤滞，继发细菌感染导致胆管组织充血、水肿、渗出而形成急性胆管炎（acute cholangitis）；胆管完全梗阻，感染病变加重，即胆管黏膜充血水肿、有坏死溃疡形成，胆管内充满脓性胆汁，管腔内压力升高，导致严重的脓毒血症或感染性休克，称为急性梗阻性化脓性胆管炎（acute obstructive suppurative cholangitis，AOSC），或称急性重症胆管炎（acute cholangitis of severe type，ACST）。

1. 健康史 大多数病人有胆道结石的病史或者反复胆绞痛发作的病史，少数病人有胆道系统狭窄、肿瘤、畸形等病史；部分病人可因持续劳累、精神因素而发病；感冒、失眠等全身抵抗力下降的情况也容易发病；PTC、ERCP等有创性检查或介入治疗亦可诱发胆道感染；特别注意严重创伤、长期肠外营养支持、大手术后的病人或老年病人易发生急性非结石性胆囊炎。

2. 身体状况

（1）急性胆囊炎：①胆绞痛：经常在饱餐、进食油腻性食物或睡眠后发生。②消化道症状：胆绞痛发作时常伴有恶心、呕吐、食欲不振等消化不良症状。③发热等感染中毒症状；少部分病人可出现轻度黄疸。④急性单纯性胆囊炎右上腹压痛；或墨菲征（Murphy sign）阳性。有时可触及肿大的胆囊。⑤并发症：急性化脓性和坏疽性胆囊炎可致局限性或弥漫性腹膜炎，脓性胆汁进入胆管、胰管，可致急性胆管炎和急性胰腺炎发生。

墨菲征的检查方法

病人平卧，检查者站在病人右侧，用左手拇指按于右侧肋缘下胆囊区，其余手指放在肋缘上，嘱病人深吸气后使肝下移，当有炎症的胆囊碰到拇指时，即因疼痛而屏气。此现象为墨菲征阳性，是急性胆囊炎早期的表现特点之一。

（2）慢性胆囊炎：多有过胆绞痛的病史，偶尔有厌食油腻、嗳气、上腹部饱胀等消化不良的症状。右上腹和肩背部隐痛，右上腹轻压痛，墨菲征可阳性。

(3)急性梗阻性化脓性胆管炎(急性重症胆管炎):发病急骤,病情进展迅速,出现雷诺(Reynolds)五联症:除了具备急性胆管炎的夏柯(Charcot)三联症(腹痛、寒战高热、黄疸)外,还有休克及神志改变(淡漠、嗜睡、昏迷)的表现。查体可见剑突下或右上腹压痛、反跳痛、肌紧张,肝区叩痛,有时可触及肝大和胆囊肿大。短时间内病情迅速恶化,出现急性肺、肾等多器官功能衰竭而死亡。

3. 实验室及其他检查 ①急性胆道感染血常规检查示白细胞计数及中性粒细胞比例升高,病情严重时核左移、出现中毒颗粒或血白细胞不升。②AOSC 血气分析异常;肝肾功能明显异常,血清胆红素、转氨酶升高,凝血酶原时间延长;血细菌培养阳性。③B 型超声显示胆囊及胆管的结石影像、肿大或扩张程度、管壁增厚等炎症改变情况,同时了解肝大等其他信息。

4. 治疗与效果 ①急性胆囊炎、慢性结石性胆囊炎应尽早行胆囊切除术;急性胆囊炎全身情况差而不能耐受复杂手术,可先行胆囊造瘘术;急性胆囊炎发病后时间过长(超过48～72 小时),或当时条件下不宜或不能手术时,暂行非手术治疗,即采用禁食、输液、解痉止痛及使用抗生素等治疗措施;②AOSC 一旦确诊,应紧急胆总管切开减压 T 管引流术。

胆道感染在手术治疗前后,应加强抗感染措施及全身支持治疗等。

(三)胆道蛔虫病

1. 健康史 多发生在青少年和儿童,农村发病率高。与卫生条件差有密切关系。发病前常有便虫史或驱虫不当史。

2. 身体状况 突然发生的剑突下阵发性钻顶样剧烈绞痛,可向右肩背部放射。疼痛发作时病人辗转不安,呻吟不止,大汗淋漓,可伴有恶心、呕吐或呕吐蛔虫。疼痛可突然缓解,又可突然再发,持续时间不一,无一定规律。体征较少或轻微,当病人胆绞痛发作时,除剑突下方有深压痛外,并无其他阳性体征,这是本病的特点。体温多不增高。因蛔虫致胆管梗阻多不完全,故黄疸少见或较轻。

虫体带入的肠道细菌可导致胆道感染,严重者可引起急性重症胆管炎、肝脓肿等。蛔虫在胆道内死亡,其残骸和虫卵可在胆道内沉积,成为结石形成的核心。蛔虫还可经胆囊管钻入胆囊,可引起胆囊穿孔。

3. 实验室和其他检查 B 型超声检查是本病的首选检查方法,可显示胆管内蛔虫的影像。

4. 治疗与效果 大多数病人经非手术治疗可治愈或缓解症状,仅在出现严重并发症(胆管炎)时才考虑手术治疗。①非手术治疗包括解痉、镇痛;利胆驱虫;控制胆道感染等。②手术治疗:即行胆总管探查、取虫和引流术。

(四)心理-社会状况

胆道疾病与病人的生活方式、习惯等关系密切,干预其生活习惯或行为,可能使病人有不适应感;症状的反复,并发症的出现,常使人烦恼和焦虑;当疼痛剧烈,高热及全身中毒症状明显,或被告知手术时,则易产生精神紧张,恐惧或不安全感。胆道系统结石如经多次手术治疗仍不能痊愈,经济负担加重,可使病人对治疗信心不足,或沮丧甚至表现出不合作的态度。

【护理诊断/问题】

1. 焦虑 与下列因素有关:①病情的反复或加重;②多次手术及手术后并发症的发生;

③环境与生活方式的变化。

2. 疼痛 与胆道结石、胆道感染等有关。

3. 体液不足 与禁食、呕吐、胃肠减压、休克等有关。

4. 营养失调:低于机体需要量 与食欲减退、高热呕吐、感染有关。

5. 有T形管引流异常的危险 与T形管的脱出、扭曲、阻塞、逆行感染等因素有关。

6. 潜在并发症 胆道出血、肝功能障碍、肝脓肿、急性胰腺炎、残留结石、手术后胆漏等。

【护理目标】

病人能正确认识疾病,积极配合医护工作;体液和营养得到及时补充,手术耐受力增强;疼痛缓解;并发症能被及时发现并处理,T形管引流保持通畅。

【护理措施】

(一)非手术治疗及手术前病人的护理

1. 心理护理 起病急骤以及剧烈的疼痛刺激常使病人恐慌不安,应稳定病人情绪。护士应认真倾听病人的主诉,以亲切的语言予以安慰,适当解释病情,降低或消除因疾病预后等问题所产生焦虑和压力。工作应一丝不苟,操作规范熟练,使病人建立起对医护人员的信任感。

2. 病情观察 注意生命体征及神志变化,胆道感染病人如果血压下降,神志改变,说明病情危重,可能有休克发生。注意黄疸及腹膜刺激征的变化,及时发现胰腺炎、腹膜炎、急性重症胆管炎的发生。及时了解实验室检查结果。准确记录24小时出入液量。

胆管感染的两种类型及评估依据,你知道吗?

急性胆管炎和急性重症胆管炎是胆管感染同一病理过程的两个阶段,前者是胆管感染早期病情,后者相当胆管感染的化脓期病情且病情危重,病死率很高。

急性胆管炎的评估依据——夏柯(Charcot)三联症:腹痛、高热、黄疸。

急性重症胆管炎的评估依据——雷诺(Reynolds)五联症:腹痛、高热、黄疸、意识改变、血压下降(休克)。

3. 体位 注意卧床休息,根据病情选择舒适的体位,有腹膜炎者宜取半卧位。

4. 饮食护理 胆道外科病人对脂肪消化吸收能力低,而且常有肝功能损害,故应给低脂、高糖、高维生素易消化饮食,肝功能良好者可给富含蛋白质饮食。对病情较重的急性腹痛,或有恶心呕吐者,应暂禁饮食,注意静脉补液,防止水、电解质及酸碱平衡紊乱。

5. 积极保肝提高手术耐受力 具体措施参考门静脉高压症手术前护理。

6. 控制感染 遵医嘱使用抗生素、甲硝唑。

7. 中医中药 及时正确使用溶石、排石、疏肝利胆等中药制剂,必要时给予针灸疗法。

8. 对症护理 皮肤瘙痒时可外用炉甘石洗剂,温水擦浴;高热时物理或药物降温;胆绞痛发作者,遵医嘱给予解痉、镇静和止痛,常用哌替啶50mg、阿托品0.5mg肌内注射,切勿使用吗啡,以免Oddi括约肌痉挛,使胆道梗阻加重。有腹膜炎者,执行腹膜炎有关非手术疗法护理。AOSC者应加强抗休克的有关护理。

9. 做好胆道特殊检查的有关护理。

10. 做好备皮、药物皮试、配血、心电图及常规实验室检查等必要的手术前准备。

（二）手术后护理

执行腹部外科手术后一般护理。手术前有腹膜炎者，手术后仍按腹膜炎护理。特别注意以下几方面措施：

1. 观察要点　注意神志、生命体征、尿量及黄疸的变化。若黄疸逐渐减退，说明病情正趋好转；若黄疸不减或逐日加重，或突然出现黄疸，应及时与医师联系。观察腹部症状、体征变化。记录腹腔引流的性状和量，以判断有无胆汁渗漏及出血的发生。观察伤口情况。

2. 饮食护理　手术后1～2天胃肠道功能恢复后进流食，酌情逐渐改为半流食，一般在手术后5～7天后可给低脂普食；适当静脉输液，维持水、电解质及酸碱平衡。

3. 保肝措施　继续执行手术前的保肝措施。

4. 控制感染　遵医嘱手术后继续使用抗生素及甲硝唑。

5. T形管引流的护理　病人施行胆总管探查或切开取石后，常规安置T形管引流。其护理要点是：

(1)妥善固定T形管：T管由皮肤戳口穿出后用缝线固定于腹壁，一般还应在皮肤上加胶布固定。回病房后应将胆汁引流袋固定于床缘。连接管不宜太短，尽量不固定在床上，严防因翻身、搬动、起床活动时牵拉而脱落。

(2)有效引流：病情允许时，鼓励病人下床，活动时引流袋可悬吊于衣服上，位置应低于腹部切口高度。随时检查T形管是否通畅，避免受压，折叠，扭曲，应经常向远端挤捏。术后5～7天内禁止加压冲洗引流管，此时引流管周围组织与腹壁间尚未形成粘连，有可能导致脓液或胆汁随冲洗液流入腹腔，引发腹腔或膈下感染。如有阻塞，且允许冲洗时，可以少量无菌盐水缓慢冲洗，切勿用力。一切操作注意无菌原则。

(3)观察记录胆汁量及性状：观察胆汁颜色、质量，有无鲜血或结石、蛔虫及沉淀物，必要时送检查和细菌培养。正常胆汁呈深绿色或棕黄色，较清晰无沉淀物。颜色过淡或过于稀薄（表示肝功能不佳）、混浊（感染）或有泥沙样沉淀（结石）均不正常。胆汁引流量一般每天300～700ml，量少可能因T形管阻塞或肝功衰竭所致，量多可能是胆总管下端不够通畅。

(4)观察病人全身状况：如病人体温下降，大便颜色加深，黄疸消退，说明胆道炎症消退，部分胆汁已进入肠道。否则表示胆管下端尚不通畅，如有发热或腹痛，考虑胆汁渗漏致胆汁性腹膜炎的可能时，及时与医生联系。

(5)T形管造影：拔除T形管前，一般应行造影检查，以了解胆管内情况。将造影剂注入T形管，如显示胆道畅通无残余结石，继续放开T形管引流胆汁1天；若有残石则暂不能拔除，嘱病人带管出院，休养多日后以胆道镜取石。

(6)拔管：T形管一般放置2周左右，如无特殊情况即可拔管。拔管前必须先试行夹管1～2天，夹管时注意病人腹痛、发热、黄疸是否又出现。若有以上现象，表示胆总管下端仍有阻塞，暂时不能拔管，应开放夹管处，继续引流。若观察无异常，可拔管。拔管后引流口有少量胆汁溢出，为暂时现象，可用无菌纱布敷盖，数日后即愈合。部分病人出现腹痛、发热、大量胆汁溢出，提示瘘道形成不良，发生胆瘘，应密切观察病情变化，保守治疗无效时应手术引流。为避免胆瘘发生，可适当延长拔管时间。

（三）健康指导

1. 平时宜低脂肪饮食。注意个人饮食卫生，有蛔虫病史的病人可定期肠内驱虫。

2. 告诫病人结石复发率高，出现腹痛、发热、黄疸时应及早来院治疗。

3. 进行T形管留置者的家庭护理指导。应避免举重物或过度活动，防止T形管脱出。尽量穿宽松柔软的衣服，避免盆浴。淋浴时可用塑料薄膜覆盖置管处。敷料一旦湿透应更换。保持置管皮肤及伤口清洁干燥。指导病人及家属每天同一时间倾倒引流液，观察记录引流液量及性状。若有异常或T形管脱出或突然无液体流出时，应及时就医。

4. 对于肝内胆管结石、手术后残留结石或反复手术治疗的病人，教育家属配合治疗护理工作，给病人最好的心理支持，鼓励病人树立信心，只要注意饮食、劳逸结合、情绪稳定，是可以恢复正常生活和工作的。

第六节 胰腺癌和壶腹部癌病人的护理

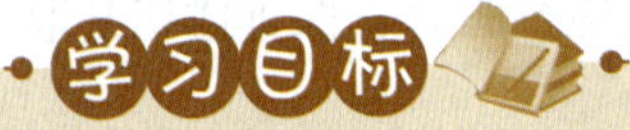

①了解胰腺癌好发部位和壶腹部癌的概念。②熟悉胰腺癌和壶腹部癌病人的护理评估和护理诊断/问题；掌握其护理措施与健康指导。③护理中表现出对病人的同情和关爱。

胰腺癌(pancreatic carcinoma)是恶性度很高的消化系统肿瘤，在我国发病率有上升的趋势，40岁以上好发，男性多于女性。90%的病人在诊断后1年内死亡。胰腺癌好发于胰头部，常浸润累及胰周围器官或组织，早期即可发生淋巴转移。壶腹部癌包括胆总管末端、壶腹部和十二指肠乳头附近的肿瘤，胰头癌与壶腹部癌临床表现相似，治疗和护理也相同。

【护理评估】

(一) 健康史

胰腺癌和壶腹部癌的病因尚不明确。目前认为吸烟是胰腺癌发病的主要危险因素。据研究，胰腺癌存在染色体异常；糖尿病、慢性胰腺疾病可能与其发生也有一定联系，注意询问病人有无嗜烟情况和上述病史。

(二) 身体状况

胰腺癌出现临床症状往往已属晚期。早期无特异症状，仅为上腹部不适、饱胀或消化不良等症状，极易与胃肠、肝胆等疾病相混淆。壶腹部癌症状出现相对较早。

1. 上腹部痛 是最早出现的症状。疼痛可向肩背部或后腰部放射。晚期呈持续性疼痛，日夜不止，影响睡眠和饮食，常取膝肘位以求缓解。

2. 消化道症状 早期上腹部饱胀不适、食欲不振、消化不良，可出现腹泻。后期出现恶心、呕吐、呕血或黑便，系肿瘤压迫或浸润十二指肠所致。

3. 黄疸 是胰腺癌的主要症状，尤其是胰头癌，其接近胆总管，浸润或压迫易造成阻塞性黄疸。一般呈进行性加重，并有出血倾向和肝功能损害。壶腹部癌早期即可出现黄疸，由于肿瘤溃烂、坏死、脱落，胆道阻塞部分解除而黄疸减轻；肿瘤在短期内又迅速生长，完全阻塞胆管而致黄疸再出现或加深。黄疸深浅呈波浪式变化是本病的特点。

4. 其他 可有消瘦乏力，发热，陶土色粪便，腹部肿块等。少数病人诱发糖尿病，可能与胰管梗阻或胰岛破坏有关。

（三）实验室及其他检查

1. 实验室检查　可有血淀粉酶、空腹血糖增高；血清碱性磷酸酶（AKP）增高；血清胆红素进行性增高，以直接胆红素升高为主，常提示胆道有部分梗阻，需进一步检查肿瘤存在的可能性。免疫学检查有癌胚抗原（CEA）及糖链抗原（CA19-9）增高。

2. 影像学检查

（1）B 型超声：胰腺及壶腹部有增大肿块，胆管、胰管扩张，胆囊肿大等，可检出直径在 2cm 以上的癌肿。内镜超声检查（EUS）能发现直径在 1cm 以下的癌肿。

（2）CT：是检查胰腺疾病可靠的方法，能较清晰地显示胰腺的形态、肿瘤的位置、肿瘤与邻近血管的关系及后腹膜淋巴结转移情况，以判断肿瘤切除的可能性。增强 CT 扫描帮助意义更大，能发现直径在 2cm 左右的胰腺癌。

（3）磁共振胆胰管成像（MRCP）：能显示胰、胆管梗阻的部位和胰胆管扩张的程度。且具有无创性、多维成像、定位准确的特点，也是可靠的诊断手段。

（4）ERCP：可了解十二指肠乳头部及胰管和胆管情况，了解阻塞受压部位和性质。

（四）治疗与效果

手术治疗为首选，最有效的方法仍是争取及早切除肿瘤。胰头癌与壶腹部癌的根治性手术均为胰十二指肠切除术。手术后常见的并发症有出血、胰瘘、胆瘘及糖代谢紊乱等。因多数情况下病程属晚期，常无法行根治性切除，对不能切除的胰腺癌或壶腹部癌，可行姑息性手术，包括胆肠吻合术内引流及经内镜放置支架以减轻、解除黄疸，改善病人全身状况，延长生命。全身情况差，不能耐受手术者，为缓解黄疸程度，可经皮肝穿刺置管引流（PTCD）。还可进行放疗化疗等综合治疗。

胰头癌多数病人在获得诊断时病程已属晚期，手术切除率低，预后差。5 年生存率仅 1%～3%。壶腹部癌症状出现早，多能早期手术，其手术切除率及生存率明显高于胰头癌，5 年生存率可达 40%～60%。

（五）心理-社会状况

胰体癌、壶腹部癌病人常有持续性或难以忍受的疼痛，特别在夜间尤为严重，严重影响病人的睡眠，病人易产生烦躁、焦虑、悲观等不良情绪，甚至厌世。胰腺癌好发于 40～60 岁，大多已是事业有成或正待享受天伦之乐，很难接受诊断，常会出现否认、畏惧或愤怒情绪，甚至拒绝接受治疗。

【护理诊断/问题】

1. 焦虑或恐惧　与担心预后等因素有关。

2. 疼痛　与癌症浸润、扩散有关。

3. 营养失调：低于机体需要量　与食欲下降、肿瘤消耗等有关。

4. 潜在并发症　手术后出血、胰瘘、胆瘘、继发性糖尿病、切口或腹腔感染等。

【护理目标】

树立战胜疾病的信心，接受治疗；营养改善、增强机体免疫力；手术后并发症能得到及时预防或处理。

【护理措施】

（一）手术前护理

1. 改善营养状况　供给高蛋白高糖饮食，应大量补充各种维生素。口服胰酶制剂和胆盐。必要时采取鼻饲营养支持或肠外营养支持。临床发现病人体重每减少5kg左右，手术并发症会成倍增加，手术死亡率升高。

2. PTCD的护理 PTCD能有效缓解黄疸程度，改善手术前肝功情况。要妥善固定导管，始终保持通畅引流；一般置管2周为宜，对有胆道感染者可适当延长引流日期，待炎症控制后考虑手术安排。

3. 积极采取保肝措施 至少在手术前1周执行保肝措施，手术前要使得凝血酶原时间正常。维生素K_1、K_2为脂溶性，口服不易吸收，经肌内注射补充；维生素K_3、K_4是水溶性的，不需胆盐溶解即能被肠道吸收，故可口服补充，但K_3与K_4作用较弱。

4. 控制糖尿病 据统计，34%胰腺癌病人手术前合并糖尿病。遵医嘱用胰岛素控制血糖在7.2～8.9mmol/L，尿糖为(＋)～(－)，无酮症酸中毒时考虑安排手术。

5. 预防感染 遵医嘱手术前1天开始使用抗生素。有PTCD者，手术前2～3日即可用药。必要时手术前3天口服肠道抗生素，手术前1天清洁灌肠。

6. 黄疸致皮肤瘙痒者，指导病人涂抹止痒药物，避免指甲抓伤皮肤。疼痛者给予有效止痛护理。

7. 手术前安置胃管。

8. 做好病人和家属的心理工作。

(二) 手术后护理

1. 密切观察体温、呼吸、脉搏、血压2～3天；监测尿量、血常规、肝肾功情况，注意意识和黄疸的变化；据观察，切除胰腺的70%部分，胰腺的内分泌功能就会明显下降，故对全胰切除或胰大部分切除者，需监测血糖、尿糖和酮体变化。

2. 静脉输液，维持水、电解质和酸碱平衡。继续保肝和营养支持，充分补给热量、氨基酸、维生素等营养素。根据需要适时补给全血、血浆或清蛋白等。

3. 遵医嘱继续使用抗生素。

4. 了解各种引流导管的引流部位和作用，如胃肠减压管、胆道引流管、胰管的引流、腹腔的引流等。观察与记录每日引流量和引流液的色泽、性质，警惕胰瘘或胆瘘的发生。腹腔引流一般需放置5～7天，胃肠减压一般留至胃肠蠕动恢复，胆管引流约需2周左右；胰管引流在2～3周后可拔出。

5. 手术后可能有各种并发症发生，如消化道出血(吻合口出血、应激性溃疡)、腹腔内出血、切口感染或裂开、腹腔感染、胰瘘或胆瘘、脂肪痢、继发性糖尿病等，根据具体情况，配合治疗工作，拟定相应护理计划。

(三) 健康指导

①40岁以上，近期出现持续性上腹痛、闷胀、食欲减退、消瘦，应及时去医院就诊。②病人出院后如出现消化功能不良、腹泻等，多是由于胰腺切除后剩余胰腺功能不足，适当应用胰酶可减轻症状。③鼓励病人吃高蛋白、高糖、低脂及富含脂溶性维生素的饮食。④嘱病人按期检测血糖、尿糖，出现异常时及时药物治疗。⑤每3～6个月复查1次，如出现发热、进行性消瘦、乏力、贫血等应及时诊断与处理。⑥避免暴饮暴食，戒除烟酒。

(李新潮)

思考题

病人女性，48 岁。午宴后突然右上腹持续性疼痛 2 小时，呈阵发性加剧，疼痛向右肩背部放射。伴恶心呕吐，吐胃内容物 2 次，大小便未见改变。既往体健，否认类似发作史。查体：巩膜无黄染，右上腹胆囊区有压痛，墨菲征阳性，肝脾不大，肠鸣音正常。请问：①你认为该病人的初步疾病诊断是什么？为了进一步确诊还需要做哪些检查？②该病人住院后的主要护理诊断 / 问题是什么？如果准备手术治疗，将采取哪些护理措施？

第二十一章　外科急腹症病人的护理

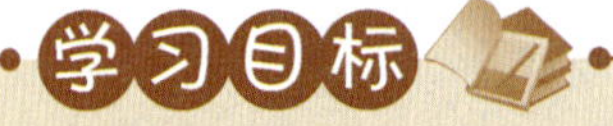

①了解外科急腹症的护理评估内容、常见的护理诊断/问题和护理措施。②具有对病人认真负责的工作态度，高度关心病人的疾苦。

外科急腹症（surgical acute abdomen）是指以急性腹痛为主要表现，需要早期诊断和紧急处理的腹部外科疾病。其临床特点是起病急、发展快、病情复杂、并发症多、诊疗难度大。如果不能得到及时正确的诊疗护理，后果十分严重。因此，在治疗护理过程中需进行及时的病情观察、评估和正确的护理。

【护理评估】

（一）健康史

既往病史和现病史的评估，对急腹症的原因和病情判断有重要意义。如消化性溃疡病人突然发生上腹剧痛应考虑溃疡病穿孔；酗酒、暴饮暴食后上腹痛，可能是急性胰腺炎；进食油腻食物易诱发胆绞痛；外伤后腹痛，可能是腹内脏器损伤；既往有腹部手术史而出现急性腹痛，粘连性肠梗阻的可能性较大；饱餐后剧烈活动时突然腹痛应考虑是否小肠扭转。

外科急腹症的应考虑下列常见病因：

1. 腹腔内器官急性炎症　如急性阑尾炎，急性胆囊炎，急性胰腺炎等。

2. 胃肠急性穿孔　如胃、十二指肠溃疡急性穿孔，小肠穿孔等。

3. 中空性器官梗阻或扭转　如胆结石、胆道蛔虫病、肠梗阻、泌尿系结石、肠套叠、肠扭转等。

4. 腹腔器官破裂　如腹部外伤导致急性肝破裂、脾破裂等。

5. 腹腔内血管病变　如肠系膜动脉栓塞、肠系膜静脉血栓形成、腹主动脉瘤等。

（二）身体状况

外科急腹症的主要表现是急性腹痛。评估身体状况时注意病人腹痛的部位和范围、性质、程度，伴随症状以及体征等，注意临床各科疾病腹痛的特点，做好急诊分诊工作和病情观察以及腹痛的护理。

1. 腹痛的部位及范围　腹痛的起始部位或最显著的部位通常就是病变器官的部位，范围大小与病情轻重有关。①炎症性、梗阻性等疾病早期腹痛的定位常不明确，当病变波及壁腹膜时，疼痛才固定在病灶所在部位，如急性阑尾炎的转移性右下腹痛。②腹痛由某点开始，然后迅速波及全腹者多为实质器官破裂或中空性器官穿孔，如胃、十二指肠溃疡穿孔。③腹痛的同时也引起体表其他部位疼痛即牵涉痛或放射痛，是某个内脏病变产生的痛觉信号被定位于远离该内脏的身体其他部位。如胆囊炎出现右上腹疼痛，可同时有右肩或右肩胛下角处疼痛；急性胰腺炎上腹部同时可伴左肩痛或左右肋缘至背部疼痛，肾绞痛呈腰痛向下腹、腹股沟区或会阴部的放射痛等。④外伤后腹痛，外力作用处或腹壁擦伤处可能就是损伤脏器所在处。

2. 腹痛的性质　反映腹腔内脏器病变的性质，大体可分为三种：①持续性钝痛或隐痛常是腹腔各种炎症、缺血、出血性病变的持续性刺激所致，如急性阑尾炎、急性胰腺炎、肝破裂内出血等。但溃疡病穿孔可引起化学性腹膜炎而呈刀割样锐痛。②阵发性绞痛是因平滑肌痉挛所致，见于中空性器官发生痉挛或梗阻性病变，如机械性肠梗阻、胆石病、输尿管结石等。③麻痹性肠梗阻以持续性胀痛为特征。④胆道蛔虫病常表现间歇性剑突下“钻顶样”剧痛。⑤持续性疼痛伴阵发性加重，多表示炎症与梗阻并存，如肠梗阻发生绞窄，胆结石合并胆道感染等。

3. 腹痛的程度　一般情况下，不同的疾病其腹痛程度可有差异，如炎症性刺激其腹痛较轻；梗阻性疾病的腹痛较重；绞窄性疾病和消化道穿孔、急性胰腺炎引起的化学性腹膜炎的腹痛剧烈呈刀割样甚至休克。多数疾病的腹痛程度与病情呈正相关，但在阑尾炎坏死穿孔或腹膜炎导致休克等特殊情况下，腹痛似有减轻，却是病情恶化的征兆。不同的病人对腹痛的敏感性及耐受性也有差异，如老人和小儿有时病变发展严重，腹痛等表现却不明显。

4. 腹痛的伴随症状　①呕吐：腹痛初起常因内脏神经末梢受刺激而有较轻的反射性呕吐；机械性肠梗阻因肠腔积液与痉挛，呕吐可频繁而剧烈；腹膜炎致肠麻痹，其呕吐呈溢出性，也可因毒素吸收后刺激呕吐中枢所致。幽门梗阻时呕吐物无胆汁；高位肠梗阻可吐出多量胆汁；粪臭样呕吐物提示低位肠梗阻；血性或咖啡色呕吐物常提示发生了肠绞窄等情况。②腹胀：腹胀逐渐加重，应考虑低位性肠梗阻，或腹膜炎病情恶化而发生了麻痹性肠梗阻。③排便：腹痛后停止排便排气，是肠梗阻典型症状之一；腹腔脏器炎症疾病伴有排便次数增多或里急后重感，考虑盆腔脓肿形成；大量水样腹泻伴痉挛性腹痛提示急性胃肠炎；果酱样血便或黏液血便是肠套叠等肠管绞窄的特征；脐周疼痛、腹泻和腥臭味血便提示急性坏死性肠炎。④发热：腹痛后发热，表示有继发感染。⑤黄疸：可能系肝胆疾患或继发肝胆病变。⑥血尿：应考虑泌尿系损伤、结石等疾病。

5. 腹部体征　①注意观察腹部形态及腹式呼吸运动，是否对称，有无肠型、肠或胃蠕动波，有无局限性隆起或舟状，有无腹股沟肿块等。如急性胃穿孔病人常呈舟状腹、腹式呼吸消失；肠扭转病人的腹部可不对称；肠梗阻病人可见肠型或异常蠕动波。②腹部压痛处常是病变器官所在处。如有腹膜刺激征，应了解其部位、范围及程度，弥漫性腹膜炎的压痛和腹肌紧张显著处也常为原发病灶处。③触及腹部包块时，注意部位、大小、形状、质地、活动度等，并结合其他表现或评估结果以区别炎性包块、肿瘤、肠套叠或肠扭转、尿潴留等。④胃肠穿孔或肠胀气时肝浊音界缩小或消失，腹膜炎渗液或腹腔内出血可有移动性浊音；膈下感染于季肋区叩痛明显。⑤肠鸣音亢进、气过水声、金属音是机械性肠梗阻的特征；腹膜炎发生时肠鸣音减弱或消失。⑥直肠指检是判断急腹症病因及病情变化的简易而有效的方法。如急性阑尾炎时直肠右侧触痛；有直肠膀胱陷凹（或直肠子宫陷凹）脓肿时直肠前壁饱满、触痛、有波动感；指套染有血性黏液应考虑肠管绞窄等。

(三)实验室及其他检查

1. 腹腔穿刺或灌洗 用于诊断不确切的急腹症。根据所抽出液体的性质(颜色、混浊度、气味)和涂片显微镜检查或淀粉酶值测定结果等,可估计急腹症的病因及病情程度。多在两侧下腹部,脐与髂前上棘连线的中外1/3的交界处做穿刺:①若抽出不凝固血性液体,多提示腹腔内脏器出血;②若是混浊液体或脓液,多为消化道穿孔或腹腔内感染;③若为胆汁性液体,常是胆囊穿孔;④若穿刺液的淀粉酶测定结果阳性则为急性胰腺炎;⑤如穿刺未抽出液体,可注入等渗盐水至少500ml,然后对抽吸液做涂片镜检,如红细胞超过$0.1\times10^{12}/L$,或白细胞超过$0.5\times10^{9}/L$,则有诊断价值。

2. 实验室检查 根据急腹症的可能病变或病情需要:①评估血红细胞计数、血红蛋白和血细胞比容,确定有无腹腔内出血。②评估血白细胞计数,白细胞升高提示可能有感染。③评估尿量,成人尿量应大于30～40ml/h,若尿量减少,表示体液不足;尿中大量红细胞提示泌尿系损伤或结石。④评估尿和血清淀粉酶,急性胰腺炎的病人尿和血清淀粉酶可明显升高。

3. 影像学检查

(1)X线检查:①立位腹部平片或透视:消化道穿孔可见膈下游离气体;机械性肠梗阻可见肠管内存在多个气液平面,麻痹性肠梗阻可见普遍扩张的肠管;胆结石或泌尿系结石可见阳性结石影。②钡剂灌肠或充气造影:乙状结肠扭转时可见典型的鸟嘴征,肠套叠时则见杯口征。

(2)B型超声检查:有助于了解有无腹腔内实质性脏器损伤、破裂和占位性病变,是否胆囊或泌尿系结石;亦可明确腹腔内有无积液、积血及其部位和大约量。还可用于引导腹腔穿刺抽液。

(3)CT或MRI:对实质性脏器的病变、破裂、腹腔内占位性病变及急性出血坏死性胰腺炎的诊断均极有价值。

(4)血管造影:对疑有肝破裂出血、胆道出血、小肠出血和肠系膜血管栓塞等疾病时,采用选择性或超选择性动脉造影,可确定出血或栓塞的部位和原因,部分出血性或栓塞性病变可同时行选择性动脉栓塞止血或溶栓治疗。

(5)腹腔镜检查:有助于部分疑难急腹症或疑有妇科急腹症的诊断。

(四)急腹症的鉴别

急腹症的鉴别涉及外科、内科、妇科等许多疾病,而外科急腹症又包括炎症、穿孔、出血、梗阻、绞窄等不同病理情况。护士只有掌握各科疾病及不同类型疾病的急性腹痛特点,才能做好对病人的接诊、分诊工作,进行及时、准确的病情观察和评估。

1. 外科腹痛特点 ①一般先有腹痛,后出现发热等伴随症状。②腹痛或压痛部位较固定,程度重。③常可出现腹膜刺激征,甚至休克。④可伴有腹部肿块或其他外科特征性体征及辅助检查表现。

外科腹痛在下列病理情况下临床表现各异:

(1)炎症性病变:①一般起病较缓,腹痛由轻至重,呈持续性。②体温升高,血白细胞及中性粒细胞增多。③有固定压痛点,病变严重时累及壁腹膜出现腹膜刺激征。

(2)穿孔性病变:①腹痛突然,有时呈刀割样持续性剧痛。②迅速出现腹膜刺激征,易波及全腹,但病变处显著。③可有气腹表现如肝浊音界缩小或消失,腹部X线平片见膈下游离气体。④可有移动性浊音,肠鸣音消失。了解病史,选择腹腔穿刺等有助于疾病诊断。

（3）出血性病变：①多在外伤后迅速发生，也见于肝癌破裂出血等。②以失血表现为主，常致失血性休克，可有程度不同的腹膜刺激征。③腹腔大量积血，腹部叩诊可出现移动性浊音。④腹腔穿刺抽出不凝固血液。必要时腹腔灌洗（用于外伤出血）等检查有助于疾病诊断。

（4）梗阻性病变：①起病较急，以阵发性绞痛为著。②初期多无腹膜刺激征。③结合其他伴随症状（如呕吐、排便改变、黄疸、血尿等）和体征以及有关辅助检查，有助于对肠绞痛、胆绞痛、肾绞痛的病情分析。

（5）绞窄性病变：①病变发展迅速，常呈持续性腹痛阵发性加剧或持续性剧痛。②易出现腹膜刺激征或发生休克。③可有黏液血便或腹部局限性固定浊音区等特征性表现。④根据病史、腹痛部位、检验及其他辅助检查可明确疾病诊断。

2. 内科腹痛特点　内科腹痛的特点是：①一般先发热或先呕吐，后才腹痛，或呕吐腹痛同时发生。常伴有发热、咳嗽、胸闷、胸痛、气促、心悸、心律失常、呕吐、腹泻等症状。②腹痛或压痛部位不固定，程度均较轻。无明显腹肌紧张。③查体或检验、X线、心电图等检查可明确疾病诊断。某些内科疾病如肺炎、胸膜炎、心肌梗死等可致上腹牵涉痛；急性胃肠炎、铅中毒、糖尿病酮症、尿毒症、腹型癫痫、腹型过敏性紫癜等可致胃肠道痉挛性腹痛。

3. 妇科腹痛特点　①以下腹部或盆腔内疼痛为主。②常伴有白带增多、阴道流血，或有停经史、月经不规则，或与月经周期有关。如育龄妇女月经周期前半期可发生卵巢滤泡破裂出血，后半期可发生黄体破裂出血；月经周期后延且本次血量少时，可能有异位妊娠破裂出血。急性盆腔炎有发热、白带多。卵巢囊肿蒂扭转有腹部肿块史，突发剧痛。③妇科检查可明确疾病诊断。

（五）心理-社会状况

急腹症发病急骤，病情危重、多变，病人往往很痛苦，缺乏思想准备，担心不能得到及时有效的诊断、治疗或预后不良，多有焦虑、恐惧心理和急躁情绪，或者产生无助和强烈的依赖心理。了解病人和家属对本次疾病知识熟悉的程度，心理承受程度及期望。

【护理诊断/问题】

1. 焦虑或恐惧　与突然的发病、剧烈疼痛、紧急手术、担忧预后等因素有关。

2. 疼痛　与腹腔炎症、穿孔、出血、梗阻或绞窄等病变有关。

3. 体温过高　与腹部器官炎症或继发腹腔感染有关。

4. 体液不足　与限制摄入（禁饮食）和丢失过多（发热、呕吐、肠麻痹、胃肠减压等）有关。

5. 营养失调：低于机体需要量　与摄入不足（禁饮食）和消耗、丢失过多（出血、呕吐、发热等）有关。

6. 潜在并发症　低血容量性或感染性休克，腹腔脓肿形成。

7. 有胃肠减压管引流异常的危险　与胃管脱出、堵塞等因素有关。

【护理目标】

焦虑与恐惧缓解，能配合诊疗护理工作。腹痛、腹胀缓解，自述可忍耐。体温、体液、营养等代谢状况维持正常。并发症得到及时发现和处理。胃肠减压等各种引流管保持通畅。

【护理措施】

1. 严密观察病情变化　如发现以下情况，应及时与医师联系，考虑转手术处理。①全身情况不良或发生休克；②腹膜刺激征明显；③有明显内出血表现；④经非手术治疗短期内

(6～8 小时)病情未见改善或趋于恶化者等。

2. 疼痛护理 应采取适当措施缓解疼痛，如安慰病人、安置舒适的体位，半卧位可松弛腹肌，有助于减轻疼痛。对诊断明确的单纯性胆绞痛、肾绞痛等可给解痉剂，凡诊断不明或治疗方案未确定的急腹症病人应禁用吗啡、哌替啶类麻醉性镇痛药，以免掩盖病情。对已决定手术的病人，为减轻其痛苦，可以适当使用镇痛药。

3. 禁食和胃肠减压 一般病人入院后暂禁饮食，根据病情的需要或医嘱来决定是否施行胃肠减压，但急性肠梗阻和胃肠道穿孔或破裂者必须做胃肠减压，并保持有效引流，及时观察与记录引流情况。

4."四禁四抗"护理 外科急腹症病人在没有明确诊断前应严格"四禁"即禁食禁饮、禁用镇痛药、禁灌肠、禁用腹泻药；同时做好抗感染、抗休克、抗水电解质紊乱和酸碱失衡、抗腹胀的护理。

5. 输液或输血 建立通畅的静脉输液通道，必要时输血或血浆等。防治休克，纠正水、电解质、酸碱平衡紊乱，纠正营养失调。

6. 心理护理 应安慰、关怀病人。适当地向病人或家属说明病情变化以及有关治疗方法、护理措施的意义，做好思想工作，消除病人对疾病的焦虑与恐惧。教育他们正确认识疾病及其变化过程，使他们能很好配合医护工作。做好家属的工作，通过病人家属良好的心理支持作用，使病人得到安慰和支持，增加安全感，摆脱顾虑。

7. 加强基础护理 ①对伴有高热的病人，可用药物或物理方法降温，以减少病人的不舒适；②对生活自理能力下降或缺失者，加强基础护理和生活护理；③对神志不清或躁动者，做好保护性约束；④对长期卧床者，预防压疮的产生。

8. 必要的手术前准备 及时做好药物皮肤过敏试验、配血、备皮、有关常规实验室检查或器官功能检查等，以备应急手术的需要。

9. 手术后护理参考其他章节有关疾病的护理。

10. 健康指导 向病人或家属恰当介绍急腹症发生的原因、病情转归和目前的治疗与护理计划；解释有关检查的方法和意义；说明饮食管理、疼痛护理的有关原则和必要性，取得病人和家属的良好配合。不同疾病及不同手术治疗前后的健康教育参考其他有关章节的护理。

（佟玉荣）

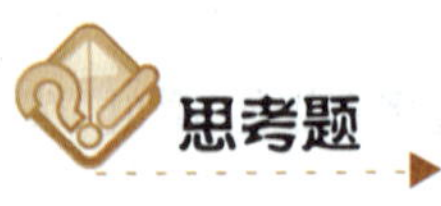

思考题

病人女性，49 岁。胃溃疡病史 3 年，胃痛加重 2 月余。1 小时前在午餐后突发上腹部剧烈疼痛，并迅速向全腹蔓延。发病后曾呕吐 2 次，为胃内容物。体检：体温 37.5℃，脉搏 98 次/分，呼吸 22 次/分，血压 100/70mmHg；急性痛苦病容，蜷缩体位；腹部平坦，腹式呼吸消失，全腹腹肌紧张和明显压痛及反跳痛，肝浊音界缩小，肠鸣音消失。请问：①该病人可能的疾病诊断是什么？②进一步确诊应做什么检查？③该病人主要护理诊断/问题和护理措施是什么？

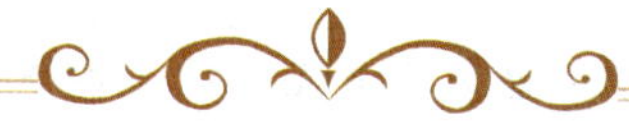

第二十二章　小儿常见腹部外科疾病病人的护理

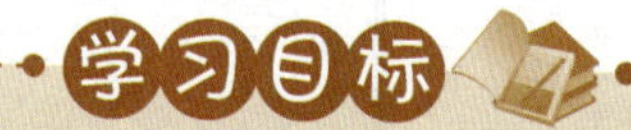

学习目标

了解小儿常见腹部外科疾病病人的护理评估要点、主要的护理诊断/问题、护理措施及健康指导。

第一节　小儿腹部外科疾病的护理概述

小儿腹部外科疾病以手术治疗为主，可以在任何年龄选择手术时机，甚至在出生后立即施行手术。决定手术时机的主要条件不是小儿的年龄，而是疾病的性质及其对病儿的危害。根据小儿的解剖、生理特点，对小儿手术前后护理有特殊要求，以使病儿获得最好的治疗效果。

决定小儿腹部外科疾病手术时机的是：

1. 疾病的性质　①有无自愈的可能，如脐疝有可能自愈，故应等到一定年龄仍不自愈再行手术治疗；②病变发展的速度，如血管瘤，可与病儿发育不成比例地迅速发展，在其他疗法效果不佳时，应及时将其手术切除；③有无恶变可能，某些肿瘤年龄愈大，其恶变的可能愈大，故应及早手术。

2. 全身及局部情况　若全身情况差，体重低，给予支持治疗后行手术治疗。

3. 手术的适宜年龄（表 22-1-1）。

【护理评估】

（一）健康史

着重了解小儿的解剖生理特点有无异常情况。

1. 小儿体温调节功能不完善，容易受环境温度的影响而升降。特别是新生儿或早产儿，体温中枢发育不成熟，加之新生儿皮下脂肪中固体脂肪酸多，遇天气寒冷，皮肤保护不良时，皮下脂肪容易凝固，发生皮肤硬肿症。

2. 新生儿正常呼吸 40～48 次/分钟。呼吸主要靠膈肌升降运动，小婴儿以腹式呼吸为主。2 岁以后转为胸腹式呼吸。有病变时呼吸增加至 60～80 次/分，呼吸不规则，表浅。

表 22-1-1 小儿腹部外科非急症手术的适宜年龄

病种	手术年龄	备注	病种	手术年龄	备注
脐膨出	生后立即手术	已有感染者不适宜手术	先天性肥厚性幽门狭窄	确诊后手术	
脐疝	2岁以后	有自愈可能，嵌顿时立即手术	先天性肠旋转不良	有症状时立即手术	无症状不需手术
腹股沟疝	任何年龄	嵌顿时立即手术	先天性巨结肠	2个月以后	2个月前以非手术治疗为主
胆道闭锁	1～2个月		肛门直肠畸形：①无瘘或有瘘，不能维持排便者	生后立即手术	
胆总管囊状扩张症	确认后手术		②有瘘能维持排便者	6个月以后	
先天性膈疝	确认后早期手术	嵌顿时立即手术			

3. 新生儿心脏呈球形，横位，心胸比率>0.5。心率120～140次/分。血压须用2.5cm宽的气带测量，新生儿血压为60～75/40～50mmHg，1～12岁为90～100/65～70mmHg。小儿收缩压的正常值为：年龄×2+80，此数的2/3～1/3为舒张压。1岁以上小儿收缩压低于85mmHg，脉压小于30mmHg为轻度休克；收缩压60mmHg为中度休克；低于60mmHg为重度休克。

新生儿血容量约为体重10%，2～3岁时为体重8%。少量出血亦能引起休克。

4. 新生儿出生后10小时内开始排出墨绿色胎粪100～200g，数日后转为黄绿色粪便。若不能自行排便，应考虑消化道先天性畸形或先天性巨结肠等。

5. 小儿的免疫功能低下，只有IgG可以通过胎盘进入新生儿体内，其他IgA、IgM、IgD在新生儿体内含量极低，易发生脓毒症、呼吸道和消化道感染。母乳内富含IgA，所以提倡母乳喂养。

(二) 身体状况

1. 出生后2～3周出现进行性喷射性呕吐，呕吐物不含胆汁，右上腹部触及橄榄样肿物、质硬似软骨，应考虑先天性肥厚性幽门狭窄。

2. 出生后24小时仍无胎粪排出，体检会阴无肛门可确诊为直肠肛管畸形。

3. 出生后不排出胎粪或排出延迟，直肠指检见直肠壶腹部空虚，指检退出时大量粪便和气体随之排出。考虑先天性巨结肠。

4. 若病儿腹痛，黄疸，右上腹部触及囊性肿块应考虑先天性胆管囊状扩张症。

(三) 实验室及其他检查

1. B型超声对了解先天性肥厚性幽门狭窄、直肠肛管畸形的位置高低、先天性胆管囊状扩张症等有重要临床意义。

2. 根据病情可选择X线平片、消化道X线钡造影、CT、MRCP、血常规、肝肾功、血清电解质及血气分析等。

（四）治疗与效果

不同疾病将采取不同的手术方法。但治疗效果与疾病性质、病变程度、病儿身体抵抗力、治疗时机与方法选择等多种因素有关。非急诊手术时，手术前充分的分析讨论，积极的手术前准备和手术后护理，对提高治疗效果有重大意义。

（五）心理-社会状况

病儿家长对手术、预后有顾虑，懂事病儿可能对手术产生恐惧等。

【护理诊断/问题】

1. 婴儿喂养困难 与先天性肥厚性幽门狭窄，消化道梗阻有关。

2. 疼痛 与下列因素有关：①先天性胆管囊状扩张症；②消化道梗阻等。

3. 体液不足 与下列因素有关：①先天性肥厚性幽门狭窄；②先天性胆管囊状扩张症合并感染；③先天性巨结肠；④先天性直肠肛管畸形。

4. 营养失调 与下列因素有关：①先天性肥厚性幽门狭窄；②先天性巨结肠；③先天性肛管直肠畸形。

5. 排便异常：排便失禁 与直肠肛管畸形手术后、先天性巨结肠手术后不能控制排便有关。

【护理目标】

病儿营养改善，体液不足及时纠正，疼痛缓解，排便失禁逐步好转。

【护理措施】

（一）手术前护理

应详细了解病情及病儿身体情况，着重注意以下几项工作。

1. 保温与降温 因新生儿体温调节功能不完善，寒冷时容易发生体温不升，因此新生儿病室温度保持24～26℃，湿度55%～60%。低体温病儿须放置保暖箱或用装置辐射保暖器维持皮肤温度在36.5℃，高热要降温。

2. 补液和营养 有消化道畸形不能经口喂养者，要给予静脉营养。新生儿出生后1～2天按千克体重计算，每天需要热量125.5～167.3kJ/kg(30～40kcal/kg)，蛋白质1.0～1.5g/kg，1周后热卡需要增加为418kJ/kg(100 kcal/kg)。小儿补液速度为10～12ml/(kg·h)，有心肺疾病的病人补液速度为6ml/(kg·h)。

3. 胃肠道准备 手术前禁食4小时，保持胃内空虚，以防呕吐引起窒息。若有呕吐或消化道手术者，需插鼻胃管行胃肠减压。结肠肛门手术，需手术前2天口服抗生素，以防肠道细菌污染。手术前清洁灌肠，以便手术操作。

4. 手术前用药 为了减少呼吸道分泌物，手术前半小时给阿托品0.02mg/kg；为了减少麻药的用量，使病儿安静入睡，应用苯巴比妥钠3mg/kg，新生儿不用。新生儿凝血机制不良，常于手术前应用维生素K_1。

5. 皮肤准备 新生儿皮肤娇嫩，手术区用软肥皂轻轻擦洗，注意保暖。

（二）手术后护理

病儿手术后返回病房时须了解手术情况、手术方式、手术时输入的液体，观察生命体征变化，继续补液及手术后用药，具体注意以下护理项目。

1. 呼吸道是否通畅，有分泌物及时吸净；气管内麻醉后注意有无喉头水肿及呼吸困难，呼吸困难者先给面罩吸氧；病儿头转向一侧，防止呕吐物误吸。

2. 监测心率、心音、心电图变化，直至手术后 24～48 小时且平稳后停止。

3. 胃肠道手术后需禁食 2～3 天。有胃肠减压者应观察鼻胃管是否通畅、流出液体的色泽和量。并观察有无腹痛、腹胀。排便排气后拔除胃管，进流质饮食。

4. 及时更换切口敷料，注意腹部切口有无开裂情况。

5. 若长时间不能进食的病儿，给予胃肠外营养支持，浅静脉给药，葡萄糖浓度低于12%，氨基酸 2g/(kg・d)，脂肪乳 2～4g/(kg・d)，并用水溶性和脂溶性维生素、微量元素、氯化钾、氯化钠、胰岛素等。

（三）健康指导

喂完奶后，抱起婴儿，拍背，驱散胃内气体，减少呕吐发生；指导病儿建立排便的自控能力；逐步养成规律性排便习惯，力争消除污粪；应用保护肝功能的药物。

第二节 先天性肥厚性幽门狭窄病儿的护理

先天性肥厚性幽门狭窄（congenital hypertrophic pylorostenosis）是由于幽门环肌肥厚、增生，使幽门管腔狭窄而引起的机械性幽门梗阻。是新生儿、婴儿常见病。

幽门壁组织肥厚增大，以环肌为著，致幽门管狭窄，造成不全梗阻（图 22-2-1）。胃排空受阻使胃蠕动增强，胃壁增厚，继发胃扩张。潴留乳汁刺激胃黏膜使其充血水肿。

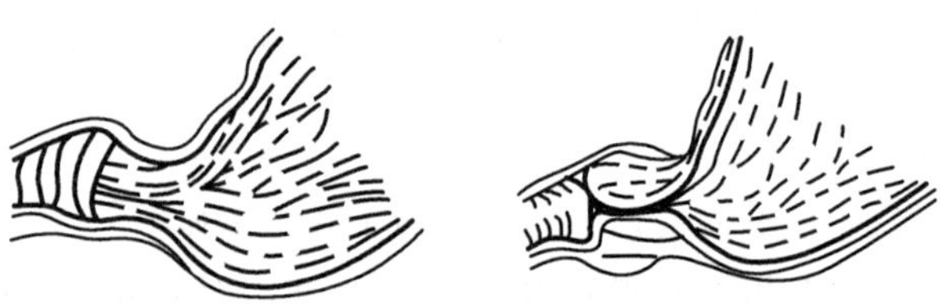

正常幽门的解剖　　先天性肥厚性幽门狭窄的病理

图 22-2-1 先天性肥厚性幽门狭窄的病理改变

【护理评估】

（一）健康史

属于先天性疾病。一般在出生后 2～3 周出现呕吐。本病可能有遗传史。发生于同胞兄弟机会是 3%～6%，同卵双生儿为 22%，母患此病比父患此病的子女的发病率多 4 倍。

还有学说认为，幽门肌间神经丛异常，使幽门括约肌神经控制不平衡，幽门持续痉挛而发生了肌组织等增生、肥厚。

（二）身体状况

1. 典型病例在生后 2～3 周出现进行性喷射性呕吐，呕吐物为奶凝块，不含胆汁，有酸味。虽多次呕吐，但食欲亢进，有饥饿感，吃奶迅速有力。

2. 脱水、电解质紊乱，皮下脂肪减少，貌似老人。长期呕吐使大量胃酸丢失，导致低氯低钾性碱中毒。

3. 体检时见胃形、胃蠕动波，右上腹肋缘下可触及一橄榄样肿物，质硬似软骨。

（三）实验室及其他检查

①消化道 X 线钡造影：胃不同程度扩张，蠕动增强，钡剂行至幽门部停止或仅有少许钡

剂进入十二指肠。②B型超声检查:幽门前后径大于13mm,幽门管长于17mm,肌肉厚度≥4mm,横切面呈“靶环”。③内镜检查:见幽门管呈菜花样狭窄,镜头不能通过幽门管,有胃潴留。④血清电解质检查:有低氯低钾性碱中毒。

(四)治疗与效果

1. 外科治疗　诊断明确,早期行幽门环肌切开术,效果较好。可用腹腔镜治疗。

2. 非手术治疗　对诊断未明确,或发病晚,有其他并发症暂时不能手术者,可用非手术治疗。①阿托品溶液解痉治疗;②纠正水、电解质、酸碱平衡失调;③内镜气囊扩张幽门管。非手术治疗时,注意观察治疗效果。

(五)心理-社会状况

家长对手术的顾虑,对预后的担心。

【护理诊断/问题】

1. 婴儿喂养困难　与幽门管腔狭窄、食物通过障碍有关。

2. 营养失调:低于机体需要量　与摄入不足、反复呕吐、需要量增加有关。

3. 潜在的并发症　水、电解质及酸碱平衡紊乱;吸入性肺炎等。

【护理目标】

呕吐减轻或缓解;营养状况改善;发生并发症的危险性减小。

【护理措施】

(一)手术前护理

1. 如不能排除幽门痉挛者,可试用解痉药,如0.1%阿托品溶液,进食前15~30分钟服用,每次2~6滴(先从小量开始),每天3~4次。如呕吐加剧,应考虑肥厚性幽门狭窄。

2. 纠正脱水及电解质和酸碱失衡,加强胃肠外营养。同时补充血浆或血液,每公斤体重10ml。碱中毒严重时用氯化铵溶液(或盐酸精氨酸)补充;轻者用0.9%氯化钠补充。

3. 手术前4小时禁食禁饮;留置胃管;用0.9%氯化钠溶液洗胃,减轻胃黏膜水肿。

(二)手术后护理

1. 手术后胃管减压6小时。清醒后6小时开始喂饲少量10%葡萄糖溶液,每次10ml,每3小时1次。24~48小时后给母乳,正常进奶后停止输液。手术后由于胃黏膜水肿、胃炎,仍有呕吐,但呕吐频率和呕吐量渐渐减少,持续时间通常在1周以内。喂奶时应抱起婴儿,头高位。喂完后再拍背,驱散胃内气体。

2. 若手术后呕吐无明显减轻,再次禁食后亦无好转,多因幽门环肌松解不彻底,应再次钡餐检查。若幽门仍有梗阻,应考虑再次手术。

3. 手术中损伤胃或十二指肠黏膜后,手术后应禁食2~3天,推迟喂饲时间。

4. 手术前营养不良未能纠正,手术后应给静脉营养,防止切口裂开。

(三)健康指导

指导正确喂乳方法,如喂奶时应抱起婴儿,头高位,喂完后再拍背。以减少呕吐发生。

第三节　先天性巨结肠病儿的护理

先天性巨结肠(congenital megacolon)是结肠远端及直肠肠壁肌间神经丛中缺乏神经节细胞,导致该段肠管处于痉挛狭窄状态,丧失蠕动和排便功能,使近端结肠扩张、肥厚而形成巨结肠改变。在形态上可分为痉挛段、移行段和扩张段3部分(图22-3-1)。根据无神经节细胞肠段范围长短分为:①普通型,病变自肛门向上达乙状结肠远端,占75%;②短段型,局限于直肠远端,占10%;③长段型,自肛门向上达降结肠远端,占10%;④全结肠型,占5%;⑤全结肠及回肠以上病变型,此型少见。

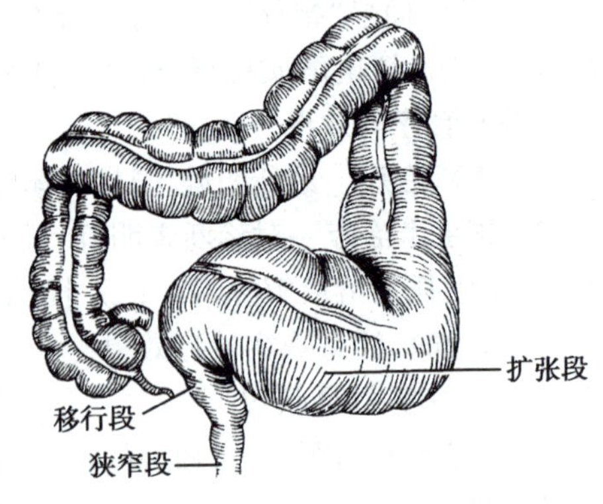

图22-3-1　先天性巨结肠的外观

【护理评估】

(一) 健康史

属先天性疾病,母体在妊娠12周前后可能有感冒或受病毒感染、代谢紊乱、接触化学毒物等病史,从而使远端结肠段神经节细胞发育停滞。本病有遗传倾向性,可在同胞兄弟间发病。

(二) 身体状况

1. 出生后见胎粪不排或排出延迟,呈功能性肠梗阻。多需灌肠或用开塞露后才有较多胎粪排出。常伴腹胀、呕吐,腹部可见马蹄状肠型。直肠指检可发现直肠壶腹部空虚,指检退出时大量粪便和气体随之排出。随着年龄增大,病儿主要表现便秘、腹胀、营养不良,常需灌肠排便。

2. 并发症　因肠管膨胀,肠壁血液循环障碍,易合并感染而致小肠结肠炎,表现腹胀、腹泻、高热,迅速出现严重脱水;肠管扩张引起呼吸窘迫、中毒症状,直肠指检时有大量恶臭粪液或气体排出,病死率很高。其他可见腹膜炎、肠梗阻、肠穿孔等并发症。

(三) 实验室及其他检查

腹部X线检查可见扩张充气的结肠影或肠梗阻表现;稀钡灌肠以了解痉挛段的长度和钡剂残留于结肠的时间长短;直肠测压可了解肛管有无正常松弛反射;活体组织检查即取病变肠壁黏膜下及肌层组织做病理检查以确定有无神经节细胞存在。

(四) 治疗与效果

超短段型或尚未确诊者需接受非手术治疗,包括扩肛、使用开塞露及缓泻剂、盐水灌肠、营养支持等。

对全身情况好,无手术禁忌者,均应尽早施行根治术。切除病变肠段,包括明显扩张、肥厚而神经节细胞变性的近端结肠,解除功能性肠梗阻,将正常结肠与肛管直肠吻合。手术效果基本满意,为了减少并发症,应早期诊断,早期手术。手术后可能并发症有吻合口狭窄,吻合口漏,手术后小肠结肠炎、便秘等。

(五) 心理-社会状况

长期不能自行排便,需要灌肠治疗,病孩害怕灌肠不能合作。时间长,家属对此产生厌烦情绪。

【护理诊断/问题】

1. 排便异常:便秘　与乙状结肠远端、直肠痉挛及低位功能性肠梗阻有关。

2. 排便异常:排便失禁　与肛门内外括约肌功能发育不全有关。

3. 潜在并发症　肠梗阻,小肠结肠炎,腹膜炎。

【护理目标】

排便功能改善;有关并发症能及时发现及时处理。

【护理措施】

（一）手术前准备

1. 用0.9%氯化钠溶液灌肠，每日1次，每次用量100ml/kg左右，直到积粪排尽为止，通常需1～2周。为确保灌肠有效，尽可能减少副作用，要求如下：①灌肠前先在X线片上了解痉挛段肠管的长度，肠曲走向，以便橡胶肛管插入。②选择合适的橡胶肛管以轻柔手法插管，遇到阻力时应退回或改变体位再前进，避免粗暴操作而导致肠穿孔。如病儿剧烈腹痛，肛管内有血液或灌肠液体只进不出，腹胀，应及时报告医生。③忌用清水灌肠，避免发生水中毒危险。④用0.9%氯化钠溶液多次反复冲洗，每次抽出量应与注入量相等，同时手法按摩腹部帮助粪便排出。若灌入液体流出不畅，可能的原因有橡胶肛管被粪便阻塞，或扭转，或插入深度不够，应更换橡胶肛管或调整其位置；若粪便硬而成团，可在灌洗后用液状石蜡50～100ml保留灌肠，有利于下次灌洗。

2. 手术前2天口服抗生素。

3. 营养不良，低蛋白血症者应加强营养支持。

4. 其他同腹部一般手术前准备。

（二）手术后护理

1. 按腹部手术后常规护理。如禁食；记录胃肠减压量，注意胃肠液的性质；肠蠕动恢复后，肛门排气排便后拔除胃管，并给少量流质饮食，2～3天后改为半流质饮食。

2. 禁食期间静脉补液，给予静脉营养支持，补充蛋白质，促进切口和吻合口愈合。

3. 做好会阴部护理。如行直肠后结肠拖出，直肠结肠前壁环钳术，手术后暴露会阴部，保持局部清洁。每天观察环钳钳夹松紧度，正常6～7天环钳自行脱落，如脱落过早要注意有无腹膜炎。

4. 手术后2周左右开始扩肛，每天1次，坚持3～6个月。同时训练排便，改善排便功能。

5. 高热、腹泻水样奇臭粪便，伴腹胀，应考虑小肠结肠炎，有生命危险，应报告医师协助医师进行抢救。

（三）健康指导

手术前作好家长、病儿思想工作，理解灌肠的意义并教会家长灌肠治疗的方法；手术后加强排便自控能力的训练，首先要培养规律性排便习惯，每次要力求排空粪便，早期培养坐位排便、便后坐浴的良好习惯，力争消除污粪。

第四节　先天性胆管囊状扩张症病儿的护理

先天性胆管囊状扩张症可发生于肝内、外胆管的任何部分，因好发于胆总管，故称为先天性胆总管囊肿（congenital choledochus cyst）。

根据胆管扩张的部位、范围和形态，分为5种类型（图22-4-1）。Ⅰ型：囊性扩张，可累及肝总管、全部或部分胆总管；Ⅱ型：胆总管壁侧方局限性扩张呈憩室样膨出；Ⅲ型：胆总管开口部囊性脱垂；Ⅳ型：肝内、外胆管扩张；Ⅴ型：肝内胆管扩张。

胆道走行异常、胆汁潴留，引起胆管炎，久后造成胆汁性肝硬化。胆管上皮有破坏、萎缩，以致黏膜溃疡，肌层变性、肥厚、管腔高度扩张。囊性扩张的胆管腔内也可有胆石形成，甚至癌变。

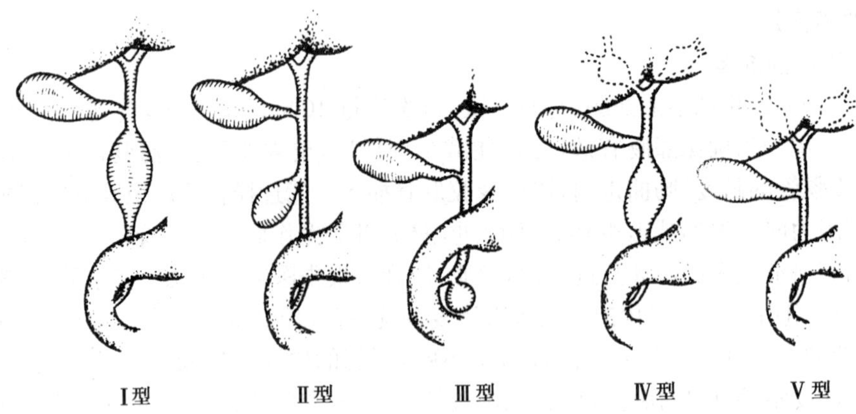

图 22-4-1 先天性胆管囊状扩张症的病理类型

【护理评估】

（一）健康史

属先天性疾病。母体在妊娠期间可能有感冒或受病毒感染，导致胆管上皮损害，形成胆管囊性扩张。本病有遗传倾向性，可在父女两代间发病。还有学说认为，在胚胎时期胆管再贯通空泡化阶段，胆管上皮增殖不平衡，使下部胆管过度增生，则在空泡再贯通时远端出现狭窄，近端胆管扩张而发病。

（二）身体状况

典型表现是腹痛、腹部包块和黄疸三联症。

腹痛位于上腹部，当合并胆管炎时可为持续性疼痛伴发热、呕吐、厌食；黄疸呈间歇性，合并感染时黄疸加重；80％以上病儿右上腹可触及表面光滑的囊性肿块。晚期可出现胆汁性肝硬化。

（三）实验室及其他检查

血清胆红素、血淀粉酶及肝功能测定，有助于明确黄疸的类型、肝损害的程度、胰腺有无损伤；B型超声见右上腹巨大囊性包块，有液平段；经皮肝穿胆道造影（PTC）检查可显示扩大的胆道及分支；磁共振胰胆管造影（MRCP）是目前最新的胆管造影法，不需要造影剂，经计算机处理后，仅留胆管和胰管清晰的立体结构影像。

（四）治疗与效果

在病儿情况允许时，完全切除囊肿和胆肠内引流术是主要治疗方法，疗效好。本病一经诊断应尽早手术，否则可反复发作感染致肝硬化、癌变或囊肿破裂等并发症。手术后可能发生手术后出血、胆瘘、肠瘘、上行性胆管炎等并发症。

（五）心理-社会状况

家属对手术预后的担心，病儿对手术的害怕。

【护理诊断/问题】

1. 焦虑或恐惧 与黄疸等表现加重、顾虑手术预后有关。

2. 有感染的危险 与胆管囊肿及胆汁淤滞有关。

3. 潜在并发症 手术后胆瘘，肠瘘，上行性胆管炎，切口感染。

【护理目标】

家属及病儿树立战胜疾病的信心；并发症可及时发现及时处理。

【护理措施】

（一）手术前护理

1. 耐心向家属说明手术的必要性，争取家长的配合，做好心理护理。

2. 根据肝功能的损害情况，制定并采取保肝的措施。若有黄疸者，应用维生素 K_1，以减少手术中及手术后出血。

3. 合并急性化脓性胆管炎者遵医嘱给予有效抗生素；有中毒性休克者，应立即抢救休克，同时准备行急症引流手术。

4. 其他按腹部手术前常规进行。

（二）手术后护理

按腹部手术后常规护理外，还要加强以下护理。

1. 外引流病儿要注意每天胆汁的引流量，及时补充水、电解质。

2. 囊肿切除手术后病儿应全面监护。保持胃肠减压通畅。观察腹腔引流液情况，调整输液计划。若有腹痛加剧，腹肌紧张、压痛、反跳痛出现，腹腔穿刺有胆汁或腹腔引流为胆汁，即为胆漏可能，应及时通知医师。

3. 继续抗感染，保护肝功能等。

（三）健康指导

向家属介绍有关胆道疾病的书籍，初步掌握基本的卫生科普知识；加强小儿的饮食卫生的安全监护，宜少量多餐，进低脂易消化食物；如有腹痛、腹胀、恶心呕吐等不适时，应及时医院复诊。

（陈玉喜）

思考题

病儿女性，出生后 6 个月，全身皮肤黄染，阵发性哭闹，右上腹触及一囊性包块。CT 提示：先天性胆管囊状扩张症Ⅰ型，现准备行手术治疗，请你提出常见护理诊断/问题及相应护理措施。

第二十三章　周围血管疾病病人的护理

第一节　单纯性下肢静脉曲张病人的护理

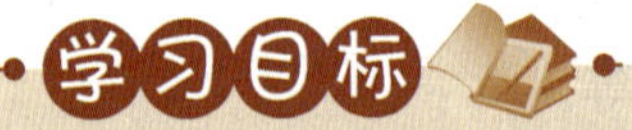

①了解单纯性下肢静脉曲张病因和病理要点。②熟悉单纯性下肢静脉曲张的护理评估及护理诊断/问题；掌握其护理措施。

下肢静脉曲张(lower extremity varicose veins)是指下肢浅静脉(大、小隐静脉)因血液回流障碍而引起的静脉扩张和迂曲，常并发小腿慢性溃疡。分为原发性(单纯性)和继发性(代偿性)两种。

单纯性下肢静脉曲张最多见，大隐静脉发病多于小隐静脉。以左下肢多见，但双侧下肢可先后发病。

下肢浅静脉曲张的主要原因为静脉壁薄弱、静脉瓣膜缺陷(多是先天性因素)以及浅静脉内压力持续升高(常是后天性因素)。

下肢浅静脉扩张后，皮肤毛细血管压力升高，通透性增加，血液中的大分子物质(纤维蛋白原)大量渗入组织间隙，并沉积在毛细血管周围，从而阻碍皮肤和皮下组织细胞摄取氧气和营养，导致皮肤和皮下组织水肿、纤维化、皮下脂肪硬化和皮肤萎缩、坏死、溃疡等。

【护理评估】

(一) 健康史

引起浅静脉曲张的主要原因为静脉壁薄弱、静脉瓣膜缺陷及浅静脉内压力持续升高。

1. 先天性因素　静脉壁薄弱和静脉瓣膜缺陷，与遗传因素有关。

2. 后天性因素　任何增加血管血柱重力作用的行为，如长期站立工作、重体力劳动、妊娠、慢性咳嗽、习惯性便秘等，都可使静脉瓣膜承受较重的压力，逐渐松弛而关闭不全。还因静脉回流的循环血量超负荷，造成压力升高而使静脉壁扩张，导致静脉瓣膜相对关闭不全。血流即由上向下、由深向浅倒流，下肢浅静脉伸长、扩张、迂曲。

(二) 身体状况

病人出现进行性加重的下肢浅静脉扩张、隆起、迂曲，主要位于小腿的内侧。

早期仅在久站后患肢感觉沉重、乏力、酸胀和疼痛，平卧明显减轻。后期见曲张静脉明显隆起，蜿蜒扩张、迂曲成团。在足靴区，尤其是踝部内侧可出现皮肤营养障碍，表现为皮肤萎缩、脱屑、色素沉着、皮炎、湿疹，皮肤和皮下组织硬结及溃疡等。

主要并发症：①慢性溃疡：由于皮肤营养障碍引起，部分经久不愈的溃疡可发生癌变；②血栓性浅静脉炎：因静脉扩张迂曲、血流迟缓或伴有隐匿性感染及静脉周围炎引起，有局部硬结与皮肤粘连表现；③曲张静脉破裂出血：因外伤所致，不易自行停止。

(三) 实验室与其他检查

1. 一般检查　为鉴别静脉曲张的性质，需做下列检查以了解深静脉回流情况、浅静脉与交通静脉瓣膜功能(图 23-1-1)：

(1)大隐静脉瓣膜功能试验(trendelenburg test)：病人平卧位抬高患肢，使浅静脉血回流，在大腿根部扎止血带以阻止大隐静脉血液，然后让病人站立，观察大隐静脉充盈情况。①如在 30 秒内不充盈，放松止血带后 10 秒内出现自上而下静脉逆向充盈，表示交通支瓣膜功能良好而大隐静脉入股静脉处瓣膜功能不全；②而在未放开止血带前，止血带下方的静脉在 30 秒内已充盈，释放止血带后充盈更明显，则提示大隐静脉入股静脉瓣膜和交通支瓣膜均功能不全；③如在未放开止血带前，止血带下方的静脉在 30 秒内已充盈，当放开止血带后静脉充盈曲张并未加重，则表明交通静脉瓣膜关闭不全。应用同样原理，在腘窝部扎止血带，可以检测小隐静脉瓣膜的功能。

(2)深静脉通畅试验(perthes test)：病人站立，在大腿根部扎止血带压迫大隐静脉。曲张的静脉充盈后，嘱病人迅速用力踢腿或下蹲动作 10～20 次，此时由于小腿肌泵收缩迫使下肢浅静脉血液向深静脉回流。如充盈的曲张静脉迅速消失或明显减轻，即表示深静脉通畅且交通静脉完好。反之，在活动后浅静脉曲张更为明显，甚至有胀痛，则表明有深静脉阻塞。

(3)交通静脉瓣膜功能试验(pratt test)：病人仰卧，抬高下肢，使充盈浅静脉空虚，在大腿根部扎止血带。然后先从足趾向上至腘窝处缠第 1 根弹性绷带，再从止血带处向下缠第 2 根弹性绷带。嘱病人站立，一边向下解开第 1 根绷带，一边向下继续缠第 2 根绷带，如果

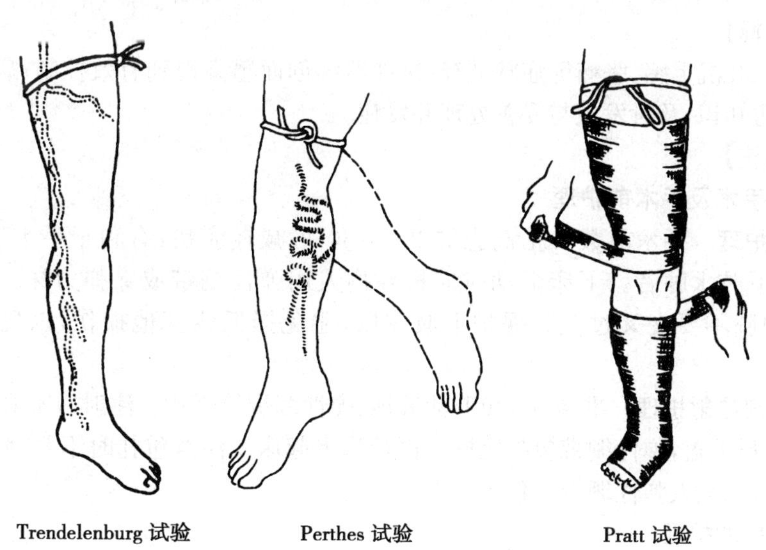

图 23-1-1　下肢静脉瓣膜功能试验

在2根绷带之间的间隙出现曲张静脉，则提示该处有功能不全的交通静脉。

2. 特殊检查 可采用容积描记、彩色多普勒超声、静脉造影等方法诊断。静脉造影为有创检查，但目前仍然是下肢深静脉通畅情况和瓣膜功能检查最有效的方法。

（四）治疗与效果

1. 非手术疗法 用弹性绷带包扎或穿弹力袜，在患肢外部加压，促使血液回流而减轻症状，疗效肯定。适用于症状较轻、妊娠期或症状明显但手术耐受力极差的病人。

2. 硬化剂注射 将硬化剂注入曲张静脉造成静脉壁炎症反应，产生纤维化粘连而使之闭塞。适用于病变局限、手术后残留或复发的静脉曲张，此方法现已较少使用。

3. 手术治疗 是最根本有效的治疗方法。适用于症状较重、深静脉通畅、无手术禁忌者。手术方式为大隐静脉或小隐静脉高位结扎加曲张静脉剥脱术。其中点式抽剥术切口小、疗效好，普及率最高。近年开展的微创手术，包括经皮环扎术、旋切刨吸术、腔镜下大隐静脉激光、射频和电凝等术式均有良好效果。已确定交通静脉功能不全者，可选择筋膜外、筋膜下或腔镜下交通静脉结扎术。

对合并小腿慢性溃疡者，在控制局部急性感染后尽早手术，一般溃疡可较快愈合。若溃疡仍不愈合，则应考虑行溃疡切除，经植皮后多能治愈。

（五）心理-社会状况

下肢静脉曲张病程较长，所形成的慢性溃疡经久不愈，影响病人正常生活与工作，造成病人的焦虑、急躁及悲观等消极情绪。注意了解病人对本病预防知识的熟悉程度，病人及家属对治疗和预后的反应。

【护理诊断/问题】

1. 疼痛 与下肢静脉曲张致血液回流障碍有关。

2. 皮肤完整性受损 与皮肤营养障碍及并发慢性溃疡有关。

3. 知识缺乏 缺乏本病的预防知识。

4. 潜在并发症 手术前小腿慢性溃疡、血栓性浅静脉炎、出血；手术后出血、感染、下肢深静脉血栓形成。

【护理目标】

病人的患肢沉重感、胀痛等症状减轻；慢性溃疡创面感染得到有效控制；病人能正确描述本病的预防知识；及时发现与妥善处理并发症。

【护理措施】

（一）非手术及手术前护理

1. 一般护理 手术前数日抬高患肢20°～30°可减轻症状，有利于手术后切口愈合，尤其是合并下肢水肿者。下床活动时应指导病人用弹性绷带或穿弹力袜。避免长时间站立，坐时两膝不要交叉过久。保护下肢皮肤，避免搔抓或其他损伤，以免引起感染或出血。

2. 硬化剂注射护理 准备5%鱼肝油酸钠、弹性绷带等用物。注射后压迫针眼1～2分钟，以无菌敷料覆盖，弹性绷带包扎完毕后再让病人起床。注意包扎时不要刻意加压，以免压伤组织。告知病人弹性绷带须包扎1周。

3. 并发症的护理

(1)慢性溃疡:对下肢皮肤溃疡者，用3%硼酸溶液湿敷或生理盐水纱布换药。抬高患肢，保持创面清洁。取创面分泌物做细菌培养和药物敏感试验，手术前开始应用有效抗生素。手术日晨再最后换药一次，换药后用无菌巾包裹，以防污染手术野。

(2)血栓性浅静脉炎：表现为患肢红肿、发热，静脉呈条索状，触之疼痛。给予抬高患肢，卧床休息以及应用抗生素等，待静脉炎控制后，再行手术治疗。

(3)出血：曲张静脉管壁薄弱，轻微的外伤可致破裂出血且较难自行停止。应抬高患肢，并用弹性绷带压迫止血，必要时予以缝扎止血，以后再行手术治疗。

4. 严格备皮　手术前认真做好足部皮肤清洁与手术野皮肤准备工作。注意清洗肛门和会阴部。若手术中需植皮时，还应做好供皮区的皮肤准备。

5. 手术前1日用甲紫或记号笔在曲张静脉部位皮肤上做好标记。

(二) 手术后护理

1. 一般护理　大隐静脉高位结扎加分段剥脱手术后的病人，24～48小时内给予止痛剂。抬高患肢20°～30°，指导并协助病人做足背伸曲运动，以促进静脉血回流。用弹性绷带加压包扎患肢，防止静脉剥脱部位出血。弹性绷带一般需维持2周方可拆除。如无异常情况，手术后24小时后鼓励病人下床活动，以促进下肢静脉回流、防止深静脉血栓形成。

2. 病情观察及护理　注意弹性绷带包扎表面有无出血、渗血等；患肢远端皮肤的温度、色泽情况，是否可触及足背和胫后动脉搏动。手术后第1日患侧足背若有水肿，多因静脉回流不畅引起，应嘱抬高患肢并做足背活动；患肢疼痛多为弹性绷带包扎过紧所致，应及时松开弹性绷带重新包扎。发现有局部出血、感染或血栓性静脉炎等并发症的征象时，应及时报告医生，并协助妥善处理。

3. 小腿慢性溃疡者继续换药治疗。

(三) 健康指导

1. 指导病人进行适量运动，避免长时间站立和保持同一姿势，坐位时两膝不要交叉过久，以免压迫腘窝，影响静脉回流；睡眠和休息时应抬高肢体。

2. 保护患肢皮肤，避免搔抓或其他损伤，以防造成感染或曲张静脉破裂引起急性出血。

3. 指导病人正确使用弹性绷带和弹力袜。手术病人在出院后宜继续使用1～3个月；非手术治疗的病人应坚持长期使用。

4. 消除影响下肢静脉回流的因素，避免肥胖，保持排便通畅，避免用过紧的腰带和穿紧身衣服。

5. 约半数病人手术后可出现皮肤感觉障碍或麻木感，告知病人此症状常在半年至1年之内逐渐消失。

弹性绷带和弹力袜的正确使用

弹性绷带：包扎前应使静脉排空，最好在清晨起床前进行。包扎时应从肢体远端开始，逐渐向上缠绕。宽度和松紧度适宜，松紧度以能将一个手指伸入缠绕的圈内并能扪及足背动脉搏动、保持足部正常皮温为宜。使用中注意观察肢端皮肤色泽、患肢肿胀情况，以了解效果。

弹力袜：长度、薄厚及压力应符合病人腿部情况，穿着时应平整无皱褶以保证舒适度。短袜应穿至膝下1寸左右、长袜应穿至腹股沟下1寸左右的高度。

第二节 原发性下肢深静脉瓣膜关闭不全病人的护理

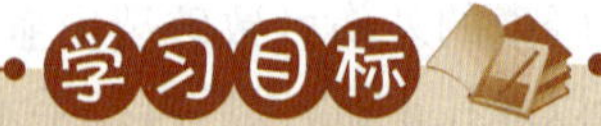

了解原发性下肢深静脉瓣膜关闭不全病人的护理评估、护理诊断/问题和护理措施。

原发性下肢深静脉瓣膜关闭不全(primary lower extremity deep vein valve insufficiency)是指下肢深静脉瓣膜不能紧密关闭,引起深静脉血液逆流,从而引起下肢静脉系统瘀血和高压的临床表现。

深静脉瓣膜关闭不全时,血流向远端深静脉逆流,使静脉压力增加及静脉管腔扩张、毛细血管充血、肢体产生水肿,淋巴管可继发阻塞,加重肢体肿胀程度。随着病情发展,静脉血液的逆流量也随之加重。持续的深静脉高压,将顺序影响肢体远侧深静脉瓣膜和交通静脉瓣膜的关闭功能。深静脉中的部分血液可经交通静脉逆流入至浅静脉,使浅静脉继发性曲张,引起足靴区皮肤营养障碍性改变。

【护理评估】

(一)健康史

病因至今未明,可能的相关因素有:①瓣膜发育异常或缺如,瓣膜结构薄弱,血液逆流;②持久的超负荷静脉血柱作用下,可使瓣膜游离缘松弛而不能紧密闭合;同时静脉管壁强度降低而管腔扩大、瓣膜相对短小而关闭不全。重体力劳动、长久站立、肥胖者以及可引起腹内压升高的动作如慢性咳嗽、便秘等都可促进静脉血柱重力作用。

(二)身体状况

临床表现的轻重程度不同,可分为3度:①轻度:久站后下肢沉重不适,浅静脉曲张,踝部轻度水肿。②中度:足靴区皮肤色素沉着,皮下组织纤维化,有单个小溃疡,久站可出现胀痛,患肢中度肿胀。③重度:站立后疼痛、肿胀更为明显并累及小腿,浅静脉明显曲张,足靴区伴有广泛性色素沉着、湿疹和溃疡形成。

(三)实验室与其他检查

包括电容积描记、多普勒超声、静脉压力测定、静脉造影等检查。下肢深静脉造影术虽然是有创性检查,但仍然是目前最可靠的检查手段。

(四)治疗与效果

非手术治疗包括适当运动,穿弹力袜或弹性绷带包扎等,并予适当药物治疗,可减少静脉压力和缓解临床症状。手术治疗的目的是修复瓣膜和处理继发性病变。可施行下肢静脉瓣膜修复术、带瓣膜静脉段移植术、股静脉瓣膜环形缩窄术、股浅静脉腔内或腔外瓣膜成形术等。若同时伴有浅静脉曲张者,需要同时作大隐静脉高位结扎、曲张静脉剥脱术。已有严重溃疡者尚需做交通静脉结扎术。

(五)心理-社会状况

长期、慢性发展的下肢深静脉瓣膜功能不全导致的下肢胀痛、慢性溃疡会造成病人的焦虑。

【护理诊断/问题】

1. 活动无耐力　与下肢静脉瓣膜功能不全致血液淤滞有关。

2. 知识缺乏　缺乏本病的预防知识。

3. 潜在并发症　足靴区湿疹，溃疡出血，下肢深静脉血栓形成，下肢淋巴水肿。

【护理目标】

病人患肢肿胀程度、沉重感减轻，活动耐力逐渐加强；病人能正确描述本病的预防知识；慢性溃疡创面感染得到有效控制；及时预防与妥善处理并发症。

【护理措施】

1. 非手术及手术前护理　参见本章"单纯性下肢静脉曲张病人的护理"中有关内容。

2. 手术后护理　一般护理措施，参见本章"单纯性下肢静脉曲张病人的护理"相关内容。注意出血、感染、下肢深静脉血栓形成等并发症的观察。此外，静脉瓣膜修复等手术后，给予抗凝治疗剂量较大，应注意观察药物的过敏反应、出血倾向等毒副作用并及时妥善处理。

3. 健康指导　嘱病人继续使用弹性绷带或弹力袜。休息时抬高患肢，坚持足背伸屈活动。适当运动、避免久站久坐；注意调节饮食，预防便秘、慢性咳嗽等产生腹内压升高的因素；肥胖病人应有计划减轻体重，减少因肥胖使静脉瘀血加重，导致静脉血液的回流受阻。

第三节　深静脉血栓形成病人的护理

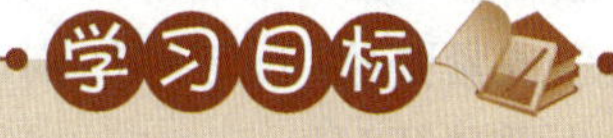

了解深静脉血栓形成病人的护理评估、护理诊断/问题和护理措施。

深静脉血栓形成(deep venous thrombosis，DVT)是指血液在深静脉腔内不正常地凝结，阻塞静脉管腔，导致静脉回流障碍。如不及时治疗，将造成程度不同的慢性深静脉功能不全，严重者可致残，影响生活和工作能力。血栓脱落可导致肺动脉栓塞，威胁病人生命。全身主干静脉均可发病，尤其是下肢静脉，又以左下肢最为多见。

发生在髂静脉以下的下肢深静脉血栓，急性期临床常见3种类型(图23-3-1)：①中央型：即髂-股静脉血栓；②周围型：包括股静脉血栓及小腿静脉血栓；③混合型：即全下肢深静脉血栓，临床最为常见。

【护理评估】

(一)健康史

导致深静脉血栓形成的3大主要因素：①血流缓慢：多见于长期卧床、因治疗需要肢体固定等制动的病人，是诱发血栓形成最常见原因。②静脉壁损伤：因手术、创伤、静脉注射或感染等造成，可引起血小板的粘附、聚集和释放生物活性物质而形成血栓。③血液高凝状态：见于妊娠、产后或手术后、创伤、长期服用避孕药、肿瘤等。这些因素可使血液系统的促凝血物质增加，纤溶活性降低而诱发血栓。

(二)身体状况

下肢深静脉血栓形成的3大主要症状为下肢肿胀、疼痛及浅静脉曲张。

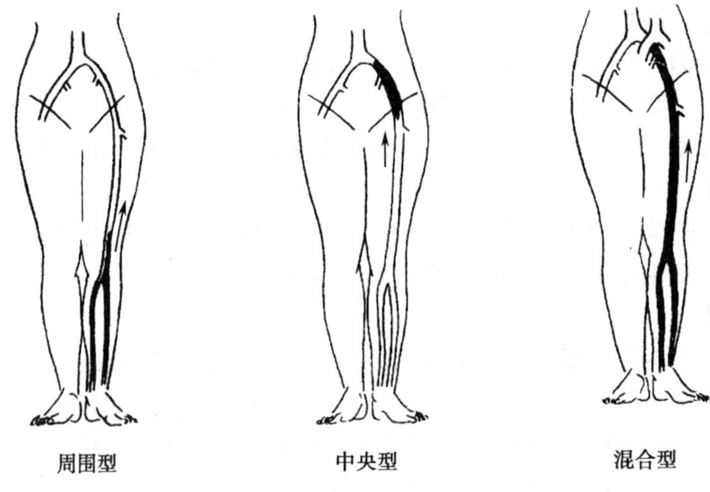

图 23-3-1 下肢深静脉血栓形成的类型

1. 肿胀 下肢肿胀是最常见的症状。肿胀的程度依静脉闭塞的程度和范围而定。急性期呈非凹陷性水肿，皮色泛红、皮温升高。严重时皮肤可出现水疱，位于深部小静脉者，肿胀往往不易发现，如果位于下肢静脉主干，可迅速引起静脉血液回流障碍，出现明显肿胀。肿胀大多在起病后1～3天最重，之后逐渐消退，可持续数周或数月，甚至终生不消退，除非血栓被完全消除。

2. 疼痛 因血栓在静脉内炎症反应和血栓堵塞静脉所致。疼痛多出现在小腿腓肠肌、大腿或腹股沟等部位，有疼痛性痉挛或紧张感，行走时加剧，卧床或抬高患肢可减轻。踝关节过度背屈时可导致小腿剧痛，称为霍曼征（Homans sign）阳性。同时，在以上静脉血栓炎症的部位可有压痛。

3. 浅静脉曲张 是深静脉血栓形成后的继发性代偿反应。如果血栓累及深静脉主干，特别是髂-股静脉段，可有明显的下腹部和腹股沟的浅静脉曲张。

如果全下肢普遍性肿胀、剧痛，股三角区、腘窝、小腿肌层都有压痛，伴有体温升高和脉率加速，称为股白肿。病程继续进展，发生下肢静脉系统回流严重受阻，表现为剧烈疼痛，下肢呈现高度水肿，常伴有动脉痉挛、下肢动脉搏动减弱或消失、患肢皮色青紫，皮温降低，全身反应强烈，称为股青肿。此为下肢深静脉血栓形成最严重的情况。如不及时治疗，易出现休克及下肢湿性坏疽。

（三）实验室与其他检查

彩色多普勒超声、放射性核素检查、深静脉顺行造影、血液D-二聚体浓度测定等。其中静脉造影是最可靠的诊断方法。

（四）治疗与效果

1. 非手术治疗 包括抗感染、溶栓、抗凝和祛聚疗法等。一般处理包括卧床休息、抬高患肢、穿弹力袜或用弹性绷带等，以减轻下肢的肿胀。

2. 手术治疗 适用于病程不超过48小时的急性期病人。通常采用股静脉切开Fogarty导管取栓术（图23-3-2），手术效果较满意。

（五）心理-社会状况

突发的下肢剧烈胀痛和肿胀有无引起病人的焦虑、恐惧与悲观，对治疗和生活丧失信

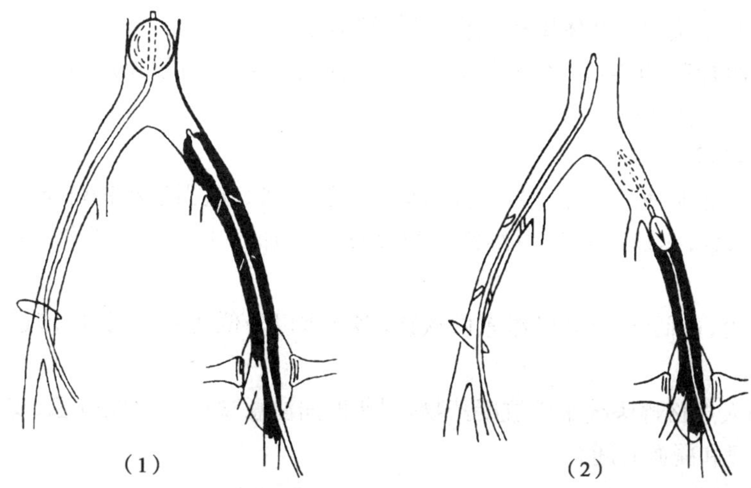

图 23-3-2　左下肢髂-股静脉血栓形成 应用 Fogarty 导管取栓术

(1)通过右下肢大隐静脉分支,插入第一根 Fogarty 导管至下腔静脉,鼓胀气囊阻断血流,以防栓塞;从左下肢股静脉切开插入第二根导管达血栓近侧。

(2)鼓胀第二根导管的气囊后,连同气囊缓慢地拉出,萎瘪第一根导管气囊,恢复血液回流

心。病人及家属对预防本病发生的有关知识的了解程度。

【护理诊断/问题】

1. 疼痛　与下肢静脉血栓形成导致血流不畅有关。

2. 组织灌注量改变　与下肢静脉瘀血有关。

3. 潜在并发症　出血,肺栓塞,血栓再形成。

【护理措施】

(一) 非手术及手术前护理

1. 卧床休息　急性期病人应绝对卧床休息 10～14 天,抬高患肢 20°～30°,膝关节微屈,下垫宽大软枕,同时嘱病人做足背伸屈运动,每日数十次,每次 3～5 分钟。以促进静脉回流。

2. 肢体护理　手术前病人患肢疼痛可给予止痛剂。嘱病人禁止热敷及按摩患肢,以免血栓脱落造成肺动脉栓塞。下地活动时,需穿弹力袜或用弹性绷带以适当压迫浅静脉。

3. 饮食护理　进食粗纤维低脂饮食,保持排便通畅,避免腹内压增高,影响下肢静脉回流。

4. 药物治疗护理　①溶栓疗法:病程不超过 72 小时者效果较好,常用尿激酶等药物,在穿刺成功、给药后协助抬高患肢 15°～30°,并在小腿或大腿中段加止血带,防止药物由浅表静脉回流,以增加药物在深静脉的浓度;②抗凝疗法:先可用普通肝素或低分子肝素静脉或皮下注射,急性期过后,用华法林口服维持 3 个月以上;③祛聚疗法:祛聚药物包括右旋糖酐-40 、阿司匹林、双嘧达莫(潘生丁)和丹参等,常用作辅助疗法。

5. 密切观察病情　严密观察肢体有无股青肿、股白肿出现,一旦发生,及时报告医生并行手术前准备。如病人出现呼吸困难、胸痛、咯血、咳嗽、血压下降、脉搏加快等症状时,应考虑并发肺栓塞的可能,立即将病人平卧,避免翻动及深呼吸、咳嗽等剧烈活动,保持呼吸通畅、给氧,通知医生并积极配合抢救。注意溶栓、抗凝药物治疗期间观察有无出血倾向及过敏等。

(二) 深静脉血栓取栓手术后护理

1. 按外科手术后一般护理常规护理。

2. 每日定时定位测量肢体周径变化，以了解治疗效果。

3. 在使用溶栓剂、抗凝剂、纤溶剂治疗期间须观察药物的过敏反应、出血倾向等毒副作用；每周定时监测凝血功能。

(三) 健康指导

1. 指导病人正确使用弹性绷带及弹力袜以减轻症状。适当运动锻炼下肢肌肉，当行走出现疼痛即刻休息，疼痛减轻后再继续。鼓励逐日增加行走距离。避免长时间保持同一姿势。

2. 调节饮食，进低脂、富含纤维素的饮食，多饮水以降低血液黏滞度、增进废物排泄，防止血栓再形成。

3. 指导病人严格遵医嘱服用抗凝药物，用药期间注意观察大小便颜色、皮肤黏膜情况，每周复查血常规和凝血时间。

第四节 血栓闭塞性脉管炎病人的护理

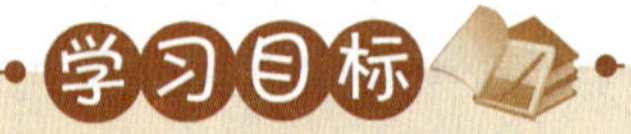

①了解血栓闭塞性脉管炎的病因和病理要点。②熟悉血栓闭塞性脉管炎病人的护理评估及护理诊断/问题；掌握其护理措施。

血栓闭塞性脉管炎(thromboangitis obliterans，TAO)是一种累及血管的炎症性、节段性和周期发作的慢性闭塞性疾病。又称 Buerger 病。主要侵及四肢中小动静脉，尤其是下肢血管。病变呈节段性分布。好发于男性青壮年，我国北方发病率较高。近年来发病率已明显减少。

本病的发生与吸烟密切相关。其机制可能是烟碱能使血管收缩，人体对烟草中某些成分的变态反应导致血栓形成。早期，血管壁全层非化脓性炎症改变，有广泛的内皮细胞和成纤维细胞增生和淋巴细胞浸润。血管内膜增厚并有血栓形成，导致管腔堵塞。后期，炎症消退，血栓机化，内有新生的细小血管再生，动脉周围广泛纤维组织形成炎症性粘连，常包埋静脉和神经。血栓闭塞形成的同时，可有侧支循环逐渐建立，但不足以代偿血液供应，随着病变反复及加重，最终肢体远端因营养障碍造成坏疽或溃疡。

【护理评估】

(一) 健康史

吸烟(主动及被动)被认为是最重要的发病因素。病人中有大量吸烟史者占 80%～95%。患肢端未出现坏疽前，戒烟可使病情好转，再吸烟后，又可再度复发。发病还与寒冷刺激、雄性激素、血液高凝状态、内皮细胞功能受损、遗传易感性及免疫功能紊乱等因素有关。

(二) 身体状况

本病起病隐匿、进展缓慢，呈周期性发作，经过较长时间症状逐渐明显和加重。按病变发展程度，临床上可分为 3 期：

1. 局部缺血期 因动脉痉挛和狭窄而供血不足，表现为患肢发凉、怕冷、有麻木和针刺等异常感觉。行走一段距离后出现小腿肌肉抽痛被迫停下，休息后疼痛可缓解，再行走一段距离后又发作，称为间歇性跛行。患肢皮肤温度稍低，色泽较苍白，足背和胫后动脉搏动减弱。少数病人可反复出现游走性浅静脉炎，即浅静脉发红、发热、呈条索状，有压痛，约经 2 周后逐渐消退，然后又在另一处发生。

2. 营养障碍期 动脉完全闭塞，仅靠侧支循环维持肢体的血供。表现为随着间歇性跛行距离的缩短，患肢在静息状态下也有持续性疼痛，夜间尤甚，称为静息痛。剧痛常迫使病人屈膝抱足而坐，或将患肢垂于床沿，以增加血供缓解疼痛。患肢皮肤温度显著降低，明显苍白或出现紫斑，皮肤干燥、无汗，趾甲增厚变形，小腿肌肉萎缩，足背和胫后动脉搏动消失。

3. 组织坏死期 动脉完全闭塞，侧支循环不足以代偿下肢血供，发生干性坏疽。上述症状继续加重，病人静息痛明显，夜不能寐。患肢趾端发黑、干瘪、出现坏疽。坏死组织可自行脱落，残端留下经久不愈的溃疡创面。若继发细菌感染时，可转为湿性坏疽，病人可伴有高热、烦躁等全身感染中毒症状。

（三）实验室与其他检查

跛行距离和跛行时间测定，可了解动脉血供情况；双侧肢体对应部位皮温测定若相差 2℃以上，提示皮温降低侧动脉血流减少；肢体抬高试验（Buerger test）：病人平卧，患肢抬高 45°，持续 3 分钟，若出现足趾皮肤苍白或蜡黄色，感觉麻木和疼痛者为阳性。让病人坐起，下肢自然下垂于床沿，足部皮肤逐渐出现潮红或发绀者，提示下肢动脉存在供血不足。

超声多普勒检查、肢体血流图和动脉造影、CTA 或 MRA 等检查，可以确定动脉阻塞的部位、范围、侧支循环等情况。

（四）治疗与效果

1. 一般治疗 病人若能绝对戒烟，绝大多数可避免截肢。患肢注意保暖，防止受寒和外伤，局部不作热疗，以免组织需氧量增加而加重症状。病程早期阶段多做 Buerger 运动锻炼患肢，可促使侧支循环建立，缓解症状而保存肢体。

2. 药物治疗 早期轻症病人，应用血管扩张药物和抑制血小板聚集药物，对缓解缺血性疼痛，改善患肢血供有一定效果。还可选用活血化瘀中药丹参等治疗。

3. 高压氧疗法 可提高血氧含量，促进肢体的血氧弥散，改善组织的缺氧程度。

4. 手术治疗 主要目的是增加肢体血供和重建动脉血流通道，改善缺血引起的不良后果。腰交感神经节切除术，适用于早、中期病人，近期效果满意，远期效果不确切。血管重建术式当中，旁路转流术适用于闭塞动脉的近侧和远侧仍有通畅的动脉时。静脉动脉化手术，适用于动脉广泛闭塞并且无流出道者，因疗效欠佳，应用渐少。截肢术，适用于晚期溃疡无法愈合、坏疽无法控制的病人。

（五）心理-社会状况

病人因患肢极度疼痛、肢端坏死而备受折磨，严重影响工作和生活，病人情绪焦虑、急躁，甚至对治疗丧失信心；对本病有关知识的缺乏了解；需要家庭成员给予病人足够的支持。

【护理诊断/问题】

1. 焦虑 与对疾病预后缺乏正确认识有关。

2. 疼痛 与肢端缺血、组织坏死有关。

3. 活动无耐力 与患肢远端供血不足有关。

4. 组织完整性受损 与肢端坏疽、脱落有关。

5. 知识缺乏 缺乏患肢锻炼方法及本病的预防知识。

【护理目标】

病人疼痛减轻；下肢血液循环得以改善，活动耐力逐渐增加；病人情绪稳定；溃疡和坏死创面得到控制；能正确描述本病的预防知识，并学会患肢的锻炼方法；能充分配合治疗，消除致病的危险因素。

【护理措施】

（一）非手术及手术前护理

1. 心理护理 应同情和体贴病人，给病人以心理支持，帮助病人消除悲观情绪，减轻其焦虑和恐惧心理，树立战胜疾病的信心，使之能积极配合治疗和护理。

2. 绝对戒烟 在该病的治疗中，戒烟是所有治疗方法的基础。应向病人详细讲述吸烟的危害性，告知病人绝对戒烟。

3. 疼痛护理 疼痛是病人较为突出的症状，应积极对症处理。早期病人可给予抗血小板凝集药和血管扩张药物，如口服烟酸、肠溶阿司匹林、双嘧达莫或静脉滴注前列地尔、右旋糖酐-40 等，还可用丹参等中药。疼痛较重者，可使用麻醉性镇痛药物，但应避免成瘾，对疼痛难以解除者，可采用普鲁卡因股动脉内注射或腰交感神经节封闭术等。

4. 保护患肢 注意保暖，避免受寒，但不能局部加温。对已发生坏疽部位，应用 70%乙醇消毒后无菌敷料包扎。感染创面，可选用敏感的抗生素湿敷。

5. 功能锻炼 适用于患肢尚未发生溃疡及坏疽的病人。指导病人进行 Buerger 运动，促进侧支循环的建立。鼓励病人步行锻炼，以疼痛的出现作为活动量的指标。

6. 手术前准备 做好手术前常规准备，强调严格认真备皮，如需植皮，注意供皮区的皮肤准备。

（二）手术后护理

1. 体位 血管重建手术后应平置患肢，静脉血管重建手术后卧床制动 1 周，动脉血管重建手术后卧床制动 2 周。

2. 功能锻炼 卧床患肢制动的病人，应鼓励其在床上作足背伸屈活动，以利小腿深静脉血液回流。

3. 病情观察 ①手术后密切观察血压、脉搏及切口渗血等情况。②定期用测温计测量皮肤温度，两侧对照并记录，以观察疗效。③血管重建手术后密切观察患肢远端的皮肤温度、色泽、感觉和脉搏强度以判断血管通畅度。若出现肢端疼痛、麻木、苍白、动脉搏动减弱或消失时，应考虑手术部位可能发生血管痉挛或继发血栓形成，及时报告医生处理。④若发现伤口有红、肿等感染现象，应遵医嘱使用抗生素治疗。伴有全身感染中毒表现应及早处理。

“血栓闭塞性脉管炎”命名的由来

1879 年 Von Winiwarter 报道 1 例“动脉内膜炎和静脉内膜炎”。1908 年 Leo Buerger 在对 11 例截肢肢体的动、静脉病理研究中发现，这些血管均有炎性反应和血栓形成的特点，构成一种尚未报道过的疾病，并将此病命名为血栓闭塞性脉管炎。以后的文献也将此病称为 Buerger 病。尽管有人曾提出血栓闭塞性脉管炎是动脉硬化性闭塞症的早期表现，但大多数学者仍认为血栓闭塞性脉管炎是不同于动脉硬化性闭塞症的一种独立的疾病。

（三）健康指导

1. 告诫病人绝对戒烟。让病人知晓能否坚持戒烟，将直接关系到本病的预后。

2. 指导病人进行 Buerger 运动。病人平卧，将双下肢抬高 45°～60°，维持 2～3 分钟。然后病人坐在床沿或椅子上，双腿自然下垂，脚跟踏在地面上，踝部做背屈、跖屈、左右摆动的动作，其次将脚趾向上翘并尽量伸开，再往下收拢，每组动作练习持续 3 分钟。恢复平卧 2～3 分钟，同时进行踝部和足趾运动。如此反复练习 5 遍为一次，每日进行 3～4 次。此外，鼓励病人适度的步行锻炼，以促进侧支循环建立。

3. 保护患肢，切勿赤足行走，避免外伤；注意患肢保暖，避免寒冷刺激；鞋子必须合适，穿棉制或羊毛制的袜子，并勤更换。注意有足癣者宜及时治疗，皮肤避免搔抓，防止感染。

4. 遵医嘱继续服用抗血小板药物及扩血管药物，合理使用止痛药物，注意用药副作用。

（李　平）

思考题

1. 病人男性，46 岁。左下肢静脉曲张 13 年。踝部皮肤表现为萎缩、脱屑、色素沉着，有溃疡和湿疹。此次入院后拟行大隐静脉高位结扎加曲张静脉剥脱术，现积极手术前准备。请问：①手术前必要的检查方法及意义？②该病人手术前主要的护理诊断及相应护理措施有哪些？③手术后如何为该病人做健康指导？

2. 病人男性，38 岁，农民。近 2 月来每步行 500m 左右，即感左小腿疼痛，时有肌肉抽搐。休息数分钟后症状消失，但再走一段路后症状又出现。平时有左足发凉、怕冷及麻木感。有吸烟嗜好 21 年。请提出：①该病人可能的疾病诊断？②需要做哪些检查明确诊断？③该病人目前主要的护理诊断、护理措施及健康指导内容是什么？

第二十四章　泌尿及男生殖系统疾病病人的护理

第一节　泌尿外科常用诊疗技术及护理

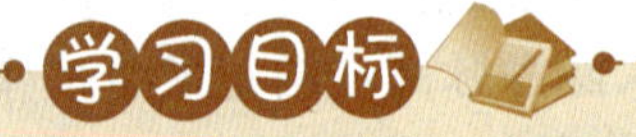

①掌握B型超声检查、X线检查的临床意义及有关护理措施。②熟练掌握膀胱冲洗护理操作技术，要关心、爱护、尊重病人。

一、B型超声波检查及护理

B型超声波检查常是结石、肿块等泌尿系统疾病的首选方法。检查前需做好以下护理：为了避免肠道内气体或粪块的干扰，检查前1天晚吃清淡饮食，在检查前应排空粪便。膀胱、前列腺、精囊等脏器的检查，都必须依靠充盈的膀胱作为超声透声窗口。检查前2～4小时禁止排尿，于检查前1～2小时饮水400～600ml，使膀胱中度充盈。有些病人无法自行充盈膀胱，可经尿管注入无菌生理盐水充盈膀胱。

二、X线检查及护理

1. 尿路平片(KUB)　是不用任何造影剂时对肾、输尿管及膀胱的X线摄片，主要用于诊断尿路结石。标准的KUB摄片范围上起第十一胸椎，下达耻骨联合下方2cm，能显示肾轮廓及95%以上的泌尿系结石影。护理要点：摄片前2～3天禁用含铋、铁的药物及硫酸钡；摄片前一日食少渣饮食，晚上服缓泻剂；摄片当天禁早餐并排空粪便。

2. 静脉尿路造影(IVU)　又称为排泄性尿路造影。是应用有机碘造影剂，如离子型高渗性有机碘泛影葡胺注射液或非离子型低渗性有机碘(如碘佛醇)静脉注射后，于5～8分钟、15～20分钟、30分钟分别摄肾、输尿管及膀胱X线片，以观察肾盂、输尿管和膀胱的形态及肾功能。护理要点：检查前一日肠道准备同尿路平片，服缓泻剂排空肠道以免粪块或肠内积气影响摄片视野；晚餐后禁食、禁水至次日造影摄片完成，尿液浓缩后造影剂显示更清晰;造影前一日做碘过敏试验,试验前需准备肾上腺素等抢救药物;对碘过敏、肝肾功能严重障碍、心血管功能不全、甲状腺功能亢进、妊娠及全身极度衰竭者忌做该项检查。

静脉尿路造影时病人为何突然心慌、憋气?

静脉尿路造影过程中偶尔见病人出现心慌、憋气、皮疹,检查可发现心率快、血压升高,其原因往往与造影剂过敏有关。病人相关药物过敏试验可能假阴性,此时应立即停药,肌内注射抗过敏药、吸氧、心电监测,开放静脉通路以进一步遵医嘱给药。

3. 逆行尿路造影(RP)　是在膀胱镜下插输尿管插管,经输尿管插管向肾盂注入造影剂,以显示肾、输尿管形态的方法。此方法显影清晰,主要用于IVU显影不清或碘过敏病人。护理要点:造影前肠道准备同尿路平片,但不必严格禁水;一般不需做碘过敏试验,但对少数有过敏史的病人需加强观察;造影后多数可出现腰痛、数日内可缓解;多数病人检查后1～2日内可有肉眼血尿,应嘱其多饮水,必要时可应用止血剂;手术后常规应用抗生素,观察尿量的变化。

4. 电子计算机X线体层扫描(CT)　能对泌尿系肿瘤的诊断以及确定肾损伤范围、程度提供可靠依据。检查时常规先作平扫,然后经静脉注射造影剂以增强效果。所以,CT检查前应做碘过敏试验。

三、膀胱冲洗术病人的护理

通过留置的尿管或配合耻骨上膀胱造口管,将药液或冲洗液间断性或连续性输注膀胱内,然后再经导管排出体外,从而将膀胱内残渣、血块、脓液等冲出膀胱,防止感染或堵塞尿路,这种技术称为膀胱冲洗术。主要适用于长期留置导尿管预防感染、泌尿外科手术前准备以及前列腺或膀胱手术后的病人。

1. 膀胱冲洗方式　目前最常用的膀胱冲洗方法是使用三腔气囊尿管进行密闭式连续性冲洗法,有时也用二腔气囊尿管和膀胱造瘘管构建密闭式环路进行持续性膀胱冲洗,或用密闭式间断性膀胱冲洗(图24-1-1)。冲洗液瓶(袋)悬吊于床旁的输液架上,瓶高应距骨盆60～100cm,引流袋悬吊于床旁。

2. 膀胱冲洗液　常用的冲洗液有无菌等渗盐水、0.02%呋喃西林、0.02%依沙吖啶和3%硼酸溶液等。有时出于特殊的治疗目的,还可以在无菌等渗盐水中添加抗生素等药物。冲洗液温度一般以35～37℃为宜。

3. 膀胱冲洗的注意事项　①膀胱冲洗前必须先评估病人和环境,并向病人解释目的和基本过程,取得病人的配合。②协助病人舒适卧位,操作过程必须严格无菌操作,管道连接要稳妥,导尿管应低于耻骨联合。③滴速不宜过快,以免病人尿意强烈、膀胱收缩,冲洗液、尿液从尿道外口溢出;如滴入了治疗性药物,必须在膀胱内保留30分钟后再引流出膀胱。④冲洗过程应经常观察有无血块阻塞,询问病人的反应,评估膀胱冲洗量和引流液性状。如阻塞不畅,可挤压尿管排液连接处的近心端数次或必要时借助于膀胱冲洗器(或大号注射器)进行无菌冲洗疏通;如病人剧痛不适、引流液鲜血明显增多或新出现鲜血等应及时告知医生并协助处理。

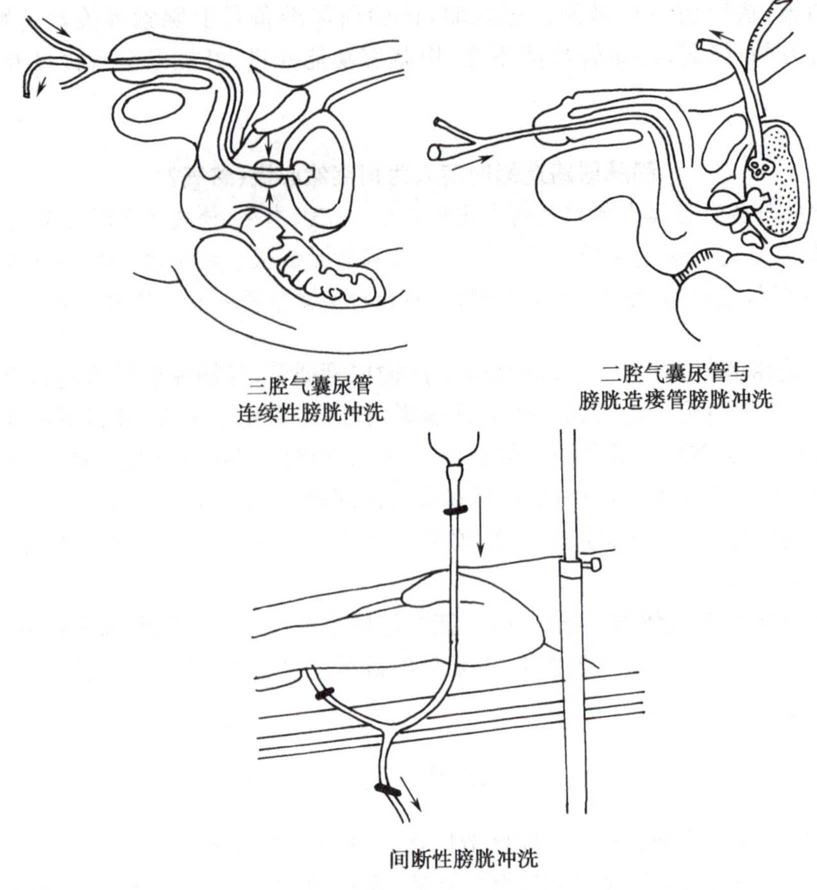

图 24-1-1 膀胱冲洗方式

第二节 泌尿系统损伤病人的护理

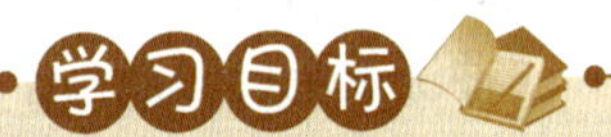

①了解肾、膀胱、尿道损伤病理类型。②熟悉肾、膀胱、尿道损伤的护理评估和护理诊断/问题。掌握其护理措施及健康指导。③通过实践教学，学会对肾手术、膀胱手术病人的护理。④熟练掌握耻骨上膀胱造瘘的护理操作技术，表现出对病人的关心、爱护和尊重。

泌尿系损伤以男性尿道损伤最为常见，肾和膀胱次之，输尿管损伤较少见。其共同的表现是疼痛、血尿、尿外渗，膀胱、尿道损伤还有排尿困难症状。由于解剖位置的特点，肾、输尿管和膀胱通常不易受伤，一旦暴力致伤，常可合并胸、腹内脏损伤及腰椎、骨盆骨折。因此，全面观察与护理极为重要。

一、肾损伤病人的护理

肾损伤(renal injury)按损伤机制不同可分为闭合性损伤和开放性损伤，临床上多见闭合性肾损伤。根据损伤程度不同分为 4 类(图 24-2-1)。①肾挫伤:肾组织有损伤,但肾被膜和肾盂黏膜均完整,血尿轻;②肾部分裂伤:除肾实质损伤外,还伴有肾盂黏膜或肾被膜破裂,前者血尿明显,后者则易形成肾周围血肿和尿外渗;③肾全层裂伤:肾被膜、实质和肾盂黏膜均断裂,血尿严重,可伴有大量血、尿外渗,严重者肾横断或肾碎裂伤可致部分肾组织缺血坏死;④肾蒂损伤:为肾蒂血管裂伤或仅弹性差的内膜撕脱,血尿不明显,前者可因大出血、抢救不及时而死亡;后者可形成血栓致肾功能丧失。临床上,以肾挫伤、肾部分裂伤多见。

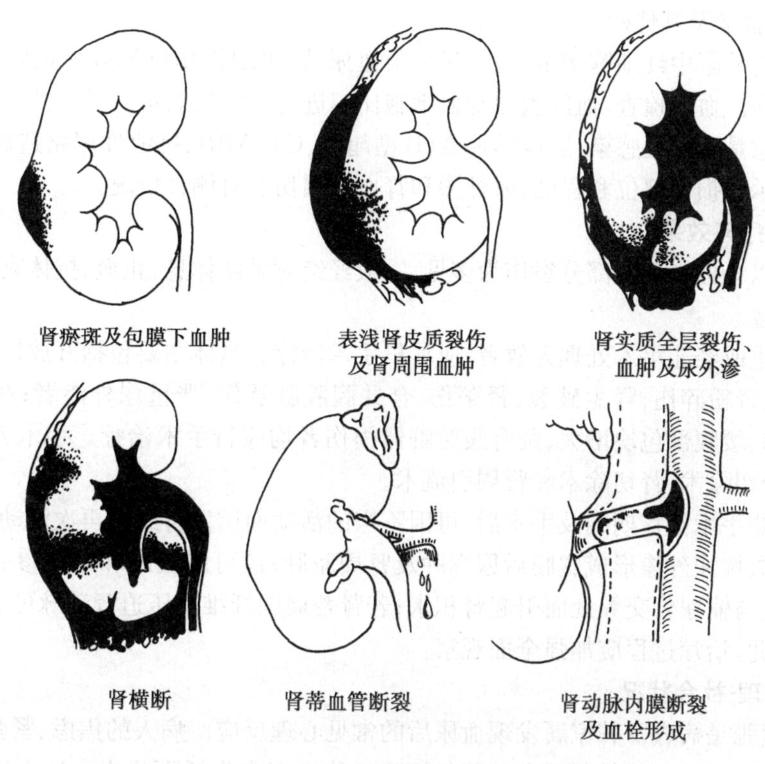

图 24-2-1　肾损伤类型

【护理评估】

(一) 健康史

肾损伤病人多有肾区受直接暴力或间接暴力打击的病史,由于肾深藏于肾窝,得到周围组织的良好保护,故大多数病人属轻度损伤。弹片、刀刃等可致开放性损伤,多见于战时,常合并胸腹等其他器官组织的损伤,伤情复杂而严重。肾积水、肾囊性疾病、肾肿瘤及肾结核等肾本身病理状态时,更易受到损伤,甚至轻微创伤也可造成严重的"自发性"肾破裂。

(二) 身体状况

1. 血尿　是肾损伤的重要症状。表现为全血尿,即排尿全过程均有血。肾挫伤时多为镜下血尿,即显微镜下,每高倍视野中可见 3 个以上红细胞;如果每 1000ml 尿中混有 1ml 以上血液即可呈肉眼血尿,肉眼血尿常见于肾重度损伤。血尿与损伤程度有时并不一致,如肾蒂血管损伤、血块堵塞输尿管、肾盂或输尿管断裂时,血尿不明显或无血尿。值得注意的是血尿停止后,损伤的肾组织可因感染或过早起床活动而再度出血。

2. 疼痛　肾包膜下积血或血、尿渗入肾周围组织可出现腰、腹部钝痛;凝血块堵塞输尿管可引起肾绞痛;尿液、血液渗入腹腔或伴有腹部器官损伤时,可出现全腹疼痛和腹膜刺激征。

3. 腰、腹部肿块 血液和尿液外渗到肾周围组织可致肾区局部肿胀,在腰部、腹部可触及界限欠清、有压痛的包块。腰部肾区周围常伴肌强直,可影响腰部触诊。

4. 休克 肾损伤出血较多或合并其他脏器损伤,可引起休克。

5. 发热 肾损伤后病人可出现吸收热,肾周围血肿、尿外渗继发感染引起肾周围脓肿或化脓性腹膜炎的病人可有全身中毒症状。

(三) 实验室及其他检查

尿液检查见尿中红细胞增多,甚至呈肉眼血尿;肾组织损伤可释放大量乳酸脱氢酶,尿中含量可增高。血液检查,血红蛋白与血细胞比容进行性降低提示有活动性出血,血白细胞数增多应注意是否继发感染;影像学检查(B型超声、CT、MRI、排泄性尿路造影及肾动脉造影等),可显示肾损伤部位和程度、尿外渗和肾血管损伤及对侧肾情况。

(四) 治疗与效果

肾损伤以肾挫伤和肾部分裂伤为多见,一般经绝对卧床休息、止血、抗休克、防感染等非手术治疗而愈。

病情严重或经非手术处理无效者,应尽早手术治疗。具体主要包括开放性肾损伤、难以控制的出血、肾粉碎伤、肾盂破裂、肾蒂伤、合并腹腔脏器伤、严重尿外渗者;在非手术治疗中,出血加剧、腰腹部包块增大、疑有腹腔脏器损伤者均应行手术治疗。手术方式包括肾修补术、肾部分切除术、肾切除术和肾周引流术。

病人在非手术治疗期间及手术后,可因不当的活动而诱发肾组织再次活动性出血;肾损伤后可因持久性尿外渗形成腹膜后尿囊肿及肾周脓肿;还可因血肿和尿外渗引起组织纤维化,压迫肾盂与输尿管交界处而引起肾积水;若肾蒂周围纤维化压迫肾动脉可引起肾血管性高血压。因此,治疗过程应加强全面观察。

(五) 心理-社会状况

焦虑、紧张是病人及其家属发现血尿后的常见心理反应。病人的焦虑、紧张可随血尿的多少而变化,常对能否保住肾脏和一侧肾切除后能否正常生活而忧虑。病人还常对手术的安全性、治疗费用的承受力以及复合性损伤对未来身体、生活和工作的影响担忧。

【护理诊断/问题】

1. 焦虑或恐惧 与创伤、血尿以及休克等因素有关。

2. 疼痛 与肾周围血肿、尿外渗刺激等因素有关。

3. 知识缺乏 缺乏肾损伤后绝对卧床休息的知识。

4. 潜在并发症 休克、感染。

【护理目标】

病人情绪稳定;疼痛等不适感减轻或消除;能够积极配合治疗需要坚持适度卧床休息;并发症未发生或得到及时发现与处理。

【护理措施】

(一) 非手术治疗护理

1. 卧床休息 嘱病人绝对卧床休息2～4周。待病情稳定、血尿消失1周后才可离床活动,以防继发性大出血。

2. 病情观察 伤后2日内应每隔1～2小时观察1次神志、面色、血压、脉搏和呼吸,必要时每 30 分钟检查 1 次，直至生命体征稳定；严密监测血尿的次数、量及浓度；病人疼痛的部位及程度，腰、腹部肿块有无增大，有无邻近脏器损伤的表现；动态检测红细胞、血红蛋白和血细胞比容，以了解失血程度和趋势。

3. 治疗配合 ①防治休克，对有休克危险的病人，迅速建立静脉输液通道，遵医嘱止血、扩容，必要时输血。②镇静止痛，在诊断明确的情况下，可遵医嘱使用镇静、止痛剂，并适时调整体位，以缓解病人不适和疼痛。③防治感染，遵医嘱应用对肾无毒性的广谱抗生素，护理过程中严格遵守无菌原则。

4. 心理护理 告诉病人肾损伤与血尿的关系；介绍治疗方法、疗效和注意事项。安慰和关怀病人，取得信任，消除其恐惧心理，鼓励配合治疗。对一侧肾切除的病人，应向其解释另一侧健肾可完成人体代谢的正常需要，消除病人顾虑。

（二）手术前护理

手术前除做好以上护理外，应遵医嘱协助做好各项检查准备工作，及时完成急诊手术前常规准备。

（三）手术后护理

1. 一般护理 ①根据麻醉需要，手术后平卧 6 小时，如病情稳定可改为半卧位；肾切除手术后需卧床休息 2～3 日，肾修补术或肾部分切除手术后需卧床休息 2 周，以预防手术后出血。②待肠功能恢复后进流食，并逐步过渡到普食。肾区手术后易出现腹胀，因此要注意少进易胀气的食物。③嘱病人多饮水，每天应饮水 2500～3000 毫升。

2. 病情观察 特别注意 24～48 小时内的生命体征变化，警惕手术后内出血的发生；注意伤口渗血、渗尿情况及有无感染；行肾周引流术者，注意肾周引流管引流液的量和性质；注意尿量及性质的变化；检测血、尿常规及肾功能。

3. 治疗配合 ①手术后禁食期间，遵医嘱经静脉补液以维持代谢平衡。注意肾切除手术后的病人，输液速度不可过快。②对病人手术中留置的引流管如肾周引流管做好护理，每日更换 1 次引流袋。③预防感染，严格执行无菌操作，保持伤口及引流部位敷料的清洁和干燥，遵医嘱使用抗生素。④手术后止痛等对症护理。

（四）健康指导

告诉病人绝对卧床休息和床上适度活动的必要性和方法；出院后 3 个月内不宜参加体力劳动，可做适量活动；肾切除者忌用对肾有毒性的药物，重视对健肾的保护；加强营养，提高机体抵抗力；多饮水，保持足够尿量；定期复查，以便及早发现和处理并发症。

二、膀胱损伤病人的护理

膀胱损伤(bladder injury)分为开放性和闭合性，以闭合性损伤为多见。根据损伤程度，闭合性损伤又可以分为两类：①膀胱挫伤，仅伤及黏膜或肌层，膀胱壁未穿破；②膀胱破裂，又可分为腹膜内型和腹膜外型(图 24-2-2)。腹膜内型是指膀胱壁与其覆盖的腹膜均破裂，尿液流入腹膜腔，引起腹膜炎；腹膜外型是指膀胱壁破裂，尿液外渗到膀胱周围和耻骨后间隙，如感染可引起盆腔炎和脓肿。开放性膀胱损伤，可引起尿瘘。

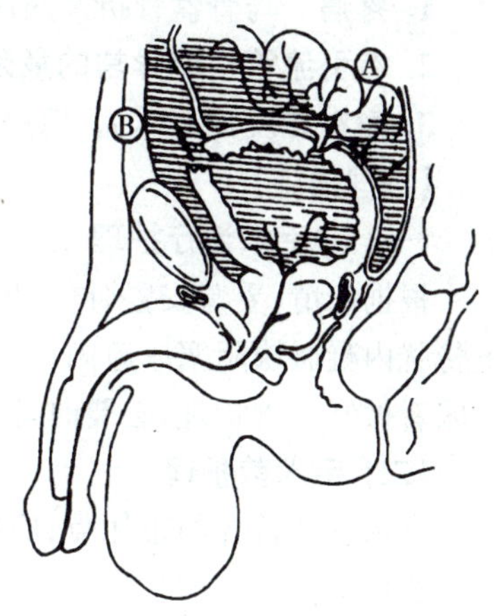

图 24-2-2 膀胱损伤

A：腹膜内型；B：腹膜外型

【护理评估】

(一)健康史

膀胱损伤者多数有下腹部及骨盆暴力性损伤史;膀胱镜检查、盆腔手术等诊疗过程也可发生医源性损伤;膀胱结核、膀胱晚期肿瘤等病人在膀胱过度膨胀时可引起自发性破裂。

(二)身体状况

①休克,骨盆骨折引起的大出血和剧痛,可引起休克。膀胱破裂所致的尿外渗和腹膜炎,如长时间未得到处理,并发感染,可引起感染性休克。②排尿困难和血尿,膀胱破裂后尿液渗漏至膀胱周围或腹腔,病人有尿意,但不能排尿或仅排出少量血尿。③腹痛,腹膜外型膀胱破裂,引起的疼痛限于下腹,并有压痛及肌紧张,腹膜内型破裂,可引起急性腹膜炎,并可叩及移动性浊音。④尿瘘,开放性膀胱损伤,可引起体表伤口漏尿;若伤口与直肠或阴道相通,则形成膀胱直肠瘘或膀胱阴道瘘。

(三)实验室及其他检查

1. 影像学检查 骨盆平片检查可了解有无骨盆骨折,对判断膀胱破裂有参考价值。经导尿管进行膀胱造影,可显示膀胱破裂位置与程度。B型超声检查,可显示腹腔内液体的多少。

2. 导尿及测漏试验 导尿管能够顺利插入膀胱,并引流出300ml以上尿液,基本可排除膀胱破裂;不能引流出尿液或仅导出少量血尿,则可能有膀胱破裂。此时经导尿管注入无菌生理盐水200～300ml,片刻后吸出,液体外漏时吸出量减少,腹腔液体回流时吸出量会增多,若液体吸出量明显减少或增多,均提示膀胱破裂。

(四)治疗与效果

对膀胱破裂合并休克的病人,应首先纠正休克。待休克纠正以后,需尽早手术,清除外渗血液和尿液;修补膀胱破裂处,修补后作耻骨上膀胱造瘘术(由于缝合技术与缝合材料的发展,目前多数医院已不常规造瘘),应用抗生素防治感染。

对于膀胱挫伤、膀胱镜检或经尿道电切手术不慎引起的膀胱损伤症状较轻者,可经尿道插入导尿管持续引流尿液7～10天,保持尿液引流通畅;同时使用抗生素预防感染,可避免手术而治愈。

【护理诊断/问题】

1. 疼痛 与骨盆骨折及腹膜炎有关。

2. 有引流管引流异常的危险 与引流管脱出、堵塞等因素有关。

3. 潜在并发症 休克、感染。

【护理措施】

(一)非手术治疗护理

根据病情,妥善安置卧位,体贴安慰病人;鼓励病人多饮水,以增加尿量加强内冲洗,防止膀胱内凝血块阻塞尿道内口;观察生命体征和血尿的变化,关注其他复合性损伤;对保留导尿者做好尿管护理;必要时遵医嘱使用抗生素、镇静止痛等药物。

(二)手术前护理

有休克者首先纠正休克;应用抗生素,防治感染;留置导尿管引流尿液,以减少尿外渗;迅速完成急症手术前常规护理。

(三)手术后的护理

1. 病情观察 手术后除常规观察内容外,应关注:①腹膜内型破裂的病人腹部症状与体征的变化；②腹膜外型破裂的病人尿外渗引流情况；③合并伤处理后的转归情况；④其他各种引流管的引流情况。发现异常，及时告知医生并协助处理。

2. 耻骨上膀胱造瘘管护理　①固定，造瘘管接引流袋，并妥善固定；②通畅，保持引流通畅，使膀胱壁张力减轻，以利修补的裂口尽早愈合，如有阻塞，用无菌等渗盐水冲洗；③无菌，每日更换无菌引流袋，注意无菌操作；④保护，造瘘口周围皮肤用氧化锌软膏保护，敷料浸湿后应及时更换；⑤记录，观察尿量和颜色变化，鼓励病人多饮水，记录好引流情况；⑥一般留置1～2周，拔管前须夹管，观察能否自行排尿，排尿通畅方可拔管；如需长期留置，应配合医生定期更换造瘘管（硅胶管每隔4～6周）。拔管后，造瘘口有少许漏尿为暂时现象，如为近期造瘘，伤口新鲜，只需加盖无菌敷料；如造瘘时间较长，常用凡士林纱布填塞瘘口，排尿时手压瘘口敷料防漏尿；注意更换敷料，维持干燥，一般3～5日愈合。

3. 尿外渗引流管护理　对于腹膜外型膀胱破裂者，其腹膜外尿外渗引流管一般连接负压吸引装置，持续或间歇吸出膀胱周围残留的尿液及渗出物。一般于手术后2～3天拔除负压引流管。腹膜内型膀胱破裂者腹腔引流同急性腹膜炎病人的护理。

（四）健康指导

向病人解释腹痛的原因及卧位的意义；告诉多饮水加强内冲洗的作用；宣讲导尿管及耻骨上造口管的注意事项，解释拔除留置尿管前闭管训练的意义；对骨盆骨折者解释需长时间卧床的必要性及注意事项；出院后1月内避免憋尿和剧烈运动。

三、尿道损伤病人的护理

尿道损伤（urethral injury）在泌尿系统损伤中最常见，多发生于男性青壮年。在解剖上男性尿道以尿生殖膈为界，分为前后两部，前尿道包括球部和阴茎部，后尿道包括前列腺部和膜部。其中球部和膜部的损伤最为常见。

【护理评估】

（一）健康史

男性会阴部骑跨位受伤（骑跨伤）时，尿道被挤向耻骨联合下方，多引起前尿道球部损伤；暴力引起骨盆骨折时，因骨盆变形，尿生殖膈移位，产生强大的剪切力可使穿过其中的膜部尿道撕裂或断裂。病人接受尿道腔内器械检查、治疗时，由于操作不当可引起医源性损伤；锐器或火器可引起开放性损伤。

（二）身体状况

①休克，骨盆骨折引起后尿道损伤时，因出血和剧烈疼痛因素，可致休克。②疼痛，前尿道损伤后伤处疼痛，排尿时加重，并可向尿道外口放射；后尿道损伤多表现为下腹疼痛、压痛和肌紧张。伴有骨盆骨折时，移动时疼痛可加重。③尿道出血，前尿道损伤后，有尿道口滴血或血迹，若能排尿时可表现为初血尿，即排尿开始时有血尿或血尿较重。后尿道损伤者，仅少数病人尿道口少量滴血；若能够排尿者，可见初血尿或终末血尿，终末血尿为排尿终末时所出现的血尿。④排尿困难与尿潴留，尿道挫裂伤后疼痛引起尿道括约肌痉挛而致排尿困难；尿道完全断裂时，可发生急性尿潴留。⑤尿外渗，尿道全层断裂后病人用力排尿时，尿液可从裂口处渗入周围组织，形成尿外渗（图24-2-3）。尿外渗如不及时引流易继发局部感染和组织坏死，严重者出现脓毒症。⑥骑跨伤引起的前尿道损伤，常会发生会阴部、阴囊、阴茎处肿胀、瘀斑及血肿。尿道膜部损伤合并尿生殖膈撕裂，亦可出现会阴、阴囊部血肿及尿外渗；直肠指检可触及直肠前壁饱满，前列腺易推移；病程后期尿道损伤处瘢痕挛缩，可出现

尿道狭窄。

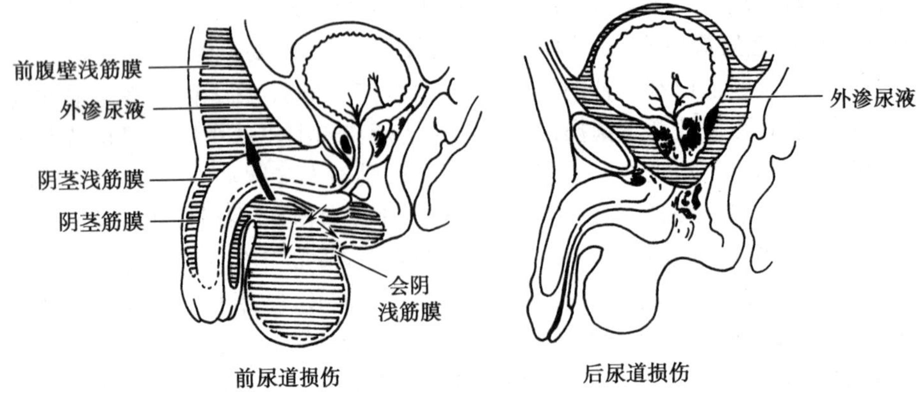

图 24-2-3 尿道损伤及尿外渗

(三) 实验室及其他检查

试行导尿检查时,导尿管能顺利插入膀胱,说明尿道为挫伤或部分裂伤;若不能插入膀胱,表示损伤严重,多为完全断裂。X 线骨盆平片可了解有无骨折,尿道造影可了解尿道损伤的部位和程度。

(四) 治疗与效果

尿道挫伤病情较轻,常可自愈;尿道裂伤或完全断裂时常合并骨盆骨折,病情往往较重,在处理上应重视休克的防治、恢复尿道连续性、尽快解除急性尿潴留(排尿困难但能够插入导尿管者,留置导尿管 7～14 日;不能插入导尿管者,须选择进行尿道修补术、断端吻合术、尿道会师复位术和耻骨上膀胱造瘘等手术)、引流外渗尿液和防治感染。尿道损伤修复后期可能形成尿道狭窄,需定期扩张尿道,必要时用等离子体汽化尿道瘢痕或手术切除瘢痕的基础上黏膜移植修复。

【护理诊断/问题】

1. 疼痛 与组织损伤、排尿困难及尿外渗等有关。

2. 排尿异常:尿潴留 与尿道括约肌痉挛、尿道部分断裂或完全断裂有关。

3. 潜在并发症 休克,感染,尿道狭窄。

【护理措施】

(一) 急症护理

1. 抗休克 伤后 2 日内严密观察血压、脉搏、呼吸和神志变化。对有休克的病人,置平卧位,镇静、止痛,迅速建立静脉输液通道,遵医嘱止血、扩容,必要时输血。

2. 解除急性尿潴留 对排尿困难和尿潴留者,应试插导尿管导尿,导尿失败,应协助医生在耻骨上行膀胱穿刺排尿或膀胱造瘘术。

(二) 防治感染

在各项护理中,严格遵守无菌原则,注意床单整洁,遵医嘱使用抗生素,以防感染。

(三) 各种引流的护理

1. 留置尿管的护理 常规做好留置尿管的护理,严格无菌操作,一般需留置尿管 7～14 日以引流尿液并支撑尿道;对于尿道修补或吻合术者,需延长留置时间至 2～3 周。尿道会师手术后留置的气囊导尿管,须维持牵拉 2 周方可解除,解除牵拉后再留置 1～2 周。

2. 尿外渗引流的护理 对尿外渗行多处切开引流的病人,应注意观察并记录引流效果，评估有无感染迹象，及时发现异常，一般 2～3 日拔除引流物；伤口敷料浸湿时应及时更换，防治感染。

（四）心理护理

对病人进行心理疏导，尤其是尿道狭窄病人，多予关心体贴，消除焦虑、恐惧情绪，解释各种治疗与护理措施的意义及注意问题，鼓励病人树立治疗的信心。

（五）健康指导

嘱病人多饮水，增加尿量，以防泌尿系统感染；解释后期扩张尿道的重要性，嘱病人坚持扩张尿道。

第三节　泌尿系结石病人的护理

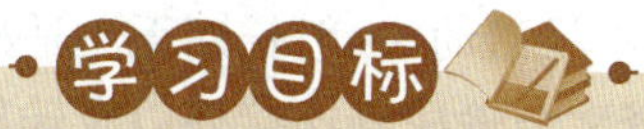

①了解泌尿系结石的形成因素以及对泌尿系的病理影响。②熟悉泌尿系结石病人的护理评估和护理诊断/问题，掌握其护理措施与健康指导。③初步学会对泌尿系结石病人非手术的护理、体外震波碎石术的护理等。④熟练掌握肾盂造瘘的护理操作技术。工作中要关心、爱护、尊重病人。

泌尿系结石又称尿石症（urolithiasis），包括肾结石、输尿管结石、膀胱结石和尿道结石，是泌尿外科的常见病之一。多见于青壮年，男性多于女性，约 3∶1。上尿路（肾、输尿管）结石多于下尿路（膀胱、尿道）结石。

尿路结石是由晶体和基质组成，晶体成分主要有草酸钙、磷酸钙、尿酸盐、磷酸镁铵和碳酸盐等，约 90％的结石含有钙质。基质主要是氨基己糖，可能是形成结石的基础物质。泌尿系结石的成因很复杂。目前认为是多种因素综合作用的结果。尿中形成结石晶体的盐类呈超饱和状态，尿中基质的存在和抑制晶体聚集物质的不足，是形成结石的主要因素。这些因素与个人生活史、疾病史及环境条件等有关。

结石在肾和膀胱内形成，输尿管结石、尿道结石及部分膀胱结石是结石在排出过程中停留所致。结石对泌尿道的病理影响主要是梗阻、感染和直接损伤。肾、输尿管结石可导致结石以上尿路扩张和积水，肾实质可受压萎缩、功能受损或丧失；膀胱、尿道结石可致排尿困难，甚至尿潴留。梗阻促进感染，感染使结石增大。尿路上皮受到损伤可出现血尿，长期慢性刺激偶可发生癌变。

【护理评估】

（一）健康史

1. 疾病史　①患有甲状旁腺功能亢进的病人，血钙和尿钙增高，易促使含钙结石的形成；②痛风病人尿中尿酸增多，容易形成尿酸结石；③长期卧床的病人破骨细胞活跃，骨钙溶解增加，尿钙增多；卧床期间尿流缓慢也有利于尿石的形成；④泌尿系统感染时，有些细菌可将尿素分解为氨，从而碱化尿液，磷酸盐易沉积形成结石；⑤泌尿系统异物、梗阻时尿液排出不畅，尿中已形成的晶体则易于聚集与沉淀；异物还常常像细菌及坏死脱落的细胞碎片那样作为结石的核心，便于晶体聚附成石；梗阻继发感染也会促成结石。

2. 饮食与服药史 长期饮水少，尿液浓缩，易形成尿石；高草酸（菠菜、番茄、芦笋、苹果等）饮食，可增加草酸盐结石发生机会；喜食高嘌呤类（动物内脏、花生、豆类等）饮食，可增加尿酸盐结石的发生机会。儿童长期低蛋白、低磷酸盐饮食者容易发生膀胱结石。大量使用维生素 C、维生素 D、糖皮质激素及磺胺类药物，可诱发相关结石的产生。

3. 生活史 不同环境下生活的人群相关发病有差异，气候条件似乎有较大作用。肾、输尿管结石在富裕地区较常见，而膀胱、尿道结石则在贫穷地区居多。炎热天气下出汗导致尿液浓缩，尿中盐类过饱和而析出与沉积；地方水质的影响以及地方自然条件对食物种类、产量、供应时间等影响可能一定程度上决定着尿石症的地区分布，我国长江以南尿石的发生率明显高于北方。

（二）身体状况

1. 肾、输尿管结石

（1）疼痛：肾盂内较大的结石不易活动，一般长期无不适感觉或仅觉患侧腰部隐痛；运动时，较小而活动的结石可停留于肾盂与输尿管连接处以及输尿管中，实际上最容易停留或嵌顿于上段输尿管第三腰椎水平及其附近。当结石嵌顿后，相应区域的肾盂或输尿管的平滑肌强烈痉挛而绞痛。临床上所谓的“肾绞痛”实际上大多是输尿管绞痛。肾或输尿管绞痛为阵发性，可放射至同侧下腹部、外生殖器及大腿内侧，持续时间不等，并可伴有恶心、呕吐、面色苍白及冷汗。绞痛发作期肾区叩击痛明显，腹部于输尿管走行的部位有深压痛。

（2）血尿：血尿是结石对黏膜压迫、摩擦损伤所致，通常轻微，多为镜下全血尿。绞痛后伴发血尿是肾、输尿管结石的特征性表现。

（3）其他：少数病人合并感染时腰痛加重，并可出现寒战、高热和膀胱刺激症状等表现；伴严重肾积水时，可触及腹部肿块。

2. 膀胱结石 多见于男性老年和幼年。常见症状是下腹部疼痛、排尿困难和血尿。病人排尿常突然中断，并伴剧烈疼痛，变化体位后又可继续排尿；结石对膀胱黏膜刺激常可出现尿频、尿急、尿痛和血尿；男童往往啼哭不止，用手牵拉阴茎、改变体位后可恢复排尿，疼痛亦缓解。合并感染者则出现脓尿，膀胱刺激症状加重；结石嵌顿于膀胱颈部，可发生急性尿潴留。

3. 尿道结石 结石多位于前尿道。主要症状是在会阴部剧烈疼痛后出现急性排尿困难，严重者呈点滴状排尿伴尿痛和血尿，可发生急性尿潴留。男性前尿道结石沿尿道可扪及；后尿道膜部结石直肠指检可触及。

（三）实验室及其他检查

1. 实验室检查 ①尿液检查常见红细胞，若运动后尿中红细胞增多，有重要意义；感染时可见脓细胞；有时可发现晶体尿。②血尿液测定钙、磷及尿酸等水平，有助于尿石判断。③血甲状旁腺素（PTH）测定反映甲状旁腺功能，有助于对钙代谢状态的分析。④结石成分测定，是制定预防措施和选择溶石药物的重要依据。

2. 影像学检查 ①X 线检查有 95%以上结石能在平片上显影；②排泄性尿路造影，可显示平片不显影的结石（如尿酸盐结石），还可了解肾功能和泌尿系的形态；③必要时可作逆行尿路造影和 CT 检查以确定诊断；④B 型超声检查可了解尿石部位、大小以及肾和输尿管积水情况。

（四）治疗与效果

1. 肾、输尿管结石

（1）非手术治疗：①绞痛急症处理，常用阿托品、哌替啶、吲哚美辛及黄体酮等解痉止痛。

②直径小于 0.6cm 的肾、输尿管结石，且表面光滑、无尿路梗阻等并发症时，可先采用保守治疗，如饮水利尿、饮食调节、控制感染、药物排石以及解痉止痛等。

(2)体外冲击波碎石术(ESWL) 此法是目前治疗肾、输尿管结石的首选方法，适用于大多数肾、输尿管结石，尤其适宜于直径小于 2cm 的结石。其方法是通过 X 线或 B 型超声定位系统找到结石后，将冲击波聚焦作用于结石，使结石碎裂后排出。但有全身出血性疾病、新近发生的脑血管疾患、未控制的糖尿病、妊娠妇女、过于肥胖、尿路下段梗阻、非尿路梗阻所致的肾功能不全、尿路急性炎症期、无症状的肾盏憩室结石以及严重的心律失常等情况者不宜使用。ESWL 手术后有可能出现血尿、绞痛、发热、恶心、呕吐、食欲不振、皮肤损伤、咯血、消化道出血、“石街”形成(碎石颗粒过多，积聚在输尿管造成梗阻，形似“石街”)、肾周围血肿。

(3)经皮肾镜取石或碎石术(PCNL) 经腰背部细针穿刺直达肾盏或肾盂，扩张并建立皮肤至肾内的通道，插入肾镜，直视下取石或借助于多种体内碎石器进行碎石。碎石器是进行体内碎石时使用的特殊器械，常用的有机械、液电、超声、激光和气动碎石器等。按碎石机制不同可分机械式和冲击波式 2 类。前者均与结石直接接触以机械能破碎结石(如手工碎石器、超声碎石器和气动碎石器)，后者则是将其他能量转化为冲击波破碎结石(如液电和各类激光碎石器)。通过肾镜碎石适用于直径大于 2cm 的肾盂结石及肾盏结石，并可与 ESWL 联合应用于复杂性肾结石。手术后常放置肾盂造瘘管。

(4)经尿道膀胱(输尿管)碎石术 是将输尿管镜经尿道和膀胱插入患侧输尿管，对小结石可在直视下用抓钳或套石篮取石；大结石需经碎石器将其粉碎后取出；此类手术常引起膀胱或输尿管壁损伤出血，有时甚至可致穿孔。

(5)开放性手术治疗 少数病人结石较大、硬、复杂，保守治疗无效或合并泌尿系畸形、严重梗阻、感染、肾功能损害，可考虑开放性手术治疗。手术方式有肾盂切开取石术、肾盏切开取石术、肾实质切开取石术、肾部分切除术、肾切除术、输尿管切开取石术。

2. 膀胱结石 除病因治疗(如解除前列腺梗阻、控制感染、纠正营养与代谢异常等)外，大多数膀胱结石可在膀胱镜下经碎石器碎石；膀胱结石过大过硬时，则可行耻骨上膀胱切开取石术。

3. 尿道结石 前尿道结石，在麻醉下经尿道口注入无菌液状石蜡，然后用手挤出或钩取、钳出结石。后尿道结石，在麻醉下用尿道探条将结石推入膀胱，然后按膀胱结石处理。尿道结石尽量不做尿道切开取石术，以免引起尿道狭窄。

(五) 心理-社会状况

结石绞痛时，病人常坐立不安；膀胱与尿道结石的病人可因排尿中断、剧烈疼痛而烦恼、哭泣或恐惧；病情反复发作，尤其是结石消除治愈后再次形成而反复绞痛发作时，病人可出现忧虑、悲观和失眠。

【护理诊断/问题】

1. 疼痛 与结石嵌顿致肾盂及输尿管痉挛、尿道内口结石梗阻、尿路感染和肾积水有关。

2. 排尿异常：排尿困难或尿潴留 与下尿路结石梗阻有关。

3. 有感染的危险 与手术后伤口及各种导管污染等有关。

4. 潜在并发症 伤口出血。

【护理目标】

病人疼痛减轻或消失；排尿恢复正常；不发生感染或感染得到有效控制；伤口出血得到

妥善处理。

【护理措施】

(一) 非手术治疗的护理

1. 促进排石 ①鼓励病人饮水利尿，保持每日尿量在2000～3000ml以上，促进小结石排出；②指导病人适当运动，促进输尿管蠕动和结石下移；③遵医嘱使用利尿药、排石中草药和溶石药物等促进结石排出；④遵医嘱使用抗生素防治感染，有助于排石。指导病人排石治疗期间，每次尿液留于玻璃瓶内，仔细观察结石排出情况，必要时用数层纱布过滤尿液，保留结石以便红外光谱成分鉴定和结石成因分析。

2. 解除疼痛 肾绞痛发作时，可遵医嘱注射哌替啶、阿托品等，也可肛门塞入吲哚美辛栓以缓解绞痛；针刺三阴交、肾俞等穴位，痛区局部热敷，安排适当卧位，均有利于缓解疼痛。膀胱结石病人排尿困难与疼痛时，指导病人变换体位，如侧卧排尿，可缓解病情。

3. 饮食调节 根据结石成分、生活习惯和条件适当调整饮食：①含钙结石的病人应限制牛奶、奶制品、豆制品等含钙高的食品，提倡食用含纤维素丰富的食物；②草酸结石的病人应少吃菠菜、浓茶等食品；③尿酸结石的病人应避免高嘌呤饮食，如少食动物内脏等；④磷酸盐结石病人宜低钙、低磷饮食，少食蛋黄、牛奶等食物。

4. 调节尿pH 对尿酸盐和胱氨酸结石，遵医嘱口服碳酸氢钠、枸橼酸合剂等以碱化尿液，有一定预防和治疗作用；口服氯化铵使尿液酸化，有利于磷酸盐的溶解。

5. 药物治疗 临床常用枸橼酸钾治疗含钙结石；用别嘌呤醇治疗尿酸盐结石；用乙酰异羟肟酸防止磷酸镁铵晶体的形成；用α-巯丙酰甘氨酸治疗胱氨酸结石病人。应用以上药物时，应详细向病人介绍用药的注意事项，密切观察药物的不良反应，如皮疹、胃肠反应、肝肾等重要脏器功能损害。

(二) 体外冲击波碎石术的护理

1. 碎石手术前护理

(1)心理护理：向病人介绍碎石过程。碎石时多伴较大噪声，事先讲明，不必紧张；说明定位的重要性，争取病人的主动配合，避免治疗中随意移动体位。对于碎石后出现的一过性血尿等症状，告知病人不必担忧。

(2)手术前准备：①测定出、凝血时间；②手术前3日禁食肉、蛋及麦乳精等易产气的食物；③手术前晚服用缓泻剂或灌肠；④术晨禁食禁水。

2. 碎石手术中护理 ①镇静止痛，目前体外冲击波碎石术一般不需麻醉，个别病人可遵医嘱使用镇静、镇痛剂。②安置体位，按要求调整好病人体位并固定，通过X线或B型超声定位系统找到结石并定位后即可开始治疗。每轰击200次应透视1次，以观察结石粉碎情况，如有移动则及时校正，以提高冲击波的命中率。③保护邻近器官，小儿肾结石治疗时，应在其背部肋缘以上加放泡沫塑料板以保护肺组织；对输尿管末端结石病人，应在耻骨缘以下加用泡沫塑料板以保护外生殖器。

3. 碎石手术后护理

(1)促进排石：鼓励病人多饮水，每日3000ml以上，促进排石。

(2)指导活动：大多数病人碎石后即可下床活动；少数有并发症的病人需卧床休息。病人卧床期间应经常变换体位，病情许可时加强活动，增加输尿管蠕动，促进碎石排出。

(3)预防感染：冲击波碎石后应遵医嘱常规给予病人口服抗生素2～3日；如果病人静脉补液，遵医嘱可加入适量抗生素。

(4)观察排尿情况:观察并记录初次排尿时间、间隔时间,评估尿路是否梗阻;记录手术后血尿情况,一般自然消失;仔细观察有无碎石排出,一般需4～6周才能排完碎石。

(5)协助处理并发症:①肾绞痛,由碎石移动刺激引起,多为一过性而自然消失,必要时遵医嘱解痉止痛。②血尿,肉眼血尿,1～2天内可自行消失,不需特殊处理;若血尿严重,应及时向医生报告,遵医嘱使用止血药,并饮水利尿以防止血块梗阻。③尿路梗阻,若"石街"形成而无感染和梗阻体征,则无需特殊处理,多数病人的碎石颗粒仍可自行排出。若"石街"形成后有腰痛不适、继发感染等梗阻体征者,在注意防治感染的同时,可协助医生进行经直肠或阴道按摩,必要时再次冲击波碎石(两次ESWL治疗的间隔期不得少于1周)或经输尿管镜取石或开放性手术取石。

(三)手术治疗的护理

1. 手术前护理　向病人解释操作过程及手术后会出现血尿等情况;检查重要脏器功能和凝血功能;应用抗生素控制感染;做好其他手术前常规准备。

2. 手术后护理

(1)开放手术:肾、膀胱结石手术后护理的基本原则和措施同肾、膀胱损伤手术后护理。

(2)腔内手术:经内镜取石或碎石手术后,病人均有血尿,应卧床休息,直至尿色变清;鼓励病人多饮水,同时服用金钱草冲剂,以增加尿量;做好导尿管及其他引流管常规护理;遵医嘱应用抗生素预防感染;严密观察病情,注意有无出血、感染、穿孔、输尿管狭窄或闭塞等并发症的发生。

(3)肾盂造瘘管护理:经皮肾镜取石术和开放性肾切开取石术等手术后常安置肾盂造瘘管,以引流尿液,促进伤口愈合。护理时应注意保持瘘口周围皮肤清洁干燥;一般不必常规冲洗,如遇引流不畅,则予无菌、低压冲洗,每次冲洗液量不得超过5～10ml;如有出血发生,可用凉的冲洗液冲洗,减少出血和血块形成,防止尿流不畅;一般置管10日以上,在考虑拔管前应夹管观察,并经造瘘管作肾盂造影,证实尿路通畅后再拔管;拔管后造瘘口加盖无菌敷料,病人取健侧卧位,使手术侧向上,防止漏尿,约1周瘘口可愈合。

(四)健康指导

指导病人平日多饮水,保持每日饮水量在2000ml以上,睡前及夜间也适量饮水;日常多运动,长期卧床的病人应注意多作床上活动,减轻骨质脱钙程度,减少尿钙排出;指导病人根据尿石成分合理安排饮食,以减少结石的产生或复发;尿石症易复发,病人治疗后还需要不断预防和监测,出院后应定期门诊随访,观察有无并发症或结石复发。

第四节　泌尿系结核病人的护理

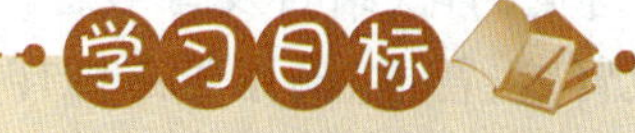

了解泌尿系结核病人的护理评估、护理诊断/问题和护理措施。

泌尿系结核(urologic tuberculosis)包括肾、输尿管、膀胱和尿道结核。泌尿系结核起源于肾,输尿管、膀胱和尿道结核绝大多数继发于肾结核。肾结核病人中,单肾结核约占90%,双侧受累者不足10%。

肾结核绝大多数起源于肺结核，少数起源于骨、关节结核或消化道结核。原发病灶的结核分枝杆菌经血行进入双肾，主要在肾皮质中形成多发性微结核病灶，此时若病人的机体抵抗力强，可不出现症状而自愈，称病理肾结核；如果机体抵抗力低下，结核病灶由皮质侵入髓质，并将进一步扩展至肾乳头、肾盏、肾盂及尿路其他部位而出现临床症状，称临床肾结核。结核病变可使肾组织发生干酪样坏死和钙化，从而形成结核性脓肾或肾钙化，干酪样坏死物液化排出后可形成空洞；含结核菌的脓液随尿排出，输尿管受累后狭窄可造成肾积水；如输尿管完全闭塞，含菌的尿液不能进入膀胱，膀胱刺激症状等反见好转，则出现所谓的"肾自截"现象；膀胱受累，可形成结核性膀胱炎、膀胱溃疡、膀胱挛缩，甚至引起对侧肾积水；男性病人的结核性菌尿经后尿道可导致生殖系结核。

【护理评估】

(一) 健康史

泌尿系结核多发生于20～40岁的青壮年，男性多见。病人往往体质瘦弱，有结核病史或结核病人接触史。伴有糖尿病等疾患以及较长时间使用免疫抑制剂、糖皮质激素者，则更易感染而发病。

(二) 身体状况

肾结核的主要表现不在肾脏而在膀胱，护理评估常可发现：

1. 膀胱刺激症状 75%～85%病人有此症状，最早为尿频，逐步出现尿急和尿痛，为肾脓尿刺激膀胱黏膜所致。晚期膀胱结核致膀胱挛缩会加重尿频，甚至出现假性尿失禁。尿频、尿急、尿痛的症状一旦发生，则症状不易缓解，呈慢性过程。

2. 血尿和脓尿 血尿多在膀胱刺激症状发生以后出现，多为终末血尿，为膀胱结核溃疡出血引起，而由肾结核病灶侵蚀血管引起的肉眼全血尿较少见。肾结核病人都有不同程度的脓尿，尿液呈洗米水样。病情严重者为脓血尿。

3. 肾区疼痛和肿块 一般情况下病人腰部表现多不明显，当破坏严重的巨大脓肾、肾积水或继发感染蔓延至肾周围时才出现腰部钝痛及肿块。当结核干酪样物质或血块堵塞输尿管时，可出现绞痛。膀胱挛缩引起对侧肾积水时，也出现对侧腰痛。

4. 全身症状 泌尿系结核病人全身症状常不明显，严重者、合并其他脏器结核或晚期病人，可出现消瘦、发热、盗汗、乏力、贫血、食欲减退等结核中毒症状。肾功能损害严重者可出现尿毒症表现。

(三) 实验室及其他检查

1. 尿液检查 尿呈酸性，尿蛋白阳性，镜下可见大量红、白细胞；连续3日24小时尿沉淀物抗酸染色查结核分枝杆菌，阳性率为50%～70%；普通培养无细菌生长，尿结核分枝杆菌培养阳性率为80%～90%。

2. 影像学检查 ①尿路平片可见钙化、结石及肾形态。②泌尿系统造影检查(排泄性肾盂造影和逆行性肾盂造影)可见肾盏、肾盂、输尿管虫蚀样破坏与肾空洞等改变。③B型超声和CT检查，可了解肾形态、大小及有无积脓或积水。

3. 膀胱镜检查 可直视膀胱病变，必要时可钳取活体组织做病理检查，但膀胱炎急性发作期和挛缩膀胱容量小于50ml时不宜进行此项检查。

(四) 治疗与效果

临床肾结核早期可经充分休息、加强营养和选用抗结核药物等非手术治疗措施而治愈。正规非手术治疗无效、病肾破坏严重、输尿管狭窄或膀胱挛缩明显时，可酌情选用肾病灶清除术、肾部分切除术、肾切除术、输尿管狭窄段切除术、挛缩膀胱扩大术及输尿管皮肤造瘘术等术式治疗。长期服用抗结核药物易致肝肾功能损害等副作用和细菌耐药现象；手术后病人可有活动性出血、伤口感染等并发症发生。

（五）心理-社会状况

肾结核病程长，反复发作，迁延难愈，病人常出现厌倦、烦躁情绪。需病肾切除等手术治疗者，可对手术过程及预后忧虑。

【护理诊断/问题】

1. 营养失调：低于机体需要量　与疾病消耗及不能摄入足够营养有关。

2. 有药物中毒的危险　与药物毒副作用大和疗程长有关。

3. 执行治疗方案无效　与疗程长、药物毒副作用大、医疗费用困难等因素有关。

4. 潜在并发症　肾衰竭、手术后出血、手术后感染。

【护理措施】

（一）非手术治疗的护理

加强心理护理、重视全身支持、监督规范用药；注意观察反应，定期复查尿常规、尿细菌学、血沉、X线尿路造影、B型超声及肝、肾功能等，当出现细菌耐药或肝、肾功能损害和听神经损害等不良反应时，应及时报告医生并协助处理。

（二）手术治疗的护理

1. 手术前护理　①肾结核手术前需服用抗结核药物，肾全切除手术前需用药2周以上，而肾部分切除手术前需用药3～6个月，以控制感染灶；检查重要脏器功能，有功能不全者应予纠正；②加强营养，以提高病人对手术的耐受力；③临近手术前作好手术前常规准备工作，如膀胱挛缩，手术前应留置尿管，防止手术中膀胱过度膨胀或尿液外溢。

2. 手术后护理　基本与肾损伤手术后护理相同，须注意有无手术后出血和感染等并发症发生。手术后应继续抗结核治疗3～6个月，以防复发。

（三）健康指导

指导病人加强营养，坚持户外活动；手术后按医嘱坚持抗结核药物治疗6个月以上，注意药物反应，慎用对肾脏有害的药物；强化不随地吐痰等个人卫生习惯。

第五节　泌尿系肿瘤病人的护理

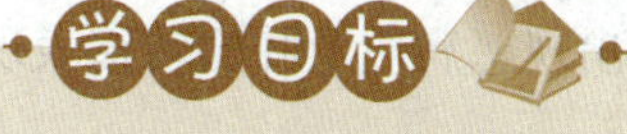

①了解常见的泌尿系肿瘤。②熟悉泌尿系肿瘤病人的护理评估、护理诊断/问题，掌握其护理措施。

泌尿系肿瘤（urologic tumors）是泌尿外科的常见病，大多为恶性。在我国，成人最常见的泌尿系肿瘤是膀胱癌，其次为肾肿瘤，其中肾癌占原发性肾恶性肿瘤的85%；肾盂癌和肾母细胞瘤等恶性肿瘤发生相对较少。

肾癌也称肾细胞癌是起源于肾实质泌尿小管上皮系统的恶性肿瘤。其高发年龄为50～60岁，男∶女为2∶1，可经血行和淋巴转移。肾盂癌是主要来自肾盂被覆移行上皮的恶性肿瘤，其中大多数为移行细胞乳头癌，鳞癌和腺癌很少。肾盂癌多发于40～70岁，常有早期淋巴转移。肾母细胞瘤又称肾胚胎瘤或Wilms瘤，是小儿泌尿系统中最常见的恶性肿瘤，约75%的病例发生于1～5岁之间，转移途径与肾癌相同。早期侵犯肾周围组织，但很少侵犯到肾盂和肾盏内。

膀胱癌95%以上是起源于被覆移行上皮的恶性肿瘤，其中绝大多数为移行细胞乳头癌，鳞癌和腺癌很少。多见于50～70岁的男性，肿瘤可向膀胱腔内生长或膀胱壁浸润，淋巴转移常见，血性转移多在晚期。

【护理评估】

（一）健康史

流行病学调查和临床实验研究发现泌尿系肿瘤发病相关因素非常复杂，至今尚未完全清楚。一般认为：①肾癌发病可能与长期吸烟、肥胖、职业接触（如石棉、皮革）及遗传因素（如抑癌基因缺失）等有关；②肾盂癌的发病主要与长期吸烟、饮咖啡、使用环磷酰胺药物等有关；慢性膀胱炎症、结石刺激等可诱发鳞状细胞癌和腺癌2种病理类型的肾盂癌；③肾母细胞瘤与患儿胚胎期“后肾胚基”（后肾是爬行类、鸟类、哺乳类成体的排泄器官）未正常分化为肾小管和肾单位而于出生后异常增生有关，是肾脏恶性胚胎性肿瘤；④膀胱癌与长期接触化工染料等化学物质（如萘胺、联苯胺等芳香族的胺）、吸烟、饮用咖啡、食糖精等有关。

（二）身体状况

1. 血尿 间歇性无痛性肉眼血尿是肾癌、肾盂癌、膀胱癌共有的主要症状及早期症状，且多为全程血尿，仅少数膀胱癌尚可为初期血尿和终末血尿。由于肾母细胞瘤很少侵入肾盂、肾盏，故血尿不明显。

2. 排尿异常 膀胱癌可伴有尿频、尿急、尿痛，这是由于肿瘤坏死、溃疡和合并感染所致。当膀胱癌增大堵塞膀胱内口时可发生排尿困难或尿潴留。

3. 肿块及疼痛 肾母细胞瘤的最早表现为迅速增大的腹部肿块，常在洗澡或穿衣时被患儿家长偶然发现；晚期肾癌和肾盂癌可有腰部肿块，且随肾包膜不断紧张而隐痛或钝痛；肾盂癌或肾癌破坏肾内血管，凝血块堵塞输尿管时可出现绞痛。约15%晚期肾癌病人可同时出现血尿、疼痛及肿块3方面表现，此称为肾癌三联症。膀胱癌晚期可出现下腹部肿块和腰骶部疼痛。

4. 全身表现 肾癌、肾母细胞瘤病人可出现发热、高血压、红细胞增多症等肾外表现；肾、膀胱恶性肿瘤晚期病人，均可出现恶病质及肿瘤转移表现。

（三）实验室及其他检查

1. 实验室检查 肾癌、肾母细胞瘤病人血中肾素和红细胞生成素增高；膀胱癌尿脱落细胞学检查可找到癌细胞。

2. 影像学检查 X线尿路造影检查：肾癌、肾母细胞瘤显示肾盏、肾盂变形、狭窄、充盈缺损；肾盂癌显示肾盂内充盈缺损、变形等。B型超声、CT、MRI可显示肿瘤及其向周围浸润情况。

3. 膀胱镜检查 为膀胱癌最重要的检查方法，能直接看到肿瘤的部位、数目、大小、形态等，并可取活组织检查；肾癌、肾盂癌可见输尿管口喷出血性尿液，还可通过输尿管插管收集患侧尿液做细胞学检查。

（四）治疗与效果

泌尿系肿瘤以手术切除为主。其中经病理检查分化良好的无浸润肿瘤可局部切除。

肾癌应行根治性肾切除术，放疗及化疗效果不理想。肾盂癌手术切除肾、全部输尿管，并将输尿管开口部位膀胱壁袖套状切除。肾母细胞瘤早期行肾切除术，配合放疗及化疗可显著提高手术生存率。

膀胱癌常用的手术分为经尿道肿瘤切除术、膀胱切开肿瘤切除术、膀胱部分切除术及全膀胱切除术等。膀胱部分切除术者，为防止复发需多次膀胱灌注化疗；若行膀胱全切除术者，则需行尿流改道及膀胱替代手术，最常用的方法是取小段回肠代替膀胱。根据病人是否经原尿道排尿，分为可控性与非可控性膀胱。原位回肠膀胱术（可控性）是最接近原膀胱的膀胱替代方法，前提是肿瘤未累及膀胱颈部和尿道；如果肿瘤累及前列腺或膀胱颈部等，则根治性膀胱全切时应同时切除尿道，此时可行回肠代膀胱腹壁造瘘术（非可控性，须终身佩戴造口集尿袋）。放疗、化疗（膀胱内灌注化疗、全身化疗）及免疫治疗（如卡介苗BCG膀胱灌注治疗）可以巩固手术疗效。

肾肿瘤手术后，可发生腹膜后广泛渗血及腹胀；回肠代膀胱者，易发生高氯性酸中毒和低钾血症等并发症（回肠具有较强的吸收 Na^+、Cl^- 和排 K^+ 能力）；由于原位排尿新膀胱没有正常的排尿生理反射，故手术后新膀胱排尿功能训练对手术的效果起着至关重要的作用。

（五）心理-社会状况

反复出现血尿可引起病人的情绪紧张，当得知身患恶性肿瘤时病人心理不安，往往为治疗预后焦虑或恐惧；当膀胱全切手术后排尿模式改变时，病人可因担心影响社会活动而郁闷、悲观。

【护理诊断/问题】

1. 焦虑或悲哀 与泌尿系肿瘤对生命的威胁、手术后排尿模式改变有关。

2. 营养失调：低于机体需要量 与癌症慢性消耗、血尿及放疗、化疗的副作用有关。

3. 排尿异常：排尿困难或尿潴留、膀胱刺激症状等 与肿瘤浸润及出血等有关。

4. 潜在并发症 手术后出血、感染、尿外渗、尿瘘、体液失衡。

【护理措施】

泌尿系肿瘤病人的护理，除按肿瘤病人的护理常规（心理、饮食、放疗、化疗等护理）和围术期护理常规进行护理外，肾肿瘤手术后参照肾切除手术后护理常规。膀胱肿瘤病人的护理重点讨论膀胱全切术相关的护理。

（一）手术前护理

膀胱全切手术后肠管代膀胱术的病人，按结肠直肠手术进行肠道准备；女病人手术前3天开始冲洗阴道，每天1～2次；拟行膀胱全切、双侧输尿管皮肤造口术或回肠代膀胱腹壁造口术等术式者，手术前须彻底清洁腹部皮肤，以防感染；肠代膀胱者手术日早晨常规插胃管。做好其他常规准备。

（二）手术后护理

膀胱全切除手术后有多种尿流改道或重建术式，目前常选择回肠重建膀胱，回肠代膀胱后，应遵医嘱定时测定血电解质浓度和血pH值，关注代谢性酸中毒和低钾血症临床征象，以便及时发现和协助处理体液失衡。

1. 原位回肠代膀胱的护理 手术后引流管较多，通常放置的引流管有气囊尿管一根

(大多放置三腔气囊尿管),左右输尿管内支架管各一根,膀胱造瘘管一根(有些医院并不常规放置),耻骨后引流管一根。因此,手术后护理的重点工作除注意膀胱冲洗和各管引流,保持新膀胱造瘘管、尿管、输尿管内支架管及耻骨后引流管通畅外,应重视新膀胱功能训练;加强并发症的观察与护理。

(1)新膀胱功能训练:新膀胱无自主舒缩功能,早期无明显充盈感觉,需进行新膀胱功能训练。拔除导尿管后,嘱病人多饮水,每小时排尿 1 次。每次排尿时,指导病人取蹲位或半坐位排尿,将手掌置于腹部膀胱最高点位置,收缩腹肌的同时用掌心压迫膀胱向下按摩,手法不宜过重,以免损伤新膀胱,当膀胱下降至耻骨联合时,用四指向下轻压膀胱,争取将尿液排尽,反复训练提高腹压排尿的有效性。

(2)并发症观察与护理:主要关注尿路重建后有无吻合口瘘、尿失禁等近期并发症。①吻合口瘘可以是消化道回肠端端吻合口瘘,也可以输尿管与新膀胱吻合口、新膀胱与尿道吻合口等缝合不良而形成瘘。前者可出现腹膜炎表现,后者漏尿可经耻骨后引流管流出,如手术后 7 日内引流液突然增加,颜色为淡黄色,病人腹痛明显增加,伴高热,常提示吻合口瘘,应及时报告医生并配合处理。②尿失禁主要与膀胱癌根治术时部分尿道括约肌功能受损有关,需要指导病人加强提肛功能锻炼以增强尿道外括约肌的收缩功能。每日进行肛提肌收缩锻炼 3～4 次,每次 30 回合,每回合提肛维持 3～5 秒,一般 1～2 个月后可基本实现尿液控制。

2. 回肠代膀胱腹壁造口的护理 重点应做好腹壁回肠造口及接尿器的护理,加强并发症的观察和护理。

(1)回肠造口与接尿器的护理:手术后注意观察回肠乳头黏膜的颜色,正常颜色为红色,与口腔黏膜的颜色一样,柔软,光滑。如果颜色灰暗、发绀,可能是血液供应受阻,须立即通知医生处理。回肠乳头一般为圆形,直径 2～2.5cm,突出皮肤约 1.5cm。手术后肠黏液比较多,一般选择二件式(即包括底盘和集尿装置)泌尿造口接尿器,每日清洁造口,将造口周围皮肤撑平粘贴造口底盘。底盘正常情况下使用 3～5 天,延期使用会影响粘贴效果并易引起皮肤发炎。将集尿袋上的“卡套”对准底盘“卡座”按压,使之完全扣实;将腿部集尿袋安装在小腿内侧,关闭排出阀。

(2)预防并发症:除可能发生上述吻合口瘘外,手术后早期病人可出现腹壁造口出血等并发症。因此,手术后早期尤其是 72 小时内应严密监测生命体征,注意观察造口引流液的性质、量及造口周围渗血情况。如血压、血氧饱和度下降,造口血性引流液增多或切口部位渗血增多,应及时报告医生处理。

(三) 健康指导

①从事染料、橡胶皮革、塑料制品、油漆及有机化学加工等职业的人员应做好劳动保护,避免直接接触有害物质;戒烟,减少咖啡饮用量,避免食用糖精、慎用环磷酰胺等药物;及时治疗膀胱慢性炎症、尿路结石等疾病。②肾癌病人的近远期复发率均较高,病人需要定期进行血尿常规和影像检查,以便及时发现复发和转移。③膀胱癌病人保留膀胱者,不论采用哪种治疗方法均容易复发,所以住院期间和出院后需定期膀胱内灌注化疗或免疫治疗,可预防或推迟肿瘤复发。刚开始每周 1 次,共 6 次;检查无复发改为 2 周 1 次,共 6 次;膀胱镜复查无复发改每月 1 次,1 年无复发改 2 月 1 次,终身灌注。每次护士将用蒸馏水或等渗盐水稀释的化疗药物或 BCG(卡介苗),经尿管缓慢注入膀胱内,指导病人每 30 分钟变换一次体位(俯、仰、左、右卧位交替),保留 2 小时后排出。

第六节　良性前列腺增生病人的护理

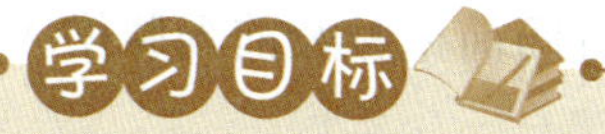

①了解良性前列腺增生的病理影响。②熟悉良性前列腺增生病人的护理评估和护理诊断/问题，掌握其护理措施及健康指导。③学会对良性前列腺增生病人的临床护理。服务中对病人具有高度的责任心、同情心，对老年病人表现出真诚的关照和关爱。

良性前列腺增生（benign prostatic hyperplasia，BPH）简称前列腺增生，是老年男性常见病。

前列腺是一个环绕于后尿道起始段的粟形器官，由腺体和间质组成，间质又由平滑肌和纤维组织组成。一般认为前列腺增生为间质增生，前列腺增生可致后尿道受压，甚至伸向膀胱而堵塞尿道内口。由于排尿受阻，膀胱逼尿肌代偿性增厚，黏膜表面出现小梁，严重时形成假性憩室（图 24-6-1）。长期排尿困难导致残余尿增多及膀胱输尿管反流，或者导致尿潴留，进一步引起肾积水、肾功能损害，也容易继发尿路感染和结石。长期排尿困难所致的腹内压增高还可引起腹外疝和痔。

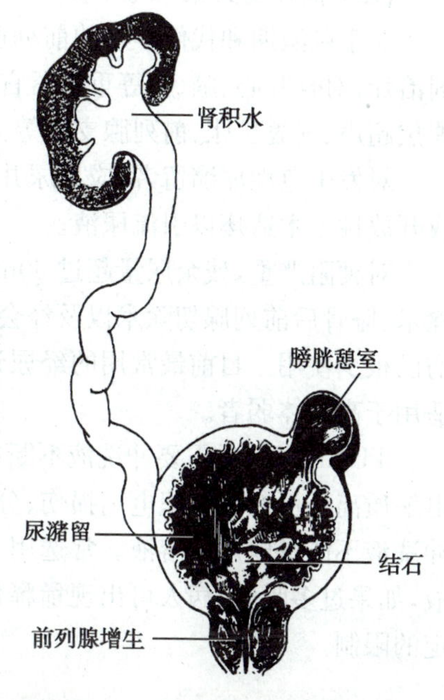

图 24-6-1　前列腺增生的病理改变

【护理评估】

（一）健康史

前列腺增生的病因尚不清楚，一般认为与体内睾酮、双氢睾酮及雌激素的改变与失衡有关。男性自 35 岁起前列腺即可有不同程度增生，50 岁以后相关症状逐渐明显。受凉、劳累、情绪改变、进食辛辣食物及酗酒等因素，常可使原有病情加重。

（二）身体状况

前列腺增生的病程一般分为刺激期、代偿期和失代偿期 3 个阶段。

1. 刺激期　主要症状是尿频，这是前列腺增生最早的症状，可伴有尿急和排尿不尽感，尤以夜间为甚。早期尿频与前列腺充血刺激有关；随着梗阻加重，膀胱残余尿量增多及膀胱有效容量减少，尿频也会逐渐加重。

2. 代偿期　症状为进行性排尿困难，是前列腺增生最重要的症状。症状由轻至重，发展缓慢，经历排尿等待、迟缓、费力，逐渐发展为尿线细而无力、尿流断续、尿呈滴沥状。

3. 失代偿期　以慢性尿潴留为特征。尿道梗阻使病人排尿不尽，出现膀胱残余尿，梗阻程度愈重，残余尿量愈大。过多的残余尿可使膀胱失去收缩力，以致发生尿潴留。在膀胱过度充胀时，少量尿液可从尿道口溢出，发生充溢性尿失禁，又称假性尿失禁。前列腺增生的任何阶段都可能因气候变化、饮酒、劳累等诱因导致前列腺充血、水肿加重，病人突然不能排尿而发生急性尿潴留。

4. 其他症状 合并膀胱炎时可有尿频、尿急、尿痛等膀胱刺激征；前列腺增生因局部黏膜的充血、破裂或者有膀胱结石的形成，可出现血尿；晚期可出现肾积水、肾功能不全；长期排尿困难致腹压增高，部分病人可并发腹股沟疝、脱肛及内痔等泌尿系以外的病症。

5. 直肠指检 排尿后，可于直肠前壁触及前列腺增大，表面光滑，质韧有弹性，中间沟变浅、消失或隆起。

(三) 实验室及其他检查

血、尿常规及肾功能检查可了解肾功能受损情况及合并感染的情况。B型超声检查可以直接测定前列腺大小、内部结构、是否突入膀胱，并测定膀胱残余尿量。通过尿流动力学检查可以评估梗阻的程度，最大尿流率＜15ml/s，说明排尿不畅；＜10ml/s则梗阻严重。

(四) 治疗与效果

对于刺激期和代偿早期的前列腺增生病人，目前常用5α-还原酶抑制剂和α-受体阻滞剂治疗；对合并心、脑、肺等重要器官疾病而不能耐受手术者，可采用微波、射频、激光、高能聚焦超声、气囊扩张、前列腺支架等方法治疗，大部分病人的症状可获减轻。

对发生急性尿潴留者，应导尿并留置导尿管；导尿管插入困难者行耻骨上膀胱穿刺造瘘或开放性手术造瘘以引流尿液。

对梗阻严重，残余尿量超过60ml者，应手术治疗。过去常用的耻骨上经膀胱前列腺切除术、耻骨后前列腺切除术以及经会阴前列腺切除术等开放性手术，因创伤大、并发症多目前已很少使用。目前最常用的经尿道前列腺电切术(TURP)，手术创伤小，效果较好，尤其适用于高龄体弱者。

TURP进行时需要冲洗液不断冲洗以保持术野的清晰，由于电切过程遇到生理盐水等电解质离子可产生组织电离损伤、分散高频电流，降低热效应，影响切割效果，因此所选用的冲洗液不能是电解质溶液。常选用5%的葡萄糖、3%～5%甘露醇或3%～5%山梨醇等溶液，如果过多吸收，病人可出现稀释低钠血症为本质的TUR综合征，以致手术时间受到一定的限制。

经尿道前列腺电切除技术的发展

1994年，经尿道前列腺电汽化术(TUVP)问世，部分弥补了TURP止血效果差、不能边切边凝的不足，但TUVP电切原理与TURP一样，同样存在TUR综合征的危险。1998年经尿道等离子前列腺电切术(TUPKVP)是第三代的泌尿外科手术工具，是一种不同于传统单极电切(TURP)和单极汽化(TUVP)的一种新技术，可以使用生理盐水作为工作媒介，避免了TUR综合征的发生。

(五) 心理-社会状况

病人早期往往不够重视，随着疾病的发展，夜尿次数多、排尿困难加重，甚至经常白天或夜间无意中发现少量尿液湿身、散发异味，难言之隐、郁闷苦恼，生活质量下降，担心他人嫌弃；长期保守治疗未能根本好转，手术风险大、治疗费用大，诸多因素加重病人的心理负担，病人常烦躁、忧虑及失眠。

【护理诊断/问题】

1. 焦虑 与反复排尿困难、充溢性尿失禁等有关。

2. 排尿异常：尿潴留 与尿路梗阻有关。

3. 有感染的危险　与留置导尿管等有关。

4. 潜在并发症　内出血、TUR综合征。

【护理目标】

病人焦虑减轻或消失，能配合治疗与护理；排尿情况改善；未因导管护理不当而发生感染；也未发生内出血及TUR综合征等并发症，或发生后能被及时发现和处理。

【护理措施】

（一）急性尿潴留病人的护理

对发生急性尿潴留者，首先安慰病人不要紧张，嘱其暂不宜多饮水；同时尽快解除尿潴留。导尿是最简单、常用的方法，应及时配合医生施行导尿术。若导尿管不能插入，应配合医生进行耻骨上膀胱穿刺造瘘术或开放性手术施行耻骨上膀胱造瘘术。在导尿管或膀胱造瘘管留置期间，应嘱病人多饮水，并做好相应护理工作。

（二）非手术治疗护理及手术前护理

1. 心理护理　前列腺增生的病情有时长时间内变化不大，有时改善后又突然加重，病情反复，应做好心理护理，稳定情绪。指导轻症病人坚持药物治疗与个人保健相结合；病情严重的病人应遵医嘱配合手术治疗。

2. 一般护理　嘱病人进食易消化、高营养食物，辅以粗纤维食品以防便秘。忌饮酒及辛辣食物。鼓励病人多饮水，但尿潴留或心肾功能不佳的老年人不宜短时间内大量快速饮水。指导病人适当起床活动或床上活动，练习深呼吸和咳嗽，防止老年病人呼吸、泌尿系统感染及下肢深静脉血栓形成等并发症的发生。因病人排尿次数多以及夜尿多，安排床位时应注意靠近洗手间，行走安全，或在床旁放置便器。

3. 用药护理　①遵医嘱给病人服用阿夫唑嗪、特拉唑嗪等$\alpha 1$受体阻滞剂，以降低前列腺基质平滑肌的张力，减少尿道阻力；服用5α还原酶抑制剂（如非那雄胺、度他雄胺）以降低前列腺内双氢睾酮含量，使前列腺缩小，改善排尿功能。②遵医嘱适时使用抗生素，以防治感染。③前列腺增生病人都是老年人，常有糖尿病以及不同程度的高血压、冠心病、慢性支气管炎、肺气肿等老年病，根据病情需要，遵医嘱使用相关药物。

4. 病情观察　重点观察评价非手术治疗的效果，非手术治疗期间或围手术前期全身情况是否稳定，伴随的其他疾病是否平稳或好转。发现排尿困难加重或其他异常情况应及时告知医生。

5. 手术前准备　配合医生检查重要脏器功能，了解病人全身情况，配合医生纠正病人的生理紊乱，提高病人对手术的耐受力；如病人留置了尿管或耻骨上膀胱造瘘管，应做好相应护理；适时做好手术前其他常规准备。

（三）手术后护理

1. 严密观察病情　①注意病人意识和生命体征、重要器官功能状况；②对经尿道前列腺电切除术（TURP）者，注意观察有无心慌、气急、恶心、呕吐，甚至抽搐等TUR综合征表现；③呼吸及泌尿等系统的感染征象、各引流管的引流情况。发现异常及时报告医生，并配合处理。

2. 一般护理　手术后先采取平卧位，待生命体征平稳、无特殊不适及活动性出血征象时改半卧位；卧床期间注意体位调节和适度活动。胃肠功能恢复后，嘱病人多饮水，指导病人摄取易消化、高蛋白、高纤维素食物，关注病人排尿及排便情况。做好老年病人基础护理工作，预防肺部感染、下肢静脉血栓形成和压疮。当病情恢复可下床活动时，应加强陪护，防止意外损伤的发生。

3. 治疗配合

(1)压迫止血:腔镜手术和开放性手术后护理的重点是如何尽快促成前列腺术野停止出血。为此,病人早期取平卧位,三腔气囊尿管稍向外牵拉并用胶布固定在病人一侧大腿的内侧,告知病人固定尿管的肢体应保持伸直外展15°,不得随意活动、坐起或自行松解;也可应用无菌纱布,在尿道外口扎住向外适度牵引尿管,结扎的力度以尿管未见回缩又不影响内部通畅为宜。特别强调的是三腔气囊尿管的气囊位置并非传统要求的前列腺窝,而是位于尿道内口,目的在于刚好隔断膀胱与前列腺窝之间的液体流动,发挥前列腺包膜平滑肌多能自身回缩止血的优势(参见图24-1-1膀胱冲洗方式A图前列腺箭号)。三腔气囊尿管外口与膀胱冲洗装置相连。一般牵引压迫时间为8~10小时。手术后1周内禁止肛管排气或灌肠,以免诱发出血。

(2)膀胱冲洗:手术后立即将三腔气囊导尿管连接于密闭式膀胱冲洗装置,进行持续的冲洗,可防止凝血块形成阻碍排尿和感染。冲洗液常选用无菌等渗盐水。因早期出血较多,故冲洗速度要快,以后根据出血量多少随时调节冲洗速度。如发现冲洗不畅,可能为血块堵塞,可用无菌注射器适当冲击或抽吸血块,以保持冲洗通畅。气囊导尿管一般在手术后10天左右拔除。

(3)用药护理:①遵医嘱全身应用止血剂;②胃肠功能恢复前遵医嘱补液与营养;③同时遵医嘱正确使用抗生素预防感染;④膀胱冲洗过程期间如出现膀胱区阵发性剧痛,应考虑到膀胱痉挛所致,多因逼尿肌不稳定、导管刺激、血块堵塞冲洗管等因素诱发,为一过性,必要时遵医嘱给予小剂量镇痛药,也可口服硝苯地平片或者用维拉帕米30mg加入生理盐水内冲洗膀胱;⑤胃肠功能恢复后,注意病人排便是否通畅,必要时遵医嘱给病人口服缓泻剂防治便秘。

(4)伤口与引流管护理:应保持手术伤口、尿道外口、耻骨上膀胱造瘘和耻骨后引流管口的清洁、干燥,敷料渗湿者及时更换。引流管的接管和尿袋须每日更换,每日消毒尿道外口2次。耻骨上膀胱造瘘管于手术后2周拔除。耻骨后引流管于手术后3~4天拔除。

(四)健康指导

1. 由于手术时尿道括约肌功能受到影响或损伤,有些病人会发生暂时性的尿频、尿急、尿失禁或滴尿等情形,可指导病人住院期间开始进行提肛运动锻炼,2个月左右即逐渐恢复正常排尿。

2. 病人出院后要多饮水,勤排尿,忌烟酒及辛辣刺激性的食物,加强营养,适度活动,避免感冒,3个月内避免较剧烈活动。

3. 指导永久性膀胱造瘘的病人学会造瘘管的家庭护理,定期更换造瘘管,防止感染和结石形成。

思考题

1. 病人女性,37岁。运动后突发右下腹阵发性剧痛1小时,伴恶心,曾呕吐1次,吐出胃内容物。1年前曾因右下腹疼痛在当地医院诊治,初步诊断"急性阑尾炎",经保守治疗好转。请思考:①你作为急诊室护士,目前应特别注意收集哪些护理评估资料?②当前主要护理诊断/问题及其护理措施是什么?

2. 病人男性，72 岁。因“排尿困难 3 年，不能排尿 1 天”入院。病人于 3 年前无明显诱因出现尿频，夜尿次数增多，逐渐排尿无力、尿线细，今不能排尿来院就诊。门诊以“前列腺增生”，予导尿后收住院。请思考：①住院后应该采集补充哪些评估资料？②病人行经尿道前列腺切除，手术后已持续膀胱冲洗 2 小时，试问病人出现哪些表现就提示有明显的活动性出血？这时护士应该做些什么？

（严鹏霄）

第二十五章　骨与关节疾病病人的护理

第一节　骨折病人的护理

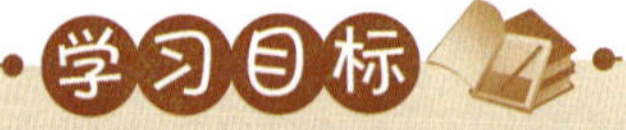

①了解骨折的概念、分类；熟悉一般骨折病人的护理评估、护理诊断/问题；掌握其护理措施和健康指导。②了解桡骨远端骨折等几种常见骨折的护理评估要点和护理措施要点。③通过实践教学初步学会对骨折病人的一般护理；学会骨科外固定技术的配合与护理。在护理中对病人表现出救死扶伤的精神以及关爱、同情和热情的服务态度。

一、骨折病人的护理概述

骨质的连续性发生部分或完全中断即为骨折(fracture)。根据骨折局部情况和临床意义将骨折分为不同的类型。

1. 闭合性骨折与开放性骨折　闭合性骨折指骨折处皮肤或黏膜完整，或者指骨折断面与外界空气无直接或间接性贯通。开放性骨折指骨折处皮肤或黏膜破损，且骨折部位直接地或间接地(即刺破中空性器官)与外界相通。后者的临床意义在于骨折端已污染，发生感染的可能性较大。

2. 不完全骨折与完全性骨折　不完全骨折是骨质连续性部分中断，如裂缝骨折、青枝骨折等。完全性骨折是骨质连续性完全中断，如横断、斜形、螺旋形、粉碎、嵌插骨折及压缩骨折等(图 25-1-1)。完全性骨折常有骨断端移位(图 25-1-2)，给治疗增加了一定难度。

3. 稳定性骨折与不稳定骨折　稳定性骨折即复位后在适当外固定下不易发生移位的骨折，如不完全骨折及横断、嵌插骨折等。不稳定骨折即复位后易于移位的骨折，如斜形、螺旋形、粉碎性骨折等。不稳定骨折的复位、固定都有较多复杂性。

4. 新鲜骨折与陈旧骨折　新鲜骨折指骨折后短期内(一般在 2 周内)骨断端尚未形成纤维性连接者。陈旧骨折指骨折断端血肿机化，已经形成纤维性粘连者(多发生于骨折 2 周后)，后者复位较难，可能需手术处理。

【护理评估】

(一) 健康史

1. 外伤史　绝大部分骨折有外伤史，常发生于交通事故、生产事故、斗殴、战争、地震

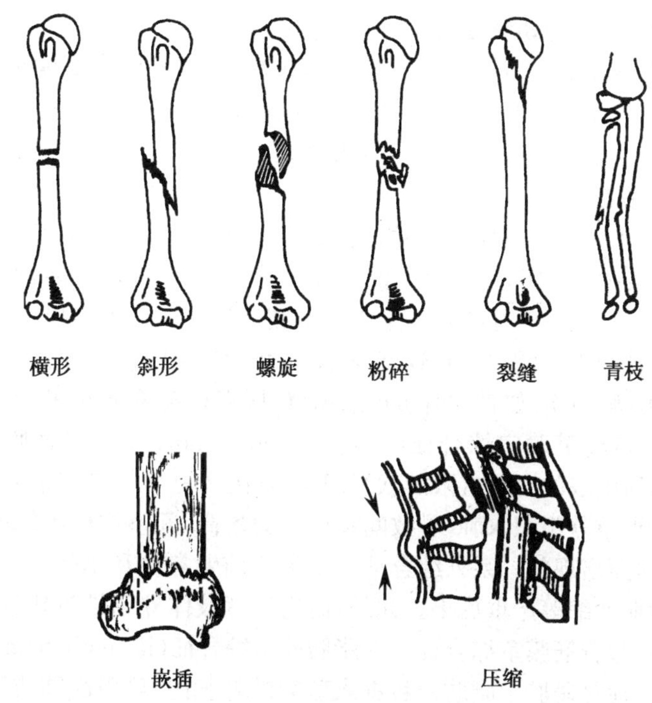

图 25-1-1　骨折的形态分类

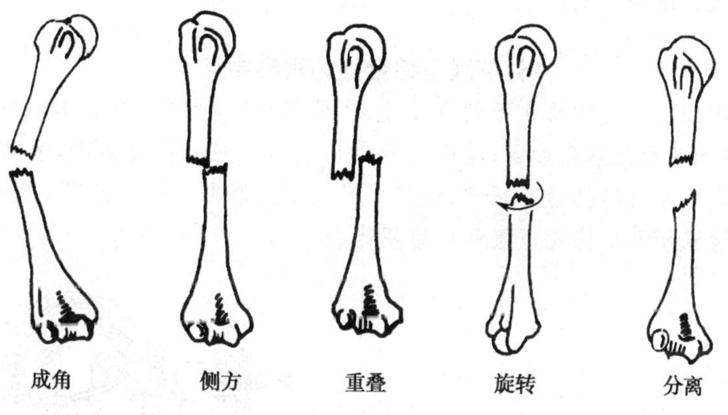

图 25-1-2　完全性骨折的移位

等。外伤暴力的作用机制及大小不同，骨折发生的部位和伤情不同。①压砸、撞击、火器等暴力作用于骨骼，多使直接受击处骨折，属直接暴力所致骨折。②跌倒时手掌撑地致锁骨骨折，高处坠落双足立地致胸腰椎压缩骨折，为间接暴力所致骨折。③踢足球时股直肌猛烈收缩致髌骨骨折，此因肌肉牵力所致骨折称为撕脱性骨折。④骨骼某处长久地承受一种持续应力，该处可能因积累劳损所致骨折为疲劳性骨折，如长途行军致第 2、3 跖骨颈骨折等。

2. 骨病史　骨骼疾病使骨骼局部破坏或脆弱，正常活动中即可发生病理性骨折，如骨髓炎、各种骨肿瘤所致骨折。

（二）身体状况

1. 具有创伤的一般表现　①骨折处有明显的疼痛和压痛；②骨折局部形成肿胀及瘀

斑；③骨折肢体活动受限，即功能障碍。

2. 骨折常见的专有体征 ①创伤处畸形：骨折端移位时，局部有畸形改变。②假关节活动：在四肢长骨骨折时骨折部位可出现类似关节的异常活动。③骨擦音（感）：患肢位置变动时，骨折处可能发生骨折端摩擦的声音，或检查者手下偶有骨折端摩擦的震动感。

3. 骨折常见并发症

（1）骨折早期常出现的并发症有：①休克：常见于出血量较大的多发性骨折、骨盆骨折、股骨干骨折。②血管损伤：邻近骨折部位的重要动脉、静脉有损伤可能，如肱骨髁上骨折可损伤肱动脉（图 25-1-3）。严重时导致肢体残疾或肢体坏死。③神经损伤：如肘关节周围骨折致尺神经或正中神经损伤（图 25-1-3），脊椎压缩性骨折可致脊髓损伤而出现不同程度截瘫（图 25-1-1）。④内脏损伤：如骨盆骨折可致膀胱、尿道和直肠损伤，肋骨骨折可致气胸、血胸以及肝、脾破裂。⑤骨筋膜室综合征（compartment syndrome）：骨筋膜室是由深筋膜与骨、骨间膜、肌间隔所围成的容量有限的软组织间室（图 25-1-4）。骨筋膜室综合征是由于骨折时形成的血肿和严重软组织水肿，导致间室内压力增高，间室内软组织的血液循环障碍，肌肉、神经急性缺血而出现的一系列综合征。常见于前臂掌侧和小腿。如延误诊治可导致肢体坏疽或缺血性肌挛缩等严重后果。此外，尚需注意肢体外绷带包扎过紧或肢体主要动脉、静脉损伤也可引起骨筋膜室综合征。⑥脂肪栓塞综合征（fat embolism syndrome）：骨折断端血肿张力较大，使骨髓腔中脂肪微粒进入破裂的静脉内，可引起肺或脑血管脂肪栓塞。临床上表现为呼吸困难、发绀，或者昏迷，甚至突然死亡。⑦感染：开放性骨折易发生感染、化脓性骨髓炎或脓毒症。

骨筋膜室综合征的观察要点

①肢体组织因受压和缺血而剧烈疼痛；②局部肿胀，严重压痛；③指（趾）呈屈曲状，活动受限，被动牵拉时疼痛加剧；④因动脉供血障碍或静脉回流障碍，表面皮色苍白或潮红、发绀；⑤远端动脉搏动可正常，但严重时减弱或消失。据此表现一经确诊，应紧急地充分切开深筋膜及肌间隔以缓解间室压力。

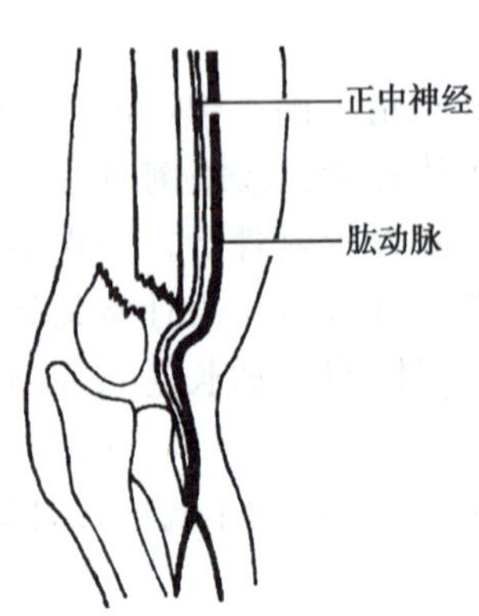

图 25-1-3 肱骨髁上骨折合并血管、神经损伤

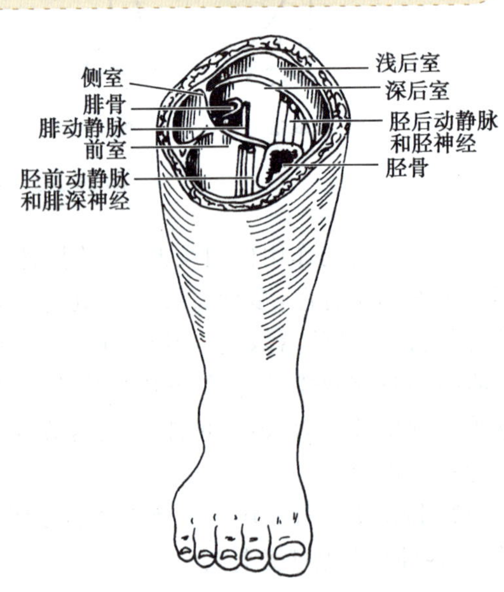

图 25-1-4 小腿的骨筋膜室示意图

(2)骨折愈合后期或更久时间以后,可能发生中、晚期并发症:①关节僵硬:患肢固定日久而缺少适当功能锻炼,可使关节囊等周围软组织挛缩。尤其是关节内和周围软组织损伤,形成关节面之间或关节与周围软组织之间的广泛粘连,从而致关节活动受限。常伴骨质脱钙及失用性肌萎缩。②损伤性骨化(骨化性肌炎):常见于关节脱位或关节附近骨折。因局部形成血肿,骨膜剥离移位,随后发生了血肿广泛骨化,并波及周围损伤出血的肌肉等软组织中,致使关节功能障碍。③愈合障碍:全身情况较差或骨折处骨质血供不良、骨断端分离或有软组织嵌入、复位或固定不妥当、不适当的过早过度活动、局部感染等诸多因素均可使骨折延迟愈合或不愈合。④畸形愈合:复位或固定不妥当、过早负重活动等,可使骨折在重叠、旋转、成角等畸形状态下愈合连接。⑤创伤性关节炎:关节内骨折使关节面不平滑,或肢体骨折后畸形愈合使关节活动应力紊乱,均可造成创伤性关节炎。表现为活动时关节疼痛和运动障碍。⑥缺血性骨坏死:骨折处骨质因血供障碍而坏死,如股骨颈骨折的股骨头坏死。⑦缺血性肌挛缩:因肢体重要血管损伤所致,也可是骨筋膜室综合征的后期结果。缺血肌群变性、坏死、机化而出现挛缩,如发生前臂缺血性肌挛缩(Volkmann contracture)即表现为特殊的"爪形手"畸形。

另外,长期卧床还可引起皮肤压疮、泌尿系感染及结石、坠积性肺炎、下肢深静脉血栓形成等其他并发症。

(三) 实验室及其他检查

X线摄片可明确有无骨折以及骨折类型。对复杂性损伤病人常作血常规检查等,了解失血情况或感染情况。

(四) 治疗与效果

1. 骨折的治疗方法与效果　骨折治疗有三大原则:复位、固定和功能锻炼。

(1)复位:是用手法或手术使骨折部位恢复到正常或接近正常的解剖关系。①最常用的是手法复位。如果使两骨折端接触面(对位)和两骨折端在纵轴线上的关系(对线)完全恢复了正常解剖关系,即为解剖复位。如果两骨折端对位欠佳,但对线基本良好,愈合后肢体功能正常,此属功能复位,功能复位也是可行的。②有些特殊情况需考虑手术复位。如骨折断端有肌肉等软组织嵌入者、手法复位难以奏效的关节内骨折者、合并重要血管或神经损伤须手术探查者、陈旧性骨折或手法复位失败的骨折等常需要手术切开后直视下骨折复位。

(2)固定:是用外固定方法(小夹板、石膏绷带、牵引等),或手术切开内固定方法将骨折稳定在复位后的位置,使其以良好的对位对线关系达到牢固愈合。①小夹板固定:用薄木板、竹板或塑料板制成与四肢各部位相应的不同规格的小夹板,将其置于骨折肢体的四周部位,必要时在其下适当的部位加置固定垫,外缚布带以固定骨折(图25-1-5)。此法主要适用于四肢长骨的较稳定骨折。②石膏绷带固定:脱水硫酸钙(熟石膏)细粉末黏着于特制的粗孔纱布绷带上即成石膏绷带。将其浸水后包在患肢上,10分钟左右即凝固成石膏托或石膏管型等(图25-1-6)。对肢体起到有效固定作用,广泛使用于骨折、关节脱位、软组织损伤的治疗及畸形的预防和矫正。③持续牵引:是利用牵引力和反牵引力机械装置,作用于骨折部位,以达到复位和维持固定的双重目的。牵引初期力量大,有复位作用;骨折复位后减轻重量以维持固定。常用于手法复位有困难或夹板、石膏固定有困难者,如股骨干闭合性骨折,因骨折周围肌肉丰满、肌痉挛,难以手法复位也难于稳妥进行外固定;胫腓骨不稳定性骨折,一般外固定不易奏效;再如四肢骨折局部严重肿胀或有皮肤挫裂伤,胫、股骨开放性骨折等

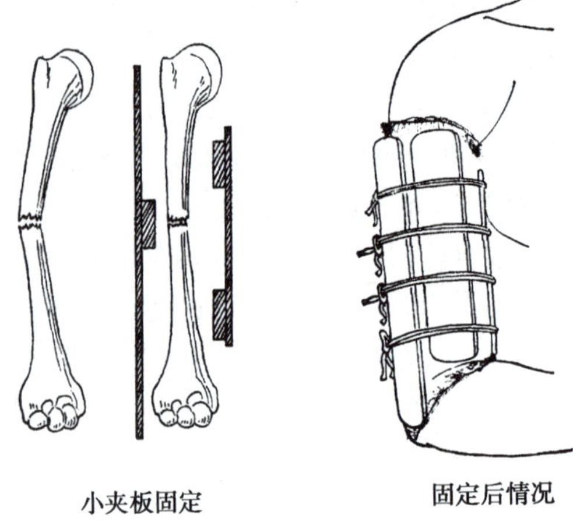

图 25-1-5 肱骨干骨折小夹板固定

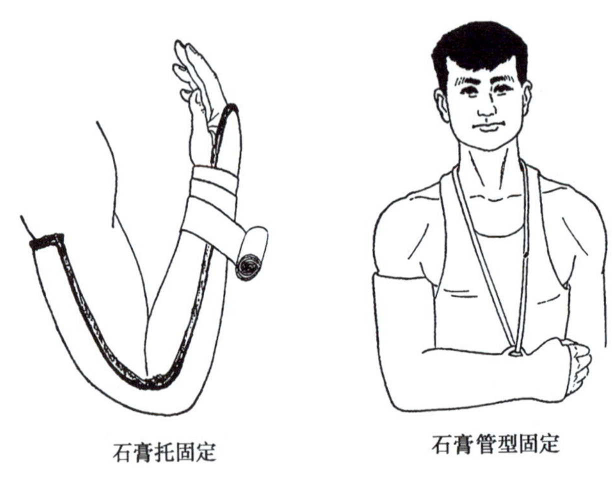

图 25-1-6 常用石膏绷带固定类型

也宜采取持续牵引法。持续牵引有皮牵引和骨牵引两种方法，前者是用宽胶布粘贴在患肢皮肤或使用预制的肢体牵引带而挂上重量作牵引，牵引力量小；后者是通过贯穿在骨组织内的钢针作牵引，牵引力量大。两者均需要相应的滑轮装置(图 25-1-8，图 25-1-9)。④手术内固定：手术切开复位者，一般采取内固定。紧贴骨骼，使用对人体组织无不良刺激的金属内固定物，如髓内针、螺丝钉、接骨钢板等(图 25-1-10，见文后彩插)。优点是复位准确，固定牢靠。缺点是手术损伤局部血供而致不同程度愈合障碍；使骨折开放，可能致感染；常需二次手术去除内固定物。

新型外固定材料

高分子聚酯塑板是可代替夹板、石膏绷带的新型材料(图 25-1-7，见文后彩插)。具有轻便、坚固、透气好、可洗浴的特点，适用于手指到躯干全身不同部位的固定。并可制作成上肢外展架、脊柱支架、颈托等外固定支具。

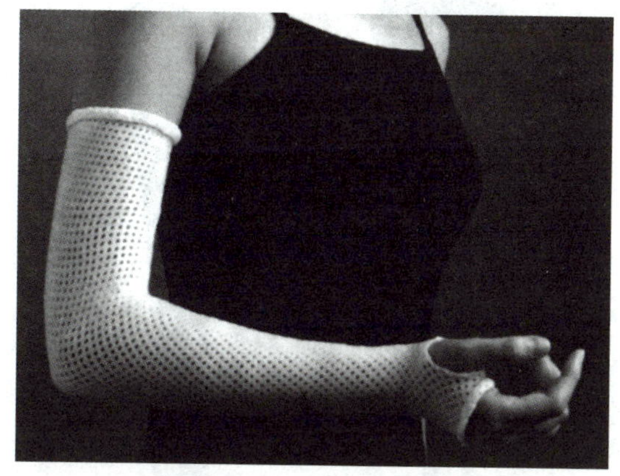

图 25-1-7　高分子聚酯塑板固定

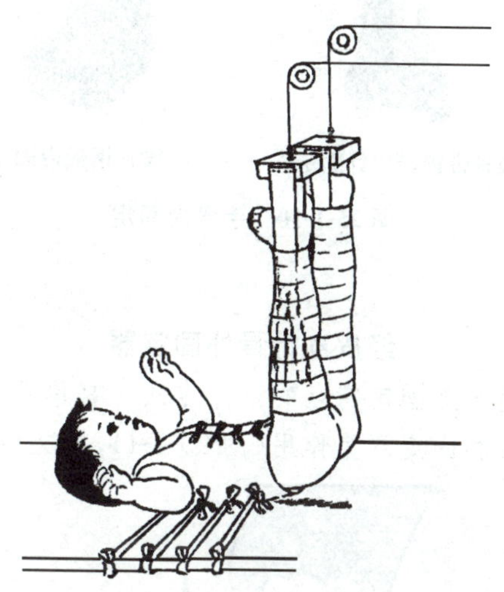

图 25-1-8　小儿股骨骨折皮牵引

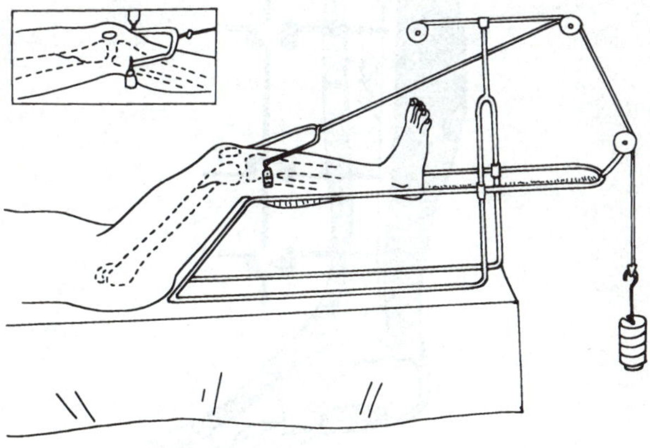

图 25-1-9　股骨骨折骨牵引

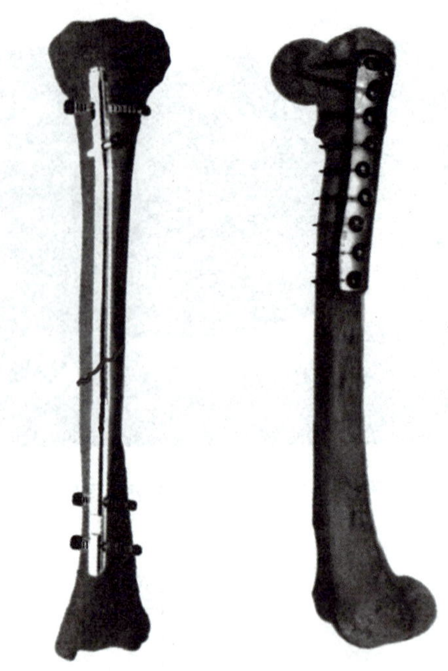

图 25-1-10 手术内固定

经皮穿针骨外固定器

这是一种兼有内固定与外固定特点的治疗方法。有单臂、双臂、环形等不同类型的产品。外固定器具有复位和固定双重作用(图 25-1-11,见文后彩插)。

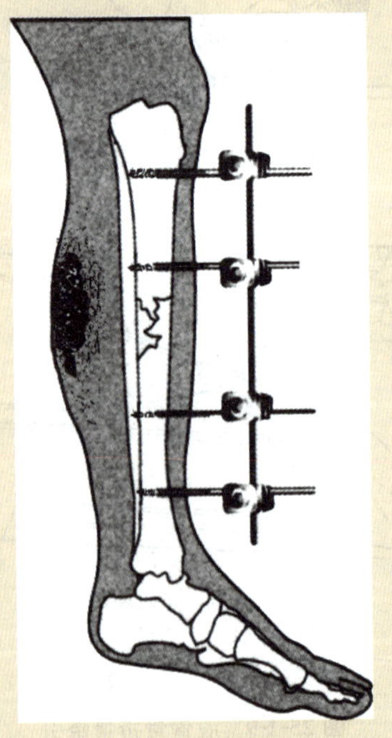

图 25-1-11 外固定器固定

(3)功能锻炼：骨折复位与固定后，为促进骨折愈合和患肢肌肉、肌腱、韧带、关节囊舒缩活动的恢复，应指导病人按有关原则循序渐进地进行功能锻炼。

2. 骨折的愈合过程及标准　经过正确的处理，如果没有并发症，成人骨折一般需3个月左右可达到良好愈合的效果。

(1)骨折的愈合过程：其过程大致可分3个阶段。①血肿机化期：骨折后局部形成的血肿，逐渐机化为纤维组织。此时骨断端发生纤维性连结，故又称纤维愈合期，大约需2周。②骨痂形成期：骨断端的骨内、外膜处经过成骨细胞增生、钙化等一系列复杂过程，形成新生骨组织，即内骨痂和外骨痂；骨断端之间的纤维组织也转化为软骨组织，再钙化、骨化为骨组织，形成腔内骨痂和环状骨痂(图25-1-12)。骨痂的形成使骨折处能耐受肢体活动产生的一般应力，这时可去除外固定，渐恢复日常活动。故此期又称临床愈合期，一般需4～8周。③骨化塑形期：在以后相当长期的负重活动中，应力轴线上的骨痂不断加强，其他骨痂逐渐吸收，骨髓腔沟通，可恢复至正常骨结构。

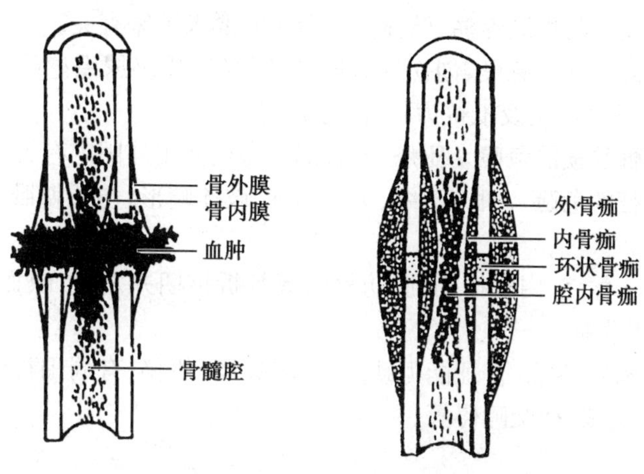

图25-1-12　骨痂形成示意图

(2)骨折愈合的标准：骨折的临床愈合是否达到治疗效果要求，可参考6项标准。①局部无压痛。②沿肢体长轴纵向叩击时骨折处不痛。③谨慎适力摇动(或扭转)患肢，骨折处无异常动度。④X线片显示有连续性骨痂，骨折线模糊。但注意骨折线完全消失时骨愈合方达牢固。⑤解除外固定后患肢抬起时无不适感；经数日功能练习后，谨慎测试患肢应完成以下要求：上肢向前平举1kg重物持续1分钟，下肢在3分钟内不扶拐可平地连续行走30步以上。⑥2周内连续观察，未见骨折处变形。

(3)影响骨折愈合的因素：以下因素将影响骨折能否顺利愈合，在护理评估中应予重视：

1)全身性因素：儿童骨折愈合快，老年人愈合慢；营养不良或患有各种代谢障碍性疾病等健康状况不佳者愈合慢。

2)局部性因素：①骨折的部位、类型、程度等影响愈合。如松质骨比密质骨愈合快，损伤重、血肿大、骨缺损或坏死等愈合慢或不愈合；②治疗或护理不当，如复位或固定欠妥、不恰当的手术处理、功能锻炼不够或过度等可影响愈合；③骨折端的血供不良或周围软组织较少或软组织损伤重，骨愈合慢；④骨断端接触不佳或分离或有软组织嵌入则影响愈合；⑤骨折局部有感染则影响愈合。

(五)心理-社会状况

①受伤初期的心理反应:意外的车祸或工伤事故中,受伤者缺乏心理准备与适应,常表现恐惧反应或者精神症状,如心悸、发抖、哭叫、易怒;甚或轻率而任性,失去理智,有"自我损伤"或"伤害他人"的倾向;也有人表现为凝视、冷淡或木呆,即所谓"情绪休克"表现。②受伤治疗期的心理反应:受伤后病人的生理、心理及社会角色状况都可能改变,尤其是肢体活动受限、担心致残、学习和工作中断等使病人多表现抑郁反应,如忧愁、悲伤、后悔、自责或抱怨。③受伤康复期的心理反应:其反应程度受复杂因素的影响,如伤残程度,尤其是伤肢功能残障或肢体缺失;如社会家庭环境,尤其是家属的态度变化、经济来源困难、社交适应与个人前途问题等;个人性格类型也有重要关系。一般表现为程度不同的焦虑反应和精神困扰,如心烦意乱、疑虑、失眠;有精神空虚感和无助感,缺乏自信心;或者内疚、沮丧、厌世等。

【护理诊断/问题】

1. 焦虑 与学习、工作中断或顾虑肢体伤残等因素有关。

2. 躯体活动障碍 与患肢疼痛、肢体固定及医嘱要求卧床有关。

3. 有感染的危险 伤口感染、创伤性骨髓炎、呼吸道或泌尿系感染等,与开放性损伤、手术创伤、长期卧床缺少活动及抵抗力下降等因素有关。

4. 有皮肤完整性受损的危险 压疮,与长期卧床或使用外固定有关。

5. 有失用综合征的危险 肌肉萎缩、关节僵硬、肢体畸形,与长期卧床、肢体制动、畸形愈合诸因素有关。

6. 潜在并发症 休克、内脏损伤、脂肪栓塞等骨折早期并发症;缺血性肌挛缩、创伤性关节炎等骨折晚期并发症。

其他常见护理诊断:疼痛、自理能力缺陷、营养失调、便秘、有周围神经血管功能障碍的危险、执行治疗方案无效、社交障碍等。

【护理目标】

病人能用有效的应对方式减轻焦虑,能顺利适应角色改变和有关生活、工作环境;病人生活得到照顾;经过指导和训练,生活自理能力提高;各种感染、关节僵硬、肢体畸形、压疮、缺血性肌挛缩等并发症的可能性或危险性减小;病人能说出治疗、护理计划的措施及意义,配合医护工作,自我保健及康复能力提高。

【护理措施】

(一)急救

1. 抢救生命 在现场抢救或急诊室接诊时,首先判定有无颅脑、胸、腹部合并伤。如有气胸、窒息、颅脑伤或昏迷等,应注意保持呼吸道通畅,给予应急处理,并紧急通知医师抢救;如有休克,在条件允许时应迅速建立静脉输液通路、保暖、吸氧等;如有伤口大出血,应加压包扎止血,必要时正确使用止血带;如疼痛剧烈,在转运前可适当使用镇静、止痛药物。

2. 防止继续损伤或污染 ①四肢检查时动作要轻柔,必要时剪开病人衣袖或裤管。②包扎伤口:取无菌敷料或现场最清洁的布类包扎伤口,以免继续污染。外露骨端一般不要进行现场复位。③临时固定:凡有骨折或可疑有骨折的病人,均应给予临时固定处理。闭合性骨折显著畸形者,骨折端可能造成皮肤穿破或血管、神经损伤,宜适当牵引患肢,使之伸直后再临时固定。四肢长骨固定应超过骨折两端关节。固定物具一般使用预制的夹板,但现场可就地取材,如用木棍、树枝、木板等。在无材料能取时上肢可固定于胸部,下肢固定于健侧下肢。④脊柱骨折的急救方法:由3人分别托扶病人的头背、腰臀及双下肢部位,协调动作，平稳置于硬板上抬运（图 25-1-13）。始终保持脊柱中立位，避免脊柱扭曲、旋转致骨折处移位而损伤脊髓。疑有颈椎骨折或脱位时，须用双手牵引头部使颈椎维持中立位，平置病人于硬板上，在头颈两侧填塞沙袋或布团以限制头颈活动（图 25-1-14）。

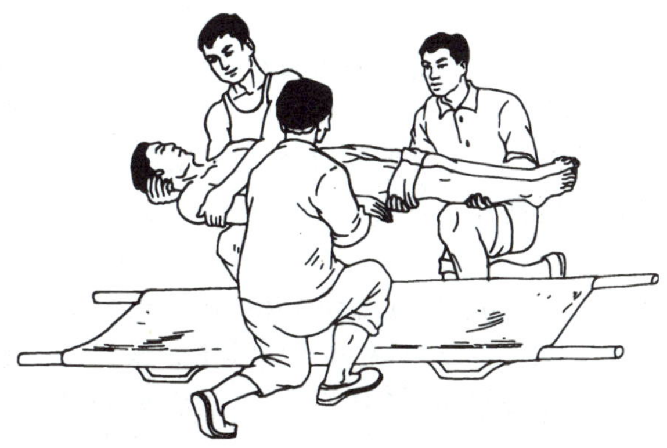

图 25-1-13　脊柱骨折病人的搬运法

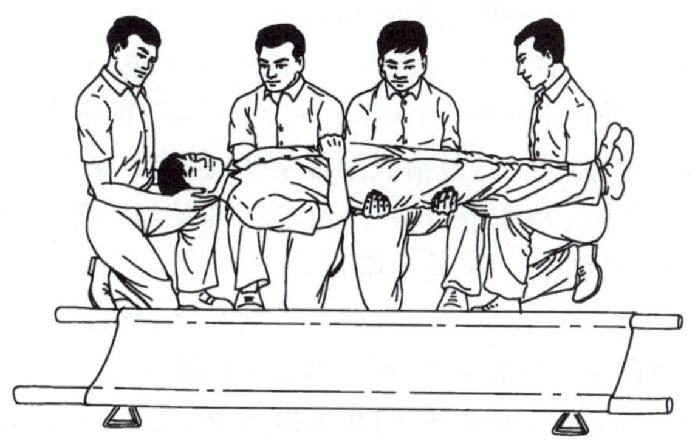

图 25-1-14　颈椎骨折病人的搬运法

3. 迅速转运　病人经初步抢救和妥善包扎固定后，应迅速平稳地转送医院，以便及时正规地治疗。病情复杂者，应有医护人员陪送。

4. 开放性骨折的处理　属抢救处理，应尽早实施清创，并使用抗生素和 TAT。骨折的处理按有关骨折治疗原则进行。

你能做好现场急救吗？

地点：野外旅游区。

事件：车祸中一受伤者倒地，喊腹部及右腿疼痛。可见其右股部中段前内侧有 8cm 长伤口，活动性出血，骨折端外露。如果你在现场将给何处理？

（二）心理护理

对初诊（急诊）病人要服务态度和蔼，尊重病人，"急病人之急，痛病人之痛"，这样有利于调整病人心境，增强病人安全感和信任感；对治疗期间的病人，给予理解和同情，耐心听取病人的诉说与不适，认同病人的心理应对方式如踱步、哭泣等，尽量满足病人合理的身、心需求；对康复期病人，多做安慰和鼓励，帮助病人主动适应环境和个人的生活习惯。总之，及时解除病人认知上的疑虑和误识，消除心态上的焦虑与抑郁，帮助他们克服意志上存在的消极或厌世态度。同时，注意家属的心理或思想工作。

（三）病情观察

对骨折早期病人，应注意观察患肢远端感觉、运动及血液循环情况；触摸桡动脉或足背动脉搏动是否正常；对多发性骨折或复杂性创伤病人，注视生命体征变化和颅脑、胸、腹部症状体征，以便及时发现合并伤和骨折早期并发症。在骨折病人治疗期和康复期，要经常观察患肢肌群和关节的形态与功能状况，配合医嘱、教育病人定期作骨折部位X线复查，以随时了解、评估骨折愈合的现状和晚期并发症发生的可能性。

（四）一般护理

1. 卧床护理 骨科病人常需较长时期卧硬板床。卧床期间要做好生活护理，但要鼓励病人主动进行力所能及的有关躯体活动。做好排尿排便护理，保持会阴部及床单清洁。长期卧床还可能发生压疮、呼吸系统和泌尿系统感染，应经常进行皮肤护理，常翻身，练习深呼吸运动等。

2. 饮食护理 供给病人富含营养的易消化普食。多吃水果蔬菜，以防便秘。长期卧床易发生骨质脱钙，应多饮水，预防泌尿系结石和感染。

3. 防止畸形 长期卧床或使用外固定的病人，注意保持肢体功能位置。如肩关节应外展45°、前屈30°、内旋20°、前臂中立位；肘关节应屈70°～90°，前臂中立位；腕关节应背伸30°左右；掌指及指间关节应拇指对掌，且各指成半握拳状；髋关节应外展10°～20°，前屈15°，外旋5°；膝关节应屈曲10°～15°；踝关节应在中立位置，即足与小腿呈90°角。尤其是截瘫病人，一般在足部使用石膏托或支架以防垂足畸形。

4. 物理疗法 据病情需要选用按摩、被动关节活动、热敷、擦浴、红外线及超短波理疗等，有利于促进局部血液循环及炎症吸收，利于肢体功能恢复。

5. 功能锻炼 为改善肢体血液循环，防止肌肉萎缩、关节僵硬、骨质脱钙等并发症，应指导长期卧床或肢体固定的病人合理进行功能锻炼。其原则是：骨折早期（伤后1～2周内）以患肢肌肉的舒缩活动（等长收缩运动）为主，严格控制有害于骨折或脱位局部稳定性的活动或过度活动；中期（受伤2～3周后，即骨折部位已纤维性连接）以骨折处远、近侧关节活动（肌肉等张收缩运动）为主，活动范围渐扩大，但动作要缓和，不宜做肢体持重或负重活动；后期（受伤6～8周后，骨折初步达到了临床愈合）应做以重点关节为主的全面功能锻炼，据骨折愈合情况考虑拆除外固定，如属下肢骨折者可下地扶杖行走。

（五）手术病人的护理

执行外科围术期一般护理和前述骨科一般护理，但要重点注意以下问题和工作：

1. 有感染的危险 骨科手术多是严格的无菌手术，手术后如果合并伤口感染极可能造成整个治疗的失败。所以，要求做好手术前皮肤的特殊准备和手术后伤口护理。

2. 有围术期受伤的危险 骨科病人手术前、后常有不同程度躯体活动受限。要提供安全和舒适措施，对部分病人可加强陪伴，防止跌倒意外或病理性骨折。

3. 有周围神经、血管功能障碍的危险 手术损伤或包扎、固定不当可能造成周围神经、血管功能障碍。手术后密切观察患肢远端感觉、运动及血液循环情况，如见异常应查明原因，及时处理，以免导致不良后果。

4. 有失用综合征的危险 手术后病人多需长期卧床或长期肢体固定，根据病人具体情况，指导手术后合理的功能锻炼。

（六）骨科外固定病人的护理

1. 小夹板固定病人的护理

（1）根据骨折部位选择相应规格的小夹板，准备衬垫物及固定垫。

（2）夹板外捆扎的布带，松紧应适度。一般应使捆扎带的带结能向远、近端方向各移动1cm。如果捆扎过松会致固定作用失效，捆扎太紧可能造成肢体软组织或血管、神经等受压致伤。

（3）小夹板固定前后均应注意观察患肢远端有无感觉、运动及血液循环障碍情况，以防发生骨筋膜室综合征。

（4）抬高患肢。有利于肢体血液、淋巴液回流，减轻疼痛与肿胀。

（5）对门诊病人及时进行康复保健知识和有关的医护知识教育：①如有患肢远端肿胀、疼痛、青紫、麻木、活动障碍、脉搏减弱或消失等应随时返医院复诊；②随着肢体肿胀加重或肿胀减轻，都可能使夹板松紧变化，应根据当时受伤时间长短及肿胀程度告诉病人复诊日期，以便及时调整；③固定后2周内，应根据病情需要及时作X线检查，以便了解骨折有无移位，避免发生畸形愈合；④按骨折部位、骨折类型、愈合情况指导病人做好患肢功能锻炼。

2. 石膏绷带固定病人的护理

（1）石膏绷带包扎法

1）清洗患肢皮肤。如有伤口应提前更换敷料。

2）用棉织套、棉花或绵纸作垫衬以包裹患肢将要固定的区域。在骨隆突处适当垫厚，以免石膏固定后对局部造成压疮。

3）助手维持病人肢体于功能位或固定所需的肢体体位。

4）将所需合适宽度的石膏卷（用于做石膏管型）或折叠的石膏条带（用于做石膏托）浸于水温在30℃左右的水中，待其气泡排尽后，用双手分别握住其两端取出，并轻轻往中间方向挤出多余水分，随即使用（图25-1-15）。

5）协助包扎时应注意：应自肢体近端向远端包扎；石膏绷带卷缠绕肢体时每圈压住前圈的1/3，松紧均匀，并随手将其按抚妥帖（图25-1-16）；用手掌扶托肢体石膏型，以免手指扶托时给石膏型内面留下不平的指压痕而压迫皮肤；包扎时一般应露出远端指（趾），以便固定后观察；最后将石膏型边缘修齐，注明包扎日期；石膏未干固前在有伤口的区域事先开窗，以便日后换药；10～20分钟内垫妥肢体，避免肢体活动而使石膏型折裂；随后可用灯烤或热吹风以尽快促进石膏型干固。

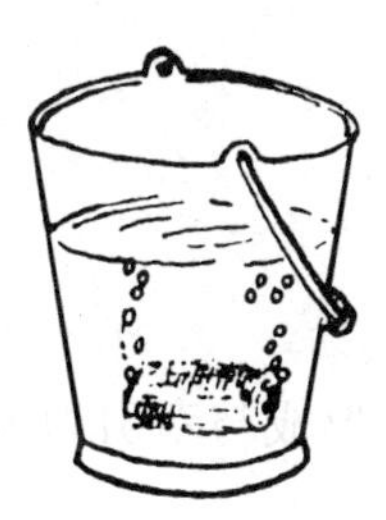

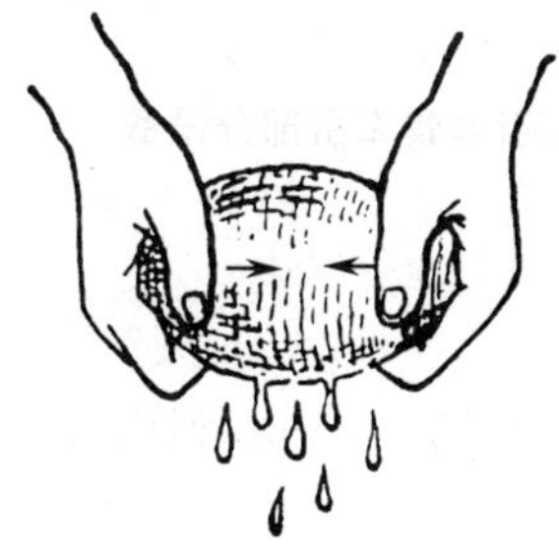

图25-1-15　石膏绷带浸水法

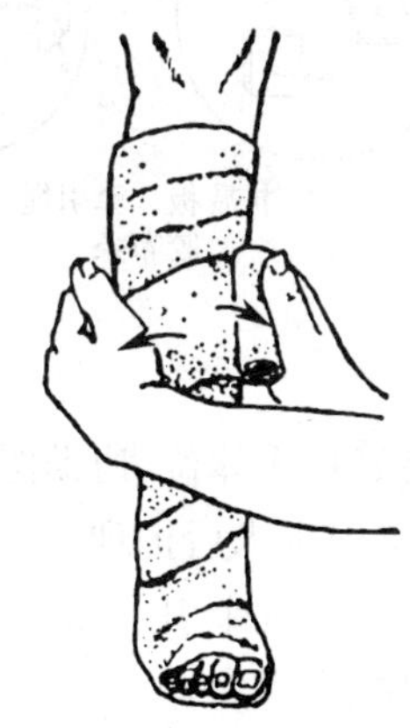

图25-1-16　石膏绷带包扎法

(2)石膏绷带固定后护理

1)抬高患肢:有利于肢体远端血液、淋巴回流,减轻肿胀。患肢一般用软枕垫高。

2)观察石膏型内局部致压现象:48 小时内注意观察肢体远端感觉、运动和血液循环情况,如有疼痛、麻木、活动障碍等异常表现,应及时通知医生;石膏型内肢体组织出现疼痛时,及时松解石膏托(夹),对石膏管型可局部"开窗"检查或切开石膏型。

3)石膏型日常维护:保持石膏型清洁,避免污渍;防止石膏型受潮,避免软化断裂;石膏型松脱或断裂即失去固定作用,要及时修补或更换石膏型。

4)指导病人功能锻炼:学会作石膏型内肌肉的舒缩活动。附近未固定关节的运动锻炼适当增强,防止肌萎缩及关节僵硬等。

5)石膏型的拆除与拆除后的护理:骨折达到临床愈合后,及时拆除石膏固定;拆除管型石膏时一般使用石膏刀、剪、锯,注意切勿损伤病人皮肤;拆除石膏后,温水清洗皮肤,涂搽皮肤保护剂;指导病人继续进行去除固定后的功能锻炼,尽快恢复患肢各关节正常活动。

3. 牵引病人的护理

(1)做好牵引术配合工作

1)皮肤准备:清洗患肢皮肤,必要时剃去较长的毳毛。

2)用物准备:皮牵引应准备纱布垫、胶布、绷带、扩展板、苯甲酸酊,同时备好牵引架、牵引绳、滑轮装置、牵引砝码等。也可直接使用预制的肢体牵引带。骨牵引应准备牵引架、牵引绳、牵引弓、滑轮装置、牵引砝码以及无菌的钢针、骨钻、骨锤等手术器械(图 25-1-17)。

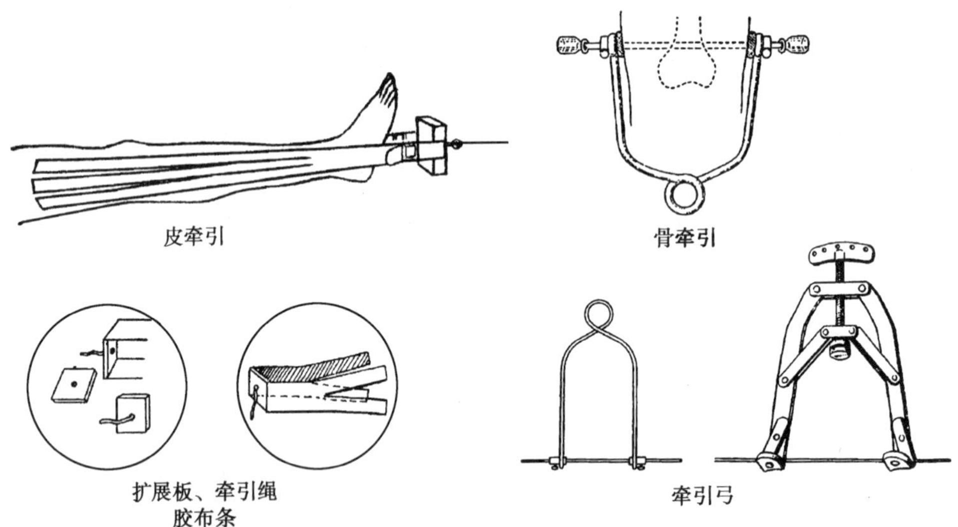

图 25-1-17 皮牵引和骨牵引部分设备

3)摆好病人体位,协助医师进行牵引术。

(2)牵引手术后护理

1)设置对抗牵引:一般将床头或床尾抬高 15～30cm,利用病人体重形成与牵引力方向相反的对抗牵引力。

2)保持有效牵引:始终维持牵引所具有的复位或固定作用。注意观察或检查牵引绳不应脱离滑轮的滑槽；被毯衣物等重量不应压迫牵引绳；牵引重量（铁砝码）不能触地或中途受阻；牵引肢体远端亦不能抵住床栏或枕被等而受到阻拦。皮肤牵引还应注意胶布有无滑移及松脱。

3）持续牵引的观察：①观察患肢远端感觉、运动或血液循环情况，尤其皮牵引易致局部血管、神经压迫伤；②定时观察、记录患肢长度变化，并与健侧比较，以防过度牵引；③检查肢体体位及牵引力方向等是否维持在正常要求位置，如有异常改变应及时调整。

4）骨牵引针孔的处理：预防牵引针孔处感染发生，每日针孔处滴 70%乙醇 1～2 次；避免钢针左右移动；针孔局部血痂不要随意清除。

5）做好皮肤护理：注意肢体保暖，经常清洗或按摩，防止皮肤压疮。

6）指导病人功能锻炼：鼓励病人活动固定肢体的各关节以及全身其他关节，有利于肢体血液循环，有利于防止肌肉萎缩、关节僵硬及骨质脱钙等，有利于防止泌尿系及呼吸系各种并发症。可在床架上悬挂拉手，以便病人的起卧活动（图 25-1-18）。

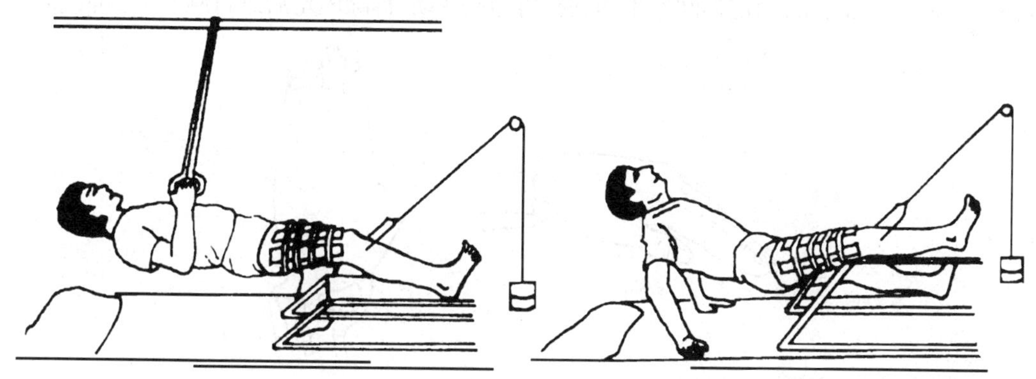

图 25-1-18　持续牵引病人的功能锻炼

（七）健康指导

1. 骨折初期，教育病人及时就诊，及时采取正确治疗，预防骨折并发症。骨折是急诊疾病，复位越早越好，因数小时之后患处肿胀渐加重，造成一定复位难度。但对复杂性损伤，因全身情况不好或因其他问题而不能及时复位时，可临时固定制动，待条件成熟再处理骨折。延迟复位一般不超过 1～2 周。

教育病人在骨折整复后，遵医嘱及时 X 线检查复诊。

2. 骨折固定期，要适时进行宣教工作，指导病人和家属配合治疗、护理计划的实施。①适当地告知他们伤情性质和程度、治疗方法效果及可能带来的不良作用、疾病过程对生活造成的影响以及有益的康复保健活动等。②骨折病人因行动不便或长期卧床，又不愿排便时打扰他人，故少饮水，易发生便秘、泌尿系感染和结石。应鼓励病人多饮水，多吃蔬菜、水果及易消化食物，多做卧床活动锻炼。③年老、体弱、瘫痪或有外固定的病人，易发生压疮，指导病人和家属学会预防及护理压疮的方法。

3. 疾病康复期，应最大限度地恢复肢体功能活动，避免残障。向病人及时通报功能好转情况，鼓励、指导病人学会、改进并坚持长期功能锻炼，必要时为病人编排医疗体操或安排作业疗法。

4. 社区护理中，教育人们遵守交通规则，加强生产、生活环境安全保护措施，预防骨折发生。外伤的发生也常与病人心理因素有关(如心情不愉快或过于兴奋等),教育人们养成良好心理素质,及时调整不健康心态。

(党世民)

二、常见骨折病人的护理

(一) 桡骨远端骨折病人的护理

发生于桡骨远端 2～3cm 范围内,以桡骨远端伸直型骨折(Colles' fracture)多见,即跌倒时腕部背伸,以手掌撑地,间接暴力使骨折远端向背侧桡侧移位。局部典型移位在侧面观呈"餐叉"畸形,在正面观为"枪刺形"畸形(图 25-1-19)。X 线摄片有助于了解骨折详细情况。治疗方法主要是手法复位,石膏绷带或小夹板外固定。护理中注意石膏绷带固定时,应固定于腕屈尺偏位 2 周,后改为腕功能位固定 2～3 周;整复固定前后均应注意患侧手指血运、感觉、活动有无异常;固定期间作手指、肘、肩伸屈活动,拆除固定后进行腕关节功能练习。

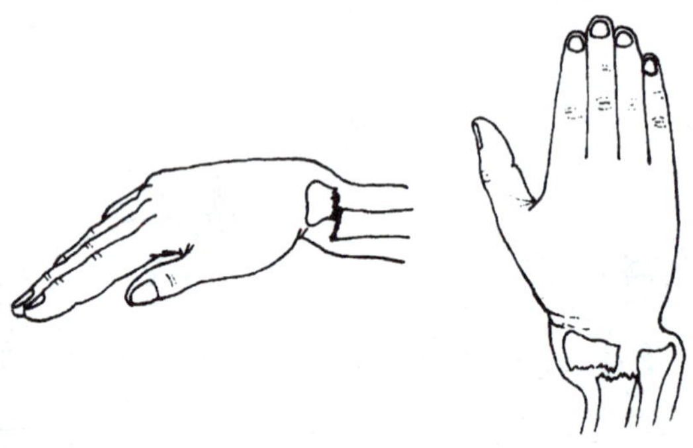

图 25-1-19 Colles 骨折畸形

(二) 肱骨髁上骨折病人的护理

肱骨髁上骨折(supracondylar fracture of the humerus)指肱骨髁上约 2cm 以内的骨折。以伸直型骨折最多见,即跌倒时手掌着地,间接暴力使骨折远端向后上方移位,常同时有桡偏或尺偏移位,易合并肱动、静脉损伤或正中神经、桡神经、尺神经损伤(图 25-1-3)。局部可有骨折一般表现及特殊体征。摄 X 线片可明确骨折类型及程度。一般采取手法复位及肘关节屈曲位外固定(小夹板或石膏绷带,如图 25-1-6);对局部肿胀明显者,宜先行尺骨鹰嘴骨牵引,待消肿后再行手法整复固定;手法整复不良或合并血管、神经损伤者宜手术治疗。做好骨折病人有关护理,但特别要注意患肢桡动脉搏动及末梢血运、感觉、活动情况,晚期注意有无骨化性肌炎、肘内翻畸形甚至 Volkmann 挛缩等并发症发生。

(三) 肱骨干骨折病人的护理

肱骨外科颈下 1～2cm 处到肱骨髁上 2cm 处之间的骨折为肱骨干骨折(humeral shaft fracture)。直接暴力常致肱骨干中段横形、粉碎形骨折或开放性骨折;间接暴力即手部或肘部着地,形成的传导力导致肱骨干中下部位斜形或螺旋形骨折。临床表现为骨折处疼痛、肿胀、畸形等。X 线片可明确骨折情况。肱骨干中下部位骨折易合并桡神经损伤,此时出现垂腕畸形(drop-wrist deformity)、各手指掌指关节不能背伸、拇指不能伸、前臂旋后障碍、手背桡侧皮肤感觉减退或消失。多数病人采用手法复位及石膏或小夹板外固定(图 25-1-5);在手法复位不成功或合并神经血管损伤等情况下,考虑切开复位和加压钢板螺钉固定或带锁髓内钉固定。

护理中注意有无桡神经损伤表现；复位固定后指导病人及早进行患肢手指的主动屈伸练习，2～3 周后开始腕、肘关节屈伸活动和肩关节的外展、内收活动练习，6～8 周后加大关节活动量，并行肩关节旋转活动。

（四）股骨干骨折病人的护理

股骨干骨折（fracture of femoral shaft）常由强大的直接暴力或间接暴力所致。近 1/3 段骨折时，因髂腰肌、臀中肌、臀小肌、髋外旋诸肌牵拉使近折端呈屈曲、外旋、外展移位；中 1/3 段骨折后的移位多与暴力方向有关；远 1/3 段骨折后，因腓肠肌牵拉使远折端向后移位，易致腘动脉、腘静脉和坐骨神经损伤（图 25-1-20）。大多数病人治疗采用持续骨牵引（图 25-1-9），并根据骨折端移位特点调整肢体体位及牵引力方向，以利于骨折处良好对位对线，必要时结合手法复位和小夹板辅助固定；3 岁以内小儿可采用双下肢皮肤悬吊牵引（图 25-1-8），应使臀部悬离床面。当保守治疗不满意或有其他手术适应证时，可考虑切开复位及接骨钢板或髓内针固定（图 25-1-10）。接诊病人时或在治疗前后均应注意患肢远端动脉搏动及血运、感觉和活动是否正常；牵引期间注意早期进行股四头肌功能锻炼。

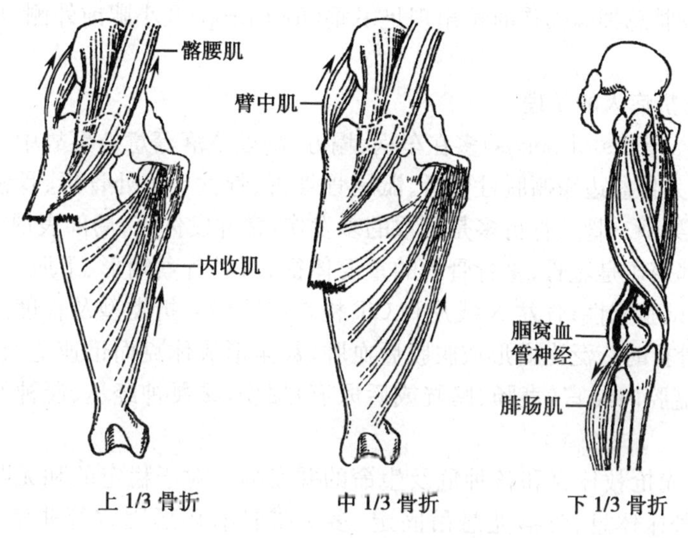

图 25-1-20　股骨干骨折移位

（五）股骨颈骨折病人的护理

股骨颈骨折（fracture of femoral neck）可发生在股骨颈的不同部位，如头下骨折、经颈骨折、基底骨折。头下骨折时局部血供破坏严重，最易并发股骨头缺血性坏死及不愈合。此损伤多发生于老年人，常是跌倒时，下肢外旋使股骨颈受到扭转暴力而折断。临床表现为患髋疼痛，活动障碍，患肢呈缩短外旋畸形，检查见大转子上移。但嵌插骨折时畸形不明显，仍可能勉强行走，拍 X 线片可明确诊断。对嵌插骨折或无移位的较稳定骨折行持续皮牵引 6～8 周，后逐渐扶拐下床，作患肢不负重活动。有移位的骨折或不稳定的骨折应在 X 线监测下，手法复位后行加压螺钉内固定等处理。并发股骨头坏死或不愈合者，应考虑人工股骨头置换术或其他适当手术。

非手术治疗时除做好皮牵引护理外，病人应穿防旋鞋；卧床期间进行股四头肌等长收缩锻炼和踝、足趾的屈伸活动；不可取侧位，不可使患肢内收，避免骨折移位；牵引 8 周后可在床上起坐，3 个月后可下地扶拐不负重行走，6 个月渐弃拐行走；高龄病人卧床期间密切注意肺部感染等并发症。手术治疗的病人卧床 2～3 周后可起坐，6 周后下地扶拐不负重行走；人工股骨头置换手术 1 周后可酌情下地活动。

（六）胫腓骨干骨折病人的护理

胫腓骨干骨折(fracture of shaft of tibia and fibula)是长骨骨折中最多见的，其中胫腓骨干双骨折居多。常是撞击、辗轧等直接暴力致伤，易发生横形、短斜形、粉碎形骨折以及开放性骨折；间接暴力如高处坠落时形成的弯曲、扭转力，可致胫腓骨干螺旋形或长斜形骨折。骨折处局部表现疼痛、肿胀，可能有畸形或异常活动。X 线检查能确定骨折的类型。在诊治过程中注意有无合并胫前与胫后动脉损伤、腓总神经损伤以及骨筋膜室综合征，胫骨远 1/3 段骨折因血运不佳还可发生延迟愈合或不愈合。对较稳定性骨折一般采用手法复位、石膏或小夹板固定；对不稳定的双骨折可采用跟骨牵引，结合手法复位及小夹板固定；必要时亦可选用切开复位内固定。

采用石膏、夹板或牵引固定者做好相应常规护理；早期鼓励足趾关节活动及股四头肌舒缩活动；随时注视患肢远端感觉、运动、皮色、皮温及肿胀的变化，检查足背动脉和胫后动脉的搏动情况；注意腓总神经损伤时可出现足下垂(foot drop)及小腿前外侧、足背部和第一趾蹼处感觉障碍。

（七）骨盆骨折病人的护理

骨盆骨折(fractures of pelvis)多在车祸、塌方、高处坠落等意外事故中由直接暴力撞压骨盆所致。常分为骨盆边缘撕脱性骨折、骶尾骨骨折、骨盆环单处骨折、骨盆环双处骨折伴骨盆变形等不同类型。骨盆骨折多是严重的多发伤，常并发休克；局部表现疼痛、肿胀、皮下瘀斑，尤其会阴部瘀斑是耻骨、坐骨骨折的重要体征；可见骨盆畸形、下肢长度不对称，骨盆分离试验或挤压试验阳性；骨盆 X 线片和 CT 检查能明确骨折类型及程度。骨盆骨折可有严重并发症，如骨折时广泛出血形成腹膜后血肿，甚至形成休克而迅速危及生命；还可有腹腔内器官损伤，盆腔内器官(直肠、膀胱或后尿道)损伤，腰骶神经丛、骶神经根及坐骨神经损伤。

治疗时要首先抢救休克和各种危及生命的并发症。对于稳定的和无明显移位的骨盆骨折，一般采用卧床休息、骨盆兜悬吊固定、多头带骨盆环形固定等非手术治疗；对骨盆环双处骨折伴骨盆变形等不稳定性骨折，大多主张手术复位钢板内固定术以及骨外固定架固定术。

接诊时和治疗前后特别注意观察病人的生命体征、腹部体征以及排尿排便情况，注意深静脉血栓形成和肺栓塞的发生；尽快建立静脉输液通道，必要时及时输血；做好皮肤护理以防压疮发生，协助病人更换体位，待骨折愈合后方可向患侧卧位；对长期卧床的病人指导深呼吸练习和肢体的活动练习，允许下床时指导病人使用助行器或拐杖。

（八）脊柱骨折病人的护理

脊柱骨折(fracture of the spine)可发生于颈椎、胸椎或腰椎。多因间接暴力所致，常造成椎体压缩或粉碎性骨折，严重时合并关节突脱位或脊髓损伤(图 25-1-1)。临床表现为局部疼痛、肿胀、脊柱活动受限，骨折处棘突有明显压痛和叩痛，胸、腰椎骨折常有后突畸形。合并截瘫时，损伤平面以下感觉、运动、反射障碍；颈椎骨折致高位截瘫时四肢瘫痪，可出现呼吸困难，第 4 颈椎以上损伤可能呼吸停止。X 线或 CT、MRI 检查有助骨折部位、程度、脊髓损伤情况的判断。脊柱骨折的治疗原则是：

1. 稳定性颈椎骨折，如压缩或移位较轻者，用颌枕吊带卧位牵引（图 25-1-21）；较重者用持续颅骨牵引（图 25-1-22）。一般牵引 4～6 周，待 X 线片复查复位良好即可改用头颈胸石膏固定 3 个月。

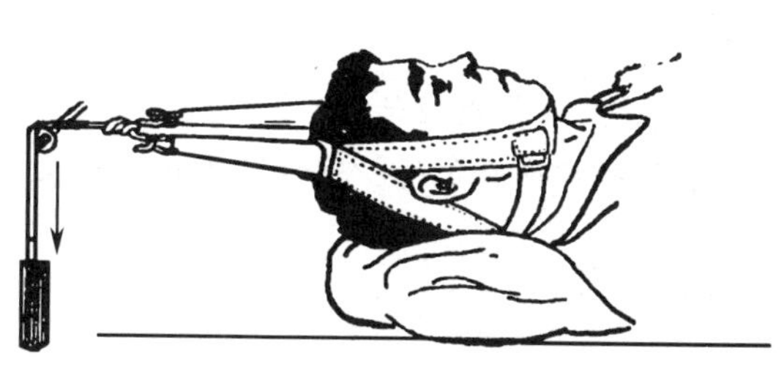

图 25-1-21　颌枕吊带牵引

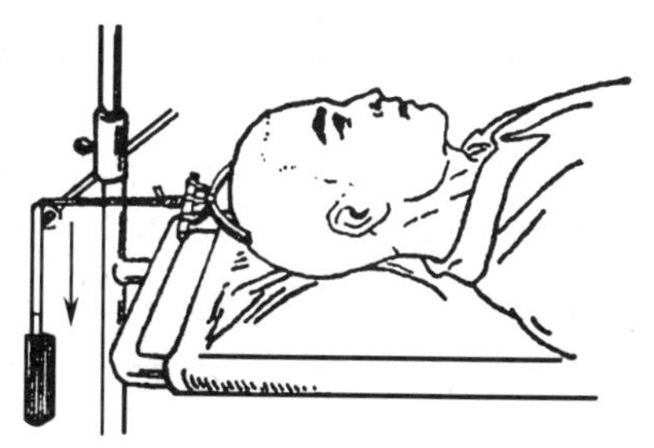

图 25-1-22　颅骨牵引

2. 单纯性胸腰椎体压缩，其程度在 1/5 以内者，应平卧硬板床，骨折处垫厚枕，在数日后逐渐进行腰背肌后伸锻炼（图 25-1-23），8 周后带围腰渐下床活动；压缩程度超过 1/5 者，应在俯卧位使脊柱过度后伸情况下进行复位，随后做石膏背心固定 3 个月。

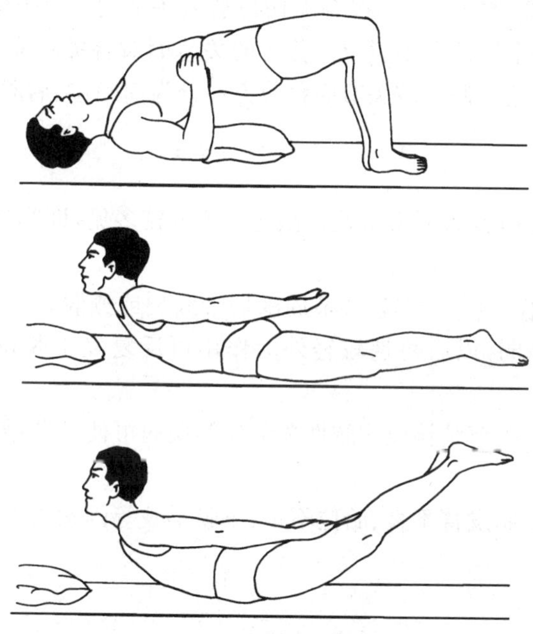

图 25-1-23　腰背肌后伸功能锻炼

3. 伴有脊髓损伤症状者或脊柱骨折-脱位等不稳定性骨折情况，宜行手术治疗。解除脊髓受压因素，同时考虑适当内固定或脊柱植骨融合术以稳定脊柱。

脊柱骨折急救时特别注意搬动病人的方法（图 25-1-13，图 25-1-14），以免加重损伤；治疗期间卧硬板床，指导病人循序渐进作腰背肌后伸锻炼；除执行一般骨折病人牵引、石膏固定等有关护理常规外，对截瘫病人应做好相应护理，如积极预防压疮、肺部感染、泌尿系感染和结石等并发症，对高位截瘫者特别注意观察并维护呼吸功能（详见本章第七节）。

第二节 关节脱位病人的护理

学习目标

①了解脱位的概念、分类。熟悉一般关节脱位病人的护理评估、护理诊断/问题；掌握其护理措施及健康指导。②了解肘关节脱位等几种常见脱位的护理评估要点和护理措施要点。

一、关节脱位病人的护理概述

构成关节的关节面对合关系失常，称为关节脱位（articular dislocation）。按脱位的时间、程度、方向等可分为不同类型：①按脱位后时间长短分为新鲜性脱位和陈旧性脱位。脱位后时间未超过2周者为新鲜脱位，已过2周者为陈旧脱位。陈旧脱位的关节腔内及周围软组织内血肿已机化，复位困难。②按有无伤口通入关节内，分为闭合性脱位和开放性脱位。③按脱位程度分为全脱位和半脱位。前者的关节面对合关系完全失常，后者的关节面对合关系部分失常。④按远侧骨端关节面移位方向分为前脱位、后脱位、侧方脱位等。

【护理评估】

（一）健康史

1. 外伤史 临床上以暴力因素所致的创伤性脱位较多见，即间接暴力或直接暴力作用于关节而致脱位。

尚需注意，创伤性脱位使关节囊、关节周围韧带撕裂或撕脱，如处理方法不当易形成关节周围软组织松弛或薄弱，以后每遇较轻外力作用可反复发生脱位。此种情况为习惯性脱位。

2. 骨关节疾病史 关节结核或化脓性关节炎等疾病可使关节结构破坏，逐渐导致关节病理性脱位。

3. 先天性因素 胚胎发育不良、胎位不正、羊膜早破等因素可造成先天性关节畸形，如先天性髋关节脱位。

（二）身体状况

创伤性脱位多见，本节主要讨论创伤性脱位。

1. 一般表现 脱位的关节疼痛、肿胀、活动功能丧失。

2. 特征表现 ①畸形：关节的移位骨端造成的局部形态异常。②弹性固定：关节脱位使其周围肌肉痉挛，同时使关节囊、韧带扭曲牵张，从而固定受伤局部于畸形状态，在被动活动时可感到一定弹性抗力。③关节窝空虚：因关节的骨端发生了移位，触诊见原关节部位空虚。

3. 并发症 ①常可合并关节内、外骨折；②可能有关节附近重要血管损伤；③牵拉和压迫作用可致附近神经麻痹；④晚期可能发生骨化性肌炎或创伤性关节炎等。

（三）X线检查

及时进行X线检查，以明确脱位及其类型，了解有无合并骨折等。

（四）治疗与效果

治疗原则是复位、固定、功能锻炼。

1. 复位　主要采取手法复位，一般按脱位时骨端脱出的途径逆行复回原处，必要时适当麻醉可解除疼痛和达到肌肉松弛以利于复位。对合并关节内骨折、软组织嵌入、陈旧性脱位等，且手法复位失败者，可行手术切开复位。

2. 固定　复位后以适当外固定使关节处于稳定位置2～3周，以便受伤的关节囊、韧带、肌肉等软组织顺利修复愈合，避免习惯性脱位或骨化性肌炎。

3. 功能锻炼　复位后固定期间注意指导病人进行关节周围肌肉的舒缩活动和患肢其他关节的主动运动。解除固定后逐渐进行以病变关节为重点的主动功能练习，可酌情给予药物熏洗及理疗等。

为了达到良好的治疗效果，必须做到早期诊断、及时复位、妥善固定，避免陈旧性脱位、习惯性脱位的形成。

（五）心理-社会状况

创伤性脱位的突然发生或需要手术处理等，病人可能有不同程度的焦虑或恐惧反应。如果形成习惯性脱位，病人往往不敢像健全人那样从事某些正常活动，平时畏手畏脚，可能逐渐形成不同程度、不同类型的心理负担。

【护理诊断/问题】

1. 疼痛　与关节损伤有关。

2. 躯体活动障碍　与关节损伤及伤肢固定有关。

3. 有周围血管或神经功能障碍的危险　与关节脱位有关。

4. 执行治疗方案无效　与下列因素有关：缺乏康复指导，未遵循外固定要求，锻炼方法不当。

【护理目标】

病人自述疼痛感明显缓解，表情自然；得到良好的护理照顾，生活自理能力提高，保持肢体感觉、运动和血液循环情况良好，如有异常能及时发现，并得到及时处理；病人能说出治疗、护理的措施及重要性，主动配合治疗、护理计划的实施。

【护理措施】

1. 做好解释与安慰　消除病人精神紧张或心理负担。

2. 遵医嘱给镇静、止痛药物。

3. 注意并发症的发生　受伤初期、复位与固定后或手术后注意观察伤肢远端皮肤色泽、温度、感觉和指(趾)活动情况，触摸动脉搏动并与健侧相比较。如见异常，及时与医生联系。

4. 提高自理能力　当病人生活自理性活动有障碍时，采取有效帮助，并给予指导和训练。

5. 适时的冷、热敷及理疗　受伤关节早期可冷敷，以减轻局部组织渗血和肿胀。2～3日后可热敷，以促进积血和水肿吸收，促进损伤组织修复。后期必要时配合以理疗或使用中药洗剂、擦剂或熨剂。

6. 外固定的护理　维持受伤关节的功能位固定，执行外固定(石膏、牵引)有关护理措施。

7. 健康指导　①教育病人要尽早就诊，及时检查，及时进行复位，避免形成陈旧性脱位。②教育病人及家属充分认识患肢固定的要求及意义，预防习惯性脱位。③伤肢固定期间指导病人进行脱位关节周围肌群的等长性舒缩活动，并增强患肢其他正常关节的主动运动；解除固定后逐渐增强受伤关节的活动范围及力度，促进该关节功能的恢复。

二、常见关节脱位病人的护理

（一）肩关节脱位病人的护理

肩关节盂小而浅，肱骨头大而圆，其活动范围大而稳定性差，故肩关节脱位（dislocation of the shoulder joint）最为多见。在上臂外展外旋位时，受间接或直接暴力冲击，常会发生前脱位。局部表现疼痛，不能活动，呈“方肩畸形”（图 25-2-1），原关节盂处空虚。杜加试验（Dugas test or Dugas sign）阳性：即被动置患侧手掌于健侧肩部，则患侧肘部不能贴近胸壁；或将患侧肘部贴近胸壁，则其手掌不能搭至健肩。治疗常采用“足蹬复位法”（图 25-2-2）。护理中注意复位后伤肢贴胸壁，屈肘 90°悬托固定于胸前约 3 周。应观察患肢远端感觉、运动及血运情况，注意有无臂丛神经等损伤；摄 X 线片了解有无合并骨折；按有关原则指导病人正确进行功能锻炼。

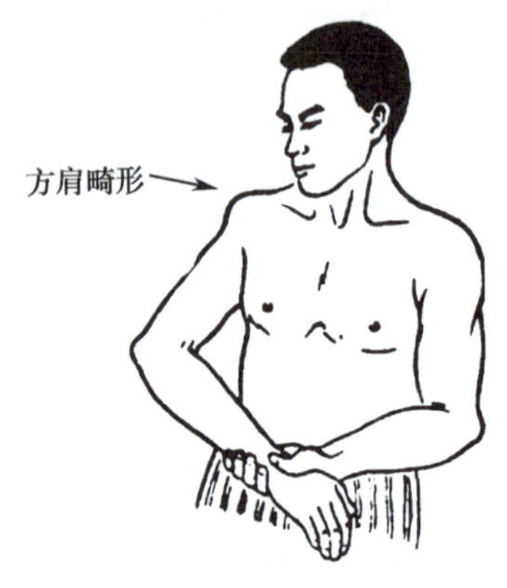

图 25-2-1 肩关节前脱位方肩畸形

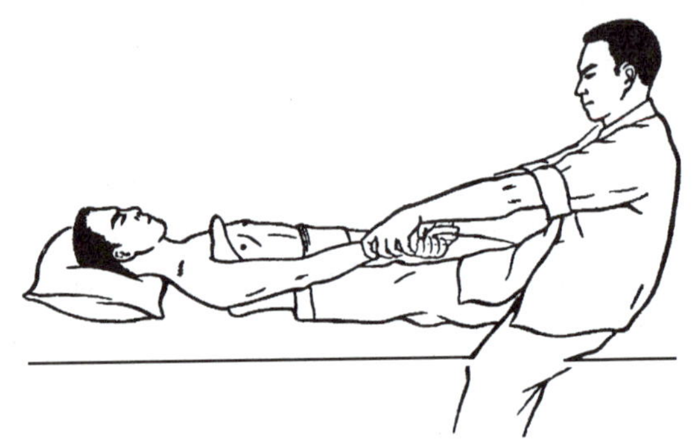

图 25-2-2 肩关节前脱位足蹬复位法

（二）肘关节脱位病人的护理

肘关节脱位（dislocation of the elbow joint）发生率次于肩关节脱位。常因跌倒时手掌着地，间接暴力使肘过伸而发生后脱位。有时可合并尺骨冠状突骨折、肱骨内上髁骨折、正中神经或尺神经损伤等。除脱位一般表现外，肘部明显畸形，前方为突破关节囊的肱骨远端，后方为移位的尺骨鹰嘴，患肘处于半伸位弹性固定。X 线片可了解移位情况及有无骨折等。一般用手法复位多能成功，随即以长臂石膏托固定肘关节于 90°功能位约 3 周。同时，按功能锻炼原则指导病人进行患肢功能锻炼。

（三）髋关节脱位病人的护理

髋关节脱位（dislocation of the hip）以后脱位多见。因髋关节在屈曲、内收位时，股骨头关节面大部分向后暴露于髋臼之外，髋关节囊后下壁又缺乏韧带支持而显得薄弱，故膝部受到向后的外力打击时，传导的间接暴力易使股骨头向后脱臼。临床表现为患髋疼痛，活动障碍。患肢短缩，髋关节在屈曲、内收、内旋畸形状态弹性固定。检查见大转子上移，臀部异常隆起且可触到移位的股骨头。X 线片可了解脱位情况及有无合并骨折等。一般需在腰麻或全麻下以特殊手法进行复位，复位后将患肢在伸直、轻度外展位持续皮牵引固定 3～4 周。

护理中指导病人正确进行功能锻炼，即固定期间活动足、踝关节，并作股四头肌舒缩活动。牵引解除后仍需卧床锻炼数日，再逐渐下床扶腋杖活动，但3个月内避免患肢负重，防止股骨头缺血性坏死及受压变形等。

（薛俊茹）

第三节 骨与关节化脓性感染病人的护理

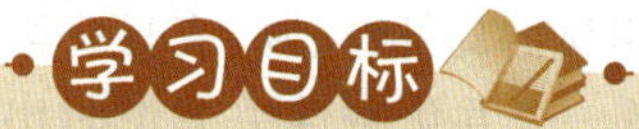

①了解急性血源性骨髓炎的概念、好发部位和炎症蔓延途径；熟悉急性血源性骨髓炎的护理评估、护理诊断/问题；掌握其护理措施及健康指导。②了解慢性骨髓炎、化脓性关节炎的护理评估要点和护理措施要点。

一、急性血源性化脓性骨髓炎病人的护理

在某种损伤使肢体局部抵抗力下降或某种疾病使全身抵抗力下降的情况下，身体其他部位感染病灶内细菌（金黄色葡萄球菌、化脓性链球菌、大肠埃希菌等）经血流而来所致骨髓、骨质、骨膜的急性化脓性感染，即急性血源性骨髓炎（acute hematogenous osteomyelitis）。常见于儿童。原发病灶部位多在胫骨、股骨、肱骨等长管骨的干骺端。因干骺端血管网丰富，血流缓慢，细菌易于沉积；此处靠近关节易受损伤使局部抵抗力下降，故易发生感染。

干骺端急性感染后形成脓肿，其病理演变是由3条途径扩散蔓延（图25-3-1）：①沿中央管（哈氏管）和穿通管（伏氏管）蔓延，引起骨密质感染和骨膜下脓肿。骨组织的感染及骨膜被脓肿剥离而造成骨的缺血，使病变区可能形成死骨。同时，骨膜下脓肿破裂后，可引起软组织感染或形成窦道。②干骺端脓肿蔓延至骨干骨髓腔，造成更大范围的感染。③干骺端脓肿穿入附近关节，继发化脓性关节炎。

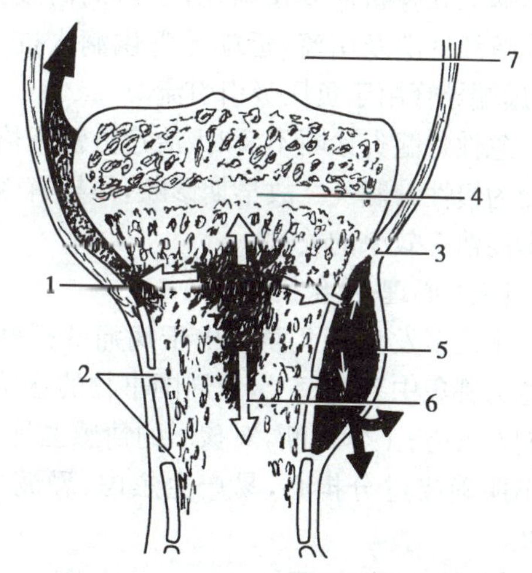

图25-3-1 急性骨髓炎原发灶及蔓延途径

1. 关节囊附着点扩张 2. Volkmann管 3. 关节囊附着点 4. 骨骺板 5. 骨膜下脓肿 6. 向骨髓腔扩散 7. 关节腔

【护理评估】

（一）健康史

1. 发病前身体其他部位常有化脓性感染病灶存在，如疖、痈、扁桃体炎、中耳炎等。致病菌经血源性播散而引起化脓性骨髓炎。

2. 发病前常有局部损伤病史，如小儿玩耍中的磕碰与跳蹦等。有时是明显的暴力性损

伤；有时病史不详，可能是未引起注意的不自觉的轻度损伤。

发病前也可能有感冒等全身抵抗力下降的病史。

3. 生活条件差及卫生状况不良也可能属于发病因素，因为在农村的发病率明显高于城市。

（二）身体状况

1. 发病急骤，早期就出现高热、寒战、脉快、头痛、食欲减退等脓毒症表现。严重时发生感染性休克，出现烦躁或昏迷。

2. 早期表现患处（干骺端）持续性剧痛及深压痛，患肢活动受限。数天后，骨膜下脓肿形成或已破入软组织中，才出现明显的局部红、肿，或有波动感。

3. 脓液穿破皮肤可形成窦道。合并化脓性关节炎时出现关节积液及关节红肿等。发病1～2周后易发生病理性骨折。延误诊治或身体抵抗力低下，易转为慢性骨髓炎。

（三）实验室及其他检查

1. 早期即出现血白细胞计数升高，血细菌培养可能阳性。

2. 早期局部分层穿刺，可能在骨膜下或骨质内抽出血性脓性混浊液。

3. X线摄片在早期无异常发现。2～3周后可见骨破坏征象及骨膜反应。

（四）治疗与效果

本病一经诊断，即应积极治疗。①加强支持疗法，提高机体抵抗力；②早期联用大剂量有效抗生素；③患肢制动；④尽早行开窗引流术（图25-3-2），即在病灶处骨密质开窗减压，于窗洞内放置两根导管作持续冲洗及引流，近端导管供滴入抗生素冲洗液，远端导管用于负压吸引引流。

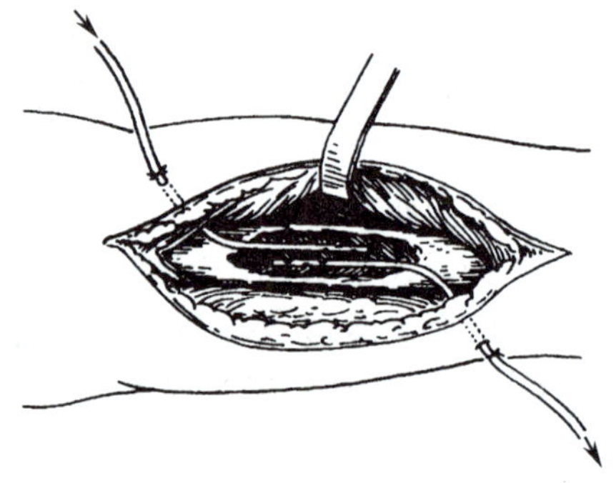

图25-3-2 急性骨髓炎开窗引流与冲洗

急性骨髓炎诊断不及时，治疗方法不恰当，往往演变为慢性骨髓炎。故早期诊断，早期有效的处理，是提高治疗效果的关键。

（五）心理-社会状况

本病多发生于儿童。由于病痛的折磨，病儿的注意力都集中到“痛”上，对周围事物的感受和态度变得冷漠，或者情绪上不接受任何良好的影响及安慰；上学中断，对孩子的情感也是一种冲击。病儿的亲人对疾病的现况、转归和预后不明确或过分担心，易产生焦虑、恐慌与悲伤；甚或通过迷信活动，寻求“帮助”和精神寄托。

【护理诊断/问题】

1. 体温过高 与急性感染有关。

2. 疼痛 与急性感染有关。

3. 有伤口引流异常的危险 与引流管脱出、阻塞等因素有关。

4. 有失用综合征的危险 关节僵硬、肌肉萎缩等，与合并化脓性关节炎、病理性骨折或长期制动等因素有关。

5. 潜在并发症 化脓性关节炎、脓毒症或感染性休克、肢体畸形、大剂量抗生素使用的副作用。

其他常见护理诊断：焦虑、体液不足、营养失调、躯体活动障碍、皮肤完整性受损等。

【护理目标】

体温维持在正常或接近正常的水平；疼痛缓解，情绪稳定；伤口的冲洗与引流保持通畅；病人避免了失用综合征的发生；各种并发症被有效预防，或者被及时控制。

【护理措施】

1. 心理护理　多给病人及亲属以关心、同情和安慰。尤其小儿在痛苦中更需要同情、怜悯和亲情。稳定家属情绪，否则其外露的恐慌、悲伤对病孩心理将起到消极刺激，可能会诱发病儿的恐惧、不安和焦虑。

2. 病情观察　观察生命体征及神志变化；观察伤口引流情况；注意邻近关节有无红、肿、热、痛或积液出现；注意大剂量用药的毒、副作用。

3. 患肢制动　石膏托或皮牵引(预制牵引带)固定患肢于功能位。可解除肌痉挛，缓解疼痛；防止炎症扩散；防止畸形和病理性骨折。

4. 物理降温　可减少水分与营养消耗，并预防高热惊厥。

5. 全身支持　高蛋白高糖高维生素饮食；遵医嘱静脉补液或少量多次输新鲜血。

6. 抗感染　遵医嘱正确应用抗生素。合理掌握给药途径、用药时间、配伍禁忌等。一般在体温正常后继续用药 2～3 周。

7. 伤口与引流的护理　按医嘱做好导管持续冲洗及负压引流，即每日骨窗内滴入抗生素溶液 1500～2000ml，其中抗生素剂量相当于每日全身用量的 1～2 倍。24 小时连续冲洗引流，直至体温正常。注意保持引流通畅，记录引流出、入量，及时更换伤口敷料。

8. 皮肤护理　预防压疮；有窦道形成时加强局部皮肤的护理。

9. 功能锻炼　急性炎症控制后，指导病人进行适当功能锻炼，防止肌萎缩和关节僵硬。病情痊愈，X 线片见局部骨包壳坚固时才可负重活动。注意防止跌倒致病理性骨折。

10. 健康指导　①社区护理中，教育病人和亲属及时住院治疗，争取早期诊断和处理，避免转化成慢性骨髓炎。切莫病急乱投医或者进行封建迷信活动，延误诊治时机。②住院宣教中，适当讲解疾病的原因、表现、转归及预后，宣讲治疗与护理计划有关措施的方法及意义；适时指导肢体功能锻炼的方法与步骤，避免各种并发症或病理性骨折。③告知出院后用药、功能活动、肢体保护、饮食营养、复诊时间等注意事项。如有复发症状和体征时应及时就诊，警惕慢性骨髓炎形成。

二、慢性骨髓炎病人的护理

慢性骨髓炎(chronic osteomyelitis)多因急性化脓性骨髓炎治疗不及时或不彻底而形成。病理特点是急性炎症消退后，局部留有大小不等的死骨，在其周围有广泛的新生骨包壳及死腔；慢性窦道经久不愈。临床表现：①反复发作的低热、局部红肿疼痛及窦道流脓，皮肤色素沉着；②肢体局部变粗变形，骨骺受到炎症刺激或破坏可使患肢增长或短缩或内、外翻畸形；③病灶附近关节可挛缩、僵硬；④全身衰弱、消瘦、贫血等；⑤X 线见骨质增厚、硬化、包壳形成，内有死骨或死腔。一般行局部病灶清除术及带蒂肌瓣填充术等。功能不重要部位也可行病灶切除术。护理中应加强营养及全身支持；避免意外损伤，防止骨折；手术前后用大量抗生素控制感染，手术后患肢固定，做好伤口护理等。

三、化脓性关节炎病人的护理

化脓性关节炎(suppurative arthritis)是关节腔内的化脓性感染。好发于髋关节和膝关节，多见于儿童。常见致病菌为金黄色葡萄球菌，其次为白色葡萄球菌、淋病双球菌、肺炎球菌和肠道杆菌等。通常以血行性感染为主，也可由关节附近组织的感染蔓延而来，或发生于开放性关节损伤，或属于关节手术、关节穿刺的医源性感染。

身体状况：①起病急骤，寒战、高热，甚至出现谵妄与昏迷。②病变关节疼痛，功能障碍。③浅表关节（膝、肘、踝）患病可见局部红、肿、热、压痛；深部关节（髋关节）患病红、肿、热不明显，但患病关节常处于屈曲畸形位。

实验室及其他检查：①血白细胞计数和中性粒细胞比例增高；红细胞沉降率增快。②X线检查早期可见病变关节周围软组织肿胀影，关节间隙增宽；不久即可发现关节间隙变窄或消失、关节面毛糙、骨质破坏征象；晚期发生关节畸形或骨性强直。③关节腔穿刺见穿刺液呈浆液性或混浊的脓性，镜下有大量脓细胞，穿刺液细菌培养可明确致病菌。

治疗原则：①全身支持疗法。②早期、足量使用有效抗生素，包括关节腔内注射抗生素。③表浅的大关节可行持续性关节腔灌洗，深在关节灌洗困难时可行关节切开引流术。④病变后期关节功能障碍者可行关节融合术、截骨术等关节矫形手术。

护理要点：①加强饮食营养。②给予物理降温、药物降温及镇静止痛等对症处理。③遵医嘱合理使用抗生素、注意药物的副作用。④做好关节灌洗的护理，保持引流通畅。⑤充分休息，限制患病关节的活动，肘、踝关节可用石膏托固定，膝、髋关节以皮牵引为宜。⑥合理功能锻炼，尽可能保留关节功能。在对病变关节进行局部治疗后，即可作持续性被动关节活动，最好使用功能锻炼器作 24 小时持续性被动运动；至急性炎症控制后，一般约 3 周后可鼓励病人进行主动关节活动。

第四节 骨与关节结核病人的护理

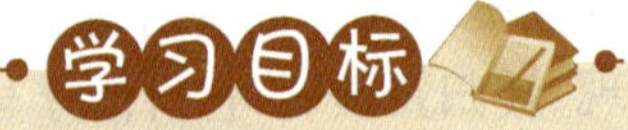

了解骨与关节结核病人的护理评估、护理诊断/问题和护理措施。

骨与关节结核（bone and joint tuberculosis）以脊柱最多见，其次是膝、髋、肘、肩、腕关节。常继发于肺结核以及全身其他部位结核，即结核分枝杆菌经血流侵入骨质或滑膜，在身体抵抗力减弱时引起单纯性骨结核或单纯性滑膜结核，病变发展将形成全关节结核。局部病理改变为结核性炎性浸润、肉芽增生、干酪样坏死及寒性脓肿形成，滑膜、骨质、关节软骨被破坏，晚期可导致病理性脱位或骨折、肢体畸形或残疾。

【护理评估】

（一）健康史

1. 年龄因素 好发于青、少年及儿童。

2. 结核病史或结核接触史 病人常有结核病接触史，或者有肺结核等结核病史。在身体抵抗力较差时易形成骨、关节结核。

（二）身体状况

1. 全身性表现 多有发热、盗汗、乏力、食欲减退、消瘦、贫血等慢性全身中毒表现，在病变活动期表现较明显。

2. 疼痛　病变关节早期即有轻度疼痛，随病变发展疼痛加重，尤其在活动或负重时疼痛更明显。小儿患病时常出现“夜啼”，因为熟睡后，患病关节周围的保护性肌痉挛解除，在活动肢体或翻身时即发生突然疼痛而哭叫。

3. 功能障碍　病变关节的疼痛及周围肌肉的保护性痉挛，常使关节活动受限或出现异常姿势。如髋关节结核早期就有跛行，查体可见托马斯征（Thomas sign）阳性，即在平卧时两下肢平置，见腰部生理前屈加大；让病人健侧膝、髋屈曲并双手抱紧健侧膝部，骨盆平置，则患侧髋与膝呈屈曲状态。此征象说明患髋有屈曲畸形存在。又如腰椎结核病人，腰椎活动度受限，常挺腰屈膝下蹲状去捡拾地上物品，此征象称拾物试验阳性。

4. 肿胀及畸形　早期的四肢关节结核可见局部轻度肿胀。晚期因关节肿胀重且附近肌肉失用性萎缩，使病变关节呈梭形肿胀，如膝关节结核可呈“鹤膝”畸形或因积液过多而出现浮髌试验阳性。关节骨质破坏、病理性脱位或骨折、儿童病人骨骺受侵犯等也可造成肢体畸形，如脊柱结核可能发生后突畸形，即呈“驼背”，甚至使脊髓受压而发生截瘫（图 25-4-1）。

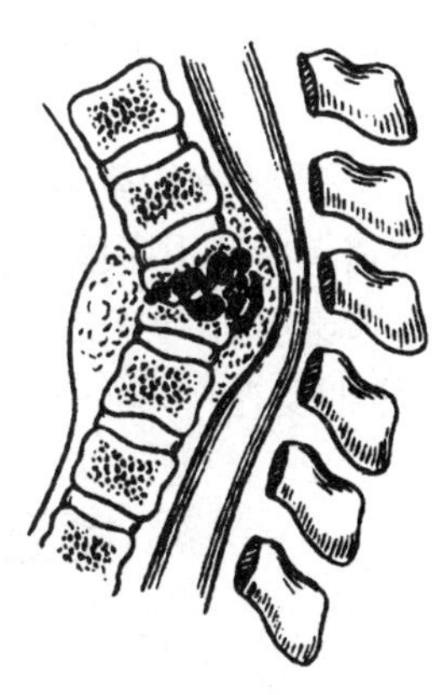

图 25-4-1　脊柱结核后突畸形及脊髓损伤

5. 寒性脓肿及窦道　寒性脓肿形成后一般局限在病灶附近。但脊柱结核脓肿可以沿肌肉及筋膜间隙流向远处，如下胸椎或腰椎病变所致的椎旁脓肿，穿破骨膜后可形成腰大肌脓肿，继续向下流注而形成髂窝脓肿、腹股沟脓肿，甚至在股部外侧或膝外上部形成脓肿。脓肿破溃后可形成窦道，经久不愈，易并发混合性感染。

（三）实验室及其他检查

实验室检查常见贫血，血沉增速；混合感染时血白细胞增多。X 线片或 CT 检查可了解病变进展情况及程度等。

（四）治疗与效果

治疗原则是：①提高身体抵抗力；②局部制动或恰当的休息；③合理使用抗结核药物；④非手术疗法不能控制病变发展，或有明显死骨、较大脓肿、经久不愈的窦道，或合并截瘫等，应在积极手术前准备下行结核病灶清除术及关节融合术。

早期确诊，及时、规范的治疗和护理，是控制病情、保存关节功能的关键。

（五）心理-社会状况

青、少年病人正在学习或工作年龄，患结核后病程漫长，乏力，活动受限，会表现有不同程度的焦虑；肢体疼痛、畸形或残疾会使病人悲观失望，对生活或前途丧失信心。

【护理诊断/问题】

1. 焦虑或悲哀　与病期长、影响学习和工作、担忧预后等因素有关。

2. 营养失调：低于机体需要量　与结核病慢性消耗及补养不足有关。

3. 躯体活动障碍　与患肢制动或关节破坏、疼痛、僵直等因素有关。

4. 有失用综合征危险　与关节破坏、脱位、强直、畸形等因素有关。

5. 有中毒的危险　与长期使用抗结核药物所致毒、副作用有关。

【护理目标】

病人情绪稳定，能主动配合治疗；营养状况改善，抵抗力增强；患肢功能得到良好保护；药物毒、副作用得到及时监测和有效处理。

【护理措施】

1. 做好心理护理。

2. 体温高、全身情况较差者应充分卧床休息。

3. 高蛋白高热量富含维生素易消化饮食。必要时少量输血以提高机体抵抗力。

4. 按医嘱用抗结核药物，注意过敏反应及毒性反应的发生及预防。

5. 用石膏托或皮牵引（预制牵引带）作患肢制动，有利于缓解疼痛，防止病灶扩散，防止病理性脱位或骨折。注意保持肢体功能位，防止关节畸形。

6. 因肢体活动受限，应防止跌倒，避免脱位或骨折等意外损伤。

7. 做好皮肤护理。对窦道换药时应严格无菌操作，避免混合感染。同时注意消毒隔离工作。

8. 需要手术者，做好手术前后有关护理。但注意手术前使用抗结核药物至少 2 周，对有窦道者应使用广谱抗生素至少 1 周。

9. 健康指导　指导病人养成良好卫生习惯，防止结核传染；遵医嘱坚持服用抗结核药物；定期复查。

第五节　颈、腰椎退行性疾病病人的护理

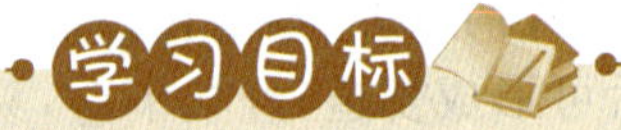

①了解颈椎病、腰椎间盘突出症的概念、病因、病理要点；熟悉其护理评估与护理诊断/问题；掌握其护理措施及健康指导。②了解腰椎管狭窄症的护理评估要点和护理措施要点。

一、颈椎病病人的护理

颈椎病（cervical spondylosis）是指颈椎间盘退行性变及其继发椎间关节退行改变，所致相邻神经、脊髓、椎动脉、食管等受累，产生了相应的临床症状和体征。好发部位依次在颈$_{5\sim6}$、颈$_{4\sim5}$、颈$_{6\sim7}$节段。

颈椎间盘退行性变是颈椎病发生的基本原因。椎间盘退行性变使椎间隙变窄、关节囊及韧带松弛，椎间关节失去了稳定性；进而继发椎体及关节突、钩椎关节增生骨赘，前后纵韧带及黄韧带变性、增厚或钙化，使颈椎管或椎间孔等变形、狭窄，以致刺激、压迫、损伤了相邻的神经根、脊髓、椎动脉等。这些病理改变是颈椎病发生的主要原因。

【护理评估】

（一）健康史

1. 年龄因素　颈椎间盘一般从 20 岁左右开始发生退变，出现颈椎病症状者以中、老年居多。

2. 急、慢性损伤史　病人常有过度劳累，长期的某种工作体位（如长期伏案、绘图工作，计算机操作人员等），或不良睡眠姿势（如高枕睡眠者等），可使颈部肌肉和颈椎处于慢性疲劳、损伤状态；部分病人有急性外伤史，如车祸、高处坠落事故等，使颈部受到暴力损伤。这

些急、慢性颈椎损伤因素常能促进颈椎病发生。

3. 先天性因素　少数病人因先天性颈椎畸形或发育性颈椎管狭窄，而较早出现了颈椎病症状。

（二）身体状况

根据受累组织的不同，颈椎病分为不同类型。

1. 神经根型颈椎病　此型最常见，占50%～60%。由于颈椎退行性病变的压迫、牵拉作用而使颈神经根受累。临床表现颈、肩部疼痛，可向上肢放射，颈部僵硬，上肢麻木。体征可见颈肌痉挛，颈、肩部有压痛，颈、肩关节活动受限，受累神经根支配区皮肤感觉减退、感觉过敏，相关肌肉肌力减弱等。上肢牵拉试验阳性(图25-5-1)，压头试验也可为阳性(图25-5-2)。

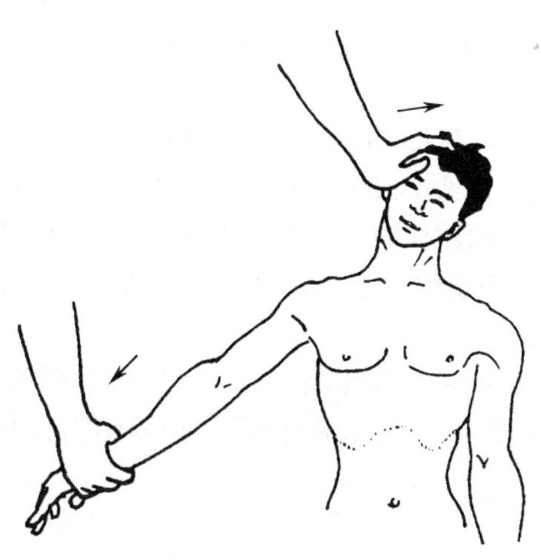

图25-5-1　臂丛神经牵拉试验(Eaton试验)

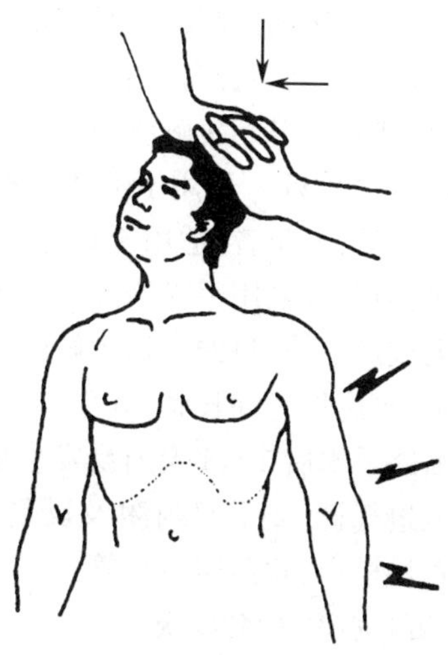

图25-5-2　压头试验(Spurling征)

2. 脊髓型颈椎病　此型占10%～15%。由于颈椎退行性病变，压迫了脊髓而致。此型症状最重。据脊髓受压部位和程度不同，可产生不同临床症状，如上肢表现有手部麻木，活动不灵，精细活动失调，握力减退；或下肢麻木，行走不稳，有踩棉花样感觉，足尖拖地；躯干部可有束胸感；随着病情加重，出现排便排尿功能障碍。查体可见感觉障碍平面，肌力减退，四肢腱反射活跃或亢进，腹壁反射、提睾反射和肛门反射减退或消失，霍夫曼征(Hoffmann sign)、髌阵挛、巴宾斯基征(Babinsk sign)等阳性。

3. 椎动脉型颈椎病　由于颈椎退行性病变的机械性压迫因素或因退变所致颈椎节段不稳定，造成椎动脉受压迫或刺激，引起椎-基底动脉供血不足。主要表现颈性眩晕，头痛，突然猝倒，视觉障碍，耳鸣，听力降低。眩晕的发作与颈部活动关系密切。当合并动脉硬化时易发生本病。

4. 交感神经型颈椎病　临床症状复杂，中年妇女多发。由于颈椎结构退行性病变刺激颈交感神经，表现出一系列交感神经兴奋或抑制的症状。特点是临床症状多而客观体征少，呈神经官能症的表现。如表现面部或躯干麻木，痛觉迟钝；易出汗或无汗；感心悸，心动过速或过慢，心律不齐；血压升高或降低；耳鸣，听力下降；视力下降或眼部胀痛、干涩或流泪；失眠，记忆力下降等症状。

除上述常见的4种类型外，临床上也有同时兼有两种或多种类型颈椎病表现的病人，被称为“复合型颈椎病”，这类病人临床表现特点是以某种类型为主，伴有其他类型的部分表现。少数病人可因椎体前缘增生的较大骨赘，压迫了前方的食管，引起吞咽不适或困难。称为“食管型颈椎病”。

（三）影像学检查

1. 拍颈椎六位X线平片。正、侧位显示颈椎生理前凸变小或消失，椎间隙变窄，骨质增生，钩椎关节增生；左、右斜位见椎间孔变形、缩小；过伸、过屈位可见颈椎节段性不稳等征象。

2. CT、MRI可见椎间盘突出、神经、脊髓受压情况等。

3. 椎动脉造影可显示椎动脉局部受压、梗阻、血流不畅迹象。

（四）治疗与效果

1. 非手术治疗 主要适用于神经根型、椎动脉型、交感神经型颈椎病。包括颌枕带颈椎牵引，围领或颈托制动，理疗，推拿按摩，药物对症，改善不良工作体位与睡眠姿势等，椎动脉型颈椎病还可结合高压氧治疗。一般病人酌情选用2～3种方法，经过一段时间正规治疗后，其症状多能得到缓解或消失。

2. 手术治疗 适用于上述3种类型颈椎病经非手术治疗半年以上而无效者，或症状较重影响生活、工作者；适用于脊髓型颈椎病，此型的病情一般为自然逐渐发展，故症状进行性加重时，应及时采用手术治疗。手术方式常采用经前路椎间盘摘除及植骨融合术、经后路椎管扩大成形术等，目的是达到解除压迫，获得颈椎稳定性。手术效果多数较满意；对脊髓损伤较重，且病程时间长者，其手术疗效较差。

前路手术后1～3天内易发生危险并发症呼吸困难，其原因是：①切口内出血，颈部形成血肿压迫气管；②手术刺激及反复、持续牵拉气管，致喉头水肿；③手术中不慎损伤脊髓；④植骨块松动、脱落压迫气管。

（五）心理-社会状况

各类型颈椎病都会给病人造成严重不适，而且属慢性病程，对学习、工作、生活影响较大，甚至不能坚持工作，或不能生活自理。手术治疗时，病人又常担心手术危险性和手术预期效果。

【护理诊断/问题】

1. 焦虑或恐惧 与颈椎病影响学习、工作、生活或担心手术预后有关。

2. 疼痛 与颈椎病发作有关。

3. 躯体活动障碍 与颈椎病所致神经根或脊髓损害有关。

4. 知识缺乏 缺乏疾病防治知识和手术后康复知识。

5. 潜在并发症 失用性肌萎缩，手术后呼吸困难，呼吸、泌尿系感染等。

【护理目标】

心理状态稳定；疼痛缓解，舒适感改善；病人得到良好生活看护；能说出颈椎病预防及手术后康复知识；并发症发生时能被及时发现及时处理。

【护理措施】

（一）非手术治疗病人的护理

1. 心理护理 同情病人，尊重病人；做好解释与安慰，消除焦虑心理；教育病人积极配合治疗和护理。

2. 注意休息 避免劳累，即避免诱发症状发作。如果眩晕症状明显时，应卧床休息，颈部制动，以减轻症状。

3. 纠正不良的工作体位和睡眠姿势 避免长时间头颈部固定在一种位置状态下工作，

应定时活动颈部。睡觉时选用合适的枕头，要求平卧时颈椎不前屈为宜；侧卧时枕头高度以肩的宽高为宜，以保持颈肌于松弛状态。

4. 颌枕带牵引的护理 取坐位或卧位牵引均可。间断牵引时，每日数次，每次 0.5～1 小时，重量 2～6kg；采取持续牵引时，一般取卧位牵引，每日持续牵引 6～8 小时。2 周为 1 疗程。对于有些不便来医院治疗的病人，可教会病人及家属在家牵引的方法及注意事项。

（二）手术前护理

做好骨科手术前常规准备；指导适应手术卧位的练习，如低枕平卧或俯卧位；前路手术者，手术前 2～3 天进行推移气管训练；备好合适的颈围或颈托。

（三）手术后护理

1. 病情观察 ①注意颈部伤口渗血及引流情况；②观察生命体征变化，尤其前路手术在手术后 1～3 天应严密观察其呼吸情况，当出现憋气、面色发绀，及时报告医生。

2. 伤口护理 保持引流畅通，当渗出液浸透伤口敷料时应及时更换。引流条一般在手术后 2～3 天拔除。

3. 保持呼吸道通畅 手术后常规床头备气管切开包，必要时应急拆线清除血肿或作气管切开；防治喉头水肿，手术后 2～3 天作超声雾化吸入，每日 1～2 次；卧床期间鼓励病人深呼吸，多作咳嗽、咳痰动作；定时翻身，翻身时保持头-颈-躯干中立位；避免受凉感冒。

4. 防止植骨块脱落移位 手术后保持稳定的头颈部体位，颈部用颈围或颈托制动，头颈两侧垫枕或沙袋。避免头颈过多屈伸，控制旋转活动。在咳嗽、喷嚏或用力排便时，用手轻按颈部切口处，以防植骨块脱落移位。当植骨块移位时，向前可压迫气管而致呼吸困难甚至窒息，向后可压迫脊髓造成感觉、运动功能障碍。

5. 鼓励早期进行四肢功能锻炼 不能下床者在床上做主动练习，或他人协助练习。定时做四肢肌肉的按摩及热敷。手术后症状缓解比较快，而疾病的恢复是较漫长的过程，所以鼓励并指导病人要坚持肢体功能锻炼。

6. 其他护理 手术后头颈胸石膏固定者，按石膏固定病人常规护理；截瘫者则按截瘫病人常规护理。

（四）健康指导

主要目的是避免颈椎急、慢性损伤，保持颈椎的相对稳定性。①养成良好的坐、站、行及工作姿势；睡眠调整枕高；平时转头动作要轻而慢；乘车时不正面对前方或后方，应与行驶方向垂直而坐。②肢体活动障碍者，注意预防意外损伤。必要时嘱家属做好陪护。③颈椎手术后，一般在 2～3 周时协助病人下床活动，坚持四肢肌肉锻炼；一年内避免负重劳动、便秘、受凉以及颈部的过度活动；由于疾病恢复期较长，要调整好心理状态，增强耐心和信心；遵医嘱定期来医院复查。

二、腰椎间盘突出症病人的护理

腰椎间盘突出症（hernia of intervertebral discs）是指椎间盘变性后纤维环破裂和髓核组织突出，刺激、压迫了神经根或马尾神经而引起的一种综合征。是腰腿痛最常见的原因之一。

腰椎间盘在脊柱的负荷与运动中承受强大的应力，易劳损而退变。发生退变的椎间盘弹性减退，脆性变大；在外伤性暴力或不自觉的慢性损伤应力作用下，其纤维环易破裂使髓核突出于椎管而压迫神经根或马尾神经。腰椎间盘后外侧突出多见，即压迫一侧神经根；少数由后侧中央突出，引起双侧神经根症状及肛门会阴区麻痹。

【护理评估】

（一）健康史

1. 年龄因素 好发年龄为 20～50 岁，男性多于女性，临床表现多在腰$_{4\sim5}$与腰$_5$～骶$_1$间隙。

2. 急、慢性损伤史 病人多数有弯腰猛力抬（抱）重物，或扭转腰部猛力投物等急性腰部损伤史；部分病人有慢性腰部损伤史，例如司机、重体力劳动者和举重运动员等长期处于与职业有关的不当体位、动作或姿势。

3. 其他因素 妊娠期间妇女，由于脊柱所受负荷和应力改变，腰部整个韧带松弛，易发生椎间盘膨出；个别病人有家族遗传史；腰骶椎先天异常，使下腰椎承受异常应力，也是造成椎间盘损伤的因素之一。

（二）身体状况

1. 腰痛及坐骨神经痛 因髓核膨出或突出，压迫了纤维环外层、后纵韧带及神经根所致。早期病人表现仅有腰痛，可呈急性剧痛或慢性隐痛，以后逐渐发生坐骨神经痛；部分病人腰痛与坐骨神经痛表现同时出现。坐骨神经痛是沿坐骨神经走行方向的放射痛，从下腰部放射向臀部、大腿后方，甚至到小腿外侧、足背或足外侧，同时伴有麻木感。咳嗽、排便或打喷嚏时因腹压增高而使疼痛加剧。

2. 体征 ①因疼痛致腰部活动受限，以前屈受限最明显。由于疼痛引起腰背肌保护性痉挛，可出现腰部强直。也常见生理前凸消失，腰椎侧弯。②在相应的病变椎棘突间隙、棘突旁侧有深压痛、叩痛，并伴有下肢放射痛。③直腿抬高试验及加强试验阳性，即让病人仰卧，膝伸直，被动抬高患侧下肢至 20°～40°时则发生坐骨神经痛，为直腿抬高试验阳性；此时稍降低患肢高度至疼痛缓解，再将踝关节被动背屈，如又出现坐骨神经痛为加强试验阳性（图 25-5-3）。④感觉、腱反射异常，肌力下降。如常见的腰$_5$神经根受损，小腿前外侧及足背内侧痛觉、触觉减退，足踇趾背伸力减弱；骶$_1$神经根受损时，外踝附近及足外侧痛觉、触觉减退，踝反射减弱或消失。

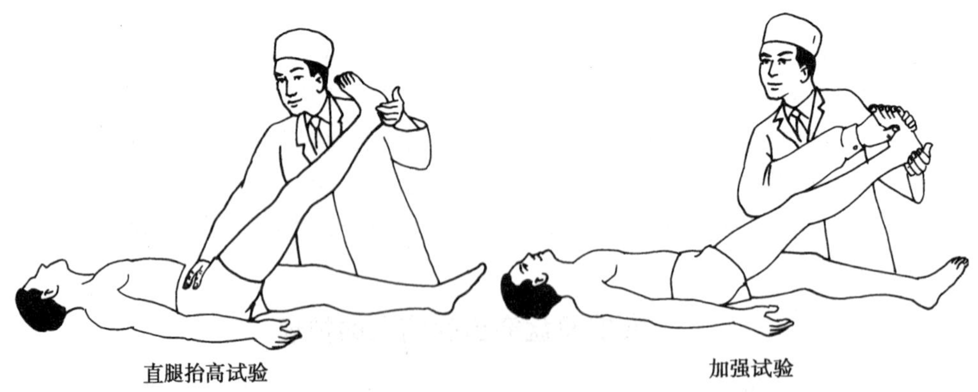

图 25-5-3 直腿抬高试验及加强试验

3. 马尾神经受压综合征 因中央型突出或巨大型突出的髓核组织，压迫马尾神经所致。表现会阴区感觉麻木，排便排尿功能障碍，双下肢疼痛等感觉、运动异常。

（三）影像学检查

X线平片可显示腰椎及椎间隙(椎间盘)退化情况;CT、MRI可显示髓核突出,压迫神经根的部位和程度。

（四）治疗与效果

1. 非手术治疗　适用于年轻病人,初次发作的病人,症状较轻或病程较短者,以及休息后症状可自行缓解的病人等,经非手术治疗能使得80%～90%的病人症状缓解或治愈。主要方法包括绝对卧床休息,持续骨盆水平牵引,硬膜外隙封闭,理疗及推拿按摩。但推拿按摩的病人要选择适当,手法正确,效果则较好。中央型椎间盘突出不宜推拿。

2. 手术治疗　不适合非手术治疗者或经严格的非手术治疗无效者,马尾神经受压者需采用手术治疗。行髓核摘除术,经皮穿刺髓核切吸术等。手术治疗效果优良率报告为80%～98%。但手术治疗有可能发生椎间隙感染、神经根损伤或手术后粘连症状等并发症,故应引起高度重视。

（五）心理-社会状况

腰椎间盘突出症发生时,使病人忍受较重疼痛,并须较长时间卧床而限制躯体活动。特别是症状的反复发作,影响病人学习、工作和生活。如需手术治疗,病人可能对手术效果及预后有顾虑。以上情况使病人产生较重焦虑反应。

【护理诊断/问题】

1. 焦虑　与下列因素有关:①反复的疼痛;②影响生活或工作;③担心手术预后。

2. 疼痛　与椎间盘突出压迫神经根有关。

3. 躯体活动障碍　与腰腿痛及限制躯体活动有关。

4. 知识缺乏　缺乏疾病治疗和预防知识。

5. 潜在并发症　下肢静脉血栓形成、肌肉萎缩、手术后神经根粘连等。

【护理目标】

病人焦虑感减轻;疼痛等不适感缓解;得到了良好的护理照顾;能说出预防疾病再发的知识;并发症发生的可能性减小。

【护理措施】

（一）非手术治疗的护理

1. 心理护理　了解病人的心理活动,给予解释和安慰,解除焦虑或顾虑。

2. 卧床休息　为减轻脊柱负荷,缓解或消除疼痛,急性期须绝对卧硬板床休息,要求病人吃饭、排便排尿均在卧床体位下进行。翻身时嘱病人张口呵气,并给予协助。在生活方面给予病人以良好的照顾。卧床时间须4周或至疼痛症状缓解,然后带腰围下床活动,3个月内不作弯腰持物活动。

在病情缓解,允许起床时,指导病人采取正确的起床方法。先将身体翻向一侧,抬高床头,将腿放于床的一侧,用上肢支撑上身起来。然后坐在床缘,双脚踩地,缓慢站起。以后可按相反的顺序回到床上。

3. 持续骨盆水平牵引的护理　骨盆水平牵引可使椎间隙略为增宽,减少椎间盘内压,扩大椎管容量,从而减轻对神经根的刺激或压迫。根据个体差异牵引重量在7～15kg,床的足端抬高15～30cm以作反牵引,持续2周(图25-5-4)。亦可采用间断牵引法,每日2次,每次1～2小时。但后者不如前者的治疗效果。注意孕妇、高血压、心脏病病人禁用骨盆牵引治疗。

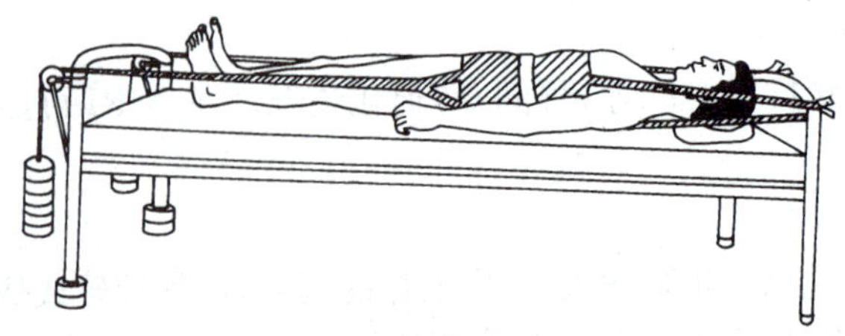

图 25-5-4 骨盆水平牵引

4. 硬脊膜外隙封闭的护理 常用醋酸泼尼松龙＋利多卡因行硬脊膜外隙封闭，以减轻神经根周围的炎症和粘连。教育病人配合治疗护理方案，封闭结束按硬脊膜外麻醉后进行护理。

（二）手术前护理

手术前训练床上使用便器；做好手术前常规准备。

（三）手术后护理

1. 体位 手术后平卧硬板床。根据手术创伤情况，一般需卧床 1～3 周。

2. 伤口及引流的护理 注意观察伤口渗血、渗液情况，观察引流管是否通畅和引流液的量及质，观察有无脑脊液漏出。一般手术后 24 小时拔除引流管。如渗出量多，或疼痛加剧，下肢感觉、运动障碍加重，应及时报告医生，并协助处理。

3. 功能活动 手术后要求病人坚持深呼吸练习。定时进行四肢、尤其是双下肢活动，给予小腿、大腿肌肉按摩，每日温水洗脚 1 次，预防静脉血栓形成及静脉炎的发生。手术后 2～3 天后指导并督促、鼓励病人进行腰背肌锻炼，预防肌萎缩，增强脊柱稳定性；逐步练习直腿抬高动作，防止神经根粘连。

（四）健康指导

定期组织病人及家属参加健康教育日活动，开展科普知识学习，使人们了解腰腿痛防治方法：

1. 在平时生活中注意坐、站、行和劳动姿势。如长期坐位工作者需注意桌、椅高度，定时改变姿势；职业中常弯腰劳动者，应定时伸腰、挺胸活动；搬抬重物时，屈髋、屈膝下蹲，腰背伸直，再用力抬起和迈步。

2. 开展必要的体育活动。如课间操、工间操，消除单一姿势造成的软组织疲劳和慢性损伤；平时加强腰背肌及腿部肌肉的锻炼，增加脊柱的稳定性。

3. 建议腰部用力强度大的职业人员，如搬运工、举重运动员，可佩戴弹性腰围，以便用力时保护腰部。参加剧烈运动者，应注意运动前的准备活动和运动中的保护动作。

4. 治疗后的病人，在一定时期内佩戴腰围，同时应加强背肌锻炼，增加脊柱的内在稳定性。否则可因失用性肌萎缩带来不良后果。

5. 定时来医院复诊。

三、腰椎管狭窄症病人的护理

腰椎管狭窄症(lumbar canal stenosis)是由退行性改变(腰椎间盘膨出、黄韧带皱褶、骨质增生等)、创伤性或先天性原因所致。病理上发生了椎管、神经根管、椎间孔的狭窄，并使脊髓、马尾神经或脊神经根受压而出现了相应的症状。临床表现以腰区痛、下肢痛或麻木、神经源性间歇性跛行或姿势性跛行为主，部分病人表现有会阴部麻木、排尿费力等马尾神经受压症状。X线片、CT、MRI有助于确诊。治疗原则是症状较轻者以休息、腰椎管硬膜外封闭等非手术治疗为主；症状较重者可行椎管减压术、腰椎内固定植骨融合术等。

护理中要求病人卧床休息；限制行走、负重或手提重物等劳作；指导腹肌锻炼；部分病人下床活动时可佩戴腰围。

第六节　骨肉瘤病人的护理

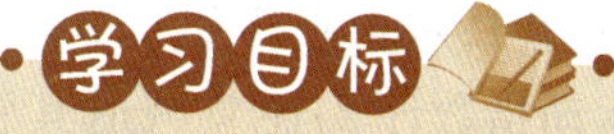

了解骨肉瘤病人的护理评估要点和护理措施要点。

骨肉瘤(osteosarcoma)是一种最常见的恶性骨肿瘤。多见于青少年，好发于长管骨的干骺端。主要临床表现为局部疼痛，多为持续性，逐渐加剧；查体见局部肿块，且肿块处压痛、皮温高、呈现浅静脉怒张；可发生病理性骨折；易出现肺转移。X线检查示明显的骨质破坏，骨膜反应明显，常见Codman三角或呈“日光射线”样影像(图25-6-1)。

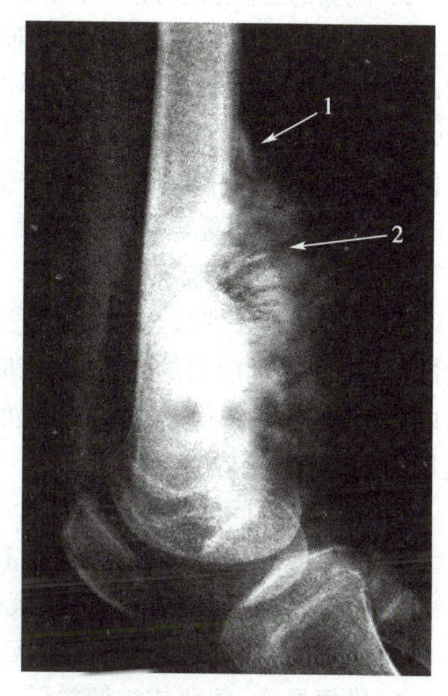

图25-6-1　股骨远端骨肉瘤的特殊影像

1. Codman三角；2. “日光射线”样影像

治疗原则是以手术为主的综合治疗。手术前大剂量化疗，然后根据肿瘤浸润范围考虑保肢手术(根治性切除瘤段、灭活再植或植入假体)或截肢手术，手术后继续作大剂量化疗。由于早期诊断和化疗的迅速发展，目前骨肉瘤病人的5年存活率提高至50%以上。

护理工作中注意以下几点：①手术前做好耐心细致的心理护理，消除病人恐惧、悲观或绝望的心理反应；防止病理性骨折等意外损伤；观察并处理化疗的不良反应；加强营养，改善全身情况。②保肢手术后应注意患肢体位并予以妥善固定；预防感染；适时指导肢体功能锻炼。③截肢手术后安置合适的肢体位置，如下肢截肢手术后，应安置病人仰卧硬板床，残肢伸直平放，髋、膝部避免屈曲；观察残肢有无切口疼痛、渗血、感染；当出现幻肢感、幻肢痛时应给予科学的解释；指导功能锻炼，增强肌力，防止肌萎缩，保持关节的活动范围，为安装假肢做准备。

第七节　截瘫病人的护理

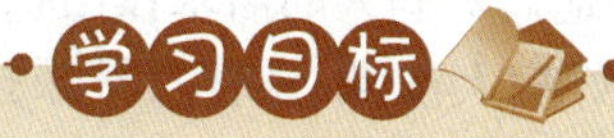

了解截瘫的概念、分类；熟悉截瘫的护理评估和护理诊断/问题；掌握其护理措施。

脊柱的骨折脱位、退行性病变、结核及肿瘤等均可损伤脊髓而致肢体瘫痪。脊髓损伤平面以下的感觉、运动及反射活动全部丧失者称为完全性截瘫(paraplegia),如是部分功能障碍称为不完全性截瘫。脊髓颈段损伤可造成高位截瘫,除表现四肢瘫以外,可能出现呼吸困难,甚至呼吸停止,尤其是第4～5颈椎节段以上损伤,危险性较大。

【护理评估】

(一) 身体状况

1. 瘫痪程度 常以截瘫指数作为评定指标,即以"0、1、2"表示肢体的运动、感觉和排尿排便障碍程度,其中"0"示功能正常,"1"示功能部分障碍,"2"示功能完全障碍。如脊柱骨折时肢体肌肉舒缩运动完全丧失,运动指数计2;感觉减退其感觉指数计1;排便尚能控制,排尿功能障碍其反射功能指数计1;该病人截瘫指数为"4"。在治疗护理过程中,指数升高,说明病情加重;指数下降,说明病情有好转。

2. 截瘫的三大并发症 即呼吸系、泌尿系并发症和压疮。长期卧床易致肺部感染,应观察病人有无发热、咳嗽、咳痰、肺部湿啰音等症状体征出现;尤其是高位截瘫,要注意呼吸困难的发生。长期卧床及排尿障碍可引起泌尿系感染与结石,应观察有无泌尿系感染的症状,必要时检查血尿、脓尿情况等。截瘫病人肢体感觉、运动障碍及营养障碍,易发生皮肤压疮。完全性截瘫和高位截瘫更易发生并发症。

3. 肢体瘫痪可能导致肌肉萎缩、关节僵硬、肢体畸形等。

(二) 心理-社会状况

瘫痪病人的心理状态可能是复杂的,在疾病初期的心理变化可能是强烈的。躯体功能的缺陷,生活自理能力的障碍,原家庭或社会角色的改变,患病日久家庭成员所给精神的、感情的、经济的关怀不够等,这些生理的、心理的、社会的综合刺激因素,常使病人产生较大心理压力,甚至造成精神创伤。

【护理诊断/问题】

1. 焦虑或悲哀 与丧失生活、工作能力有关。

2. 有窒息的危险 与高位截瘫有关。

3. 自理能力缺陷 与肢体瘫痪有关。

4. 排便异常:便秘或排便失禁 与肛门括约肌功能障碍或肠功能障碍有关。

5. 排尿异常:尿潴留或尿失禁 与尿道括约肌功能障碍或排尿反射障碍有关。

6. 潜在并发症 肌肉萎缩、关节僵硬、肢体畸形,肺部感染、泌尿系感染、皮肤压疮等。

【护理目标】

最大程度地恢复躯体功能,生活自理能力提高;能正确地对待疾病,做好与医护的配合;截瘫有关并发症得到预防或处理。

【护理措施】

1. 心理护理 向病人提供安全和舒适措施;倾听病人诉说,允许病人哭泣,帮助病人降低焦虑程度;要尊重、关怀和体贴病人,注意语言沟通技巧,避免不良心理刺激;限制有焦虑的家属或其他病人与其接触;适时教给病人维持健康的方法,如营养与锻炼;同时做好家庭及社会有关人员的思想工作,协助他们对病人的需求作出积极的反应。

2. 加强生活护理 及时照顾好病人洗漱、饮食及排尿排便等日常生活,逐渐训练及提高病人的生活自理能力。供给富含营养的易消化食物。应多吃水果蔬菜,鼓励病人增加每日饮水量。

3. 皮肤和肢体护理　截瘫病人极易发生压疮，故必须及早预防。床单应保持平整、干燥、清洁；在躯体骨骼隆突部位要用气圈垫好；每 2 小时左右变换体位 1 次；翻身时用 50% 乙醇按摩受压皮肤，涂撒滑石粉保持局部干燥。如果出现压疮，应积极换药处理，防止创面增深和扩大。

对瘫痪肢体定时作被动活动、按摩及针灸等，最大程度恢复肢体功能，防止肢体肌肉萎缩、关节僵硬、骨质脱钙等。平时以软垫、支架等支持瘫痪肢体，使其保持于功能位，避免畸形发生。外伤性截瘫在 3 个月左右即可练习起坐、使用拐杖或轮椅下地活动。

4. 泌尿系护理　尿潴留病人应在无菌条件下留置导尿。每日记录尿量，做好导尿管护理。持续导尿 2 周后，改为每 4～6 小时定时开放导尿，逐渐训练反射性膀胱舒缩功能，以避免发生挛缩性膀胱。留置导尿期间，为防止尿路感染，每天应做膀胱冲洗。为便于护理，对尿失禁病人可行留置导尿或假性导尿，保护外阴皮肤，亦需做好膀胱冲洗。

5. 呼吸道护理　给病人进行健康教育，如每日做深呼吸练习，吸烟者应立即戒烟等。痰液黏稠排出不畅者给拍背、使用化痰药物或雾化吸入，可同时使用抗生素。高位截瘫病人必要时须作气管切开，有呼吸困难者可考虑人工辅助呼吸。

6. 消化道护理　鼓励病人自行排便。肠胀气时给予腹部按摩、肛管排气或灌肠等。便秘时可服用液状石蜡、番泻叶等缓泻剂，必要时通便灌肠。每日定时以手指做肛门按摩，刺激括约肌舒缩活动，有助于排便反射功能的恢复。

7. 健康指导　指导病人掌握洗漱、进餐、如厕、上下床、穿衣脱衣等方法，提高生活自理能力；教育、鼓励病人坚持体操疗法或作业疗法，树立信心，积极锻炼；加强营养，多饮水，多吃水果蔬菜等。

（党世民）

思考题

1. 病人女性，68 岁，跌倒致右前臂 Colles 骨折，在门诊行手法复位后腕屈尺偏位石膏托固定。该病人在回家前，你认为应该做的护理工作（护理措施）有哪些？

2. 病人男性，43 岁。从 5 米高的土崖跌落，双下肢活动障碍，第 2 腰椎棘突处呈后凸畸形且压痛明显。你在现场时应如何急救？8 小时后该病人送入院，表现仍同前，你能提出一般护理诊断/问题吗？并请叙述护理措施。

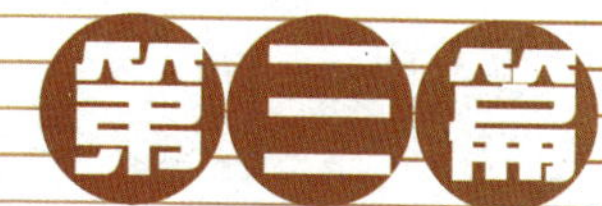

第三篇

皮肤与性病护理学

皮肤与性病护理学

皮肤与性病护理学是一门重要的临床护理学科。在高职高专课程体系设计中，一般都并入外科护理学课程。

第二十六章　皮肤病病人的护理

第一节　皮肤病病人的护理概述

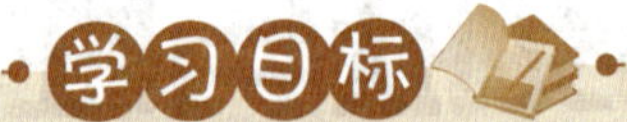

①了解皮肤的结构和功能。②熟悉皮肤病病人的一般护理评估和护理诊断/问题；掌握一般护理措施。③通过实践教学，学会皮肤病病人一般护理，包括各种外用药的使用及护理操作技术。

一、皮肤的结构和功能

(一) 皮肤的结构

皮肤(skin)覆盖在人体表面，是人体最大的器官，在口、鼻、肛门、尿道口、阴道口等处与体内管腔黏膜相移行。其重量约为体重的16%，总面积成人1.2～2.0m²，新生儿约0.21m²；厚度为0.5～4.0mm(不包括皮下组织在内)。皮肤的厚度随年龄、部位的不同而异，掌跖部较厚，眼睑部最薄。皮肤表面满布多角形的凸起，称皮嵴。皮嵴间的沟纹，称皮沟。皮嵴以指(趾)端屈面最为明显，呈涡纹状，称"指纹"。其形态受遗传因素决定，终生不变，除同卵孪生者外，指(趾)纹在个体之间均有差异，可用于鉴别个体。皮肤的颜色因种族、年龄、性别及部位不同而异。

皮肤由表皮、真皮和皮下组织构成，其间含有皮肤附属器(毛发、汗腺、皮脂腺、指或趾甲)、神经、血管、淋巴和肌肉(图26-1-1)。

1. 表皮　为皮肤的最外层，由角朊细胞、黑素细胞和朗格汉斯细胞构成。角朊细胞构成表皮的主要成分，由深至浅分为五层：基底层、棘层、颗粒层、透明层和角质层(图26-1-2)，正常的表皮细胞约4周更替一次。

基底层由一层排列成栅状的圆柱形细胞构成。基底细胞具有活跃的增殖能力，并不断向上移行衍化成其他各层细胞，故此层又称为生发层，基底层含有黑色素细胞，分泌黑色素，决定皮肤颜色，并能吸收紫外线，保护深部组织免受辐射损伤。

棘层由4～10层多角形细胞构成，因细胞表面有许多小棘突，故称棘细胞。最底层的棘细胞也有分裂能力。

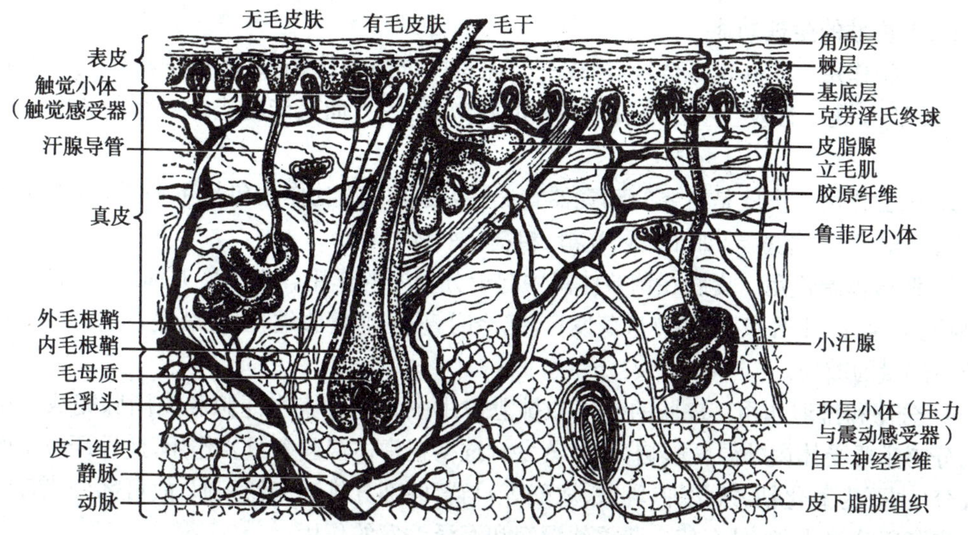

图 26-1-1 皮肤结构示意图

颗粒层由 2～4 层梭形细胞组成。其特征为细胞内有较多大小不等、形状不一、嗜碱性的透明角质颗粒。

透明层由 2～3 层无核的扁平细胞组成，此层仅见于掌跖部。是防止水及电解质通过的屏障。

角质层由 5～10 层已经死亡、无核的细胞组成。角质层不断形成和脱落，使正常皮肤角质层保持适当厚度。

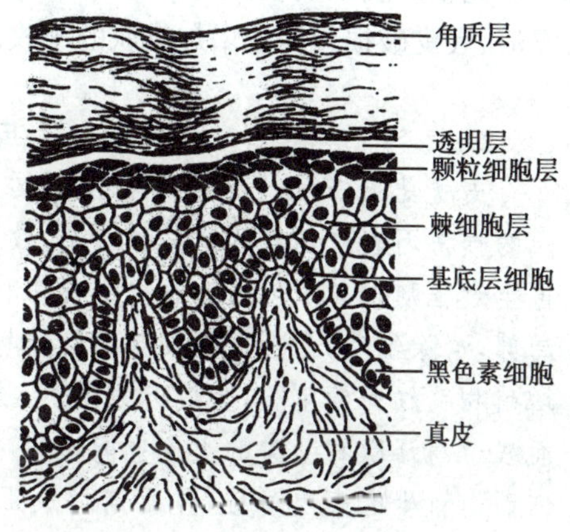

图 26-1-2 表皮组织模式图

2. 真皮 由胶原纤维、弹性纤维、细胞和基质构成。分深、浅两层，浅层为较薄的乳头层，形成乳头状隆起并突向表皮，与犬牙交错相连，其内有丰富的毛细血管和毛细淋巴管，并有游离神经末梢和触觉小体。深层为较厚的网状层，内含较大的血管、淋巴管、神经、肌肉以及皮肤附属器等结构。

3. 皮下组织 位于真皮之下，由疏松结缔组织、脂肪小叶构成，又称皮下脂肪层，此层厚薄因年龄、性别、部位及营养状态而异。有缓冲外力撞击、防止散热、储备能量等作用。

4. 皮肤的血管、淋巴管、神经和肌肉 表皮没有血管，皮肤的血管分布于真皮和皮下组织，由浅到深，主要分成三个血管丛：乳头下血管丛、真皮下血管丛、皮下血管丛。皮肤的淋巴管起源于真皮乳头层的毛细淋巴管，在乳头下层及真皮深部分别汇合成浅、深淋巴网，经过皮下组织通向淋巴结后进入更大的淋巴管。皮肤内有丰富的感觉神经末梢和运动神经末梢。前者来自脑脊髓神经有髓神经纤维，感觉皮肤的触、痛、热、冷感觉等；后者来自无髓交感神经节后纤维，支配立毛肌、血管、汗腺等。皮肤的肌肉主要为平滑肌，立毛肌收缩时毛发竖立，引起“鸡皮疙瘩”，在阴囊、乳晕、血管壁、汗腺周围也有平滑肌存在，面部表情肌和颈阔肌属横纹肌。

（二）皮肤的生理功能

1. 保护作用 皮肤包裹全身，构成一个完整的屏障结构，一方面保护机体免受外界机械性、物理性、化学性及生物性等有害因素的刺激，另一方面又能防止体内水分和电解质的丢失。

2. 感觉作用 皮肤是主要的感觉器官之一，皮肤的感觉作用包括单一感觉（如压、触、痛、冷、温觉）和复合感觉（如干、湿、光滑、粗糙、硬、软）两类。

3. 调节体温作用 皮肤在调节体温中起十分重要的作用。当温度升高时，皮肤血管扩张，血流加速、出汗增多，增加热量蒸发；当寒冷时，皮肤血管收缩，血流减慢，汗液分泌减少，以减少热量的散失。

4. 分泌和排泄作用 皮肤的分泌和排泄作用主要通过大小汗腺和皮脂腺完成。小汗腺的分泌主要受体内外温度影响，汗液蒸发对维持正常体温起着重要作用；此外汗液中的固有成分（主要为氯化钠、氯化钾、乳酸、尿酸等）与肾的部分排泄产物相似，故可部分代替肾功能。皮脂腺分泌皮脂，具有使皮肤柔软滑润和润泽毛发的作用。

5. 吸收作用 皮肤具有吸收外界物质的能力，这也是外用药物治疗皮肤病的理论基础。但完整的皮肤吸收作用较差，吸收途径主要是通过表皮和附属器吸收，当角质层薄、皮肤浸渍、表皮破损等均能增加皮肤的吸收。脂溶性物质易被吸收，水溶性物质不易吸收。

皮肤的再生

皮肤受损伤后，因面积和深度不同，其再生过程和修复时间也有很大的差异。小而浅的损伤因表皮细胞的迁移和增殖，数天就能愈合，常不形成瘢痕。大而深的损伤，其再生过程则较长。创伤后首先是凝血和止血，并出现炎症反应，众多的中性粒细胞进入局部，清除细菌，大量巨噬细胞清除损坏的组织，并释放生物活性物质促进成纤维细胞增殖和毛细血管生长，生成肉芽组织；随之，伤口周围的表皮细胞增殖并迁移到伤面，伤面残留的汗腺和毛囊的上皮也能增殖，形成覆盖伤面的上皮小岛，参与表皮再生。最后伤面由新生的表皮覆盖，并逐渐形成正常的表皮。如创伤面积较大，则需手术移植皮肤，以协助修复。

6. 代谢作用 皮肤贮藏着大量水分、糖、蛋白质、盐类和脂肪等物质，参与机体的代谢作用。皮肤经日光照射可合成维生素 D。

7. 参与免疫的反应 皮肤是重要的免疫器官，是免疫反应或变态反应的重要场所。其主要作用是识别新的皮肤抗原并作出反应；对原已接触的抗原作出反应并加以排除。

二、皮肤病病人的护理概述

皮肤病的护理工作在治疗皮肤病的过程中具有重要作用，护理人员周到细致、正确耐心的护理服务，有利于皮肤病病人的早日康复。

【护理评估】

（一）健康史

引起皮肤病的原因很多，如感染（包括细菌、病毒、真菌、寄生虫等感染）、变态反应（包括动物性、植物性、化学性等物质所引起的变态反应）以及各种不良因素对机体的刺激，某些皮肤病与职业、遗传等因素也有一定的关系。须详细了解病人的性别、年龄、籍贯、种族、职业情况；生活和饮食习惯，有无烟酒嗜好及精神、近期使用药物、生活环境、有无接触生物和化学物质等；患病的时间、地点、部位，疾病的发生发展及治疗情况；还应注意既往有无类似病史、药物过敏史、传染病的接触史、家族史等。

（二）身体状况

各种皮肤病多有其自身特点，会出现多种多样的临床表现。有部分皮肤病是病人全身疾病的局部表现，在评估病人身体状况时，还应注意病人全身各系统的症状，尤其是重要器官的功能。但不同的皮肤病也常有一些共同的表现，一般分为自觉（主观）症状和他觉（客观）症状。

1. 自觉症状 指病人主观感觉到的症状。主要有瘙痒、疼痛、烧灼感及麻木等，其中瘙痒是皮肤病最常见的自觉症状。自觉症状轻重与皮肤病的性质、严重程度和病人的感受能力有关。此外，某些皮肤病可伴发热、畏寒、头痛、乏力、食欲不振及关节疼痛等全身症状。

2. 他觉症状 是指可以看到或摸到的皮肤、黏膜病变，通常称皮肤损害，亦称皮疹。皮肤损害分为原发性和继发性两大类。原发性损害是指皮肤病理变化直接产生的最早损害；继发性损害是由原发性损害转变而来，是原发性损害经搔抓、感染、治疗和损害修复过程中所产生的病变。

（1）原发性损害

1）斑疹（macule）：是局限性皮肤颜色的改变，损害与周围皮肤平齐，触之既不高出皮肤，也不凹下，一般直径小于1～2cm。大于3cm者称斑片，小于0.2cm者称斑点。根据颜色的不同，可分为红斑、出血斑、色素沉着斑、色素减退（脱失）斑四种。

2）丘疹（papule）：是局限性、实质性隆起的皮肤损害，直径小于1cm，其病变位于表皮或真皮浅层。丘疹可有不同的大小、形态、颜色和硬度。如扁平而稍隆起的，介于斑和丘疹之间者称斑丘疹；丘疹顶端伴有小疱时称丘疱疹；丘疹顶部有小脓疱时称丘脓疱疹。

3）斑块（plaque）：为较大的或多数丘疹融合而成，直径大于1cm。

4）风团（wheal）：为局限性水肿性隆起的皮肤损害。由真皮浅层急性水肿引起，骤然出现，迅速消退，退后不留痕迹。风团大小不一，边缘不规则，呈淡红或苍白色。

5）水疱（vesicles）：为高出皮肤的、内含液体的局限性、腔隙性损害。根据水疱内液体性质可分为浆液性、血性及脓性。水疱直径大于1cm者称大疱。

6）脓疱（pustule）：是含有脓液的疱。疱液混浊，周围可有红晕，可原发，亦可继发于水疱。

7）结节（nodules）：是圆形或类圆形、局限性、实性、深在性损害，病变常深达真皮或皮下组织，需触诊方可查出。可由真皮或皮下组织的炎症浸润（如瘤型麻风），代谢产物沉积（如结节性黄色瘤）或肿瘤等引起。直径超过2～3cm的结节，称为肿块。

8）囊肿（cyst）：为内含液体或黏稠物质和细胞成分的囊样损害。呈圆形或类圆形，触之有弹性感。一般位于真皮或皮下组织。

（2）继发性损害

1）鳞屑（scales）：为脱落或即将脱落的角质层，由于角化过度或角化不全而引起。鳞屑的大小、厚薄及形态不一，可呈糠秕状、大片状。

2）痂（crust）：是由皮损表面的浆液、脓液、血液、脱落组织及细菌等混合干涸而成的附着物。主要由浆液形成的痂呈黄色，称浆液痂；由脓性渗出物形成的呈绿色或黄色，称脓痂；

主要由血液形成的呈棕色或暗红色,称血痂。

3)浸渍(maceration):为皮肤长期浸水或受潮湿所致的表皮松软变白、起皱的损害。常发生在指(趾)缝等处,浸渍处表皮容易脱落露出红色糜烂面。

4)糜烂(erosion):为表皮或黏膜上皮的缺损,露出红色湿润面,愈合后不留瘢痕。

5)溃疡(ulceration):为皮肤或黏膜的局部性缺损,病变深达真皮以下,愈合后可留瘢痕。

6)抓痕(excoriation):为搔抓或摩擦所致的表皮或真皮浅层的缺损。呈线状或点状,可有血痂,愈合后不留瘢痕。

7)皲裂(fissures):为皮肤的线条状裂口。常见于掌、跖、指(趾)、关节、口角、肛周等处。因局部皮肤干燥或慢性炎症等引起皮肤弹性减弱,加上外力牵拉而形成。

8)苔藓样变(lichenification):也称苔藓化,为皮肤局限性浸润肥厚,皮沟加深,皮嵴隆起,表面粗糙,硬如皮革,境界清楚。常因长期搔抓或摩擦所致。

9)萎缩(atrophy):是皮肤组织的一种退行性变所引起的皮肤变薄。可分为表皮萎缩、真皮萎缩和皮下组织萎缩等,表皮萎缩时表皮变薄,呈半透明状,易发皱,正常皮沟多消失;真皮萎缩时皮肤凹陷,表面纹理正常,常伴有皮肤附属器的萎缩。

10)瘢痕(scar):为真皮或皮下组织的缺损或破坏后,由新生结缔组织修复而成。表皮光滑,无皮纹,无毛发等皮肤附属器。高出皮肤表面者称增生性瘢痕;较正常皮肤表面低凹者称萎缩性瘢痕。

(三)实验室及其他检查

1. 病原体检查 对皮肤真菌病可取标本置于镜下观察到真菌菌丝和孢子;对细菌感染引起的皮肤病可取渗出物作革兰染色检出相应病菌,同时可作细菌培养和药物敏感试验;对疥疮可作疥虫检查。

2. 皮肤组织病理学检查 某些皮肤病如皮肤肿瘤、银屑病等可取病变组织做活组织检查。

3. 免疫学检查 如梅毒血清检查、免疫荧光检查、抗核抗体试验、免疫球蛋白测定等。

4. 其他检查 X线检查,对皮肤结核和骨梅毒的诊断有一定帮助。必要时还需作血液生化检查等。

5. 皮肤试验

(1)斑贴试验

1)方法:①受试物的准备:根据受试物性质的不同,选用相应稀释剂稀释至一定浓度备用。有的如纺织品、毛皮或皮革等,则剪成小片,以腋下汗或人工液浸湿即可;②操作步骤:将待试物置于 $1cm^2$ 大小双层滤纸上,敷贴在前臂屈面或后背部正常皮肤上,覆盖 1.5~$2.0cm^2$ 不通气的玻璃纸,然后用大一点的胶布固定。须同时作对照试验。

2)结果:通常在敷贴后 48 小时观察结果。①阴性反应:敷贴部位无任何变化;②阳性反应:根据局部反应的不同强度,记录如下:

“±” 可疑:轻微发红或瘙痒;

“+” 弱阳性:明显红斑;

“++” 中阳性:水肿性红斑、丘疹;

“+++” 强阳性:红斑、丘疹及疱疹,直径超出 1cm。

3)临床意义:协助寻找因接触物引起的一些过敏性皮肤病的病因,如接触性皮炎,阳性反应通常表示病人对被试物过敏。

(2)划痕试验

1)方法:①试物准备:保证无菌;②操作步骤:先用乙醇消毒前臂内侧试验区皮肤,再用蒸馏水或生理盐水洗净。干后用针头或类似器械划 2～3 条长 0.5～1cm 的痕,应不使其出血为度。然后将试物滴在划痕上轻轻擦之,同时须用生理盐水作一对照试验,通常在 15～30 分钟内观察结果。

2)结果

"－" 阴性:与对照试验同;

"±" 可疑:水肿性红斑或风团,直径小于 0.5cm;

"＋" 弱阳性:风团有红晕,直径 0.5cm;

"＋＋" 中阳性:风团有明显红晕,直径 0.5～1cm,有伪足;

"＋＋＋" 强阳性:风团有明显红晕及伪足,直径大于 1cm。

3)临床意义:一般用于协助寻找变态反应发生在真皮内的过敏性皮肤病的病因,如荨麻疹、遗传过敏性湿疹及对药物、食物过敏等。阳性反应则表示病人对该试验物过敏。

(四)治疗与效果

皮肤病的主要治疗方法有全身疗法、局部疗法、物理疗法和手术治疗。

1. 全身疗法 常用的内用药有抗组胺药、糖皮质激素、维生素、抗生素、抗真菌药和免疫抑制剂等。

(1)抗组胺药:该类药物可分为 H_1受体阻断剂和 H_2受体阻断剂。

H_1受体阻断剂:大都有与组胺相同的乙基胺结构,能与组胺竞争 H_1受体,使组胺不能与相应受体结合,以达到收缩血管、减少渗出、减轻炎症、解除平滑肌痉挛等作用。第一代 H_1受体阻断剂可透过血-脑屏障,作用于中枢神经系统,产生嗜睡、头晕、乏力及记忆力减退等不良反应;又有抗胆碱能作用而出现口干、鼻塞、瞳孔散大,对驾驶员、高空作业者、青光眼病人等应禁用或慎用。第二代 H_1受体阻断剂不易透过血-脑屏障,对中枢神经无镇静作用或作用很小;抗胆碱能作用也较小,而且作用时间较长,临床使用较广。常用的药物有阿司咪唑、特非那定等。主要用于变态反应性皮肤病。

H_2受体阻断剂:能与 H_2受体结合,拮抗组胺引起的血管扩张、通透性增加和胃酸分泌增多。常用的药物有西咪替丁、雷尼替丁和法莫替丁。用于慢性荨麻疹、皮肤划痕症等。

(2)皮质类固醇激素:具有免疫抑制、抗炎、抗细胞毒、抗休克和抗增生等作用,主要用于症状较重的皮肤病。开始足量控制症状后再根据病情减量,自身免疫性疾病需用维持量。此类药长期、大量使用时不良反应较多,易感染、血压升高、消化道溃疡或合并出血及穿孔、加重糖尿病、骨质疏松、精神障碍等。在使用中随时注意不良反应的发生,并及时处理。常用的有氢化可的松、泼尼松和地塞米松等。

(3)其他内用药物:如抗菌药、抗病毒药、抗真菌药等,可根据不同的皮肤病而选用。

2. 物理疗法 包括电疗法、光疗法、药浴、冷冻疗法及放射疗法等方法。

3. 局部疗法 在皮肤病的治疗护理中有着重要作用,通过局部的正确处理,可以减轻病人的症状,促进皮疹迅速好转直至痊愈。因此,为了正确使用外用药物,必须掌握常用外用药物的性能和各种剂型的作用。

(1)常用外用药物的性能:见附一。

(2)外用药物的剂型:见附二。

(3)外用药的使用原则

1)正确选择药物:根据不同的病因、病理变化和自觉症状选择相应的药物。如变态反应性疾病可选用糖皮质激素,真菌性皮肤病选用抗真菌药物,细菌性皮肤病选用抗生素等。

2)正确选择剂型:外用药物可配制成各种不同的剂型,以便充分发挥作用,治疗皮肤病应根据不同的病因和皮损特点,选择合适的剂型,如剂型选择不当,即使主药应用正确,也难以取得满意效果,还可引起不良反应。因此,必须根据临床症状及皮损特点选择不同的剂型。如急性期仅有红斑、丘疹和水疱时,可选用粉剂、洗剂;有大量渗出糜烂时,可用溶液湿敷。亚急性期渗出甚少时,用糊剂或油剂;皮损已干燥脱屑者宜用乳剂。慢性期皮炎可选用软膏、硬膏、乳剂等。单纯瘙痒而无皮损者,选用酊剂、醑剂或乳剂。

4. 手术治疗 主要用于药物难以治疗的皮肤病。常用的手术有皮肤移植术、毛发移植术、体表外科手术和皮肤磨削术等。

(五)心理-社会状况

皮肤病病人常因起病急、症状重,加之多表现在体表,看得见、摸得着,易产生不同程度的焦虑、紧张、恐慌等异常心理。某些皮肤病病人如慢性湿疹、红斑狼疮等,因病程长、易复发,且治疗又较麻烦,长期不能正常生活和工作,往往背上沉重的思想包袱,甚至会有意志消沉、悲观失望等不良情绪,缺乏治疗信心。另外,诸如雀斑、色素痣、白癜风、痤疮等,尽管一般不影响身体健康,但如果发生在面部,往往给病人精神上增添无形的压力,从而采取回避或自我封闭的态度。

注意询问病人及其家属对所患皮肤病的认知和心理承受程度,观察病人对医护方案或指导的遵循、执行情况,评估社会支持系统对病人及其所患皮肤病的态度。

【护理诊断/问题】

1. 焦虑 与突然发病、皮损广泛、疾病顽固而缺乏治疗信心等因素有关。

2. 睡眠型态紊乱 与皮肤瘙痒有关。

3. 自我形象紊乱 与皮损在暴露部位,影响外观有关。

4. 有感染的危险 与搔抓、皮肤破损有关。

5. 营养失调:低于机体需要量 与高热、皮损广泛、进食少有关。

6. 皮肤完整性受损 与皮疹发生有关。

7. 知识缺乏 缺乏皮肤病的治疗和预防知识。

【护理目标】

病人能够了解疾病相关知识,树立信心,配合治疗和护理;皮肤的瘙痒不适及局部炎症反应得到减轻;保持皮肤清洁,预防暴露部位的机械性损伤;病人学会正确使用外用药,皮损逐步愈合,不发生感染;体内的水、电解质保持平衡,纠正营养失调;病人能够掌握预防皮肤病的保健知识。

【护理措施】

1. 心理护理 在对皮肤病病人的护理过程中,护理人员要同情、关心和体贴病人,主动介绍疾病的有关预防、保健知识,解释精神因素对治疗效果的直接影响,如瘙痒症、慢性单纯性苔藓、银屑病等某些与精神因素有关的皮肤病,会因不良的心理刺激而诱发及加重病情。告诉病人身体出现的变化是暂时的,消除病人各种顾虑,帮助病人克服自卑心理,鼓励病人树立战胜疾病的信心,以最佳身心状态接受治疗,通过身心两方面的护理,控制病情,缓解症状,进而达到康复目的。

2. 饮食护理　应根据皮肤病的性质调整病人的饮食，不要盲目地忌口，为促进食欲和供给足够营养，可多吃些植物性蛋白，如豆制品及蔬菜水果等。对变态反应性及瘙痒性皮肤病病人，应避免食用某些动物蛋白类和辛辣刺激性食物，如虾、蟹、牛羊肉、酒、浓茶等；大面积糜烂渗出或表皮剥脱病人应给予高蛋白质、高热量、高维生素饮食；脂溢性皮炎病人应少吃脂肪和甜食；在光化学疗法期间勿食无花果、香菜、芹菜、胡萝卜和芥末等。

3. 瘙痒的护理　皮肤病的皮损常有不同程度的瘙痒，尤其在晚间或某个时间可发生剧烈的瘙痒。应先告诉病人搔抓和烫洗的危害性，劝告病人不要搔抓、揉搓、摩擦和用热水洗烫，可轻轻地拍打以缓解症状，配合应用外用止痒药物。必要时应用抗组胺类药物及镇静剂，睡前适当加大剂量，以减轻瘙痒，促进睡眠。

4. 使用外用药物的护理

(1)指导病人正确掌握外用药的使用方法，坚持耐心、按时用药。

(2)不同浓度药物的作用不同，不同病人的皮肤对药物的敏感性也有差异，特别是有刺激性药物宜从低浓度开始，小面积开始。

(3)用药要考虑病人性别、年龄及病损部位，刺激性强的药物不宜应用于婴幼儿、妇女以及面部口腔周围皮肤和黏膜。

(4)随时注意观察药物不良反应，如有刺激、过敏或吸收中毒现象，应立即停药并遵医嘱作出相应处理。

5. 创面的护理　皮损表面用药已干涸硬结时可用温开水浸泡，软化后清除；如为糊剂、软膏可用植物油或液状石蜡将药物软化后，轻轻抹除；如为橡皮膏，揭去后先用松节油或汽油清洁，再用乙醇清洗干净。对有化脓感染、糜烂渗出时，可用0.1%依沙吖啶溶液或呋喃西林溶液清洗。大疱性皮损应消毒后用无菌注射器针头刺入大疱下缘抽吸净疱液，保持疱皮完整不脱落。对干燥的疱皮和剥脱的表皮，用消毒剪刀轻轻剪除坏死及游离部分。

对口、鼻、眼的分泌物，可用生理盐水或2%硼酸溶液清洁，外耳道分泌物可用3%过氧化氢溶液清洁，会阴、肛门周围皮损可用1∶8000高锰酸钾溶液坐浴。

6. 预防交叉感染　传染性皮肤病如头癣、脓疱疮、疥疮等要隔离治疗。床单、用品等物要注意消毒处理，用过的敷料要焚烧。

7. 换药护理

(1)涂药法：①粉剂：用棉球或纱布包粉撒布，每日数次。②洗剂：使用前先摇匀药液，取排笔或棉签蘸药外涂，每日数次。③糊剂、软膏：取双层纱布铺于平板上，将药物均匀地涂在纱布上，贴敷于患部，以绷带包扎，每日1～2次。④乳剂：用干净手指将药物涂于患部，轻轻用力揉擦以利药物渗入，每日2～3次。也可涂药后以塑料药膜盖上包扎，以增加药物吸收。注意毛发部位不宜用粉剂、洗剂和糊剂。

(2)湿敷法：常采用开放性冷敷法。患处先垫以塑料布或橡皮单，以4～6层纱布浸入药液中，取出挤至不滴水为度，按范围大小，平整地紧贴皮损。每天4～6次，每次持续1～2小时。湿敷药液温度一般与室温(18～22℃)相当，面积每次不得超过体表面积的1/3，以防药物吸收中毒。

8. 重症病人的护理　对于重症药疹、重症多形红斑、重症天疱疮等病人，应住院治疗。住院期间，应卧床休息。①每日测量体温、脉搏、呼吸、血压，记录24小时液体出入量。密切观察病情，尤其是心、肝、肾、造血系统的功能。②严格病房消毒、隔离措施。单人房间，注意保暖，保持一定的湿度，紫外线每日消毒一次，医护人员接触病人前应穿隔离衣，各项操作必须遵循无菌操作原则。③加强全身支持，给予高蛋白、高热量、高维生素易消化饮食，维持体液平衡，促进皮损的修复。④体温过高易加重皮损发生，可通过物理及配合药物降温法，使体温降至38℃左右即可。

9. 健康指导

(1)注意个人卫生，保持皮肤清洁，皮肤干燥者少洗澡，油性皮肤常洗澡，不用碱性大的肥皂，内衣以松软棉织品为宜。

(2)用药期间应有耐心，坚持按时正确用药，直至治愈。

(3)对过敏性、职业性和感染性疾病病人，应详细查找病因，积极消除病因，如避免食用致敏药物和食物等。

(4)对传染性皮肤病病人，应做好衣物、用品的消毒和隔离，以避免传染给他人。

附一 常用外用药物的性能

1. 清洁剂 常用生理盐水、2%～4%硼酸溶液、植物油和液状石蜡等。用于清除皮损处的渗出物、鳞屑、痂皮等。

2. 保护剂 常用植物油、氧化锌、滑石粉、炉甘石等。有干燥、保护、收敛和润滑作用。

3. 止痒剂 常用0.5%～2%薄荷、2%樟脑、5%苯唑卡因、1%盐酸达克罗宁、1%碳酸等。主要是通过表面麻醉作用和使皮肤有清凉感觉而止痒。

4. 抗菌剂 常用3%的硼酸、0.1%依沙吖啶(利凡诺)、1%～2%甲紫、1∶5000高锰酸钾、1∶1000苯扎溴铵(新洁尔灭)、0.5%～1%新霉素等。具有杀灭或抑制细菌的作用。

5. 抗真菌剂 常用3%～10%水杨酸、6%～10%苯甲酸、2.5%～5%碘酊、5%～10%硫黄、10%十一烯酸、1%～3%克霉唑、1%益康唑、10%～30%冰醋酸及土槿皮等。具有杀灭或抑制真菌的作用。

6. 杀虫剂 常用5%～10%硫黄、2%甲硝唑、25%苯甲酸苄酯、25%～50%百部酊等。具有杀灭疥螨、虱、蠕形螨等寄生虫的作用。

7. 糖皮质激素制剂 常用1%氢化可的松、0.1%～1%地塞米松、0.1%去炎松、0.05%氟轻松等。具有抗炎、抗过敏及止痒作用。但长期外用糖皮质激素药物可引起局部皮肤萎缩、毛细血管扩张、色素沉着和继发真菌或细菌感染的危险。尤其面部应注意避免长期使用，病毒、细菌及真菌感染性皮肤病不宜单独使用。此外，若长期大量外用尚可通过皮肤吸收而引起全身副作用。

8. 角质促成剂 常用2%～5%煤焦油，3%水杨酸、3%～5%硫黄等。有减轻炎症渗出及浸润作用，促使表皮角质层恢复正常。

9. 角质松解剂 常用5%～10%水杨酸、20%～40%尿素、5%～10%乳酸、0.05%～0.1%维A酸等。能使过度角化层细胞松解脱落。

10. 腐蚀剂 常用30%～50%三氯醋酸、硝酸银棒、纯苯酚等。用于腐蚀、除去增生的肉芽组织及赘生物。

11. 遮光剂 如5%～10%对氨基苯甲酸、5%二氧化钛、10%氧化锌、5%奎宁等。通过吸收紫外线或阻止光线穿透而具有防治作用。

12. 脱色剂 如3%氢醌、20%壬二酸等。可减轻色素沉着，使皮肤变白。

附二　外用药物的剂型

1. 溶液　常用3%硼酸溶液、0.1%依沙吖啶液、1∶5000高锰酸钾液等。是药物的水溶液，具有清洁、散热、消炎、吸收作用。适用于急性皮炎和湿疹有糜烂渗液时作冷湿敷。

2. 粉剂　常用滑石粉、氧化锌粉、炉甘石粉等。均为干燥粉末状药物，具有保护、散热、收敛作用。适用于没有糜烂渗出的急性或亚急性皮炎。

3. 洗剂　为不溶性药粉与水混合而成，其作用及适应证与粉剂相似，但黏附性较强。

4. 酊剂和醑剂　常用2.5%碘酊、樟脑醑等。酊剂为不挥发性药物的乙醇溶液，醑剂为挥发性药物的乙醇溶液。根据所含主药不同而具有杀菌、止痒、消炎作用。常用于慢性皮炎、瘙痒性皮肤病、真菌性皮肤病。注意禁用于急性炎症有渗液糜烂及皲裂处。

5. 乳剂　常用皮康霜、硝酸咪康唑霜等。由油和水经乳化而成，分为水包油型（称霜）和油包水型（称脂）。具有保护、润滑皮肤的作用。适用于亚急性和慢性皮炎。

6. 油剂　常用氧化锌油剂。由不溶性药粉与植物油混合而成，具有润滑、保护、消炎作用。适用于渗出不多的皮炎和湿疹。

7. 软膏　常用10%鱼石脂软膏、红霉素软膏等。其药物粉剂（占25%以下）和油脂基质混合调匀而成，有保护、润滑、软化痂皮的作用，渗透性强，能渗入皮内。适用于慢性皮炎、角化过度或鳞屑较多的皮肤病。

8. 糊剂　常用氧化锌糊剂等。其药粉成分占25%～50%，作用与软膏类似，但因含药粉较多，故有一定的吸湿、收敛作用。适用于亚急性皮炎和湿疹渗出较少者。

9. 硬膏　常用氧化锌橡皮硬膏、肤疾宁等。将药物溶于或混合于黏着性基质中并涂布在裱褙材料如纸、布或有孔塑料薄膜上而成，阻止皮肤水分蒸发，使角质层软化，有利于药物的吸收，且使用方便，作用持久。适用于慢性浸润肥厚性皮肤病如神经性皮炎、慢性湿疹等。

（马可玲　温树田）

第二节　变态反应性皮肤病病人的护理

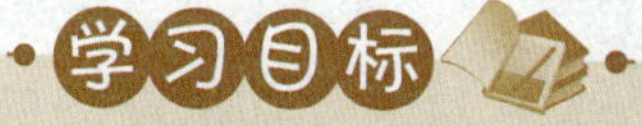

①了解变态反应性皮肤病（接触性皮炎，湿疹，药疹，荨麻疹）的概念、病理。②熟悉变态反应性皮肤病病人的护理评估和护理诊断/问题。③掌握变态反应性皮肤病病人的护理措施和健康指导。④学会变态反应性皮肤病各种外用药的使用、治疗方法和护理操作技术。⑤护理中表现出尊重、爱护病人，具有热情耐心的服务态度。

变态反应性皮肤病是皮肤病的常见病和多发病，如接触性皮炎、湿疹、荨麻疹、药疹等，虽部分病因和发病机制目前尚不明确，但在护理病人时，要注意协助病人查找和清除病因，正确指导病人用药，促使病人早日康复。

一、接触性皮炎病人的护理

接触性皮炎（contact dermatitis）是皮肤或黏膜接触某些刺激性、毒性或致敏性物质后，在接触部位发生的急性或慢性皮肤炎症性疾病。发病机制分为原发性刺激和Ⅳ型变态反应。

【护理评估】

(一) 健康史

引起接触性皮炎的物质有两种。

1. 具有强烈刺激性物质和毒性物质。如强酸(硫酸、盐酸、硝酸等)、强碱(氢氧化钠等)、芥子气、斑蝥等。人体任何部位接触这类物质后,少则几分钟内,多则数小时即产生皮肤急性炎症改变。

2. 刺激性弱的致敏物质所致的Ⅳ型变态反应。

(1)化学性:是引起接触性皮炎的常见原因,接触物品种繁多,如染料、外用药品、化妆品、焗染发剂、香波、塑料、人造革、橡胶制品等。

(2)动物性:如皮毛、皮革及其制品,如皮衣、皮帽、皮手套、毛衣、毛裤、毛围巾、羽绒服等。

(3)植物性:如某些植物根、茎、叶、花、果等,如漆树、荨麻、银杏、除虫菊、芒果、补骨脂、无花果等。

(4)金属性:主要是电镀物、镍、铬,其次是金、银、铅、铝等金属物。变态反应性接触性皮炎病人初次接触某物质后,经4～20天(平均7～8天)的潜伏期,若再次接触该物质,便在12～48小时内发病。

(二) 身体状况

1. 变态反应性接触性皮炎 发病突然,多发生在与外界接触的部位,如头面、颈部、上胸部、手足部等。皮疹为边缘清楚的水肿性红斑、丘疹。重者局部红肿,水疱或大疱,破溃后形成糜烂,渗液结痂,伴有瘙痒或灼热,疼痛。皮疹若发生在眼睑、口唇、包皮、阴囊、外阴等皮下组织疏松部位,则明显肿胀,表面发亮,边缘不清。高度敏感病人或皮疹广泛者可出现发热、畏寒、头痛等全身症状。一般病程较短,但再次接触又可发病。反复发作时皮疹呈慢性皮炎、苔藓样变的表现(图26-2-1,见文后彩插)。

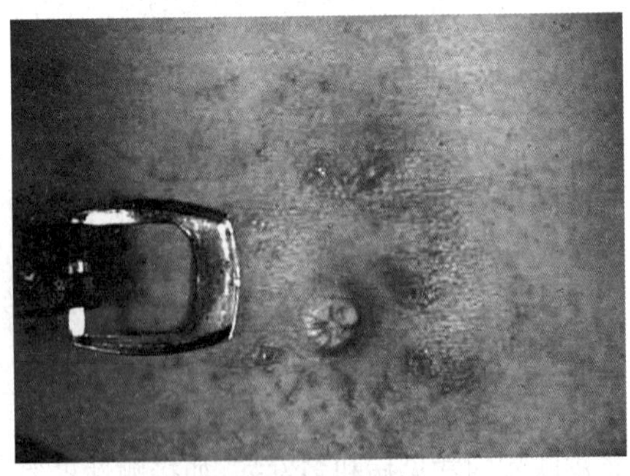

图 26-2-1 接触性皮炎

2. 原发刺激性接触性皮炎 接触强烈刺激物质或毒性物质后,局部皮肤立即在几分钟内出现红肿、大疱、糜烂、坏死、溃疡、伴灼热,瘙痒或疼痛。形状各异,与接触物一致,境界清楚,一般不对称,多发生于暴露部位。

（三）实验室及其他检查

斑贴试验是最简单可靠的方法。

（四）治疗与效果

去除病因并经适当治疗后，多数在7天左右皮疹消退痊愈。

1. 全身治疗　重症病人可口服抗组胺药、维生素C或糖皮质激素。

2. 局部治疗　一般采取对症处理。如为红斑、丘疹，可外用炉甘石洗剂、糖皮质激素霜；糜烂、渗液，可用3%硼酸溶液、0.1%依沙吖啶溶液、1∶8000高锰酸钾溶液冷湿敷，25～30分钟/次，2次/日，连用3～5天。湿敷间隔时涂氧化锌糊、40%氧化锌油或糖皮质激素霜；皮疹呈慢性表现者，外用焦油类软膏，如松馏油软膏、黑豆馏油软膏，也可外用糖皮质激素软膏。继发感染时加用抗生素霜。

（五）心理-社会状况

病人由于皮疹多发生在颜面等暴露部位，常常引起病人的急躁或忧虑，求治心理迫切。评估病人的心理承受状态和对疾病相关知识的认知程度。

【护理诊断/问题】

1. 有感染的危险　与用药不当、搔抓，导致皮肤破损有关。

2. 睡眠型态紊乱　与皮肤瘙痒有关。

3. 自我形象紊乱　与暴露部位出现皮损，影响外观有关。

【护理目标】

病人学会正确使用外用药和处理皮损，避免了感染的发生；病人舒适感增加，睡眠改善；能够主动参加社会活动。

【护理措施】

1. 皮肤护理　保持皮肤干燥，避免热水、肥皂烫洗、搔抓等不良刺激，皮疹处应防止摩擦、压迫、光照、搔抓及各种物质刺激。

2. 瘙痒的护理　告知病人瘙痒的原因与搔抓的弊端，指导病人避免瘙痒的方法，如改善居住环境，调整衣着，避免皮肤接触羊毛和化纤类织物等。晚间睡眠戴手套，防止无意搔抓。

3. 饮食护理　避免进食易致敏和刺激性食物，多食水果和新鲜蔬菜，食物宜清淡并且富含营养。

4. 药物治疗的护理　对重症病人遵医嘱应用抗组胺药、糖皮质激素等时，应注意药物的毒副作用。

5. 心理护理　尤其是对病因不明、病情严重、病程长的病人，护士更应表现出充分的关心和同情，主动介绍疾病的有关预防保健知识，帮助病人克服心理障碍，解释精神因素对治疗的直接影响，鼓励病人树立信心，积极配合治疗。

6. 健康指导　避免再次接触致病物，忌用容易致敏的药物，如磺胺类、青霉素等制剂。正确使用外用药，防止因用药不当引起的不良反应或因处理不当转变成慢性皮炎。一旦发病，应及时就诊，避免刺激，防止病情恶化。

二、湿疹病人的护理

湿疹（eczema）是体内、外多种因素作用而引起的炎症性皮肤病。临床上比较常见，病因复杂，病程较长，皮疹多形性，容易复发，一般认为与变态反应有关，属迟发性变态反应。

【护理评估】

(一) 健康史

多数病人具有过敏性机体素质，由体内外多种因素引起。

1. 内在因素 体内某些慢性感染病灶、内分泌紊乱及代谢障碍、神经精神因素、消化道功能失调、肠道寄生虫病、遗传素质等。

2. 外在因素 ①食物：主要是鱼、虾、蟹、牛羊肉、奶制品及辛辣、刺激性食物。②吸入物：常见的有花粉、尘螨、羽绒、毛皮屑等。其中以花粉比较常见。③环境气候：日光、寒冷、温热、干燥、潮湿等也是重要因素。④生活用品：化纤、丝毛织品、染料、洗涤剂、塑料与橡胶制品等。

3. 其他因素 长期反复摩擦、继发于其他皮肤病、外伤后或治疗不当等。

(二) 身体状况

根据发病过程及皮疹特点分为急性、亚急性、慢性三种(期)。

1. 急性湿疹(期) 春夏季较多。初期皮疹多为弥漫性潮红，边缘不清，密集红色小丘疹、丘疱疹。继而出现水疱、糜烂、渗液、结痂、皮疹。常对称分布，形态呈多形性。可发生于身体任何部位，但常见于头面、手足、乳房、四肢屈侧、外生殖器等处(图 26-2-2，见文后彩插)。自觉剧痒，呈阵发性发作，受热刺激、饮酒和情绪波动时更甚，有的可伴灼痛。

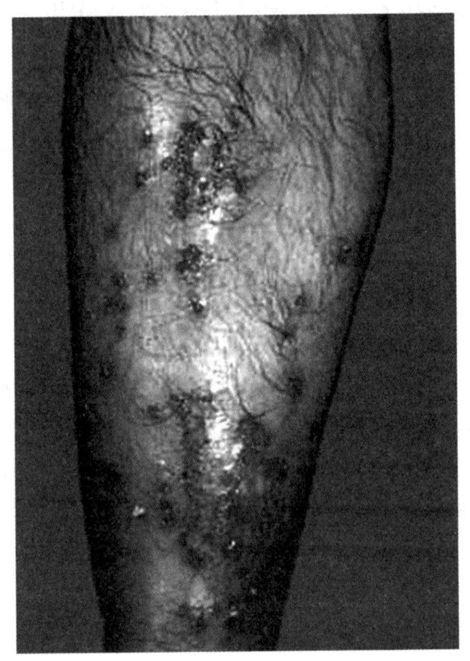

图 26-2-2 急性湿疹

2. 亚急性湿疹(期) 多由急性湿疹未经过治疗或治疗不及时转变而来，也有发现时就为亚急性湿疹者。皮疹面积较小，淡红色或暗红色斑、散在小丘疹、丘疱疹、轻度糜烂，有少量渗出，炎症较轻，结痂较薄，可有脱屑，伴有轻度瘙痒。皮疹发生经有效治疗，可在数周内痊愈，也可转变为慢性湿疹或再次呈急性湿疹表现。

3. 慢性湿疹(期) 上述两期湿疹经多次发作后转变为慢性，少数病人初发即呈慢性。皮疹为浸润肥厚，表面粗糙，脱屑呈苔藓样变，可有暗红色或色素沉着，皮疹发生在手、足、小腿、乳房，肛周。自觉剧烈瘙痒，经搔抓或摩擦后出现抓痕、血痂、点状渗出结痂，位于活动部位皮疹可出现皲裂。

4. 特殊类型湿疹 临床上也有依据病因、皮疹形态、年龄、发病部位而命名的湿疹。

(1)根据发病原因命名：脂溢性湿疹、静脉曲张性湿疹(瘀滞性皮炎)、自身敏感性湿疹、传染性湿疹样皮炎、慢性单纯性苔藓湿疹样变等。

(2)根据皮疹形态命名：丘疹性湿疹、皲裂性湿疹、钱币状湿疹等。

(3)根据病人年龄命名：婴儿湿疹、儿童湿疹、成人湿疹。

(4)根据发病部位命名：头部湿疹、面部湿疹、耳部湿疹、口周湿疹、手部湿疹、乳房湿疹、脐窝湿疹、阴囊湿疹、外阴湿疹、肛周湿疹、小腿湿疹。

（三）治疗与效果

经合理治疗，同时避免各种可能诱发因素，多可获暂时缓解，但也极易复发，或呈季节性发作；少数病人也可症状逐渐减轻，以致脱敏而治愈。

1. 局部治疗 同接触性皮炎，根据皮疹情况选用不同剂型与性质的外用药，并从低浓度开始，在急性、亚急性期勿用刺激性药物。慢性湿疹苔藓样变者可行封包疗法，亦可用X射线或核素^{32}P、^{90}Sr照射。

2. 全身治疗 以抗过敏、止痒为原则。常选用抗组胺药（如氯苯那敏、赛庚啶、曲吡那敏、去氯羟嗪、酮替芬等）和镇静剂。急性期可用钙剂、硫代硫酸钠、维生素C缓慢静脉注射。对于皮疹泛发、严重瘙痒、其他疗法效果差者，可用普鲁卡因静脉封闭。糜烂面积大，渗出明显或继发感染者给予有效抗生素。皮疹泛发，病情较重，对多种疗法效果不佳者，可短时应用糖皮质激素。控制病情后渐减量至停药，注意病情反跳加重或复发。顽固者适当服用雷公藤片或雷公藤总苷片。中医药疗法也有一定效果。

（四）心理-社会状况

由于湿疹是一种慢性疾病，病程较长，反复发作，时好时坏，或皮损在暴露部位，影响外观，可使病人产生明显的焦虑、烦躁等，容易导致对治疗缺乏信心。评估病人的心理承受状态和对疾病相关知识的认知程度。

【护理诊断/问题】

1. 焦虑 与病程长，疗效不理想，反复发作，对治疗缺乏信心有关。

2. 睡眠型态紊乱 与剧烈的皮肤瘙痒有关。

3. 有感染的危险 与搔抓和皮肤完整性破坏有关。

【护理目标】

病人焦虑感减轻，能很好地配合医疗护理；能够安静地休息，有充足的睡眠；皮肤不发生感染。

【护理措施】

除选用接触性皮炎的护理措施外，还应做好以下工作：

1. 心理护理 护士应主动介绍有关的疾病知识，消除病人的紧张心理。

2. 控制全身疾病 协助医生积极检查与治疗病人的全身性疾病，如体内感染病灶、肠道寄生虫病、月经紊乱等。

3. 避免预防接种 婴幼儿湿疹在发病期暂不注射各种疫苗，以免加重病情；也不要与单纯疱疹病人接触，以防引起疱疹性湿疹。

4. 注意药物禁忌 对年老体弱者慎用普鲁卡因静脉封闭疗法，用药前做普鲁卡因皮试，对磺胺药过敏及心、肝、肾功能不全者禁用。心功能不全或使用洋地黄类药者禁用钙剂。对使用糖皮质激素治疗的病人，要密切注意药物的毒副作用，避免长期应用形成对糖皮质激素的依赖性。

5. 健康指导 积极寻找和去除各种可疑致敏因素；忌食辛辣刺激性食物如白酒、鱼、虾、蟹等。避免搔抓、摩擦，保持局部清洁；使用中性或小儿洗涤剂，内衣应穿用无染料纯棉织品，不宜穿化纤、丝及毛织品；生活要规律，不要过度劳累与紧张。

三、药疹病人的护理

药疹（drug eruption）又称药物性皮炎，是药物通过口服、注射、吸入等途径进入人体后，在皮肤、黏膜引起的炎症反应。大多数药疹是由变态反应引起（Ⅰ型、Ⅱ型、Ⅲ型、Ⅳ型变态反应均可引起）；部分病人的药疹属于非变态反应性，与药物诱导炎性介质释放、药物蓄积、药物过量、光感作用及协同作用等原因有关。

【护理评估】

（一）健康史

任何药物在一定条件下，都可能引起药疹。但绝大多数病人具有过敏性体质，变态反应是主要因素。

变态反应性药疹的共同特点是：①特异性：对大多数人不引起反应，只发生于少数特异性体质者，抗过敏药物治疗有效。②潜伏性：有潜伏期，初次用药一般经 4～20 天潜伏期，已致敏者重复用药则数分钟至 24 小时内发病。③多形性：皮疹种类与形态各异，多对称泛发，很少有特异性。④重复性：重复用药仍可复发，药疹愈后，若用与致敏药物化学结构近似的药物，也可发生药疹称为交叉过敏。当病人机体处于高度敏感状态时，对一些化学结构不同的药物也可发生过敏称多元性过敏。⑤自限性：皮疹的发生与药物剂量大小及药理作用无相关性，有一定自限性。

此外，一些药物进入机体后经日光或紫外线灯照射（UVA、UVB）可引起局部炎症反应。此种反应与所用药物种类、剂量及接受紫外线照射量相关。常见的药物有四环素类及中药补骨脂（或补骨脂素片）、白芷等。

临床常见的过敏药物

1. 抗生素类　以青霉素及头孢类抗生素最多见。
2. 解热镇痛药　以吡唑酮类、水杨酸类较常见。
3. 镇静安眠类药及抗精神病类药　如苯巴比妥钠、苯妥英钠和卡马西平等。
4. 血清制剂及疫苗　如破伤风抗毒素。
5. 磺胺类　多见长效磺胺。
6. 中药　如板蓝根和丹参等。

（二）身体状况

药疹类型有多种，形态也多种多样，严重病人还伴有全身症状或累及内脏器官。临床上常见以下类型。

1. 麻疹样或猩红热样型药疹　多由青霉素、链霉素、解热镇痛类、磺胺类、巴比妥类等药引起，是最常见的药疹，约占全部药疹的 50%，其中尤以麻疹样型常见。若皮疹为散在或密集的针帽大红色斑疹、斑丘疹、丘疹，泛发全身，类似麻疹，称麻疹样型药疹。

若皮疹相互融合成弥漫性大片水肿性红斑，类似猩红热则称为猩红热样型药疹，皮疹多发生在躯干及四肢，对称分布。病人多伴瘙痒及发热、头痛、乏力、白细胞增高等全身症状，但无麻疹与猩红热的其他特征表现。停药后，1～2 周皮疹渐消退，少量糠秕状脱屑，手足部可有大片状脱屑。

2. 固定型药疹　亦称固定性红斑性药疹。多由解热镇痛类、磺胺类、巴比妥类等药引起。比较常见。开始为圆形、椭圆形暗紫红色水肿性红斑，1 个或多个，边缘清楚，大小不等，伴瘙痒或灼痛感。重者中央形成水疱或大疱，破后糜烂，少量渗出与结痂，皮疹可发生在任何部位，但好发于皮肤黏膜交界处，如口周、外生殖器、肛周及手足背、躯干等处。约 1 周后红斑消退，局部遗留淡褐色或灰褐色斑，持续数月后消退。再次服药常在数小时内原发疹处出现水肿性红斑，发生在口腔黏膜与舌部皮疹，易形成糜烂，伴疼痛，影响进食。一般无全身症状，少数皮疹泛发者伴发热及全身轻度不适。

3. 荨麻疹样型药疹　多由青霉素（尤以氨苄西林多见）、呋喃唑酮、血清制品、头孢菌素类引起，比较常见。皮疹好发于躯干及四肢，为水肿性红斑及形态各异、大小不一的风团，伴瘙痒，类似急性荨麻疹。少数病人还可出现血管性水肿或伴血清病样反应，如发热、关节疼痛、淋巴结肿大、蛋白尿等。

4. 多形红斑型药疹　为比较严重型药疹。多由磺胺类、解热镇痛类、巴比妥类等药引起。皮疹好发于手足、四肢伸侧及躯干，为黄豆至蚕豆大圆形或椭圆形水肿性红斑，中央紫红或暗红色，可有水疱，类似多形红斑。皮疹对称分布，自觉瘙痒或灼痛。少数重症多形红斑型药疹可累及眼部、口腔、外生殖器、肛门等处黏膜发生糜烂，其他处皮疹可有水疱、大疱、糜烂，疼痛较重。同时伴有畏寒、高热等全身症状及肝、肾功能损伤。

5. 剥脱性皮炎型药疹（亦称红皮病型药疹）　多由巴比妥类、磺胺类、苯妥英钠、抗生素等药引起。发病急，初为散在性点片状红斑，迅速扩大并相互融合成大片状，1～2天内扩展至全身，呈弥漫性红斑。颈部、腋窝、腹股沟等处可出现糜烂、渗液、结痂。口腔黏膜红肿、糜烂。眼结膜水肿、充血、分泌物多。约2周，全身皮肤开始大量脱屑，鳞屑呈糠秕状或树叶状，手足部似手套、袜套样剥脱，少数病人引起头发与指（趾）甲脱落。如此反复脱屑持续一个月左右，可逐渐减轻。若得不到及时合理的治疗，则会拖延数月，且预后较差。

病人多伴有高热、寒战、浅表淋巴结肿大，部分病人伴内脏损害，严重者可因继发感染或全身衰竭而死。

6. 大疱性表皮松解型药疹（亦称中毒性表皮坏死松解症）　是最严重型药疹，多由磺胺类、巴比妥类、解热镇痛类、抗癫痫类等药引起。发病急，全身中毒症状重。常于面、颈、胸、腹股沟处出现紫红色或暗红色斑片，相互融合，并迅速蔓延至全身。同时在红斑处出现大小不等的松弛性大疱，形成大面积表皮坏死松解，并极易擦破成大片糜烂面、尼克征阳性、大量渗液，似浅Ⅱ°烫伤。疼痛及触痛明显。鼻孔、口唇、口腔黏膜也可出现糜烂、渗液、结痂。眼结膜充血、水肿，累及角膜者可导致角膜穿孔（图26-2-3，见文后彩插）。

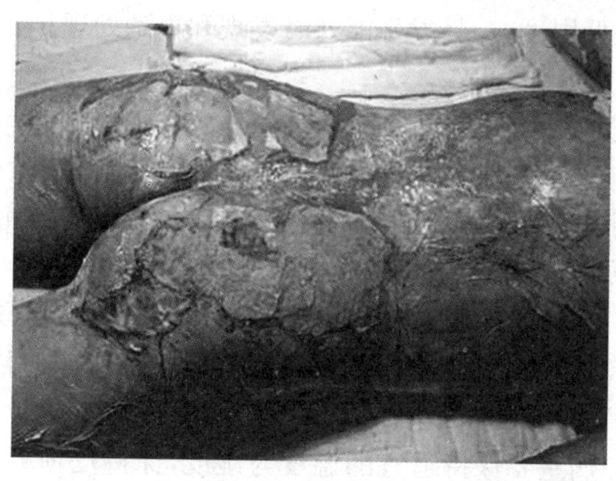

图26-2-3　药疹

全身中毒症状重，多出现高热、寒战、头痛、呕吐、腹痛、腹泻等。重者常继发感染，肝、肾功能受损，电解质紊乱，蛋白尿，内脏出血或氮质血症、菌血症等而死亡。

（三）治疗与效果

轻型药疹停用致敏药后多数在1周左右皮疹消退；重型药疹（重症多形红斑型药疹、剥脱性皮炎型药疹、大疱性表皮松解型药疹），病情重，皮疹泛发全身，易累及内脏系统，常可危及生命，应积极采取有效治疗措施。

1. 立即停用致敏药物或可能致敏的药物。

2. 轻型药疹 鼓励病人多饮水，给予抗组胺药、维生素C、多种钙剂口服。必要时可短期服用泼尼松。局部若有糜烂、渗出用3%硼酸溶液或0.1%依沙吖啶溶液冷湿敷，配合外用氧化锌糊或糖皮质激素霜。

3. 重型药疹 应及时进行抢救，及早给予足量糖皮质激素。加强支持疗法，给予高蛋白、高热量、高维生素饮食，及时补液，必要时给予能量合剂，静脉补充白蛋白、新鲜血液或血浆。应用有效广谱抗生素预防感染。加强护理，严格消毒隔离措施，积极防治并发症。

4. 过敏性休克 立即平卧，皮内或肌内注射肾上腺素1mg，静脉注射地塞米松5mg，再用地塞米松10mg、维生素C 2g加入500ml液体内静脉滴注，并随时观察生命体征变化。

5. 局部治疗 应用无刺激性、保护、收敛、消炎的药物，如无渗出者外用炉甘石洗剂或撒炉甘石粉；红肿小片糜烂者用3%硼酸溶液、0.1%依沙吖啶溶液、生理盐水湿敷；大面积糜烂渗液者应施行暴露干燥疗法。

（四）心理-社会状况

重症药疹由于可危及病人的生命安全，病人大都表现出恐惧、焦虑和精神紧张等。尤其并发口腔黏膜溃疡、不能进食或伴其他并发症时更为突出。评估病人的心理承受状态和对疾病相关知识的认知程度。

【护理诊断/问题】

1. 焦虑或恐惧 与发病突然，病情严重，担心预后有关。

2. 营养失调：低于机体需要量 与大量脱屑、机体消耗增加、补充不足有关。

3. 潜在并发症 感染、休克。

【护理目标】

病人焦虑、恐惧感减轻或消失，能够积极配合医疗护理；病人的营养得到明显改善；并发症发生的危险降低到最低限度，一旦发生能及时发现和得到处理。

【护理措施】

除选用与接触性皮炎相似的护理措施外，还应做好以下工作：

1. 严格隔离消毒 重症药疹病人应安排于单人房间，每日用紫外线消毒1次，每次不少于2小时。病人所用的衣物要经过定期消毒处理，医护人员接触病人要穿隔离衣，各项操作严格遵守无菌操作原则，避免感染的发生。

2. 密切观察病情 重症药疹病人要每天定时测体温、脉搏、血压、呼吸，密切观察病情变化，尤其是心、肝、肾等器官和造血系统的功能，详细记录24小时液体出入量。一旦发现异常征象，应及时报告医生并协助处理。

3. 皮肤损害护理 病室要保持适宜的温度与湿度，保持皮损处清洁干燥，及时清除坏死的上皮；面积广泛的采取干燥暴露疗法，严格按外用药使用原则操作；大面积换药时，操作要轻巧。疾病后期表皮大片脱落时，告诫病人切勿强行剥脱撕拉。

4. 加速药物排泄 鼓励病人多饮水或静脉输液，以促进致敏药物及代谢产物的排泄。

5. 五官护理 保持眼、鼻、口及外生殖器清洁卫生，口腔每日用2%碳酸氢钠溶液漱口；

鼻腔可用0.5%新霉素软膏或4%硼酸软膏涂搽。眼部要用3%硼酸溶液清洗，并定时点含有糖皮质激素的眼药水，晚上涂眼膏。

6. 健康指导

(1)将过敏药物记录在病人门诊病历或住院病历药物禁忌卡上，并告知病人对哪种、哪类药过敏，以后切勿再用同类或化学结构相似的药物，以防再发药疹。

(2)病人用药前要及时向医生提供药物过敏史或药物禁忌卡。

用药应严格遵医嘱，切勿滥用，对要求作皮试的药物如青霉素、链霉素、普鲁卡因等，必须先按规定程序与浓度皮试阴性后才能使用；一旦发生药疹，及时到医院就诊。

四、荨麻疹病人的护理

荨麻疹(urticaria)俗称风疹块，是由于皮肤、黏膜小血管扩张及渗透性增加而出现的一种暂时性、局限性水肿反应，主要表现为瘙痒性、一过性、水肿性风团。病因复杂，根据发病机制可分为变态反应性和非变态反应性两类。是一种常见皮肤病，15%～20%的人一生中患一次以上荨麻疹。

【护理评估】

(一)健康史

病因未明，常见的诱因有：

1. 物理因素　是荨麻疹的常见因素，如冷、热、日光、机械性刺激等，多有季节性。

2. 食物　主要有鱼、虾、蟹、蛋、奶等异种蛋白性食物。其次是巧克力、咖啡、番茄、蘑菇、草莓、杂粮(豆面、荞面)、调味品(辣椒、花椒、生葱、生蒜、醋)等。

3. 药物　常见有呋喃唑酮、青霉素、磺胺类药、血清制品、新霉素等。其次是吗啡、可待因、阿托品、阿司匹林等，可直接刺激肥大细胞释放组胺而出现风团。临床疾病分类中这些应归荨麻疹型药疹。

4. 吸入物　有花粉、动物皮屑、羽毛、灰尘、真菌孢子、挥发性气体等，多有季节性、职业性、地域性，并可伴有过敏性鼻炎、哮喘等疾病。

5. 动植物　蚊、虱、跳蚤、臭虫叮咬，或黄蜂、蜜蜂、毛虫、荨麻等毒刺刺入皮肤。昆虫叮咬引起的属于丘疹性荨麻疹。

6. 感染　细菌、真菌、病毒等感染引起的体内慢性病灶或寄生虫感染，局部变性坏死物质、代谢产物具有抗原作用或改变了机体的应激状态引起变态反应。

7. 遗传因素　少数病人是家族性寒冷性荨麻疹、遗传性家族性荨麻疹综合征等。

8. 精神与内分泌因素　精神紧张、情绪波动或一些内分泌疾病、代谢障碍等也可诱发荨麻疹。

(二)身体状况

荨麻疹在临床上有以下常见类型。

1. 急性荨麻疹　突然发病，先有瘙痒，尔后出现大小不一，数量不等，形态各异，呈淡红色、苍白色或正常皮色风团。风团孤立或散在、相互融合成环状、地图状、不规则形(图26-2-4，见文后彩插)。皮疹局限或泛发全身，伴有瘙痒。数分钟至数小时后消退，不留痕迹。消化道黏膜受累时可有恶心、呕吐、腹痛、腹泻等。喉头及支气管黏膜受累时可发生喉头水肿，出现胸闷、气喘、呼吸困难甚至窒息。个别病人可发生过敏性休克。

2. 慢性荨麻疹　病程超过6～8周。皮疹局限，数目时多时少，此起彼伏，没有规律。

有的病人每日晨起后或晚临睡前出现风团。有的病人用药后即不出疹或少出疹，停药后易复发，病程较长，治疗困难。

3. 皮肤划痕症 又称人工性荨麻疹。搔抓或用钝器划皮肤后出条索状淡红色或苍白色风团，伴不同程度瘙痒。停止刺激后风团很快消退，不留痕迹。有的病人腰带过紧或袜带处也出现风团。皮肤划痕症可单独发生或与其他类型荨麻疹同时存在。

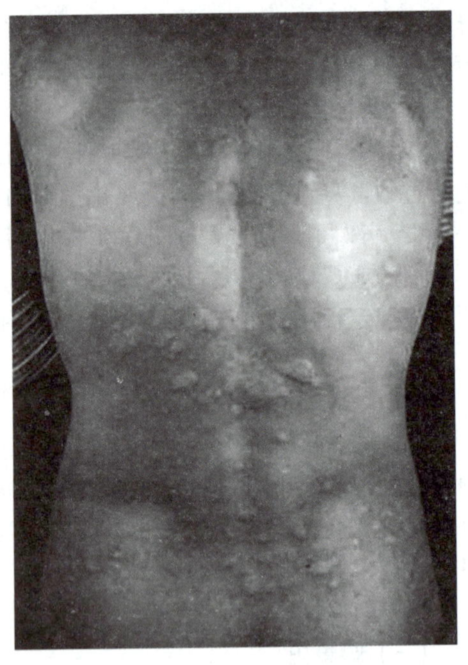

图 26-2-4 荨麻疹

4. 寒冷性荨麻疹 当气温下降或皮肤暴露于冷风、冷水、冷物品刺激后局部数分钟内皮肤出现大小不一，形状各异的风团，持续 30～60 分钟后消退，自觉瘙痒。有的病人伴手、足、唇麻木感，重者引起胸闷、气喘、腹泻等。冰块试验阳性。有获得性与家族性两型。前者是常见荨麻疹之一，儿童或成人发病。家族性寒冷性荨麻疹较少见，属常染色体显性遗传，从婴儿时期发病，持续终生。遇冷后 0.5～4 小时出现泛发性风团，不痒，有烧灼感，持续 1～2 天，可伴发热、畏寒、头痛、关节痛。冰块试验阴性。

5. 胆碱能性荨麻疹 多见于青年。在运动、重体力劳动、发热、饮酒、出汗或情绪激动时，胆碱能神经发生冲动而释放乙酰胆碱，使肥大细胞释放组胺，产生 2～3mm 小风团，互不融合，周有红晕，伴有瘙痒，半小时后消退。少数病人伴有头痛、腹痛、瞳孔缩小等。皮内注射乙酰胆碱(1∶5000)产生典型风团及周围卫星状小风团。

6. 血管性水肿 又称巨大性荨麻疹。突然发生隆起性，局限性肿胀，呈苍白色或淡红色，表面紧张发亮，边缘不清，触之坚韧有弹性，压之无凹陷。好发于眼睑、口唇、包皮、外阴等组织松弛部位。伴有轻微瘙痒，麻胀感。持续 1～2 天自行消退，不留痕迹。咽喉黏膜受累时，可发生喉头水肿，出现声嘶，呼吸困难，甚者窒息，死亡。少数血管性水肿病人具有遗传性，属常染色体显性遗传，多在 10 岁前发病，反复发作，持续终生。

7. 日光性荨麻疹 皮肤暴露于日光或紫外线后出现风团，伴瘙痒或刺痒，0.5～1 小时消退。衣服较薄且敏感者肩背等遮盖部位亦可发疹。

此外，还有些较少见的特殊类型荨麻疹，如热性荨麻疹、血清病型荨麻疹、色素性荨麻疹、蛋白胨性荨麻疹、接触性荨麻疹、压力性荨麻疹、自身免疫性荨麻疹等。

(三) 治疗与效果

积极寻找和去除病因，避免各种不良刺激；应用抗组胺药物等对症治疗。抗组胺药物能争夺效应细胞上的组胺受体和某些酶原物质使组胺失去作用。

1. 局部治疗 外用复方炉甘石洗剂可止痒。局限性皮疹或血管性水肿可外用糖皮质激素霜。

2. 全身治疗 常选用 H_1受体拮抗剂(治疗荨麻疹的首选药)，必要时与 H_2受体拮抗剂联合应用。急性荨麻疹还可用钙剂、维生素 C 静脉注射。对于严重的急性荨麻疹，尤其是用于血管性水肿、喉头水肿病人。取 0.1%肾上腺素 0.5～1ml，皮下注射，重症病人 30 分钟后可再注射 0.5ml。高血压、心脏病及年老体弱者慎用。重症、伴有全身症状的急性荨麻疹、血清病样荨麻疹、压力性荨麻疹可用糖皮质激素，但忌用于慢性荨麻疹。另外，还可酌情选服维生素 C、维生素 K、山莨菪碱、丙胺太林等。中医药、耳针、光针、穴位封闭、针罐疗法对慢性荨麻疹有一定疗效。

（四）心理-社会状况

病人因为瘙痒而有明显的紧张、焦虑不安等表现如易怒、忧郁、失眠等。评估病人的情绪反应和对疾病相关知识的认知程度。

【护理诊断/问题】

1. 焦虑　与发病突然和病情反复发作，剧烈的瘙痒以及治疗效果不明显有关。

2. 不舒适:瘙痒　与荨麻疹皮疹有关。

3. 有窒息的危险　与喉头水肿有关。

【护理目标】

病人焦虑感明显减轻，能够积极配合治疗护理措施；避免了窒息的危险。

【护理措施】

除选用与接触性皮炎相似的护理措施外，还应做好以下工作：

1. 急救处理　急性荨麻疹皮疹泛发时，要注意观察生命体征的情况，若出现血压下降、休克等症状时，应立即平卧，保持呼吸道通畅，按休克处理。有喉头水肿时应立即给予吸氧，并配合医生行气管插管或气管切开术。

2. 谨慎用药　对使用抗组胺的病人，应注意药物副作用，避免高空作业，驾驶车辆。

3. 健康指导　协助病人寻找一切可能的诱发因素，并避免可疑的发病因素；饮食宜清淡，避免食用海鲜及易致敏的食物；多饮水，保持排尿排便通畅，促进致敏物质的排出；加强锻炼，纠正不良的生活习惯。

第三节　感染性皮肤病病人的护理

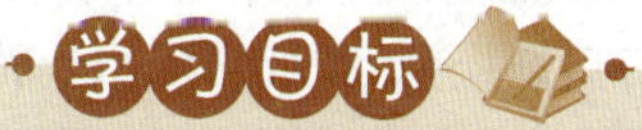

①了解感染性皮肤病（脓疱疮，浅部真菌病，带状疱疹，疥疮）的概念、病理。②熟悉感染性皮肤病病人的护理评估和护理诊断/问题。③掌握感染性皮肤病的护理措施。④学会感染性皮肤病各种外用药的使用及常采用的治疗方法和护理操作技术。⑤护理中表现出尊重、爱护病人，具有热情耐心的服务态度。

感染性皮肤病主要由细菌性皮肤病、病毒性皮肤病、真菌性皮肤病以及致病性节肢动物性皮肤病组成。常见的有以下几种。

一、脓疱疮病人的护理

脓疱疮（impetigo），亦称脓痂疹，俗称“黄水疮”，是一种常见的急性化脓性皮肤病，多发生在夏秋季节，易在儿童中流行。致病菌主要为凝固酶阳性的金黄色葡萄球菌，以 71 型及其亚型多见，其次为乙型溶血性链球菌，或两者混合感染。

【护理评估】

(一)健康史

在高温、潮湿的环境下，皮肤出汗较多而出现浸渍现象时，细菌易在皮肤上繁殖。特别是在患有瘙痒性皮肤病，如痱子、虫咬皮炎、疥疮、湿疹时，皮肤的屏障作用遭到破坏，更易被致病菌侵入皮肤而发病。传染性强，可在托幼机构中引起局部流行。

(二)身体状况

脓疱疮常见以下类型：

1. 寻常性脓疱疮(亦称接触性传染性脓疱疮) 多为乙型溶血性链球菌与金葡菌的混合感染。皮疹初期为点状红斑或小丘疹，迅速变为脓疱，粟粒至黄豆大小，疱壁薄，周围有明显红晕，疱破裂后脓液渗出，皮损向周围蔓延，亦可融合成片，脓液干燥后结成蜜黄色或灰黄色痂。自觉瘙痒。重症病人伴有高热，体温达 39～40℃，可伴淋巴结炎。严重者可并发脓毒症或急性肾小球肾炎(图 26-3-1，见文后彩插)。

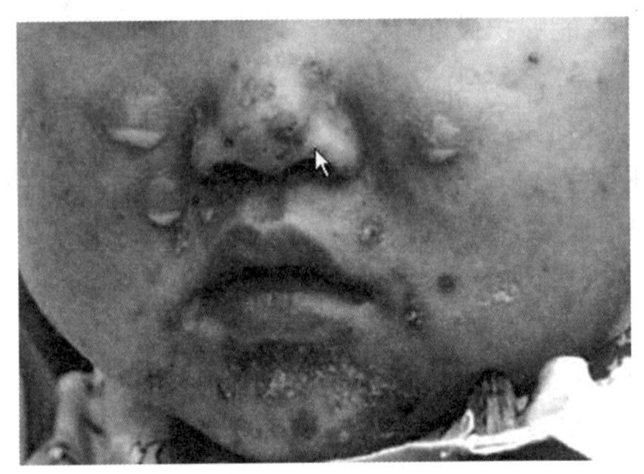

图 26-3-1 脓疱疮

2. 大疱性脓疱疮 主要由噬菌体Ⅱ组 71 型金葡萄菌所致。好发于面部，躯干及四肢，偶见于掌跖部。皮疹初为米粒大水疱或脓疱，迅速变为大疱，疱内容物先清澈后混浊，周围红晕不显著。疱壁开始紧张，数日后渐松弛，脓液常沉积于脓疱下方，呈半月形坠积性脓疱。脓疱破裂后脓液干燥结痂，痂呈淡黄色，痂脱后即愈，遗留暂时性色素沉着。有时大疱中央治愈，边缘痂下脓液向四周外溢，呈环形状脓疱，称为环状脓疱疮。邻近的环形脓疱疮可相互连接，形成回状脓疱疮。

本型发生于体质较差的新生儿时，又称新生儿脓疱疮。其特点为：起病急骤，皮疹初为豌豆至核桃大的水疱或脓疱，疱液初清亮，迅速变浑浊，疱破后形成红色糜烂面，尼氏征阳性。皮疹发展迅速，很快波及全身。全身症状显著，高热，体温可达 39℃以上。精神萎靡、呕吐、腹泻。可因伴发脓毒症、肺炎、肾炎或脑膜炎而危及生命。

3. 葡萄球菌性烫伤样皮肤综合征 又称新生儿剥脱性皮炎。由凝固酶阳性噬菌体Ⅱ组 71 型金葡菌引起的急性表皮颗粒层坏死的严重型皮肤感染。好发于 3 个月以内的婴儿，偶见于成人。起病前常伴有上呼吸道感染或咽、鼻、耳、鼓膜等处的化脓性感染病灶，这些病灶中的金葡菌所产生的表皮松解毒素或称剥脱毒素，使表皮颗粒层广泛坏死，形成浅表性裂隙，造成皮肤松弛性大疱及大片表皮剥脱。皮疹常始发于口周及眼周，红斑迅速波及躯干及四肢。在大片红斑的基础上出现烫伤样水疱及大片表皮松解，尼氏征阳性。口角放射状裂纹，但无口腔黏膜损害。重者可并发脓毒症，肺炎而危及生命。

4. 深脓疱疮　又称臁疮。由乙型溶血性链球菌和金葡菌混合感染引起。多见于营养不良的儿童或老年人。皮损初起为炎性水疱或脓疱，损害逐渐扩大向深部发展，中心坏死，表面形成黑色痂，如蛎壳状，痂脱后形成边缘陡峭的溃疡。好发于小腿及臀部。

（三）治疗与效果

1. 局部治疗　以杀菌、消炎、收敛、干燥为原则。如脓疱完整时，可外搽5%硫黄、1%樟脑炉甘石洗剂。如脓疱已破溃、结痂，则宜用1∶5000的高锰酸钾溶液，0.5%新霉素溶液清洗或湿敷。皮损面积较小者可直接用碘附溶液涂患处，一日数次。皮损面积较大时可用上述稀溶液局部湿敷或清洗痂皮，再外搽莫匹罗星软膏、0.5%新霉素软膏、利福平软膏或红霉素软膏等。可选用0.5%新霉素锌氧油敷患处，20%紫草油外涂。

2. 全身治疗　加强全身支持疗法，根据病情应用有效的抗菌药物控制感染。同时注意预防继发感染，忌用糖皮质激素。

（四）心理-社会状况

脓疱疮多见于少年儿童，病人家属以及病人常因愈后会有瘢痕而焦虑不安。重症病人可因病情严重而产生恐惧。评估病人的情绪反应和对疾病相关知识的认知程度。

【护理诊断/问题】

1. 体温过高　与皮肤感染有关。

2. 皮肤完整性受损　与皮肤病变有关。

3. 潜在并发症　急性肾炎、脓毒症、自身接种性感染。

【护理目标】

病人的体温恢复正常；皮肤的完整性得到恢复；并发症发生的危险性降低到最低限度，一旦发生能及时发现和得到处理。

【护理措施】

1. 加强隔离消毒　婴儿室、托儿所、幼儿园如发现患病儿童，应立即隔离；患儿以及病人的衣被用具等应及时清洗消毒，以防止接触传播，并对居住环境进行消毒，保持病室的清洁。接触病人时要穿隔离衣，病人用过的衣物、玩具应及时消毒处理。

2. 高热病人护理　卧床休息，物理降温，定时观察生命体征的变化。必要时遵医嘱使用药物降温，同时注意有无并发症的发生。

3. 皮疹处理　对脓疱较大者，可先用消毒注射器抽出脓汁，用消毒棉球吸干后再搽上述药剂，一日数次。深脓疱疮，可先除去痂皮，再涂抗生素软膏，以促进溃疡愈合。同时注意瘙痒的护理。

4. 特殊护理　葡萄球菌性烫伤样皮肤综合征治疗则应在加强眼、口腔、外阴护理的同时，实行床边隔离，局部采用暴露疗法。

5. 健康指导　普及卫生常识，加强环境卫生和个人卫生，勤洗澡、勤换衣服；注意保持皮肤的清洁卫生，及时治疗痱子、虫咬皮炎、瘙痒性皮肤病及各种皮肤损伤；向病人及其家属说明传染途径和预防方法，防止传染别人。

二、浅部真菌病病人的护理

浅部真菌病是指侵犯表皮角质层、毛发和甲板的真菌病，又称为皮肤癣菌病，简称癣。皮肤癣菌病在所有皮肤科病例中居各类疾病之首，应该成为防治的重点，故不容忽视。

【护理评估】

(一) 健康史

浅部真菌病主要通过直接或间接接触传染,以后者为主。如头癣可通过共用理发用具,戴用其他病人的帽子,与病人密切接触等而感染。手足癣、体癣、股癣可通过被污染的拖鞋、毛巾、浴巾、袜子、衣物等间接传染。病原菌主要有红色毛癣菌、须癣毛癣菌、絮状表皮癣菌、大小孢子菌及白色念珠菌等。感染的诱因有天气炎热、潮湿多汗。长期使用糖皮质激素、广谱抗生素、糖尿病、慢性消耗性疾病的病人易患本病。

(二) 身体状况

1. 头癣(tinea capitis) 是由皮肤癣菌引起的头皮和头发感染。根据致病真菌和临床表现,一般分为黄癣、白癣和黑癣三种。

(1)黄癣:多在儿童时期发病,成人和青少年也可发生。初起时为毛囊口周围发红,继之出现小脓疱,脓疱干涸后形成黄色薄痂,逐渐变厚,边缘翘起,中心微凹,形成碟状。有 2～3 根头发穿出,捏之易碎,闻有鼠尿臭味,称为黄癣痂。剥去痂皮,其下为红色稍凹陷的糜烂面。黄癣痂逐渐扩大融合,形成大片污秽色痂皮。发色暗、无光泽,易折断,毛囊萎缩,毛发脱落,形成大片永久性秃发。头皮中央可残留正常毛发,有不同程度的瘙痒。继发感染时可伴有发热,局部淋巴结肿大。

(2)白癣:多见于学龄前儿童,男性多于女性,最为常见。皮疹初起损害为群集毛囊性丘疹,或环形红色斑片,继而变为鳞屑为主的小斑片。鳞屑为灰白色,较干燥。头发略稀疏,无光泽,病发在离头皮 0.3～0.8cm 处即断,在残留的毛干上有灰白色套状鳞屑包绕,形成白色“菌鞘”,是真菌孢子寄生在发干上所形成,断发极易拔除病人一般无自觉症状,仅感轻度瘙痒。白癣到青春期后可自愈(图 26-3-2,见文后彩插)。

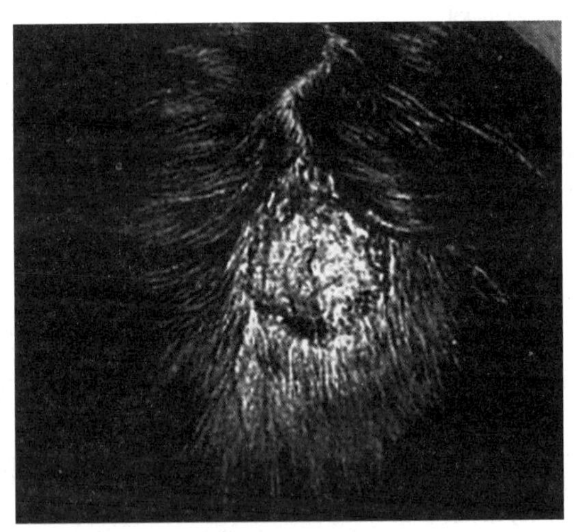

图 26-3-2 头癣

(3)黑癣:皮疹初起为群集的毛囊炎性丘疹,迅即发展成为由多数毛囊性脓疱组成的隆起性肿块,逐渐扩展,变成圆形暗红色脓疱,边界清楚,质地柔软,表面的毛囊孔呈蜂窝状,挤压可排出少量脓液,病发长出头皮即断,呈黑点状,易拔除。可有轻微疼痛和压痛,局部红肿,耳后及枕后淋巴结经常肿大,可引起癣菌疹。愈后有瘢痕形成,引起永久性脱发。

2. 体癣(tinea corporis)**与股癣**(tinea cruris) 体癣是指发生于头发、毛发、掌跖、甲板

以外的平滑皮肤上的一种皮肤癣菌感染。而股癣是指发生于腹股沟、会阴和肛门周围的皮肤癣菌感染。

（1）体癣：皮疹为丘疹，丘疱疹或水疱。针头到绿豆大小，从中心向外发展，中心炎症减轻，边缘由散在丘疹水疱，丘疱疹痂和鳞屑连接成环状隆起。中心部可出现多层，同心圆样损害，一般好发于面、颈、腰腹、臀及四肢等处。瘙痒明显，搔抓后可引起局部湿疹样改变，易继发细菌感染，夏重冬轻，愈后留下色素沉着。病久者因经常搔抓可引起局部湿疹样改变或继发细菌感染（图 26-3-3，见文后彩插）。

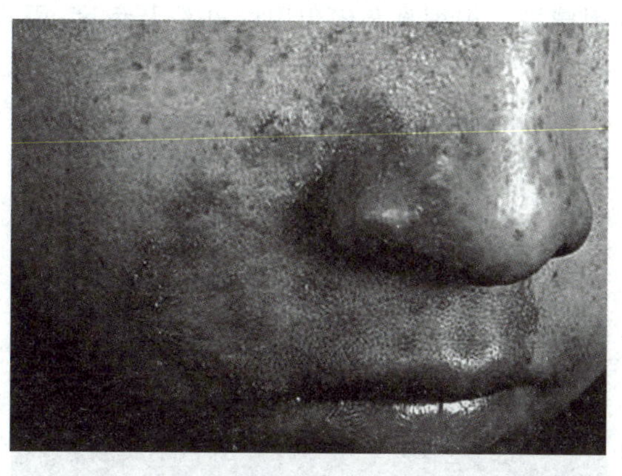

图 26-3-3　体癣

（2）股癣：皮疹初起为丘疱疹，逐渐增多扩大，在上腹部近腹股沟处形成弧形损害。由于皱褶两侧皮肤相互接触，常为鲜红色水肿性红斑，可沿腹股沟处播散。红斑的上缘常不清楚，皱褶以下部位损害呈半圆形，边缘炎症显著。皮疹可扩展至股部、阴囊皱褶，肛周臀间沟及臀部。阴囊受累较少见，重者可蔓延至会阴及耻骨上部。由于不断搔抓，可引起渗液和结痂，也可使皮肤呈苔藓样改变。

3. 手癣(tinea manus)**与足癣**(tinea pedis)　是由于皮肤癣菌侵犯掌跖、指(趾)间平滑皮肤引起的感染。临床上分为三型。

（1）水疱型：在掌跖、指侧或趾间、足侧发生针头至绿豆大的深在性水疱。壁厚发亮，内容清澈，不易破裂，融合成多房性水疱。疱破可见蜂窝状基底及鲜红色糜烂面，疱干后呈小的领圈状或大片脱屑。可继发细菌感染，有不同程度瘙痒（图 26-3-4，见文后彩插）。

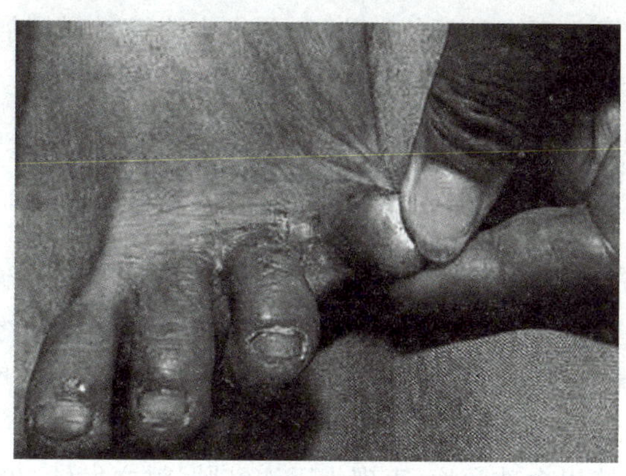

图 26-3-4　足癣

(2)角化过度型:多见,常发生于足跟、足跖及其侧缘。表现为片状红斑,伴弥漫性角质变厚,粗糙脱屑,边缘尚清楚,中心纹理明显,触之粗糙。冬季为甚,易致皲裂,少有水疱。

(3)浸渍糜烂型:又称间擦型。发生于趾屈侧及第四、五趾间,表现为趾(指)间皮肤浸渍发白,基底湿润潮红,或蜂窝状,有少许渗液。易继发细菌感染而形成溃疡。有时发出恶臭味,瘙痒较剧。常因反复搔抓后引起淋巴管炎、蜂窝织炎或丹毒,足部疼痛红肿时,影响下肢活动。

4. 甲真菌病(onychomycosis) 指由任何真菌所致的甲感染。而甲癣(tinea unguium)特指由皮肤癣菌引起的甲感染。根据真菌侵犯甲的部位及程度,甲真菌病临床上可分为四型(图 26-3-5,见文后彩插)。

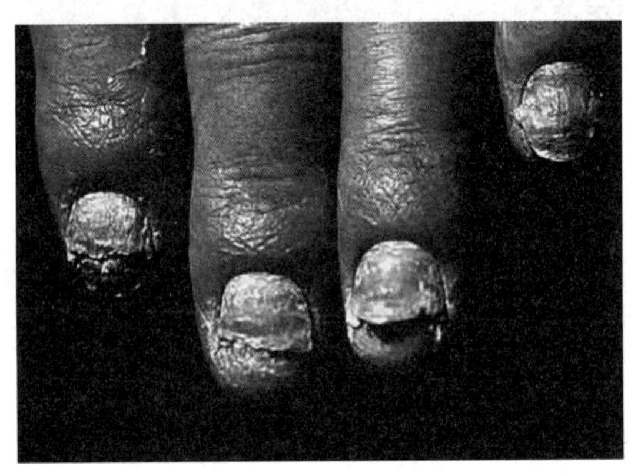

图 26-3-5 甲真菌病

(1)白色浅表型:仅有局限性点状或不规则混浊小片状损害。

(2)远端甲下型:真菌侵犯甲的远端侧缘并开始造成损害。

(3)近端甲下型:真菌感染从甲表皮护膜开始并沿近端甲根部下面向甲上皮发展。

(4)全甲营养不良型:真菌侵犯整个甲板,甲结构完全破坏,甲母质和甲床乳头瘤样改变,表面覆盖不规则角化物。病程缓慢,可终身不愈。

5. 花斑癣(tinea versicolor) 俗称汗斑。本病男性多于女性,以青壮年多见。好发于躯干的胸背、颈臂、腋窝、腹部等皮脂腺丰富部位。皮疹初起为毛孔周围点状斑疹,逐渐至甲盖大小。呈点状、钱币状、边缘清楚,融合后呈不规则形,周围出现新斑疹。皮疹可为灰色、褐色、黄棕色不等,有时可出现多种颜色如花斑,覆有少许糠秕样鳞屑。较长时间的斑疹由于色素减退而呈浅色斑,伴有痒感。病程长,冬轻夏重,有自愈倾向。

6. 念珠菌病(candidiasis) 是由念珠菌属侵及皮肤黏膜或内脏器官所引起的急性、亚急性或慢性感染,本节仅描述皮肤黏膜念珠菌病。

(1)皮肤念珠菌病

1)念珠菌性间擦疹:皮疹常见于腹股沟、臀沟、腋窝及乳房下等皱褶部位。初起皮肤潮红,有针头大小丘疹、丘疱疹、水疱或脓疱,继之糜烂,渗液结痂。边缘有片状鳞屑翘起。好发于小儿和肥胖者。常继发于糖尿病、长期卧床以及长期搔抓摩擦等表皮损伤之后(图 26-3-6,见文后彩插)。

2)念珠菌性甲沟炎或甲念珠菌病:表现为甲沟红肿,触之发硬,少量溢液,但不化脓。稍有疼痛和压痛。甲板混浊,白斑变硬,有横嵴和沟纹,高低不平但仍有光泽,且不破碎。

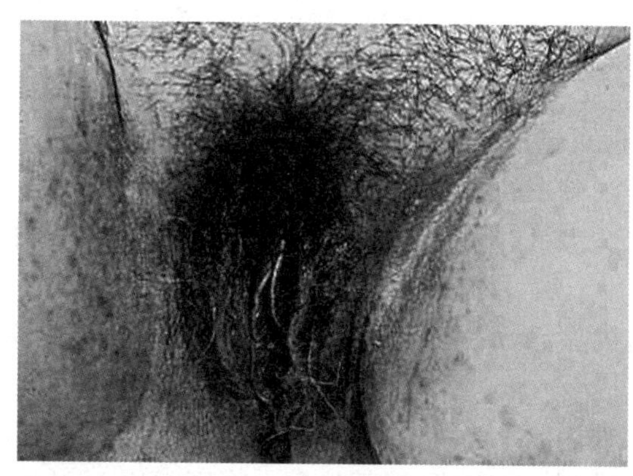

图 26-3-6　皮肤念珠菌病

3)慢性皮肤黏膜念珠菌病:常从婴儿期开始发病。皮疹好发于头面部、手背及四肢远端,偶见于躯干。表现为在红斑基础上的隆起性脱屑,有时可见皮角样或疣状角质增生性皮损,表面覆以黄褐色或黑褐色蛎壳样痂皮,周围有暗红色晕。高度增生时,可呈锥形或楔形角质块,其下肉芽肿组织称为念珠菌性肉芽肿。

4)深在性皮肤念珠菌病:当真皮及皮下等深部组织为念珠菌所感染时,可以向深部发展并形成脓肿、肉芽肿。表现为丘疹、结节、脓疱、脓肿、部分病变溃破融合可形成溃疡及肉芽肿。所属淋巴结也可累及,出现发热及肌肉疼痛。

(2)黏膜念珠菌病

1)口腔念珠菌病:最常见为鹅口疮。在口腔、咽、舌、牙龈黏膜等处出现边界清楚的白色假膜,外围红晕。假膜容易剥离,其下是鲜红色糜烂面。可伴有舌炎、口角炎及唇炎。严重时黏膜破溃、坏死、影响吞咽和呼吸。

2)生殖器念珠菌病:女性为外阴阴道炎,男性为龟头包皮炎。前者主要表现为白带增多,呈豆渣样或水样、脓性、有臭味。伴瘙痒,有明显抓痕,表皮剥蚀,水肿潮红,糜烂。后者表现为包皮龟头潮红,干燥像毛玻璃样,散在许多针头大小的红色丘疹,包皮内板和冠状沟有白色奶酪样膜状物附着,包皮过长者易引发此病。两者均通过性接触传播。

(三)实验室及其他检查

真菌镜检:取病发、鳞屑、甲屑在显微镜下检查真菌阳性。真菌培养:取病发或脓液接种于培养基上在25℃培养可鉴别菌种。

(四)治疗与效果

1. 头癣　尽可能将病发剪除,病发焚烧。硫黄香皂洗头。用5%～10%硫黄软膏或其他咪唑类抗真菌剂外涂。口服灰黄霉素等,疗程结束后,复查真菌,以确定是否继续服药。其他抗真菌药物如伊曲康唑和特比萘芬均可选用。对小范围病灶将病发全部拔除。

2. 体癣与股癣　以局部外用抗真菌药物为主。可选用3%咪康唑霜,1%～2%克霉唑霜,酮康唑霜等。也可酌情外搽复方苯甲酸搽剂,复方间苯二酚搽剂等,连续使用2～4周。全身泛发性体癣或外用药疗效不佳时,应同时加服抗真菌药物,可选用灰黄霉素、酮康唑或伊曲康唑等。对病人其他部位的癣病,如手、足、甲癣应同时进行治疗。

3. 手足癣

(1)水疱型:可选用复方苯甲酸搽剂,复方间苯二酚搽剂,益康唑、克霉唑、咪康唑等外搽,也可用10%冰醋酸液浸泡。

(2)浸渍糜烂型:一般应选用温和或浓度较低的抗真菌剂外用。如上述咪唑类抗真菌霜剂或复方间苯二酚搽剂。必要时加用干燥性粉剂,如足粉,以保持创面的干燥。

(3)角化过度型:一般可选用上述抗真菌软膏或霜剂。

4. 甲真菌病 对表浅单发的甲真菌病,通常可用小刀尽量刮去病甲,然后再外搽30%冰醋酸或3%～5%碘酊。也可选用咪唑类及丙烯胺类霜剂或溶液外用,大多能达到满意的治疗效果。拔甲术也可用于病甲的治疗,方法是局部用50%碘化钾或40%尿素软膏封包,待病甲软化后将其剥离拔除,然后继续外用药物治疗。严重的甲真菌病常需加服抗真菌药物。

5. 花斑癣 以局部外用治疗为主。可选用复方间苯二酚搽剂、5%水杨酸搽剂、50%丙二醇溶液以及咪康唑、克霉唑、益康唑、酮康唑等。临床常用40%硫代硫酸钠溶液外搽,待稍干后再使用4%盐酸溶液外搽,有较好的治疗效果。外用药物,一般每日1～2次,连续2～4周。对皮损面积大,外用药物治疗欠佳时,可考虑内服伊曲康唑等抗真菌药物。

6. 念珠菌病 口腔念珠菌病可用制霉菌素10万U/ml或两性霉素B 0.1g/ml含漱。制霉菌素栓剂可用于阴道念珠菌病的治疗。皮肤病变可选用各种咪唑类霜剂。皮肤皱褶处的念珠菌感染可用酮康唑溶液外洗,再外用抗真菌的粉剂。对皮损面积较大,局部治疗效果不好的念珠菌病应及早口服或静脉途径应用抗真菌药物,如两性霉素B、酮康唑、氟康唑及伊曲康唑等。

(五)心理-社会状况

病人常有焦虑情绪,特别是头癣的病人可能会因为永久性脱发影响外观形象而产生自卑感。对浅部真菌病反复发作,治疗时间长而缺乏耐心。可继发甲沟炎,表现为局部红肿化脓,疼痛,既影响手指的精细动作,又因外观的变化而影响病人的社交自信心。评估病人的心理状态和对疾病相关知识的认知程度。

【护理诊断/问题】

1. 自我形象紊乱 与暴露部位的皮肤、毛发、指(趾)甲的真菌感染有关。

2. 有感染的危险 与搔抓、皮肤破损有关。

3. 知识缺乏 缺乏浅部真菌病的预防与治疗知识。

【护理目标】

病人能够正确认识疾病所导致的外表变化;避免了皮肤感染的发生;能够说出有关的预防与治疗方法,积极地配合治疗。

【护理措施】

1. 心理护理 热情接待病人,了解病人的感受和需求,耐心解释皮损的发生与转归,消除病人的顾虑,积极地配合治疗。

2. 加强消毒隔离 做好床边隔离,处理病人后要洗手,换下的敷料应灭菌处理或烧毁;指导病人对所污染过的衣物、被服及生活用品等进行消毒。

3. 坚持正规治疗 向病人解释治疗效果的关键在于是否能坚持搽药,强调病人要按医嘱,坚持正规治疗。

4. 皮肤护理 肥胖、多汗者应保持皮肤清洁,特别是皱褶部位的清洁与干燥,同时注意保持口腔及外阴部的清洁卫生,避免感染的发生。

5. 注意药物反应 对口服抗真菌药的病人要注意观察药物的消化道副作用及其他不良反应,定期检查肝功能。发现异常征象,及时报告医生。

6. 健康指导

(1)加强对托幼机构、中小学以及理发店的卫生管理,普及头癣防治知识。理发工具要消毒,病发要烧毁。病人的脸盆、毛巾、梳、帽要专用。

(2)定期对重点人群进行普查,早发现,早治疗。

(3)注意个人卫生,勤换袜子,不使用他人的浴具和鞋袜。加强对浴室、游泳池卫生管理,定期对公用设施和用品进行消毒。避免与患癣的人和动物接触。

(4)积极治疗易诱发本病的各种原发病及慢性消耗性疾病,合理使用抗生素,糖皮质激素及免疫抑制剂。

三、带状疱疹病人的护理

带状疱疹(herpes zoster)是由水痘-带状疱疹病毒所引起的一种病毒性皮肤病。以沿周围神经走向单侧分布的群集小水疱,伴明显神经疼痛为特征。中医称为"缠腰火丹",俗称"蜘蛛疮"。

【护理评估】

(一) 健康史

水痘-带状疱疹病毒,有亲神经和皮肤的特性,属脱氧核糖核酸(DNA)病毒。无免疫力的人群被本病毒感染后,经呼吸道黏膜侵入人体内,通过血液传播,而发生水痘或呈隐性感染,此种情况常见于儿童。以后病毒进入皮肤的感觉神经末梢,沿神经纤维向中心移动,长期潜伏于脊髓神经后根或脑神经节的神经元内,而形成病毒携带状态。当宿主的细胞免疫功能减退时,如感染疾病,使用免疫抑制剂、放射治疗、外伤、月经期,恶性肿瘤及过度疲劳时,病毒活动繁殖而激发带状疱疹,使受累神经节发炎或坏死。同时,病毒沿感觉神经到达皮肤,在该神经支配区内发生特有的疱疹。本病多发生于患过水痘而有一定免疫力的宿主,愈后有终身免疫。

(二) 身体状况

本病多见于成人,好发于躯干和面部。常发于春秋两季。发病前 3 天,受累神经分布区常有灼热、瘙痒、感觉过敏或神经痛等。儿童无明显神经痛,老年人神经痛剧烈,甚至在皮疹消退后,可持续数月或更久。有发热、畏寒、不适等全身症状或局部淋巴结肿大、疼痛等。皮疹初起时为片状红斑,继之出现成簇米粒至绿豆大,半球形水疱,沿周围神经单侧分布,排列带状,不超正中线。水疱间皮肤正常,疱壁较厚,不易破溃,表面发亮,疱液先透明,后混浊,以后干燥结痂。2~4 周痊愈,无继发感染时,不留瘢痕。

只出现神经痛而无皮损者称无疹性带状疱疹;如只有红斑而无明显水疱称为不全型带状疱疹;当水疱大似鸡蛋称为大疱性带状疱疹;疱液为血性时称为出血性带状疱疹。眼部带状疱疹发于三叉神经上支,除疼痛外,并可累及眼球各部,甚至引起全眼球炎,导致失明。

年老体弱或患恶性肿瘤而致免疫功能低下时,病毒可扩散。皮损呈泛发性,并可出现血疱、大疱甚至坏死。常可伴高热、肺炎、脑炎等,此型病人病情严重,可危及生命(图 26-3-7,见文后彩插)。

(三) 治疗与效果

1. 局部治疗　以干燥、消炎为主。疱疹未破时可选用炉甘石洗剂、阿昔洛韦软膏外搽。疱疹已破溃时,则可酌情用 3%硼酸溶液或 0.5%新霉素溶液湿敷。

2. 全身治疗　抗病毒药物可采用阿昔洛韦、阿糖腺苷等。早期使用糖皮质激素可抑制

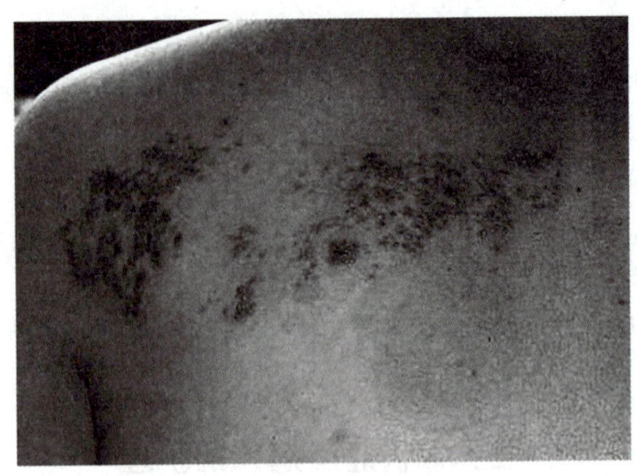

图 26-3-7 带状疱疹

炎症过程和减轻脊根神经节的炎症后纤维化，并可减少神经痛，连用 5～7 日。止痛药物可选用去痛片、罗通定（颅痛定）、双氯芬酸钠（扶他林）等。对泛发病人，可选用转移因子、丙种球蛋白等免疫增强剂。

3. 物理疗法 氦氖激光、紫外线、频谱治疗仪照射等均可缓解疼痛，缩短病程，提高疗效。

（四）心理-社会状况

病人由于疼痛，可出现严重的焦虑、忧郁和恐慌不安的心情。评估病人的心理承受状态和对疾病相关知识的认知程度。

【护理诊断/问题】

1. 焦虑 与不明病因、病情以及对疾病的转归不了解而忧虑有关。

2. 疼痛 与感觉神经受累，后遗神经痛有关。

【护理目标】

病人了解病因、病程的转归，焦虑、忧郁感减轻；疼痛缓解。

【护理措施】

1. 皮疹的护理 保持皮肤的清洁，避免摩擦损害，保护裸露创面，预防局部感染。发生在三叉神经上支者，加强眼部护理，预防病毒性角膜炎的发生。

2. 疼痛的护理 对症状较重的病人应适当休息，神经痛剧烈时应遵医嘱给予止痛药物，并指导病人采取分散注意力的办法，减轻疼痛。

3. 饮食护理 避免进食刺激性食物，多食水果和新鲜蔬菜，食物宜清淡且富含营养。

4. 健康指导 注意劳逸结合，饮食起居有规律，禁烟酒，多进行室外活动，多进行体育锻炼，增强体质，增加机体的抵抗力。

四、疥疮病人的护理

疥疮（scabies）是由疥螨引起的一种接触传染性较强的皮肤病，分布广泛，易造成流行，遍布世界各地，近年我国发病率明显增多。

【护理评估】

（一）健康史

疥螨，亦称疥虫，寄生在表皮角质层内，啮食角质组织。引起人体传染的多为人型疥螨，虫体很小，肉眼较难发现。疥螨畏光，白天蛰伏，夜间活动、啮食、交配。雄虫交配后死去，雌虫钻入皮肤挖掘隧道产卵。致病性是机械性损伤和其排泄物、分泌的毒素刺激或引起皮肤变态反应。传染途径主要是直接接触传染，如同卧、握手等肌肤接触；其次是使用被污染的衣物用品而间接接触传染，如被褥、内衣、毛巾、浴巾等。通常在家庭或集体食宿人群中造成小流行。

（二）身体状况

疥螨常寄生在人体皮肤细嫩或皱褶部位，如指缝、手腕、下腹部、外生殖器、股内侧等处。皮疹呈多形性，有丘疹、丘疱疹、水疱，自觉剧烈瘙痒，夜间尤甚。搔抓后产生继发性损害，如抓痕、血痂、糜烂、继发感染偶有发展为肾炎或湿疹样变。隧道是疥疮特有的皮疹，为雌性疥螨啮食角质组织挖掘而成，并在内产卵、孵化幼虫。皮肤表面可见长 5～15mm，微弯曲稍隆起的匍行疹，呈灰白色或浅黑色。盲端有一针头大丘疹或水疱，疥螨停留在此，用针挑破即可发现虫体、虫卵或虫便。部分病人在阴茎、阴囊、大阴唇处发生绿豆大小淡红色或褐红色结节，质硬，剧痒，称疥疮结节。较难消退，其他处皮疹治愈后该结节仍持续较长时间，但多无传染性（图 26-3-8，见文后彩插）。

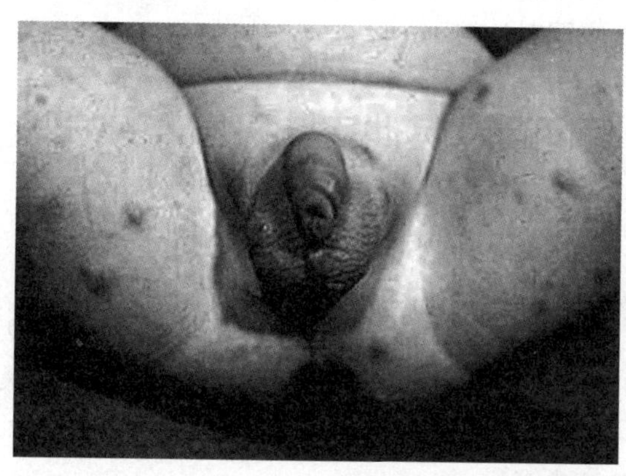

图 26-3-8　疥疮

“挪威疥”，又称角化型或结痂型疥。较少见。病人多为营养不良、个人卫生差或患有慢性消耗性疾病者。全身皮肤干燥、角化脱屑，或结厚痂，感染化脓，伴有特殊臭味。头皮与面部也有较厚的鳞屑和结痂，毛发干枯脱落。掌跖角化过度，指趾肿胀或有大量鳞屑，甲增厚、弯曲、变形，皮疹处可查到大量疥螨。相互亲近人群传染较快，病程可持续数月之久，很难自愈。

（三）治疗与效果

1. 疥疮以外用药物为主　常用药物有 10%硫黄软膏（儿童用 5%），全身涂药，2 次/日，连用 3 天；亦可应用 10%优力肤霜、25%苯甲酸苄酯霜等。

2. 疥疮结节的治疗　液氮冷冻或用曲安奈德局部封闭，亦可贴曲安奈德新霉素贴膏（肤疾宁）或外用糖皮质激素霜。

（四）心理-社会状况

病人有剧烈的瘙痒而引起烦躁，寝食不安，影响工作和生活。容易乱投医，乱用药，延误治疗。评估病人的情绪反应、睡眠状况和对疾病相关知识的认知程度。

【护理诊断/问题】

1. 有感染的危险　与皮肤破损有关。

2. 睡眠型态紊乱　与夜间剧烈瘙痒有关。

【护理目标】

病人学会正确使用外用药，皮损逐步愈合，不发生感染；皮肤的瘙痒减轻或消失，睡眠好转。

【护理措施】

1. 正确用药 指导病人正确地用药，要求病人在用药前先用肥皂洗澡，然后用药涂遍全身，除头面部外。10%硫黄软膏(儿童用5%)有皮疹处多搽，无皮疹处少搽，并稍用力，以帮助药物的吸收，3天后洗澡换干净内衣。

2. 加强消毒 指导病人及家属采取必要的消毒隔离措施，对病人用过的衣物必须煮沸消毒，不能煮沸消毒的物品要在阳光下曝晒或干燥5日以上。

3. 瘙痒护理 瘙痒剧烈者，要进行止痒，并尽量避免对皮肤的摩擦及搔抓，以防继发感染。

4. 健康指导 注意个人卫生，勤洗澡，勤换内衣；疥疮病人应隔离，勿与人接触，避免接触传染；家庭或群体病人应同时治疗。

第四节 其他皮肤病病人的护理

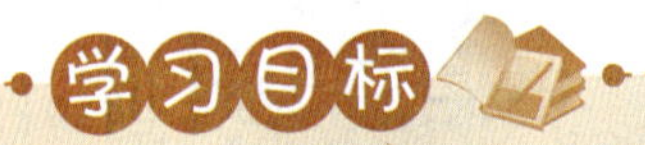

①了解其他皮肤病病人(慢性单纯性苔藓、银屑病、稻田皮炎)的概念、病理。②熟悉其他皮肤病病人的护理评估和护理诊断/问题。③掌握其他皮肤病病人的护理措施。④学会其他皮肤病各种外用药的使用及护理操作技术。⑤护理中表现出尊重、爱护病人，具有热情耐心的服务态度。

临床上其他皮肤病很多，本节主要讲述银屑病、慢性单纯性苔藓、稻田皮炎。

一、银屑病病人的护理

银屑病(psoriasis)俗称牛皮癣，是一种原因尚不明确，临床上比较常见的慢性鳞屑性皮肤病。1984年全国银屑病普查发现总患病率为1.23‰，年发病率0.12‰，多见于青壮年，男性稍多于女性，北方多于南方，城市多于农村。

【护理评估】

(一) 健康史

病因尚不清楚。近年研究发现其一个明显特征是局部表皮角质形成细胞增殖速度加快，基底细胞分裂周期由正常的311小时缩短为37.5小时，表皮通过时间由28～56天缩短至3～4天，由此导致局部表皮代谢过快，出现银白色鳞屑。目前认为这些变化是在多基因遗传的基础上，受体内、外各种因素激发所致，如免疫因素、感染因素、精神创伤、手术外伤、疲劳紧张、妊娠分娩、药物饮食、季节气候等。

(二) 身体状况

根据病情与皮疹特点一般分寻常型、脓疱型、关节病型和红皮病型。

1. 寻常型银屑病 皮疹初为粟粒至绿豆大鲜红色丘疹或斑丘疹，渐扩大融合成红色斑片或斑块状，边缘清楚，表面覆有多层银白色鳞屑。皮疹可发于全身各处，但以头皮、四肢伸侧多见，尤其常见于肘、膝关节伸侧。自觉不同程度瘙痒。刮除鳞屑，犹如轻刮蜡滴，称蜡滴现象；刮去鳞屑可见半透明薄膜，称薄膜现象；再刮去薄膜出现散在小出血点，称点状出血现象，又称 Auspitz 征。这三点是银屑病的特征性表现，具有临床诊断价值。

发际内及头顶部银白色鳞屑堆积较厚，使头发成束，称束状发。少数病人口唇、龟头处黏膜可有边缘清楚的淡红色斑，覆少许银白色鳞屑。累及指(趾)甲者，甲板增厚不平，失去光泽，表面有散在密集的小凹点，似顶针圈状(图 26-4-1，见文后彩插)。

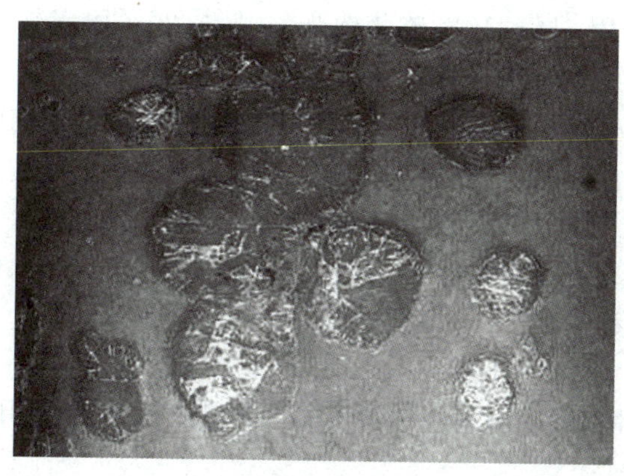

图 26-4-1　银屑病

病程缓慢，反复发作，持续数年或数十年。冬重夏轻，日久则皮疹顽固。按病情发展分三期：①进行期：皮疹炎症明显，颜色鲜红，鳞屑较多，不断扩大或有新疹出现。部分病人皮肤外伤处，针刺点出现新皮疹，称同形反应，亦称 Koebner 现象。②稳定期：皮疹炎症减轻，颜色变暗，旧疹不扩大，基本无新疹出现。③消退期：皮疹炎症逐渐消退，缩小变平，颜色变淡，部分病人留暂时性色沉斑或色素减退斑。

2. 脓疱型银屑病　分泛发性和局限性两型。

(1)泛发性脓疱型银屑病：是银屑病中最重的一型，多见于青壮年。

(2)局限性脓疱型银屑病：皮疹主要对称性发生在掌跖部，其他部位可见银屑病皮疹。皮疹多在大小鱼际或跖中部，为红斑上成群针头至粟粒大黄色无菌性脓疱，疱壁厚不易破，一周后干涸、结痂、脱屑、屑痂下又可出新的脓疱，反复发作，同一部位可见多种皮疹，时轻时重，经久不愈。甲板亦可受累。

3. 关节型银屑病　寻常型银屑病基础上出现关节炎症状，也可并发于脓疱型及红皮病型银屑病。

4. 红皮病型银屑病　发病时全身皮肤迅速出现弥漫性浸润红斑，数日后表面有大量糠秕状或大片状鳞屑脱落。皮疹间可有片状正常“皮岛”，无红斑与鳞屑，其他寻常型银屑病皮疹可被掩盖或消失。

(三) 实验室及其他检查

1. 寻常型银屑病　表皮内有角化不全伴角化过度，其间可见中性粒细胞聚集形成的小脓疱(Munro 小脓肿)。颗粒层变薄或消失，棘层肥厚，表皮突延长，真皮乳头上升呈杵状。真皮浅层血管周围有炎症细胞浸润。

2. 关节型银屑病　X 线检查示受累关节边缘被侵蚀，软骨消失，关节间隙变窄，软组织肿胀，也有呈肥大性关节炎表现者；类风湿因子阴性。

（四）治疗与效果

目前对银屑病的各种治疗只能达到近期疗效，不能防止复发。应针对不同病因、类型、病期给予相应治疗，同时配合心理疗法。

1. 局部治疗 根据病期及皮疹选择适宜外用药，在急性进行期勿用刺激性强或浓度高的药物，宜用温和外用药。①糖皮质激素制剂：疗效明显，应用较广，各期皮疹均可涂用。②维A酸霜。③角质促成剂，主要用于寻常型银屑病静止期或退行期。④其他：钙泊三醇软膏疗效较好。还可选用5%～10%硫黄软膏、10%～20%尿素软膏、10%～15%喜树碱酊等。

2. 全身治疗 红皮病型、脓疱型、关节病型及顽固性寻常型银屑病可选用免疫抑制剂，如甲氨蝶呤（MTX），需注意肝、肾损害及骨髓抑制等毒副作用。红皮病型、关节病型及泛发性脓疱型还可应用糖皮质激素，但应慎重。继发感染者使用抗生素。维生素类可选用维生素A、B、C、D、E等。其他还可应用维A酸类，中成药如复方青黛丸、郁金银屑片、复方丹参片等，普鲁卡因静脉封闭。

3. 其他疗法

（1）PUVA疗法：即口服或外用补骨脂素加长波紫外线照射，适用于皮疹面积较大且病情顽固者。

（2）光疗：外用煤焦油制剂，数小时后冲洗掉，再用中波紫外线照射，此即Goeckerman三联疗法，效果较好。

（五）心理-社会状况

大多数银屑病人会因为病程长，反复发作，病情顽固，难以根治，而产生焦虑、悲观、烦躁的情绪或消极的不良心理反应，甚至对疾病的治疗缺乏信心。评估病人的心理承受状态和对疾病相关知识的认知程度。

【护理诊断/问题】

1. 焦虑 与病情反复发作，久治不愈有关。

2. 自我形象紊乱 与皮损发生在暴露部位有关。

3. 有感染的危险 与搔抓、皮肤破损有关。

【护理目标】

病人焦虑消除或减轻；能够正确对待皮损；发生感染的危险消失。

【护理措施】

1. 心理护理 向病人介绍疾病的基本知识，解除心理压力，积极配合治疗。

2. 去除诱发因素 帮助病人寻找和去除各种诱因，避免各种负性生活事件，注意劳逸结合。

3. 正确用药 指导病人搽药方法，从低浓度、小面积开始，注意观察用药反应，发现不良反应应立即停药。激素类应选2种交替使用。涂药前应热水浴，尽量去除鳞屑。皮损广泛者应分区涂药，防止吸收中毒。

4. 生活护理 起居饮食要有规律性，避免辛辣刺激性食物、白酒、鱼虾等，避免过度疲劳，保持良好的生活习惯。

5. 防治感染 避免上呼吸道感染，积极治疗体内慢性感染性病灶，如扁桃体炎、咽炎、中耳炎等。

6. 注意药物毒副作用　应用免疫抑制剂时要注意病人的造血功能和肝功能的变化以及药物的各种毒副作用。维A酸类孕妇及哺乳期禁用，肝肾功能不好、血脂高者禁用。糖皮质激素长期使用，要缓慢减量并维持一段时间，以免病情复发或加重。

7. 做好防护　保持皮肤的清洁，使用光化疗法和外出的病人要戴墨镜，防止紫外线直接照射。

8. 健康指导　告诉病人本病的长期性与反复性，树立持之以恒的信心；去除和避免各种诱发因素；对病程日久，皮疹顽固者应在医生的指导下，适时调换治疗药物与方法，如内用药与外用药有机配合应用，采用中西医结合疗法等。

二、慢性单纯性苔藓病人的护理

慢性单纯性苔藓(lichen simplex chronicus)又称神经性皮炎，是一种以局部苔藓样变伴阵发性剧烈瘙痒为特征的慢性炎症性皮肤病。

【护理评估】

(一) 健康史

该病病因目前尚不明确，可能与精神紧张、疲劳、失眠、焦虑不安以及个体素质有关。部分病人脑电图出现非特异性变化，所以认为可能与大脑皮质的抑制和兴奋功能失调有关。其他如局部衣领摩擦、日光照射、辛辣刺激性食物、内分泌紊乱、胃肠功能失调、体内感染病灶等因素可诱发或加重病情。

(二) 身体状况

该病一般分为局限性和泛发性两种类型。

1. 局限性慢性单纯性苔藓　较常见。好发于中青年项部、颈侧、其次为腰骶、肘部、胫前及眼睑部。初期局部皮肤瘙痒，经搔抓或摩擦后出现粟粒大扁平丘疹，呈正常肤色、淡红色，圆形或多角形，渐增大并互相融合成斑块状，形成皮沟加深，皮嵴隆起，粗糙肥厚，即苔藓样变(图26-4-2，见文后彩插)。过度搔抓摩擦致局部糜烂、渗液、结痂者称慢性单纯性苔藓湿疹样变。继发感染者可出现毛囊炎、脓性分泌物、区域淋巴结肿大。病程慢性，容易反复。

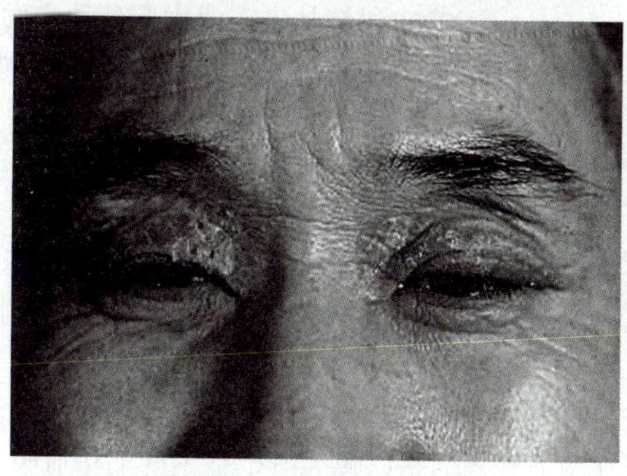

图 26-4-2　慢性单纯性苔癣

2. 泛发性慢性单纯性苔藓　较少见。好发于中老年人。皮疹形态特征与局限性相似，但数量较多，分布广泛，在躯干、四肢、头部等处出现大小不一、形状各异的苔藓样斑块。皮疹断续出现，逐渐增多，新旧同时存在。病人自觉剧痒，夜间尤重，失眠烦躁，情绪不稳，影响休息与工作。经搔抓后可出现条索状抓痕、血痂或继发感染。病情顽固，病程长，多种治疗效果不佳者，应查内脏有无肿瘤。

（三）治疗与效果

1. 局部治疗

（1）外用药：选用糖皮质激素霜、溶液或贴膏、止痒酊、10%黑豆馏油软膏、1%达克罗宁膏、10%尿素膏、5%糠馏油软膏、5%松馏油软膏，复方樟脑软膏等。

（2）局部封闭：选用泼尼松龙或曲安奈德加适量利多卡因病灶基底注射，每周1次，一般作2～3次。

（3）其他疗法：皮疹顽固者可用浅层X线照射、光化学疗法、液氮冷冻、梅花针轻叩等。泛发者可行矿泉浴、糠浴等。

2. 全身治疗 给予H_1受体拮抗剂，亦可与H_2受体拮抗剂同服；镇静剂，如地西泮、氯氮䓬（利眠宁）、多虑平等；同时配合维生素E、维生素B、谷维素、复方丹参片等。泛发者可给予普鲁卡因静脉封闭。有继发感染者，酌情使用抗生素。中医药也有一定疗效。

（四）心理-社会状况

病人常由于剧烈瘙痒而烦躁不安，精神紧张，或者有心理负担。病人容易出现乱用药、乱投医的情况。评估病人的情绪反应和对疾病相关知识的认知程度。

【护理诊断/问题】

1. 焦虑 与反复发作，经久不愈有关。

2. 睡眠型态紊乱 与剧烈的瘙痒有关。

【护理目标】

病人焦虑消除或减轻；皮肤的瘙痒减轻或消失，睡眠好转。

【护理措施】

同接触性皮炎。

三、稻田皮炎病人的护理

稻田皮炎（rice field dermatitis）是农民在从事农业生产劳动中发生的皮肤炎症，是农民常见的职业性皮肤病。多发生在春夏农忙季节，由于致病原因的不同，临床上分为浸渍糜烂型皮炎和血吸虫尾蚴型皮炎。

【护理评估】

（一）健康史

浸渍糜烂型皮炎俗称烂手烂脚。发病季节因南北各地的气候不同而有差别，一般每年5～8月为发病高峰。原因是浸水时间过长、水温偏高、碱性田水的刺激、劳动时的摩擦及气候的潮湿有关。

血吸虫尾蚴型皮炎俗称鸭怪、鸭屎风，是由禽畜类血吸虫的尾蚴侵入人体皮肤内所引起的局部皮肤炎症反应。在南方致病的是以鸭为终生宿主的毛毕血吸虫尾蚴。在北方致病的是以牛、羊为终生宿主的鸟毕血吸虫。寄生于鸭、牛、羊等禽畜身上的血吸虫，在体内发育成为成虫并产卵，卵随粪便排入水中，很快孵化出毛蚴，并钻入椎实螺内（中间宿主），发育成尾蚴而逸出钻入人体（迷走宿主）皮肤内很快死亡，并引起局部炎症反应。

（二）身体状况

1. 浸渍糜烂型皮炎 本病男女均可发病，以女性为多。一般在水田中连续工作2～5

天后，在手足部，尤其是指(趾)间及掌跖部皮肤出现轻度肿胀、变白起皱、松软形成皮肤浸渍现象，若继续浸水或摩擦，皮肤会被擦破，露出红色糜烂面并有少量渗液。在皮肤较厚的掌跖部位，可出现蜂窝状表皮剥蚀。从事插秧者甲沟皮肤常有剥脱或甲板损伤可并发甲沟炎。轻者无明显感觉，重者有瘙痒，发生糜烂后伴有灼热、疼痛。如继发感染，会出现局部红肿或伴有淋巴管炎、淋巴结炎。病程有自限性，停止下水后，3～5 天痊愈。

2. 尾蚴型皮炎　本病发病快，无男女区别，在接触疫水后，30 分钟发病。皮损发生在与疫水接触的部位，在小腿、踝、前臂等处，埋在泥土的足部不发病。初起有皮肤刺痒，继而出现粟粒大小的点状红斑、丘疹，随后成为丘疱疹、风团及瘀斑。停止下水一周左右自愈。

（三）治疗与效果

1. 浸渍糜烂型皮炎　以干燥、收敛、止痒和预防感染为原则。无糜烂时可外撒粉剂，有糜烂时可用 3%～5%甲紫溶液外搽。继发感染用 1∶5000 高锰酸钾溶液浸泡，并给予抗生素治疗。同时要改善劳动条件，减少水中作业时间。

2. 尾蚴型皮炎　以消炎、止痒、防止继发感染为原则。外用炉甘石洗剂、薄荷酊等止痒剂及糖皮质激素霜。瘙痒剧烈者可用抗组胺药，继发感染用抗生素治疗。

（四）心理-社会状况

病人常因劳累患病，痛疼，糜烂引发焦虑，不安等，应评估病人心理情绪反应和对疾病相关知识的认知程度。

【护理诊断/问题】

1. 有感染的危险　与皮肤的完整性破坏有关。

2. 不舒适：瘙痒　与皮肤的炎症反应有关。

【护理目标】

病人避免了感染的发生；瘙痒明显减轻或消失。

【护理措施】

1. 保持皮肤干燥　注意皮肤的清洁卫生，劳动结束后，用水洗净皮肤上的污泥，然后撒干粉，保持皮肤的干燥。

2. 避免不良刺激　对有剧痒或继发感染的病人要避免搔抓、摩擦和其他不良刺激。

3. 健康指导　指导病人采取有效的个人防护措施，降低发病率；对于浸渍糜烂型皮炎，在下水前，在浸水部位涂防护油；尾蚴型皮炎用 15%邻苯二甲酸二丁酯乳剂外搽于接触疫水的部位；结合农田管理，喷洒农药，达到灭螺、灭蚴的目的。

（温树田　马可玲）

思考题

病人男性，26 岁。双足癣并右足背红肿、疼痛来诊。两天前自行将足部的水疱弄破后，右足背部开始红肿、疼痛，并沿着小腿内侧向上蔓延。今晨起出现发热。查体：体温 38.5℃，右侧足背红肿，沿右侧小腿和大腿的内侧有索条状压痛，右侧腹股沟淋巴结肿大，有压痛。请对该病人进行护理评估并提出护理诊断和护理措施。

第二十七章　性传播疾病病人的护理

学习目标

①了解淋病、非淋菌性尿道炎、尖锐湿疣、梅毒的概念和病理。②熟悉淋病、非淋菌性尿道炎、尖锐湿疣、梅毒的护理评估和护理诊断/问题。③掌握淋病、非淋菌性尿道炎、尖锐湿疣、梅毒的护理措施与健康指导。④通过实践教学，学会常见性病病人的护理。⑤护理中表现出对病人的理解、关怀和尊重。具有热情耐心的服务态度。

性传播疾病(sexually transmitted disease，STD)是指以性行为为主要传播途径的传染病，简称性病。目前大多以“由性接触传染的疾病”代替“性病”这个名词。

引起性传播疾病的病原体很多，包括细菌、真菌、螺旋体、衣原体、支原体、病毒、寄生虫7大类。可通过性接触而直接传染，也可通过间接途径传染，如通过污染的衣物、毛巾、便器及注射针头等。有些还可以在妊娠和分娩过程中传染给胎儿或新生儿。本节仅介绍几种我国常见的性病。

世界卫生组织(WHO)对性病的分级

一级性病：艾滋病。

二级性病：梅毒、淋病、软下疳、性病性淋巴肉芽肿、腹股沟肉芽肿、非淋菌性尿道炎、性病性衣原体病、泌尿生殖道支原体病、滴虫性阴道炎、细菌性阴道炎、性病性阴道炎、性病性盆腔炎。

三级性病：尖锐湿疣、生殖器疱疹、阴部念珠菌病、传染性软疣、阴部单纯疱疹、加特纳菌阴道炎、性病性肝周炎、瑞特综合征、B群佐球菌病、乙型肝炎、疥疮、阴虱病、人巨细胞病毒病。

四级性病：梨形鞭毛虫病、弯曲杆菌病、阿米巴病、沙门氏菌病、志贺氏菌病、甲型肝炎。

一、淋病病人的护理

淋病(gonorrhea)是由革兰阴性奈瑟淋球菌(又称淋病双球菌，简称淋球菌)引起的泌尿生殖系化脓性疾病，是性传播疾病中发病率最高的一种。淋病可发生于男性、女性和婴儿(在出生过程中传染)，尤其是15～34岁之间。

【护理评估】

（一）健康史

淋球菌以侵袭生殖、泌尿系统黏膜的柱状上皮和移行上皮为特点，淋病病人是主要的传染源。淋球菌喜潮湿，怕干燥，在微湿的衣褥中可存活10～17小时，离体后在完全干燥的情况下1～2小时死亡。一般消毒剂或肥皂液均能使其迅速灭活。

通常成人淋病99%以上通过性交直接传染，极少数可通过被病人分泌物污染的衣裤、被褥、毛巾、浴盆等间接感染，新生儿可通过患淋病孕妇的产道而被感染引起淋菌性结膜炎，幼女淋病可通过间接途径，如接触染菌衣物、毛巾、床单、浴盆等物品及消毒不彻底的检查器械等感染外阴和阴道。

了解病人的一般情况、与发病相关因素、有无不洁性生活史、有无接触史、治疗经过、既往史；个人及家族史。病人有无尿频、尿急、尿痛；有无尿道口排脓；有无血尿及其发生的时间、程度；女性病人白带有无异常；有无阴部坠胀感，月经期间身体有无异常反应等。

（二）身体状况

淋病潜伏期一般为2～10天，平均3～5天。临床上有5%～20%男性和60%女性感染后可无明显症状，易被忽视。感染初期病变局限于下生殖道、泌尿道，随病情发展可累及上生殖道。

1. 男性淋病　以尿道炎为主，初起尿道口红肿、疼痛，并有稀薄透明黏液排出，约2天后，分泌物变为黏稠的黄白色或黄绿色脓液向尿道口大量溢出，并出现排尿困难。同时伴有尿频、尿急、尿痛等症状，夜间阴茎常有痛性勃起。如不及时治疗，经2周后炎症蔓延至后尿道，同时常侵入附近组织器官，引起前列腺炎、附睾炎、精囊炎、膀胱炎等并发症。感染严重时可引起腹股沟淋巴结肿大及发热、头痛、乏力等全身症状（图27-1-1，见文后彩插）。

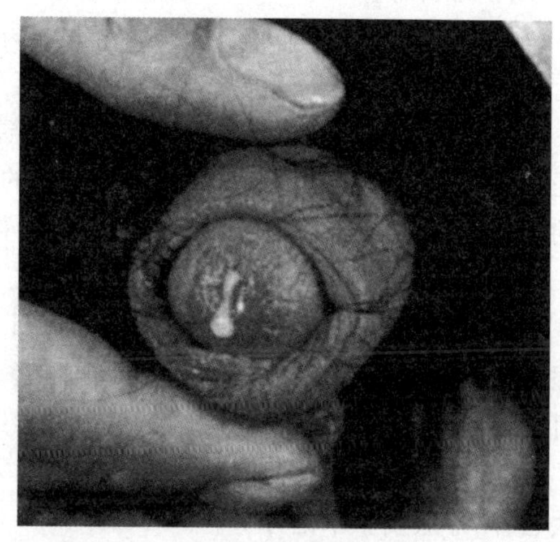

图 27-1-1　淋病

2. 女性淋病　以症状较轻微为特点，较易漏诊，而以宫颈炎为主。表现为阴道脓性分泌物增多，宫颈充血、水肿甚至糜烂，常伴外阴刺痒和烧灼感。尿道炎症状较轻，可有尿频、尿急、尿痛、尿道口红肿及脓性分泌物。严重时可上行感染引起盆腔炎，并出现下腹痛、寒战、高热、白细胞增多等。急性淋病未经治疗或治疗不彻底可逐渐转为慢性，临床可出现慢性尿道炎、尿道旁腺炎、前庭大腺炎、慢性宫颈炎、慢性输卵管炎、输卵管积水等表现。

3. 幼女淋菌性外阴阴道炎　多为与患淋病的父母密切接触和共用浴室用具而间接感染，少数因性虐待所致。表现为外阴红肿、疼痛、阴道有脓性分泌物。

4. 新生儿淋菌性结膜炎　由患淋病的母亲经产道感染。主要表现为结膜充血、水肿，有大量脓性分泌物，严重时出现角膜溃疡、穿孔，导致失明。

此外尚有淋菌性咽炎、淋菌性直肠炎及播散性淋病等其他部位的淋菌感染。

（三）实验室及其他检查

1. 分泌物涂片　尿道口、宫颈管分泌物涂片行革兰染色，在多核白细胞内见到多个革兰阴性双球菌,可初步诊断。取菌落涂片,见典型双球菌可明确诊断。

2. 分泌物培养 是淋病确诊的主要方法,在巧克力平板上可见圆形凸起、边缘整齐、潮湿、光滑、半透明菌落,同时还可作药敏试验。

(四)治疗与效果

急性淋病以药物治疗为主,遵循及时、足量、规则用药原则。首选头孢曲松钠,并加用红霉素,对性伴侣须同时进行治疗。慢性淋病需要采用综合治疗方案。对病程长或有并发症者宜作药敏试验,选用敏感的有效抗生素。淋菌性眼炎病人同时应用0.5%红霉素和1%硝酸银溶液滴眼。

(五)心理-社会状况

淋病病人常有害羞或罪恶感。由于多发生在生殖器部位,常常引起病人的急躁或忧虑,求治心理迫切。了解病人和家属的心理承受状态和对疾病相关知识的认知程度。

【护理诊断/问题】

1. 焦虑 与疾病反复发作及担心治疗效果有关。

2. 疼痛 与炎症致红肿、烧灼痛、尿频、尿急、尿痛有关。

3. 不舒适:瘙痒 与阴道分泌物增多外阴受刺激有关。

【护理目标】

病人恢复自尊,积极配合治疗,掌握淋病的防治知识,并发症得到有效预防和及时治疗。

【护理措施】

1. 心理护理 护理人员要尊重病人,维护其隐私,建立良好的护患关系,得到病人的信任。给予适当的关心、安慰,解除病人求医的思想顾虑,耐心解释淋病急性期及时、彻底治疗的重要性和必要性以及转为慢性的危害性,帮助病人树立治愈的信心。

2. 药物治疗护理

(1)急性淋病:首选头孢曲松钠1g,每日1次肌内注射,并加用红霉素0.5g,每日4次口服,连用7~10天为一个疗程。或大观霉素2.0g(宫颈炎或妊娠期4.0g)1次肌内注射,亦可用环丙沙星0.5g,1次口服。

(2)慢性淋病:单纯药物治疗效果差,可采用综合治疗,包括支持疗法、对症处理、物理疗法、封闭疗法及手术治疗等。

(3)孕产妇淋病:孕妇应于产前常规筛查淋菌,在妊娠早、中、晚期各作一次宫颈分泌物涂片镜检淋球菌,以便及早确诊并得到彻底治疗。孕期禁用喹诺酮类药物。淋病产妇新生儿娩出后,应预防性地用青霉素静脉点滴,红霉素眼膏涂双眼。

3. 消毒隔离措施 急性期病人要卧床休息,同时严密床边隔离。治疗期间应避免性行为。将病人接触过的生活用品进行严格的消毒灭菌,污染的手需经消毒液浸泡消毒,防止交叉感染。教会病人自行消毒隔离的方法,内裤、浴盆、巾应煮沸消毒5~10分钟,所接触的物品及器具用1%苯酚溶液浸泡。

4. 健康指导

(1)治愈后需按要求进行复查,一般治疗后7天复查分泌物,以后每月查1次,连续3次阴性,方能确定治愈。大多淋病病人有同时感染滴虫和梅毒,随访同时检测阴道滴虫、梅毒血清反应。

(2)注意保持外阴清洁卫生,加强自律,避免混乱的性行为和不洁性生活。

二、非淋菌性尿道炎病人的护理

非淋菌性尿道炎(nongonococcal urethritis,NGU)是通过性接触传染的一种临床上有尿道炎的表现,但尿道分泌物中查不到淋球菌感染的性传播性疾病。其发病率日益增高,目前已成为我国常见的一种性传播疾病。

【护理评估】

(一)健康史

非淋菌性尿道炎主要病原体是沙眼衣原体(CT)和解脲支原体(UU),此外,阴道毛滴虫、单纯疱疹病毒、人类乳头瘤病毒和白色念珠菌等也可引起非淋菌性尿道炎。衣原体对热敏感,在56～60℃环境下可存活5～10分钟,常用消毒剂,如0.1%甲醛液、0.5%苯酚或70%乙醇均可将其杀死。支原体是一类没有细胞壁的原核细胞生物,形态多样,基本为球形或丝形。支原体的抵抗力与细菌相似,45℃环境下15～30分钟或55℃环境下5～15分钟可被杀死。一般消毒剂,如来苏儿、苯酚和一些表面活性剂等也容易将其杀死。

成人非淋菌性尿道炎主要通过性接触传播,新生儿则由产道分娩时感染。注意了解病人的一般情况、与发病相关因素、有无不洁性生活史、有无接触史、治疗经过、既往史、个人及家族史。病人有无尿频、尿急、尿痛;有无尿道口红肿、充血、排脓及其发生的时间、程度等。

(二)身体状况

临床症状常不典型,其潜伏期较长,一般1～3周,症状较轻,仅有尿道刺痒及轻度烧灼感,尿道分泌物稀薄而少。

1. 男性非淋菌性尿道炎　症状与淋病相似,但程度较轻。有尿道刺痒和排尿疼痛,少数有尿频、尿急。尿道口可见轻度红肿,有少量浆液性分泌物,部分病人晨起时尿道口有少量分泌物结成的脓膜封住尿道口,或内裤上有污秽分泌物,很少有脓性分泌物,也有部分病人可无症状。少数病人可同时合并淋球菌的感染。常见并发症有附睾炎、前列腺炎;Reiter综合征(为尿道炎、结膜炎和多发性关节炎三联症)。

2. 女性非淋菌性泌尿生殖道炎　可表现为宫颈炎、尿道炎,少数病人无症状。可并发输卵管炎、子宫内膜炎等,导致不孕或宫外孕。

3. 新生儿结膜炎、肺炎　经产道感染,前者多在生后5～14天出现;后者发生在出生后2～3周。但大多在6周时才确诊。

(三)实验室及其他检查

须作病原体培养才能确诊。

1. 细菌学检查　尿道或宫颈分泌物涂片和培养检查结果为淋球菌阴性。

2. 细胞培养、酶免疫检查、衣原体聚合酶链反应(PCR)　可检测衣原体。

3. 支原体培养和血清学试验　可检测支原体。

(四)治疗与效果

早期诊断、早期治疗、规则用药。对病原体有效的抗生素包括四环素类(强力霉素、盐酸米诺环素)、大环内酯类(罗红霉素、阿奇霉素)、喹诺酮类(氧氟沙星、左旋氧氟沙星)等,必须足量,连续用药7～14天才能达到较好效果。

(五)心理-社会状况

病人常有自卑心理,常常引起病人的担忧和顾虑。要了解病人和家属的心理承受状态和对疾病相关知识的认知程度。

【护理诊断/问题】

1. 自尊紊乱 与对自己的行为和疾病感到羞愧和受到他人歧视有关。

2. 知识缺乏 缺乏预防和治疗相关知识。

3. 潜在并发症 不育不孕或宫外孕。

【护理目标】

病人恢复自尊，积极配合治疗，掌握疾病的防治知识，并发症得到有效预防和及时治疗。

【护理措施】

1. 心理护理 主动关心病人，建立良好的护患信任关系。注意保护病人的隐私，提供或创造合适的谈话环境。鼓励病人说出自己的想法，引导正视自己的过失，树立正确的人生观和价值观，帮助病人从自卑的心理状态中解脱出来。

2. 药物治疗护理 指导病人正确用药，注意观察药物的疗效和副作用。初发病人选用多西环素，每日 0.2g；阿奇霉素，每日 1.0～1.5g；米诺环素，每日 0.2g；或红霉素，每日 2g。疗程一般 7～14 天。复发性或持续性病人推荐甲硝唑，每日 0.2g，加红霉素或琥乙红霉素，连服七日。妊娠期病人仅选用红霉素或阿奇霉素。新生儿眼结膜炎患儿选用红霉素，50mg/(kg·d)，连续 2 周。

3. 疼痛护理 对会阴部明显不适和疼痛的病人，告知并指导其采用分散注意力的方法帮助缓解，如读书、看报和听音乐等。尽量减少对会阴部的刺激，促进舒适度，避免骑自行车或久坐。

4. 饮食与禁忌 在治疗期间忌饮酒、浓茶、咖啡，不吃辣椒等刺激性食物。禁止性生活，并要求性伴侣同时接受治疗。

5. 健康指导

(1)提供相关的防治知识：向病人及其家属介绍非淋菌性尿道炎的防治知识，减少传播发生。

(2)预防并发症：指导病人按医嘱服药，定时、定量，保证完成全疗程；切忌治疗的随意性。要告知病人，治疗结束 1 周后应随访。

三、尖锐湿疣病人的护理

尖锐湿疣(condyloma acuminatum)又称生殖器疣或性病疣，是由人类乳头瘤病毒感染引起的增生性疾病，为我国目前最常见的性传播疾病之一，发病率仅次于淋病。

【护理评估】

(一) 健康史

尖锐湿疣的病原体是人类乳头瘤病毒(HPV)，种类较多，迄今已发现有 100 多种类型，其中引起尖锐湿疣的主要是 HPV 6、11、16 及 18 型。该病毒适宜在温暖、潮湿环境中生存繁殖。其主要的传播途径是经性交直接传播。多个性伴侣者最易感染；其次是通过污染的日常生活用品如内裤、浴巾、浴盆等间接接触感染。孕妇患尖锐湿疣有垂直传播的危险。

了解病人一般情况、与发病相关因素、有无不洁性生活史、有无接触史、治疗经过、既往史；个人及家族史；病人生殖器有无不适及异常增生等。

(二) 身体状况

尖锐湿疣的潜伏期 3 周～8 个月，平均 3 个月。

男性好发于龟头、冠状沟、包皮系带。女性多见于大小阴唇、阴蒂、宫颈、阴道和肛门，偶有生殖器以外的部位感染如腹股沟区、口腔、乳房等。初起为小而柔软的淡红色小丘疹，逐渐增大增多，融合成乳头状、菜花状或鸡冠状增生物，根部可有蒂。表面潮湿，触碰易出血，有时形成糜烂及渗液，易被细菌感染，有臭味。少数病人因过度增生成为巨大尖锐湿疣，可发生恶变。自觉有痒感，但多数病人无任何症状（图 27-1-2，见文后彩插）。

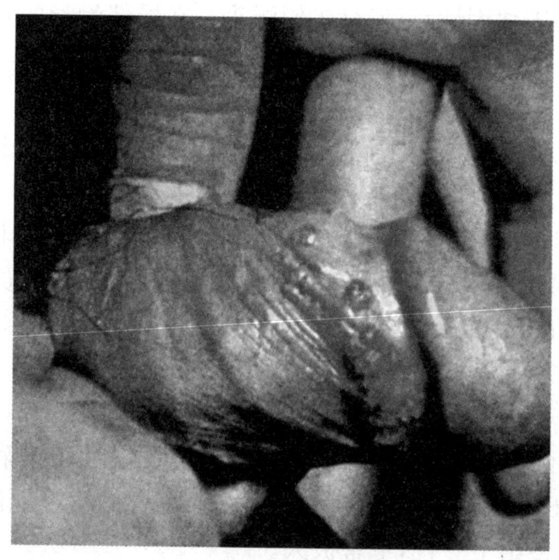

图 27-1-2　尖锐湿疣

（三）实验室及其他检查

1. 醋酸白试验　可作为尖锐湿疣的初步筛选检查。

2. 病理学检查　取疣组织做细胞学检查可以确诊。

（四）治疗与效果

去除外生疣体，改善症状和体征。外涂 5% 5-氟尿嘧啶霜或氟尿嘧啶注射液，每日 1～2 次，有较好效果，亦可外用酞丁胺搽剂、足叶草脂、三氯醋酚等。冷冻、CO_2激光、电灼等物理疗法安全简便，少数巨大或带蒂的尖锐湿疣可行手术治疗。顽固或复发病例可注射聚肌胞、干扰素、转移因子等。

（五）心理-社会状况

病人由于发病部位特殊，常常加重引起忧虑心理。评估病人的心理承受状态和对疾病相关知识的认知程度。

【护理诊断/问题】

1. 自尊紊乱　与患疾病的性质、社会部分人群对病人的歧视有关。

2. 不舒适：瘙痒　与外阴受刺激有关。

3. 悲哀　与疾病反复发作担心预后有关。

【护理目标】

病人恢复正常心理，积极配合治疗，掌握疾病的防治知识，并发症得到有效预防和及时治疗。

【护理措施】

1. 心理护理　主动热情、耐心诚恳地态度对待病人，给予病人积极的心理支持，解除其思想顾虑和心理负担，使病人能积极接受正规诊断和治疗。

2. 局部治疗　治疗期间应禁止性生活，并同时检查和治疗性伴侣。

（1）外用药物：目前尚无根除方法，小病灶选用 1%酞丁胺软膏、33%～50%三氯醋酸、

5% 5-氟尿嘧啶霜及10%～25%足叶草脂等药物涂于患处。

(2)物理治疗:可根据疣体的大小及数目的多少酌情采用激光、冷冻、电灼、微波治疗等。

(3)手术治疗:对巨大疣体或顽固性病人,配合医生及时取活检排除恶变,手术切除病灶。

3. 全身治疗 多用于顽固性、复发性尖锐湿疣。在局部治疗的基础上可选用免疫调节剂或抗病毒药物。

4. 健康指导

(1)治疗后要定期复查。注意保持外阴部清洁卫生,避免混乱的性行为和不洁性生活及多个性伴侣。

(2)及时消毒被污染的衣裤、生活用品,避免通过污染的衣物、器械间接传播。

(3)对孕产妇阴道或宫颈有尖锐湿疣病人,应做好解释工作,动员以剖宫产手术结束分娩,以避免传染给新生儿。

四、梅毒病人的护理

梅毒(syphilis)是由梅毒螺旋体所引起的一种全身性慢性传染病。几乎可侵犯全身各器官,并产生多种多样的症状和体征。早期主要侵犯皮肤黏膜,晚期侵犯心血管和中枢神经系统。梅毒可通过胎盘传给下一代,危害极大。

【护理评估】

(一)健康史

梅毒螺旋体因其用普通染色时透明不易着色,故称苍白螺旋体。病人是传染源,主要的传播途径是通过性交在黏膜擦伤处传染,早期梅毒病人最具有传染性。孕妇可通过胎盘传给胎儿,若孕妇软产道有梅毒病灶,也可发生产道感染。此外,接吻、哺乳、输血、衣裤、被褥、浴具等可间接传播,但机会极少。早期梅毒病变特点为皮肤黏膜损害,晚期梅毒能侵犯心血管、神经系统等重要脏器。

了解病人一般情况、与发病相关因素、有无不洁性生活史、有无接触史、治疗经过、既往史;个人及家族史;病人生殖器有无不适及异常表现等。

(二)身体状况

梅毒可根据传染途径不同分为后天(获得)梅毒和先天(胎传)梅毒,又可根据病程分为早期梅毒与晚期梅毒。

1. 后天梅毒 潜伏期2～4周,平均21天。分3期,一、二期梅毒病期在2年以内,称早期梅毒。三期梅毒发生在感染2年后,称晚期梅毒。

(1)一期梅毒:主要表现为硬下疳(图27-1-3,见文后彩插)。发生于不洁性交后2～4周,大多数发生在外生殖器,男性在冠状沟、龟头、包皮,女性在大小阴唇、子宫颈等。多为单发,最初在感染处发生暗红色斑疹或丘疹,逐渐增大,呈圆形或椭圆形,直径1～2cm,境界清楚,触之如软骨样硬,表面呈肉红色糜烂或浅溃疡,有少量分泌物,内含大量梅毒螺旋体,传染性很强。自觉无疼痛及触痛。硬下疳未经治疗,约1个月自然消失,遗留浅表瘢痕和色素沉着。在硬下疳出现1～2周后,腹股沟淋巴结肿大,质硬,无压痛,表面无炎症,称为梅毒性横痃。2～3周后梅毒血清反应开始出现阳性反应。

(2)二期梅毒:发生在感染后2～3个月或硬下疳出现后6～8周。以皮肤黏膜损害为主,也常有骨骼、感觉器官及神经损害。主要症状是梅毒疹,其特点是皮疹多种多样,可有斑疹、斑丘疹、丘疹甚至脓疱疹等,分布广泛而对称,无自觉症状或仅轻微瘙痒。此外,尚可出

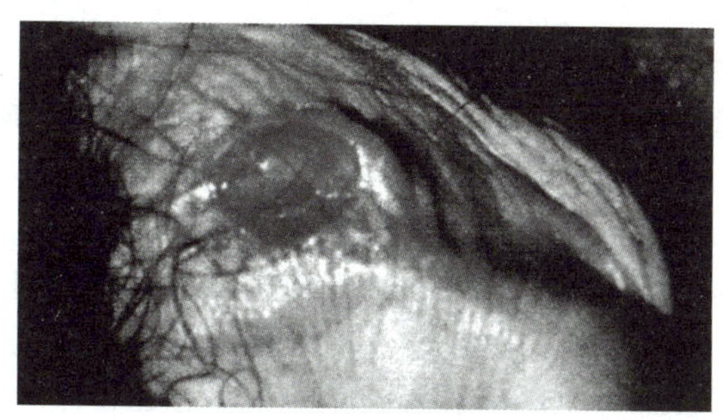

图 27-1-3　一期梅毒硬下疳

现扁平湿疣、黏膜损害、梅毒性秃发、白斑、骨关节炎、虹膜睫状体炎、脑膜炎及全身淋巴结肿大等。皮肤黏膜损害含大量螺旋体，传染性强。梅毒血清反应强阳性。二期梅毒皮疹 1～2 个月后可自行消退，但在 1～2 年内可反复出现。

（3）三期梅毒（晚期梅毒）：发生在感染 2 年后，因早期未经治疗或治疗不彻底所致。除皮肤、黏膜、骨骼、眼等组织器官出现梅毒损害外，尚可侵犯内脏，特别是心血管及中枢神经系统等重要器官，可发生主动脉瘤、主动脉瓣闭锁不全、脊髓痨、麻痹性痴呆等，对组织破坏性大，可危及生命。一般不具传染性，梅毒血清反应阳性率低。

2. 先天梅毒　2 岁以内为早期先天梅毒，超过 2 岁为晚期先天梅毒。先天梅毒不发生硬下疳，早期梅毒皮疹与后天二期梅毒疹相似，淋巴结肿大和梅毒性鼻炎是早期症状，肛门、口周线状皲裂及糜烂等损害常遗留具特征状的放射状瘢痕。患儿消瘦、皮肤干燥、发育差，貌似老人皮肤。晚期先天梅毒以角膜、骨和神经系统损害最重要，常表现为间质性角膜炎、神经性耳聋、半月形切牙等。心血管受累少。

3. 潜伏梅毒（隐性梅毒）　有梅毒感染史，病人临床上无症状，仅有梅毒血清反应阳性者。感染时间 2 年以内为早期潜伏梅毒，2 年以上为晚期潜伏梅毒。

腹股沟肉芽肿

腹股沟肉芽肿又称性病肉芽肿，是接触传染的慢性肉芽肿。由肉芽肿荚膜杆菌（从前称肉芽肿杜诺凡菌）感染引起，该菌是多形的、不运动的革兰氏阴性杆菌。本病的确切感染途径尚未确定，往往通过性交传染，多见于青年人。90%病例为生殖器受累，10%为腹股沟区受累。单侧损害比双侧损害较常见，男性皮损最常发生在包皮和龟头，女性好发于阴唇。表现为局部坏死，出血溃疡，以在腹股沟、耻骨联合、外生殖器及肛门等处皮肤上发生渐进性、无痛性、匍行性溃疡为其特点。

病变从腹股沟区沿血行或淋巴管向外播散，可以累及肝及其他部位，如眼、面、唇、喉、胸部，骨骼受累较为少见。血行播散多发生在妊娠以后，分娩期间宫颈的损害可扩展到内生殖器。病程发展或快或慢，有的经多年迁延后发生恶病质，终因继发感染而死亡，皮损演变成皮肤癌者极少见。

其主要的鉴别诊断是梅毒硬下疳，表现为坚硬无痛性损害，通常只有一个，有较长潜伏期。损害渗出物涂片可查到苍白螺旋体，梅毒血清试验阳性。而腹股沟淋巴肉芽肿初发疹为一症状不显著的糜烂、水疱，脓疱或丘疹。其横痃较坚硬，且触痛较轻，弗莱试验阳性。

(三)实验室及其他检查

1. 梅毒螺旋体检查 暗视野显微镜检查寻找梅毒螺旋体,对早期梅毒的诊断具有重要价值。适用于一期或二期梅毒病人,取下疳标本可发现苍白螺旋体。

2. 梅毒血清试验 为诊断梅毒必需的检查方法,包括不加热(灭能)血清反应素玻片试验(USR)、快速血浆反应素环状卡片试验(RPR)和梅毒螺旋体血细胞凝集试验(TPHA)、梅毒螺旋体荧光抗体吸收试验(FTA-ABS)。前两种操作简便,但容易出现假阳性及假阴性,可作广泛普查使用以及临床判断疗效,后两种方法敏感性和特异均高可作为确诊试验。

3. 脑脊液检查 用于诊断神经梅毒。

(四)治疗与效果

必须早期、足量、正规按计划完成疗程,目前治疗梅毒的首选药物是青霉素,也可选用四环素、红霉素、苄星青霉素等。具体治疗方案按2000年卫生部制定的《性病诊断标准及治疗原则》执行。治疗后定期追踪观察,指出药物耐药性与再感染、复发有密切关系,并对其配偶及性伴侣同时进行检查及治疗。

(五)心理-社会状况

病人常因疾病引起较大的心理情绪改变,对自己的不轨行为和产生的后果表现出自责、自卑、羞愧和内疚,产生焦虑、恐惧、怕歧视等不良心理。特别是梅毒迁延不愈,担心预后,怕影响婚姻或失去家庭,常隐瞒病情、讳疾忌医,更加重心理情绪反应。及时了解病人及家属的心理承受状态和对疾病相关知识的认知程度。

【护理诊断/问题】

1. 自尊紊乱 与社会对梅毒的歧视和病人自责心理有关。

2. 悲哀 与缺乏性病相关知识、病情反复和担心预后有关。

3. 知识缺乏 缺乏预防和治疗梅毒相应知识。

【护理目标】

病人能够了解性病相关知识,解除思想顾虑,树立信心,积极配合治疗;病人能够认识性病的危害,洁身自好,杜绝性乱;病人明确用药后还须坚持定期复查,直至痊愈。

【护理措施】

1. 心理护理 护理人员对病人的情感应表示理解和同情,尊重病人的人格,提供宽松的医疗环境,维护病人的隐私权,主动与病人加强沟通,取得病人的信赖,详细询问或鼓励病人说出自己的心理感受,针对病人的心理特点,有目的地进行心理疏导,指导病人正确对待疾病、客观地接受现实,帮助其建立治愈的信心和生活的勇气,鼓励病人表达心理感受,适时发泄不良情绪,卸下包袱,积极配合治疗。同时鼓励家属多关心、体贴病人,理解病人的心理感受,不要孤立和歧视病人,使病人感受到家庭温暖和关怀,认识到自己以前的过失行为,树立正确的人生观、价值观,动员病人积极参加一些有利于身心健康的活动,增加社会交往,保持轻松愉快的心情。

2. 药物治疗 治疗期间避免性生活,性伴侣需同时进行检查和治疗。使用青霉素治疗时,应注意防治吉海反应,以免病情加剧和死亡。如病人对青霉素过敏,可改用四环素、红霉素口服。心血管、神经梅毒病人在青霉素的治疗过程中,应密切注意观察病情变化。

3. 健康指导

(1)指导病人保持局部的清洁和干燥,向病人及家属介绍梅毒的传染源、传播途径、临床特征,使之认识到梅毒不仅害己,同时也危害家庭及社会。劝告病人不要参与卖淫嫖娼,在家庭生活中夫妻双方均应洁身自爱，互相尊重，避免婚外性生活，以减少梅毒的传播。

(2)告知病人有关梅毒的预防措施、治疗方法、药物作用和不良反应。同时告知持续追踪治疗的意义。使病人能了解按时服药治疗的重要性及不进行治疗可能产生的并发症。另外性伴侣的追踪检查也非常重要，要让病人和其性伴侣了解。若生殖器有伤口、分泌物、湿疣或其他可能的溃疡，均应避免性接触。对病人用过的衣被应单独清洗或消毒。

(3)嘱病人一定要按医嘱接受正规治疗，不可随意中断。疗程结束后应定期观察随访2～3年，第1年每3个月复查1次，以后每半年复查1次，连续2年，第3年末再复查1次。如发现血清阳性或症状复发，应按医嘱加大药物剂量进行治疗。

(马可玲　温树田)

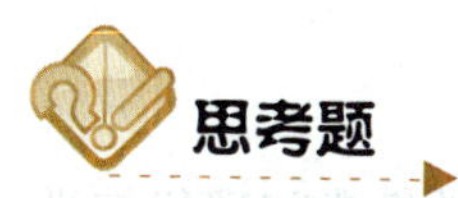

思考题

病人男性，20岁，反复发热，伴关节疼痛7个月。近一周因受凉感冒，发热伴全身乏力，下颌关节及双膝关节、踝关节肿痛，体温波动在38～39℃。并出现尿频、轻度尿道口烧灼感，髋关节疼痛加剧，不能用力咀嚼和下蹲，以发热待查收住院。查体：体温38.6℃，脉搏108次/分钟，面色苍白，双侧结合膜充血，眼角少许白色分泌物，咽部充血，双下肢皮肤散在花生米大小红色斑丘疹，腹部及膝关节外皮肤可见条索状皮纹（皮下弹性纤维断裂所致），双膝、踝关节肿胀、轻度压痛，下蹲、张口困难，四肢肌肉萎缩。尿道口明显发红，伴少许白色分泌物。请你提出该病人常见护理诊断/问题及相应护理措施。

外科护理学教学大纲(参考)

(供五年一贯制护理学专业用)

一、课程性质和任务

外科护理学是护理学的一门主干专业课程,是在生物-心理-社会医学模式和现代护理观的指导下研究外科领域对人实施整体护理的一门重要的临床护理学科。主要内容包括外科护理的基础理论、基本知识和基本技术。主要任务是使学生树立"以人的健康为中心"的护理理念;能运用护理程序,实施对外科病人的整体护理,为护理对象提供减轻痛苦、促进康复、保持健康的服务。

二、课程教学目标

(一)基本知识教学目标

1. 了解外科常见病的概念、病因和病理基础知识。

2. 熟悉外科常见病病人的护理评估内容和护理诊断/问题。

3. 掌握外科常见病病人的护理措施;结合《急重危症护理学》的学习,应掌握外科常见危重症病人的救护原则和方法。

(二)能力培养目标

1. 具有对外科护理对象应用护理程序、实施整体护理的能力;并同时具有对常见病病人的病情变化和治疗反应进行观察和初步分析的能力。

2. 结合《急重危症护理》的学习,具有对外科常见危重症病人进行初步应急处理和配合抢救的能力。

3. 具有实施外科常见护理操作技术的能力;并具有初步管理手术室和初步配合常见手术的能力。

(三)思想道德教育目标

1. 通过观察、了解疾病对人的身心危害,体会护理对象为恢复、维持、促进其健康的护理需求,进一步认识和珍爱生命,养成自觉地关心、爱护、尊重护理对象以及全心全意为护理对象服务的观念与行为意识。

2. 养成爱岗敬业、吃苦耐劳、认真负责的工作态度和作风。

3. 具有与同事人员合作工作的团队意识及协作精神;在外科护理的学习、工作过程中,具有研究新理论、新方法、新技术的创新意识。

三、教学学时分配

<table>
<tr><th rowspan="2">章序</th><th rowspan="2" colspan="2">教学内容</th><th colspan="3">学时</th></tr>
<tr><th>理论</th><th>实践</th><th>总学时</th></tr>
<tr><td>1</td><td colspan="2">绪论</td><td>1</td><td></td><td>1</td></tr>
<tr><td>2</td><td colspan="2">外科无菌技术</td><td>1</td><td>3</td><td>4</td></tr>
<tr><td>3</td><td colspan="2">外科体液代谢失调病人的护理</td><td>5</td><td>1</td><td>6</td></tr>
<tr><td>4</td><td colspan="2">外科营养支持病人的护理</td><td>2</td><td></td><td>2</td></tr>
<tr><td>5</td><td colspan="2">麻醉病人的护理</td><td>5</td><td>1</td><td>6</td></tr>
<tr><td>6</td><td colspan="2">疼痛病人的护理</td><td>1</td><td></td><td>1</td></tr>
<tr><td>7</td><td colspan="2">外科围手术期护理</td><td>5</td><td>11</td><td>16</td></tr>
<tr><td>8</td><td colspan="2">外科感染病人的护理</td><td>6</td><td>1</td><td>7</td></tr>
<tr><td>9</td><td colspan="2">损伤病人的护理</td><td>6</td><td>7</td><td>13</td></tr>
<tr><td>10</td><td colspan="2">伤口护理</td><td>1</td><td>3</td><td>4</td></tr>
<tr><td>11</td><td colspan="2">肿瘤病人的护理</td><td>2</td><td>1</td><td>3</td></tr>
<tr><td>12</td><td colspan="2">※微创外科病人的护理</td><td></td><td></td><td></td></tr>
<tr><td>13</td><td colspan="2">※组织或器官移植病人的护理</td><td></td><td></td><td></td></tr>
<tr><td>14</td><td colspan="2">颅脑疾病病人的护理</td><td>5</td><td>2</td><td>7</td></tr>
<tr><td>15</td><td colspan="2">颈部疾病病人的护理</td><td>3</td><td>1</td><td>4</td></tr>
<tr><td>16</td><td colspan="2">乳房疾病病人的护理</td><td>3</td><td>1</td><td>4</td></tr>
<tr><td>17</td><td colspan="2">胸部疾病病人的护理</td><td>6</td><td>2</td><td>8</td></tr>
<tr><td>18</td><td colspan="2">急性化脓性腹膜炎与腹部损伤病人的护理</td><td>4</td><td>2</td><td>6</td></tr>
<tr><td rowspan="7">19</td><td rowspan="7">胃肠疾病病人的护理</td><td>腹外疝病人的护理</td><td>2</td><td>1</td><td rowspan="7">20</td></tr>
<tr><td>胃十二指肠溃疡外科治疗病人的护理</td><td>2.5</td><td rowspan="2">1</td></tr>
<tr><td>胃癌病人的护理</td><td>0.5</td></tr>
<tr><td>阑尾炎病人的护理</td><td>2</td><td rowspan="3">2</td></tr>
<tr><td>肠梗阻病人的护理</td><td>2</td></tr>
<tr><td>大肠癌病人的护理</td><td>3</td></tr>
<tr><td>直肠肛管良性疾病病人的护理</td><td>3</td><td>1</td></tr>
<tr><td rowspan="6">20</td><td rowspan="6">肝胆胰疾病病人的护理</td><td>门静脉高压症外科治疗病人的护理</td><td>1.5</td><td rowspan="2">1</td><td rowspan="6">10</td></tr>
<tr><td>原发性肝癌病人的护理</td><td>1.5</td></tr>
<tr><td>※肝脓肿病人的护理</td><td></td><td></td></tr>
<tr><td>※肝棘球蚴病病人的护理</td><td></td><td></td></tr>
<tr><td>胆道疾病病人的护理</td><td>3</td><td>2</td></tr>
<tr><td>胰腺癌和壶腹部癌病人的护理</td><td>1</td><td></td></tr>
</table>

续表

章序	教学内容	学时		
		理论	实践	总学时
21	※外科急腹症病人的护理			
22	※小儿常见腹部外科疾病病人的护理			
23	周围血管疾病病人的护理	2		2
24	泌尿及男生殖系统疾病病人的护理	6	2	8
25	骨与关节疾病病人的护理	9	3	12
26	皮肤病病人的护理	9	5	14
27	性传播疾病病人的护理	3	1	4
	集中教学实习		10	10
	机动	7	1	8
	合计	114	66	180

四、教学内容和要求

单元	教学内容	教学要求	教学活动	参考学时	
				理论	实践
一、绪论	(一)外科护理学的内容与地位	熟悉	讲授、讨论	1	
	(二)外科护理学的性质与理论指导	掌握			
	1. 外科护理学的学科性质				
	2. 外科护理学学科发展的理论指导				
	(1)遵循整体护理的理论				
	(2)运用科学的护理程序				
	(3)贯彻三级预防的原则				
	(三)外科护士的素质要求	掌握			
	1. 思想政治和职业道德素质				
	2. 职业知识和职业技能素质				
	3. 心理素质				
	4. 身体素质				
二、外科无菌技术	(一)无菌技术与无菌观念	掌握	讲授、讨论	1	
	(二)手术野污染的预防				
	1. 手术器械、物品的无菌处理	掌握			
	(1)一次性手术材料的处理				
	(2)可重复使用的手术器械和物品的处理				

续表

单元	教学内容	教学要求	教学活动	参考学时	
				理论	实践
二、外科无菌技术	1)回收方法与处理原则				
	2)常用消毒灭菌方法				
	(去污清洁法,热力消毒灭菌法,化学消毒灭菌法)				
	2. 手术人员的无菌处理	掌握			
	(1)手臂消毒前准备				
	(2)手臂的清洁和消毒				
	(3)穿无菌手术衣				
	(4)戴无菌手套				
	3. 病人手术区的无菌处理	熟悉			
	(1)手术前皮肤准备(备皮)				
	(2)皮肤消毒法				
	(3)手术区铺巾法				
	(4)手术切口的保护				
	4. 污染手术的隔离技术	熟悉			
	5. 手术室的清洁与消毒	掌握			
	(1)日常清洁消毒工作				
	(2)严重感染手术后的消毒方法				
	(三)手术过程中的无菌规则	掌握			
	实践1:外科无菌技术		实验室实习		3
	1. 介绍预防手术野污染的无菌技术,强调无菌观念	掌握			
	2. 手术人员无菌处理的方法练习	熟练掌握			
	3. 病人手术区无菌处理的方法练习	学会			
	4. 手术用布单及手术衣折叠方法练习(调前安排)	熟练掌握			
三、外科体液代谢失调病人的护理	(一)水和钠代谢失调病人的护理		讲授、讨论	5	
	1. 脱水与缺钠病人的护理				
	(1)护理评估	熟悉			
	(2)护理诊断/问题	熟悉			
	(3)护理目标	了解			
	(4)护理措施	掌握			
	2. 水中毒病人的护理				
	(1)护理评估	熟悉			

续表

单元	教学内容	教学要求	教学活动	参考学时	
				理论	实践
三、外科体液代谢失调病人的护理	(2)护理诊断/问题	熟悉			
	(3)护理目标	了解			
	(4)护理措施	熟悉			
	(二)钾代谢失调病人的护理				
	1. 低钾血症病人的护理				
	(1)护理评估	熟悉			
	(2)护理诊断/问题	熟悉			
	(3)护理目标	了解			
	(4)护理措施	掌握			
	2. 高钾血症病人的护理				
	(1)护理评估	熟悉			
	(2)护理诊断/问题	熟悉			
	(3)护理目标	了解			
	(4)护理措施	熟悉			
	※(三)钙与镁代谢失调病人的护理	了解			
	(四)酸碱平衡失调病人的护理				
	1. 代谢性酸中毒病人的护理				
	(1)护理评估	熟悉			
	(2)护理诊断/问题	熟悉			
	(3)护理目标	了解			
	(4)护理措施	掌握			
	2. 代谢性碱中毒病人的护理				
	(1)护理评估	熟悉			
	(2)护理诊断/问题	熟悉			
	(3)护理目标	了解			
	(4)护理措施	掌握			
	3. 呼吸性酸中毒病人的护理	熟悉			
	4. 呼吸性碱中毒病人的护理	熟悉			
	实践2:外科补液病人的护理	学会	临床见习或病例讨论		1
四、外科营养支持病人的护理	(一)外科病人代谢特点和营养需要	熟悉	讲授、讨论	2	
	(二)外科营养支持病人的护理				
	(1)护理评估	熟悉			
	(2)护理诊断/问题	熟悉			
	(3)护理目标	了解			
	(4)护理措施	掌握			

续表

单元	教学内容	教学要求	教学活动	参考学时	
				理论	实践
五、麻醉病人的护理	概述(概念、分类)	了解	讲授、讨论	5	
	(一)麻醉前护理				
	1. 护理评估	熟悉			
	2. 护理诊断/问题	熟悉			
	3. 护理目标	了解			
	4. 护理措施	掌握			
	(二)局部麻醉病人的护理				
	1. 常用局麻药和局麻方法	了解			
	2. 局部麻醉病人的护理				
	(1)护理评估	熟悉			
	(2)护理诊断/问题	熟悉			
	(3)护理目标	了解			
	(4)护理措施	掌握			
	(三)椎管内麻醉病人的护理				
	1. 椎管内麻醉方法(蛛网膜下隙阻滞麻醉简介;硬脊膜外隙阻滞麻醉简介)	了解			
	2. 椎管内麻醉病人的护理				
	(1)麻醉中的护理	熟悉			
	(2)麻醉后的护理				
	1)护理评估	熟悉			
	2)护理诊断/问题	熟悉			
	3)护理目标	了解			
	4)护理措施	掌握			
	(四)全身麻醉病人的护理				
	1. 全身麻醉概述(概念、全麻方法及药物、全麻深度评估)	了解			
	2. 全身麻醉病人的护理				
	(1)麻醉中的护理	熟悉			
	(2)麻醉苏醒期护理				
	1)护理评估	熟悉			
	2)护理诊断/问题	熟悉			

续表

单元	教学内容	教学要求	教学活动	参考学时	
				理论	实践
五、麻醉病人的护理	3)护理目标	了解			
	4)护理措施	掌握			
	实践3:麻醉示教及麻醉后病人护理	学会	临床见习或观看录像		1
六、疼痛病人的护理	概述	了解	讲授、讨论	1	
	(一)护理评估	熟悉			
	(二)护理诊断/问题	熟悉			
	(三)护理目标	了解			
	(四)护理措施	掌握			
七、围术期护理	概述(概念、意义)	了解	讲授、讨论	5	
	(一)手术前护理				
	1. 护理评估	熟悉			
	2. 护理诊断/问题	熟悉			
	3. 护理目标	了解			
	4. 护理措施	掌握			
	(二)手术室护理				
	1. 手术室的设施与设备	熟悉			
	2. 手术室管理	熟悉			
	3. 手术护士工作	掌握			
	4. 巡回护士工作	掌握			
	5. 供应护士工作	掌握			
	(三)手术后护理				
	1. 护理评估	熟悉			
	2. 护理诊断/问题	熟悉			
	3. 护理目标	了解			
	4. 护理措施	掌握			
	实践4:手术室实习		参观、示教、操作练习		3
	(1)手术室的布局、管理、手术间内要求等(参观)	学会			
	(2)无影灯的性能及使用(示教)	学会			
	(3)万能手术台的性能及使用(示教)	学会			
	(4)手术体位安置方法(操作练习)	熟练掌握			
	(5)常用手术器械、物品的使用与传递方法(练习)	熟练掌握			

续表

单元	教学内容	教学要求	教学活动	参考学时	
				理论	实践
七、围术期护理	常用手术器械、物品的打包、消毒、灭菌方法(示教)	学会			
	实践5:外科打结练习	学会	实验室实习		1
	(1)单手打结法				
	(2)钳子打结法				
	实践6:器械台铺置、管理和手术配合		实验室综合技能训练		3
	(1)手术人员无菌处理(洗手、穿手术衣、戴手套)	熟练掌握			
	(2)手术区皮肤无菌处理(消毒、铺巾及配合)	学会			
	(3)器械台铺置与管理	学会			
	(4)器械使用与传递	熟练掌握			
	(5)巡回护士、手术护士的配合工作	熟练掌握			
	(6)手术中无菌规则	熟练掌握			
	(7)手术基本技术(切开、止血、打结、缝合、剪线、拆线)	学会			
	实践7:手术前后的常规护理	学会	临床见习或病例讨论		2
	(1)手术前护理				
	(2)手术后护理				
	实践8:手术病人的备皮和引流管护理	熟练掌握	实验室实习或临床实习		2
八、外科感染病人的护理	概述	了解	讲授、讨论	6	
	(一)化脓性感染病人的护理				
	1. 化脓性感染病人护理概述				
	(1)护理评估	熟悉			
	(2)护理诊断/问题	熟悉			
	(3)护理目标	了解			
	(4)护理措施	掌握			
	2. 浅部软组织常见化脓性感染病人的护理	熟悉			
	(疖、痈、急性蜂窝织炎、丹毒、急性淋巴管炎和淋巴结炎、脓肿、手部感染等的概念、护理评估要点和护理措施要点)				
	3. 全身性外科感染病人的护理	熟悉			
	(概念、护理评估要点和护理措施要点)				

续表

单元	教学内容	教学要求	教学活动	参考学时	
				理论	实践
八、外科感染病人的护理	(二)厌氧芽胞梭菌感染病人的护理				
	1. 破伤风病人的护理				
	概述	了解			
	(1)护理评估	熟悉			
	(2)护理诊断/问题	熟悉			
	(3)护理目标	了解			
	(4)护理措施	掌握			
	※2. 气性坏疽病人的护理	了解			
	概述				
	(1)护理评估				
	(2)护理诊断/问题				
	(3)护理目标				
	(4)护理措施				
	实践9:外科感染病人的护理	学会	临床见习或观看录像		1
九、损伤病人的护理	损伤概述(概念,病因与分类)	了解	讲授、讨论	6	
	(一)创伤病人的护理				
	概述	了解			
	1. 护理评估	熟悉			
	2. 护理诊断/问题	熟悉			
	3. 护理目标	了解			
	4. 护理措施	掌握			
	(二)烧伤病人的护理				
	概述	了解			
	1. 护理评估	熟悉			
	2. 护理诊断/问题	熟悉			
	3. 护理目标	了解			
	4. 护理措施	掌握			
	※(三)冷伤病人的护理	了解			
	※(四)毒蛇咬伤病人的护理	了解			
	实践10:烧伤病人的护理	学会	临床见习或观看录像		1
	实践11:创伤救护技术		实验室实习		3
	1. 通气技术(示教)	学会			

续表

单元	教学内容	教学要求	教学活动	参考学时	
				理论	实践
九、损伤病人的护理	2. 止血技术(练习)	熟练掌握			
	3. 包扎技术(练习)	熟练掌握			
	4. 固定技术(示教)	学会			
	5. 搬运技术(示教)	学会			
十、伤口护理	概述	了解	讲授、讨论	1	
	(一)换药室的设备和管理	熟悉			
	(二)伤口评估	熟悉			
	(三)换药的原则和方法				
	1. 换药的有关原则	熟悉			
	2. 换药的步骤和方法	熟练掌握			
	(1)换药前准备				
	(2)换药操作方法				
	(3)换药后整理				
	3. 不同伤口的处理(缝合伤口,浅表肉芽伤口,脓腔伤口等)	掌握			
	实践12:伤口护理(换药)		实验室实习或临床实习		3
	1. 参观换药室(介绍换药室设备和管理;示教换药台的布置和管理)	学会			
	2. 更换敷料(换药)的步骤和方法(操作训练)	熟练掌握			
	实践13:清创术		实验室综合技能训练		3
	1. 外科洗手、穿手术衣、戴无菌手套(污染性的浅小伤口,也可不穿手术衣)	熟练掌握			
	2. 手术护士与巡回护士的配合	熟练掌握			
	3. 器械台管理,常用器械使用与传递	熟练掌握			
	4. 皮肤消毒、铺巾(可用洞巾)	熟练掌握			
	5. 组织浅小挫裂伤的清创缝合与包扎	学会			
	6. 伤口更换敷料操作方法(换药)	熟练掌握			
十一、肿瘤病人的护理	概述	了解	讲授、讨论	2	
	(一)护理评估	熟悉			
	(二)护理诊断/问题	熟悉			
	(三)护理目标	了解			
	(四)护理措施	掌握			
※十二、微创外科病人的护理	(一)微创外科概述	了解			
	(二)腹腔镜技术与护理				

续表

单元	教学内容	教学要求	教学活动	参考学时	
				理论	实践
※十二、微创外科病人的护理	(三)胸腔镜技术与护理				
	(四)膀胱镜技术与护理				
	(五)关节镜技术与护理				
※十三、组织或器官移植病人的护理	(一)组织或器官移植概述	了解			
	(二)皮肤移植病人的护理				
	(三)断肢(指)再植病人的护理				
	(四)肾移植病人的护理				
	(五)肝移植病人的护理				
十四、颅脑外科疾病病人的护理	(一)颅内压增高病人的护理(包括脑疝)		讲授、讨论	5	
	概述	了解			
	1. 护理评估	熟悉			
	2. 护理诊断/问题	熟悉			
	3. 护理目标	了解			
	4. 护理措施	掌握			
	(二)颅脑损伤病人的护理(头皮损伤，颅骨骨折，脑损伤，颅内血肿)				
	概述	了解			
	1. 护理评估	熟悉			
	2. 护理诊断/问题	熟悉			
	3. 护理目标	了解			
	4. 护理措施	掌握			
	※(三)颅内肿瘤病人的护理	了解			
	※(四)脑卒中外科治疗病人的护理	了解			
	实践 14:颅脑损伤病人的护理	学会	临床见习、观看录像或病例讨论		2
十五、颈部疾病病人的护理	(一)甲状腺功能亢进外科治疗病人的护理		讲授、讨论	3	
	概述	了解			
	1. 护理评估	熟悉			
	2. 护理诊断/问题	熟悉			
	3. 护理目标	了解			
	4. 护理措施	掌握			
	※(二)甲状腺肿瘤病人的护理(甲状腺腺瘤、甲状腺癌)	了解			

续表

单元	教学内容	教学要求	教学活动	参考学时	
				理论	实践
十五、颈部疾病病人的护理	(三)单纯性甲状腺肿病人的护理				
	概述	了解			
	1. 护理评估	熟悉			
	2. 护理诊断/问题	熟悉			
	3. 护理目标	了解			
	4. 护理措施	掌握			
十六、乳房疾病病人的护理	(一)急性乳房炎病人的护理		讲授、讨论	3	
	概述	了解			
	1. 护理评估	熟悉			
	2. 护理诊断/问题	熟悉			
	3. 护理目标	了解			
	4. 护理措施	掌握			
	(二)乳癌病人的护理				
	概述	了解			
	1. 护理评估	熟悉			
	2. 护理诊断/问题	熟悉			
	3. 护理目标	了解			
	4. 护理措施	掌握			
	实践15:普通外科病人的护理之一	学会	临床见习、观看录像或病例讨论		3
	1. 肿瘤概论的知识				
	2. 甲状腺疾病病人的护理				
	3. 乳房疾病病人的护理				
十七、胸部疾病病人的护理	(一)胸部损伤病人的护理		讲授、讨论	6	
	(肋骨骨折,损伤性气胸,血胸)				
	概述	了解			
	1. 护理评估	熟悉			
	2. 护理诊断/问题	熟悉			
	3. 护理目标	了解			
	4. 护理措施	掌握			
	(二)脓胸病人的护理				
	概述	了解			
	1. 护理评估	熟悉			
	2. 护理诊断/问题	熟悉			

续表

单元	教学内容	教学要求	教学活动	参考学时	
				理论	实践
十七、胸部疾病病人的护理	3. 护理目标	了解			
	4. 护理措施	掌握			
	(三)食管癌病人的护理				
	概述	了解			
	1. 护理评估	熟悉			
	2. 护理诊断/问题	熟悉			
	3. 护理目标	了解			
	4. 护理措施	掌握			
	(四)肺癌病人的护理				
	概述	了解			
	1. 护理评估	熟悉			
	2. 护理诊断/问题	熟悉			
	3. 护理目标	了解			
	4. 护理措施	掌握			
	※(五)心脏病外科治疗病人的护理	了解			
	1. 心内直视手术的基础措施				
	2. 先天性心脏病外科治疗病人的护理				
	3. 后天性心脏病外科治疗病人的护理(心瓣膜病变,冠心病)				
	(六)胸膜腔闭式引流的护理	掌握			
	实践16:胸外科病人的护理		临床见习、练习、观看录像或病例讨论		2
	1. 胸外科病人的护理	学会			
	2. 胸膜腔闭式引流的护理	熟练掌握			
十八、急性化脓性腹膜炎与腹部损伤病人的护理	(一)急性化脓性腹膜炎病人的护理		讲授、讨论	4	
	概述	了解			
	1. 护理评估	熟悉			
	2. 护理诊断/问题	熟悉			
	3. 护理目标	了解			
	4. 护理措施	掌握			
	(二)腹部损伤病人的护理				
	概述	了解			
	1. 护理评估	熟悉			
	2. 护理诊断/问题	熟悉			
	3. 护理目标	了解			

续表

单元	教学内容	教学要求	教学活动	参考学时	
				理论	实践
十八、急性化脓性腹膜炎与腹部损伤病人的护理	4. 护理措施(包括急救)	掌握			
	(三)胃肠减压的护理	掌握			
	实践 17:普通外科病人的护理之二		临床见习、练习、观看录像或病例讨论		2
	1. 急性化脓性腹膜炎和腹部损伤病人的护理	学会			
	2. 胃肠减压的护理	熟练掌握			
十九、胃肠疾病病人的护理	(一)腹外疝病人的护理		讲授、讨论	2	
	概述	了解			
	1. 护理评估	熟悉			
	2. 护理诊断/问题	熟悉			
	3. 护理目标	了解			
	4. 护理措施	掌握			
	(二)胃十二指肠溃疡外科治疗病人的护理			2.5	
	概述	了解			
	1. 护理评估	熟悉			
	2. 护理诊断/问题	熟悉			
	3. 护理目标	了解			
	4. 护理措施	掌握			
	(三)胃癌病人的护理			0.5	
	概述	了解			
	1. 护理评估	熟悉			
	2. 护理诊断/问题	熟悉			
	3. 护理目标	了解			
	4. 护理措施	掌握			
	实践 18:普通外科病人的护理之三	学会	临床见习、观看录像或病例讨论		2
	1. 腹外疝病人的护理				
	2. 胃大部分切除术病人的护理				
	(四)阑尾炎病人的护理			2	
	1. 急性阑尾炎病人的护理				
	概述	了解			
	(1)护理评估	熟悉			

续表

单元	教学内容	教学要求	教学活动	参考学时	
				理论	实践
十九、胃肠疾病病人的护理	(2)护理诊断/问题	熟悉			
	(3)护理目标	了解			
	(4)护理措施	掌握			
	※2. 几种特殊类型阑尾炎病人的护理	了解			
	(五)肠梗阻病人的护理			2	
	概述	了解			
	1. 护理评估	熟悉			
	2. 护理诊断/问题	熟悉			
	3. 护理目标	了解			
	4. 护理措施	掌握			
	(六)大肠癌病人的护理			3	
	概述	了解			
	1. 护理评估	熟悉			
	2. 护理诊断/问题	熟悉			
	3. 护理目标	了解			
	4. 护理措施	掌握			
	(七)直肠肛管良性疾病病人的护理(痔,肛裂,直肠肛周脓肿,肛瘘,直肠息肉)			3	
	概述	了解			
	1. 护理评估	熟悉			
	2. 护理诊断/问题	熟悉			
	3. 护理目标	了解			
	4. 护理措施	掌握			
	实践 19:普通外科病人的护理之四		临床见习、练习、观看录像或病例讨论		3
	1. 肠疾病病人的护理	学会			
	2. 直肠肛管疾病病人的护理	学会			
	3. 结肠造口(人工肛门)及护理	熟练掌握			
二十、肝、胆、胰疾病病人的护理	(一)门静脉高压症外科治疗病人的护理		讲授、讨论	1.5	
	概述	了解			
	1. 护理评估	熟悉			
	2. 护理诊断/问题	熟悉			
	3. 护理目标	了解			
	4. 护理措施	掌握			

续表

单元	教学内容	教学要求	教学活动	参考学时	
				理论	实践
二十、肝、胆、胰疾病病人的护理	(二)原发性肝癌病人的护理			1.5	
	概述	了解			
	1. 护理评估	熟悉			
	2. 护理诊断/问题	熟悉			
	3. 护理目标	了解			
	4. 护理措施	掌握			
	※(三)肝脓肿病人的护理(阿米巴性肝脓肿与细菌性肝脓肿)	了解			
	※(四)肝棘球蚴病病人的护理	了解			
	(五)胆道疾病病人的护理			3	
	1. 胆道的特殊检查与护理(超声检查,X线检查,MRI,胆道镜检查等)	掌握			
	2. 胆石病与胆道感染病人的护理(胆石病,胆道感染,胆道蛔虫病)				
	概述	了解			
	(1)护理评估	熟悉			
	(2)护理诊断/问题	熟悉			
	(3)护理目标	了解			
	(4)护理措施	掌握			
	(六)胰腺癌和壶腹部癌病人的护理			1	
	概述	了解			
	1. 护理评估	熟悉			
	2. 护理诊断/问题	熟悉			
	3. 护理目标	了解			
	4. 护理措施	掌握			
	实践20:普通外科病人的护理之五		临床见习、		3
	1. 肝疾病病人的护理	学会	练习、观看录像		
	2. 胆道感染与胆石病病人的护理	学会	或病例讨论		
	3. "T"管引流及护理	熟练掌握			
※二十一、外科急腹症病人的护理	(一)护理评估	了解			
	(二)护理诊断/问题				
	(三)护理目标				
	(四)护理措施				

续表

单元	教学内容	教学要求	教学活动	参考学时	
				理论	实践
※二十二、小儿常见腹部外科疾病病人的护理	(一)小儿常见腹部外科疾病病人的护理概述	了解			
	1. 护理评估				
	2. 护理诊断/问题				
	3. 护理目标				
	4. 护理措施				
	(二)先天性肥厚性幽门狭窄病儿的护理				
	(三)先天性巨结肠病儿的护理				
	(四)先天性胆管囊状扩张症病儿的护理				
二十三、周围血管疾病病人的护理	(一)单纯性下肢静脉曲张病人的护理		讲授、讨论	2	
	概述	了解			
	1. 护理评估	熟悉			
	2. 护理诊断/问题	熟悉			
	3. 护理目标	了解			
	4. 护理措施	掌握			
	※(二)原发性下肢深静脉瓣膜关闭不全病人的护理	了解			
	※(三)深静脉血栓形成病人的护理	了解			
	(四)血栓闭塞性脉管炎病人的护理				
	概述	了解			
	1. 护理评估	熟悉			
	2. 护理诊断/问题	熟悉			
	3. 护理目标	了解			
	4. 护理措施	掌握			
二十四、泌尿及男生殖系统疾病病人的护理	(一)泌尿外科常用诊疗技术及护理(B型超声波检查及护理;X线检查及护理;膀胱冲洗术病人的护理)	掌握	讲授、讨论	6	
	(二)泌尿系损伤病人的护理(肾损伤、膀胱损伤、尿道损伤)				
	概述	了解			
	1. 护理评估	熟悉			
	2. 护理诊断/问题	熟悉			

续表

单元	教学内容	教学要求	教学活动	参考学时	
				理论	实践
二十四、泌尿及男生殖系统疾病病人的护理	3. 护理目标	了解			
	4. 护理措施	掌握			
	(三)泌尿系结石病人的护理(肾与输尿管结石,膀胱结石,尿道结石)				
	概述	了解			
	1. 护理评估	熟悉			
	2. 护理诊断/问题	熟悉			
	3. 护理目标	了解			
	4. 护理措施	掌握			
	※(四)泌尿系结核病人的护理	了解			
	(五)泌尿系肿瘤病人的护理(肾肿瘤,膀胱肿瘤)				
	概述	了解			
	1. 护理评估	熟悉			
	2. 护理诊断/问题	熟悉			
	3. 护理目标	了解			
	4. 护理措施	掌握			
	(六)良性前列腺增生病人的护理				
	概述	了解			
	1. 护理评估	熟悉			
	2. 护理诊断/问题	熟悉			
	3. 护理目标	了解			
	4. 护理措施	掌握			
	实践 21:泌尿外科病人的护理		临床见习、练习、观看录像或病例讨论		2
	1. 泌尿外科疾病病人的护理	学会			
	2. 膀胱造瘘管、肾盂引流管、膀胱冲洗的护理	熟练掌握			
二十五、骨与关节疾病病人的护理	(一)骨折病人的护理		讲授、讨论	9	
	1. 骨折病人护理概述				
	概述	了解			
	(1)护理评估	熟悉			
	(2)护理诊断/问题	熟悉			
	(3)护理目标	了解			
	(4)护理措施	掌握			

续表

单元	教学内容	教学要求	教学活动	参考学时	
				理论	实践
二十五、骨与关节疾病病人的护理	※2. 常见骨折病人的护理	了解			
	(桡骨远端骨折,肱骨髁上骨折,肱骨干骨折,股骨干骨折,股骨颈骨折,胫腓骨干骨折,骨盆骨折、脊柱骨折)				
	(二)关节脱位病人的护理				
	1. 关节脱位病人护理概述				
	概述	了解			
	(1)护理评估	熟悉			
	(2)护理诊断/问题	熟悉			
	(3)护理目标	了解			
	(4)护理措施	掌握			
	※2. 常见关节脱位病人的护理	了解			
	(肩关节脱位,肘关节脱位,髋关节脱位)				
	(三)骨与关节化脓性感染病人的护理				
	1. 急性血源性化脓性骨髓炎病人的护理				
	概述	了解			
	(1)护理评估	熟悉			
	(2)护理诊断/问题	熟悉			
	(3)护理目标	了解			
	(4)护理措施	掌握			
	※2. 慢性骨髓炎病人的护理	了解			
	※3. 化脓性关节炎病人的护理	了解			
	※(四)骨与关节结核病人的护理	了解			
	(五)颈、腰椎退行性疾病病人的护理				
	1. 颈椎病病人的护理				
	概述	了解			
	(1)护理评估	熟悉			
	(2)护理诊断/问题	熟悉			
	(3)护理目标	了解			
	(4)护理措施	掌握			
	2. 腰椎间盘突出症病人的护理				
	概述	了解			
	(1)护理评估	熟悉			
	(2)护理诊断/问题	熟悉			

续表

单元	教学内容	教学要求	教学活动	参考学时	
				理论	实践
二十五、骨与关节疾病病人的护理	(3)护理目标	了解			
	(4)护理措施	掌握			
	※3. 腰椎管狭窄症病人的护理	了解			
	※(六)骨肉瘤病人的护理	了解			
	(七)截瘫病人的护理				
	概述	了解			
	1. 护理评估	熟悉			
	2. 护理诊断/问题	熟悉			
	3. 护理目标	了解			
	4. 护理措施	掌握			
	实践 22:骨科病人的护理		临床见习、示教、观看录像或病例讨论		3
	1. 骨、关节疾病病人的护理	学会			
	2. 外固定技术的配合及护理	学会			
二十六、皮肤病病人的护理	(一)皮肤病病人的护理概述		讲授、讨论	9	
	1. 皮肤结构和功能	了解			
	2. 皮肤病病人的护理概述				
	(1)护理评估	熟悉			
	(2)护理诊断/问题	熟悉			
	(3)护理目标	了解			
	(4)护理措施	掌握			
	(二)变态反应性皮肤病病人的护理(接触性皮炎,湿疹,药疹,荨麻疹)				
	概述	了解			
	1. 护理评估	熟悉			
	2. 护理诊断/问题	熟悉			
	3. 护理目标	了解			
	4. 护理措施	掌握			
	(三)感染性皮肤病病人的护理(脓疱疮,浅部真菌病,带状疱疹,疥疮)				
	概述	了解			
	1. 护理评估	熟悉			
	2. 护理诊断/问题	熟悉			
	3. 护理目标	了解			
	4. 护理措施	掌握			

续表

单元	教学内容	教学要求	教学活动	参考学时	
				理论	实践
二十六、皮肤病病人的护理	(四)其他皮肤病病人的护理(银屑病,慢性单纯性苔癣,稻田皮炎)				
	概述	了解			
	1. 护理评估	熟悉			
	2. 护理诊断/问题	熟悉			
	3. 护理目标	了解			
	4. 护理措施	掌握			
二十七、性传播疾病病人的护理	性传播疾病(淋病,非淋菌性尿道炎,尖锐湿疣,梅毒)病人的护理概述	了解	讲授、讨论	3	
	(一)护理评估	熟悉			
	(二)护理诊断/问题	熟悉			
	(三)护理目标	了解			
	(四)护理措施	掌握			
	实践 23:皮肤病病人的护理之一	学会	临床见习、观看录像或病例讨论		2
	实践 24:皮肤病病人的护理之二	学会	临床见习、观看录像或病例讨论		2
	实践 25:性传播疾病病人的护理	学会	临床见习、观看录像或病例讨论		2

五、关于教学大纲的说明

(一) 本教学大纲供高职高专五年一贯制护理专业教学使用,也可供其他学制的护理专业教学使用。

本课程在第六、七或七、八学期开设。总学时数为 180 学时,其中包括皮肤与性病护理学 18 学时和集中教学实习 10 学时。

集中教学实习 10 学时,可安排学生去医院集中进行,也可在平时教学活动中分散进行,各校按当地实际条件酌情调整。

(二) 本课程课堂理论授课的教学要求有"了解、熟悉、掌握"3 个层次。①了解:知道"是什么"。能够记住学过的知识要点。②熟悉:不但记住"是什么",还要懂得"为什么"。能领会、阐释知识点的内容。③掌握:能够"运用"。能分析知识的联系和区别,并能综合运用知识解决问题。

实践能力培养的教学要求有"学会、熟练掌握"2 个层次。①学会:学生具有了基本完成实践工作的能力，能基本完成技术操作过程。一般有教师的适当指导。②熟练掌握：学生具有了独立、正确、规范地完成实践工作的能力，技术操作熟练。

为了达到高职高专的培养要求和培养特点，一般的护理技术操作应至熟练掌握的程度。故本大纲在实习安排中，对某些重要技术操作项目设计了重复训练或综合技能训练，实习活动的具体组织与安排详见配套教材《实践指导及习题集》。各学校根据实际情况，在项目安排、学生分组等方面还可作进一步革新，以保证教学效果。

本课程教学内容和要求中，带“※”的内容为选学或自学内容。选学可用机动学时，也可采用第二课堂的方式进行学习。亦可不选学，各学校应结合本校本地的情况而酌定。

（三）教学活动中充分采用多媒体、影视、优秀课件、网络等现代教育技术，灵活运用任务引领、病案讨论、演讲报告、角色扮演、模拟实践和见习参观等多种教学方法或教学模式。培养学生的学习主动性；引导学生理论联系实际；训练其动手能力和人际沟通能力；提高其临床工作能力和综合素质；形成良好的职业形象。

通过课堂提问、作业、讨论、护理病历书写及护理计划制订、操作技能考核、平时测验考查以及期中、期末考试等方法，对学生的认知、能力及态度进行综合评价。

《外科护理学》编写组

2011.5.15

中英文名词索引

E

F

G

H

J

K

L

M

Z

参考文献

1. 吴孟超,吴在德. 黄家驷外科学. 第 7 版. 北京:人民卫生出版社,2008.
2. 陈孝平. 外科学(8 年制). 第 2 版. 北京:人民卫生出版社,2010.
3. 陈孝平,刘允怡. 外科学(英文版). 北京:人民卫生出版社,2008.
4. 吴在德,吴肇汉. 外科学(5 年制). 第 7 版. 北京:人民卫生出版社,2008.
5. 邹声泉,龚建平. 外科学-前沿与争论. 第 2 版. 北京:人民卫生出版社,2005.
6. 中华人民共和国卫生部. 消毒技术规范(2002 年版)2003. 4. 1 实施.
7. 卫生部医政司. 中华人民共和国卫生行业标准. 2009. 12. 01 实施.
8. 中华人民共和国卫生部医政司.《外科手术部位感染预防与控制技术指南》2010. 11 实施.
9. Gerard M. Doherty,Britt Skogseid. 刘中民等译. 内分泌科学. 北京:人民卫生出版社,2006.
10. Marlene Mayers,Carol Pankratz. 张焜和等译. 内科-外科护理. 南昌:江西科学技术出版社,2001.
11. Lynda Juall Carpenito. 李宁等译. 护理诊断手册. 北京:科学技术文献出版社,2001.
12. 党世民. 外科护理学(4 年制). 北京:人民卫生出版社,1999.
13. 党世民. 外科护理学(5 年制). 北京:人民卫生出版社,2004.
14. 熊云新. 外科护理学(专科). 第 2 版. 北京:人民卫生出版社,2006.
15. 曹伟新,李乐之. 外科护理学(本科). 第 4 版. 北京:人民卫生出版社,2008.
16. 王兴华,袁爱华. 外科护理学. 北京:人民卫生出版社,2010.
17. 严鹏霄,王玉升. 外科护理. 第 2 版. 北京:人民卫生出版社,2008.
18. 张启瑜. 钱礼腹部外科学. 北京:人民卫生出版社,2009.
19. 黄孝迈,秦文瀚. 现代胸外科学. 第 2 版. 北京:人民军医出版社,1997.
20. 胡德英,田莳. 血管外科护理学. 北京:中国协和医科大学出版社,2008.
21. 秦新裕,姚礼庆. 外科手术并发症的预防和处理. 上海:复旦大学出版社,2005.
22. 张阳德. 内镜微创学. 第 2 版. 北京:人民卫生出版社,2011.
23. 钱火红. 内镜微创技术护理学. 北京:人民军医出版社,2003.
24. 谭基明. 外科病理生理学. 第 2 版. 北京:人民卫生出版社,2009.
25. 黄志强,黎鳌,张肇祥. 外科手术学. 第 2 版. 北京:人民卫生出版社,1995.
26. 胥少汀,葛宝丰,徐印坎. 实用骨科学. 第 3 版. 北京:人民军医出版社,2009.
27. 孙晋友,孟承伟. 外科学总论基本技能实习指导. 北京:中国医药科技出版社,1996.
28. 张平. 临床护理实践教程. 北京:清华大学出版社,2010.
29. 施诚仁,李仲智. 小儿外科学. 第 4 版. 北京:人民卫生出版社,2009.
30. 温浩,徐明谦. 实用包虫病学. 北京:科学出版社,2007.
31. Sabiston DC. Textbook of surgery. 18thed. Philadelphia,USA:W. B. Saunders Company,2007.
32. Child C,Turcotte J. Surgery and portal hypertension. Major Probl Clin Surg,1964,1:1-85.
33. 毛一雷、杜顺达. 进一步完善原发性肝癌术前评估体系. 中华外科杂志,2010,48(20):1524-1526.

34. 徐云、姜武佳. 腹腔镜下全膀胱切除原位回肠新膀胱术 4 例. 齐鲁护理杂志，2009，15(8)：104-105.
35. 谢玲女，钱小兰，陈玲娟. 分阶段护理干预提高回肠膀胱病人自我护理能力. 护士进修杂志，2009，24(12)：1127-1129.
36. 杨星煜，吴新民，廖泉等. 肝包虫外囊完整剥除术在肝包虫手术治疗中的价值. 中华外科杂志，2006，44(23)：1624-1625.

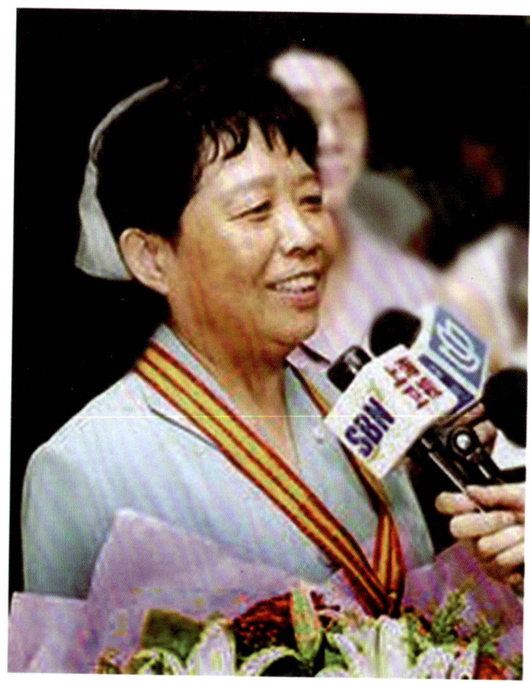

图 10-1-1 南丁格尔奖获得者李琦

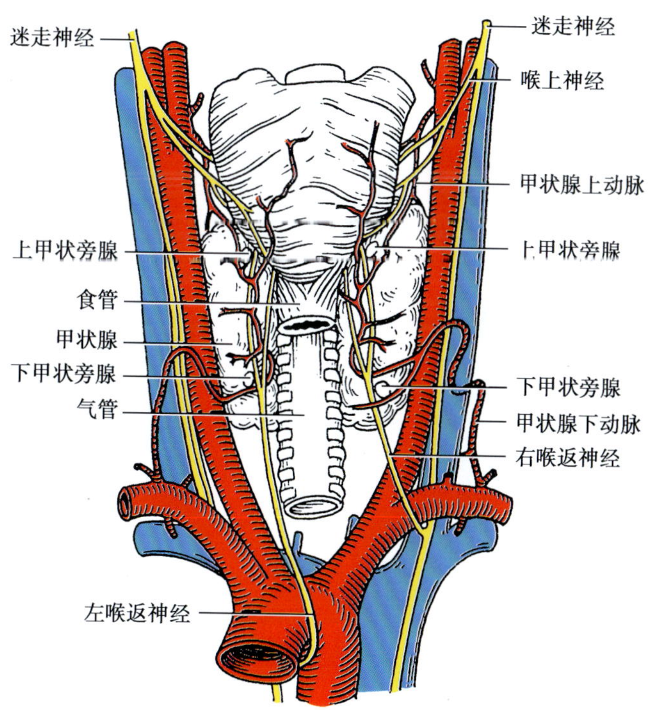

图 15-1-1 甲状腺手术并发症解剖基础(背面观)

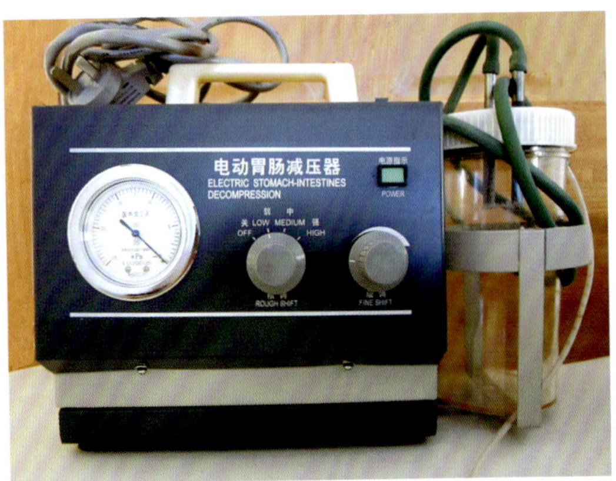

图 18-3-2 电动胃肠减压器

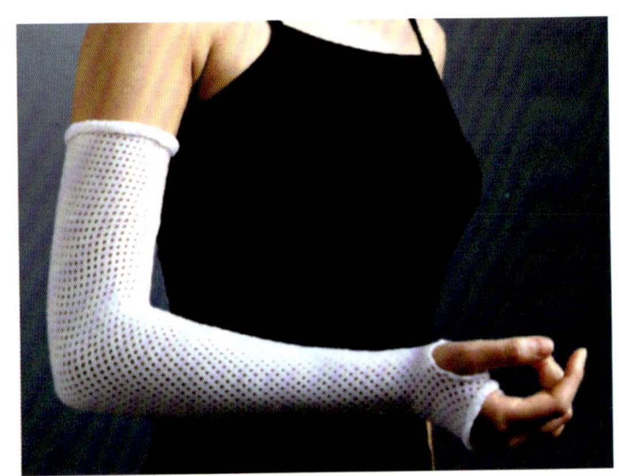

图 25-1-7 高分子聚酯塑板固定

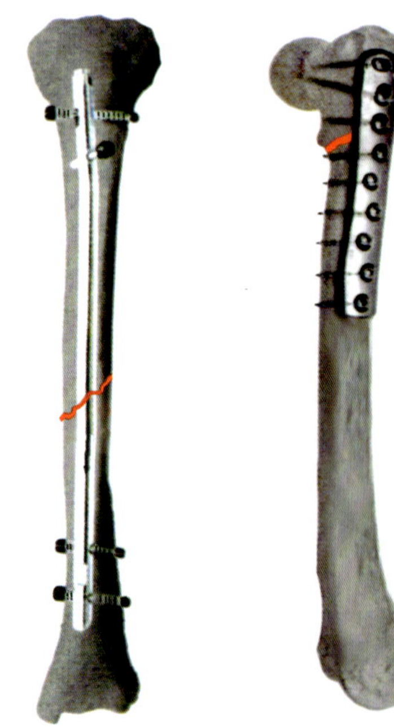

胫骨带锁髓内针固定　　股骨钢板内固定

图 25-1-10 手术内固定

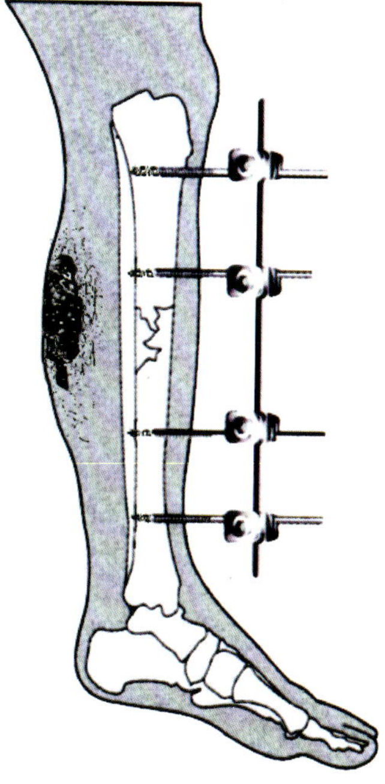

图 25-1-11 外固定器固定

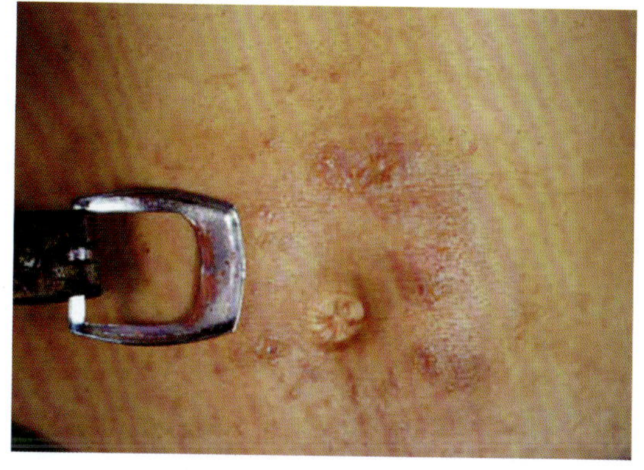

图 26-2-1 接触性皮炎

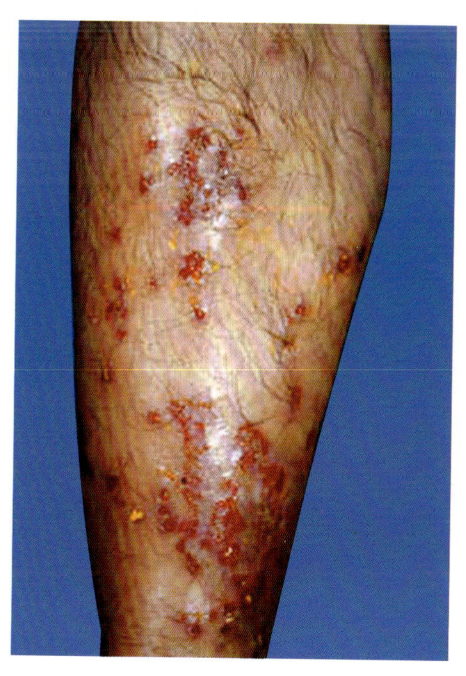

图 26-2-2 急性湿疹

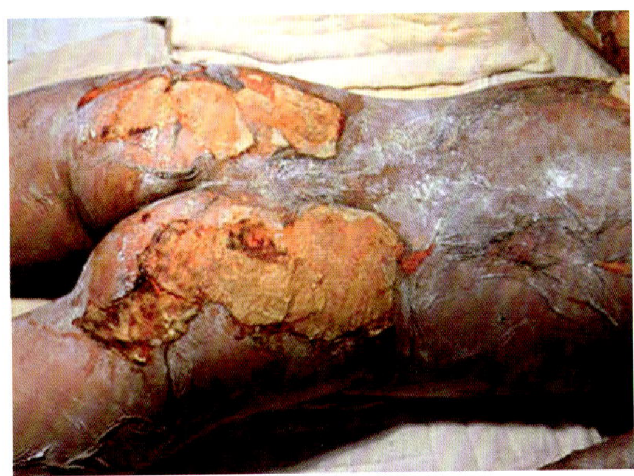

图 26-2-3　药疹

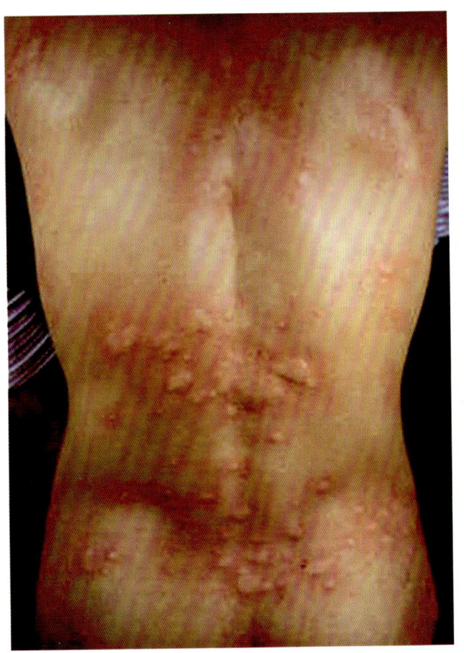

图 26-2-4　荨麻疹

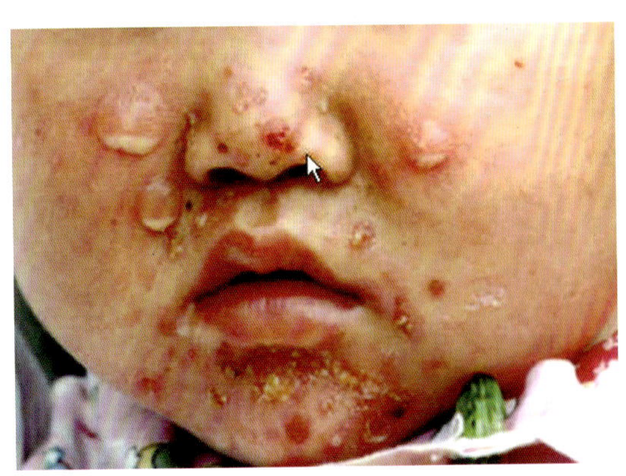

图 26-3-1　脓疱疮

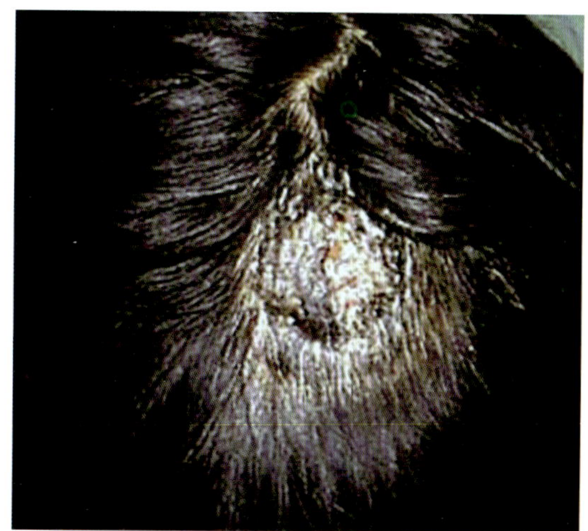

图 26-3-2 头癣

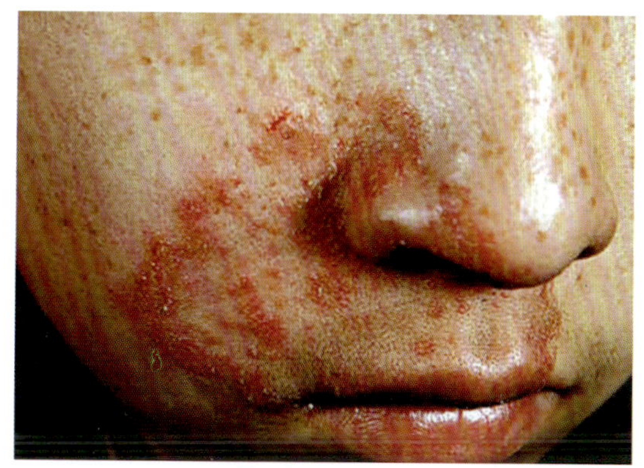

图 26-3-3 体癣

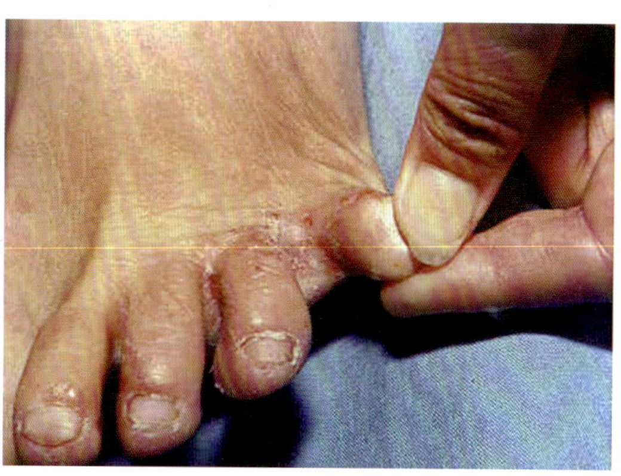

图 26-3-4 足癣

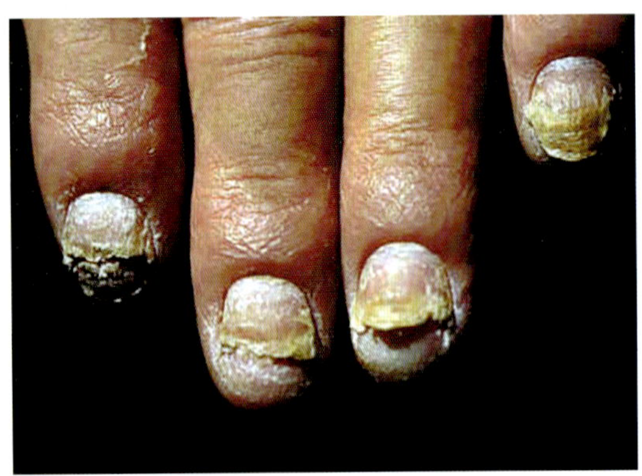

图 26-3-5　甲真菌病

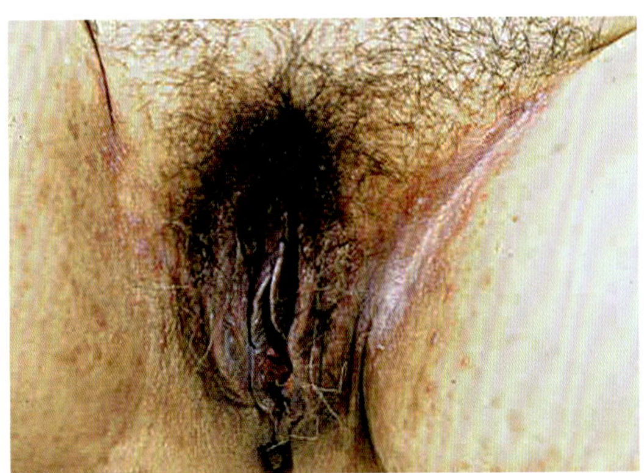

图 26-3-6　皮肤念珠菌病

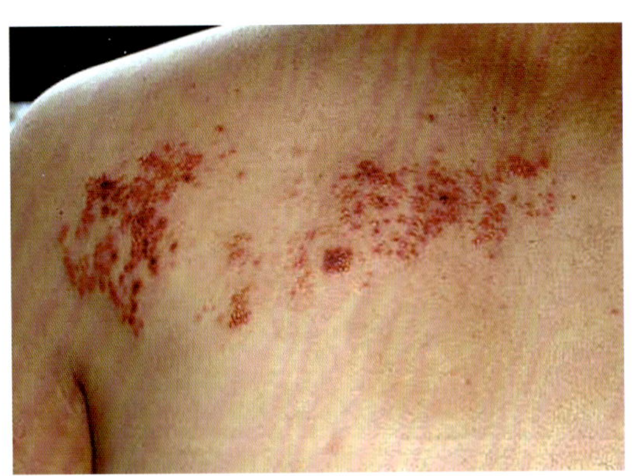

图 26-3-7　带状疱疹

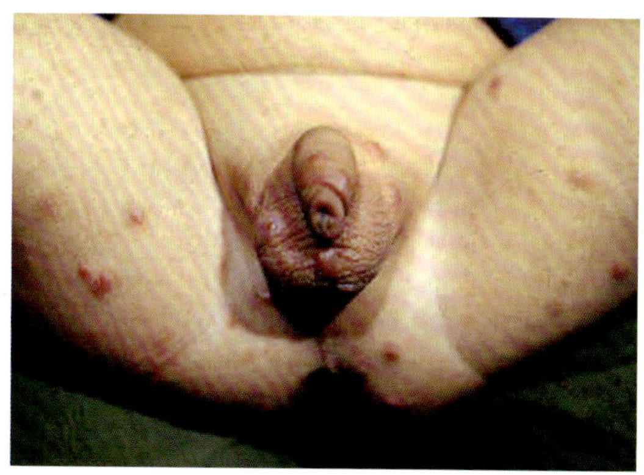

图 26-3-8 疥疮

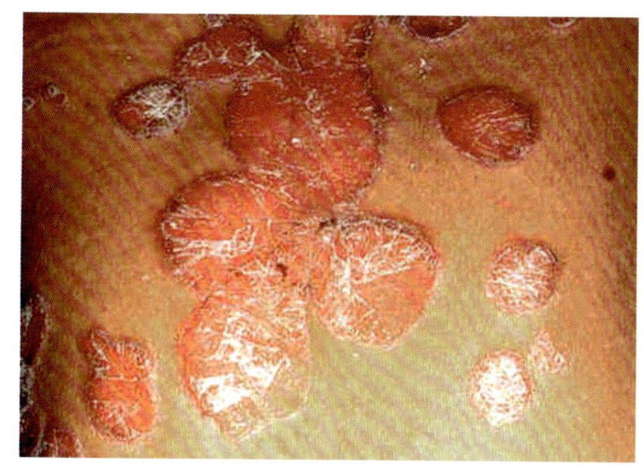

图 26-4-1 银屑病

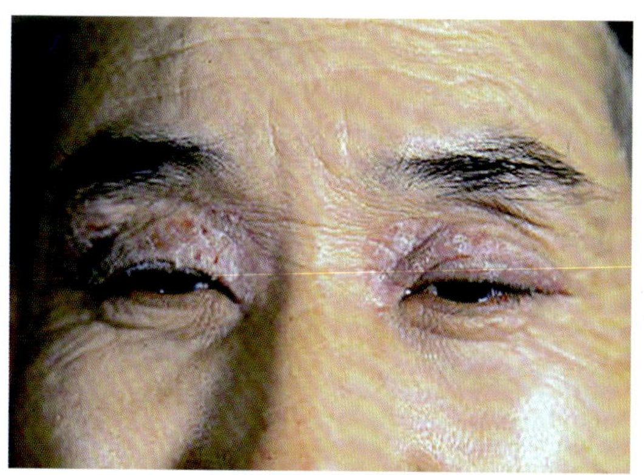

图 26-4-2 慢性单纯性苔癣

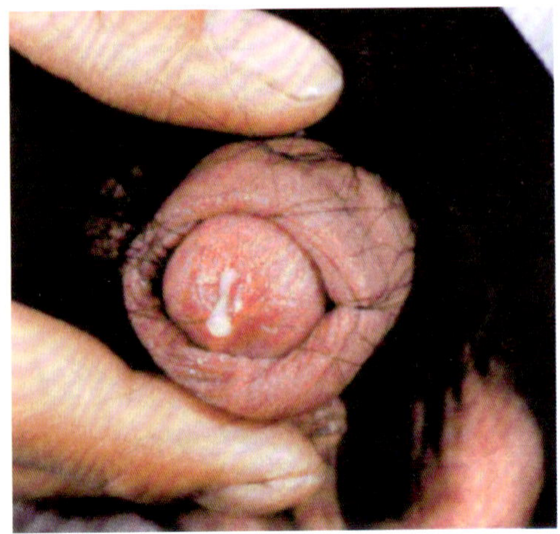

图 27-1-1　淋病

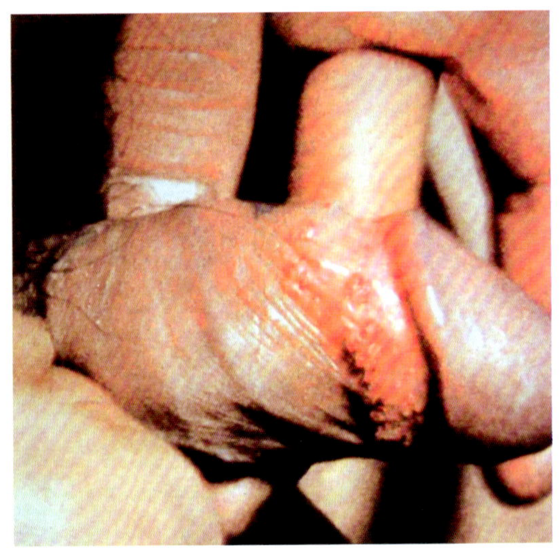

图 27-1-2　尖锐湿疣

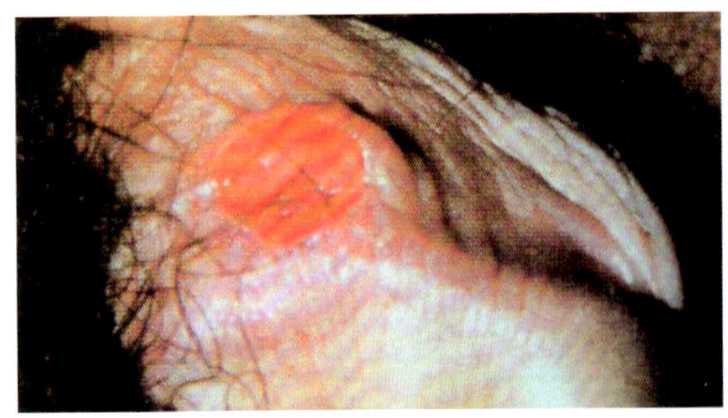

图 27-1-3　一期梅毒硬下疳